AF343964

ÉLECTROLOGIE

ET

RADIOLOGIE

ÉLECTRICITÉ MÉDICALE

ÉLECTROLOGIE ET RADIOLOGIE

PAR

Le Dr H. GUILLEMINOT

Professeur Agrégé à la Faculté de Médecine
Chef des Travaux de Physique Biologique
Electro-Radiologiste des Hôpitaux (Hôtel-Dieu)

TROISIÈME ÉDITION

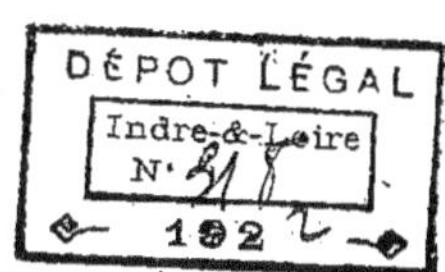

MASSON ET Cie ÉDITEURS
LIBRAIRES DE L'ACADÉMIE DE MÉDECINE
120, B^D SAINT-GERMAIN, PARIS V^e
1922

TABLE DES MATIÈRES

2° Production du courant continu médical par les piles

3° Production du courant continu par les accumulateurs

4° Production du courant continu par une dynamo

5° Utilisation des sources de ville pour la production du courant continu médical. — Secteurs à courant continu et à courant alternatif.

III. — Emploi des courants continus

Lois relatives aux circuits. Conducteurs. Fils d'emploi. Fils d'équipement. Fils de ligne. Fils fusibles. Appareils de résistance, de réglage. Appareils de mesures. Accessoires

TABLE DES MATIÈRES

CHAPITRE II

COURANT FARADIQUE

I. — Généralités sur le courant faradique

II. — Mécanisme de la production du courant faradique dans les bobines

III. — Partie technique du médecin électricien

CHAPITRE III

COURANT SINUSOIDAL. — COURANT ONDULATOIRE

CHAPITRE IV

COURANTS DE HAUTE FRÉQUENCE

I. — Généralités

II. — Production des courants de haute fréquence

III. — Emploi des courants de haute fréquence

CHAPITRE V

FORME STATIQUE

I. — Généralités

II. — *Quantités et unités en électrostatique*

III. — *Machines électrostatiques*

IV. — *Effets produits par les machines statiques*

Mesures. — Souffle. — Effluves. — Étincelles. — Effets des condensateurs

CHAPITRE VI

COURANTS DE DÉCHARGE DES CONDENSATEURS EMPLOYÉS DIRECTEMENT POUR L'EXCITATION DES MUSCLES

CHAPITRE VII

EMPLOI INDIRECT DE L'ÉLECTRICITÉ COMME GÉNÉRATRICE DU MOUVEMENT. — LES MOTEURS ÉLECTRIQUES. — APPLICATIONS

CHAPITRE VIII

EMPLOI INDIRECT DE L'ÉLECTRICITÉ POUR EXCITER LES ELECTRO-AIMANTS, ELECTRO-VIBREURS BALANCES D'INDUCTION, DÉTECTEURS MAGNÉTIQUES, ETC. LES AIMANTS

CHAPITRE IX

EMPLOI INDIRECT DE L'ÉLECTRICITÉ POUR LA PRODUCTION DE L'OZONE

CHAPITRE X

EMPLOI INDIRECT DE L'ÉLECTRICITÉ COMME GÉNÉRATRICE DE CHALEUR

Appareils de thermothérapie et de thermoluminothérapie. — Galvano-cautère

TABLE DES MATIÈRES

CHAPITRE XI

EMPLOI DE L'ÉLECTRICITÉ COMME GÉNÉRATRICE DE LUMIÈRE. — APPAREILS DE PHOTOTHÉRAPIE. — ULTRA-VIOLET

CHAPITRE XII

EMPLOI INDIRECT DE L'ÉLECTRICITÉ COMME GÉNÉRATRICE DU RAYONNEMENT X. LA PHYSIQUE DES RAYONS X. TECHNIQUE DE LEUR PRODUCTION ET DE LEUR EMPLOI EN MÉDECINE

Section I. — *Production des rayons X par les tubes à gaz raréfié*

Section II. — *Production des rayons X par les tubes à vide quasi absolu. Tube Coolidge*

Section III. — *Générateurs électriques destinés à l'excitation des tubes à rayons X et appareils accessoires trieurs, redresseurs, soupapes, etc.*

Section IV. — Étude du rayonnement X produit. Ses caractères

Section V. — Les bases physiques de la radioscopie et de la radiographie

Section VI. — Mesure de l'intensité et de la quantité du rayonnement X

Section VII. — Mesure de la force de pénétration moyenne du rayonnement X ou qualitométrie moyenne

Section VIII. — Analyse des faisceaux X et expression de leur qualité vraie

TABLE DES MATIÈRES

DEUXIÈME PARTIE

PARTIE PHYSIOLOGIQUE

CHAPITRE PREMIER

ACTIONS PHYSIOLOGIQUES DU COURANT CONTINU DANS SON ÉTAT PERMANENT

I. — Généralités. — Définitions

II. — Actions physico-chimiques de l'état permanent

Électrolyse. — Cataphorèse

XV

TABLE DES MATIÈRES

APPENDICE

Phénomènes électriques propres à la matière vivante. Electrogénèse animale

CHAPITRE II

ACTIONS PHYSIOLOGIQUES DES VARIATIONS DU COURANT

Etats variables d'ouverture et de fermeture. — Courants induits. Courants alternatifs sinusoïdaux. — Courants de décharge des condensateurs, etc.

I. — *Généralités*

II. — *Actions des états variables de fermeture et d'ouverture du courant continu.*

III. — *Actions physiologiques du courant faradique*

IV. — *Courants galvano-faradiques*

V. — *Action physiologique des courants sinusoïdaux*

VI. — *Actions physiologiques des courants de décharge des condensateurs*

CHAPITRE III

ACTION PHYSIOLOGIQUE DES COURANTS DE HAUTE FRÉQUENCE.

xviii

CHAPITRE VI

ACTIONS PHYSIOLOGIQUES DE L'OZONE

CHAPITRE VII

AIMANTS. — CHAMPS MAGNÉTIQUES

TROISIÈME PARTIE

PARTIE MÉDICALE

CHAPITRE PREMIER

SYSTÈME NEURO-MUSCULAIRE ET NEURO-SENSITIF

I. — *Généralités*

II. — *Questions d'électrodiagnostic et de technique intéressant la plupart des affections neuro-musculaires. — Réactions anormales Points moteurs*

TABLE DES MATIÈRES

III. — Étude de chaque maladie en particulier au point de vue du diagnostic et du traitement.

A. — Maladies propres au muscle

Myopathies primitives. — Atrophies d'origine traumatique chirurgicale ou articulaire. — Myalgies. — Lombago. — Rhumatisme musculaire

B. — Maladies des nerfs

Névrites.— Polynévrites. — Paralysies d'origine périphérique. Névralgies.

TABLE DES MATIÈRES

CHAPITRE III

OS ET ARTICULATIONS

CHAPITRE IV

AFFECTIONS GYNÉCOLOGIQUES ET OBSTÉTRICALES

CHAPITRE V

ANDROLOGIE

CHAPITRE VI

AFFECTIONS DU REIN, DE LA VESSIE ET DES VOIES URINAIRES

CHAPITRE VII

MALADIES DE LA PEAU

CHAPITRE VIII

MALADIES PAR RALENTISSEMENT DE LA NUTRITION

TABLE DES MATIÈRES

CHAPITRE IX

QUELQUES MALADIES DUES A UN TROUBLE DE FONCTIONNEMENT DES GLANDES A SÉCRÉTION INTERNE

CHAPITRE X

MALADIES DE LA BOUCHE, DE LA GORGE, DU NEZ DU LARYNX ET DES OREILLES

I. — Le nez, les fosses nasales

II. — La bouche, les dents

III. — Le larynx

IV. — L'oreille

CHAPITRE XI

MALADIES DES VOIES RESPIRATOIRES

(A l'exception des voies respiratoires supérieures)

TABLE DES MATIÈRES

CHAPITRE XII

AFFECTIONS DES VOIES DIGESTIVES (sauf la bouche)

I. — Œsophage

II. — Estomac

III. — Intestin grêle

IV. — Gros intestin

CHAPITRE XIII

AFFECTIONS DU FOIE ET DES VOIES BILIAIRES

CHAPITRE XIV

MALADIES DES YEUX

TABLE DES MATIÈRES

CHAPITRE XV

LES TUMEURS MALIGNES

CHAPITRE XVI

LES CORPS ÉTRANGERS

"

PRÉFACE

La première édition de cet ouvrage a paru en 1905, quelques années seulement après l'introduction des rayons X en clinique et en thérapeutique. Les actions biologiques des diverses radiations, de l'ultra-violet, de l'infrarouge, des rayons du radium, etc., étaient à l'étude. L'électrothérapie était en pleine évolution. Les courants de haute fréquence avaient déjà fait leurs preuves, mais leurs effets étaient encore controversés dans beaucoup de cas. Les rapides progrès de l'électrotechnie mettaient entre les mains du médecin une foule d'appareils nouveaux pour les emplois directs ou indirects des courants électriques.

En écrivant cette première édition, mon but était de condenser dans un même livre toutes les connaissances nécessaires à l'étude d'une spécialité très vaste, mais dont le cadre me paraissait parfaitement défini, et qui formait un tout indissoluble gravitant autour de l'électrologie.

C'est que toutes les applications dont je viens de parler, et d'autres que j'énumérerai plus tard, imposent au médecin qui prétend les utiliser avec fruit la nécessité d'acquérir au moins les notions fondamentales de la physique électrique. La radiologie à elle seule occupe la moitié de ce cadre. Radiologie et électrologie ont en effet une assise commune dans l'éducation médicale : la connaissance des phénomènes élémentaires des courants. Elles forment un groupe à part et homogène dans les sciences complémentaires de la médecine.

De fait une spécialisation chaque jour plus étendue, chaque jour plus laborieuse à acquérir, s'affirmait parmi les médecins des grands centres. Les électro-radiologistes augmentaient d'année en année de nombre et de valeur.

Pendant ce temps les Facultés transformaient peu à peu leurs chaires de Physique devant les besoins de la pratique. L'optique géométrique, l'acoustique physique, la mécanique, perdaient de leur importance dans les programmes, pendant que peu à peu s'amplifiait le chapitre de l'électro-radiologie. Tout étudiant, en effet, qu'il se destine à la médecine générale ou à telle ou telle spécialité, doit, quand il quitte l'école, connaître toutes les ressources des méthodes de diagnostic ou de thérapie nouvelles. S'il peut ignorer les techniques propres à ces méthodes quand elles sortent du domaine de la pratique courante, du moins il doit savoir le principe de leur emploi, la valeur des renseignements qu'elles fournissent, les effets thérapeutiques des agents qu'elles mettent en œuvre.

Cette évolution des études médicales s'est d'ailleurs accentuée depuis. Bien plus, à côté de l'enseignement général commun à tous les étudiants, se sont créés peu à peu des enseignements complémentaires de spécialisations, des cours approfondis avec travaux pratiques pour chaque spécialité. Parmi eux, l'électrologie et la radiologie ont conquis droit de cité.

Je sais bien qu'un certain courant d'opinion a prétendu dissocier ces deux parties d'une même science.

Sous le prétexte que les images radioscopiques fournissent au clinicien des renseignements visuels comparables à ceux que donne à son oreille l'emploi du stéthoscope, on a dit qu'il n'était pas plus utile de savoir le mécanisme de la production des rayons X en radiologie que de connaître la théorie des ondes acoustiques en auscultation, et que par suite la radiologie était une branche de la clinique qui n'avait rien à faire avec l'électrotechnie.

Mais ici on confond le praticien et le spécialiste.

Le praticien, celui qui fait de la médecine générale, peut souhaiter avoir à l'occasion à sa disposition un appareil à rayons X qui lui permette de voir des silhouettes, un sphygmographe qui lui permette de faire un tracé, ou un microscope qui lui permette d'analyser des crachats. Il n'a pas besoin évidemment pour cela de connaître la théorie de l'induction, ni celle de la formation du faisceau cathodique, pas plus que l'hydrodynamique propre à la circulation des liquides dans les réseaux capillaires ou les canaux élastiques, pas plus que la géométrie optique qui lui explique le grossissement par l'objectif à immersion. Ces notions lui sont données seulement sommairement au cours de ses études, pour qu'il ne soit pas tout à fait étranger aux phénomènes qui se déroulent sous ses yeux, et les nouveaux programmes ont précisément pour but de fournir à tous les étudiants cet ensemble de connaissances élémentaires communes, utiles à la vie professionnelle.

Le spécialiste au contraire, même s'il se propose de ne faire que de la radiologie médicale, même s'il veut ignorer l'électrodiagnostic et ne jamais employer directement les courants électriques pour le traitement de ses malades, doit savoir plus.

Il doit savoir les lois des transformations de l'énergie électrique qu'il emploie. Il doit être familiarisé avec cette modalité de l'énergie comme le sculpteur avec la glaise qu'il modèle. Il doit avoir en mains ses appareils générateurs comme le serrurier sa lime ou son marteau. Il doit parfaire son éducation mathématique le plus souvent limitée aux acquisitions de l'enseignement secondaire des classes de lettres, pour être à même de comprendre les phénomènes électro-thermiques, magnéto-électriques, etc., avec lesquels il est constamment aux prises, pour pouvoir pénétrer les lois à première vue étonnantes des courants alternatifs de plus en plus employés en radiologie, ou celles de l'absorption de l'énergie radiante par la matière, indispensables à connaître, quand on aborde le problème de l'action des radiations sur la matière vivante.

Quelle que soit son antipathie pour les sciences précises, il n'a pas le droit de faire sourire par son ignorance l'ingénieur ou l'ouvrier qui installe ses lignes ou répare ses appareils.

Qu'il soit médecin radiologiste ou médecin électrologiste, il ne doit ignorer la science électrique, ni dans sa partie physique ni dans sa partie technique, ni même dans sa partie physiologique, ne serait-ce que pour savoir les dangers auxquels l'exposent ses lignes de basse ou de haute tension.

C'est imbu de cette idée que j'ai adopté pour cette première édition un plan assez nouveau. Prenant le médecin au sortir de l'École, avec les seules notions physiques et mathématiques acquises dans les classes de lettres et au P. C. N., je me suis proposé de lui enseigner d'abord dans une première partie de l'ouvrage les connaissances d'électrologie physique et d'électro et radio-technique nécessaires à l'exercice de sa profession. --

Ensuite, dans une deuxième partie, j'ai étudié les effets biologiques de l'énergie électrique appliquée au corps humain sous ses différentes formes et les effets des agents physiques procédant d'elle, m'efforçant, toutes les fois qu'il y avait utilité, de mettre en parallèle les diverses modalités employées, afin de montrer le lien qui les unit.

Enfin dans une troisième partie, j'ai réuni *sous la rubrique de chaque maladie* toutes les notions pratiques relatives à l'électrodiagnostic, au radiodiagnostic, à l'électrothérapie et à la radiothérapie.

Mon intention a donc été de fournir un manuel complet d'électricité médicale aux spécialistes électro-radiologistes.

Mon regretté maître, le professeur Bouchard, qui, au milieu des transformations rapides et accidentées de l'enseignement médical que nous subissons depuis une trentaine d'années, eut toujours une vision si remarquablement juste des objectifs de l'avenir, m'a soutenu dans cette conception. L'électroradiologie pour lui constituait une branche bien délimitée des sciences complémentaires de la médecine, branche d'autant plus intéressante qu'elle voisinait de plus près avec les sciences précises.

M. Bouchard, comme je l'écrivais dans ma préface de 1905, a toujours développé dans son enseignement cette idée que la médecine doit de plus en plus tendre à devenir une science exacte. C'est toujours les chiffres en mains qu'il a tiré ses conclusions des observations ou des expériences qu'il a faites. Il n'a pas craint d'être physicien, chimiste, mathématicien même à l'occasion. Aussi a-t-il accueilli avec enthousiasme l'essor rapide pris par la physique biologique et les sciences électro-médicales et n'a-t-il rien négligé pour que son laboratoire offre à ceux de ses élèves engagés dans ces études toutes les ressources nécessaires à leurs recherches.

C'est à ce laboratoire que, le premier, il a montré quel parti la clinique pourrait tirer des nouveaux moyens d'exploration fournis par les rayons X, alors que la transparence d'une main ou d'un thorax aux radiations nouvelles n'était qu'un objet de curiosité et rien de plus. En quelques mois il a montré tout ce que pouvait attendre la médecine de l'examen radioscopique des organes. La pleurésie, la tuberculose, les ectasies aortiques, l'appréciation de l'aire du cœur ont successivement fait l'objet de longues et patientes recherches au laboratoire de l'Hôpital de la Charité où simultanément étaient étudiés les effets de ces autres radiations nouvelles, les radiations hertziennes.

C'est à ce laboratoire que, pour répondre aux besoins de ses examens, nous avons construit en 1898 le premier support de tube à ampoule mobile adopté bientôt par l'un des maîtres de la Radiologie française, M. Béclère, et employé partout depuis, et l'indicateur de rayon normal destiné à préciser l'incidence, à mesurer les diamètres vrais des organes et à faire l'orthodiagraphie. C'est en effet dans le service de M. Bouchard avec la collaboration de MM. Claude et Balthazard que, pour la première fois en France, fut pratiquée l'orthodiagraphie à l'aide de ces appareils, en vue de la mensuration de l'aire du cœur, pendant que le professeur Moritz en Allemagne imaginait pour ces mêmes mensurations un procédé plus compliqué et dont l'emploi s'est moins généralisé. Là aussi furent poursuivies des recherches sur la cinéma-radiographie des organes de la respiration et du cœur et différents travaux inspirés ou suivis par l'éminent clinicien.

C'est pour cela que la première édition de ce traité fut publiée comme travail du laboratoire du professeur Bouchard.

M. Steinheil, son éditeur, apporta un soin tout particulier à son impression et s'y intéressa d'autant plus qu'il voyait dans les matières traitées un sujet d'avenir et dans le plan une innovation.

Peu après, l'ouvrage fut traduit en anglais, grâce au concours éclairé du Dr Butcher. Il fut couronné par l'Académie de Médecine et eut une deuxième édition en 1907.

Depuis cette époque, la publication d'excellents traités de radiodiagnostic, de radiothérapie et d'électrothérapie a rendu moins utile la réédition et la mise au point de l'ouvrage. D'autres raisons m'ont fait ajourner cette réédition. Une longue expérience de l'enseignement pratique de la physique biologique m'a d'une part fait voir que d'importants remaniements seraient à faire pour adapter vraiment au degré d'éducation physique du médecin non spécialisé un traité complet d'électro-radiologie; d'autre part la rapide évolution de cette branche de la science a permis au lecteur d'être plus exigeant et de demander à ce traité complet non seulement d'être un manuel technique, un précis physiologique et un formulaire thérapeutique, mais d'être aussi pour lui un recueil de documents assez étendus pour le mettre à même de suivre les découvertes et les recherches qui se rapportent à sa spécialité.

Pour faire ces remaniements, pour fournir ces documents, il m'a paru utile d'aller beaucoup plus loin dans l'étude des nouvelles conquêtes de la physique, de les approfondir toutes afin d'en extraire ensuite juste le *nécessaire* pour apporter à l'électro-radiologiste ce qui peut l'intéresser et agrandir le domaine de ses connaissances spéciales sans sortir du cercle où il évolue. A cause de cela j'ai consacré quatre à cinq années à la publication d'un ouvrage de synthèse scientifique, *Les Nouveaux Horizons de la Science*, dans lequel l'étude des phénomènes électriques occupe le premier plan. Ce travail me permet aujourd'hui de satisfaire avec plus de précision la curiosité du praticien qui aime à savoir les raisons des phénomènes qu'il observe.

Je crois donc le moment venu de mettre au point une troisième édition profondément remaniée et conforme aux directives que je viens d'exposer.

Écrite surtout en vue de la pratique électro-radiologique, elle apportera au spécialiste par ses deux premières parties, les notions de physique et de biologie nécessaires à la compréhension de son art et à l'intelligence des problèmes d'actualité discutés dans les revues contemporaines. Par sa troisième partie, elle lui donnera les renseignements utiles à l'exercice de sa profession, aussi fidèles que le permettra mon expérience déjà ancienne de praticien et aussi complets que pourra les fournir le travail quotidien de bibliographie que m'ont imposé les besoins de l'enseignement et de mon service hospitalier.

Malgré les difficultés actuelles, MM. Masson et Cie, à la suite de M. Steinheil, n'ont pas hésité à éditer ce nouveau travail. La courageuse collaboration de nos éditeurs, aujourd'hui plus que jamais, doit nous donner confiance dans l'avenir de la science française.

PLAN DE L'OUVRAGE

1. Division de l'ouvrage. — Cet ouvrage sera divisé en trois livres :

Le *premier livre* sera consacré exclusivement à l'étude physique et technique de l'électricité, des radiations et de certaines modalités énergétiques dérivées.

Le *deuxième* comprendra l'étude physiologique de ces mêmes agents, l'électrobiologie, la radiobiologie.

Le *troisième* constituera la partie médicale. Il sera une sorte de compendium où, pour chaque cas pathologique, on trouvera, lorsqu'il y aura lieu, un paragraphe de radiodiagnostic ou d'électrodiagnostic et un paragraphe de traitement par les agents physiques.

PARTIE PHYSIQUE

2. Généralités. — **Division.** — L'énergie électrique et l'énergie radiante sont employées sous différentes formes par le spécialiste électro-radiologiste. Dans cette première partie de l'ouvrage on étudiera successivement les notions physiques nécessaires pour comprendre et utiliser chacune de ces modalités de l'énergie, qui seront groupées de la façon suivante :

  I. — Courants galvaniques.
  II. — Courants faradiques.
  III. — Courants sinusoïdaux.
  IV. — Courants de haute fréquence.
  V. — Électrostatique.
  VI. — Courants de décharge des condensateurs et courants de Morton.
  VII. — Emploi indirect de l'électricité comme génératrice de mouvement. — Les moteurs électriques. — Application aux appareils de massage vibratoire, etc.
  VIII. — Emploi indirect de l'électricité comme génératrice des champs magnétiques utilisés en médecine. — Électro-aimants et aimants permanents.
  IX. — Emploi indirect de l'électricité pour la production de l'ozone.
  X. — Emploi indirect de l'électricité comme génératrice de chaleur. — Galvano-cautère. — Appareils de thermothérapie.
  XI. — Emploi indirect de l'électricité comme génératrice de lumière, appareils photothérapiques, ultra-violet, etc.
  XII. — Emploi indirect de l'électricité comme génératrice du rayonnement X. La Physique et la Technique de la production des rayons X.
  XIII. — Corps radioactifs. Étude physique de ces corps et de leurs rayonnements. Relation des phénomènes radioactifs avec l'électricité.

CHAPITRE PREMIER

COURANT GALVANIQUE OU CONTINU

I. — GÉNÉRALITÉS SUR LE COURANT GALVANIQUE

3. Définition. — On appelle courant galvanique ou encore courant continu, le phénomène qui se passe le long d'un conducteur dont les deux extrémités sont maintenues à un potentiel différent par une force électromotrice donnée.

Le type est le courant fourni par les piles.

On a l'habitude, pour faciliter l'étude de ce phénomène, de le comparer à un autre phénomène accessible à notre intelligence par une image visuelle : l'écoulement d'eau par un tuyau réunissant deux réservoirs placés à des hauteurs différentes.

La quantité d'eau qui s'écoule dans l'unité de temps ou *débit* dépend en particulier de la hauteur de chute ou différence des niveaux a et b d'une part et de la section s du tube d'écoulement d'autre part.

De même il y a un débit électrique qu'on appelle l'intensité du courant et qui dépend de deux facteurs comparables à la différence de niveau ab et à la section s du tuyau : c'est la différence de potentiel et la résistance du conducteur métallique.

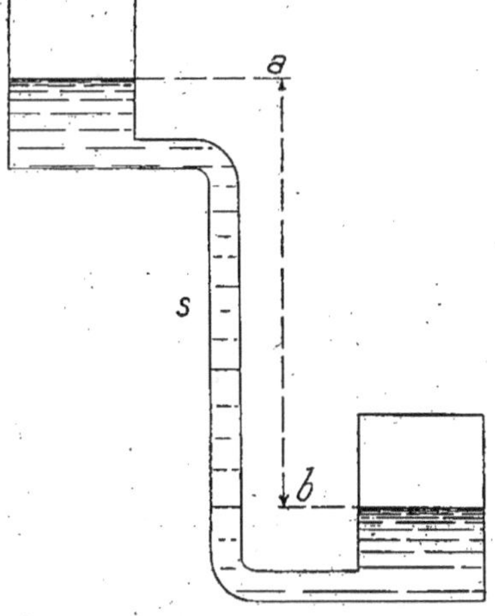

FIG. 1. — Comparaison du courant électrique avec un courant d'eau.

Plus loin, nous pénétrerons la nature de ces deux facteurs; ici nous n'en donnons qu'une idée au moyen de notre comparaison hydraulique (¹).

(¹) *Hypothèse actuelle expliquant le courant électrique.* — Parmi les hypothèses récentes qui proposent une explication intime au phénomène du courant, la théorie électronique, jointe à la théorie cinétique de la chaleur, est certainement l'une des plus satisfaisantes. D'après cette théorie, l'atome matériel est comparable à un petit monde sidéral en révolution autour d'un centre. Chaque planète de ce petit monde est précisément ce qu'on est convenu de regarder comme le grain d'électricité, la charge électrique unité indivisible : on l'appelle l'électron. Les atomes diffèrent les uns des autres par le nombre et l'équilibre cinétique des électrons constituants, mais l'électron est

On dit que ce courant est constant quand le débit (intensité) ne varie pas avec le temps. La différence de potentiel est elle-même invariable alors. De

partout le même. C'est un infiniment petit dont la masse, environ 2.000 fois plus petite que celle de l'atome d'hydrogène, est réductible à une masse électromagnétique quand on le considère aux grandes vitesses voisines de celle de la lumière. La charge unité qu'il porte se révèle en toute circonstance comme une charge négative.

L'électron entrant dans le tourbillon atomique pour constituer cet atome ne manifeste plus extérieurement ses propriétés électriques. L'atome matériel en principe est neutre.

Sans rien changer à leur structure et à leur stabilité électronique, les atomes manifestent extérieurement des propriétés d'ordre électronique qui les différencient en deux classes. Il y en a qui très facilement expulsent un électron, pour le reprendre ensuite et le reperdre, échangeant sans cesse cet électron para-structural avec ceux des atomes voisins. Ces atomes sont les atomes métalliques. Au contraire les atomes des métalloïdes gardent leurs électrons. Bien plus, très volontiers ils enprennent un en surnombre.

- L'atome métal privé momentanément d'un électron devient un ion positif. Il porte une charge électrique égale à celle de l'électron, mais de signe contraire. L'atome métalloïde ayant momentanément en charge un électron supplémentaire prend le signe négatif. Quand on frotte une sphère de métal isolé avec un corps non métallique, les atomes métalloïdes de ce corps enlèvent peu à peu des électrons aux atomes de la sphère métallique toute prête à les expulser : la sphère devient chargée positivement, le corps frottant négativement.

Les liens atomiques dans la molécule, c'est-à-dire les valences chimiques, ne seraient pas autre chose qu'un trait d'union établi entre atomes d'espèces différentes par le jeu des électrons para-structuraux. Aujourd'hui on tend à considérer ces liens comme procédant des forces électromagnétiques créées par ces électrons en révolution, chaque électron actif engendrant le champ magnétique unité ou magnéton (P. Weiss). Pour Achalme, l'atome n'est jamais neutre. Il a toujours en plus ou en moins un demi–électron para-structural (inter–atomique) au minimum.

Cela posé, la théorie cinétique nous apprend que tout atome, toute particule qui n'est pas au zéro absolu ($273°$ au-dessous du o centigrade) est agitée de mouvements d'oscillations d'ailleurs perceptibles quand les particules sont assez grosses (mouvements Browniens). Elle démontre même

qu'à une même température absolue l'énergie cinétique $\frac{1}{2}\,mv^2$ de toutes les particules est la même

quelle que soit leur masse m, ce qui implique que leur vitesse moyenne d'oscillation v varie en raison inverse de la racine carrée de cette masse.

En conséquence dans un métal, on peut se représenter les atomes neutres, les ions positifs et les électrons momentanément libres, comme tous agités de mouvements thermiques (giration, oscillation, etc.) d'autant plus rapides qu'ils ont une masse plus petite. C'est au hasard même de ces mouvements que sont dus les échanges perpétuels d'électrons entre atomes métalliques.

Nous pouvons donc nous représenter un fil métallique, un fil de cuivre par exemple, comme constitué par un nombre infiniment grand de files d'atomes, d'ions et d'électrons en agitation thermique. Si les atomes et les ions remuent sur place, immobilisés par la cohésion normale et tangentielle propre aux corps solides, les électrons au contraire oscillent comme les particules gazeuses et décrivent en tous sens des mouvements de va-et-vient qui les portent même à émerger de la surface. Ils en émergeraient si leur départ ne créait pas une tension électrostatique positive dans le métal et s'ils n'étaient pas rappelés vers lui en raison de leur charge négative. (Voir plus loin un cas d'émergence définitive quand on donne assez d'amplitude à leur oscillation par l'échauffement et quand on met le métal à un potentiel négatif élevé : effet Edison.)

Ces vues étant admises, le courant électrique est facile à comprendre : Si aux deux extrémités d'un fil de cuivre on crée une différence de potentiel, les mouvements d'oscillations thermiques des électrons s'infléchissent le long de ce conducteur à cause du champ créé. Chaque trajectoire rectiligne est déviée du pôle — vers le pôle +. La résultante est une translation de tous les électrons le long du conducteur du pôle—vers le pôle +. Cette inflexion se fait sentir très rapidement d'un bout à l'autre du conducteur. La vitesse de translation du front d'onde est de l'ordre de celle de la lumière, 300.000 kilomètres à la seconde. Il est bien évident que cette vitesse n'a rien à voir avec celle du déplacement propre de chaque électron le long du fil, pas plus que la vitesse des ondes sonores dans un tuyau ne doit être confondue avec celle de la translation des molécules d'air dans ce tuyau.

Notons pour terminer que dans l'hypothèse électronique le sens du courant est inverse de celui qu'on lui donne habituellement, puisqu'on place + à l'origine et — à l'arrivée. C'est là une affaire de convention.

même on dirait qu'un courant d'eau est constant quand le débit est invariable. Il faut notamment pour cela que la différence de niveau *ab* soit maintenue constante, c'est-à-dire que la dénivellation soit entretenue.

4. Courbe du courant continu. — Le médecin est habitué à représenter par des courbes les phénomènes qu'il observe. Les courbes de température lui sont familières. Pour les obtenir, on trace deux axes perpendiculaires : 1º un axe horizontal OX, dit *axe des abscisses*, sur lequel on porte des divisions égales représentant les unités de temps : jours, heures, minutes, secondes, ou fractions de seconde ; 2º un axe vertical OY, dit *axe des ordonnées*, sur lequel on porte des divisions égales représentant les unités de mesure de la grandeur étudiée : degrés thermiques dans les courbes de température,

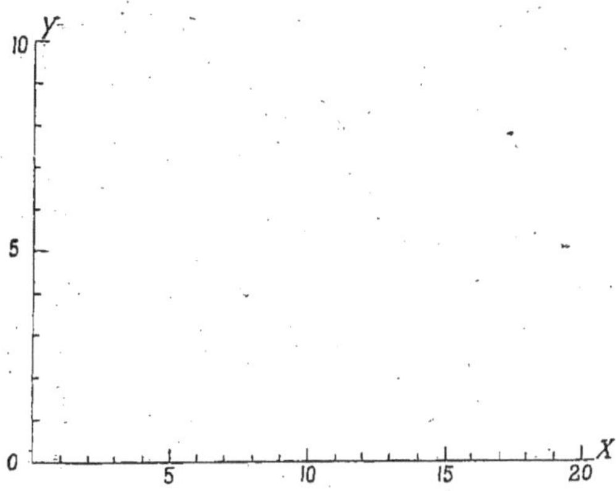

FIG. *2*. — Axes de coordonnées pour figurer la courbe d'un phénomène.

unités de longueur (mètres) dans les courbes relatives aux variations de pression des réservoirs, etc.

Par chaque division de l'axe des temps OX on mène une verticale. Par chaque division de l'axe des ordonnées OY on mène une horizontale.

Cela fait, pour effectuer par exemple le tracé des températures heure par heure, à partir du temps O pris pour origine, on marque sur la verticale O (qui est l'axe OY) un point correspondant au nombre de degrés indiqué par le thermomètre (*fig. 3*) ; ce sera par exemple 3º. Une heure après, si la température est 5º, on marque sur la verticale 2 un point correspondant à 5º. Deux heures après, si elle est 4, on marque 4 sur la verticale 3 et ainsi de suite. Tous ces points sont réunis par un trait continu. Ce trait est la courbe du phénomène thermique observé.

On procède de même pour faire les courbes de courants. Seulement ici les unités de temps sont en général de très petites fractions de seconde (centième, millième, millionième même dans certains cas) et les ordonnées correspondent à des unités d'intensité de courant ou à des unités de différence de potentiel.

Remarquons que dans tous ces cas, si la grandeur que l'on mesure est invariable, la courbe se réduit à une droite horizontale. Ainsi dans la figure 3, quand le thermomètre marque 3° plusieurs heures de suite, la courbe figurative devient la droite représentée parallèle à l'axe des temps.

Cela posé, tous les courants peuvent être figurés par leur courbe d'intensité,

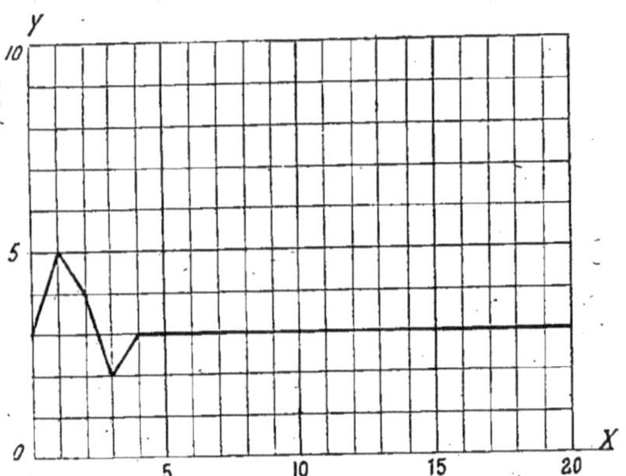

FIG. 3. — Exemple d'une courbe de température.

ou de différence de potentiel. Pour simplifier les figures, on ne marque pas les parallèles, mais seulement les deux axes OX et OY.

La figure 4 montre la courbe d'intensité du courant continu.

Ce courant varie d'intensité quand on l'établit, c'est-à-dire quand on ferme le circuit où il doit se produire. En effet il passe à ce moment, dans un temps très court, de la valeur o à sa valeur définitive qui ne variera plus tant qu'on ne modifiera pas la résistance du circuit ni la différence de potentiel à ses extrémités. Si l'on coupe le circuit, le courant devient nul en un temps très court.

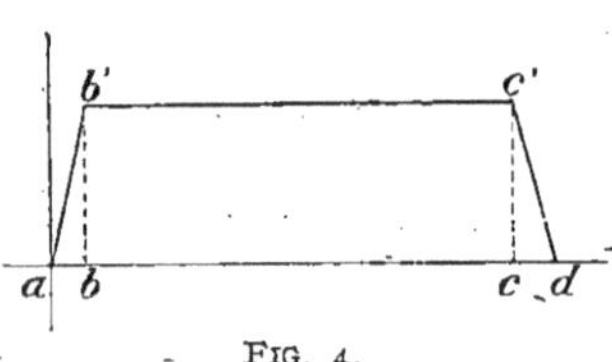

FIG. 4.

ab est la période d'*état variable de fermeture;* elle correspond à la période plus ou moins courte où s'établit le courant ;

bc est la période d'*état permanent ;*

cd est la période d'*état variable d'ouverture.*

5. Grandeurs et unités à considérer en électrodynamique. — Un courant circulant le long d'un conducteur présente à considérer plusieurs grandeurs : la *différence de potentiel* existant aux extrémités du circuit, homologue, comme nous l'avons dit, à une différence de niveau en hydraulique ; la *force électromotrice*, qui est la cause créant et entretenant cette dénivellation ; l'*intensité* du courant, homologue au débit en hydraulique ; la *quantité* d'électricité débitée ; la *résistance* du conducteur et la *résistivité* du métal qui le constitue ; la *conductance* de ce même conducteur et la *conductivité* propre au métal ; la *capacité;* l'*énergie électrique;* la *puissance* du courant. Ces quantités se mesurent au moyen d'unités qui dérivent des unités fondamentales du système C. G. S. Nous allons d'abord rappeler brièvement ce qu'est le système C. G. S.

6. Quantités et Unités fondamentales du Système C. G. S. — Les trois quantités fondamentales dans le système C. G. S. (premières lettres des mots centimètre, gramme, seconde) sont :

$$\text{La quantité de longueur} \dots \dots \dots \quad L$$
$$\text{La quantité de masse} \dots \dots \dots \quad M$$
$$\text{La quantité de temps} \dots \dots \dots \quad T$$

Les lettres L. M. T. sont les *symboles* de ces quantités.
Les unités correspondantes sont :

$$\text{Le centimètre} \dots \dots \dots \quad C$$
$$\text{Le gramme-masse} \dots \dots \dots \quad G$$
$$\text{La seconde} \dots \dots \dots \quad S$$

7. Quantités électrodynamiques dérivées. Leurs dimensions. — Les quantités autres que L, M, T, telles que la quantité de force électromotrice, d'intensité, etc., sont des quantités *dérivées*, en ce sens qu'elles sont exprimées en fonction des quantités fondamentales L, M, T et que les unités servant à mesurer ces quantités sont elles-mêmes dérivées des unités fondamentales C. G. S.

Chaque quantité dérivée a son *expression symbolique* où les lettres L, M, T, figurent avec un exposant, et cette formule symbolique indique les *dimensions* de la quantité correspondante, c'est-à-dire qu'elle indique les relations qui l'unissent aux quantités fondamentales.

Ainsi on dira qu'une quantité de surface a pour dimensions L^2 parce qu'elle est le produit de deux longueurs ; une quantité de vitesse a pour dimensions $\dfrac{L}{T}$ ou (LT^{-1}) parce qu'elle est le quotient d'une longueur (chemin parcouru) par un temps (temps employé pour le parcourir) [1] ; une quantité d'intensité de pôle magnétique a pour dimension $\sqrt{L^3MT^{-2}}$ ou $(L^{3/2}M^{1/2}T^{-1})$ parce qu'elle est la racine carrée d'une force $L^{3/2}M^{1/2}T^{-1}$ multipliée par une longueur L [2].

[1] On a l'habitude en algèbre de mettre en ligne les quantités figurant au dénominateur d'une fraction en les affectant d'un exposant négatif qui est — 1 si cette quantité n'avait pas d'exposant et — 2, — 3, ..., si elle avait pour exposant 2, 3, ... Cette notation courante avec laquelle bon nombre de médecins ne sont pas familiarisés est facile à comprendre. Soit le terme ab^2 ; divisons-le par b, on a ab (en diminuant l'exposant de une unité : $ab^{2-1} = ab^1$) ; divisons encore par b, on a a (en diminuant encore l'exposant de une unité : $ab^{1-1} = ab^0$ et $b^0 = 1$). Continuons de diviser par b, on a $\dfrac{a}{b}$ qu'on peut écrire en continuant à soustraire une unité de l'exposant : ab^{0-1} ou ab^{-1} ; divisons une fois de plus par b, on a $\dfrac{a}{b^2}$ ou $ab^{-1-1} = ab^{-2}$ et ainsi de suite.

[2] On a l'habitude aussi d'écrire $b^{\frac{1}{2}}$ pour $\sqrt{b}$, $b^{\frac{1}{3}}$ pour $\sqrt[3]{b}$, $b^{\frac{1}{n}}$ pour $\sqrt[n]{b}$ parce que, pour extraire la racine carrée d'un nombre affecté d'un exposant, on divise cet exposant par 2 et en général pour extraire la racine $n^{\text{ième}}$, on divise l'exposant par n ; b étant égal à b^1, on a $\sqrt{b} = b^{\frac{1}{2}}$, $\sqrt[n]{b} = b^{\frac{1}{n}}$.

L'utilité de ces symboles est de faire savoir tout de suite comment varie une quantité dérivée lorsque varie une des quantités fondamentales dont elle dérive ou une autre quantité dérivée qui lui est liée.

8. Unités électrodynamiques dérivées. — Généralités. — Les quantités électrodynamiques se mesurent par des unités dérivées des unités fondamentales.

En pratique, on se sert d'unités qui sont des multiples ou des sous-multiples des unités théoriques dérivées directement des unités fondamentales C. G. S.

Ainsi l'unité C. G. S. d'intensité de courant est dix fois plus grande que l'unité pratique, l'ampère.

Les unités électrodynamiques employées sont celles qui ont été adoptées par le Congrès de Chicago en 1893. Elles portent le nom d'unités internationales C. G. S.

9. Intensité I et unité d'intensité de courant. — L'intensité est la grandeur du débit d'électricité le long d'un conducteur ([1]). — Dimensions $L^{1/2}M^{1/2}T^{-1}$.

Analogie en hydraulique : Débit d'eau dans un tuyau.

L'unité C. G. S. d'intensité est l'intensité d'un courant qui, parcourant un circuit de 1 centimètre de longueur, roulé en arc de cercle de 1 centimètre de rayon autour d'un pôle magnétique de 1 unité d'intensité, exerce sur lui une force de 1 dyne, le dyne étant l'unité de force du système C. G. S.

L'unité pratique ou Ampère international est égale à 0,1 ou 10^{-1} unité C. G. S.

10. Quantité d'électricité Q et unité de quantité. — Il faudrait, pour définir cette quantité, définir l'électricité elle-même, ce qui est impossible. D'ailleurs on ne définit pas plus une quantité de matière, une masse ; seulement on s'en fait une idée nette parce qu'elle tombe directement sous nos sens, tandis que la quantité d'électricité n'éveille aucune image représentative.

La quantité d'électricité débitée est le produit de l'intensité par le temps que dure le courant et a pour formule symbolique $L^{1/2}M^{1/2}$, l'intensité étant, comme on l'a vu, $L^{1/2}M^{1/2}T^{-1}$.

Analogie. — Quantité d'eau débitée par un tuyau dans un temps donné.

L'unité C. G. S. de quantité est la quantité débitée par un courant de 1 unité C. G. S. d'intensité pendant 1 seconde.

L'unité pratique est le *Coulomb international* qui vaut 0,1 ou 10^{-1} unité C. G. S. de quantité.

Analogie. — On peut parler d'un coulomb d'électricité comme on parle d'un litre d'eau.

11. Force électromotrice E et unité de force électromotrice. — La force électromotrice est la cause physique ou chimique capable de produire et de maintenir une différence de potentiel aux extrémités d'un circuit et par conséquent d'y faire naître un courant.

([1]) Les expressions dont nous nous servons procèdent de l'assimilation du courant électrique à l'écoulement d'un fluide ; c'est là une simple fiction de langage pour faciliter les explications.

Analogie. — Cause entretenant une différence de niveau entre deux réservoirs établis aux extrémités d'un tuyau hydraulique.

Une quantité d'eau donnée produit en tombant un travail proportionnel à la différence de niveau des réservoirs, ou à la hauteur de chute ; le travail effectué peut servir à évaluer la différence de niveau ou la hauteur de chute, la quantité restant constante.

De même une quantité d'électricité donnée produit un travail variable suivant la différence de potentiel, ou suivant la force électromotrice qui la mobilise : ce travail est le produit de la quantité par la force électromotrice ;

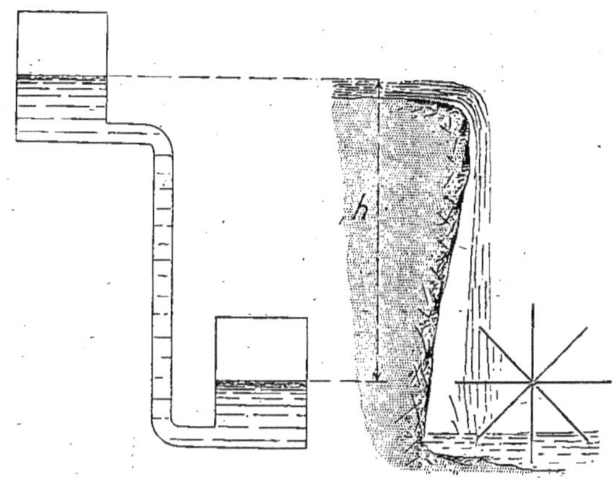

FIG. 5. — Différence de potentiel = différence de niveau. Force électromotrice = cause qui produit et entretient cette dénivellation.

ou ce qui revient au même : la force électromotrice est le quotient d'un travail L^2MT^{-2}, divisé par une quantité $L^{1/2}M^{1/2}$, c'est-à-dire qu'elle a pour dimension $L^{3/2}M^{1/2}T^{-2}$.

L'unité de force électromotrice est la quantité de force électromotrice qui, appliquée à l'unité C. G. S. de quantité électrique produit un travail égal à l'unité C. G. S. (erg).

L'unité pratique ou *Volt* est égale à 10^8 unités C. G. S.

Analogie. — Une dénivellation de 10 centimètres ou une hauteur de chute de 10 centimètres mobilisant un litre d'eau produit un travail de 1 joule environ $\left(\dfrac{1}{10}\right.$ de kilogrammètre, le kilogrammètre vaut 9 joules 81$\left.\right)$. Une dénivellation électrique ou différence de potentiel de 1 volt, donnée à 1 coulomb d'électricité, produit un travail de 1 joule.

Si les unités de longueur ne tombaient pas sous nos sens directement, on pourrait les définir par le travail mécanique comme le volt en électricité.

12. Différence de potentiel V et unité de différence de potentiel. — La différence de potentiel établie par le fait de la force électromotrice est fonction directe de cette force. Voir pour la définition absolue du potentiel la partie électrostatique (§ 173).

Les dimensions de la différence de potentiel sont les mêmes que celles de la force électromotrice $L^{1/2}M^{1/2}T^{-2}$.

L'unité de différence de potentiel est aussi la même, et l'unité pratique est le Volt.

13. Résistance R et unité de résistance. — La résistance est l'obstacle apporté au courant par le circuit. Elle est fonction de la section des conducteurs, de leur longueur, et d'un coefficient propre à chacun d'eux appelé *Résistivité*.

Ses dimensions sont LT^{-1}. (Elle est en effet le quotient $\dfrac{E}{I}$ d'une force électromotrice $(L^{3/2}M^{1/2}T^{-2})$ par une intensité $(L^{1/2}M^{1/2}T^{-1})$.

Analogie (d'ailleurs mauvaise, mais figurative). — Robinet limitant le

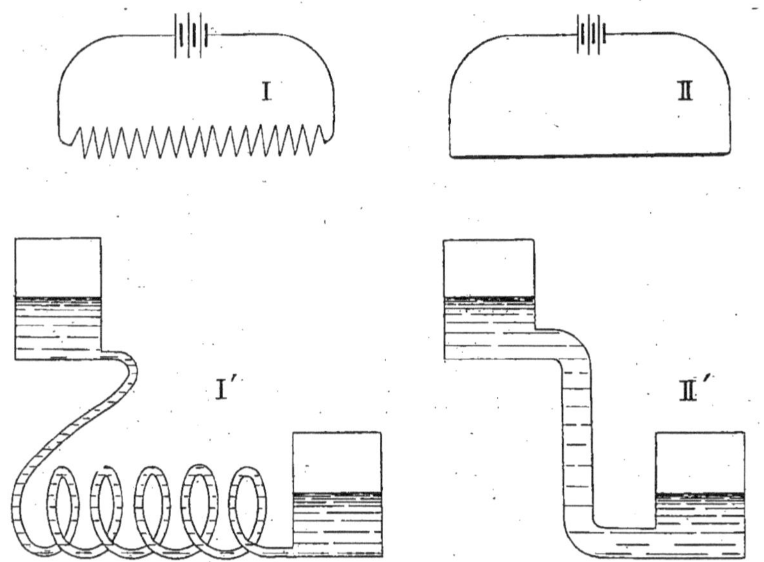

FIG. 6. — I, Grande résistance. — I′, Faible section. — II, Faible résistance. — II′, Forte section.

débit d'une canalisation d'eau, ou encore section des tuyaux et frottement des parois (*fig.* 6).

L'unité de résistance C. G. S. est la résistance d'un conducteur dans lequel une unité C. G. S. de force électromotrice fait circuler un courant d'une unité d'intensité.

Analogie. — Si la section d'un orifice de robinet n'était pas une chose directement accessible à notre observation, on pourrait lui définir ainsi une unité : section d'un orifice tel que 1^m de pression donne un écoulement de 1 litre par seconde.

L'unité pratique de résistance ou *Ohm* international vaut 10^9 unités C. G. S. de résistance ; il est représenté par la résistance d'un cylindre de mercure de

14,4521 grammes-masses à o centigrade et de 106,3 centimètres de hauteur (1 millimètre carré de section).

14. Capacité C et unité de capacité. — La capacité d'un conducteur est le rapport constant de sa charge à son potentiel $\frac{Q}{V}$. — Dimension T^2L^{-1} (§§ 179 et 187).

Analogie. — Cette définition n'éveille pas une représentation physique nette de la grandeur appelée capacité. Pourtant, si l'on veut réfléchir, on constatera que la capacité d'un réservoir peut se concevoir de la même façon. En effet, on sait que 1 gr.3 d'air à la température o prend dans un récipient de 1 litre une pression égale à celle de l'atmosphère. Si on place cette même masse d'air dans un vase de 1/2 litre elle prend une pression de 2 atmosphères. Si on la place dans un vase de 3 litres, elle prend une pression de 1/3 d'atmosphère. En général la capacité du vase est d'autant plus petite que la même quantité d'air y prend une tension plus grande. Plus précisément la capacité est fonction du rapport $\frac{Q}{P}$ de la quantité de gaz Q, à la pression P qu'elle y prend.

Lorsqu'une unité de quantité électrique prend sur un conducteur un potentiel de 1 unité C. G. S., on dit que le conducteur a l'unité de capacité.

L'unité pratique ou *Farad* est la capacité d'un conducteur, qui, chargé de 1 coulomb, est au potentiel de 1 volt ; il vaut 10^{-9} unités C. G. S.

15. Énergie électrique ou travail W et unité de travail. — α) DÉFINITION. — Le travail L^2MT^{-2} est, en mécanique, le produit d'une force LMT^{-2} par une longueur L (chemin parcouru par le mobile auquel elle est appliquée). On conçoit en effet que si l'on pousse un mobile devant soi sur un plan horizontal, le travail dépensé sera d'autant plus grand que le chemin qu'on lui fera parcourir sera plus étendu ; et il sera d'autant plus grand aussi que la masse du véhicule et les résistances seront plus considérables, c'est-à-dire que la force nécessaire pour le déplacer sera plus grande. Le travail mécanique, en un mot, est proportionnel à la force génératrice et au chemin parcouru dans sa direction. L'unité de travail C. G. S. est l'erg, ou travail produit par une force de 1 dyne agissant sur une distance de 1 centimètre. On emploie plus couramment le joule qui vaut 10^7 unités C. G. S. et le kilogrammètre qui vaut 9,81 joules et qui correspond au travail produit par la chute de 1 kilogramme de 1 mètre de hauteur.

On sait que le travail mécanique est une modalité de l'énergie. Il faut de l'énergie pour le produire et, quand il a cessé de s'effectuer, il s'est transformé forcément en une autre modalité énergétique.

Ainsi, quand nous élevons 1 kilogramme à une hauteur de 10 centimètres, nous consommons une énergie chimique dans nos muscles égale à 1 joule environ et le travail effectué se retrouve sous forme d'énergie potentielle, car ce kilogramme, ainsi élevé, sera capable, en retombant de sa hauteur de 10 centimètres, de fournir 1 joule d'énergie thermique (environ 1/4250 de calorie), ou 1 joule d'énergie cinétique (translation de cette masse de 1 kilogramme à la vitesse de $1^m,40$ par seconde) ou 1 joule de n'importe quelle autre modalité énergétique.

Cette mutation, possible au moins en théorie, de 1 joule de travail en 1 joule de toute autre modalité énergétique, sans perte d'une seule parcelle de l'énergie mise en jeu, est énoncée par le premier grand principe de l'énergétique : *le principe de la conservation de l'énergie.*

Or le courant électrique lui aussi représente une modalité de l'énergie. Il faut consommer de l'énergie chimique, thermique, mécanique, etc., pour le produire, et, en disparaissant, il donne lui-même naissance à d'autres modalités de l'énergie. En un mot, il a lui aussi sa quantité-unité équivalente à la quantité-unité des autres modalités. Il a son erg C. G. S. et son joule pratique.

β) Représentation de l'énergie électrique et son expression par la tension et la quantité du courant. — Maintenant que nous savons qu'il y a une énergie électrique équivalente à l'énergie mécanique, thermique, cinétique, chimique, etc., et qu'elle se mesure comme celle-ci par une unité commune, nous devons essayer de nous la représenter.

Pour nous donner une image du courant, nous avons pris la comparaison de l'écoulement de l'eau entre deux vases dénivelés. Nous avons de même trouvé des analogies qui, pour chaque grandeur électrique, nous ont fourni une image de sa signification. Nous pouvons aussi par une comparaison nous donner une image de l'énergie électrique elle-même. Nous y sommes préparés par ce que nous avons dit de la force électromotrice (§ 11).

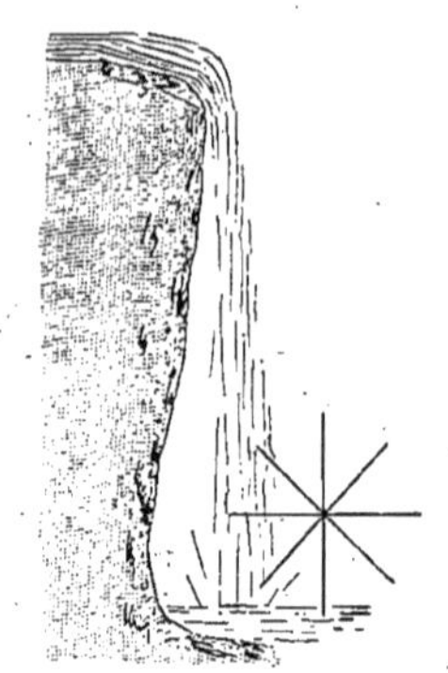

Fig. 7. — Travail produit par une chute d'eau.
Hauteur de chute × Débit × Temps.

Regardons une chute d'eau faisant tourner une roue de moulin. L'énergie fournie à la roue dans un temps donné dépend de trois facteurs : la hauteur de chute (dénivellation), le débit par seconde et le temps durant lequel agit le courant d'eau sur la roue. Autrement dit, le travail fourni à la roue est fonction de E, hauteur de chute en mètres, de I, débit en litres par seconde, et de t, temps d'action en secondes. Plus exactement il est proportionnel à EIt. It représente d'ailleurs la quantité d'eau totale Q qui a agi sur la roue. On peut aussi bien dire que le travail est proportionnel à EQ.

De même le courant électrique, nous l'avons dit, a sa hauteur de chute E, ou différence de potentiel mesurée en volts, son débit I, mesuré en ampères (coulombs par seconde), et son temps d'action t en secondes.

Le travail qu'il fournit, l'énergie qu'il représente, sont proportionnels à EIt, produit des volts par les ampères et par le temps, ou à EQ, produit des volts par les coulombs.

Un courant de 1 volt, 1 ampère agissant pendant une seconde représente une énergie de 1 joule.

Et théoriquement ce joule électrique peut donner 1 joule de travail mécanique, soit 1/10 de kilogrammètre environ, c'est-à-dire élever 1 kilogramme à 10 centimètres de hauteur ; il peut donner une énergie thermique de 1 joule, soit 1/4250 de calorie, c'est-à-dire élever la température de 1 gramme d'eau de 1/4 de degré environ ; il peut donner à une masse de 1 kilogramme une vitesse de 1^m,40 par seconde ou à un projectile de 1 gramme une vitesse de 45 mètres par seconde, c'est-à-dire produire 1 joule d'énergie cinétique.

Cette conception de l'énergie électrique, rapprochée de celle du premier principe de l'énergétique, est à méditer longuement par tous ceux qui veulent se représenter les phénomènes électriques sous leur aspect véritable. On doit bien se rendre compte qu'un coulomb d'électricité ne représente pas plus de l'énergie électrique qu'un litre d'eau ne représente de l'énergie mécanique. Notre litre d'eau deviendra une source d'énergie si on lui en fournit, si on le soumet à l'action de la pesanteur (énergie gravide, travail mécanique), si on lui communique une certaine vitesse (force vive, énergie cinétique). De même notre coulomb d'électricité deviendra une source d'énergie, si on le mobilise par une force électromotrice (énergie de courant), ou si on le force à se concentrer sur une capacité limitée (énergie potentielle électrostatique) (¹).

γ) Unité industrielle d'énergie électrique. — Ce n'est pas le joule qu'on emploie dans l'industrie électrique comme unité de travail, mais l'hectowatt-heure ou le kilowatt-heure.

L'hectowatt-heure est le travail électrique fourni pendant une heure par un courant de 100 volts 1 ampère, parce que, comme nous allons le voir au paragraphe 16, on dit qu'un courant de 1 volt 1 ampère a une puissance de 1 watt et un courant de 100 volts 1 ampère une puissance de 1 hectowatt.

Le joule étant le travail d'un courant de 1 volt 1 ampère pendant 1 seconde et l'hectowatt-heure étant le travail d'un courant de 100 volts 1 ampère pendant 1 heure ou 3.600 secondes, on voit que l'hectowatt-heure vaut 360.000 joules.

16. Puissance P et son unité. — La puissance L^2MT^{-3} est le quotient d'un travail par le temps nécessaire à son accomplissement.

Ainsi une machine qui produit 10 joules en une seconde a une puissance double d'une machine qui produit ces 10 joules en 2 secondes.

Analogie. — Une chute d'eau qui produit 10 joules en une seconde (environ 1 kilogrammètre), comme par exemple une chute débitant 1 litre par seconde d'une hauteur de 1 mètre, a une puissance double d'une chute qui produit ces 10 joules en 2 secondes, comme par exemple une chute de 1 mètre avec 1/2 litre de débit, ou une chute de 50 centimètres avec 1 litre de débit par seconde.

L'unité de puissance C. G. S. est la puissance d'un générateur produisant un travail de 1 erg en une seconde, on l'appelle l'erg par seconde.

L'unité de puissance électrique pratique est le *joule par seconde* qui vaut 10^7 *ergs par seconde* et qu'on appelle le *Watt.* C'est la puissance d'un courant de 1 volt, 1 ampère.

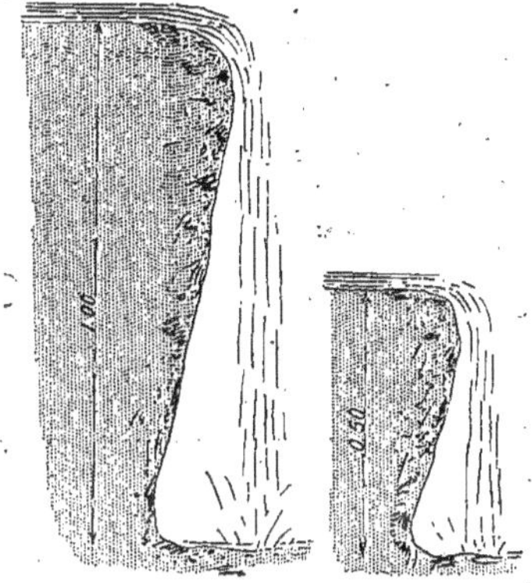

FIG. 8. — Analogie de la puissance électrique avec celle des chutes d'eau.
A) 1 mètre, 1 litre par ''. Puissance : 10 watts environ. B) 0ᵐ,50, 1 litre par ''. Puissance 5 watts environ.

(¹) D'ailleurs cela ne veut pas dire que chaque molécule d'eau n'ait pas son énergie interne, son énergie chimique, son énergie intra-atomique, etc... Cela ne veut pas dire davantage que chaque

Analogie. — Une chute d'eau de 1 mètre débitant 1/10 de litre environ par seconde $\left(\dfrac{1}{9,81}\ \text{litre}\right)$ a une puissance de 1 watt. On sait qu'en mécanique on emploie comme unité de puissance non pas le joule par seconde ou watt, mais le kilogrammètre par seconde ($9^k,81$ par seconde) ou mieux le cheval-vapeur (75 kilogrammètres par seconde ou 735 joules par seconde, ou 735 watts).

17. Relations les plus importantes entre ces quantités. — A présent que nous connaissons les relations qui unissent les unités électriques pratiques avec le système C. G. S., nous allons résumer en quelques lignes les rapports de ces unités entre elles, rapports qui découlent de leur définition même et qui renferment dans leurs formules les principales lois du courant électrique.

1º Une différence de potentiel V de 1 volt détermine dans un circuit un courant I de 1 ampère lorsque la résistance R de ce circuit est 1 ohm. Ou bien un courant de 1 ampère, circulant dans un fil de 1 ohm de résistance, implique aux extrémités une différence de potentiel de 1 volt, ce qu'on peut écrire :

$$I = \frac{E}{R}, \qquad E = IR, \qquad \text{et} \qquad R = \frac{E}{I}$$

et

$$1\ \text{ampère} = \frac{1\ \text{volt}}{1\ \text{ohm}}.$$

C'est *la loi d'Ohm* avec les formules qui la traduisent.

2º Un courant de 1 ampère qui a circulé pendant 1 seconde a donné lieu à un débit d'électricité dont la quantité Q est de 1 coulomb :

$$It = Q$$

et

$$1\ \text{ampère} \times 1\ \text{seconde} = 1\ \text{coulomb}.$$

3º 1 coulomb d'électricité emmagasiné sur un conducteur à l'état statique y prend un potentiel V qui varie suivant la capacité C du conducteur ; lorsqu'elle y prend le potentiel de 1 volt, c'est que la capacité est de 1 farad :

$$V = \frac{Q}{C}, \quad C = \frac{Q}{V}, \quad Q = VC$$

et

$$1\ \text{Farad} = \frac{1\ \text{coulomb}}{1\ \text{volt}}.$$

4º Une force électromotrice E de 1 volt donnant lieu à un courant de 1 ampère, c'est-à-dire s'exerçant sur un circuit de 1 ohm de résistance, a une

infiniment petit composant ce coulomb, chaque électron, comme on dit aujourd'hui, n'ait pas son énergie interne (du reste encore du domaine de l'hypothèse). Mais quand nous parlons de travail mécanique ou d'énergie électrique, nous parlons de modalités énergétiques très précises, très bien définies et indépendantes de ces énergies internes. Elles résultent de l'application d'un facteur tension à un facteur quantité, ce dernier, qu'il s'appelle matière ou qu'il s'appelle électricité, ne possédant pas par lui-même la modalité énergétique visée.

puissance P de 1 watt. Plus la force électromotrice augmente, plus la puissance augmente. Plus l'intensité est grande, plus la puissance est grande aussi :

$$P = EI \text{ cu } P = E \times \frac{E}{R} = \frac{E^2}{R}$$

et

$$1 \text{ watt} = 1 \text{ volt} \times 1 \text{ ampère.}$$

5° Cette puissance P = EI de 1 watt s'exerçant pendant un temps T de 1 seconde produit un travail W de 1 joule :

$$W = PT \text{ ou } EIT$$

et

$$1 \text{ joule} = 1 \text{ watt} \times 1 \text{ seconde.}$$

On pourrait dire identiquement : une force électromotrice de 1 volt mobilisant 1 coulomb produit un travail de 1 joule :

$$W = EQ$$

et

$$1 \text{ joule} = 1 \text{ volt} \times 1 \text{ coulomb.}$$

Ce qui fait voir que si l'on peut obtenir un travail de 1 joule avec un générateur de 1 watt de puissance travaillant une seconde, on peut obtenir ce même travail avec un générateur moins puissant, pourvu qu'il arrive à débiter le coulomb nécessaire, en y mettant le temps nécessaire.

II. — *PRODUCTION DES COURANTS CONTINUS MÉDICAÙX*

1° Généralités communes a tous les générateurs et questions théoriques relatives a la production du courant continu

18. Caractères nécessaires aux courants continus employés en médecine. — Les courants continus employés en médecine doivent être constants, c'est-à-dire que leur courbe doit être une droite parallèle à l'axe des temps. Leur intensité doit pouvoir varier de 0 à 250 milliampères environ ; ce qui représente une force électromotrice utile maxima de 40 à 70 volts environ, dans les cas ordinaires.

On les obtient soit avec les piles ou les accumulateurs, soit avec les dynamos, soit en utilisant directement le courant des villes lorsqu'il est de forme continue.

Leur emploi nécessite l'usage d'appareils de résistance ou de collecteurs et d'appareils de mesure. L'ensemble des appareils de réglage et de mesure se trouve ordinairement réuni sur un tableau de distribution.

19. Constantes des générateurs de courant continu. — Quel que soit le générateur employé pour la production du courant continu, le générateur est caractérisé par une force électromotrice propre E et une résistance intérieure r. Ces quantités E et r sont les constantes du générateur.

Ainsi, dans une pile hydro-électrique, la force électromotrice est caractéristique de la réaction chimique qui se passe à la surface du métal attaqué; c'est là une constante qui ne varie pas, quelles que soient la forme et la grandeur de l'élément.

Mais le courant rencontre une certaine résistance à traverser les couches liquides, siège des réactions chimiques, ou les couches avoisinantes jusqu'à l'électrode positive. Cette résistance, qui varie suivant la composition du ou des liquides et suivant l'écartement des électrodes, porte le nom de résistance intérieure.

20. Caractères du courant produit par un générateur de force électromotrice E et de résistance intérieure r. — Si l'on réunit les bornes extérieures, les bornes d'emploi, d'un générateur par un circuit de résistance R déterminée, le courant qui circule dans le circuit est parfaitement défini. Son intensité, sa puissance, la différence de potentiel aux bornes sont des quantités calculables.

21. Intensité du courant produit par un générateur de constantes E, r, circulant dans un circuit de résistance R. — L'intensité est égale au quotient de la force électromotrice E par la somme des résistances intérieure et extérieure. Ce qu'exprime la formule : $I = \dfrac{E}{R + r}$.

22. Puissance de ce courant. — La puissance est le produit de la force électromotrice par l'intensité :

$$P = EI.$$

Cette puissance peut se décomposer en deux parties :

α) L'une extérieure, puissance utile, puissance d'emploi P_u qui a pour expression : $P_u = VI$.

(V différence de potentiel aux bornes, I intensité.)

β) L'autre intérieure $P\theta$ se manifestant sous forme de chaleur. Cette puissance thermique est donnée par la loi de Joule,

$$P\theta = rI^2.$$

Remarque. — L'égalité $P_u = VI$ peut aussi s'écrire (à cause de $V = RI$) : $P_u = RI^2$. La puissance intérieure et la puissance extérieure sont donc de même nature et dans l'égalité $P\theta = rI^2$ on doit se représenter rI comme la chute de potentiel entre le lieu d'origine de la force électromotrice et les bornes d'emploi.

23. Différence de potentiel aux bornes. — La différence de potentiel aux bornes ou différence de potentiel utile est celle qui existe entre les deux bornes extérieures ou bornes d'emploi du générateur. Elle est toujours inférieure à la différence de potentiel qui résulterait immédiatement de la force électromotrice propre au générateur. Cette différence de potentiel utile V peut s'exprimer en fonction des constantes E, r, du générateur et de l'intensité I (ou encore de la résistance R du circuit extérieur). En effet de la formule : $P = EI = VI + rI^2$ (§ 22) on tire :

(I) $$V = E - rI$$

rI est, on le sait, la chute de potentiel intérieure (§ 22)

On en tire aussi :

(II)
$$V = E - r\,\frac{E}{R + r} = E\,\frac{R}{R + r}.$$

Ces formules montrent que la différence de potentiel aux bornes V est d'autant plus petite que l'intensité du courant est plus grande ou que la résistance extérieure R est plus petite, pour arriver à O si R = O, c'est-à-dire si le générateur est fermé en court-circuit ; et qu'elle se rapproche d'autant plus de E (force électromotrice constante) que l'intensité est faible ou que R est grand : d'ailleurs V ne saurait atteindre la valeur de E qu'à la limite où I devient nul, c'est-à-dire R infini, ce qui n'a lieu que quand le circuit est ouvert.

24. Relations qui doivent exister entre r et R pour obtenir la puissance utile maxima avec un générateur de constantes E, r. — Étant donné un générateur de constantes E, r, on sait que la puissance utile, puissance extérieure, P_u est le produit de la différence de potentiel utile V par l'intensité I :

$$P_u = VI.$$

Or I peut être exprimé en fonction des constantes E, r, et de la différence de potentiel V :

$$I = \frac{E - V}{r}\ \text{[tiré de la formule (I) § 23], de sorte que :}$$

$$P_u = \frac{V(E - V)}{r}.$$

[(E — V) est ce même facteur que nous avons déjà trouvé sous la forme rI et qui correspond à la chute de potentiel intérieure].

Dans cette expression on voit que la valeur de P_u est d'autant plus grande que le numérateur V (E—V) est plus grand. Or ce numérateur est le produit de deux facteurs (chute de potentiel ext. V et chute de potentiel int. E — V) dont la somme est égale à E, force électromotrice, (V + (E — V) = E), c'est-à-dire constante. On sait qu'alors il a sa valeur maxima quand les deux facteurs sont égaux, c'est-à-dire quand E—V = V ou quand $V = \dfrac{E}{2}$. Alors (formule II, § 23) :

$$\frac{r}{R + r} = \frac{1}{2}\ \text{ et } R = r.$$

Pour obtenir la puissance maxima utile avec un générateur de constantes E, r, il faut donc que le circuit extérieur présente une résistance R égale à r résistance intérieure.

Dans ces conditions on a :

$$V = \frac{E}{2}\,;\ R = r\,;\ I = \frac{E}{2r}\,;\ P_u = \frac{V^2}{r} = \frac{E^2}{4r}.$$

25. Étant donné un circuit extérieur de résistance R non variable au gré de l'opérateur, comment varie la puissance utile lorsque l'on fait

varier r, résistance intérieure. — Cette proposition est d'une importance capitale en électricité médicale. En effet R, résistance du corps toujours considérable et non variable au gré de l'opérateur, ne peut être abaissée de manière à être égale à r, et la question qui se pose est de savoir quel générateur on doit choisir pour avoir le maximum de puissance utile.

De la formule $P_u = VI$ (§ 22 α) on tire, à cause de : $V = E \dfrac{R}{R + r}$ (§ 23 II)

et de $I = \dfrac{E}{R + r}$ (§ 21).

$$P_u = E^2 \frac{R}{(R + r)^2}.$$

E, étant regardé comme constante invariable et R comme quantité non variable au gré de l'opérateur, on voit que P sera maxima quand r sera minima.

26. Comment on doit interpréter en conséquence la loi de la puissance utile maxima. — Dans un circuit extérieur de résistance variable R, la puissance utile maxima est obtenue avec un générateur de constantes E, r, lorsqu'on fait $R = r$; c'est-à-dire que l'on aura intérêt à augmenter ou diminuer R, résistance extérieure variable, jusqu'à ce qu'elle soit égale à la résistance intérieure r, prise comme constante.

Mais lorsqu'on est arrivé à cette puissance maxima $P_u = \dfrac{E^2}{4R}$ (§ 24), si par un artifice quelconque il devenait possible, R étant invariable, de faire varier r résistance intérieure, si en un mot on pouvait diminuer la constante r, on obtiendrait un accroissement de la puissance utile.

Le générateur ne fonctionnerait plus alors dans les conditions de puissance maxima, par cela même qu'on l'a mis en état de donner une puissance maxima utile plus grande, mais la puissance du courant produit n'en serait pas moins de ce fait plus considérable qu'elle ne l'était lorsque le générateur avait son r primitive $= R$ et fonctionnait dans les conditions de puissance maxima.

C'est pour avoir confondu ces deux propositions que certains auteurs ont recommandé, pour les usages médicaux, des piles de grande résistance intérieure.

27. Rendement. — On appelle rendement d'un générateur le rapport de la puissance utile P_u à la puissance totale P :

$$\frac{P_u}{P} = \frac{VI}{EI} = \frac{V}{E}.$$

On voit que lorsqu'un générateur fonctionne dans les conditions de puissance maxima, son rendement est de $1/2$.

Le rendement maxima : 1 ne saurait être obtenu que lorsque $V = E$, c'est-à-dire (§ 23) quand le circuit est ouvert. Le rendement est d'autant plus grand que le débit est faible. Il est d'autant plus faible que le débit est considérable, et tend vers O quand le générateur est fermé en court-circuit.

28. Couplage des générateurs. — On peut coupler les générateurs de trois façons différentes :

α) en tension ou série : le pôle + d'un élément est réuni au pôle — de l'élément suivant et ainsi de suite :

β) en batterie ou quantité : tous les pôles + sont réunis ensemble, tous les pôles — sont aussi réunis ensemble ;

γ) couplage mixte : on peut former des groupes d'éléments réunis en quantité et coupler ces groupes en tension, ou inversement.

29. Couplage en tension de n générateurs de constantes ε, ρ. — Prenons pour fixer les idées l'exemple des piles. On pourrait d'ailleurs aussi bien considérer une série de dynamos ou de bobines de dynamos. Ce couplage en tension est représenté par le schéma de la figure 9, I. Il est analogue au couplage de plusieurs réservoirs en cascade (*fig.* 9, II), à cela près qu'on ne peut assimiler que par une ressemblance lointaine la résistance intérieure à la section des tuyaux ou au frottement des parois.

En ce cas l'ensemble des générateurs a une force électromotrice égale à n ε et une résistance intérieure égale à n ρ.

L'intensité du courant obtenu dans un circuit extérieur de résistance R est alors :

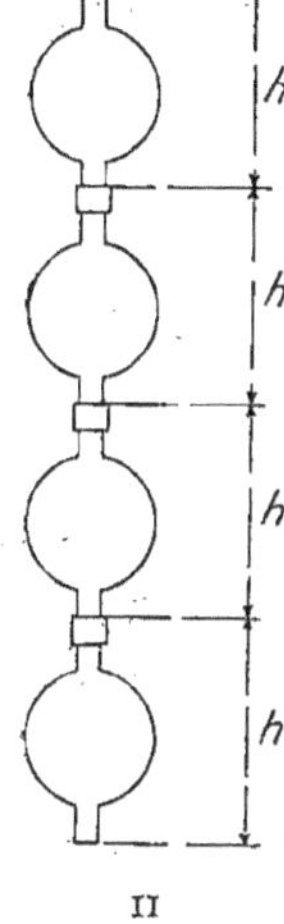

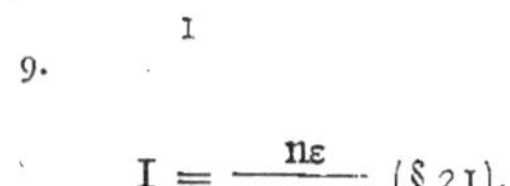

Fig. 9.

$$I = \frac{n\varepsilon}{n\rho + R} \quad (\S\,21).$$

La différence de potentiel aux bornes est :

$$V = n\varepsilon - n\rho I.$$

30. Couplage en quantité de n générateurs de constantes ε, ρ. —

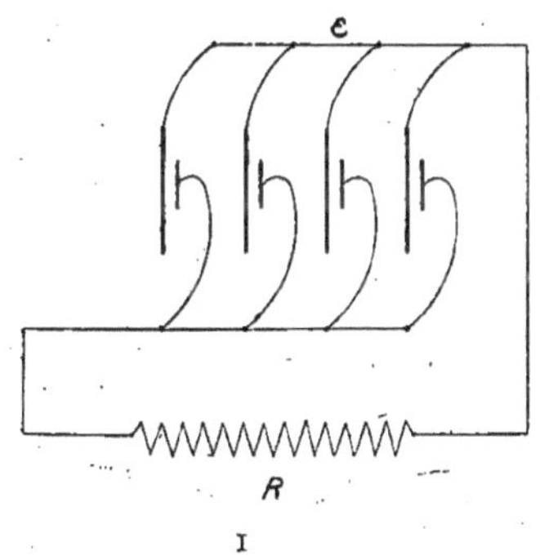

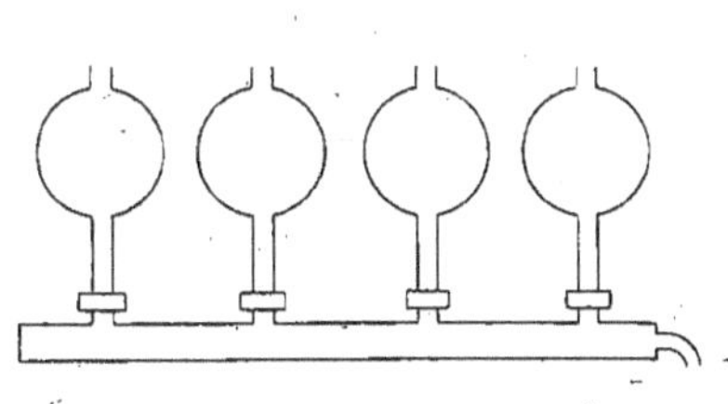

Fig. 10.

La figure 10, I montre ce couplage dans lequel tous les pôles + sont groupés ensemble et tous les pôles — ensemble. Il est analogue au couplage en parallèle de plusieurs réservoirs (*fig.* 10, II).

La force électromotrice de l'ensemble est égale à ε, la résistance intérieure égale à $\dfrac{\rho}{n}$.

L'intensité du courant produit circulant dans un circuit de résistance R est :

$$I = \frac{n\varepsilon}{\rho + nR}.$$

La différence de potentiel aux bornes est alors :

$$V = \varepsilon - \frac{\rho}{n}\,I.$$

31. Couplage mixte de n générateurs de constantes ε, ρ. — On peut faire t groupes égaux de q éléments couplés en quantité, et coupler ces t groupes en tension ; ou bien faire q groupes égaux de t éléments couplés en tension, et coupler ces q groupes en quantité.

La force électromotrice E du système est égale à $t\varepsilon$.

$$E = t\varepsilon.$$

La résistance intérieure r du système est :

$$r = \frac{t}{q}\,\rho.$$

L'intensité du courant produit, circulant dans un circuit de résistance R, est :

$$I = \frac{t\varepsilon}{\dfrac{t}{q}\rho + R} = \frac{n\varepsilon}{t\rho + qR}.$$

La différence de potentiel aux bornes est alors :

$$V = t\varepsilon - \frac{t}{q}\,\rho I.$$

32. Puissance d'un courant circulant dans un circuit de résistance R lorsque ce courant est produit par un système de générateurs couplés. — Soit n le nombre de générateurs, t, le nombre de groupes de q éléments couplés en quantité, ces t groupes étant couplés en tension, la puissance est (égalité tirée de la formule $P_u = RI^2$ et de la formule § 31) :

$$P_u = \frac{R\varepsilon^2 n^2}{(t\rho + qR)^2}.$$

On voit que cette formule se réduit à :

$$P_u = \frac{R\varepsilon^2 n^2}{(n\rho + R)^2},$$

quand tous les éléments sont en tension ; et à :

$$P_u = \frac{R\varepsilon^2 n^2}{(\rho + nR)^2},$$

quand tous les éléments sont en quantité.

33. Moyen d'obtenir la puissance maxima par le mode de couplage. — Dans la formule générale de la puissance (§ 32) :

$$P_u = \frac{R\varepsilon^2 n^2}{(t\rho + qR)^2};$$

le numérateur est constant, la résistance extérieure, R, étant supposée invariable comme cela arrive lorsqu'on travaille sur un circuit déterminé tel que le corps humain. Donc P_u est maximum quand le dénominateur est minimum et par suite quand sa racine $(t\rho + qR)$ est minimum, ou ce qui revient au même (en divisant les deux termes par la constante ρ) quand $t + q\dfrac{R}{\rho}$ est minimum.

Or le produit des deux facteurs t et $\left(q\dfrac{R}{\rho}\right)$ est constant et égal à $n\dfrac{R}{\rho}$; puisque $tq = n$.

Donc la somme de ces deux facteurs t et $\left(q\dfrac{R}{\rho}\right)$ est minima lorsqu'ils sont égaux, c'est-à-dire lorsque : $t = q\,\dfrac{R}{\rho} = \sqrt{n\dfrac{R}{\rho}}.$

Cette formule permet de calculer immédiatement t et q ; elle montre de plus que $\dfrac{t}{q} = \dfrac{R}{\rho}$, formule qui fait voir *a priori* que lorsqu'on a un circuit très résistant, autrement dit, lorsque le rapport $\dfrac{R}{\rho}$ est égal ou supérieur au nombre de générateurs dont on dispose (cas des batteries de piles pour la galvanisation), il faut grouper tous les éléments en tension, tandis que l'on devra se rapprocher d'autant plus du groupement total en quantité que la résistance extérieure est plus faible.

Ex. : si l'on dispose de 36 éléments de piles de E = 1^v,5 : ρ = 2 ohms et que l'on travaille sur un circuit de 1.000 ohms, la P_u maximum sera obtenue par le couplage en tension et sera égale à 2 w, 5. Elle ne serait que 0 w, 7 avec 18 groupes en tension de 2 éléments en quantité.

Si l'on travaille sur un circuit de 20 ohms, la P_u maximum est obtenue avec 18 groupes en tension de 2 éléments en quantité et sera égale à 10 w, 09. Elle ne serait que de 6 w, 8 par le couplage général en tension, et de 6 w, 07 avec 9 groupes de 4 éléments.

Si l'on travaille sur un circuit de 0 ohm, 5, on fera trois groupes de 12 éléments et la P_u maximum sera 10 w, 12, etc.

34. Énumération des générateurs médicaux de courants continus.

— Le médecin électricien peut produire ses courants soit avec des piles (§ 35 ssq.), soit avec des accumulateurs (§ 42 ssq.), soit avec une dynamo (§ 64 ssq.), soit en utilisant directement ou indirectement le secteur des villes qui lui fournit du courant continu (§ 78 ssq.) ou du courant alternatif (§ 82.)

2⁰ PRODUCTION DU COURANT CONTINU MÉDICAL PAR LES PILES

35. Définition de la pile. — Le phénomène de la production du courant. — Une pile est un générateur d'électricité prenant sa source d'énergie dans une action chimique ; par exemple, la combinaison de $Zn + SO^4H^2$. Le métal attaqué constitue le pôle négatif ; le liquide, avec une électrode non attaquable y plongeant, constitue le pôle positif.

Le phénomène intime qui se passe à l'endroit où se produit la réaction chimique et qui donne lieu à la création et à l'entretien d'une force électromotrice n'est pas complètement connu. Son explication rigoureuse réside dans la conception même de la nature des liens atomiques, des valences chimiques et de la structure de l'atome (1). Mais ce qu'il y a de certain, c'est que, au cours des réactions engendrant le courant, de l'énergie chimique est libérée, diminuant d'autant l'énergie interne du système en voie de transformation. Cette énergie libérée se retrouve sous d'autres formes : parmi ces modalités prend place l'énergie du courant électrique produit.

36. Constantes des piles. — Comme tout générateur, la pile électrique est caractérisée par deux constantes : sa force électromotrice et sa résistance intérieure.

La force électromotrice est caractéristique de la réaction chimique et ne dépend pas de la surface des éléments attaqués ; elle varie avec la température, comme aussi varie l'intensité de la réaction. La résistance intérieure dépend de la nature du liquide, de l'étendue des surfaces, de l'écartement des électrodes.

37. Conditions exigées des piles médicales. — Le médecin électricien qui utilise les piles a besoin généralement d'une batterie à poste fixe et d'une batterie portative. Dans ce dernier cas, il est indispensable de viser à la petite dimension des éléments. Voici les principales conditions exigées des piles médicales :

---

(1) Parmi les théories récentes capables d'expliquer la génération du courant électrique, celle qu'a proposée Nernst est certainement l'une des plus séduisantes.

D'après ce savant, les métaux mis en présence d'un liquide tendent à expulser des particules, des ions, qui se répandent dans ce liquide. Il assimile ce phénomène à une sorte de vaporisation et les particules expulsées prennent dans le liquide une tension analogue à la tension gazeuse ou à la tension osmotique. Ces ions portent une charge positive, le métal prend le signe négatif. L'attraction électrostatique limite cet exode, si bien qu'un équilibre s'établit entre la tension électrique et la pression osmotique, et Nernst est arrivé par le calcul à établir un lien entre cette tension électrique et cette pression osmotique ou tension de vapeur. L'exode se poursuit au contraire si la différence de potentiel tend constamment à s'annuler par l'établissement d'un circuit extérieur, et les ions entrent dans des combinaisons chimiques.

α) La force électromotrice doit être suffisante pour éviter d'employer un nombre trop considérable d'éléments.

β) La résistance intérieure doit être faible (V. § 25).

γ) Il ne doit pas y avoir de dégagement de gaz nuisibles.

δ) La polarisation doit être évitée (V. § 38).

38. Polarisation des piles et moyens de l'éviter. — La polarisation est un phénomène qui se produit au cours du fonctionnement d'une pile et qui a pour effet immédiat d'abaisser le débit.

Elle est due à un dépôt d'hydrogène qui forme une gaine, mauvaise conductrice, autour de l'électrode positive, à une réduction du sel formé (($ZnSO^4$) dans la pile ($Zn + SO^4H^2$)) par l'hydrogène, en général à une contre-réaction chimique qui donne lieu à une force électromotrice inverse et à l'épuisement du liquide excitateur.

On évite le phénomène de la polarisation par les *dépolarisants*. Le dépolarisant, liquide, solide soluble, ou solide insoluble, est en général, un corps capable de fixer l'hydrogène dans une combinaison chimique.

39. Principales piles employées en médecine. — Les piles les plus employées pour les batteries à poste fixe sont la *pile Lalande et Chaperon*

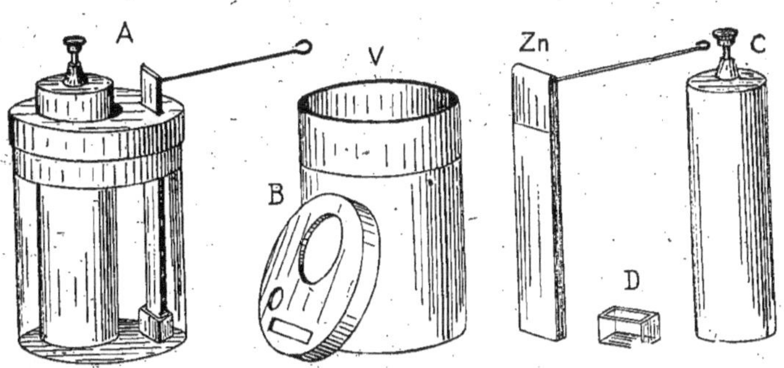

FIG. 11. — Pile Bergonié.

(zinc, solution de potasse caustique à 30 ou 40 o/o, bioxyde de cuivre dépolarisant, force électromotrice $0^v,8$ à $0^v,9$). La *pile Bergonié* (fig. 11) (zinc, solution de chlorure d'ammonium à 30, 50 et 130 o/oo, bioxyde de manganèse dépolarisant, force électromotrice $= 1^v,45$, résistance intérieure $= 0\omega,1$ solution à 130 o/oo). La *pile Junius* recommandée par Bordier (zinc, solution de soude caustique, dépolarisant : bioxyde de manganèse, force électromotrice $= 1^v,6$, résistance intérieure $= 0\omega,25$). On emploie aussi certains modèles dérivés de la pile *Daniell* dont le plus grand défaut était de travailler à circuit ouvert (Gaiffe, Remak, Callaud, Onimus). L'élément Leclanché et ses modifications (Leclanché-Barbier) peut être recommandé quand le débit demandé est faible. La pile Fery, préconisée par MM. Gaiffe-Gallot, paraît offrir des avantages réels. Sa durée et sa constance sont supérieures à celles des éléments ordinairement employés. La figure 12 montre sa constitution. Dans un vase de verre V on place, au fond, un disque de zinc Z avec son conducteur isolé F. Sur ce disque un croisillon de bois S. Reposant sur ce croisillon le cylindre de charbon C. Le liquide est constitué par 125 grammes de sel ammoniac purifié et 900 grammes d'eau pure. Cette pile consomme $1^{gr},3$ de zinc par ampère-heure. Son usure est nulle à circuit ouvert. Sa force électromotrice, est constante. C'est l'oxygène de l'air qui joue le rôle de dépolarisant, l'oxydation ne se produisant d'ailleurs que dans les couches supérieures.

Depuis quelques années on emploie volontiers les piles sèches très en vogue dans l'industrie (sonneries, téléphones, etc.).

Ces piles peu encombrantes ont le défaut d'avoir une durée très limitée et de ne pouvoir se recharger. On fait aussi des piles hermétiques rechargeables, mais elles sont plus utiles pour le transport que pour les installations fixes.

Les piles employées pour les

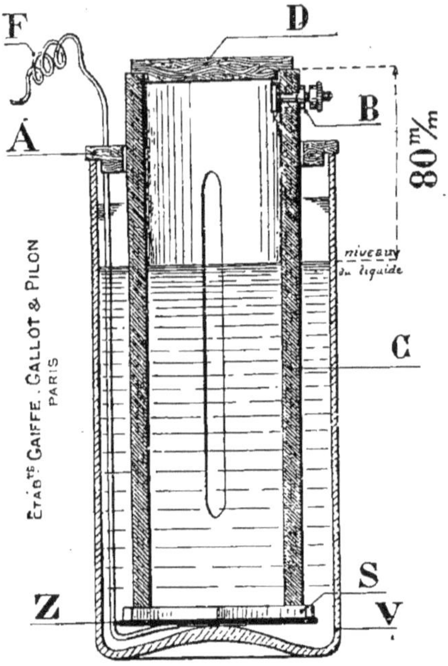

FIG. 12. — Pile Féry.
V, vase de verre. C, charbon tubulaire. Z, zinc. F, fil conducteur soudé au zinc. A, couvercle annulaire. D, couvercle du charbon. B. borne prise de courant. S, croisillon en bois. Niveau du liquide à 80 millimètres du bord supérieur du charbon.

batteries transportables sont les piles du genre *Marié Davy* (sous-sulfate de mercure, zinc, charbon), *Warren de la Rue* (au chlorure d'argent). La résistance intérieure est plus élevée ; des dispositifs spéciaux permettent de retirer les zincs du liquide excitateur quand on

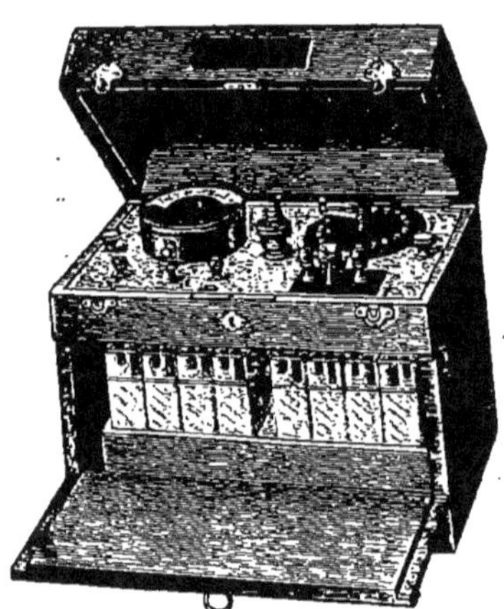

FIG. 13.— Batterie de piles transportable.
(Cliché Massiot)

veut mettre la batterie au repos. La figure 13 montre l'aspect d'une batterie transportable de 24 éléments.

40. Couplage des piles. — Les piles employées pour la galvanisation médicale sont couplées en tension de manière à produire un courant dont la puissance approche le plus possible de la puissance maxima (§ 33). On recueille le courant soit aux extrémités $+$ et $-$ de la batterie, alors on a un courant à voltage fixe qu'il faudra graduer par des appareils de résistance, comme celui d'une dynamo (§§ 91, 92, 93), soit par l'intermédiaire d'un collecteur (§ 41) qui permet de mettre en circuit un nombre variable d'éléments depuis l'unité jusqu'à la totalité des éléments de la batterie et par conséquent de graduer le courant sans appareil de résistance.

41. De l'emploi des collecteurs de piles. — Le collecteur est un dispositif permettant par le simple jeu d'une manette de mettre en circuit 1, 2, 3..., n éléments de piles.

La figure 13 montre le collecteur d'une boîte transportable à droite. La figure 14 montre le schéma du dispositif. On voit que chaque plot B, B' est relié à chacune des connexions intérieures des éléments de la batterie montée en tension. Le premier plot, non figuré, est un plot de repos. P et P' sont les bornes d'emploi auxquelles on fixera les conducteurs souples destinés aux

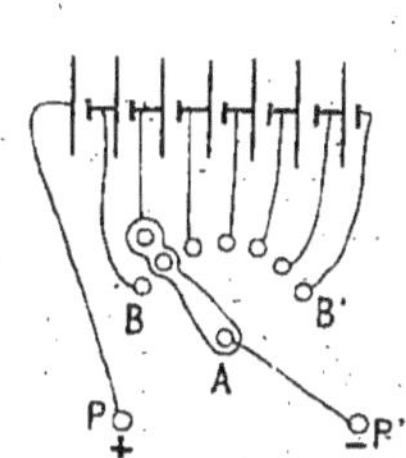

FIG. 14. — Collecteur simple.

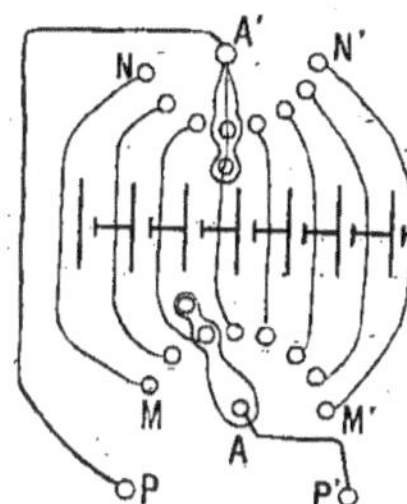

FIG. 15. — Collecteur double.

électrodes appliquées sur le malade. P est relié au pôle $+$ du premier élément de pile, P' est relié à l'axe de la manette A. On voit que si la manette est sur le plot de repos, aucune différence de potentiel n'existe entre les bornes P et P'. Si on met la manette au plot B, la différence de potentiel entre P et P' est celle du premier élément de pile. Au plot suivant, c'est celle de 2 éléments, etc.

Pour éviter de faire travailler surtout les premiers éléments de la batterie, il est avantageux d'utiliser le collecteur double (*fig.* 15) qui permet de travailler sur un élément quelconque.

L'augmentation d'intensité du courant produit par le passage d'un plot au plot voisin est donnée par la formule :

$$I = \frac{n\varepsilon}{n\rho + R} - \frac{(n-1)\varepsilon}{(n-1)\rho + R}.$$

(n) nombre d'éléments pris par le collecteur au moment considéré ;
(ε) force électromotrice de chaque élément ;
(ρ) résistance intérieure de chaque élément ;
(R) résistance extérieure.

Les dénominateurs de ces deux facteurs diffèrent peu, car R est beaucoup plus grand que ρ (1.000 fois plus grand environ), Cette différence n'est par conséquent que d'un millième au plus de la valeur du dénominateur et elle va en diminuant à mesure que n s'élève, c'est-à-dire à mesure que le collecteur va du O vers le maximum.

Chaque fois que l'on passe d'un plot au plot suivant, on peut donc considérer l'intensité comme augmentant de $\dfrac{\varepsilon}{n\rho + R}$. Si $\varepsilon = 1^v,5$, $\rho = 1\,\omega$, $R = 1000\,\omega$ on voit qu'en passant du plot O au plot I on donne d'emblée une intensité de 1 mA, 5. En passant du plot 39 au plot 40 on donnerait une augmentation d'environ 1,4. Ces augmentations brusques, alors même que $\varepsilon = 0,8$, sont très appréciables pour certains sujets et dans certaines régions.

Aussi l'emploi des collecteurs ne convient-il que pour les batteries portatives en raison de leur commodité. Nous verrons que le réglage du courant par les appareils de résistance est beaucoup plus souple.

3° PRODUCTION DU COURANT CONTINU PAR LES ACCUMULATEURS

42. Définition de l'accumulateur. — L'accumulateur est un transformateur indirect de l'énergie électrique. L'intermédiaire est une action chimique résidant dans le phénomène de polarisation. — Lorsqu'un courant électrique traverse une masse d'eau, il la décompose : l'H se porte à l'électrode négative, l'O à l'électrode positive (voltamètre). Au fur et à mesure que ce phénomène se produit, le courant diminue d'intensité parce que le dépôt d'H d'un côté, d'O de l'autre crée une force contre-électromotrice : c'est le phénomène de polarisation.

Ce phénomène de polarisation donne lieu, si on supprime le courant primaire, à un courant de sens contraire : courant secondaire.

En général tout électrolyte (ou liquide décomposé par le passage d'un courant) absorbe pour se décomposer une quantité d'énergie électrique proportionnelle à la quantité d'électricité qui passe et à la force contre-électromotrice qui prend naissance par le fait de cette décomposition. Si nous appelons E_p cette force contre-électromotrice et Q la quantité de courant, nous avons pour la valeur de W énergie en joules :

$$W = Q\,E_p.$$

Cette énergie est restituée sous forme de courant secondaire par l'accumulateur.

La plupart des accumulateurs sont constitués par deux électrodes en plomb ou sels de plomb plongeant dans de l'eau acidulée à l'acide sulfurique. On emploie aussi quelques autres combinaisons.

43. Définition de la charge et de la décharge de l'accumulateur. — Quantité totale d'électricité emmagasinée. — La charge est l'opération qui consiste à fournir à l'accumulateur de l'énergie électrique en mettant le pôle positif d'une source, convenablement choisie, en relation avec le pôle positif de l'accumulateur, et le pôle négatif de cette même source en relation avec le pôle négatif de l'accumulateur.

On donne le nom de régime de charge à l'ampérage du courant fourni par la source. Certaines règles sont à observer pour la charge des accumulateurs (§ 49 ssq.).

L'opération contraire qui consiste à utiliser l'énergie accumulée, en fermant le circuit de l'accumulateur sur les appareils à exciter ou en général sur l'emploi, constitue la décharge.

Si l'on multiplie l'ampérage de charge par le temps total de cette charge, abstraction faite des pertes, on a ce qu'on appelle *la quantité totale d'électricité emmagasinée mesurée en ampères-heure*. L'ampère-heure vaut 3.600 coulombs. Cette quantité dans les accumulateurs bien formés est d'environ 10 ampères-heure par kilogramme de plomb. Certains types légers arrivent à 20 ampères-heure par kilogramme. On donne le nom de capacité de l'accumulateur au nombre total d'ampères-heure qu'il peut emmagasiner. On emploie couramment les types de 100 et 200 ampères-heure. Il suffit pour la galvanisation d'éléments de 5,10 ou 20 ampères-heure.

44. Ce qui se passe dans l'accumulateur à la charge et à la décharge. — Nous ne parlerons ici que des accumulateurs à lames de plomb ou sels de plomb.

Si l'on prend deux lames de plomb plongeant dans de l'eau acidulée avec SO^4H^2 et que l'on mette l'une d'elles en communication avec le pôle $+$ d'une source de courant continu, l'autre avec le pôle $-$ de la même source (Planté, 1860), l'électrolyse du liquide se produit et le plomb de chaque électrode subit une transformation chimique (oxydation au pôle $+$, réduction au pôle $-$). Ce qu'il y a de particulier dans ces actions chimiques, c'est que plus on les renouvelle, plus les électrodes deviennent aptes à les subir, et on voit, en effet, l'électrode négative prendre une teinte grisâtre, tandis que la positive prend la nuance de l'oxyde puce. Voilà le principe de l'appareil, tel qu'il a été conçu par Planté. Une série de charges et de décharges successives sur une grande surface de lames de plomb arrive à *former* un accumulateur. Mais on peut réduire considérablement les électrodes et augmenter la force électromotrice de décharge en *formant* artificiellement les accumulateurs avec des sels de plomb (Faure, 1880), (§ 45).

Si nous considérons un accumulateur formé naturellement, nous voyons que la plaque négative est constituée par du plomb spongieux ou plomb doux poreux, forme allotropique particulière jouissant de propriétés réductrices toutes spéciales, que ne possède pas le plomb doux formé autrement ; ce plomb spongieux électrolytique s'oxyde aussi très facilement. La plaque positive est formée de plomb recouvert de peroxyde de plomb PbO^2.

A la décharge, il s'établit un courant dirigé, à l'extérieur, de la plaque $+$ vers la plaque $-$, et, à l'intérieur, de la plaque $-$ vers la plaque $+$. Il y a donc oxydation à la plaque $-$ et réduction à la plaque $+$. Le *résultat de l'oxydation de la matière négative* est la formation d'un oxyde de plomb qui se sulfate et forme un sulfate de plomb. Si l'on fait l'analyse du liquide après la décharge, on trouve que ce liquide est moins acide, et ce qui manque en SO^4H^2 se trouve sous forme de sulfate de plomb sur la plaque négative.

Le résultat de la réduction se produisant à la plaque positive est la transformation du peroxyde en un oxyde inférieur.

A la charge, le courant circule en sens contraire. La réduction qui se produit sur la plaque négative ramène le sulfate à son premier état et l'oxydation du sulfate inférieur positif redonne du peroxyde.

45. Constitution des accumulateurs pratiquement employés. — Ce qui différencie les accumulateurs, c'est la constitution de leurs électrodes. Au lieu d'employer comme électrodes les sels de plomb résultant directement de l'opération de charge, autrement dit, de la formation naturelle de l'accumulateur, on emploie des sels de plomb convenablement choisis, préparés d'avance, et le plomb massif des plaques ne sert plus que de support (Faure, 1880). On allie d'ailleurs au plomb-support 2 à 3 o/o d'antimoine pour le rendre inattaquable.

Ainsi on prendra du minium Pb^3O^4 pour plaque positive, et de la litharge PbO pour plaque négative. Le Pb^3O^4 se transforme en peroxyde PbO^2 par oxydation :

$$Pb^3O^4 + 2\,O = 3PbO^2,$$

sous l'influence du courant de charge, et le PbO se transforme par réduction (H) en plomb spongieux. — On dit que les électrodes sont à formation autogène quand elles sont formées naturellement par la charge et la décharge successives (Type Planté) ; elles sont à formation hétérogène lorsque la matière active est formée artificiellement (type Faure).

Il y a d'autres types d'accumulateurs, tels que l'accumulateur Edison qui a comme électrodes le fer (négatif) et un oxyde de nickel répondant à peu près à la formule NiO^2 (positif). L'électrolyte est une solution aqueuse de KOH à 20 o/o.

46. Bacs. — Les accumulateurs employés en médecine peuvent être à poste fixe ou destinés au transport. En général, les accumulateurs destinés à la production des courants continus médicaux n'ont pas besoin d'avoir une grande capacité (§ 60), et il y a même parfois intérêt à les avoir le plus légers possible pour pouvoir les transporter au besoin, soit pour la charge, soit pour l'emploi, soit pour la vérification. Mais il faut savoir que, par contre, les accumulateurs les plus lourds et les plus volumineux sont les plus durables.

Les bacs en celluloïd, moins fragiles que les bacs de verre, conviennent très bien pour le transport : le celluloïd a l'avantage d'être transparent. On peut les protéger en enfermant plusieurs éléments dans une même caisse en bois. On fait aussi des bacs en ébonite et en ambroïne.

Les accumulateurs doivent être construits de telle façon que les plaques ne reposent pas sur le fond des bacs et en soient un peu distantes, de manière que, s'il se détache des pastilles de la carcasse de plomb des électrodes, ces matières désagrégées n'établissent pas de courts-circuits entre les plaques. Les plaques sont maintenues par des supports en caoutchouc, en verre, en ébonite, ou en porcelaine.

Le liquide est constitué par de l'eau pure additionnée d'acide sulfurique au soufre, ou purifié à l'huile (procédé de d'Arsonval). La densité doit varier entre 1,16 et 1,26 (20° à 30° Baumé). (160 à 300 grammes d'acide pour 1.000 grammes d'eau.)

47. Installation des bacs. — Les accumulateurs doivent être installés de telle sorte qu'on puisse les surveiller pour éviter l'oxydation des contacts, le gondolement des plaques, les courts-circuits intérieurs produits entre les plaques par la chute des pâtes constituant les matières actives, etc. En outre, ils doivent être isolés. On peut les faire reposer sur des caisses renfermant de la sciure (Bergonié), ces caisses reposant elles-mêmes sur des pieds de porcelaine.

La figure 16 montre une batterie d'accumulateurs non transportables et telle qu'elle se prête à tous les emplois médicaux par sa grande capacité, sa robustesse et sa longue durée.

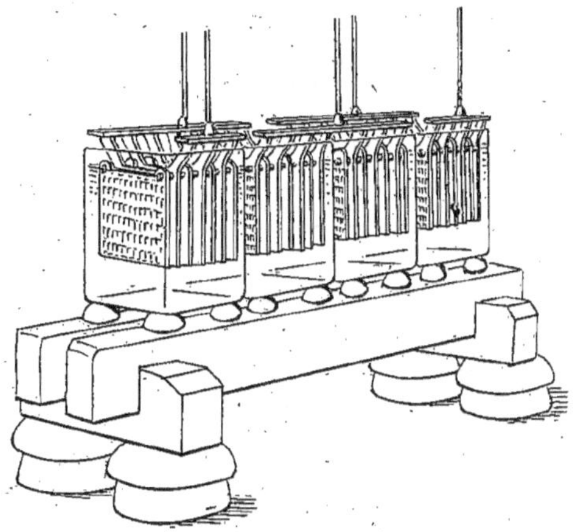

FIG. 16. — Installation d'une batterie d'accumulateurs.

48. Connexion des accumulateurs pour la charge et la décharge. — Deux cas peuvent se présenter suivant que la charge se fait sur place (lorsque le médecin dispose des courants de ville ou d'une source privée, § 49 ssq.) ou au dehors (dans une usine extérieure).

Dans le premier cas, il suffit de relier les pôles extrêmes de la batterie montée en tension avec un commutateur à deux directions qui, dans une première position envoie le courant secondaire vers l'emploi, et, dans une deuxième position, met le pôle + de la batterie en relation avec le pôle + de la source et le pôle — en relation avec le pôle — de cette même source.

Entre le commutateur et la source doivent être intercalés l'ampèremètre et le rhéostat, qui sont spéciaux à la charge, car la décharge se fait à un régime de l'ordre du milliampère et le rhéostat de charge, pas plus que l'ampèremètre de charge, n'ont d'utilité pour l'emploi thérapeutique du courant continu. Au contraire, il est indispensable d'avoir un coupe-circuit à plombs fusibles entre le commutateur et la batterie, les accidents de court-circuit risquant de se produire aussi bien pendant la décharge que pendant la charge. — D'ailleurs, en principe, toutes les fois que le médecin se sert d'une source d'énergie électrique capable de fournir un grand débit, il doit mettre en ligne un coupe-circuit bipolaire.

Dans le deuxième cas, si le médecin fait charger ses accumulateurs dans une usine extérieure, il suffit à l'arrivée de rétablir les connexions entre la ligne + d'emploi et le pôle + de la batterie et entre la ligne — et le pôle —. Le coupe-circuit doit être le plus près possible de ces connexions. On construit des boîtes à contacts à ressorts. Il suffit de mettre en place les caisses de bacs pour que les connexions se rétablissent par contact.

49. Charge des accumulateurs. — Plusieurs cas sont à considérer :

α) Charge par le courant continu des secteurs de ville ;

β) Charge par le courant alternatif des secteurs de ville (monophasé ou polyphasé) ;

γ) Charge par piles ou moteurs à domicile ;

δ) Charge à une usine extérieure (transport de la batterie).

50. Règles communes pour la charge (polarité, voltage limite, régime de charge, disjoncteur). — Avant tout il faut disposer d'un appareil de résistance (rhéostat) pour régler le courant de charge et d'un ampèremètre pour

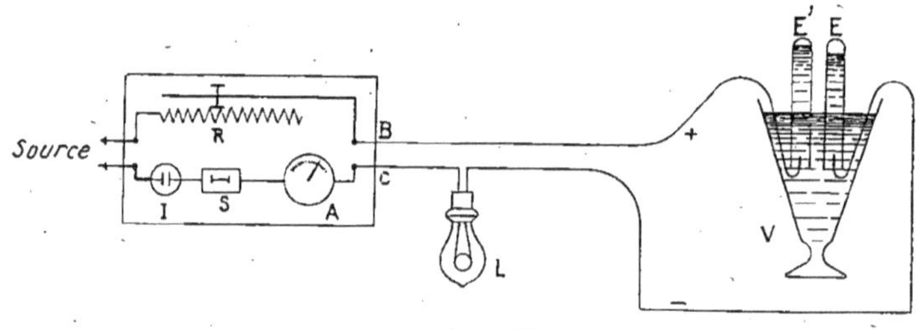

FIG. 17.

P, prise de courant. — F, conducteur double. — E, simple tableau de charge comprenant un rhéostat R et un ampèremètre A. — CC', fils isolés. — L, lampe. — EE', éprouvettes du voltamètre V.

le mesurer. Le rhéostat et l'ampèremètre peuvent être disposés sur une planchette qui portera en même temps un coupe-circuit à plomb fusible S et un interrupteur I (*fig.* 17).

On doit commencer par s'assurer de la polarité des fils d'arrivée. En particulier, si l'on se sert des secteurs de ville avec prise de courant mobile, il faut déterminer le pôle positif et le pôle négatif de la source. Cette détermination peut se faire tout simplement en plongeant les deux fils isolés dans un verre d'eau et en recourbant en haut les extrémités dénudées. On coiffe chacun d'eux d'une éprouvette remplie d'eau (voltamètre). Le pôle — se couvre rapidement de bulles d'H qui montent dans l'éprouvette, tandis que l'O apparaît au pôle + où il oxyde le conducteur.

La figure 17 montre comment se fait cette recherche. Les deux fils souples isolés C et C' sont amenés au voltamètre V. On peut d'ailleurs agir plus simplement sinon aussi sûrement en plongeant l'extrémité des deux fils dans une cuvette d'eau. Le fil négatif se couvre de bulles. Il est bon, toutes les fois qu'on fait des recherches de polarité et en général toutes les fois qu'on fait des essais quelconques avec des fils flottants, de toujours mettre une lampe de garde L sur l'un des conducteurs. Ainsi, même en l'absence du rhéostat du tableau de charge, on ne provoquera jamais par inadvertance, par contact des extrémités des fils C ou autrement, de courts-circuits dangereux, puisque le courant sera toujours limité au débit de la lampe.

On peut aussi se servir de papiers cherche pôles qu'on trouve dans le commerce, le papier Teugidar par exemple. Ce dernier est constitué par des bandes de papier trempées dans une solution de phtaléine de phénol dans l'alcool. Pour l'employer, on le mouille d'un peu d'eau et on touche deux points différents de la zone mouillée avec les extrémités dénudées des conducteurs : le pôle négatif devient violet. Avec le papier au ferro-prussiate, à cause de la décoloration produite par la potasse naissante, le pôle négatif devient blanc.

On peut aussi se servir d'un indicateur à liquide constitué par un tube de verre fermé par deux bouchons que traversent les électrodes et renfermant une solution de :

Glycérine	50 grammes
Salpêtre	3 —
Eau	20 —
Phtaléine de phénol (dissoute dans 10 grammes d'alcool)	o gr. 5

Le pôle négatif se colore en violet.

Il faut s'assurer ensuite qu'on ne met pas en circuit un nombre d'accumulateurs tel que la force contre-électromotrice de la batterie E' soit égale ou supérieure à la force électromotrice de la source E. L'intensité du courant $\dfrac{E\text{-}E'}{R}$ (R étant la résistance totale du circuit) doit en effet avoir toujours une valeur positive.

Si le nombre des accumulateurs est tel que leur voltage en tension dépasse celui de l'appareil de charge, on forme deux ou plusieurs groupes d'éléments couplés en tension dans chaque groupe et l'on couple les groupes en quantité.

Le régime de charge le plus convenable est le régime à intensité décroissante depuis le début jusqu'à la fin de la charge (à mesure que E' force contre-électromotrice augmente).

D'une façon générale le régime de charge doit varier avec la surface des plaques, et par suite avec le poids de l'élément pour un même type d'accumulateurs. On peut donc évaluer pour un même type le régime de charge par le nombre de kilogrammes d'électrode.

En moyenne on compte $0^{amp},5$ à 1 ampère par kilogramme, ce régime de charge pouvant d'ailleurs varier dans de certaines limites.

Le régime propre à chaque type est indiqué par les constructeurs. Au cours de l'opération de charge, il faut prévoir dans certains cas l'arrêt ou la baisse du voltage du générateur de charge qui pourrait être suivi de la décharge spontanée des accumulateurs à travers ce générateur, dès que le voltage de polarisation dépasse le voltage de charge (cas de la charge par dynamo en particulier). On se met à l'abri de ce phénomène en plaçant en circuit un disjoncteur. C'est un contact à mercure commandé par un électro-aimant. Le contact est maintenu tant que l'électro-aimant est traversé par le courant de charge. Dès que ce courant cesse, le circuit est rompu.

51. Moyen de reconnaître que la batterie est chargée. — Plusieurs signes indiquent la fin de la charge :

α) Le voltage des éléments atteint $2^v,4$ à $2^v,6$ alors qu'il n'était que de $1^v,8$ au début, et de $2^v,1$ à $2^v,2$ pendant la période de charge ;

β) Le liquide bouillonne, parce que la dissociation des éléments de l'eau se poursuit sous l'influence du courant alors que ces éléments n'ont plus d'emploi pour produire la réaction chimique de charge sur les électrodes ;

γ) La densité de l'électrolyte reste constante parce que les plaques ne rendent plus d'acide (§ 44).

Les ouvriers qui ont l'habitude de charger les accumulateurs jugent de l'état d'acidité du liquide en le goûtant.

Les premier et deuxième moyens sont les plus pratiques pour le médecin électricien. Il est d'ailleurs indispensable pour la surveillance des accumulateurs d'avoir un voltmètre gradué de 1 à 3 volts environ ; il servira d'une part à connaître l'état de décharge (le voltage ne doit pas descendre au-dessous de 1,8), d'autre part à vérifier les éléments de la batterie quand le rendement paraît défectueux.

52. Charge par le courant continu des secteurs de ville. — Si l'on dispose d'un circuit de ville actionnant par exemple une bobine pour la production de rayons X ou de courants de haute fréquence, rien de plus simple : le rhéostat qui permet d'employer un courant de 110 volts pour actionner une bobine avec un débit de 2 à 10 ampères, pourra servir parfaitement à la charge des accumulateurs moyens de 4 à 8 kilogrammes. — En principe, pour utiliser un courant de 110 volts économiquement, il faudrait mettre en charge 30 à 40 accumulateurs. Pratiquement, nous devons nous résigner à consommer de l'énergie sous forme de chaleur dans le rhéostat quand nous avons à charger à longs intervalles seulement 10, 20 accumulateurs.

Cependant s'il fallait charger un très petit nombre d'accumulateurs, ou bien si la charge devait se répéter très souvent (ce qui n'est guère le cas quand on dispose d'une source continue si pratique pour tous les usages médicaux), on peut mettre dans le circuit total de plusieurs lampes, groupées elles-mêmes en quantité, une prise de courant qui servira à mettre en circuit la batterie d'accumulateurs. Les lampes ici feront résistance et cette résistance, au lieu de consommer de l'électricité en pure perte comme le rhéostat, fournira de l'éclairage.

53. Charge par le courant alternatif des secteurs de ville. — Ici le problème n'est pas sans difficulté. Plusieurs moyens peuvent être employés :

1º On accouple une dynamo à courant continu avec un moteur alternatif, ou l'on emploie une commutatrice tournante (§ 54).

2º On transforme le courant alternatif en un courant toujours de même sens, fait d'ondes successives, sélectées par un redresseur mécanique, tel que la turbine à mercure entraînée par un moteur synchrone (§ 55).

3º On redresse le courant par les soupapes électrolytiques ou autres (§ 56).

Il faudra s'inspirer pour le choix du procédé des différents besoins de l'installation générale.

S'il ne s'agit que de charger une petite batterie de 20 à 30 éléments de faible capacité, pour la galvanisation, tous les moyens sont bons : une petite commutatrice ou une dynamo moteur de 1/4 de cheval est très suffisante, la turbine à mercure servant au fonctionnement d'une bobine à rayons X ou à haute fréquence sur alternatif convient aussi parfaitement, ainsi que les soupapes électrolytiques ou à vapeur de mercure.

Si, au contraire, on a besoin de courant continu pour entretenir une lampe à arc, une lampe à ultra-violet, si des accumulateurs de grande capacité sont utiles, mieux vaudra avoir recours à la première solution avec une commutatrice ou une dynamo moteur de 2 à 3 chevaux ou plus.

Mais il faut savoir que ces machines rotatives font du bruit et donnent des trépidations. Elles ne sont pas tolérées partout, car les meilleurs amortisseurs n'arrivent pas à les rendre silencieuses.

Nous allons passer en revue sommairement ces différents procédés de charge.

54. Charge des accumulateurs, sur courant alternatif, par dynamo moteur ou par commutatrice tournante.

A. Un procédé très simple de transformation du courant alternatif simple ou polyphasé en courant continu (procédé qui peut servir d'ailleurs à la transformation inverse) consiste dans l'emploi de la machine Gramme pourvue d'une part d'un collecteur et d'autre part de deux ou plusieurs bagues.

Nous verrons la description de cette machine aux §§ 58 et 69.

B. Un autre procédé est réalisé par l'emploi d'un groupe moteur-dynamo qui comprend un moteur approprié à la forme du courant alternatif dont on dispose et une dynamo à courant continu couplée avec lui soit par courroie de transmission, soit par arbre flexible.

Nous ne décrirons ici ni les moteurs, ni les génératrices, ces descriptions trouvant mieux leur place au § 80 et aux § 65 ssq. Nous renverrons aussi au § 54 pour montrer sur quelles données le médecin doit s'appuyer pour apprécier la puissance du transformateur qui lui est utile.

55. Charge des accumulateurs par le courant alternatif des secteurs transformé en courant interrompu, mais de sens constant, par les redresseurs mécaniques. Turbines synchrones.

Ce système convient tout spécialement au médecin électricien, quand sa batterie d'accumulateurs n'a d'autres destinations que la galvanisation thérapeutique ou diagnostique, c'est-à-dire quand la puissance demandée est peu considérable. En effet il peut alors utiliser comme redresseurs les turbines à mercure servant d'interrupteur de bobine pour la production des rayons X ou des courants de haute fréquence. Ces turbines seront décrites ultérieurement (§ 148); mais ici nous donnerons seulement le principe de ces redresseurs en décrivant le premier en date : l'oscillateur de Villard destiné, comme les turbines synchrones actuelles, au fonctionnement des grosses bobines sur courant alternatif.

L'oscillateur Villard (*fig.* 18) consiste en une branche de diapason s'aimantant sous l'influence d'une bobine magnétisante B qui l'entoure et dont elle forme le noyau. Dans cette bobine circule le courant alternatif du secteur, de sorte que son extrémité libre I est tantôt pôle nord, tantôt pôle sud, suivant la phase. Cette extrémité oscille entre deux pôles d'aimant fixe NS, attirée tantôt par l'un, tantôt par l'autre, suivant la phase. Le synchronisme est ainsi assuré entre le mouvement du diapason (amorti d'ailleurs par un amortisseur à liquide fixé sur sa tige) et la période du courant d'excitation. A l'extrémité de cette branche de diapason se trouve un plongeur à mercure par lequel passe le courant principal. Le réglage de la plongée, ou de la self de l'excitation permet de rompre le circuit sur telle ou telle partie de la courbe alternative de manière à prendre telle ou telle partie d'une phase. Pour actionner une bobine, on doit rompre sur le maximum de la phase choisie ; pour charger les accumulateurs, on doit rompre sur le o, ou du moins au moment où le voltage de charge et le contre-voltage de la batterie sont égaux. On

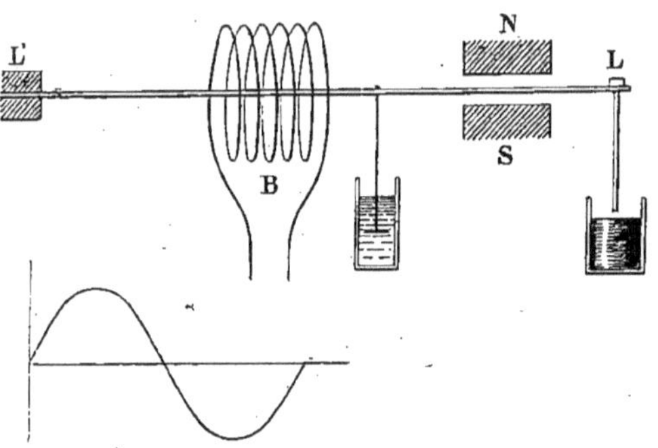

Fig. 18. — Schéma de l'oscillateur Villard.

obtient ce réglage par tâtonnement en se guidant sur la fixité de l'ampèremètre avec débit maximum et sur le minimum de bruit de rupture.

56. Charge des accumulateurs par le courant alternatif des secteurs redressé par les soupapes électrolytiques. — Les soupapes électrolytiques sont des redresseurs dont le principe, découvert par Buff en 1857, puis étudié par Ducretet en 1875, est le suivant : si l'on fait plonger dans une solution alcaline une lame de charbon ou de plomb reliée à un pôle alternatif et une lame d'aluminium poreux relié à l'autre pôle, le courant ne passe que dans un sens.

La raison de cette dissymétrie de fonctionnement réside dans ce fait que quand l'électrode d'aluminium est anode, elle se couvre immédiatement d'une couche mince d'alumine par électrolyse, couche électriquement isolante et qui oppose une grande résistance au passage du courant. Dès que cette électrode devient cathode, la couche isolante se détruit instantanément et le courant passe. D'ailleurs le phénomène est plus complexe que ne l'indique ce schéma grossier. La couche isolante est plus ou moins efficace suivant la composition du liquide et la pureté de l'aluminium. La soupape de Buff à l'acide sulfurique ne fonctionnait que sur 20 volts au maximum. Celle de Pollak, qui employa comme liquide une solution de phosphate de potasse, fonctionne sur 100 et même 200 volts.

La soupape Nodon, qui n'est qu'une modification du type Pollak, se compose d'une lame en alliage d'aluminium et d'une lame en tôle de fer qui plongent dans une solution composée de phosphate et carbonate de soude.

Différents modèles de soupape existent aujourd'hui dans l'industrie. Le constructeur indiquera la composition optima du liquide pour chacun d'eux.

On peut d'ailleurs utiliser les deux phases du courant alternatif en montant quatre soupapes en pont de Wheatstone.

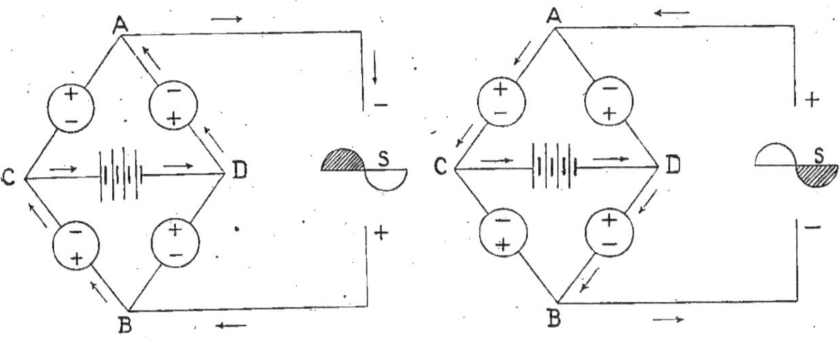

FIG. 19. — Clapets électrolytiques montés en pont de Wheatstone.

Les pôles étant disposés suivant le schéma de la figure 19 on voit que, quelle que soit la phase, le courant circule toujours, dans la branche moyenne du pont, du point C vers le point D. Si l'on y place la batterie d'accumulateurs de manière que le pôle + soit vers C, la charge se fait correctement durant les deux phases (voir pour la définition de ce qu'on appelle un pont de Wheatstone le § 101 et pour ce qui concerne le courant alternatif les § 120 ssq).

Enfin notons que depuis quelques années on emploie couramment comme soupapes les lampes à vapeur de mercure construites d'abord par Cooper Hewitt et qui présentent une dissymétrie semblable à celle des soupapes électrolytiques pour le passage du courant (*fig.* 20).

Nous étudierons ces lampes au § 245. Pour le moment, qu'il nous suffise de savoir qu'elles sont constituées par des tubes à vide renfermant

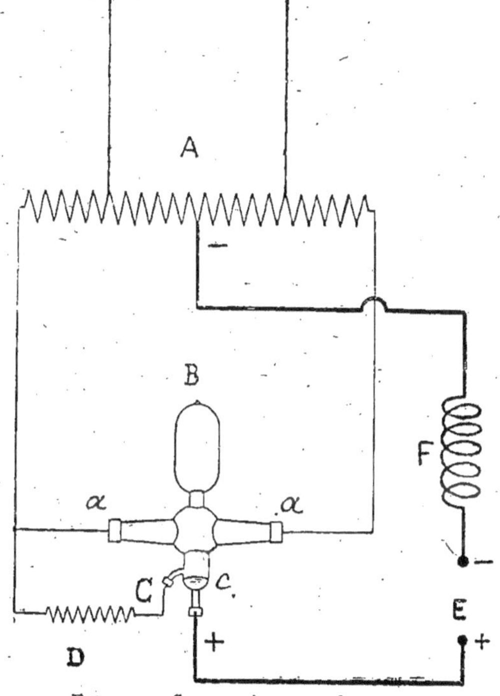

FIG. 20. — Soupape à vapeur de mercure.
(Cliché Cooper Hewitt.)

du mercure et présentant deux électrodes disposées de telle façon qu'à l'état de fonctionnement, l'une d'elles soit découverte et l'autre noyée dans le mercure. Quand ces électrodes sont connectées avec une source de courant alternatif, on constate qu'une seule onde passe, celle pour laquelle le mercure est négatif et l'électrode nue en fer positive. Ces trieurs fonctionnent très bien même avec des courants de faible voltage et jusqu'aux environs de 14 volts. En dessous, ils se désamorcent. On doit pour les amorcer établir un pont de mercure entre les électrodes, ce qui se fait en basculant la lampe.

57. Charge des accumulateurs par les piles. — Ce mode de charge n'est pas à conseiller pour les accumulateurs destinés au courant galvanique. Un médecin isolé de toute source électrique ne doit en principe songer à charger des accumulateurs par des piles que s'il a besoin d'un grand débit sous un faible voltage (cautère). Mais pour produire un courant de quelques milliampères ou quelques dizaines de milliampères sous 30 à 50 volts, il est beaucoup plus avantageux d'employer directement l'énergie de piles bien choisies.

58. Charge par une dynamo à domicile. — Lorsque le médecin électricien n'a pas de source d'électricité à sa disposition, et qu'il veut obtenir toutes les formes utiles de courant, la meilleure solution pour lui est d'avoir une dynamo mue par un moteur à gaz, à air comprimé, à vapeur, à essence, à pétrole, etc.

En pareil cas il désirera probablement s'éclairer en même temps et il est bon de prévoir, dès le début, une installation totale qui lui permettra de réaliser économiquement, en les combinant de façon convenable, les divers emplois qu'il veut faire de l'énergie électrique.

L'une des meilleures combinaisons en ce qui concerne la charge des accumulateurs, si la différence $(E-E')$ est très grande (E force électromotrice de la dynamo; E' force contre-électromotrice de la batterie), est de combiner la charge et l'éclairage par la mise en série des accumulateurs avec un groupe de lampes.

Il faut toutefois remarquer ici que l'on a besoin pour l'électrolyse et la galvanisation de 15 à 25 éléments de faible capacité, ce qui représente environ 40 à 60 volts de force contre-électromotrice maxima, et comme une dynamo destinée aux multiples usages d'une installation complète devra être en général de 70 volts, il y aura moins à se préoccuper de la question économique pour la charge de la batterie galvanique que pour celle d'accumulateurs isolés.

L'étude de la dynamo sera faite en étudiant la production directe du courant continu par la dynamo, mais disons tout de suite que le médecin électricien a tout avantage à avoir une batterie d'accumulateurs et à ne pas travailler directement avec le courant de sa dynamo (§ 64).

Lorsqu'on charge une batterie par une dynamo à domicile, on doit toujours avoir en circuit un rhéostat, un coupe-circuit et un ampèremètre comme dans les autres cas, sans oublier le disjoncteur.

59. Charge de la batterie dans une usine extérieure. — Lorsque le médecin électricien est réduit à cet expédient, il est presque toujours forcé d'avoir deux batteries. Les usines ne chargent pas volontiers une batterie de 15 à 20 éléments isolés, elles mettent en charge le nombre d'éléments nécessaires pour employer économiquement le voltage de la source, aussi faut-il attendre parfois plusieurs jours. Le transport est en outre très préjudiciable à la conservation des accumulateurs. — Si la charge en ville ne peut être évitée dans certains cas (charge des batteries de grande capacité pour les hauts débits : rayons X, haute fréquence), on ne saurait conseiller ce système pour l'électrolyse et la galvanisation : quand, pour ces emplois, on ne dispose pas d'une source à domicile permettant de charger la batterie, mieux vaut renoncer aux accumulateurs et adopter les piles.

60. Constantes des accumulateurs et quantités intéressant leur fonctionnement. — Comme les piles primaires, les accumulateurs présentent à considérer la force électromotrice, la résistance intérieure, le voltage aux bornes variant suivant le débit, la puissance du courant débité, la capacité. Le rapport de la puissance, de la capacité, etc., au poids des plaques (rapport massique), a au point de vue pratique un intérêt capital. Les accumulateurs Édison fer (—) et nickel (+) ont une puissance massique élevée.

La force électromotrice de décharge est $1^v,9$ à 2 volts environ. A la fin de la charge elle peut atteindre $2^v,5$ et même $2^v,8$, mais cet état n'est que passager. Elle s'abaisse à $1^v,8$, et au-dessous vers la fin de la décharge. Elle n'est que de $1^v,1$ environ pour les accumulateurs Édison.

La résistance intérieure est très faible, aussi le débit (ou courant en ampères) peut-il être considérable, mais il y a intérêt pour la durée de l'appareil à ne pas dépasser un certain débit voisin de $0^A,8$ par kilogramme de plaque. La puissance correspondante serait par kilogramme de plaque $1^w,4$ environ.

Nous savons qu'on appelle capacité de l'accumulateur la quantité d'électricité qu'il peut débiter pendant sa décharge complète, quantité exprimée en ampères-heure (§ 43).

La capacité est proportionnelle à la surface et par suite au poids des plaques pour un même type. On détermine un type d'accumulateur en indiquant sa capacité par kilogramme de plaque.

61. Rendement en capacité. — On appelle rendement en capacité le rapport $\dfrac{Q^d}{Q^c}$ de la quantité d'électricité en ampères-heure fournie à la décharge Q^d, à la quantité nécessaire à la charge Q^c. Ce rapport est voisin de $\dfrac{90}{100}$. La capacité varie avec le régime de décharge adopté, et par suite le rendement en capacité est aussi fonction de ce régime. Il est d'autant plus élevé que le régime est plus faible. On se trouve donc dans d'excellentes conditions de rendement pour la production du courant galvanique.

62. Rendement en énergie. — On appelle rendement en énergie le rapport de l'énergie du courant de décharge W^d à l'énergie du courant de charge W^c. Ce rapport $\dfrac{W^d}{W^c}$ varie suivant les régimes de charge et de décharge : il est environ de $80/100$ et d'autant plus voisin de ce maximum pratique que l'intensité des courants de charge et de décharge est faible.

63. Couplage des accumulateurs. — Les mêmes considérations que pour les piles nous conduisent à employer le montage en série pour la production des courants galvaniques. Il faut éviter ici l'emploi des collecteurs : le passage d'un plot au plot suivant introduisant d'emblée 2 volts en circuit causerait une secousse désagréable au malade.

4° PRODUCTION DU COURANT CONTINU PAR UNE DYNAMO.

64. Inconvénient pour le médecin de se servir directement du courant d'une dynamo. — Le médecin qui est isolé de toute usine électrique et de toute source de ville, s'il n'a d'autre but que d'avoir du courant continu, n'a pas à hésiter : il installera tout simplement une batterie de piles et n'aura pas recours à la dynamo.

S'il a d'autres emplois médicaux ou domestiques, il peut avoir besoin d'une source à grand débit, et alors la dynamo reprend ses droits. Le médecin qui possède une dynamo pour d'autres usages peut songer à l'employer pour la galvanisation directement. La chose est possible, elle n'est pas à conseiller:

1° Parce que les changements brusques d'intensité dans des dérivations peuvent changer brusquement le régime du courant galvanique employé simultanément en modifiant le voltage disponible, ce qui provoque des secousses ;

2° Parce que, hors les heures d'éclairage, le médecin devrait souvent mettre en marche sa dynamo uniquement pour la production du courant continu, emploi disproportionné à la puissance de la source et à la force motrice dépensée;

3° Le moteur et la dynamo, comme tout appareil mécanique, demandent une certaine surveillance en cours de fonctionnement.

4° Enfin le courant des dynamos n'a pas la forme parfaite du courant continu, la ligne qui le représente est forcément ondulatoire. Aussi est-il préférable, lorsqu'on possède une dynamo pour l'éclairage par exemple, de charger des accumulateurs pendant l'éclairage même et d'employer le courant de ces accumulateurs pour la galvanisation ; quoi qu'il en soit, le médecin pouvant être appelé à se servir de dynamos pour la galvanisation, doit en connaître le principe et le maniement.

65. Principe de la production du courant continu par les dynamos. — Champ magnétique et flux magnétique. Gauss et Maxwell. α) RAPPEL DES NOTIONS FONDAMENTALES RELATIVES AU CHAMP MAGNÉTIQUE. — Pour comprendre la production du courant continu par les dynamos, il faut posséder avant tout certaines notions sur les champs magnétiques et avoir devant l'esprit la représentation claire des *lignes de force magnétique,* de leur *direction,* de leur *sens* et de l'*intensité du champ.*

On sait qu'on appelle *champ magnétique* l'espace entourant un pôle d'aimant ou un courant électrique, espace dans lequel s'exercent des actions électromagnétiques. La plus frappante de ces actions est l'orientation imposée par le champ à une aiguille aimantée. Nous ne nous occuperons ici que du champ entourant les pôles d'aimant (ou d'électro-aimant).

Théoriquement, autour d'un pôle d'aimant, existe un champ qui s'étend jusqu'à l'infini.

Pratiquement les actions magnétiques perceptibles par nos moyens d'investigation ou utilisables pour l'expérimentation ne s'étendent qu'à une distance assez faible ; et, dans le langage courant, quand on parle de champ magnétique, on parle de cette partie de l'espace placée dans le voisinage des pôles magnétiques qui leur donnent naissance, et dans laquelle les actions magnétiques sont nettement manifestes.

Nous venons de dire que, parmi ces actions, l'une des plus caractéristiques est l'orientation imposée à une aiguille de boussole : on appelle *direction du champ* en un point la direction que prend l'aiguille placée en ce point. Ainsi (*fig.* 21), soit un champ créé par les deux pôles d'aimant NS ; la direction du champ au point p et au point p' est représentée par celle de l'aiguille $sn, s'n'$, placée en ces points.

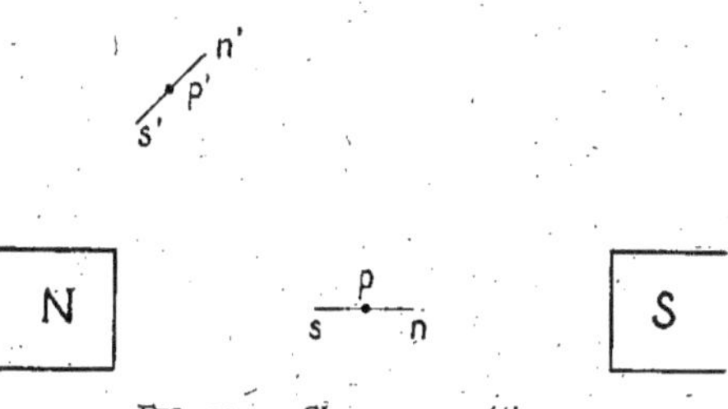

FIG. 21. — Champ magnétique.

Cette direction étant considérée comme allant du pôle s de l'aiguille vers son pôle n donne le *sens du champ*.

D'une façon plus précise, on appelle *direction* et *sens du champ* en un point la direction et le sens que prendrait un pôle nord n (*fig.* 22), supposé isolé et parfaitement mobile, placé en ce point ; ou encore la direction et le sens nx, $n'x'$ de la force qui s'exerce sur ce pôle nord.

Que l'on place successivement la petite aiguille ns ou le pôle n, en un très grand nombre de points du champ, et que l'on inscrive chaque fois par une petite droite la direction obtenue, on aura une série de petits éléments de courbes qui représentent ce qu'on appelle les lignes de force du champ. Tout le monde sait que ces lignes de force peuvent être figurées grossièrement par l'expérience classique des spectres magnétiques de li-

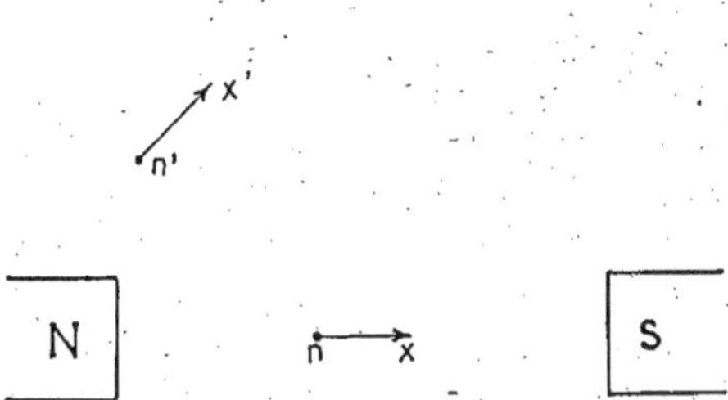

FIG. 22. — Direction et sens du champ magnétique.

maille (*fig.* 23). Quand on met une feuille de papier au-dessus d'un aimant et quand on projette sur elle de la fine limaille de fer, en lui imprimant de petits chocs, les paillettes de limaille s'orientent comme des aiguilles de boussole dessinant des courbes qui sont des images des lignes de force du champ.

Dès lors on comprend exactement ce que signifient les figures des traités de physique qui représentent un champ magnétique par des lignes.

La figure 24 par exemple représente : I, le champ d'un pôle isolé ; II, celui d'un barreau aimanté ; III, celui d'un aimant en fer à cheval ; IV, celui d'un courant rectiligne. Remarquons que dans un barreau aimanté NS (*fig.* 24, II), comme d'ailleurs dans un solénoïde et partout où s'engendre la « force magnétomotrice » le sens des lignes de force est SN et non NS, comme dans l'entrefer. Ce sens est bien celui qui répond à la définition ci-dessus, direction que prendrait un pôle nord isolé libre, ou encore sens *sn* que prendrait une aiguille

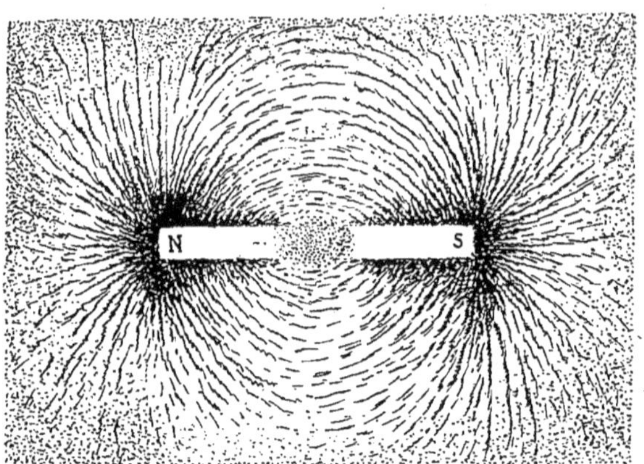

FIG. 23. — Spectre magnétique.

aimantée placée dans l'intérieur du solénoïde ou supposée libre dans la matière
même de l'aimant.

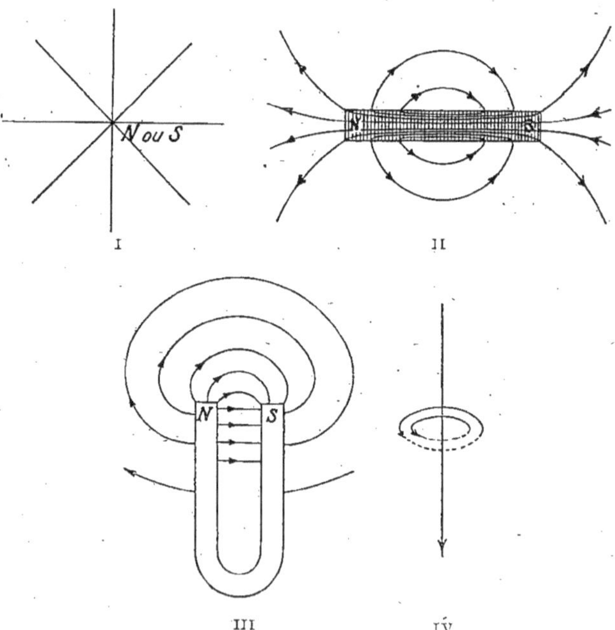

FIG. 24. — Représentation des champs magnétiques.
I. Pôle isolé. — II. Barreau aimanté. — III. Aimant en fer à cheval. — IV. Courant rectiligne.

On appelle *intensité d'un champ magnétique en un point* la valeur en dynes de la force qui s'exerce sur l'unité de pôle magnétique ([1]) placée en ce point. Quand cette force est égale à 1 dyne, on dit que le champ a une unité C. G. S. d'intensité ; cette unité s'appelle le *Gauss* ([2]).

Nous aurons souvent à parler, pour la démonstration des phénomènes d'induction, des champs uniformes. Un champ uniforme est un champ qui, dans les limites où on le considère, présente partout la même intensité, la même direction et le même sens. Il est figuré par des lignes de force parallèles (*fig.* 25).

β) RAPPEL DES NOTIONS FONDAMENTALES RELATIVES AU FLUX MAGNÉTIQUE — Les notions précédentes sur le champ magnétique, sur sa direction, sur son sens et sur

FIG. 25. — Champ uniforme.

son intensité étant bien comprises, nous allons pouvoir définir exactement ce qu'on entend par flux magnétique, autre notion qui va nous conduire immédiatement à l'explication de la production du courant dans les dynamos.

Nous allons aider l'assimilation de cette nouvelle notion par une comparaison avec les phénomènes lumineux, le rapprochement de phénomènes différents de la nature facilitant souvent leur compréhension respective. Cette comparaison nous sera d'ailleurs utile quand nous parlerons des radiations.

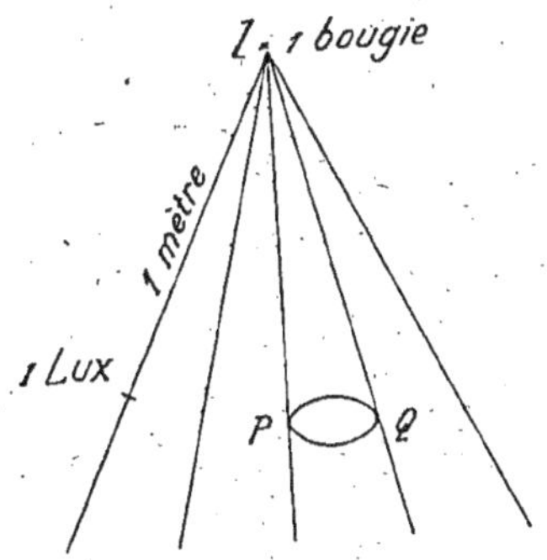

Imaginons un point lumineux l (*fig.* 26) dans l'espace, donnant en toute direction la même intensité lumineuse. Si dans toutes les directions cette intensité est de une unité ou 1 bougie, on dit que l'intensité d'éclairement ou que l'intensité du champ lumineux à 1 mètre est de 1 bougie-mètre ou 1 lux. Si la source était de 2, 3 bougies, l'intensité serait de 2, 3 bougies-mètres ou 2 ou 3 lux.

L'intensité du champ lumineux avec son unité la bougie-mètre est comparable à l'intensité du champ magnétique avec son unité le Gauss (voir la note 2 au bas de la page).

FIG. 26.

Si l'on considère une surface ABCD (*fig.* 27) éclairée par une source lumineuse éloignée, de telle façon que les rayons lumineux qui la frappent soient approximativement parallèles, et que le champ radiant soit uniforme, l'intensité de ce champ, comme tout à l'heure, peut bien entendu être appréciée en lux ou bougies-mètres. De même un champ magnétique uniforme est apprécié en Gauss.

([1]) Le pôle magnétique unité est celui qui, placé à 1 centimètre d'un pôle semblable et égal, exerce sur lui une action répulsive de 1 dyne.

([2]) Un pôle magnétique de une unité développe donc autour de lui un champ dont l'intensité décroît à mesure qu'on s'éloigne (loi du carré de la distance) et qui, à 1 centimètre, a une intensité de 1 gauss, c'est-à-dire que ce champ, mesuré en un point quelconque de la sphère de 1 centimètre de rayon ayant son centre au pôle magnétique, est partout de 1 gauss.

Arrivons à la notion du flux. On conçoit qu'une source lumineuse puisse être regardée comme le centre de production d'un *flux* de lumière sans cesse engendré par elle et sans cesse se répandant dans l'espace sous forme d'ondes sphériques successives ou, si l'on veut, sous forme d'un fluide impondérable

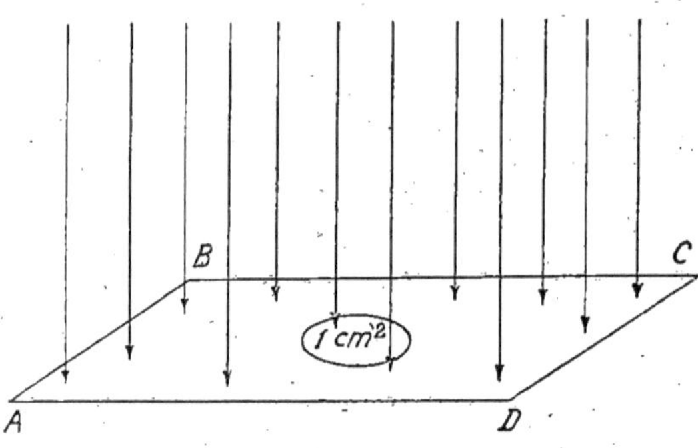

Fig. 27.

envahissant sans cesse l'espace par des vagues sphériques. Ce flux est la cause qui crée et entretient le champ. Il est évident que, en vertu de la loi de la conservation de l'énergie, il demeure constant dans un angle solide donné tel que P*l*Q (*fig.* 26) ayant son sommet en *l* à quelque distance qu'on se place. Nous verrons qu'on prend, comme unité de flux, le flux donné par une source de 1 bougie dans un angle solide découpant une surface de 1 centimètre carré sur une sphère de 1 centimètre de rayon ou bien une surface de 1 mètre carré sur une sphère de 1 mètre de rayon. On peut le définir encore (*fig.* 27) le flux traversant un mètre carré de la surface normale ABCD quand l'intensité du champ est de une unité (c'est-à-dire 1 bougie-mètre). Cette unité est le lumen.

De même pour le champ magnétique, on conçoit qu'un pôle magnétique puisse être regardé comme le centre de production d'un flux magnétique qui se répand en vagues sphériques dans l'espace, et on peut prendre comme unité de flux magnétique le flux traversant normalement une unité de surface ou un anneau ayant cette unité d'aire quand l'intensité du champ à ce niveau est de 1 gauss. Cette unité est le maxwell quand l'unité de surface choisie est le centimètre carré. Le maxwell est l'unité C. S. G. de flux magnétique.

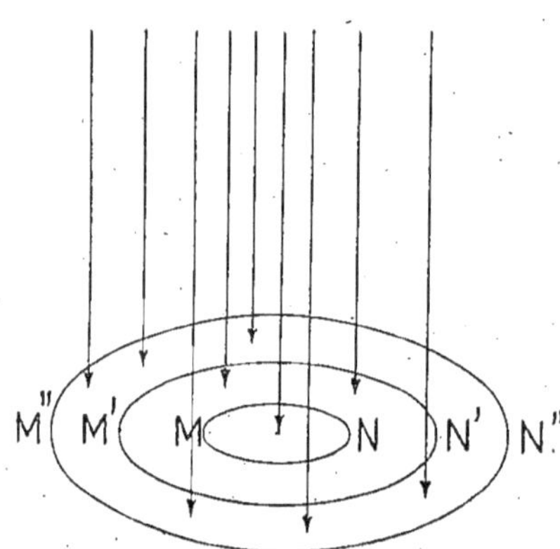

Fig. 28. — Anneaux limitant des flux de 1, 5, 10 maxwells dans un champ uniforme de 1 gauss.

Ainsi il faut que l'on comprenne bien que si l'on place dans un champ uniforme de 1 gauss perpendiculairement à sa direction des anneaux MN, M'N', M''N'' (*fig.* 28) de 1, 5, 10 centimètres carrés d'aire, le champ magnétique sera en tout point de cette aire de 1 gauss, mais le flux embrassé variera suivant la grandeur de l'anneau. Il sera de 1 maxwell pour MN, de 5 pour M'N', de 10 pour M''N''.

66. Comment on obtient les champs magnétiques dans la technique électrologique et en particulier pour le fonctionnement des dynamos. — Jusqu'ici nous avons parlé des champs magnétiques sans nous occuper de leur mode de production et en prenant pour type le champ magnétique donné par un pôle d'aimant permanent, c'est-à-dire le champ magnétique créé par ces barreaux d'acier spéciaux qui jouissent de la propriété de s'orienter dans le champ terrestre. La technique électrologique utilise peu ces champs d'aimant. Elle se sert bien plus des champs des électro-aimants.

Nous étudierons au chapitre VIII les électro-aimants, mais nous devons ici en donner le principe pour bien comprendre l'excitation des dynamos.

Un électro-aimant est constitué par un noyau de fer doux autour duquel est enroulé un fil de cuivre isolé (*fig.* 29, I). Quand un courant circule dans ce fil le noyau de fer présente toutes les propriétés d'un aimant. Le pôle nord se trouve à la gauche du courant, le pôle sud à droite. Les mots gauche et droite peuvent être facilement définis au moyen de l'image donnée par Ampère : il place un bonhomme dans une spire, la face tournée vers le lieu de production de la force magnétique, c'est-à-dire ici vers le centre de la spire, vers le noyau de fer (*fig.* 29, III) ; il le dispose de telle façon que le courant entre par les pieds et sorte par la tête. On appelle gauche du courant la gauche du bonhomme d'Ampère placé comme il vient d'être dit. Le pôle nord est donc à sa gauche.

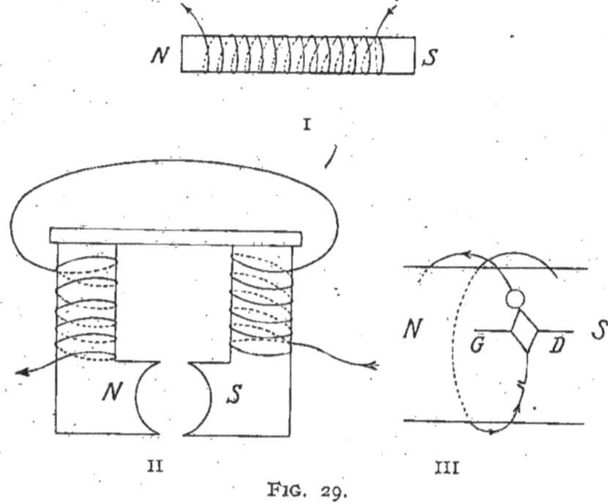

FIG. 29.

Le noyau de fer doux peut être rectiligne (*fig.* 29, I) ou avoir toute autre forme, comme par exemple celle d'un fer à cheval (*fig.* 29, II) l'enroulement étant le même que si l'on courbait simplement l'électro rectiligne I. Les pièces polaires N et S peuvent avoir aussi des formes variées. L'espace qui les sépare s'appelle l'entrefer.

Nous verrons plus loin (§ 107) que l'intensité du champ magnétique créé dépend d'un certain nombre de variables et en particulier de l'intensité du courant qui circule dans les spires et du nombre des spires enveloppant le noyau. Le courant fourni aux électro-aimants excitateurs des dynamos est emprunté au courant produit par ces dynamos elles-mêmes.

67. Phénomène fondamental de la production du courant continu par les dynamos. — Si l'on place une spire de fil de cuivre telle que MN (*fig.* 30) dans un champ magnétique, tel que l'entrefer d'un électro-aimant, toute variation dans le flux embrassé par la spire a pour conséquence la production d'un courant électrique dans cette spire.

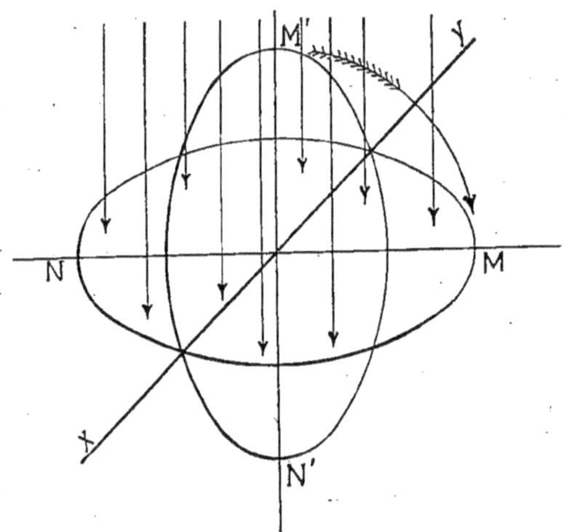

FIG. 30. — Variation du flux embrassé par une spire au cours de sa rotation.

La variation du flux peut être obtenue soit en modifiant l'intensité du champ, soit en faisant tourner la spire autour d'un diamètre XY. Si par exemple nous plaçons une spire de 10 centimètres carrés dans un champ uniforme de 1 gauss, elle embrasse un flux de 10 maxwells quand elle est perpendiculaire au champ. Faisons-la tourner. Elle embrassera un flux nul quand elle sera parallèle au champ, en M'N', avec tous les intermédiaires entre 10 et 0 maxwell ([1]).

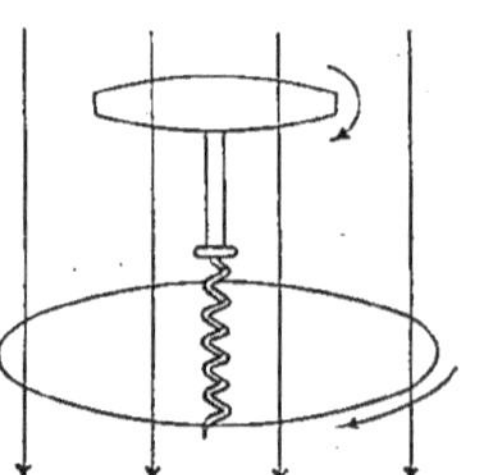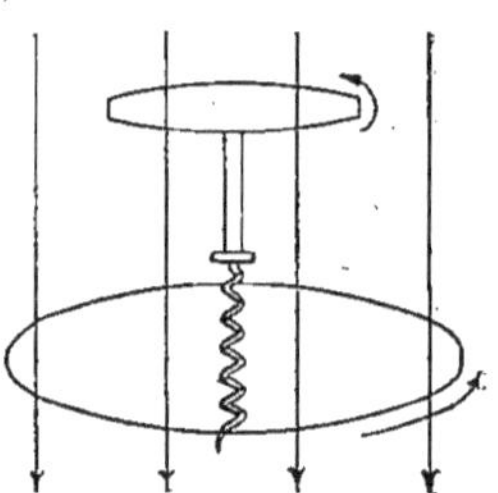

FIG. 31. — Règle du tire-bouchon de Maxwell.

Pour produire ce mouvement, du travail est consommé, l'énergie disparue se retrouve sous forme d'énergie électrique.

([1]) L'explication intime de la production du courant dans une spire embrassant un flux variable touche aux problèmes les plus ardus de la conception de l'électricité elle-même, c'est-à-dire qu'elle demeure hypothétique jusqu'ici. Ceux qui veulent s'en faire une représentation compatible avec les hypothèses qu'ils ont adoptées ne doivent pas oublier que si nous recourons à la considération du flux embrassé par une spire pour étudier commodément l'induction, il est un phénomène fon-

Le sens du courant est parfaitement défini. Pratiquement on peut connaître ce sens en appliquant la règle mnémotechnique du tire-bouchon de Maxwell (*fig.* 31).

Lorsque le flux diminue, le sens du courant est le sens dans lequel il faut faire tourner le tire-bouchon pour qu'il avance suivant les lignes de force du champ. Lorsqu'il augmente, le sens du courant est le sens dans lequel il faut faire tourner le tire-bouchon pour qu'il recule ([2]).

68. Caractéristique du courant induit par une variation du flux Φ. — La force électromotrice E engendrée à un moment donné par une variation du flux Φ dépend uniquement de la vitesse de la variation, autrement dit du quotient de la différence de flux par le temps mis à le produire. Si l'on considère un espace de temps Δt assez petit pour que la variation de flux soit constante, c'est-à-dire pour que la courbe de sa variation durant ce temps soit une droite et soit $\Delta\Phi$ la différence du flux mesuré avant et après cet espace de temps, la force électromotrice est fonction de la fraction $\dfrac{\Delta\Phi}{\Delta t}$.

Si la variation du flux n'est jamais la même d'un moment à l'autre, on est forcé de considérer des espaces de temps infiniment petits. Le calcul différentiel emploie alors les notations dt et $d\Phi$ pour indiquer ces temps infiniment petits et les variations de flux correspondantes, quantités non mesurables puisqu'elles sont infiniment petites, mais dont le rapport a une valeur déterminée de façon absolue.

On a alors pour valeur de la force électromotrice E exprimée en volts, en tenant compte du rapport de cette unité à l'unité de force électromotrice du système C. G. S.

$$E = \frac{1}{10^8}\frac{d\Phi}{dt}.$$

Par contre la quantité totale d'électricité induite mesurée en coulombs au cours d'une augmentation de flux ou d'une diminution de flux dépend uniquement de la différence $\Phi' - \Phi$ du flux mesuré avant et après la variation :

$$Q = \frac{1}{10^8}\frac{\Phi' - \Phi}{R}\ \text{coulombs}.$$

damental qui doit leur servir de point de départ. C'est le suivant : un conducteur rectiligne déplacé dans un champ magnétique de manière à *couper* les lignes de flux est le siège d'une force électromotrice ; et il est parcouru par un courant si on réunit électriquement ses extrémités. Le déplacement rencontre une résistance comme si les lignes de flux, véritables fils matériels, lui faisaient obstacle. Il faut dépenser du travail pour opérer ce déplacement, pour vaincre cette résistance. L'énergie dépensée se retrouve en partie dans l'énergie électrique du courant.

([2]) Lorsqu'on considère le courant produit dans un conducteur rectiligne coupant les lignes de flux, le sens du courant est indiqué par un moyen mnémotechnique analogue à celui du tire-bouchon. C'est la règle des trois doigts. Écartons le pouce, l'index et le médius gauche. Si l'index indique la direction du champ magnétique, si le pouce représente le conducteur métallique et le médius la direction suivant laquelle on déplace ce conducteur, la direction du courant induit est donnée par le pouce lui-même, qui donne ainsi et la direction du conducteur dans l'espace et le sens du courant qui s'y développe. Il est facile de vérifier que la règle du tire-bouchon et la règle des trois doigts sont deux expressions différentes du même fait.

L'intensité est à un moment donné égale au quotient de la quantité induite par le temps mis à la produire :

$$I = \frac{dQ}{dt}.$$

Elle est égale aussi au quotient de la force électromotrice d'induction au moment considéré E divisé par la résistance du circuit R :

$$I = \frac{E}{R} = \frac{1}{10^8} \frac{d\Phi}{Rdt} \text{ ampères.}$$

69. Machines magnétos et dynamos. — Suivant que le champ magnétique est produit par un aimant fixe ou par un électro-aimant, la machine est dite magnéto ou dynamo-électrique. — On emploie surtout les dynamos (*fig.* 32). La forme des noyaux de fer doux de l'électro est telle que les extrémités polaires magnétiques soient en regard l'une de l'autre. On appelle ces extrémités NS : *les pièces polaires* ; BB′ sont les *bobines magnétisantes*, C la *culasse* réunissant les noyaux magnétiques *nn′*.

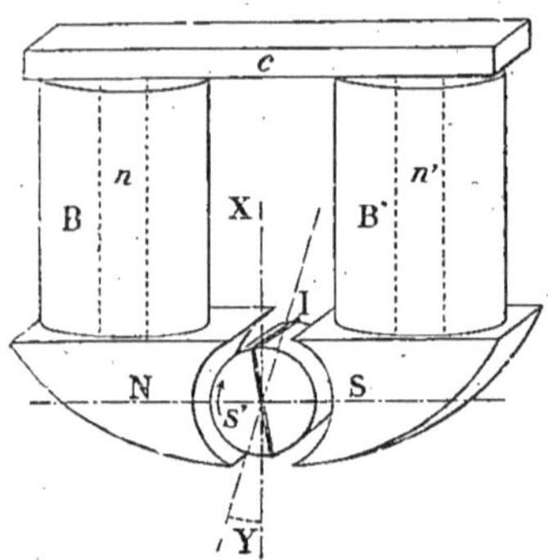

Fig. 32. — Principe de la dynamo.

Les pièces polaires sont évidées en demi-cylindre, et l'évidement ou *entrefer* offre ainsi l'aspect d'un espace vide cylindrique. L'entrefer est occupé par l'induit monté de diverses façons sur un noyau appelé *armature*.

Le noyau complète autant que possible le circuit magnétique, devenant lui-même aimanté avec son pôle nord en regard de la pièce polaire sud et son pôle sud en regard de la pièce polaire nord. Polarité qu'il conserve d'ailleurs malgré son mouvement de rotation autour d'un axe perpendiculaire au plan de l'électro-aimant sur le milieu de la ligne polaire : que l'armature soit fixe ou qu'elle tourne, les pôles magnétiques restent placés identiquement dans l'espace. — L'induit est enroulé sur l'armature, soit que chaque spire d'induit l'enveloppe complètement (enroulement Siemens), soit que les spires d'induit soient disposées à sa périphérie (induits à anneaux ou à tambour) (§ 73).

70. Courant induit. — Si l'on suppose une spire enroulée autour de l'armature suivant deux génératrices diamétralement opposées (enroulement Siemens), le maximum de changement de flux (je dis le maximum de changement de flux et non le maximum de flux) aura lieu, pour un même angle de rotation de l'armature, lorsqu'on est dans la direction NS du champ magnétique (*fig.* 32). Le minimum de changement de flux aura lieu dans la position perpendiculaire XY, car alors, quoique le flux intercepté soit maximum, une rotation très petite de l'armature (d'une durée dt) ne produira qu'un changement de flux minimum ($d\Phi$), changement égal à o dans le plan XY. Cette ligne XY suivant laquelle le rapport $\dfrac{d\Phi}{dt}$ correspondant à la force électromotrice induite (§ 68) égale à O est appelée *ligne neutre* ou *ligne de commutation :* ligne neutre parce que la force électromotrice induite y est nulle, ligne de commutation parce que, d'après la règle du tire-bouchon de Maxwell, le courant induit a été dirigé dans un même sens durant tout le temps que la génératrice I a passé de Y en X, et que ce courant est dirigé en sens contraire pendant tout le temps que cette génératrice I passe de X en Y.

71. Forme du courant induit dans un élément de spire. — En nous plaçant toujours dans l'hypothèse d'une spire enroulée sur l'armature suivant le mode Siemens, la force électromotrice croît donc depuis la ligne neutre XY jusqu'à la ligne polaire NS et décroît ensuite de NS jusqu'à XY. Si l'on suppose cette spire animée d'une vitesse uniforme, la force électromotrice dans le quadrant YN croît comme le sinus de l'angle formé par la ligne neutre XY avec le plan de la spire dans le quadrant. Elle décroît dans le quadrant NX comme le

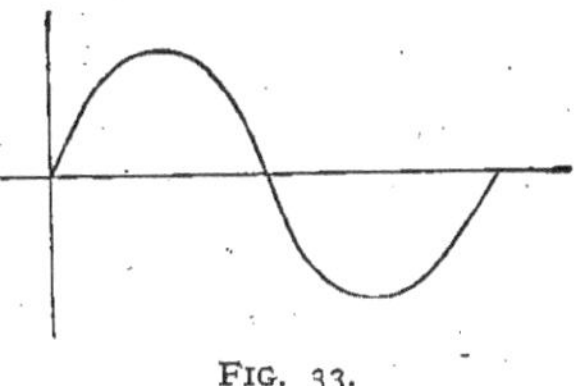

FIG. 33.

sinus de l'angle formé par la ligne neutre XY avec le plan de cette même spire. Autrement dit, si l'on porte sur un graphique en abscisses les temps et en ordonnées les forces électromotrices, on obtient une courbe de la forme de la figure 33. C'est ce qu'on appelle une sinusoïde. Cette forme de courant, si l'on recueillait le courant induit tel qu'il est produit, devrait donc faire rejeter les dynamos pour la production du courant continu. — Nous la retrouverons lorsqu'il s'agira d'employer médicalement le courant sinusoïdal.

— Ici au contraire nous avons à voir comment on peut redresser le courant ainsi produit.

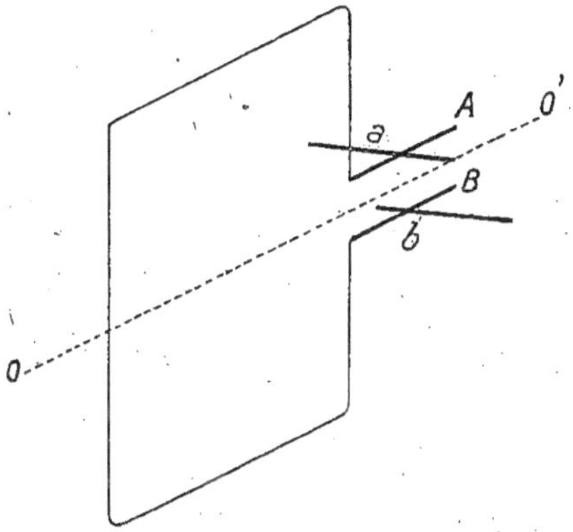

72. Redressement du courant produit par les dynamos. — Ouvrons la spire au niveau de l'axe de l'armature en AB, mettons chaque bout de l'ouverture en relation avec une demi-bague concentrique à l'axe de rotation (*fig.* 34), puis au moyen de deux *frotteurs* ou *balais a, b,* prenant contact avec les demi-bagues, recueillons le courant pour un emploi extérieur, de telle sorte que la même bague se présente au même balai durant tout le temps que le

FIG. 34.

courant induit reste de même sens, et qu'il y ait au contraire commutation des balais quand le courant induit s'inverse, nous obtiendrons un courant toujours de même sens mais ondulé. Si au lieu d'avoir une seule spire nous en avons deux, trois, ..., etc., les forces électromotrices développées dans chacune d'elles s'ajoutant, et la phase pour chacune d'elles étant différente, on se rapprochera d'autant plus de la forme continue que le nombre de spires sera plus considérable. C'est là le principe des dynamos à courant continu. Elles débitent non pas du courant continu, mais du courant légèrement ondulé se rapprochant d'autant plus du continu que le nombre des induits est plus grand.

73. Différents modèles de dynamos employées pour la production des courants continus. — Le mode d'excitation des dynamos et le mode d'enroulement de l'induit varient suivant le modèle.

a) Classement des dynamos suivant le mode d'excitation. — Le courant excitant l'électro-aimant générateur du champ peut être un courant indépendant du circuit induit (hétérogène) ou bien il peut être le courant même produit par l'induit (autogène). Le 1er système n'a pas d'intérêt ici. Le 2e système seul employé comprend trois groupes.

α) Excitation série : alors tout le courant de l'induit sert à l'excitation.

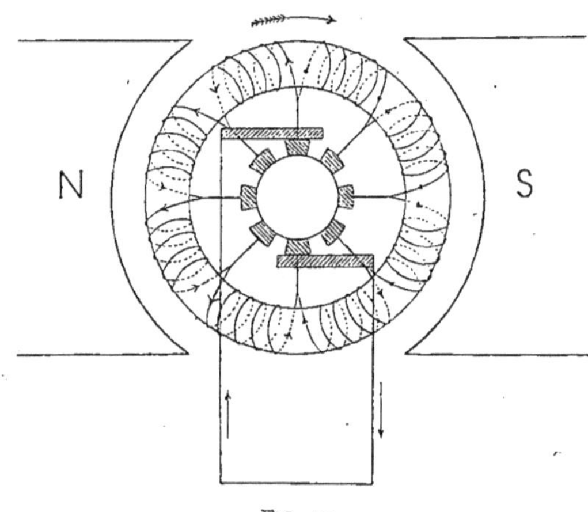

FIG. 35.

β) Excitation shunt : une partie seulement du courant produit sert à l'excitation grâce à une dérivation prise aux balais.

γ) Excitation compound : elle comprend deux enroulements distincts, l'un série, l'autre shunt.

b) Classement des dynamos suivant le mode d'enroulement de l'induit. — L'induit peut être enroulé de différentes manières.

α) Il peut envelopper l'armature suivant deux génératrices : c'est la forme indiquée § 69 (*fig.* 32 et 34) et appelée enroulement Siemens. Cette forme ne convient pas pour les grandes différences de potentiel, à cause de la proximité des fils des différents induits à l'extrémité fermée de l'armature, où tous les induits se croisent et se recouvrent.

β) Il peut être fixé sur un anneau tournant dans l'entrefer. Chaque induit est relié à une section du collecteur placé sur l'axe. C'est l'enroulement Gramme (*fig.* 35).

γ) L'induit peut être enroulé sur des cylindres fixés autour de l'armature : c'est l'enroulement en tambour.

74. Calage des balais. — On appelle balais les frotteurs destinés à recueillir sur les touches du collecteur le courant induit.

S'il n'y avait aucune déformation du champ inducteur, les balais, théoriquement, devraient être placés aux extrémités du diamètre perpendiculaire à la direction de ce champ, c'est-à-dire à la ligne des pôles inducteurs NS (*fig.* 32). En effet la différence de potentiel entre deux spires voisines ou même entre deux groupes de spires voisines y est très peu importante, les phénomènes d'induction étant minimums à cet endroit. Par suite il n'y a pas d'étincelles aux balais quand on passe d'une touche du collecteur à la touche voisine. Mais le champ NS de l'électro-aimant inducteur n'est pas seul en cause. Le courant induit dans la dynamo produit lui-même un champ qui, à cause des phénomènes d'inertie électro-magnétique, forme un angle avec le premier (*fig.* 36). La composition des deux champs donne un champ total faisant avec la ligne NS un angle dans le sens de la rotation. Par suite la ligne de contact des balais doit être déplacée par rapport à la ligne neutre, sans quoi on aurait des étincelles de rupture. C'est ce déplacement qu'on appelle le décalage, et l'opération qui consiste à bien placer les balais sur la ligne décalée s'appelle le calage des balais. L'angle que forme la ligne des balais avec la ligne neutre est l'angle de calage.

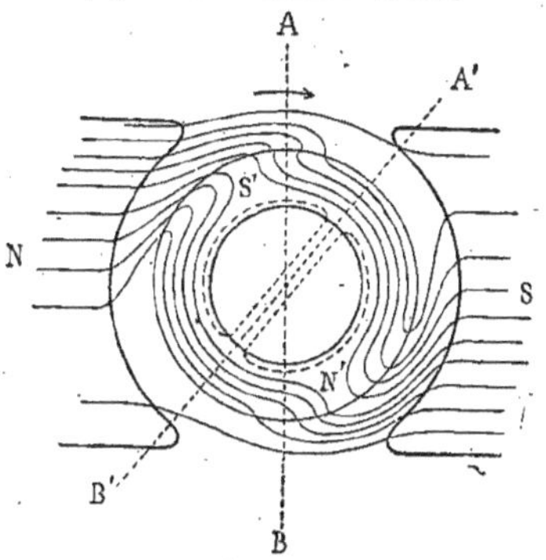

FIG. 36.
Champ résultant,
La ligne neutre est suivant A'B'.

75. Notions utiles au médecin sur les dynamos à courants continus. — Le courant produit par les dynamos présente à considérer comme pour tout générateur, son intensité I, la différence de potentiel aux bornes V, la puissance VI. La vitesse de rotation de l'armature, ou vitesse angulaire ω est évaluée en tours par minute ([1]). La force électromotrice donnant lieu à la production du courant induit est égale à la somme de la différence de potentiel aux bornes V et de la chute de potentiel qui se produit dans l'induit lui-même : cette chute de potentiel intérieure que nous avons trouvée dans tous les générateurs, rI, varie suivant la puissance de la dynamo. Nous savons aussi que la puissance intérieure $rI \times I$, ou puissance thermique, a pour effet de produire l'échauffement plus ou moins appréciable du générateur. Il est donc utile de

---

([1]) L'unité C. G. S. de vitesse angulaire est le radian par seconde ou vitesse d'un cylindre tournant autour de son axe à raison de un radian (arc égal au rayon) par seconde : un cylindre décrivant un tour par seconde aurait donc une vitesse angulaire de $(1 \times 2\pi)$ radians, et un cylindre décrivant un tour par minute aurait une vitesse angulaire $\dfrac{1 \times 2\pi}{60}$ radian, c'est-à-dire o radian, 1047. Il faut donc savoir que l'unité de vitesse angulaire pratique, le tour par minute, correspond à 0,1047 unité de vitesse angulaire C. G. S.

savoir que le rapport $\dfrac{rI}{E}$ ou rapport de la chute de potentiel intérieure à la force électromotrice totale, ou encore rapport de la puissance intérieure rI^2 à la puissance totale EI est ordinairement en pratique de 0,06 environ pour une puissance de 2.000 watts ; 0,055 pour une puissance de 4.000 watts et ainsi de suite en diminuant.

Par conséquent, lorsque théoriquement, on arrive au calcul de la force électromotrice d'une dynamo en fonction de N nombre de tours de l'induit, ω vitesse angulaire, Φ flux magnétique dans l'induit, il faut pour avoir la force électromotrice utile, déduire une fraction variable représentant la chute de potentiel intérieure.

Le médecin électricien n'a pas à s'inquiéter en général du calcul théorique des dynamos. Que l'on sache seulement que la force électromotrice induite est proportionnelle au nombre total de tours de fils sur l'induit N, à la vitesse angulaire ω, et au flux magnétique dans l'induit Φ mesuré en maxwells ([1]).

76. Comment le médecin électricien doit choisir une dynamo. — Pratiquement, quand il s'agit de faire l'installation d'une dynamo, on doit d'abord déterminer quel est le plus haut voltage utile pour les emplois que l'on veut en faire. Ainsi, si l'on se propose d'actionner une bobine de 35 à 50 centimètres d'étincelle, il est bon de disposer de 60 volts ; si l'on veut utiliser le Wehnelt, les voltages élevés 100 volts sont utiles ; si l'on veut charger en série 20 accumulateurs, 60 volts sont à conseiller. Un voltage de 70 volts convient bien à l'éclairage domestique.

Il ne faut pas oublier que si l'on veut recourir aux nouveaux procédés d'électrodiagnostic, on peut avoir besoin d'un voltage de 200 volts. Les mesures d'ionisation exigent aussi ces voltages relativement élevés.

Supposons donc que ce premier élément soit déterminé, on devra ensuite évaluer la puissance en watts de tous les appareils qui devront fonctionner simultanément. On pourra prendre comme base : pour l'éclairage à incandescence avec les anciennes lampes, $3^w,1$ par bougie : soit 15 watts à 16 watts pour une lampe de 5 bougies ; 31 watts à 32 watts pour une lampe de 10 bougies ; 50 watts pour 16 bougies ; 100 watts pour 32 bougies.

Les lampes à filament métallique consomment moins. Aujourd'hui, sous le nom de lampes demi-watt on trouve dans le commerce des lampes consommant seulement $0^w,5$ environ par bougie.

Pour l'éclairage à arc : un arc de 400 à 1.000 bougies, capable de bien éclairer 50 à 100 mètres carrés ou de donner un éclairage suffisant pour 250 à 500 mètres carrés de cours ou halls, exige de 650 à 1.200 watts.

Pour une bobine de 35 à 50 centimètres d'étincelle fonctionnant sous différents régimes, il faut prévoir de 5 à 12 ampères sous 40 à 60 volts, c'est-à-dire 700 watts. — Il ne faut pas oublier ici que si l'on choisit un voltage de 90 volts

---

([1]) La formule de la force électromotrice est :

$$E = \frac{N.\omega.\Phi}{60}\ 10^{-8}\ \text{Volts (Induit enroulé en quantité)}.$$

$$E = \frac{p.N.\omega.\Phi}{60}\ 10^{-8}\ \text{Volts (Enroulements en série)}.$$

(p est le nombre de paires de pôles.)

par exemple pour la dynamo, la bobine ne devant souffrir que 45 volts, il y aura 45 volts à perdre dans les appareils de résistance sous forme de puissance thermique; par suite, au lieu de compter pour la puissance utile $12 \times 45 = 540$, il faudra en réalité mettre en ligne de compte 1.100 watts, tandis qu'avec une dynamo de 50 volts il suffirait de compter sur 600 watts environ.

Pour le chauffage domestique, on peut compter approximativement 1.000 à 1.200 watts pour 50 mètres cubes.

Pour les petits appareils : chauffe-plaque, chauffe-pieds, bouilloires, etc., de 20 à 200 watts.

Pour les moteurs, voir le paragraphe 77.

On totalise ces différents emplois en n'oubliant pas que l'on sera parfois forcé de se servir simultanément de la lumière, des moteurs, des bains de lumière, etc., alors qu'*a priori* on pourrait projeter de ne se servir qu'alternativement des différents appareils et l'on a ainsi les deux éléments les plus indispensables à l'acquisition d'une dynamo : le voltage et la puissance.

Les constructeurs guideront le médecin pour le reste.

Ils lui indiqueront aussi les soins à donner à la dynamo, le mode de montage des balais, le graissage, etc. Ce sont des détails propres à chaque modèle.

77. Notions relatives aux moteurs destinés à actionner les dynamos. — Nous ne pouvons entrer ici dans le détail des questions relatives aux moteurs de dynamos. Ils peuvent être électriques, à vapeur, à gaz, à air comprimé, à pétrole, à eau, à vent, etc. Nous étudierons au chapitre VII les moteurs électriques, et nous nous bornerons pour le moment à déterminer quelle doit être la puissance d'un moteur pour la dynamo choisie.

Le rapport de la puissance utile du moteur à la puissance du courant fourni par la dynamo est le rendement. On appelle coefficient de transformation le rapport de la puissance totale fournie par la dynamo P_t, à la puissance du moteur P_m. Coeff. transf. $= \dfrac{P_t}{P_m}$.

On sait que la puissance électrique utile de la dynamo n'est qu'une fraction de sa puissance totale, fraction variable d'ailleurs avec la valeur absolue de la puissance : le rapport $\dfrac{P_u}{P_t}$ est le rendement électrique.

L'énergie utilisée dans un circuit extérieur est en effet égale à l'énergie totale diminuée de l'énergie thermique ri^2 (r, résistance intérieure) et de l'énergie perdue par la production des courants de Foucault, par l'hystérésis du noyau ou par les frottements.

Ce qu'il importe surtout de connaître pour le choix d'un moteur, c'est le rapport de la puissance utile de la dynamo à la puissance du moteur qui doit l'actionner : ce rapport $\dfrac{P_u}{P_m}$ est ce qu'on appelle le rendement industriel.

Le rendement industriel est relativement mauvais pour les dynamos médicales, car le rendement est d'autant plus faible que la machine est d'une puissance plus faible. Il varie d'ailleurs suivant le type.

Pour les bonnes dynamos de l'industrie, on peut compter que le rendement industriel $\dfrac{P_u}{P_m}$ est de 60 o/o lorsque la dynamo a une puissance de 1.000 watts,

67 o/o pour 2.000 watts, 70 o/o pour 4.000 watts, etc. — Cette variation tient surtout à la variation du rendement électrique qui est de 75 o/o dans le type 1.000 watts, 82 o/o dans le type 2.000 watts, etc.

Si donc on se propose d'installer une dynamo de 1.000 watts, il faut savoir que le moteur devra avoir une puissance minima $\dfrac{100}{60}$ de 1.000 watts, c'est-à-dire 1.66 poncelet (le poncelet correspond à peu près à 1.000 watts).

Pour les puissances inférieures, il faut doubler ou tripler le nombre des watts pour avoir le nombre de milliponcelets du moteur.

Les constructeurs se servent peu du poncelet comme unité de mesure. On emploie plutôt le cheval-vapeur qui vaut 75 kilogrammètres par seconde, le poncelet vaut 100 kilogrammètres par seconde. Le cheval-vapeur vaut donc 0,75 poncelet. Un moteur de un cheval a une puissance de 0,75 poncelet, et inversement un moteur de 1 poncelet vaut $\dfrac{100}{75}$ cheval ou 1 cheval 1/3.

Les petites dynamos ayant un rendement assez variable, c'est au constructeur à guider le médecin sur le choix et la puissance du moteur.

Grossièrement parlant, on peut se faire une idée de la puissance approchée du moteur de la façon suivante :

1° On compte en kilowatts la puissance utile maxima. Exemple : voltage maxima prévu 120. Ampérage maxima prévu 10 ampères. Puissance prévue $1^{kw},2$;

2° On double pour les pertes de rendement soit, $2^{kw},4$;

3° On transforme en chevaux-vapeur en ajoutant un tiers, soit 2,4 + 0,8 = 3 chevaux $\dfrac{1}{4}$ environ.

5° Utilisation des sources de ville pour la production du courant continu médical. — Secteurs a courant continu et a courant alternatif.

78. Forme du courant continu des secteurs de ville. — Le courant des secteurs n'est pas rigoureusement continu, c'est-à-dire qu'il n'est pas représenté par une droite parallèle à l'axe des temps, comme d'ailleurs les courants fournis par les dynamos quelles qu'elles soient (§ 72). Du moins il s'en rapproche beaucoup en raison du grand nombre des induits et pratiquement on peut le regarder comme continu. Aussi peut-on l'employer directement pour la galvanisation.

79. Modes d'emploi du courant continu des secteurs pour la galvanisation. — Le médecin électricien qui dispose du courant continu des secteurs de ville peut l'employer soit directement, soit indirectement, pour la galvanisation.

80. Utilisation directe du courant continu des secteurs de ville. — Cet emploi direct ne va pas sans quelques inconvénients ; quelques-uns ont déjà été signalés (§ 64). Il faut y ajouter la possibilité de courts-circuits par le corps du malade établissant une dérivation entre l'électrode de contact et la terre, lorsque, comme dans les secteurs à courants continus de Paris, le courant est distribué par cinq lignes ayant entre elles une différence de potentiel de 110 volts, et la première étant à la terre. L'électrode active peut se trouver ainsi à plusieurs centaines de volts au-dessus du potentiel correspondant au pôle de terre. Aussi est-il indispensable d'isoler du sol le patient et l'opérateur par un plancher monté sur godets de verre par exemple. D'épais tapis sur plancher de bois constituent d'ailleurs un isolement suffisant.

81. Utilisation indirecte du courant continu des secteurs de ville. — Le courant continu des secteurs de ville peut être employé indirectement pour la production du courant galvanique médical de plusieurs façons différentes :

α) En chargeant par ce courant des accumulateurs dont on utilisera le courant secondaire pour les emplois médicaux, on retombera alors dans le cas des paragraphes 52 ssq ; c'est, nous le savons, le moyen le plus rationnel pour avoir du courant rigoureusement continu.

β) En le transformant en courant continu de plus faible ou de plus fort voltage par une dynamo actionnée par un moteur électrique excité lui-même par le courant de ville. On retombera alors dans le cas des paragraphes 64 ssq. Il faut seulement remarquer que dans ce cas particulier où le médecin dispose d'une source continue de grande puissance, la dynamo destinée à la production du courant galvanique sera presque exclusivement consacrée à cet usage, et par conséquent ne devra posséder qu'une faible puissance, le maximum d'intensité étant environ 250 milliampères. Ordinairement 40 volts suffisent, à moins que l'on ne veuille disposer d'un voltage de 200 ou 250 volts pour la recherche de la caractéristique d'excitabilité ou pour les mesures d'ionisation.

γ) En se servant non plus d'un couple moteur-dynamo, mais d'un transformateur direct, appareil constitué par une carcasse d'induit à deux enroulements, l'un recevant le courant de ville, l'autre débitant le courant induit. La légèreté de l'appareil, son prix faible, l'absence d'étincelle au balai rendent ce système très pratique.

82. Utilisation des secteurs à courant alternatif pour la production du courant continu médical. — L'emploi du courant alternatif pour la production du courant galvanique nécessite sa transformation soit par les accumulateurs (§ 53 ssq.), soit par les transformateurs mécaniques. L'emploi des soupapes électrolytiques ne donne pas une courbe suffisamment continue pour l'utilisation directe.

Nous ne reviendrons pas sur la charge des accumulateurs par le courant alternatif et nous nous occuperons seulement de la transformation directe du courant alternatif en courant continu par machines rotatives. Nous savons déjà (§ 54) que l'on peut employer à cet effet soit une machine Gramme pourvue d'une part d'un collecteur et d'autre part de deux ou plusieurs bagues, soit un groupe moteur-dynamo.

Depuis, nous avons vu (§ 65 ssq) la théorie et la description des dynamos à courant continu.

Une grosse question nous resterait donc à étudier pour que nous possédions toutes les notions qui nous seront nécessaires pour faire fonctionner une dynamo productrice de courant continu sur courant de ville alternatif : c'est la question des moteurs électriques.

C'est une grosse question parce que nous la retrouverons plusieurs fois dans ce traité. Nous aurons besoin de moteurs électriques non seulement pour entraîner les dynamos à courant continu, mais pour entraîner les turbines à mercure dans la production des rayons X et des courants de haute fréquence, pour entraîner l'arbre des contacts tournants dans les générateurs de rayons X à courants sinusoïdaux, pour les appareils de sismothérapie, etc., etc. Aussi avons-nous réservé un chapitre spécial à cette étude (Cf. ch. VII, § 207).

III. — *EMPLOI DES COURANTS CONTINUS*

LOIS RELATIVES AUX CIRCUITS. — CONDUCTEURS. — FILS D'EMPLOI. — FILS D'ÉQUIPEMENT. — FILS DE LIGNE. — FILS FUSIBLES. — APPAREILS DE RÉSISTANCE, DE RÉGLAGE. — APPAREILS DE MESURES. — ACCESSOIRES.

83. Généralités et plan de cette étude. — Nous allons étudier successivement :

1º Les lois relatives au courant circulant dans des circuits variés, le corps étant lui-même regardé comme une portion de circuit, mais indépendamment de toute considération sur les milieux électrolytiques. Ce point de vue de la question sera réservé pour la deuxième partie de l'ouvrage ;

2º Les questions pratiques relatives aux conducteurs, non seulement aux conducteurs des circuits d'emploi proprement dits et aux fils d'équipement des appareils distributeurs, mais en général à tous les fils conducteurs dont le médecin électricien aura à s'occuper, y compris les fusibles de protection ;

3º Les appareils de résistance, rhéostat, réducteur de potentiel, qui constituent les instruments de réglage du courant galvanique ;

4º Les appareils de mesures ;

5º Les accessoires utiles pour les applications du courant galvanique.

Beaucoup des notions que nous rappellerons ici sont communes à tous les courants employés en médecine, aussi renverrons-nous souvent aux paragraphes compris sous cette rubrique. Elles ne trouveraient d'ailleurs leur place nulle part mieux qu'ici, le courant continu étant le courant type le plus commode à considérer pour cette étude.

84. Rapport des trois quantités V, I, R, dans un circuit. — Soit V la différence de potentiel aux extrémités d'un circuit, ou plus généralement entre deux points quelconques faisant partie d'un circuit, I l'intensité du courant circulant et R la résistance du circuit ou de la partie de circuit située entre les deux points considérés ; on a (loi d'Ohm) la relation :

$$I = \frac{V}{R}.$$

Nous savons que cela signifie : l'intensité du courant qui circule dans un conducteur mesurée en ampères, est égale à la différence de potentiel appliquée aux extrémités de ce conducteur mesurée en volts, divisée par la résistance du circuit mesurée en ohms.

Exemple. — On trouve aux bornes d'un générateur 40 volts. Le circuit qui, extérieurement, réunit électriquement ces deux bornes a une résistance de 200 ohms. L'intensité du courant est 40 volts : 200 ohms = 0^A,200 ou 200 milliampères.

On peut écrire cette relation sous la forme :

$$V = RI$$

qui donne la différence de potentiel quand on connaît la résistance en ohms et l'intensité en ampères. Exemple : il circule dans un conducteur un courant de 25 milliampères. Ce conducteur a une résistance de 500 ohms. Cela implique qu'aux extrémités de ce conducteur est appliquée une différence de potentiel V égale à $500\omega \times 0^A,025 = 12^V,5$.

On peut l'écrire encore sous la forme :

$$R = \frac{V}{I}$$

qui donne la résistance du circuit quand on connaît la différence de potentiel et l'intensité du courant. Exemple : il circule dans un conducteur un courant de 60 milliampères ; la différence de potentiel aux extrémités de ce conducteur est 72 volts. C'est que la résistance du conducteur est égale à 72 volts : $0^A,060$ = 1.200 ohms.

85. Chute de potentiel le long d'un circuit de résistance uniforme ou variée. — Supposons, pour fixer les idées, un générateur tel qu'une batterie de piles, fermé sur un circuit composé de deux conducteurs et du corps humain ; quelle sera la chute de potentiel le long de ce circuit, quelle sera la chute dans les conducteurs métalliques, quelle sera la chute dans le corps, autrement dit quelle sera la différence de potentiel aux électrodes appliquées sur le corps comparée à la différence de potentiel aux bornes de la batterie ? La formule V = RI nous indique immédiatement, l'intensité I étant la même en tout point du circuit, que la différence de potentiel V entre deux points est proportionnelle à la résistance du circuit qui les sépare. Ainsi la résistance totale d'un circuit étant 2.000 ohms et la différence de potentiel aux bornes 40 volts, on saura que, entre deux points du circuit séparés par 1.500 ohms de résistance, la différence de potentiel sera :

$$40\ V \times \frac{1500}{2000} = 30\ \text{volts.}$$

D'une façon plus générale la différence de potentiel V' entre deux points séparés par une résistance R' est une fraction de la différence aux bornes V donnée par la formule :

$$V' = V\frac{R'}{R}$$

(R étant la résistance totale du circuit.)

D'où la nécessité d'employer des conducteurs de résistance R′ négligeable par rapport à celle du corps, si l'on veut éviter les chutes de potentiel inutiles. Cette même loi nous guidera pour le choix des conducteurs pour cautère et pour lumière.

86. Intensité des courants dérivés et loi du couplage des résistances. — Lorsqu'on met l'un au bout de l'autre deux conducteurs pour fermer un circuit, la résistance totale de ce circuit est égale à la somme des résistances de chacun d'eux.

Lorsqu'on ferme au contraire le circuit sur tous deux à la fois, c'est-à-dire lorsqu'on met à une borne du générateur une extrémité du premier conducteur et une extrémité du deuxième, puis à l'autre borne la seconde extrémité du premier et la seconde extrémité du deuxième, on dit que les deux conducteurs sont en dérivation l'un sur l'autre. Chacun d'eux est traversé par une partie du courant. L'intensité du courant dans chaque dérivation est donnée par la formule générale $I = \dfrac{V}{R}$ où V indique la différence de potentiel commune qui existe aux extrémités de chaque conducteur (différence de potentiel aux bornes) et R la résistance propre à chacun d'eux.

L'intensité totale du circuit composé sera la somme des intensités de chaque dérivation, c'est-à-dire que ce circuit composé se comportera comme un circuit unique dont la résistance totale serait inférieure à la résistance de chaque branche dérivée. Cette résistance est appelée *résistance réduite*. Elle est facile à calculer comme on va le voir.

87. Calcul de la résistance réduite. — On sait que dans chaque dérivation (loi d'Ohm), on a (*fig.* 37) :

$$i_1 = \frac{V}{r_1}\,;\ \ i_2 = \frac{V}{r_2}\ \text{etc. ;}$$

d'où :

$$I^{tot} = \frac{V}{r_1} + \frac{V}{r_2} + \frac{V}{r_3}\ldots.. = V\left(\frac{1}{r_1} + \frac{1}{r_2} + \frac{1}{r_3}\right).$$

Mais par définition, en appelant R la résistance réduite, c'est-à-dire la résistance d'un conducteur unique qui, substitué à tous les autres, donnerait la même intensité :

$$\text{on a } I^{tot} = \frac{V}{R}\ \ \text{ou}\ \ V\left(\frac{1}{R}\right)\,;$$

on voit donc que :

$$\frac{1}{R} = \frac{1}{r_1} + \frac{1}{r_2} + \frac{1}{r_3}\ldots.. \ \text{etc.}$$

Ainsi la réciproque de la résistance réduite est égale à la somme des réciproques de chaque résistance partielle.

88. Lignes de flux dans un conducteur non filiforme. — Le courant en passant d'un conducteur filiforme, tel qu'un fil métallique, dans un conducteur volumineux dans ses trois dimensions, tel que le corps, s'étale (*fig.* 38). Les lignes de flux se répartissent autour de la droite joignant les points polaires (points d'application) ; elles sont en principe d'autant plus denses qu'elles sont plus rapprochées d'elle, mais leur répartition est variable quand la résistance n'est pas uniforme, quand en particulier elle varie, comme dans le corps, d'un tissu à l'autre.

Le maximum d'action d'un courant ayant lieu là où il y a le maximum de

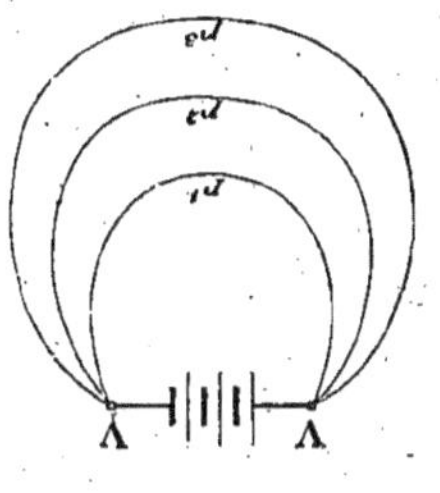

FIG. 37.

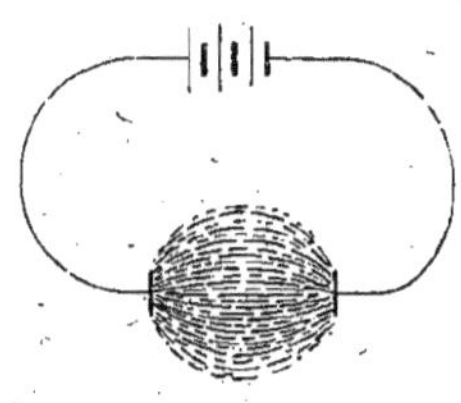

FIG. 38.

flux dans une section donnée, c'est aux environs des pôles que cette action sera le plus énergique (action polaire).

89. Questions relatives aux conducteurs, fils isolés, lignes, câbles, fusibles, etc. — Les générateurs de courant continu doivent être reliés aux appareils d'emploi par des conducteurs (fils de ligne). Les appareils d'emploi comprenant les instruments de mesure, de réglage, les interrupteurs, les inverseurs, etc., doivent être réunis entre eux par d'autres conducteurs (fils d'équipement des tableaux) ; ces appareils eux-mêmes doivent être connectés avec les électrodes ou excitateurs appliqués sur le corps (fils souples d'emploi). Certaines notions communes à ces différents conducteurs doivent être bien connues des médecins électriciens. Nous allons les rappeler.

Les conducteurs doivent être tels que la chute de potentiel soit minima le long de leur parcours, c'est-à-dire que leur résistance soit très petite par rapport à celle de l'emploi.

La résistance d'un conducteur est proportionnelle à sa longueur et inversement proportionnelle à sa section. C'est pourquoi pratiquement on peut employer des conducteurs de faible section, s'ils sont courts, tandis qu'il faut augmenter leur section s'ils sont longs. En un mot, il faut choisir des conducteurs d'autant plus gros qu'ils doivent être plus longs.

Tous les métaux ne sont pas également conducteurs ; un conducteur ayant l'unité de longueur (centimètre) et l'unité de section (centimètre carré) a une résistance variable, suivant sa nature (fer, cuivre, etc.). Ce facteur spécifique est la *résistivité*.

La résistivité d'un même métal varie avec la température [1]. Si on appelle

[1] La variation de la résistivité métallique avec la température est un phénomène des plus inféressants. La conception électronique du courant que nous avons exposée sommairement (§ 3) l'explique aisément. En effet, d'après la théorie cinétique de la chaleur et d'après l'hypothèse de la constitution électronique de l'atome, dans un conducteur métallique, les électrons libres participent à l'agitation thermique particulaire et leur vitesse moyenne d'oscillation est d'ailleurs très supérieure à celle des particules matérielles, l'énergie cinétique $\frac{1}{2} mv^2$ de toutes les particules quelles

ρ_0 la résistivité à o degré et ρ_θ la résistivité à la température θ, on a approxima-tivement $\rho\theta = \rho_0 (1 + a\theta)$, formule dans laquelle a est un coefficient propre à chaque métal (coefficient de température). On appelle conductivité l'inverse de la résistivité $\dfrac{1}{\rho}$ et conductance l'inverse de la résistance $\dfrac{1}{R}$.

Les fils téléphoniques en bronze siliceux d'un diamètre de $1^{mm},25$ ont une résistance de 30 ohms par kilomètre.

Les fils de cuivre dur employés pour les canalisations électriques de lumière ont une résistance d'environ 18 ohms par kilomètre quand la section est de 1 millimètre carré (résistivité $= 1,8$ microhm).

La résistivité de l'argent est 1,46 microhm, celle du fer environ 10 microhms, celle du maillechort 20, c'est-à-dire que la résistance kilométrique de ces fils pris sous 1 millimètre carré de section est respectivement 14,6 ohms, 100 ohms, 200 ohms [1].

90. Échauffement des conducteurs. Son inconvénient suivant l'usage que l'on fait des conducteurs. — Tout conducteur traversé par un courant s'échauffe.

L'énergie thermique ainsi apportée au conducteur correspond à une dépense équivalente d'énergie électrique. Quand un joule de chaleur apparaît, c'est qu'un joule d'énergie électrique a disparu.

La chaleur développée échauffe de plus en plus le conducteur. Si le conducteur dissipe cette chaleur par conduction, par rayonnement ou par convection, ce qui est la règle, l'échauffement ne s'accroît que jusqu'à une certaine limite, parce que la dissipation croît avec la température et qu'il arrive un moment où les pertes sont égales aux gains.

Cette température limite est d'autant plus élevée que l'intensité du courant est plus grande et que les déperditions thermiques sont plus faibles (fils couverts d'un isolant, enfermés dans des moulures, etc.). D'où les dangers d'incendie.

La chaleur développée dans un fil en un temps donné correspondant à l'énergie électrique absorbée par ce fil durant ce temps, on voit tout de suite qu'elle est égale au produit EIt de la chute de potentiel à travers le fil par l'intensité du courant et par le temps. Nous savons d'ailleurs que E est égal à RI produit de la résistance par l'intensité, de sorte qu'on peut écrire aussi bien que la chaleur développée est égale à RI^2t.

C'est ce qu'exprime la loi de Joule :

qu'elles soient étant la même pour la même température et croissant avec la température absolue.

Nous savons que quand un courant circule dans un conducteur, cela veut dire que les mouvements d'oscillation thermique des électrons se trouvent infléchis par le champ électrique du côté de l'anode. On conçoit facilement que cette inflexion dépende dans une certaine mesure de la vitesse moyenne propre d'agitation thermique des électrons ; on balaie plus facilement la poussière inerte qu'on ne balaierait un troupeau de puces bondissant en tous sens. La résistivité constitue donc pour l'électricité une sorte de viscosité, mais une viscosité très spéciale, faite de mouvement, et comme ce mouvement augmente avec la température, la résistivité, en principe, à l'inverse de la viscosité des liquides, augmente aussi avec elle.

[1] On sait que la résistivité du mercure est voisine de 9 microhms. Plus exactement une colonne de mercure de $1^{mm},2$ de section et $106^{cm},3$ de long à la température o, a une résistance de 1 ohm. C'est l'étalon de résistance.

La quantité de chaleur dégagée par un courant dans un conducteur donné est proportionnelle au temps de passage et au carré de l'intensité.

Quand on compare deux conducteurs différents et quand on y fait passer des courants de même intensité pendant le même temps, les chaleurs dégagées sont proportionnelles aux résistances.

Un courant de 1 ampère circulant dans un conducteur de 1 ohm pendant 1 seconde dégage, nous le savons, 1 joule de chaleur ([1]).

Partant de ces différentes considérations, nous allons donner quelques notions pratiques utiles au médecin électricien sur les canalisations, les lignes fixes, les fils souples, les fils d'équipement et sur les fusibles de protection.

91. Canalisations. Section des conducteurs. Isolement. α) SECTION DES CONDUCTEURS. — Les conducteurs fixes sont ordinairement des fils de cuivre dur. Au-dessus de 5 à 6 millimètres de diamètre on emploie des torons, câbles, ou grelins faits d'un assemblage de fils. On trouve dans le commerce des câbles dont chaque brin a 1 millimètre carré de section. La section totale est égale à autant de millimètres carrés qu'il y a de brins dans le câble.

Ce qu'il importe de déterminer, c'est la section minima des conducteurs de ligne qu'on devra installer pour l'ampérage prévu. Deux considérations sont à retenir : 1° l'échauffement varie suivant que le refroidissement du conducteur est plus ou moins entravé par les isolants, les moulures de bois et suivant que le rapport de la surface du fil à son volume est plus ou moins grand ; plus ce rapport est grand, c'est-à-dire plus le conducteur a un faible diamètre, plus le refroidissement est rapide.

2° Les pertes de charge sont d'autant plus grandes que la résistance ohmique est plus élevée. Supposons que nous ayons un emploi de 100 ohms de résistance minima, une intensité utile maxima de 200 milliampères, le générateur devant être à 50 mètres de l'emploi. Si nous employons du fil de 20 ohms par kilomètre, nous aurons pour notre conducteur double 2 ohms de résistance et nous savons que la différence de potentiel E′ à l'arrivée sera donnée par la formule :

$$E' = E \frac{100}{100 + 2}.$$

(E, différence de potentiel aux bornes, est d'ailleurs égal en principe à $(100 + 2) \, \omega \times 0^A,2 = 20^V,4$. La différence de potentiel à l'emploi sera donc de $20,4 \times \dfrac{100}{102}$ soit 20 volts et la chute de potentiel sera de $0^V,4$ par 50 mètres.

[1] La production de chaleur par le courant, c'est-à-dire la transformation forcée d'énergie électrique en énergie thermique s'explique facilement par le rapprochement de la théorie électronique de l'électricité et de la théorie cinétique de la chaleur. En effet, nous savons que le courant consisterait d'après ces théories en une inflexion des mouvements d'oscillation thermique des électrons libres sous l'action du champ électrique. Cette inflexion aurait fatalement pour résultat de provoquer des heurts des électrons déplacés contre les atomes fixes et les ions fixes, et par suite une partie de l'énergie de translation (énergie électrique) se muterait forcément en une autre forme cinétique de l'énergie, l'*énergie cinétique diffuse* si l'on peut ainsi dire, l'énergie cinétique d'oscillation en tous sens, c'est-à-dire l'énergie thermique. Il y aurait là transformation d'un mouvement dirigé en un mouvement incoordonné, une dégradation de l'énergie supérieure en énergie inférieure pour employer les termes de la thermodynamique. Nous voyons donc dans ce phénomène une illustration remarquable du principe de Carnot affirmant la nécessité de la dégradation d'une partie au moins de l'énergie mise en jeu dans tous les phénomènes de la nature.

Un fil de 200 ohms par kilomètre exigerait dans les mêmes conditions un voltage initial de 24 volts avec perte de 4 volts.

On voit toute l'importance du choix des fils suivant la longueur de la ligne et suivant la résistance de l'emploi.

Pour les lignes destinées seulement à l'alimentation d'un appareil de galvanisation médicale, des fils de 1 à 2 millimètres carrés de section tels que ceux employés pour la canalisation de lumière de deux à quatre lampes (1 à 2 ampères) conviennent parfaitement.

D'une façon plus générale, voici les données pratiques qui seront utiles au médecin électricien : *Pour les canalisations lumière intérieure à 110 volts, donner aux fils de cuivre une section de 1 millimètre carré par ampère.* On n'a ainsi qu'une perte de ligne insignifiante et la chaleur développée n'est jamais suffisante pour nuire à la qualité de l'isolement.

On peut d'ailleurs demander beaucoup plus à ces canalisations. Mais il est préférable de ne jamais s'exposer à atteindre les chiffres du tableau suivant qui donne les diamètres et sections minima tolérés dans l'industrie pour les fils de cuivre isolés et placés sous moulures de bois (Kennelly, voir HOSPITALIER, *Formulaire de l'Électricien*).

Amp.	1	Diam.	$0^{mm},38$	Sect.	$0^{mm2},11$	Amp. par	^{mm2} 8A,8
—	5	—	1 ,09	—	0 ,93	— —	5 ,3
—	10	—	1 ,75	—	2 ,40	— —	4 ,1
—	15	—	2 ,29	—	4 ,12	— —	3 ,65
—	20	—	2 ,77	—	6 ,02	— —	3 ,3
—	30	—	3 ,61	—	10 ,23	— —	2 ,93
—	50	—	5 ,08	—	20 ,26	— —	2 ,46

β) ISOLEMENT DES CONDUCTEURS DE LIGNE. — Il est exceptionnel qu'on se serve, dans les installations intérieures, de fils nus. Les conducteurs sont recouverts d'un isolant.

L'isolant est très variable. Ordinairement, pour les constructions d'appareils, il est constitué par une couche ou deux couches de coton ou de soie trempé ou non, après enroulement, dans un bain de paraffine, d'arcansan, ou de vernis.

Pour les fils de ligne on a recours à un isolement plus parfait. On peut conseiller pour les endroits secs les fils recouverts d'une couche de caoutchouc pur, deux guipages de coton et une tresse de coton enduite de vernis isolant; pour les endroits humides les fils recouverts d'une couche de caoutchouc pur et une de caoutchouc vulcanisé, deux rubans caoutchoutés, une couche de vernis isolant. Ces fils conviennent jusqu'à un voltage de 120. Au-dessus on augmente l'épaisseur et le nombre des couches isolantes.

Ces conducteurs pour les lignes fixes intérieures sont ordinairement placés sous moulures de bois. Les torsades de deux fils fixées au mur avec des isolateurs de porcelaine sont à déconseiller toutes les fois que la ligne reste en tension, c'est-à-dire toutes les fois que les deux fils restent en permanence reliés aux deux pôles de la source. Les frottements, l'humidité, les accidents de toute nature risquent de provoquer des courts-circuits par contact des deux fils. Quand on se résout à les employer, placer autant que possible l'interrupteur en amont et bien protéger la ligne par un fusible double (§ 92). Si l'on traverse des cloisons, si l'on passe dans le voisinage de conduite d'eau ou surtout de gaz, isoler soigneusement les fils dans les tubes de caoutchouc comme s'il s'agissait de conducteurs de haut potentiel. On s'évite ainsi bien des surprises désagréables.

Dans les pièces soumises continuellement à l'humidité dans les traversées extérieures, etc., employer de préférence les câbles sous plomb.

L'isolement des conducteurs est la valeur en ohms (l'unité pratique en ce cas est le mégohm) de la résistance opposée par l'isolant aux pertes à la terre pour un voltage déterminé; les sociétés de distribution exigent pour les canalisations intérieures un certain minimum d'isolement.

Les distributions de courant continu se font à deux, trois ou cinq fils. La distribution à cinq fils comprend 4 ponts de 110 volts. Le premier fil est mis à la terre. Le cinquième est à un potentiel de 440 volts par rapport à la terre. De là l'utilité des grands isolements sur ces réseaux. (Secteur Popp à Paris, par exemple).

Les conducteurs à employer pour l'équipement des tableaux ont un isolement plus serré et occupent un volume moins considérable. Les conducteurs souples reliant les électrodes aux bornes d'emploi sont formés soit de tresses métalliques, soit de fils de cuivre réunis en plus ou moins grand nombre sous le même isolement. Les extrémités sont fixées ou soudées à un contact approprié à l'emploi. Les conducteurs souples sont sujets à des ruptures, et lorsqu'un arrêt se produit dans le fonctionnement d'un appareil galvanique, il faut tout de suite commencer par rechercher s'il n'y a pas une solution de continuité dans chacun des conducteurs.

92. Protection des lignes. Coupe-circuit. Fusibles.

— Toute ligne électrique doit être protégée par un coupe-circuit à plomb fusible. Toute dérivation prise sur une ligne principale doit être protégée de même façon.

Un coupe-circuit, quelle que soit sa forme, se ramène toujours à un support isolant, en porcelaine de préférence, portant quatre bornes. L'un des fils est coupé entre les deux premières, l'autre

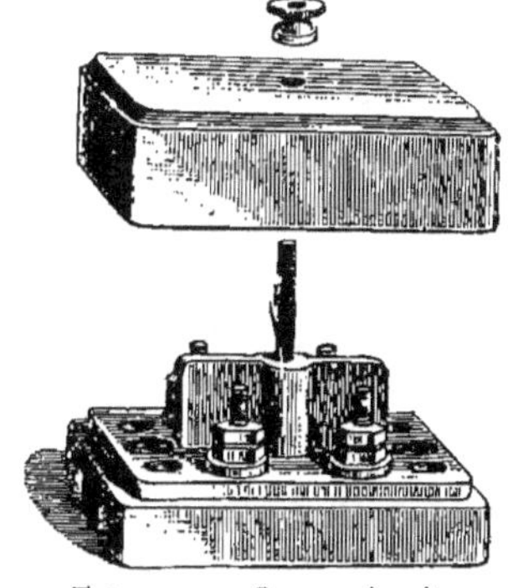

FIG. 39. — Coupe-circuit.

entre les deux dernières. Des fils de plomb calibrés, serrés par ces bornes, établissent la continuité de la ligne.

Le diamètre des fils de plomb est déterminé de telle façon que si l'ampérage dépasse l'intensité maxima I fixée pour la ligne, l'effet thermique rI^2 détermine la fusion du plomb et coupe automatiquement le circuit.

Voici les ampérages déterminant la fusion des fils de plomb quand la longueur est 3 à 4 centimètres.

$$\text{Diamètre : } 0^{mm},5 \ldots\ldots\ldots\ldots \quad 4^{A},5 \text{ environ}$$
$$0^{mm},6 \ldots\ldots\ldots\ldots \quad 6^{A},0 \quad —$$
$$0^{mm},7 \ldots\ldots\ldots\ldots \quad 7^{A},5 \quad —$$
$$1^{mm},0 \ldots\ldots\ldots\ldots \quad 12^{A},0 \quad —$$
$$1^{mm},5 \ldots\ldots\ldots\ldots \quad 21^{A},0 \quad —$$

On fait aussi des coupe-circuit en étain ou en différents alliages.

93. Réglage du courant. Rhéostats. — Réducteurs de potentiel pour courants galvaniques médicaux. — Lorsqu'on n'emploie pas une batterie de piles munie de collecteurs, on doit graduer le courant par une résistance variable mise en circuit.

La mise en circuit d'une résistance peut se faire de deux façons différentes indiquées par chacun des schémas des figures 40 et 41.

Dans le premier cas (*fig.* 40) où la résistance est simplement mise en série avec l'emploi, l'appareil est appelé *rhéostat*. Dans le deuxième cas (*fig.* 41) où le circuit est fermé sur la résistance et où les fils d'emploi sont pris en dérivation sur cette résistance, l'appareil est assez communément appelé *réducteur de potentiel*, appellations d'ailleurs très mauvaises, puisque dans les deux cas le résultat est de faire varier le potentiel aux électrodes de l'emploi.

Dans ces deux appareils là graduation du courant se fait au moyen de curseurs figurés dans les schémas 40 et 41. Ces curseurs glissent le long des spires sans perdre contact avec elles.

Si l'on appelle :

> r, la résistance intérieure du générateur ;
> rh, la résistance en série ;
> l, la résistance dérivée (dans le cas du réducteur) ;
> R, la résistance du corps ;
> E, la force électromotrice du générateur ;

l'intensité du courant circulant dans l'emploi (corps humain) est donnée dans le premier cas par la formule :

$$(1) \qquad I = \frac{E}{r + rh + R}.$$

On voit que pour partir de $I = O$ et arriver insensiblement à une intensité de 1 milliampère par exemple, il faudrait que rh, seule variable, soit excessi-

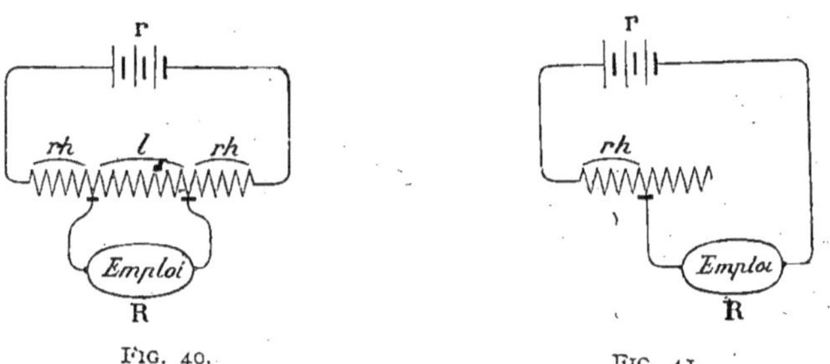

FIG. 40.   FIG. 41.

vement grand, ce qui est presque impossible à réaliser avec les résistances faites de fils métalliques.

Dans le deuxième cas l'intensité I circulant dans le corps est une fraction de l'intensité totale I_{tot} donnée par la formule :

$$(2) \qquad I = I_{tot}\,\frac{l}{l + R}$$

et l'intensité totale est elle-même le quotient de E divisée par la somme de r (résistance intérieure du générateur) + rh (résistance en série) $+ \dfrac{1}{\dfrac{1}{R}+\dfrac{1}{l}}$ (résistance réduite du corps et de la résistance dérivée).

$$(3) \qquad I^{tot} = \frac{E}{r + rh + \dfrac{1}{\dfrac{1}{l} + \dfrac{1}{R}}}.$$

On voit tout l'avantage de ce dispositif qui permet de passer insensiblement de I = O à une intensité progressivement croissante à cause de la variation lente de la fraction $\dfrac{l}{l + R}$ dans la formule (2) lorsqu'on écarte les deux curseurs.

Même sans considérer les formules ci-dessus, il est très facile de se rendre compte approximativement de ce qui se passe dans le réducteur. En effet, on conçoit (*fig.* 41) que quand on applique une différence de potentiel donnée, par exemple 110 volts, aux extrémités de la résistance, la chute de potentiel se fait progressivement de spire en spire dans toute la longueur de l'appareil. S'il y a 1.100 spires, la chute sera de $0^v,1$ d'une spire à l'autre. S'il y en a 11.000, la chute sera de $0^v,01$.

La résistance du corps étant regardée comme approximativement la même quel que soit le voltage appliqué, on voit que le courant qui le traverse varie comme la différence de potentiel, c'est-à-dire très lentement, passant d'une valeur nulle (quand les deux curseurs sont au contact) à des valeurs progressivement croissantes (quand on les écarte de 2, 4, 10, 100 spires) pour atteindre le maximum $\dfrac{110^v}{R}$ à la limite (c'est-à-dire quand les curseurs sont aux extrémités de l'appareil).

Le réducteur présente un inconvénient : c'est que pendant le fonctionnement toujours une portion du courant passe par l'appareil sans utilité pour l'emploi, mais c'est un inconvénient négligeable quand on utilise une source à grand débit et en particulier le courant des villes, des dynamos, ou des batteries d'accumulateurs de grande capacité.

94. Rhéostats. Types principaux. — Les rhéostats peuvent être métalliques ou à liquide. Le rhéostat de Lewandowski est un exemple de rhéostat métallique. Il est formé d'un conducteur résistant en graphite de section décroissante.

Les rhéostats à liquide sont les plus employés. Le modèle de Duchenne de Boulogne est tout simplement constitué par un tube rempli d'eau traversée par le courant, l'une des électrodes amenant le courant est fixée au fond du tube, l'autre est une tige plongeant dans le liquide et dont on peut régler la plongée à volonté. Le modèle de Bergonié (*fig.* 42) est constitué par des charbons terminés par des pinceaux de verre entre lesquels s'insinue le liquide constituant une résistance excessivement grande. C'est un appareil précieux pour la galvanisation où les secousses doivent être évitées, surtout au moment de l'établissement du courant. Le modèle en U de Bergonié et Bordier est basé sur le même principe ; c'est le tube en U lui-même qui se déplace et non les électrodes.

95. Réducteurs de potentiel. — On peut les construire à liquide ou métalliques. Le type Gaiffe métallique à couronnes circulaires (*fig.* 43) ou le type Radiguet et Massiot composé de deux bobines plates et parallèles couplées par une extrémité sont très simples et très pratiques.

Il faut toujours demander aux constructeurs que l'appareil soit disposé de telle façon que lorsque l'intensité d'emploi est nulle, le courant consommé inutilement dans la résistance soit lui-même interrompu.

D'autre part, il est prudent lorsque le médecin électricien monte lui-même un dispositif de galvanisation, de mettre toujours une lampe de protection en série avec le réducteur. Si l'on met en série une lampe de 1 ampère par exemple (100 ohms environ) et si le réducteur a une résistance propre de 1.000 ohms pour un courant de 110 volts, il reste 100 volts environ aux bornes du réducteur, ce qui est largement suffisant.

Cette lampe limite le débit à 1 ampère au maximum dans tous les cas où se produirait un court-circuit dans l'appareil.

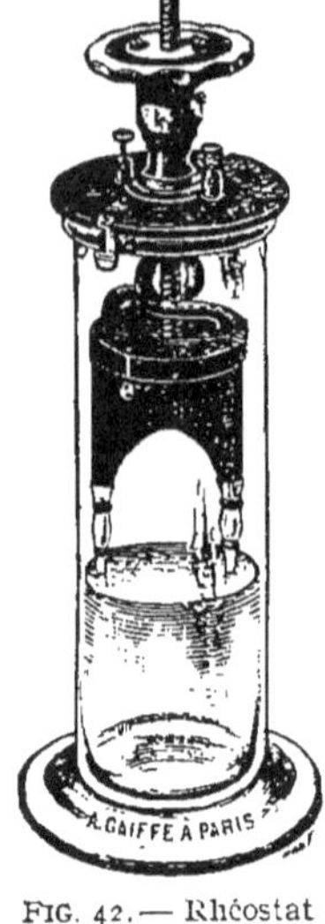

FIG. 42. — Rhéostat de Bergonié.

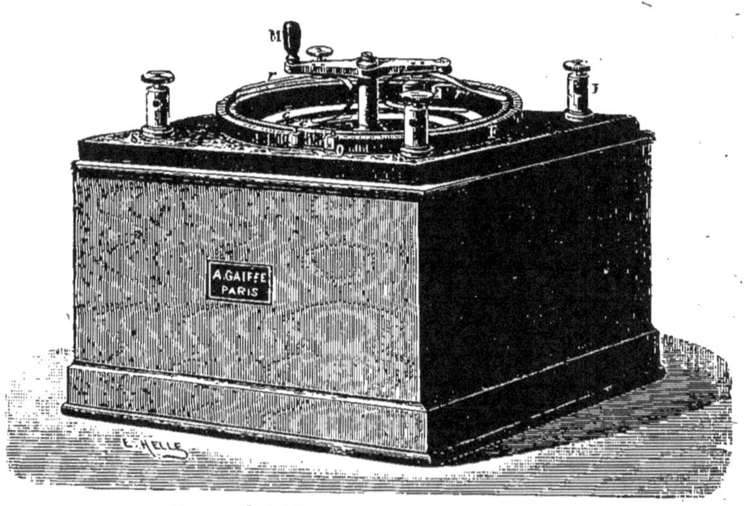

FIG. 43. — Réducteur de potentiel type Gaiffe.

Notons enfin que les rhéostats et réducteurs s'échauffent par l'effet Joule, la chaleur produite étant fonction de rI^2 (r résistance de l'appareil, I courant qui le traverse). De là l'utilité de les aérer largement quand rI^2 est élevé. Pour les réducteurs médicaux qui laissent passer moins de 1/2 ampère, la chaleur produite par seconde est de moins de 50 joules (environ 10 petites calories), soit 36 grandes calories par heure. Même enfermée dans des boîtes étanches, la déperdition calorique est suffisante pour éviter tout accident.

Un autre inconvénient de l'échauffement est que la résistance augmente au cours du fonctionnement. Actuellement on se sert de fils à résistance constante. Le *Constantan* (alliage de cuivre 0,60, nickel 0,40) a une résistance presque invariable à toute température. Ces fils sont à conseiller pour tous les appareils médicaux.

96. Appareils de mesure nécessaires pour l'application des courants galvaniques. — Les appareils de mesures utiles pour la galvanisation médicale sont le milliampèremètre et le voltmètre ; dans certains cas on aura recours aux appareils de mesure directe de la résistance ; la mesure de la résistance du corps implique des considérations spéciales qui trouveront leur place dans la partie physiologique. Nous nous bornerons ici à décrire l'appareillage.

97. Mesure de l'intensité. Galvanomètres. Électrodynamomètres. Milliampèremètres employés dans la pratique électrothérapique. — Un courant circulant parallèlement à un aimant mobile tend à mettre cet aimant en croix avec lui (exp. d'Œrsted, 1820), de telle sorte que le pôle austral se place à la gauche du courant (loi d'Ampère). La gauche du courant est la gauche d'un observateur placé dans la direction du courant, traversé par lui des pieds à la tête, et regardant l'aimant (§ 66).

Plus le courant est intense, plus l'aiguille aimantée est déviée si un système mécanique quelconque tend à la ramener toujours dans le parallélisme. La déviation peut ainsi servir de mesure au courant.

On appelle galvanomètre tout appareil utilisant l'action mécanique réciproque d'un aimant et d'un courant, pour révéler ou mesurer un courant.

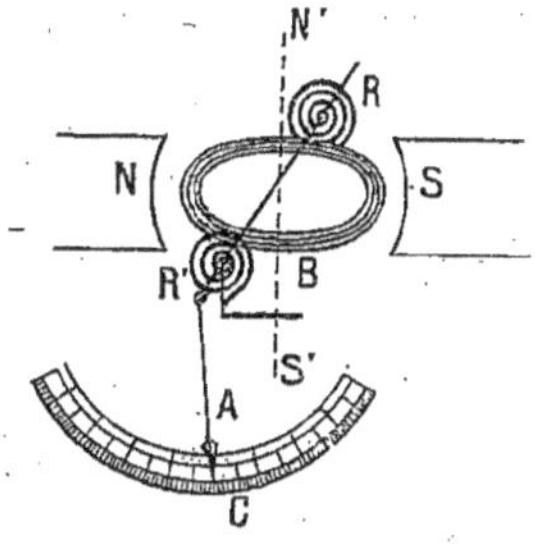

Les premiers galvanomètres avaient l'aimant mobile et le circuit fixe. On a abandonné ce système à cause des oscillations interminables de l'aiguille.

FIG. 44.

On utilise actuellement les galvanomètres apériodiques : le circuit, constitué par un cadre B autour duquel est enroulé un fil où passe le courant, est mobile autour de l'axe RR' et l'aimant est fixe (*fig.* 44). L'aiguille indicatrice A fixée au cadre se place sans oscillations au degré indiquant le nombre de milliampères ou d'ampères.

Deux ressorts spiraux R fixés sur l'axe de l'aiguille tendent à ramener toujours le cadre dans le parallélisme du champ créé par l'aimant en fer à cheval NS.

On appelle électrodynamomètres des appareils dans lesquels l'aimant fixe est remplacé par un circuit fixe, le circuit mobile restant le même. Le solénoïde constitué par le circuit fixe change de pôle si le courant change de sens, de sorte que la déviation se fait toujours dans le même sens si les pôles de la source changent de signe. On peut ainsi employer les électrodynamomètres pour la mesure des courants alternatifs.

On réserve plus particulièrement le nom de *milliampèremètres* aux galvanomètres apériodiques ou aux électrodynamomètres destinés à donner en milliampères l'intensité des courants médicaux galvaniques.

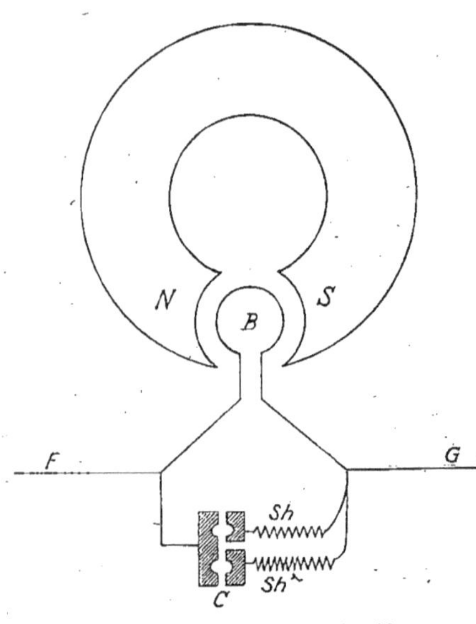

FIG. 45. — Galvanomètre shunté.

Les milliampèremètres sont divisés ordinairement de 1 à 75 milliampères. Mais on construit couramment des modèles où par une manœuvre simple on peut mesurer des courants de 1 à 250 milliampères. Ces appareils sont des milliampèremètres shuntés. — Le shunt est une dérivation prise sur le cadre mobile, telle que les 4/5 du courant passent par cette dérivation, tandis que 1/5 passe par le cadre mobile (*fig.* 45).

Dès lors quand le shunt est mis en circuit, il faut multiplier par 5 le nombre de milliampères indiqué pour avoir l'intensité du courant total. Certains milliampèremètres présentent deux shuntages différents. Beaucoup d'appareils du commerce présentent des clefs de shuntage qui n'offrent aucune sécurité.

98. Mesure des différences de potentiel. — Voltmètres. — La mesure des différences de potentiel pour les courants galvaniques se fait à l'aide des voltmètres : ce sont des galvanomètres ou électrodynamomètres de très haute résistance, montés en dérivation sur le circuit aux points dont on veut connaître la différence de potentiel.

Pour bien comprendre les indications données par le voltmètre, il suffit de considérer la figure 46. — La chute de potentiel le long du circuit *pmhh'n* renfermant : 1° les conducteurs *pm*, *h'n*, etc. (de résistance pratiquement nulle) ; 2° l'emploi (corps humain) ; et 3° le milliampèremètre A, se fait irrégulièrement suivant les résistances propres à chaque partie de ce circuit. La différence de potentiel qu'il importe surtout de connaître, c'est *mh*. On

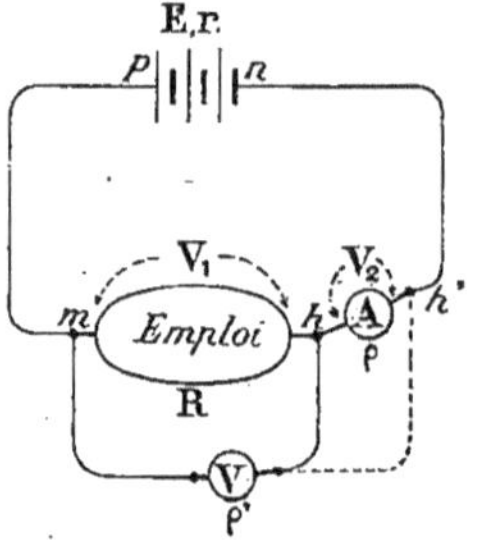

FIG. 46.

branchera donc le voltmètre sur *mh* (*traits pleins de la figure*). Mais alors il faut remarquer que du fait même de la mise en dérivation du voltmètre, les autres conditions de l'expérience restant les mêmes, la différence de potentiel des points *m h* diminue, car le courant passe à la fois par les deux routes de résistance R et ρ' et la différence de potentiel qui était primitivement égale à $\dfrac{E}{\dfrac{r+\rho}{R}+1}$, devient égale à $\dfrac{E}{\dfrac{r+\rho}{R}+\dfrac{r+\rho}{\rho'}+1}$ [1], c'est-à-dire qu'elle est d'autant plus diminuée que la résistance du voltmètre est plus faible.

Si ρ' devenait infiniment élevé, le membre $\dfrac{r+\rho}{\rho'}$ tendrait vers o et la différence de potentiel serait la même avant et après la mise en circuit.

Ce qu'on doit retenir de ceci, c'est que même avec un voltmètre de très grande résistance, 10.000 ou 20.000 ohms, on ne doit pas considérer comme négligeable la dérivation établie sur l'emploi par l'appareil. Par conséquent, il ne faudrait pas en électrothérapie faire ce qu'on fait fréquemment en électricité industrielle pour constater le voltage d'une source : mettre durant quelques secondes le voltmètre en relation avec les pôles de distribution, puis l'enlever une fois la lecture faite. La résistance du corps étant de l'ordre de celle du voltmètre, le fait de l'enlèvement de l'appareil fait immédiatement remonter le voltage entre les points du circuit sur lesquels il était dérivé.

On voit d'autre part que l'ampèremètre placé en A donne l'intensité du courant total dont une partie passe par l'emploi et l'autre par le voltmètre et non l'intensité du courant circulant dans l'emploi seulement. Ce courant circulant dans l'emploi n'est qu'une fraction du courant total égale à $\dfrac{\rho'}{\rho'+R}$. Il faudrait que ρ' soit infiniment grand par rapport à R pour que le terme $\dfrac{\rho'}{\rho'+R}$ soit approximativement égal à 1, c'est-à-dire qu'il faudrait que la résistance ohmique du voltmètre soit infiniment grande par rapport à celle du corps, ce qui n'est pas, même avec des voltmètres, de 20.000 ohms, comme celui qu'a fait exécuter M. Bergonié.

Il suffit, pour obvier à cet inconvénient, de mettre le voltmètre en dérivation sur les points m et h', comme l'indique le pointillé de la figure 46 ; le milliampèremètre donne alors l'intensité vraie du courant circulant dans l'emploi, et le voltmètre indique la chute de potentiel totale dans le milliampèremètre et l'emploi : I (R + ρ). La chute dans le milliampèremètre est d'ailleurs

---

[1] En effet on sait (§ 85) que la différence de potentiel entre deux points d'un circuit est proportionnelle à la résistance interposée.

On a donc dans le premier cas :

$$\frac{V'}{E}=\frac{R}{r+\rho+R} \; ; \; \text{d'où } V'=\frac{E}{\dfrac{r+\rho}{R}+1}.$$

Et dans le deuxième cas :

$$\frac{V'}{E}=\frac{R \text{ réduite}}{r+\rho+R \text{ réduite}} \; ; \; \text{d'où } V'=\frac{E}{\dfrac{r+\rho}{R \text{ réduite}}+1}.$$

Et en résolvant :

$$V'=\frac{E}{\dfrac{(r+\rho)(R+\rho')}{R\rho'}+1}=\frac{E}{\dfrac{r+\rho}{R}+\dfrac{r+\rho}{\rho'}+1}.$$

négligeable en raison de sa faible résistance. Ce mode de montage, préconisé par M. Doumer, doit être adopté pour tous les tableaux de galvanisation.

99. Mesure des résistances. — La mesure de la résistance du corps nécessite des précautions toutes spéciales. Il faut savoir avant tout que la résistance du corps, comme celle de tous les électrolytes, varie avec le voltage, avec la température ; nous verrons d'autre part qu'elle varie avec les ions des électrodes, avec l'état de la peau ; enfin il faut savoir que le courant qui passe produit rapidement la polarisation des tissus et que pour rendre cette polarisation négligeable, il faut opérer les mesures avec des courants faibles de 1 à 2 milliampères. (Cf. partie physiologique.) Pour satisfaire à cette dernière obligation, on est forcé d'avoir recours à des dispositifs particuliers (méthodes de Weiss, Mergier, Bergonié) si l'on veut atteindre la précision. Cependant j'indiquerai d'abord deux procédés grossiers d'appréciation des résistances ne nécessitant pas d'instrumentation spéciale. Ensuite nous étudierons les procédés de précision.

100. Procédés grossiers d'appréciation de la résistance. — On peut mesurer la résistance par l'application simple de la loi d'Ohm en montant le voltmètre en mh' (*fig.* 46). On prend un voltmètre très résistant, indiquant les fractions de volts, on met en A un ampèremètre très sensible indiquant les

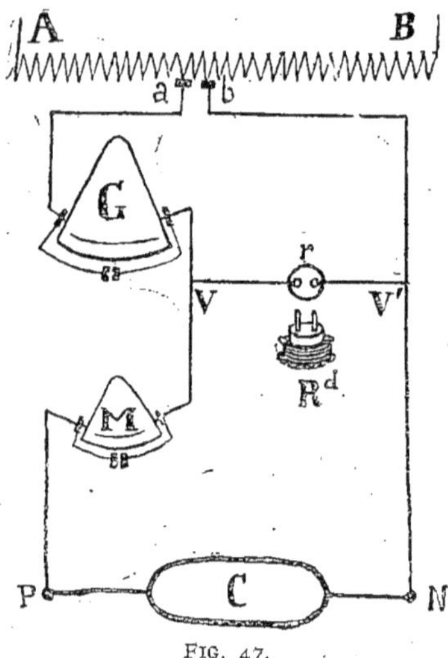

Fig. 47.

fractions de milliampères. On fait passer un courant de 2 milliampères. Supposons qu'entre mh' le voltmètre indique une différence de potentiel de 2 volts. Cela signifie que la résistance du circuit entre m et h' par la voie « Emploi » est de

$$\frac{.2^v}{0^A,002} = 1.000\ \omega.$$

Rapprochons alors les deux électrodes l'une contre l'autre, faisons passer 10 milliampères. Supposons que le voltmètre indique alors $1^v1/2$. On saura que la résistance propre aux électrodes et à l'ampèremètre est de

$$\frac{1.5}{.0,010} = 150\ \text{ohms.}$$

Les voltmètres et milliampèremètres employés couramment en électrothérapie sont trop peu précis pour ces mesures. Si l'on adopte cette méthode, on doit avoir recours à des instruments de haute précision pour les faibles voltages et faibles milliampérages.

Voici un autre procédé que j'ai proposé pour sa simplicité et parce qu'il permet de lire directement les ohms sur l'appareil de mesure sans calcul.

Mais si je le recommande pour sa simplicité, je ne le recommande pas pour des mesures précises, et il faut bien qu'on sache que je ne le mets pas sur le rang des procédés Weiss, Mergier, Bergonié du paragraphe suivant.

AB est un réducteur de potentiel quelconque. a et b sont les contacts qui servent à dériver le courant d'emploi. G est un milliampèremètre de 1 à 150 milliampères servant à l'électrothérapie en général. M est un milliampèremètre de 1 à 10 servant pour les opérations délicates : électro-diagnostic, épilation, granulations conjonctivales, etc. P et N sont les bornes d'emploi du tableau. G et M sont en série sur la ligne $+$ par exemple ; on met en circuit l'un ou l'autre milliampèremètre à volonté. Jusqu'ici donc, rien de particulier, ce dispositif étant commun à beaucoup de tableaux. Voici en quoi consiste l'ohmmètre : entre les deux lignes $+$ et $-$ établissons une dérivation VrV', le point V étant pris entre les deux milliampèremètres. Cette dérivation renfermera une résistance de 50 ohms (qu'on peut d'ailleurs interchanger avec des résistances étalonnées plus faibles ou plus fortes). Que va-t-il se passer alors si, ayant appliqué nos électrodes sur le corps C, nous agissons sur notre réducteur jusqu'à ce que nous ayons deux milliampères au milliampèremètre M ? G totalisera le courant passant par C et celui passant par la dérivation VrV', c'est-à-dire que le courant total sera égal à 0,002 milliampère plus le courant dérivé I^d égal lui-même à $0{,}002 \dfrac{R^c}{R^d}$ (R^c étant la résistance du corps et R^d la résistance dérivée 50 ohms) :

$$I^{tot} = 0{,}002 + 0{,}002 \frac{R^c}{R^d} ;$$

d'où

$$R^c = \frac{(I^{tot} - 0{,}002)\ R^d}{0.002} .$$

On voit donc que, R^d étant une constante égale à 50 ohms, le milliampèremètre G pourra donner directement la résistance du corps en ohms, puisque le chiffre des milliampères de G diminué de 2 sera (si $R^d = 50\ \omega$) le $\dfrac{I}{25}$ du nombre d'ohms de C.

Chaque division représentera 25 ohms et G pourra être gradué directement en ohms. Mais la division ne sera valable que pour une certaine résistance dérivée. R^d et une certaine intensité de M [1].

101. Mesure de la résistance du corps humain par le procédé de Weiss (Pont de Wheatstone). — La figure 48 montre le dispositif de M. Weiss.

Les deux branches supérieures du pont renferment : l'une le rhéostat R, l'autre le sujet (dont les deux mains ou les deux pieds sont respectivement plongés dans les vases V et V') et la résistance fixe X égale à 500 ohms.

Les deux branches inférieures renferment les résistances Y, Z égales chacune à 50 ohms. De cette façon pour que le galvanomètre G marque 0, il faut que, la résistance R soit égale à la résistance de la branche renfermant le sujet et la

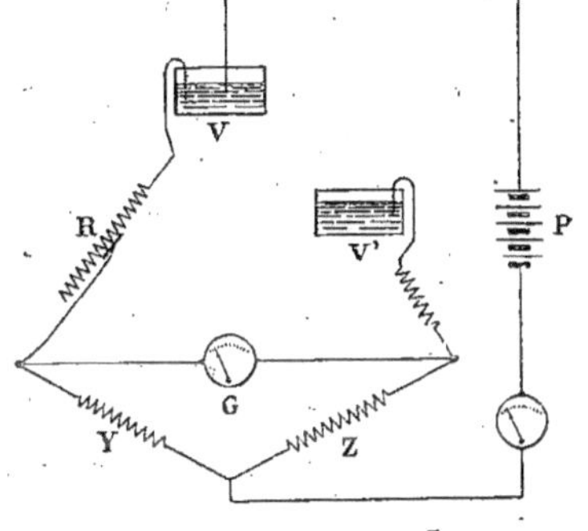

FIG. 48.

résistance X de 500 ohms. La résistance du sujet s'obtient donc par la soustraction (R — X). Les phénomènes de polarisation sont d'ailleurs égaux des deux côtés. Quant à la polarisation des tissus, M. Weiss a indiqué un moyen pratique de la mesurer.

102. Mesure de la résistance du corps humain par le procédé de l'ohmmètre Mergier. — Deux circuits sont enroulés sur deux cadres mobiles placés à angle droit. Ces deux cadres sont montés en dérivation sur le circuit d'une pile. Leur équipage est placé dans un champ magnétique. Suivant que l'intensité est plus ou moins grande dans l'un ou dans l'autre circuit, l'équilibre du système dans le champ varie. Il suffit de graduer empiriquement l'appareil pour avoir la différence ohmique des deux circuits dont l'un renferme la résistance à mesurer.

103. Mesure de la résistance du corps humain par le procédé de M. Bergonié (méthode de réduction à l'unité). — Ce procédé d'une très grande précision a été exposé par M. Bergonié au Congrès de l'A. F. A. S., 1902 (Cf. *Soc. Biol.*, 1902). Il a été employé par divers expérimentateurs et notamment par M. Bordier, qui a décrit une modification de l'appareillage (Congrès de l'A. F. A. S., 1903).

Ce procédé est basé sur la mesure de la différence de potentiel aux bornes de l'emploi lorsque le courant qui traverse le corps a une intensité de 1 milliampère.

Il consiste essentiellement en ceci : on ferme le circuit d'une source, telle qu'une source de courant à 110 volts continu, sur une résistance dont une partie est réglable (rhéostat), et dont l'autre, invariable est de 50 ohms par exemple. Un ampèremètre placé dans ce circuit indique quand le courant a une intensité de 1 ampère ; on l'y amène facilement en modifiant la position du curseur du rhéostat. Quand le courant est de 1 ampère, la différence de potentiel aux extrémités de la partie fixe est de 50 volts (Loi d'Ohm).

La partie invariable de la résistance (50 ohms) est constituée par un fil de ferro-nickel d'une longueur L sur lequel on prend une dérivation : l'un des pôles de la dérivation est pris à une extrémité, l'autre à un curseur dont la distance au premier, l, est indiquée par une échelle millimétrique. Dans le circuit de cette dérivation on place le corps à mesurer et un milliampèremètre très sensible au $1/10$ de milliampère. On agit sur le curseur jusqu'à ce que le courant soit de 1 milliampère. On lit la longueur l. On sait alors que la force électromotrice aux bornes de l'emploi est $\dfrac{50^{\text{v}}}{L} \times l$, et la résistance du corps est donnée par la formule d'Ohm :

$$R = \frac{\dfrac{50}{L} \times l}{0^{\text{A}},001} \quad \text{ou} \quad R = \frac{50.000}{L} \times l.$$

Le nombre $\dfrac{50.000}{L}$ est constant pour chaque appareil. La mesure est immédiate.

Que l'on emploie cette méthode ou une autre, rappelons qu'il y a toujours lieu de tenir compte de la polarisation des tissus et de la résistance des électrodes qu'on apprécie en les mettant au contact ; il faut savoir aussi que la résistance varie durant les premiers instants de l'application, variation qu'on a l'habitude d'attribuer à l'afflux sanguin, mais que M. Leduc rattache uniquement aux phénomènes ioniques sous les électrodes ; enfin les résistances de l'épiderme varient suivant les régions et suivant les sujets, indépendamment de tout état pathologique.

104. Instrumentation accessoire. — Les *renverseurs de courant* sont destinés à intervertir les pôles de l'emploi. Il en existe une série de modèles. Les *interrupteurs* sont destinés à rompre le circuit d'emploi. Ils sont fixés soit à l'appareil générateur, soit au manche des électrodes d'emploi, comme dans le

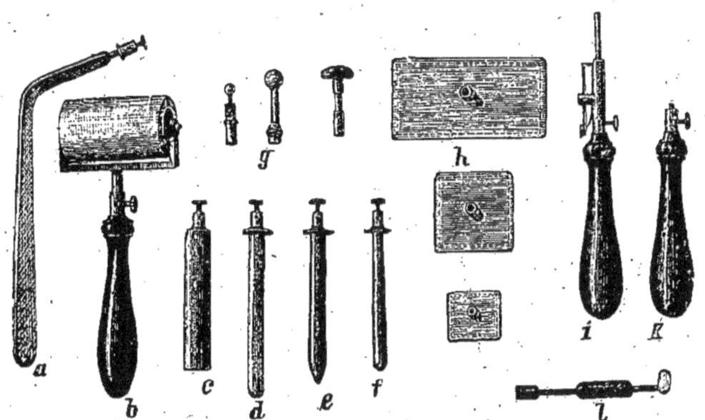
FIG. 49. — Électrodes diverses.

modèle de Bergonié par exemple, dispositif commode pour les expériences d'électrodiagnostic.

Les *métronomes* munis de plongeurs à mercure servent soit d'interrupteurs automatiques, soit de renverseurs rythmiques (Bergonié). M. Bergonié a aussi combiné un interrupteur *rhéostatique* rythmique (Cf. § 117).

On appelle *électrodes*, les appareils, plaques, tampons, etc., servant à l'application du courant sur le corps. On appelle *électrode indifférente* une grande électrode appliquée sur une vaste surface, où par conséquent les actions polaires sont minimes ; et *électrode active* une électrode de plus petites dimensions que l'on applique sur les régions où doivent se produire les actions polaires ou les actions d'état variable. Les électrodes se composent d'une partie conductrice (étain, cuivre nickelé, charbon, etc.) recouverte d'un tissu spongieux et d'une peau de chamois, ou d'une toile.

La figure 49 montre quelques types d'électrodes, mais nous indiquerons pour chaque cas particulier celles qui conviennent le mieux.

CHAPITRE II

COURANT FARADIQUE

I. — GÉNÉRALITÉS SUR LE COURANT FARADIQUE

105. Définition. — On appelle courant faradique (Faraday, 1831) le courant développé par induction dans un conducteur soumis à un champ électromagnétique dont l'intensité passe brusquement du zéro à un maximum et de ce maximum au zéro.

On obtient le courant faradique au moyen de la bobine d'induction, ou bobine de Ruhmkorff (1851).

106. Bobine de Ruhmkorff. — Elle se compose (*fig.* 50) d'une bobine de gros fil isolé enroulé autour d'un noyau de fer ou d'un faisceau de fils de fer NN' (circuit primaire ou inducteur) et d'une bobine de fil fin isolé SS' enroulée concentriquement autour de la première (circuit secondaire ou induit). Le circuit primaire est traversé par le courant d'une source A interrompu et rétabli brusquement d'une façon périodique. — Ces ouvertures et fermetures de circuit sont obtenues automatiquement au moyen des interrupteurs dont le plus simple est celui de la figure schématique n° 50.

Lorsque les deux pièces de l'interrupteur I sont au contact, le courant passe

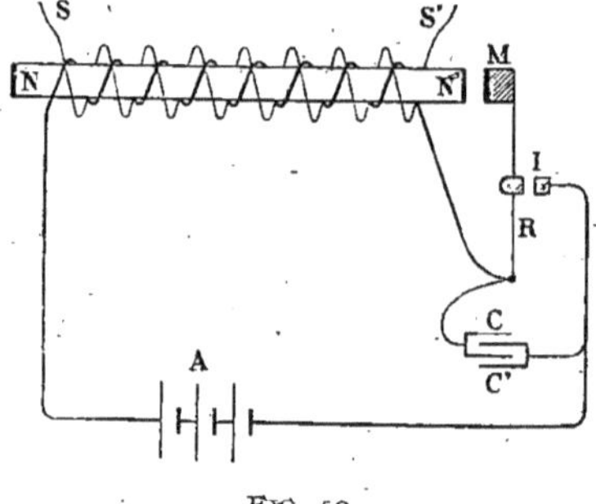

FIG. 50.

dans le primaire, mais alors NN' s'aimante, attire M et le contact est rompu. Alors M, sous l'action d'un ressort, reprend sa position primitive, le contact I se rétablit et le même cycle recommence. CC' est un condensateur, indispensable surtout pour les grosses bobines (§ 146).

II. — *MÉCANISME DE LA PRODUCTION DU COURANT FARADIQUE DANS LES BOBINES*

107. Production du flux magnétique dans l'intérieur d'une bobine.
— Nous avons déjà parlé du champ magnétique et de ses lignes de force pour expliquer la production du courant induit dans les dynamos à courant continu (§§ 65 et 66). Nous avons dit ce qu'on appelle direction et sens du champ ; nous avons montré l'aspect des lignes de force autour d'un pôle isolé, d'un barreau aimanté, d'un aimant en fer à cheval ; nous avons dit que l'intensité des champs magnétiques se mesure par une unité désignée sous le nom de gauss.

Nous avons montré en second lieu que tout se passe comme si le champ magnétique était le lieu de propagation d'un flux magnétique, de même qu'un champ lumineux est le lieu de propagation d'un flux lumineux. Le flux magnétique a son unité, le maxwell, comme le flux lumineux a son unité, le lumen.

Nous avons surtout considéré le champ magnétique et le flux dans l'espace compris entre les pièces polaires d'un aimant ou d'un électro-aimant en fer à cheval, c'est-à-dire le champ d'un entrefer dans lequel nous avons fait tourner des spires métalliques.

Pour expliquer le fonctionnement de la bobine de Ruhmkorff, nous allons envisager le champ et le flux magnétique sous un aspect un peu différent.

α) NOTION DU CIRCUIT MAGNÉTIQUE DANS LES BOBINES. — Tout d'abord il faut bien se représenter que les lignes de flux que nous avons figurées dans l'air se poursuivent dans le noyau de fer des bobines ou des électro-aimants, de manière à former *un circuit magnétique complet*. Un circuit magnétique peut être entièrement métallique comme dans un électro-aimant en fer à cheval fermé par son armature ou dans un transformateur statique à courant alternatif, ou bien entièrement aérien comme dans un solénoïde sans noyau de fer, ou bien mi-aérien et mi-métallique comme dans un électro-aimant sans son armature ou dans une bobine (*fig.* 51).

On dit que le circuit est *fermé* lorsqu'il est composé uniquement de parties métalliques. Il est dit *ouvert* lorsqu'il est interrompu par un espace non métallique.

Quand une bobine d'induction a son primaire recouvert dans toute son étendue par le secondaire, le flux embrassé par les spires du secondaire est le flux dans le noyau de fer. Ce sont les variations de ce flux qui produisent les phénomènes d'induction dans le secondaire. Mais il est bien entendu que quand le flux varie dans le noyau, il varie dans tout le circuit magnétique aérien ou métallique.

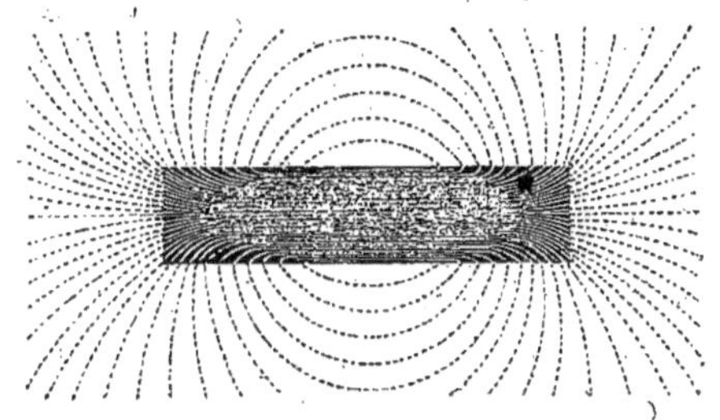

FIG. 51. — Trajet des lignes de force dans le noyau magnétique d'une bobine et dans l'espace environnant.

β) NOTION DE L'INTENSITÉ DU FLUX D'INDUCTION ET DE SES RAPPORTS

AVEC LE COURANT QUI L'ENGENDRE. — Une seconde notion qu'il faut bien assimiler est relative à l'intensité de ce flux magnétique qui, nous l'avons vu, se mesure en maxwells.

Il y a une certaine analogie entre un circuit magnétique et un circuit électrique : le flux qui circule dans un circuit électrique (courant mesuré en ampères) dépend de la force électromotrice (en volts) et de la résistance du circuit (en ohms).

$$\text{I ampère} = \frac{\text{E volts}}{\text{R ohms}}.$$

Le flux qui circule dans un circuit magnétique (flux mesuré en maxwells) dépend de ce qu'on appelle la *force magnétomotrice* (liée elle-même à l'intensité du courant primaire et au nombre de tours du primaire) et de la résistance magnétique du circuit ou *réluctance*. La force magnétomotrice a pour unité le Gilbert ; la réluctance, l'Œrstedt.

$$\Phi \text{ maxwells} = \frac{\mathfrak{F} \text{ gilberts}}{\mathfrak{R} \text{ œrstedts}}.$$

Nous signalons seulement ces deux dernières unités et cette formule pour préciser le sens de l'expression *circuit magnétique ;* nous ne nous y arrêterons pas davantage, car elles n'ont pas d'intérêt pratique pour le médecin électricien.

Dans une bobine, la force magnétomotrice est proportionnelle au nombre de tours du primaire n et à l'intensité I du courant.

Si l'on exprime I en ampères, la force magnétomotrice sera, en gilberts, obtenue par la relation :

$$\mathfrak{F} = 0{,}4\pi\, n\text{I}.$$

Le produit nI est le nombre d'*ampères-tours* du système [1].

γ) NOTION DU COEFFICIENT DE SELF EXPRESSION DE LA RELATION ENTRE LE FLUX D'INDUCTION ET LE COURANT GÉNÉRATEUR. — Une troisième notion sur laquelle nous devons appeler toute l'attention du médecin électricien parce que nous la retrouverons à chaque instant dans l'étude des courants alternatifs, est celle du *coefficient de self-induction*.

Le flux magnétique dans l'intérieur d'une bobine est, nous venons de le voir, proportionnel aux ampères-tours de cette bobine. Il sera toujours le même pour le même nombre d'ampères-tours si les autres conditions ne changent pas, c'est-à-dire si la réluctance du circuit magnétique reste la même. Mais si on diminue la réluctance en introduisant par exemple dans la

---

[1] On voit que la force magnétomotrice développée par un ampère-tour est égale à $0{,}4\pi$ autrement dit : $\mathfrak{F}$ (en gilberts) $= 0{,}4\pi$ pour 1 *ampère-tour* :

$$\text{d'où 1 gilbert} = \frac{1 \text{ } ampère\text{-}tour}{0{,}4\pi} \text{ et 1 ampère-tour} = 0{,}4\pi \text{ gilberts.}$$

Il faut donc savoir qu'en pratique on apprécie la force magnétomotrice non pas par son unité propre, mais par une unité d'une des causes génératrices de cette force : l'ampère-tour. On saura que toutes les fois qu'on parlera d'une force magnétomotrice de 10,20 ampères-tours, cela veut dire que c'est la force magnétomotrice développée par 10,20 ampères circulant dans une spire ou par 1 ampère circulant dans 10, 20 spires, ou en général par un produit nI = 10.20 ; et que cette force, mesurée en gilberts, est de $10 \times (0{,}4\pi$ gilberts), $20 \times (0{,}4\pi$ gilberts).

bobine un noyau de fer de plus grande perméabilité magnétique, le flux augmentera.

On voit donc qu'il y a proportionnalité entre le flux magnétique d'une bobine et l'intensité du courant primaire si on laisse constant le nombre de tours de spires et la réluctance. Le rapport constant qui existe pour une bobine donnée entre le flux et l'intensité est le *coefficient de self de la bobine.*

Autrement dit, le flux Φ produit dans l'intérieur d'une bobine est proportionnel à l'intensité I du courant qui traverse son primaire et au coefficient de self-induction de cette bobine (qui dépend du nombre de spires et de la réluctance du circuit magnétique).

On désigne ce coefficient de self par la lettre L :

$$\Phi = LI.$$

Si l'on mesure Φ et I en unités C. G. S., le coefficient de self, exprimé aussi en unités C. G. S., est numériquement égal à la valeur que prend le flux quand l'intensité I est égale à l'unité, car on a alors :

$$L = \frac{\Phi}{I}.$$

Pratiquement, on mesure L à l'aide d'une unité beaucoup plus grande : le *henry*. Le henry vaut 10^9 unités C. G. S. et :

$$L \text{ henrys} = \frac{\Phi \text{ mawells}}{I \text{ ampères}} \times 10^{-8}.$$

108. Variations du flux magnétique des bobines et phénomènes liés à ces variations. Magnétisme rémanent. Hystérésis. Courants de Foucault. — Nous savons à présent apprécier le flux magnétique qui parcourt l'intérieur d'une bobine. Nous savons mesurer sa grandeur en fonction de l'intensité du courant primaire et du coefficient de self de la bobine. Si maintenant nous abordons l'étude de ce qui va se passer dans le circuit secondaire, nous devons envisager non plus ce flux lui-même, mais ses variations, car nous avons vu que ce sont les variations de flux magnétique embrassé par une spire qui produisent du courant dans cette spire.

Ce qui nous intéresse le plus, c'est donc la génération brusque du flux par fermeture du rupteur de bobine et sa suppression brusque par ouverture de ce même rupteur.

Avant d'aborder l'étude de la production du courant secondaire, signalons pour mémoire quelques phénomènes propres aux circuits magnétiques et utiles à connaître quand on veut comprendre le fonctionnement des bobines.

On appelle *magnétisme rémanent* l'aimantation éphémère qui persiste dans une substance magnétique soumise quelque temps à un champ après la suppression de ce champ ; il disparaît notamment sous l'action d'un choc mécanique. Quand on coupe le courant créant la force magnétomotrice dans un noyau de bobine, le phénomène se produit à la coupure.

On appelle *hystérésis* un phénomène consistant en ceci : lorsqu'une substance magnétique est placée dans un champ magnétique et qu'elle est de ce fait arrivée à un état d'aimantation, si l'intensité du champ diminue et arrive à o, l'aimantation ne diminue pas aussi vite : il y a retard apporté à la désaimantation. C'est le phénomène de l'hystérésis. Sa cause est dans la force coercitive ou propriété des corps magnétiques de conserver l'aimantation acquise sous l'action d'un champ.

On appelle *courants de Foucault* des courants induits qui se développent dans le noyau de fer des bobines chaque fois que varie le flux magnétique absolument comme dans les spires de l'inducteur et de l'induit. La seule différence est que ces courants, nés dans une masse métallique continue, se ferment sur eux-mêmes. Ils n'en produisent pas moins l'échauffement du noyau et dégradent en pure perte une partie de l'énergie électrique fournie à la bobine. On les évite en employant, au lieu d'un noyau plein, un faisceau de fils de fer ou de minces plaques de tôle isolées par du papier.

109. Courants induits dans les bobines par les variations du flux magnétique. Leur durée. — Les courants induits ont une durée égale à celle de la variation du flux qui les engendre. La durée de la variation du flux dans les bobines est des plus complexes, aussi bien à la fermeture qu'à l'ouverture du circuit.

Au moment où le circuit primaire est fermé, le noyau magnétique devient le siège d'un flux dont l'établissement brusque détermine un courant d'induction dans le circuit primaire (self-induction) et dans le circuit secondaire (induction mutuelle). Ces courants, on le sait (loi de Lenz), tendent à créer eux-mêmes dans le noyau magnétique un flux de sens contraire au flux générateur. Il faudrait donc déterminer exactement les caractéristiques du flux contraire pour savoir le retard apporté de ce fait à l'accroissement du flux générateur.

Au moment de la rupture du circuit, la suppression du flux magnétique détermine dans les deux circuits un courant de même sens que le courant primaire générateur ; ce courant donne lieu dans le primaire au niveau de l'interrupteur à une étincelle, appelée étincelle de rupture, étincelle d'extra-courant ou simplement étincelle d'extra. Cette étincelle, au moment où elle éclate, joue le rôle d'un pont conducteur entre les deux extrémités du circuit rompu et prolonge la durée de la rupture ; sa résistance étant inconnue, il est impossible de savoir les lois des variations du flux à ce moment.

110. Données relatives au calcul des courants induits. — Plusieurs données sont utiles à connaître si l'on veut comprendre le sens des formules relatives à l'induction :

1º Données relatives à l'induction produite dans un conducteur placé dans un champ magnétique lorsque le flux intercepté par ce conducteur varie. Nous connaissons déjà ces données. Je les rappelle ici :

La quantité d'électricité induite dans un circuit est égale à la variation du flux intercepté divisée par la résistance R :

$$Q = \frac{\Phi - \Phi'}{R}$$

(exprimées en unités C. G. S. pour éviter les coefficients numériques).

Φ et Φ' étant les valeurs du flux avant et après le changement fait dans le même sens.

La force électromotrice et l'intensité sont fonctions de la vitesse de variation du flux $E = \dfrac{1}{10^8}\dfrac{d\Phi}{dt}$ et $I = \dfrac{1}{10^8}\dfrac{d\Phi}{Rdt}$,

2° Données relatives à l'induction produite dans un circuit par un courant circulant dans un circuit voisin (c'est ce qu'on appelle proprement l'*induction mutuelle*).

Soit I l'intensité du courant primaire, Φ, le flux de force intercepté par le circuit secondaire, le rapport $\dfrac{d\Phi}{dI}$ est constant pour un même système. Autrement dit : à une variation dI du courant primaire correspond toujours la même variation $d\Phi$ du flux intercepté. Ce rapport $\dfrac{d\Phi}{dI}$ constant pour un même système est le *coefficient d'induction mutuelle* (¹) de ce système L_m :

$$L_m = \frac{d\Phi}{dI}.$$

La quantité d'électricité engendrée dans le circuit passif est donnée par la formule :

$$\frac{\Phi - \Phi'}{R},$$

de sorte que lorsque le flux passe de O au maximum ou du maximum à O la quantité Q d'électricité induite est égale à :

$$Q = \frac{L_m I}{R}.$$

On voit toute l'importance qu'il y a à connaître le coefficient d'induction mutuelle d'un système.

Voici quelques exemples :

Dans deux fils parallèles de longueur l séparés par une distance d, le coefficient d'induction mutuelle est donné par la formule :

$$L_m = 2l \left(\log_e \frac{2l}{d} - 1 \right).$$

Dans deux cercles parallèles de rayons égaux r séparés par une distance d :

$$L_m = 4\pi r \left(\log_e \frac{4\pi}{d} r - 2{,}45 \right).$$

______

(¹) Cette définition est la même que celle que nous avons donnée plus haut du coefficient de self Ls. On peut aussi bien considérer les variations de flux $\dfrac{d\Phi}{dI}$ pour cette définition que le rapport $\dfrac{\Phi}{I}$.

Dans deux bobines concentriques : l'extérieure renfermant N tours pour une longueur l et l'intérieure N' tours avec une surface S' :

$$L_m = \frac{4\pi NN'S'}{l};$$

3° Enfin on devra se rappeler les données relatives à la self-induction et au coefficient de self indiquées plus haut.

Voici aussi quelques exemples donnant les coefficients de self dans des cas particuliers très simples.

La valeur L_s est pour un conducteur linéaire de longueur l et de rayon r :

$$L_s = 2l\left(\log_e \frac{2l}{r} - 0{,}75\right).$$

Pour un solénoïde à une seule couche de N spires de longueur l, et de section S :

$$L_s = \frac{4\pi N^2 S}{l}.$$

111. Constante de temps des bobines $\frac{L_s}{R}$. — La définition de la constante de temps est utile à connaître pour le médecin électricien. Elle répond au quotient du coefficient de self du primaire par sa résistance $\frac{L_s}{R}$. Voici sa signification :

On sait qu'au moment de la fermeture du courant primaire, la self du circuit primaire et le courant d'induction du secondaire tendent à s'opposer à l'augmentation du flux magnétique et à retarder l'établissement du primaire. En ne tenant compte que du retard apporté par la self du primaire, on peut approximativement déterminer la durée de variation du flux de fermeture par la formule de Helmholtz qui donne l'intensité I_t du courant primaire, au bout d'un temps t à partir du moment de la fermeture du circuit [1]. Voici la formule d'Helmholtz :

$$I_t = \frac{E}{R}\left(1 - e^{-\frac{R}{L_s}t}\right)$$

dans laquelle $\frac{E}{R}$ (quotient de la force électromotrice en volts par la résistance en ohms) est l'intensité maxima du courant primaire arrivé à son régime permanent, e est égal à 2,7183 (base des log. népériens) ; L_s est le coefficient de self du primaire exprimé en henrys ; et t le temps séparant le moment considéré du moment de la fermeture du circuit (en secondes). Cette formule montre que plus le coefficient de self est grand, plus le terme $\left(1 - e^{-\frac{R}{L_s}t}\right)$ est petit, et par conséquent plus il faut de temps au courant primaire pour prendre son

---

[1] V. pour cette question, Armagnat, *Arch. d'électr. méd.*, 1901, page 278 et Bergonié, *Tr. de Radiol. méd.* du prof. Bouchard, page 173, ssq.

intensité maxima $\dfrac{E}{R}$. Tandis qu'au contraire, à coefficient de self égal, plus la résistance R est grande, plus la durée d'établissement du courant maximum est courte.

Ce qu'il faut retenir de ceci, c'est que chaque circuit est caractérisé par ce fait qu'il faut toujours le même temps au courant primaire pour passer de la valeur O à une valeur qui soit une fraction déterminée de la valeur maxima. On pourrait donc qualifier les bobines par le temps nécessaire à faire passer le courant primaire de la valeur O à la valeur $\dfrac{I}{x}$ de l'intensité maxima. On choisira cette valeur $\dfrac{I}{x}$ arbitrairement. Celle qu'on choisit toujours [1] est 0,63 : c'est celle pour laquelle l'exposant $\dfrac{R}{L_s}t$ est égal à l'unité.

La question se réduit alors à celle-ci : Quel est pour une bobine donnée le temps nécessaire à faire passer le courant primaire de la valeur O à la valeur :

$$\frac{E}{R}\left(I - e^{-\frac{R}{L_s}t}\right) = \frac{E}{R} \times 0{,}63.$$

Ce temps est égal à $\dfrac{L_s}{R}$ (puisque $\dfrac{R}{L_s}t = I$). Il est constant, je le répète, pour chaque bobine fonctionnant dans des conditions déterminées, d'où le nom de constante de temps donné à l'expression $\dfrac{L_s}{R}$.

112. Forme des courants induits. — Les courants induits présentent deux phases, l'une où le sens du courant est contraire au sens du courant inducteur ; c'est le courant de fermeture (loi de Lenz), l'autre où le sens est le même : c'est le courant d'ouverture (loi de Lenz).

Tout d'abord il faut remarquer que les forces électromotrices du primaire et du secondaire sont entre elles à peu près comme le nombre de tours de fils de leur circuit respectif, dans les transformateurs, et par analogie dans les bobines. Si l'induit a 500 tours et l'inducteur 50 tours, la force électromotrice du courant induit est à peu près 10 fois plus grande que celle de l'inducteur.

La figure 52 représente la valeur de ces forces électromotrices dans les transformateurs. Le trait pointillé ε est la force électromotrice du secondaire ; le gros trait plein, celle de la source ; le trait fin σ est la force électromotrice de self du primaire. La figure 53 est la représentation qu'on donne ordinairement d'une façon plus grossière du courant faradique. La période constante du courant primaire, période qui augmente d'autant plus que le trembleur

---

[1] Rappelons pour les lecteurs non habitués à la notation exponentielle que $e^{-\frac{R}{L_s}t}$ équivaut à $\dfrac{I}{\sqrt[L_s]{e^{Rt}}}$. Quand $\dfrac{R}{L_s}t$ est égal à I, $e^{-\frac{R}{L_s}t}$ est égal à $\dfrac{I}{e}$ ou 0,36788 et le facteur entre parenthèses vaut $I - 0{,}37888 =$ environ 0,63.

est plus lent et le contact du rupteur plus prolongé, y est approximativement figurée par une droite FR parallèle à l'axe des temps. Nous savons que pendant cette période le courant induit est nul.

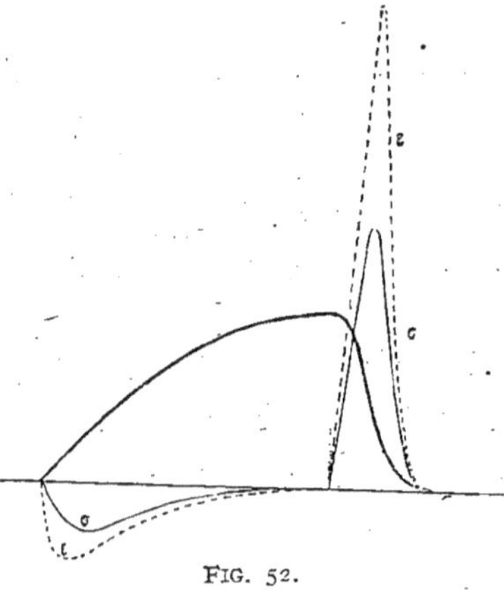

FIG. 52.

Les grosses bobines sont munies de condensateurs pour éviter l'étincelle d'extra. Alors le courant primaire au moment de la rupture présente une série

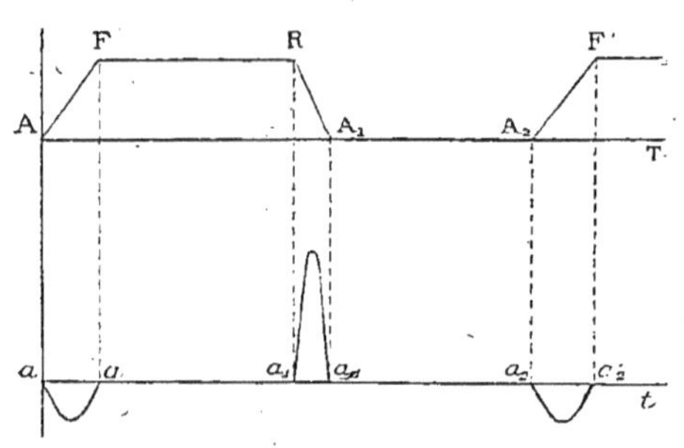

FIG. 53.

d'oscillations synchrones et amorties, de période $= 2\pi\sqrt{LC}$ (L, coeff. de self, C capacité du condensateur) et le secondaire présente ces mêmes oscillations.

III. — *PARTIE TECHNIQUE DU MÉDECIN ÉLECTRICIEN*

113. Bobines employées pratiquement pour la production du courant faradique et de l'extra-courant. — Les bobines employées pour la production du courant faradique médical répondent au schéma qui nous a servi de type de démonstration (§ 106).

Elles sont excitées soit par une pile, soit par un accumulateur, soit par le courant de ville.

Leur noyau magnétique est composé d'un faisceau de fils de fer plutôt que d'une pièce de fer unique pour éviter les courants de Foucault.

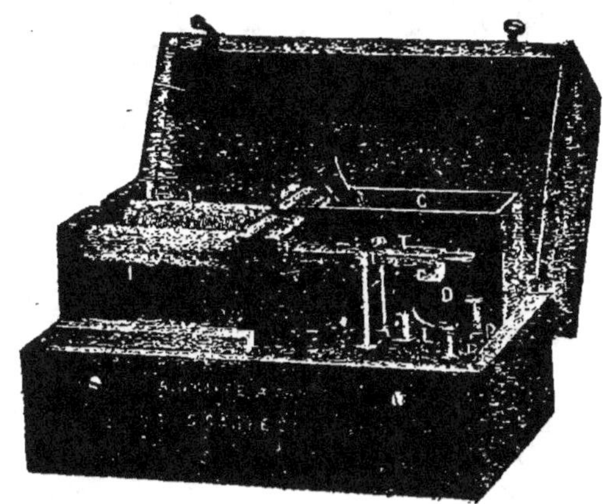

FIG. 54. — Bobine transportable (Gaiffe).

Les trembleurs sont de différents systèmes, mais toujours très simples. On règle leur vitesse par une manœuvre facile.

Le réglage du courant induit se fait de deux façons différentes : soit par le

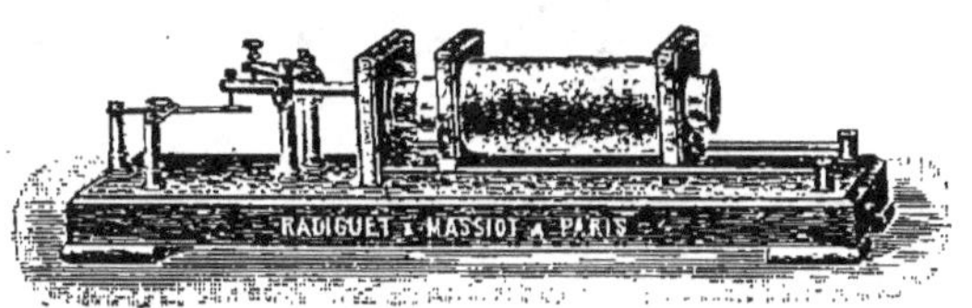

FIG. 55. — Chariot à poste fixe.

système à chariot, soit par l'écran métallique ou cylindre glissé entre les deux enroulements.

Les figures 54 et 55 montrent une bobine portative et une bobine à poste fixe (chariot de du Bois-Reymond). Tous les constructeurs ont des modèles de tableaux où les appareils faradiques, galvaniques, etc., sont réunis. De simples commutateurs permettent d'employer les uns ou les autres. La figure 56 montre un de ces dispositifs en forme de pupitre de musicien ([1]).

([1]) J'ai fait établir ce modèle par MM. Radiguet et Massiot, afin de répondre à plusieurs desiderata : 1° pouvoir transporter facilement l'appareil ; 2° n'avoir que deux bornes d'emploi pour l'électrodiagnostic et l'électrothérapie afin de n'avoir jamais aucun fil à détacher quels que soient les changements de courants à faire ; 3° avoir sous la main un combinateur simple donnant par une manœuvre unique le courant désiré, sans erreur possible comme cela arrive avec les clefs multiples.

Nous n'avons qu'à insister sur le mode d'excitation (§ 114) et sur le mode de réglage (§ 115).

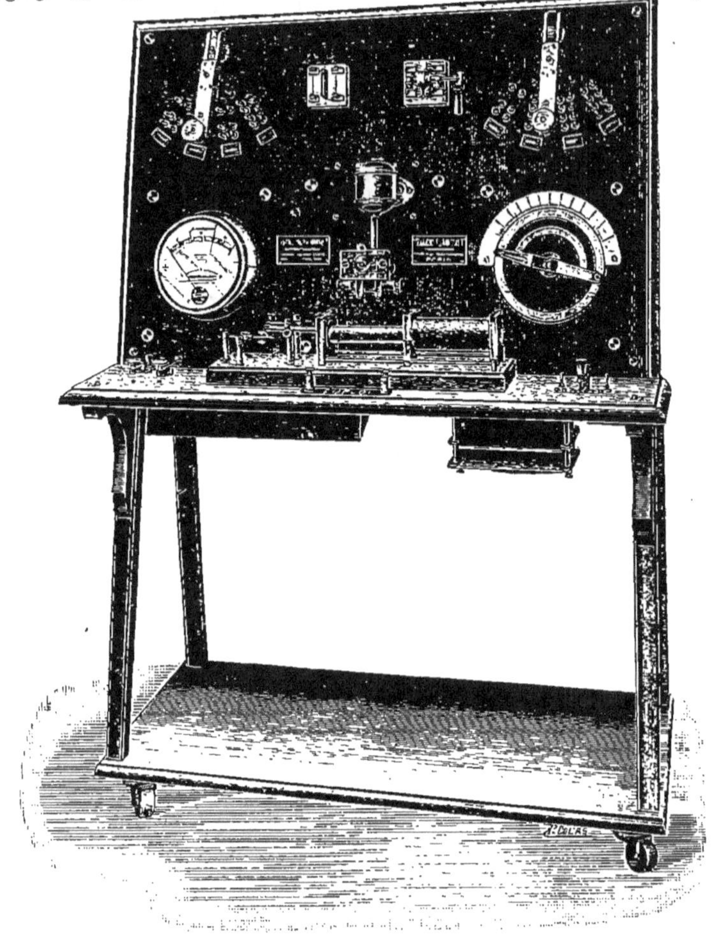

FIG. 56. — Tableau électrothérapique réunissant les différentes formes de courants utilisés en électrothérapie.

114. Mode d'excitation. — 1º *Pile spéciale :* Les appareils faradiques portatifs sont généralement munis d'une petite pile au bichromate :
Voici une formule de liquide :

Bichromate de potasse......................	100 grammes
Acide sulfurique	200 —
Eau...................................	800 —

2º *Utilisation de la batterie de piles destinée à la production du courant gal-*

vanique. — Ce mode d'excitation n'est pas à conseiller : tout d'abord il ne faut pas songer à utiliser quelques éléments de piles, en prenant une dérivation directement à leurs bornes, le débit est trop faible, et on doit éviter d'user inégalement les éléments d'une batterie à poste fixe ; — en second lieu, si l'on voulait utiliser toute la batterie et prendre une dérivation sur le réducteur servant à l'emploi du courant continu, on consommerait du courant en pure perte dans le réducteur. Il faut donc rejeter ces deux modes d'excitation puisqu'il est si simple d'avoir une petite pile spéciale.

3° *Marche sur un accumulateur.* — Procédé très recommandable, mais on a l'ennui de la charge, et les accumulateurs sont lourds quoique ici de faible capacité.

4° *Utilisation de la batterie d'accumulateurs destinée à la production du courant galvanique.* — Procédé également recommandable, mais il est aussi avantageux d'avoir deux batteries d'accumulateurs, l'une composée d'un seul élément pour le courant faradique, l'autre destinée au courant continu.

Un système de commutateurs permet de les charger toutes les deux à la fois.

5° *Utilisation du secteur à courant continu.* — Rien n'est plus simple que d'actionner l'appareil faradique par les courants de ville. On ferme le circuit de ville sur une lampe de 100 bougies à filament de charbon. On met en série avec cette lampe un rhéostat de 2 à 5 ohms. On monte la bobine en dérivation sur ce rhéostat. On retombe ainsi dans le mode de montage en « réducteur de potentiel » et l'étincelle d'extra est presque nulle.

115. Mode de réglage du courant faradique. — Le réglage consiste à modifier le champ électromagnétique embrassé par les spires du secondaire. On y arrive de deux façons :

1° Par le système à chariot, type du Bois-Reymond ; la bobine secondaire glisse parallèlement à son axe, de telle sorte qu'on puisse l'amener en plein champ (lorsqu'elle recouvre l'inducteur) ou l'écarter en dehors de ce champ ;

2° Par un cylindre métallique placé entre l'inducteur et l'induit. Dans ce cylindre se produisent des courants d'induction fermés sur eux-mêmes (courants de Foucault), l'énergie employée se traduit sous forme de chaleur ; suivant qu'on couvre plus ou moins l'inducteur, le champ est plus ou moins restreint. Le minimum de courant est donc obtenu lorsque le cylindre est poussé à fond sur l'inducteur.

Nous ne parlerons pas ici des appareils proposés pour la mesure des courants faradiques. Pratiquement on n'en utilise aucun et l'on se borne à comparer les réponses des organes sains et des organes malades pour des engainements égaux de l'induit sur l'inducteur (¹).

116. Mesure de la résistance du corps humain par le procédé des courants faradiques. — Quoique les procédés décrits ci-dessus (§ 99 ssq.) suffisent au médecin électricien pour apprécier la résistance du corps, il est utile de connaître une autre méthode basée sur l'emploi des courants faradiques, parce que, cliniquement, il y a des divergences dans les résultats

---

(¹) Pour la mesure de ces courants, cf. BROCA, *Arch. d'électr. méd.*, décembre 1905, et WERTHEIM SALOMONSON, *ibid.*, janvier 1906.

.acquis. Le mode opératoire le plus pratique est celui de M. Bergonié (A. F. A. S., 1896).

Voici en quoi il consiste :

Le courant faradique traverse d'une part la résistance à mesurer, d'autre part un rhéostat étalonné ; chacun de ces circuits aboutit à un téléphone différentiel. Lorsque les résistances sont égales dans chacun des deux circuits, le téléphone est muet.

Rien n'est plus simple dès lors que d'agir sur le rhéostat jusqu'à ce qu'on obtienne le silence de l'appareil.

M. Bergonié se sert de son rhéostat à liquide gradué spécialement en ohms.

Si l'on possède le dispositif de Weiss en pont de Wheatstone pour mesurer la résistance du corps au courant continu (§ 101), il est simple de l'employer ici tel qu'il a été décrit en remplaçant le galvanomètre G par un téléphone. Du reste ce même téléphone peut servir de révélateur pour le courant continu lui-même à condition d'avoir une clef interruptrice sur la branche moyenne du pont, c'est-à-dire sur le téléphone lui-même. Un seul dispositif convient ainsi aux deux mesures. Il faut savoir qu'on n'obtient jamais le silence absolu du téléphone ; on doit se borner à rechercher un minimum du son d'ailleurs assez difficile à apprécier.

Le tableau pupitre (*fig.* 56) renferme à la fois le dispositif ohmmètre à courant continu et à courant faradique par pont de Wheatstone.

117. Dispositifs divers pour la faradisation rythmée. — On verra que la faradisation a surtout pour effet de produire une gymnastique musculaire se rapprochant de l'exercice physiologique normal du muscle (Bergonié). Cependant la contraction du muscle est plus brusque que la contraction volontaire si l'on emploie le courant faradique d'emblée avec l'intensité nécessaire ; d'autre part, si l'application est prolongée sans interruption, elle fatigue le muscle. De là certains dispositifs qui ont pour but de produire des excitations faradiques d'intensité croissante jusqu'à un maximum donné, puis des excitations d'intensité constante, puis enfin des excitations d'intensité décroissante jusqu'à 0, et cela d'une façon périodique suivant un rythme donné. Citons : le dispositif Bergonié dans lequel le courant faradique recueilli aux bornes du secondaire est envoyé dans un rhéostat rotatif qui introduit dans le circuit une résistance variant de l'infini jusqu'à un minimum donné ; le dispositif Gaiffe dans lequel la bobine secondaire oscille d'une façon rythmique ; et le réducteur à chariot mobile de Radiguet et Massiot qui permet de rythmer tous les courants.

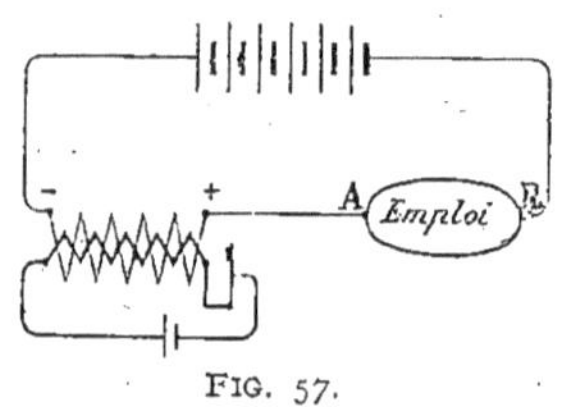

FIG. 57.

118. Galvano-faradisation ou courant de Watteville. — On a intérêt souvent à combiner le courant galvanique avec le courant faradique. Cette opération consiste à introduire une bobine secondaire dans le circuit du courant galvanique, c'est-à-dire à la mettre en série avec l'emploi dans un circuit galvanique. Mettre en série, signifie monter la bobine secondaire de telle sorte que l'onde induite d'ouverture, la seule importante, ait la même direction que le courant galvanique. Il faut pour cela (*fig.* 57) que le pôle positif de la source continue soit relié au pôle induit négatif, et le pôle induit positif au pôle négatif de la source continue, l'emploi étant pris bien entendu en un point quelconque du circuit tel que en AB.

Pour éviter la manipulation des fils et les erreurs de montage, on se sert en général de combinateurs tels que celui de Watteville dont la figure 58 donne le schéma.

Il permet de prendre soit le faradique seul, soit le continu seul, soit le courant galvano-faradique.

Le montage en opposition (onde induite d'ouverture opposée au sens du courant continu) a été aussi employé.

119. Production d'ondes analogues à celles de la bobine d'induction par une dynamo (Procédé de Bergonié). — La bobine d'induction a un grave défaut en médecine, c'est la délicatesse de l'organe de rupture du primaire. Quel que soit le rupteur employé, il est difficile d'assurer une coupure toujours la même du courant

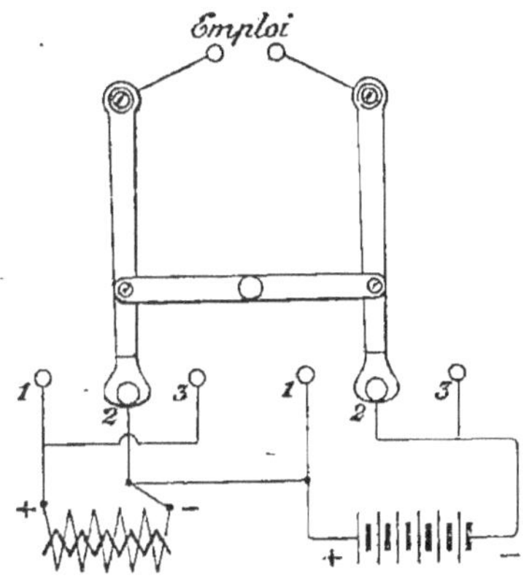

FIG. 58.— Position 1 = faradique seul.— Position 2 = galvanique seul.— Position 3 = galvano-faradique.

inducteur, d'où l'inconstance de la forme et des caractéristiques de l'onde de rupture dans le circuit secondaire, d'où enfin l'inconstance des effets moteurs et sensitifs sur le sujet.

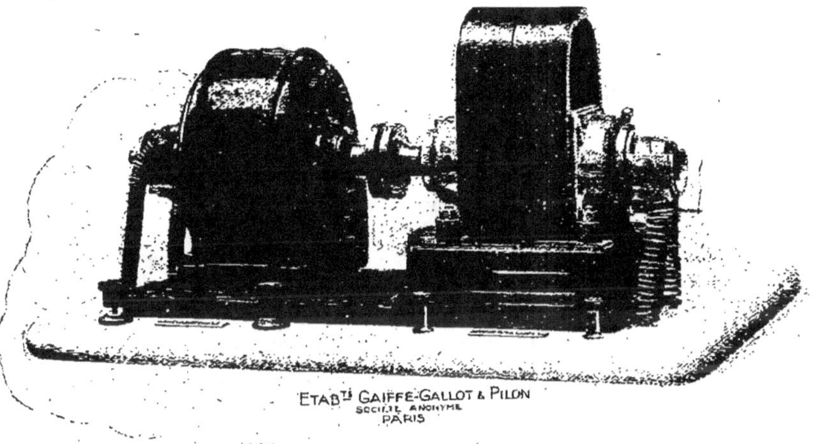

FIG. 59. — Machine dynamo à ondes aiguës de Bergonié-Gaiffe.

Pour obvier à cet inconvénient, M. Bergonié, en 1914, a demandé à la maison Gaiffe de construire une dynamo faradique dont le professeur d'Arsonval avait déjà eu l'idée en 1878. Ce qui caractérise cette dynamo, c'est le grand épanouissement des pièces polaires et la faible section de l'armature de l'induit réduite à une simple palette de fer (*fig.* 59).

Pendant la plus grande partie de chaque demi-révolution, pendant les 23/24 environ de cette demi-révolution, le flux traversant l'enroulement secondaire reste à peu près constant, puis change de sens brusquement, d'où production d'une onde induite très énergique et très courte, puisque sa durée est précisément celle qui correspond au 1/24 de la demi-révolution. Durant

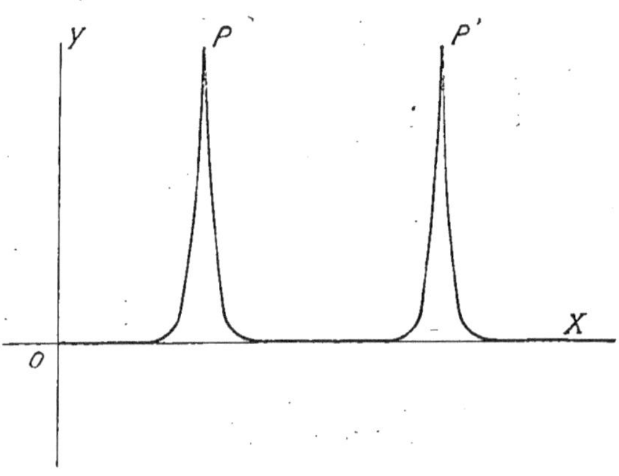

FIG. 60. — Courbe des ondes redressées.

la demi-révolution suivante, le même phénomène se produit avec onde induite semblable à la première, mais de signe contraire.

La machine fait 40 tours par seconde, il y a donc 40 ondes positives et 40 négatives recueillies entre les bagues fixées sur l'axe de la palette.

Un dispositif de double coquille permet de redresser ces ondes pour les avoir toutes deux dans le même sens.

La figure 60 donne la courbe des ondes redressées.

Il est à peine utile d'insister sur les avantages de cette machine qui donne un débit supérieur aux bobines avec une constance parfaite et qui permet les mesures directes du courant employé par un tachymètre placé sur l'axe et un milliampèremètre en circuit. La vitesse peut varier de 600 à 3.600 tours par minute. Pour une vitesse de 3.000 tours, la durée d'une onde est de 1/1160e de seconde.

La différence de potentiel *moyenne* est de 6 volts environ.

CHAPITRE III

COURANT SINUSOIDAL. — COURANT ONDULATOIRE

120. Définition. — Une spire métallique telle qu'une spire Siemens (§ 69) tournant d'un mouvement uniforme dans un champ magnétique débite aux frotteurs du courant sinusoïdal, c'est-à-dire du courant dont la force électromotrice varie comme le sinus de l'angle formé par le plan de la spire avec la ligne de commutation.

On réserve le nom de courant ondulatoire à un courant affectant cette même forme sinusoïdale mais sans changer de signe.

On comprendra facilement la forme de ces courants en se représentant par

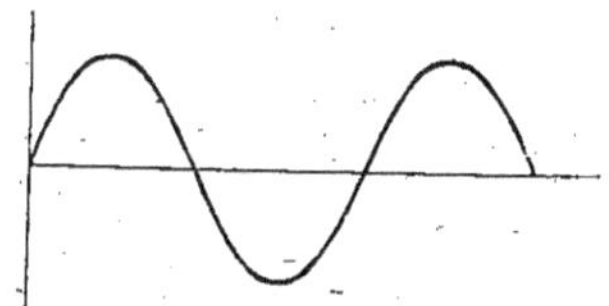

FIG. 6r. — Courant sinusoïdal.

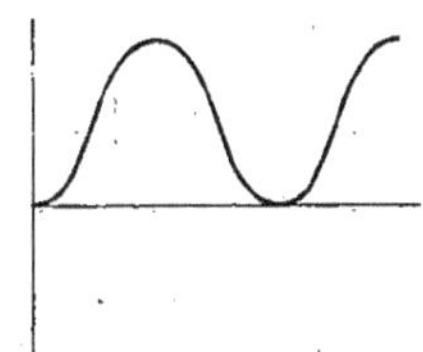

FIG. 62. — Courant ondulatoire.

la pensée le dispositif suivant qui serait capable de débiter du courant de forme sinusoïdale mais de fréquence très peu élevée.

Soit l'éprouvette E remplie d'eau, ayant en haut et en bas une électrode P et N en relation avec les deux pôles d'une source de courant continu (*fig.* 63).

Soit en second lieu les deux électrodes a et b, reliées aux bornes de l'emploi : a est fixe, b est mobile au bout d'une tige isolée T animée d'un mouvement de va-et-vient par la bielle B mue par la roue R, supposée très éloignée.

Supposons que a soit au milieu de la distance PN et au milieu de la course de b. Il est clair que si l'on admet la chute de potentiel uniforme entre P et N, la différence de potentiel entre a et b est à peu près proportionnelle au sinus de l'angle ω, et de même signe que lui, car les pôles s'inversent au moment où b et a sont sur la même surface horizontale et alors sin $\omega = 0$ pour changer de signe dans l'autre quadrant. Déplaçons la glissière G de manière à faire descendre *a* jusqu'à la limite inférieure de la course de *b*, la forme du courant reste la même ; ses ordonnées sont approximativement : sin ω + K (K étant une constante dépendant de la position de *a*).

Dans le 1er cas on a le courant sinusoïdal alternatif ;

Dans le 2e le courant ondulatoire de signe constant.

Ces courants ont été introduits en médecine par le professeur d'Arsonval.

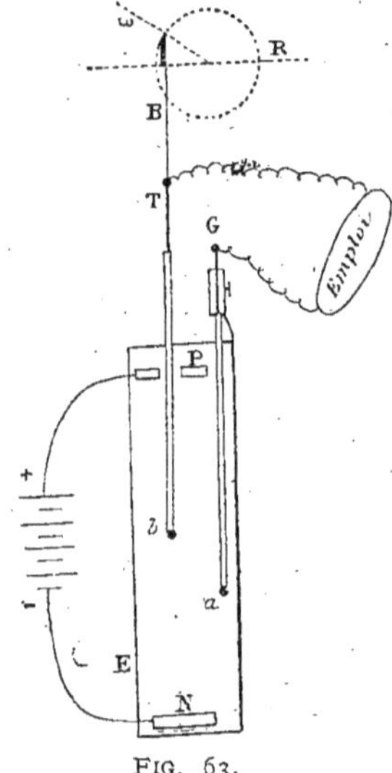

FIG. 63.

121. Explications relatives à la courbe sinusoïdale de ces courants. — On sait qu'en géométrie le moyen le plus simple de se représenter une fonction sinusoïdale consiste à figurer une circonférence ABCD de rayon OA égal à l'unité (*fig.* 64). Le mobile M parcourt cette circonférence dans le sens ABCD d'un mouvement uniforme, ou si l'on veut le rayon OM tourne autour de l'axe O d'un mouvement uniforme. Construisons la courbe du mouvement de M en portant les temps en abscisses sur l'axe horizontal *aa'* et les hauteurs MP ordonnées. On obtient la courbe *abcda'*, qui est précisément une sinusoïde parce que MP est le sinus de l'angle AOM appelé angle de phase.

Si le rayon OA n'est pas égal à 1 la courbe *abcda'* figurative du chemin parcouru par M, n'en est pas moins une sinusoïde puisqu'alors MP = sin AOM × OA.

bb' ou OA est l'amplitude de la sinusoïde.

On démontre, en appliquant les lois de l'induction, qu'une spire tournant d'un mouvement uniforme dans un champ uniforme est le siège d'un courant dont l'intensité varie suivant une courbe sinusoïdale. Alors *bb'* représente I max. Et à un moment quelconque *t* de la phase, l'intensité *mp* est égale à sin AOM × OA, c'est-à-dire en appelant α l'angle de phase à I max × sin α.

On a l'habitude de désigner les angles de la façon suivante : On considère une circonférence telle que celle de la figure 64 de rayon égal à l'unité de longueur. La circonférence a alors une longueur égale à 1 × 2π c'est-à-dire à 2π.

Si le mobile M met un temps T exprimé en unités de temps à parcourir cette circonférence, le chemin parcouru par chaque unité de temps sera $\dfrac{2\pi}{T}$ et si l'on veut savoir la position du mobile sur la circonférence à un moment quelconque *t* (c'est-à-dire *t* unités de temps après le point d'origine A du mouvement) cette position se trouvera à

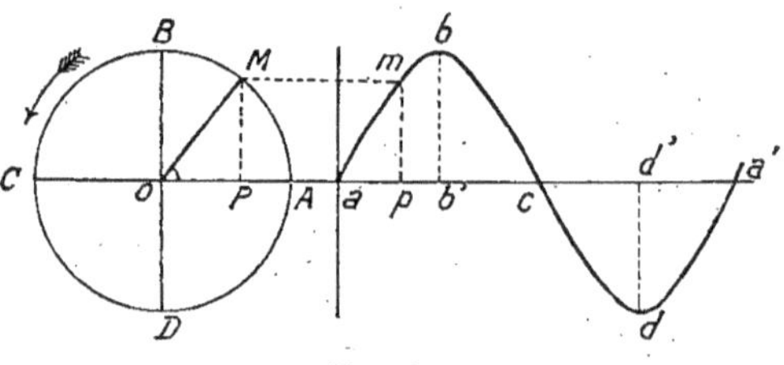

FIG. 64.

une distance $2\pi\,\dfrac{t}{T}$ de l'origine A, distance mesurée sur la circonférence.

Dès lors rien ne nous empêche de désigner les angles de phases (angles α) par les longueurs d'arcs, ou longueurs mesurées sur la circonférence à partir de A, c'est-à-dire par $2\pi\,\dfrac{t}{T}$.

On aura donc pour expression de l'intensité I_t ou intensité au moment t de la phase :

$$I_t = I_{max} \times \sin 2\pi\,\frac{t}{T}.$$

122. Générateurs de courants sinusoïdaux et ondulatoires. — On se sert généralement de machines magnéto ou dynamo telles que celles du professeur Bergonié ou du professeur d'Arsonval. La machine de M. Bergonié se compose d'un double hexagone de bobines fixes entre lesquelles tourne un double hexagone de bobines mobiles.

La dynamo de M. d'Arsonval est un anneau Gramme G (*fig.* 65), muni d'une part d'un collecteur ordinaire avec balais B, B' et d'autre part de deux bagues en communication avec chaque moitié de l'anneau et en contact avec deux frotteurs F, F'.

Lorsque cet anneau tourne dans l'entrefer de l'électro d'excitation NS, on recueille du courant sinusoïdal aux frotteurs, du courant continu aux balais et en prenant un balai et un frotteur on a du courant ondulatoire.

Les usines de ville donnent soit du courant continu, soit du courant alternatif. Ce dernier n'a habituellement pas la forme rigoureusement sinusoïdale. Néanmoins on peut l'utiliser directement en thérapeutique.

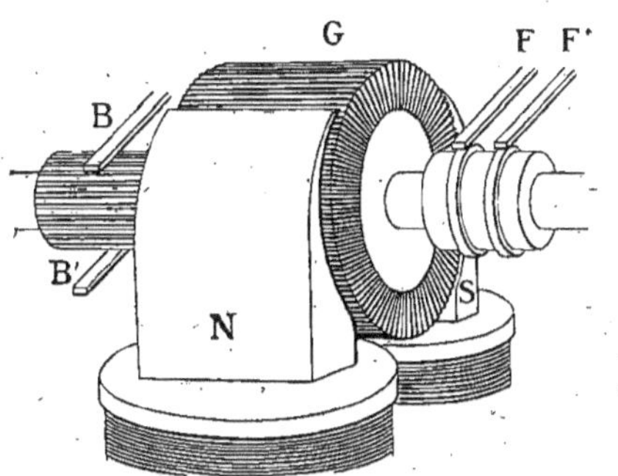

FIG. 65.

123. Réglage du courant sinusoïdal et ondulatoire. — Le réglage est double. Il consiste : 1º dans le réglage de la fréquence, qu'on opère en réglant la vitesse de la dynamo ; 2º dans le réglage du voltage maximum qu'on opère en modifiant le champ magnétique par le plus ou moins d'intensité du courant d'excitation, ou à l'aide d'un rhéostat ou d'un réducteur de potentiel placés suivant les règles données plus haut pour le courant continu.

C'est à ce mode de réglage qu'on a forcément recours quand on emploie directement le courant de ville.

124. Mesure du courant sinusoïdal ou ondulatoire. — La mesure du courant sinusoïdal porte :

1º Sur sa période T, c'est la durée d'une révolution complète. Plus la *période* est longue plus la *fréquence* est faible. La fréquence est l'inverse de la période, c'est le nombre (n) de périodes dans un temps donné (t), c'est-à-dire :

$\dfrac{n}{t}$ ou $\dfrac{1}{T}$. La fréquence ou la période se mesure par un indicateur de vitesse qui donne le nombre des révolutions par unité de temps $\dfrac{n}{t}$ d'où l'on tire aussi bien T.

2° La mesure porte ensuite sur l'intensité et la force électromotrice, mais ici il faut préciser le sens des mots, car l'intensité et la différence de potentiel varient à tout moment ; on peut considérer soit des maximums, soit des moyennes, soit enfin ce qu'on appelle l'*intensité efficace* et la *différence de potentiel efficace* qui sont les plus utiles à connaître en pratique.

125. Mesure de l'intensité des courants sinusoïdaux. Intensité maxima. Intensité efficace. — Soit ABCDA' la courbe sinusoïdale représentant l'intensité au cours de la période T égale à AA'. L'ordonnée BB' est l'*intensité maxima;* on la désigne par les lettres I max, c'est l'intensité qui correspond au sommet de la courbe sinusoïdale. Or en général ce n'est pas cette intensité maxima qui est intéressante.

Ce qui nous intéresse le plus, c'est ce qu'on appelle l'*intensité efficace*, désignée par les lettres I_{eff}. C'est l'intensité qu'aurait un courant continu qui, parcourant le même circuit durant le même temps,

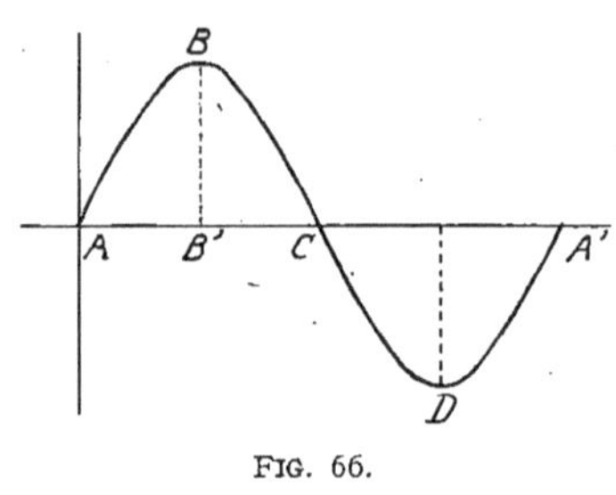

FIG. 66.

produirait la même quantité de chaleur. Elle vaut environ les $\dfrac{7}{10}$ de l'intensité maxima. Exactement $I_{eff} = \dfrac{I_{max}}{\sqrt{2}}$. Il est facile de comprendre la raison mathématique de cette relation

On sait que l'effet thermique d'un courant continu est égal à rI^2 (§ 22). Comme ici I varie continuellement, l'effet thermique est fonction de $r \times$ *moyenne des I^2 successifs*. Or la moyenne des I_2 successifs au cours d'une période est géométriquement définie. Remarquons tout d'abord que si I dans une courbe sinusoïdale prend successivement des valeurs positives (première phase) et négatives (deuxième phase), les carrés de I sont toujours positifs. De sorte que la courbe des I^2 (*fig.* 67), est toujours au-dessus de l'axe XY, tandis que la courbe des I est alternativement en dessus et en dessous.

Divisons maintenant AC qui est la demi-période $\dfrac{T}{2}$ en parties égales par des points équidistants et élevons des ordonnées I^2 par chacun de ces points ; cherchons la moyenne des I^2 successifs. Soit 2n le nombre des points, on a :

moy. $I^2 = \dfrac{I_1^2 + I_2^2 + I_3^2 \dots}{2n}$. Groupons ces ordonnées deux par deux en les choisissant de telle façon que dans chaque groupe elles diffèrent d'un quart de période.

On prendra par exemple les deux I^2 représentés par $\overline{M'P'}^2$ et par $\overline{MP}^2$, la position des points M et M' étant telle que MOM' soit égale à $90°$ ou à $\dfrac{\pi}{2}$.

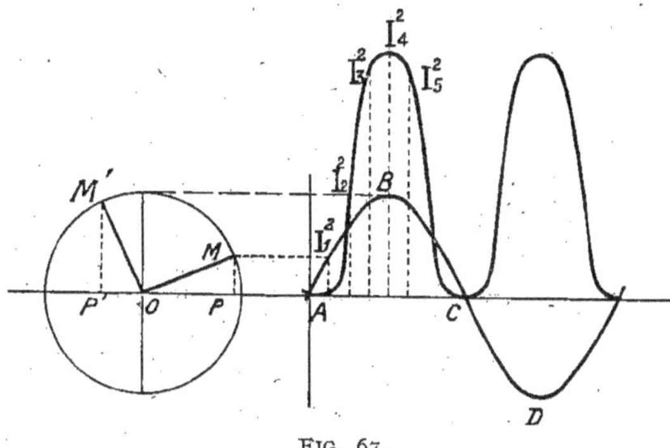

Fig. 67.

Quelle que soit d'ailleurs la position des points MM' sur la circonférence pourvu que MOM' soit un angle droit, on a toujours $M'P' = PO$ et par suite :

$$M'P'^2 + MP^2 = OM^2 = I^2{}_{max}.$$

Ainsi on aura n groupes de valeurs dans chacun desquels la somme des deux I^2 qui y figurent est égale à $I^2{}_{max}$.

La moyenne des I^2 sera donc :

$$\text{moy. des } I^2 = \frac{nI^2{}_{max}}{2n} \text{ ou } \frac{I^2{}_{max}}{2}.$$

L'effet thermique est donc fonction de r $\dfrac{I^2{}_{max}}{2}$. Il est donc le même que celui d'un courant continu dont l'intensité serait :

$$\sqrt{\frac{I^2{}_{max}}{2}} \text{ ou } \frac{I_{max}}{\sqrt{2}}.$$

126. Mesure de l'intensité efficace par le milliampèremètre thermique ou par l'électrodynamomètre. — L'intensité I_{eff} peut se mesurer soit par le milliampèremètre thermique, soit par un électrodynamomètre.

Le milliampèremètre thermique (*fig.* 68) est un appareil dans lequel une aiguille PQ indique l'allongement d'un fil métallique chauffé par le courant qui le traverse. Cette aiguille parcourt un cadran qui donne directement le nombre de milliampères du courant. La graduation est faite à l'aide d'un courant galvanique d'intensité connue.

Le schéma figure 68 correspond au type Chauvin et Arnoux.

Afin d'éviter les erreurs dues aux variations de la température ambiante, le fil dilatable au lieu d'être attaché en A à un point fixe, est attaché à un fléau, supporté par un ressort, qui tend toujours à élever le point A. Un fil compensateur fixé empêche cette élévation. On comprend que, quand la température ambiante s'élève, le fil compensateur se dilate en même temps que le fil dilatable. Le fil dilatable est fixé sur la circonférence d'une poulie qui entraîne un levier très léger. Ce levier lui-même agit par un fil de soie sur la poulie qui porte l'aiguille. Un ressort spiral maintient ce fil tendu. L'allongement étant fonction de rI^2, c'est bien l'intensité efficace qui est mesurée.

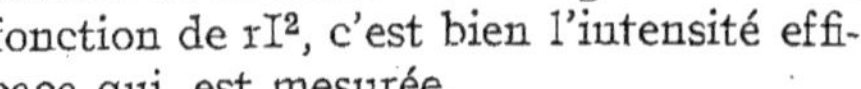

FIG. 68. — Milliampère thermique d'après Chevallier.

Le milliampèremètre électrodynamomètre est analogue aux milliampèremètres à aimant permanent (§ 97), à cela près que cet aimant permanent est remplacé par un électro-aimant dont les bobines sont elles-mêmes parcourues comme celles de l'entrefer par le courant à mesurer. Quand on fait passer dans l'appareil un courant sinusoïdal, la déviation de l'aiguille se fait toujours dans le même sens parce que le courant s'inverse en même temps dans les bobines de l'électro et dans la bobine mobile de l'entrefer.

De plus, si l'appareil a été gradué en milliampères de courant continu, il indique aussi en milliampères l'*intensité efficace* du courant sinusoïdal qui le traverse.

En effet la déviation de l'aiguille est proportionnelle (entre certaines limites) à l'intensité du courant i qui excite l'électro-aimant et à l'intensité du courant i' qui excite la bobine de l'entrefer, c'est-à-dire au produit ii'. Ce courant étant le même, elle est proportionnelle à i^2. Si le courant est alternatif sinusoïdal, elle prend une position moyenne correspondant à la moyenne des i^2 successifs, moyenne que nous savons égale à $\dfrac{I^2_{max}}{2}$.

Le cadran où se promène l'aiguille indique non pas des carrés d'intensité, mais les intensités elles-mêmes. Pour le courant continu, il est gradué empiriquement. Pour le courant sinusoïdal, les mêmes chiffres correspondent à $\sqrt{\dfrac{I^2_{max}}{2}}$, c'est-à-dire à I_{eff}.

127. Mesure des différences de potentiel. Voltage maximum. Voltage efficace. — Les différences de potentiel se mesurent de même façon.

Il y a une différence de potentiel maxima V_{max} correspondant à l'ordonnée maxima de la phase dans la courbe sinusoïdale des différences de potentiel.

Il y a une différence de potentiel efficace V_{eff} qui est égale à $\dfrac{V_{max}}{\sqrt{2}}$ et qu'on définit : la différence de potentiel *constante* qu'il faudrait établir aux extrémités du circuit considéré supposé sans self pour obtenir un courant égal à I_{eff}.

On mesure les différences de potentiel efficaces à l'aide d'un galvanomètre thermique monté comme un voltmètre ordinaire. Il est peu pratique de se servir d'un voltmètre électrodynamomètre à cause de la self inévitable des bobines à nombreuses spires.

Pour les très faibles voltages, 1 à 5 volts, il est difficile d'obtenir la précision. MM. Abraham, E. et L. Bloch, ont proposé l'emploi d'un voltmètre à système amplificateur à audions. Cet appareil, d'un maniement d'ailleurs assez délicat, pourra rendre des services dans les mesures de laboratoire. (Cf. *Journal de Physique et Radium*, t. I, n° 2, 1920.)

128. Graphiques des courbes de courant de basse fréquence. — Un chapitre très intéressant de la description des instruments accessoires est celui des appareils inscripteurs donnant immédiatement la forme des courants, de telle sorte que ces mêmes courbes obtenues en portant les temps en abscisses et les intensités ou différences de potentiel en ordonnées deviennent des diagrammes figurés réellement, obtenus directement.

Nous ne pouvons entrer ici dans le détail de la construction de ces appareils si intéressants en électrophysiologie, mais on les trouvera longuement étudiés dans un article de Blondel ([1]) auteur lui-même de plusieurs modèles.

Nous allons seulement en donner le principe en décrivant le premier modèle que le professeur d'Arsonval a construit pour ses expériences physiologiques ; ce modèle, qui est le schéma des oscillographes employés aujourd'hui, lui a suffi pour déterminer la « caractéristique d'excitation » ou diagramme de la courbe d'état variable de la forme de laquelle dépendent certains effets physiologiques.

129. Appareil du professeur d'Arsonval pour déterminer la caractéristique d'excitation ou diagramme de la courbe d'état variable de basse fréquence en général. — L'appareil du professeur d'Arsonval se compose d'un puissant aimant ou électro-aimant créant un champ magnétique annulaire dans lequel se meut une petite bobine de fil de cuivre très légère et sans support, les tours de fil étant simplement agglutinés à la gomme laque. Cette bobine dans laquelle circule le courant à étudier plonge plus ou moins dans le champ suivant l'intensité et le sens de ce courant (principe des téléphones). Les oscillations de la bobine sont transmises par un système de tambours à air (système employé par Marey), grâce à une membrane de caoutchouc fermant une capsule manométrique et supportant la bobine. Cette capsule manométrique est en relation avec un tambour à air qui met en mouvement le levier inscripteur. La forme de l'onde est tracée sur un cylindre enfumé.

Quand la fréquence est grande et quand l'inertie du système inscripteur s'oppose à l'exactitude de la courbe, le professeur d'Arsonval remplace l'inscription mécanique par un diagramme optique obtenu en faisant tomber un rayon lumineux sur un petit miroir concave fixé sur la membrane de caoutchouc à mi-distance du centre à la circonférence. On obtient ainsi sur un écran un point oscillant (point d'incidence du rayon lumineux), et si l'on fait osciller tout le système autour d'un axe de telle sorte que le point incident se

---

([1]) BLONDEL, *Revue générale des sciences pures et appliquées*, 15 juillet 1901.

déplace par le fait de cette oscillation dans une direction perpendiculaire à la première, on voit sur l'écran se dérouler la courbe propre du courant.

130. Principe des oscillographes actuels. — Les modifications apportées aux oscillographes portent principalement sur ces points : diminuer le coefficient de self introduit dans le circuit par le fait de l'appareil, diminuer l'inertie du système. Le courant à étudier circule dans deux fils parallèles oscillant entre les pièces polaires et supportant un petit miroir (système bifilaire Weiss, 1900), ou bien on le fait passer dans deux bobines situées de part et d'autre de l'entrefer qui renferme lui-même une lame de fer doux oscillante, qui porte le miroir (oscillographe à fer Blondel). Le rayon lumineux est reçu sur un second miroir oscillant de manière à produire sur l'écran un mouvement perpendiculaire à celui de l'oscillation propre du courant. On arrive avec les nouveaux perfectionnements apportés à la construction de ces appareils, notamment par Blondel, à pouvoir figurer rigoureusement des variations excessivement rapides, 250 périodes par exemple. Il y a seulement une correction à faire lorsque l'on est obligé d'avoir un coefficient de self relativement plus élevé que dans le système bifilaire (où il est presque nul). Ainsi, dans le cas où on veut figurer la courbe des différences de potentiel, les bobines d'excitation fonctionnent comme voltmètre et non plus comme ampèremètre et ont un coefficient de self qui n'est pas négligeable. On le compense par certains artifices dont on trouvera la description dans l'article de Blondel ([1]).

131. Phénomènes spéciaux aux circuits de courants alternatifs. — Le médecin qui se proposerait seulement d'employer le courant sinusoïdal pour les besoins de l'électrothérapie pourrait s'en tenir là dans son étude.

Mais aujourd'hui, dans tous les laboratoires médicaux alimentés par une usine de ville à courant alternatif, on est appelé à utiliser ce courant de façon très variée. Et même ses avantages sont si grands parfois, comme pour le chauffage des cautères ou du filament du tube Coolidge à rayons X, pour la petite lumière, etc., que beaucoup de praticiens le fabriquent eux-mêmes, quand ils ne l'ont pas, par transformation du courant continu.

Dès lors que l'on manie le courant alternatif pour ces usages variés, on se trouve à chaque instant en présence de phénomènes spéciaux, difficiles à comprendre à première vue, mais dont la notion est féconde pour ceux qui les possèdent.

Ce sont ces phénomènes que nous allons envisager.

Nous étudierons d'abord ce qu'on appelle les retards de phase apportés par la self et les avances de phase apportées par les capacités, nous verrons ensuite les conséquences de ces décalages de phase en ce qui touche la puissance des courants alternatifs.

132. Du retard de phase apporté par la self-induction dans les circuits inductifs. Définition sommaire du phénomène. — Le phénomène de self-induction est assez analogue à l'inertie des masses matérielles. Lorsque, dans un circuit BC (*fig.* 69), constitué par un fil enroulé en hélice afin d'accentuer les phénomènes de self, on fait passer un courant alternatif, les phénomènes

---

([1]) Blondel, *loc. cit.*

qui se déroulent présentent quelque analogie avec ceux qui se passeraient dans un long tube *bc* à travers lequel on ferait circuler un liquide, du mercure par exemple, alternativement dans un sens et dans l'autre, par l'abaissement et l'élévation alternante des réservoirs *a* et *d*.

Au moment où on place *a* en haut et *d* en bas, l'inertie de la masse liquide *bc* fait que le courant du fluide ne prend pas tout de suite sa vitesse maximum. Si, sans s'arrêter aux positions *a, d*, on produit tout de suite la dénivellation inverse, par sa vitesse acquise le fluide n'obéira à l'impulsion inverse qu'avec un certain retard. Bref, si l'on déplace les réservoirs *a* et *d* suivant un rythme tel que la courbe des dénivellations représente une sinusoïde, le courant dans *bc* présentera aussi un mouvement alternatif, mais dont les maxima et les minima de vitesse seront en retard sur ceux des réservoirs.

Il en est de même dans notre circuit électrique ABCD.

On dit que la sinusoïde d'intensité est en retard sur la sinusoïde de tension, ou encore que les ampères retardent sur les volts.

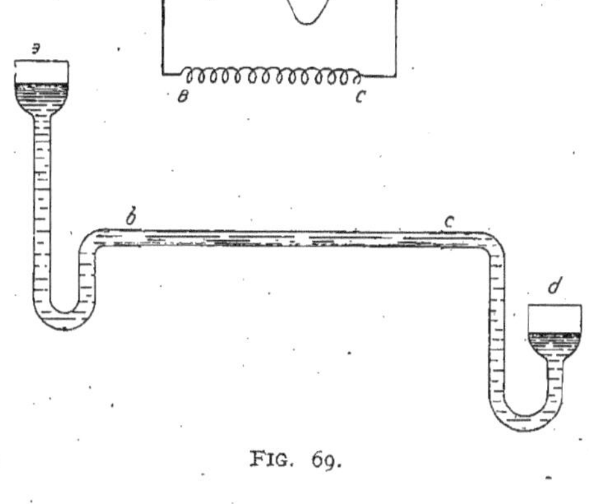

FIG. 69.

Il faut, à présent, que nous pénétrions plus avant dans le phénomène et que nous en comprenions la nature exacte.

Quand un courant continu circule dans un conducteur enroulé en hélice BC (*fig. 69*), il développe, nous le savons, un champ magnétique, c'est-à-dire qu'un flux d'induction parcourt l'intérieur des spires. Toutes les fois que le courant, au lieu de conserver sa valeur constante, varie d'intensité, le flux varie lui-même, et chaque variation produit un courant induit (courant de self-induction) dans le circuit générateur lui-même.

Nous savons aussi, en appliquant la loi de Lenz ou la règle mnémotechnique du tire-bouchon de Maxwell, que le courant de self a un sens tel qu'il tend toujours à contrarier le changement qui le produit. Ainsi, quand le courant générateur diminue, le courant de self est de même sens que lui, il s'ajoute à lui, contrariant sa diminution.

Enfin, nous savons qu'une certaine relation existe entre l'intensité du courant générateur et le flux engendré Φ. Le flux Φ créé dans une bobine ou dans un conducteur en spirale par un courant continu d'intensité I est égal au produit de I par le coefficient de self-induction L, coefficient qui dépend du nombre de tours de l'enroulement et de la réluctance du circuit magnétique à travers lequel se ferment les lignes de flux.

$$\Phi = LI \ (^1).$$

(¹) Dans cette formule, si Φ est mesuré en maxwells (unité C. G. S), I en ampères (10^{-1} unité

Ce sont les *variations* de ce flux Φ qui engendrent le courant de self, ou qui, plus précisément, créent aux extrémités du circuit une force électromotrice de self-induction.

Nous allons voir à présent comment la force électromotrice de self créée par les variations de ce flux Φ se combine avec la force électromotrice appliquée pour donner la tension effective.

133. Relation entre la force électromotrice appliquée, la force électromotrice de self et la tension effective.

— Nous allons pour plus de clarté diviser cette étude en plusieurs propositions.

1re PROPOSITION. — *Dans un circuit non inductif, la courbe des volts et la courbe des ampères sont en concordance de phase.*

Si l'on suppose un circuit dans lequel le coefficient de self soit rigoureusement nul, le flux d'induction est nul aussi ; il n'y a pas de courant d'induction se superposant au courant primaire. Dans ces conditions, l'intensité suit exactement la courbe de la différence de potentiel.

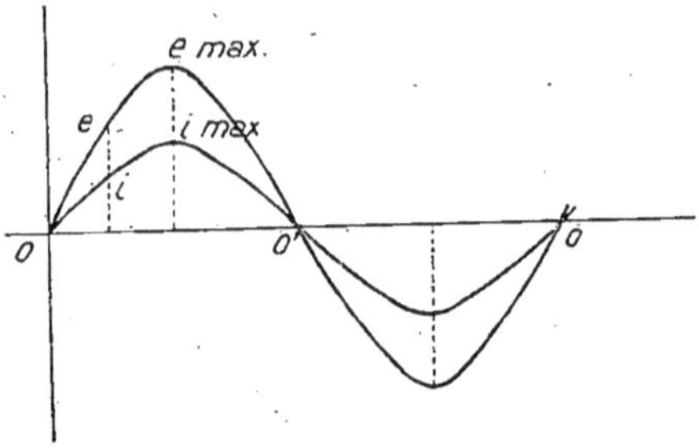

FIG. 70. — Circuit non inductif. La courbe de tension appliquée et la courbe d'intensité sont en concordance de phase.

Si nous appelons *e la différence de potentiel appliquée* à un moment quelconque et i l'intensité correspondante, on a toujours : $e = Ri$, par simple application de la loi d'Ohm, R étant la résistance ohmique du circuit.

e et i passent en même temps par leur maximum de phase et par le zéro. Ces deux grandeurs sont *en concordance de phase* (fig. 70).

2e PROPOSITION. — *Quand le circuit est inductif, il se développe une force*

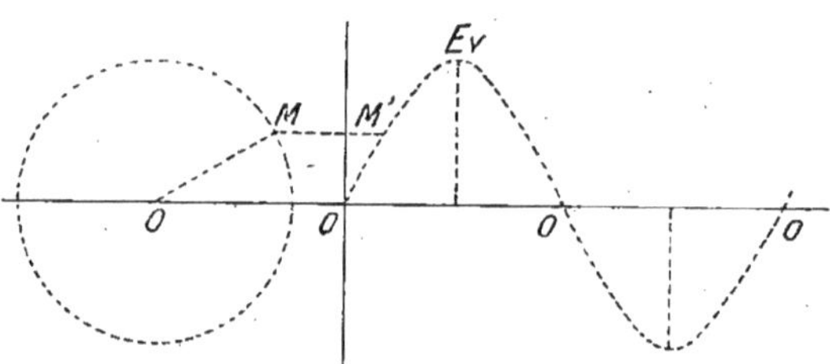

FIG. 71. — Courbe de la tension effective e_v ou Ri en concordance de phase avec celle de l'intensité réelle i et avec celle du flux engendré Φ.

électromotrice de self. Cette force électromotrice de self est en quadrature avec la tension effective.

C. G. S.) et L en henrys (10^9 unités C. G. S.), il faut introduire le coefficient 10^8 :

$$\Phi \text{ maxwells} = L \text{ henrys} \times I \text{ ampères} \times 10^8.$$

Un courant de 1 ampère dans une bobine de 1 henry donne un flux de 10^8 maxwells.

Nous figurerons par des traits séparés la courbe de la force électromotrice de self e_s et par un pointillé celle de la tension effective e_v. La sinusoïde pointillée e_v, courbe de la tension effective, est en concordance de phase avec celle

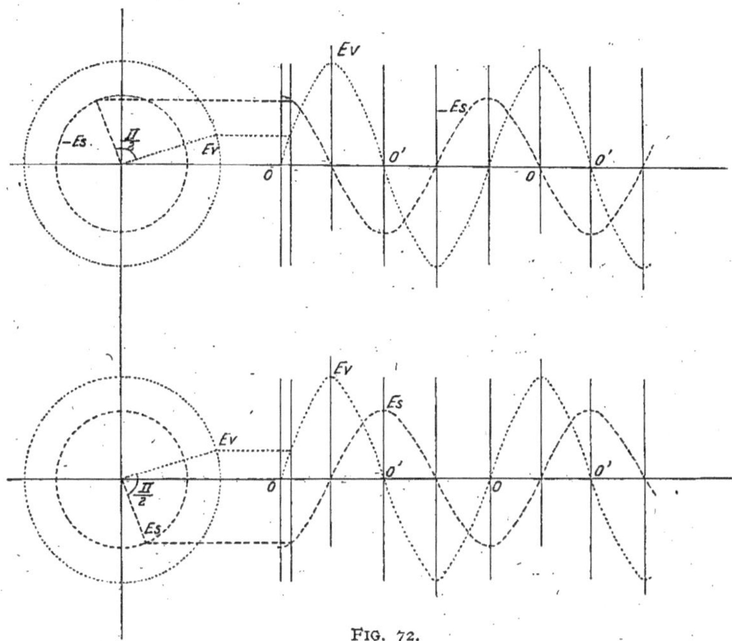

FIG. 72.

A. La sinusoïde $+\dfrac{d\Phi}{dt}$ (ou $-\mathrm{E}s$) en avance de $\dfrac{\pi}{2}$ sur la sinusoïde $\mathrm{E}v$ de la tension effective.

B. La sinusoïde $-\dfrac{d\Phi}{dt}$ (ou $\mathrm{E}s$) en retard de $\dfrac{\pi}{2}$ sur la sinusoïde $\mathrm{E}v$.

de l'intensité i, la tension effective étant constamment égale à $\mathrm{R}i$.

C'est le courant i ne l'oublions pas, qui produit le flux origine des courants de self. Ce flux Φ a une intensité variable, alternative suivant la loi sinusoïdale comme le courant générateur i. Il est à chaque instant égal à $\mathrm{L}i$. Sa courbe a la même période que celle de i et elle est en concordance de phase avec elle.

La courbe de la tension effective e_v est donc en concordance de phase avec celle du flux d'induction Φ et à chaque instant

$$\Phi = e_v \times \frac{\mathrm{L}}{\mathrm{R}}.$$

La constante $\dfrac{\mathrm{L}}{\mathrm{R}}$ est la constante de temps du circuit. Elle s'exprime en secondes.

Cela posé, nous savons que la force électromotrice de self e_s est fonction des variations du flux Φ. On écrit cette relation sous la forme :

$$e_s = -\frac{d\Phi}{dt},$$

qui exprime e_s en fonction du rapport des très petites variations $d\Phi$ qui se produisent à chaque moment donné pendant les très petits espaces de temps correspondants dt. Le signe — indique ce fait que quand la variation $d\Phi$ diminue le flux total, c'est-à-dire quand le courant générateur de ce flux diminue, la force électromotrice engendrée e_s est positive (dans le même sens que le courant générateur, loi de Lenz). Au contraire, quand la variation $d\Phi$ est positive, c'est-à-dire quand elle augmente le flux total, la force électromotrice engendrée est négative (dans le sens opposé au courant générateur).

Le rapport $\dfrac{d\Phi}{dt}$ est ce qu'on appelle la dérivée de la fonction Φ par rapport au temps et une démonstration géométrique simple [1] montre que cette dérivée varie elle-même dans le temps suivant une loi sinusoïdale comme la fonction Φ. Sa sinusoïde a la même période que celle de Φ, mais elle est décalée *d'un*

---

[1] Prenons une circonférence ABA'B' de rayon OA = Φ_{max}, c'est-à-dire de rayon égal à l'amplitude de la sinusoïde de flux. Soit M, le point figuratif du mouvement au moment t. Le mobile a parcouru, depuis l'origine A, un angle α $\left(\text{ou } 2\pi\dfrac{t}{T}\right)$ et MH représente la valeur du flux Φ à ce moment t. En effet :

$$\text{MH} = \text{OA} \sin\alpha = \Phi_{max}\sin 2\pi\frac{t}{T},$$

expression générale de la fonction sinusoïdale.

Soit M' le point figuratif à l'instant $t + dt$.

On a :

$$\text{M'H'} = \Phi_t + d\Phi$$

et

$$\text{M'P} = d\Phi.$$

Dans le triangle PM'M, l'angle M' est égal à l'angle α (les points M et M' étant supposés assez rapprochés pour que la corde M'M se confonde avec l'arc, ce triangle est semblable à MOH), d'où :

$$d\Phi = \cos\alpha\,\text{MM'}.$$

D'ailleurs MM' est une fraction de la circonférence $2\pi\Phi_{max}$ égale à $\dfrac{dt}{T}$ (T étant la période de la sinusoïde) MM' $= \dfrac{dt \times 2\pi\Phi_{max}}{T}$.

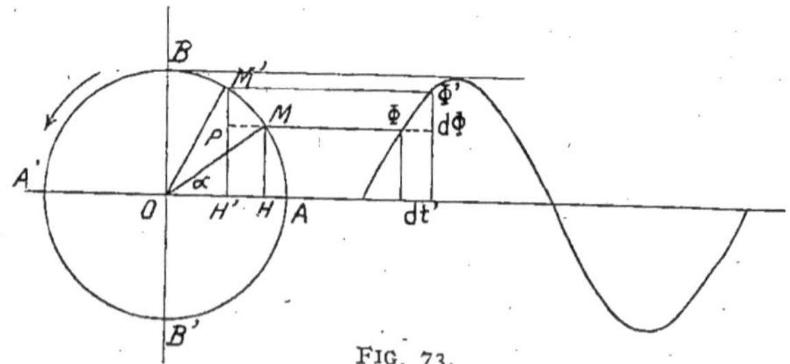

FIG. 73.

Donc :

$$\frac{d\Phi}{dt} = \cos\alpha\,\frac{2\pi\Phi_{max}}{T} = \cos\alpha\,\omega\Phi_{max}.$$

quart de période, c'est-à-dire de $\frac{\pi}{2}$ sur cette dernière. Elle est « en quadrature » avec elle.

Cette sinusoïde est en avance de $\frac{\pi}{2}$ sur celle de Φ quand on considère le rapport $+\dfrac{d\Phi}{dt}$. Elle est en retard de $\frac{\pi}{2}$ sur celle de Φ quand on considère le rapport $-\dfrac{d\Phi}{dt}$.

La figure 72 indique (courbe à traits séparés) en A la sinusoïde $+\dfrac{d\Phi}{dt}$ et en B la sinusoïde $-\dfrac{d\Phi}{dt}$.

3ᵉ **Proposition.** — *La force électromotrice de self a une valeur maxima parfaitement définie en fonction du coefficient de self du système L, de l'intensité maxima du courant I_{max} et de la fréquence ou de la pulsation.*

Si nous appelons ω la vitesse angulaire ou le chemin parcouru en une unité de temps par le vecteur O M (figuratif de la sinusoïde d'intensité) sur une circonférence 2π de rayon-unité, nous avons $\omega = \dfrac{2\pi}{T}$. On appelle couramment cette vitesse angulaire la pulsation du mouvement.

La force électromotrice de self a une valeur maxima proportionnelle à l'intensité max. du courant I_{max}, au coefficient de self L et à la pulsation ω, et l'on peut écrire :

$$e_{smax} = \omega L\, i_{max}.$$

Il suffit pour s'en convaincre de se reporter à la démonstration géométrique de la note 1, page précédente.

On peut dire aussi bien que l'amplitude de la sinusoïde de self est égale au produit de l'amplitude de la sinusoïde d'intensité par le facteur ωL.

Ce facteur ωL est appelé Inductance.

Cette notion est très importante. Elle fait voir que si tout circuit a un coefficient de self fixe, indépendant du courant qui le traverse et déterminé seulement comme nous l'avons dit plus haut par les tours de spire et la perméabilité magnétique, au contraire l'*inductance*, elle, dépend à la fois de ce coefficient

ou

$$\frac{d\Phi}{dt} = \cos 2\pi\, \frac{t}{T}\, \omega\, \Phi_{max},$$

ou enfin

$$\frac{d\Phi}{dt} = \sin\left(2\pi\, \frac{t}{T} + \frac{\pi}{2}\right) \omega\, \Phi_{max}.$$

La fonction $\dfrac{d\Phi}{dt}$ est donc une sinusoïde dont l'ordonnée maxima est $\omega\, \Phi_{max}$. On voit de plus par cette démonstration qu'elle est en avance de $\frac{\pi}{2}$ sur la sinusoïde Φ.

La fonction $-\dfrac{d\Phi}{dt}$ aurait un retard de $\frac{\pi}{2}$.

de self et de la fréquence du courant. C'est ce qui explique que la force électromotrice de self s'accroît d'autant plus dans un même circuit que le courant alternatif qu'on y envoie a une fréquence plus grande.

4ᵉ Proposition. — *La force électromotrice appliquée à un circuit est à chaque instant égale à la somme de la tension effective* (e_v ou Ri) *et de la force électromotrice de self changée de signe* $\left(- e_s \text{ ou } \dfrac{d\Phi}{dt} \right)$.

Il suffit d'énoncer cette proposition pour la comprendre. Puisque le courant sinusoïdal qui parcourt notre circuit inductif existe tel qu'il est, c'est que la force électromotrice appliquée au circuit fait non seulement les frais de ce courant, mais encore elle compense la force électromotrice de self qu'il engendre, sans quoi ce courant ne serait pas ce qu'il est. Tel qu'il est, tel que nous le constatons, il a déjà fait ses règlements de compte avec la self et c'est la force électromotrice appliquée qui s'est chargée de faire l'appoint.

Nous verrons d'ailleurs bientôt qu'elle n'y emploie en fin de compte pas beaucoup d'énergie et que son rôle ne lui coûte pas cher, car la self lui restitue au fur et à mesure ce qu'elle lui fournit, comme le ressort en se détendant rend l'énergie qu'on lui a donnée en le bandant.

Nous pouvons donc écrire en appelant, selon la notation adoptée, e_s la force électromotrice de self, e_v la tension vraie, effective, et e la tension appliquée :

$$e = e_v + (- e_s).$$

Par suite la sinusoïde de e est la résultante de la sinusoïde de e_v tension effective et de $- e_s \left(\text{ou} + \dfrac{d\Phi}{dt} \right)$.

La figure 74 montre ces trois sinusoïdes.

5ᵉ Proposition. — *La sinusoïde de la force électromotrice appliquée est en*

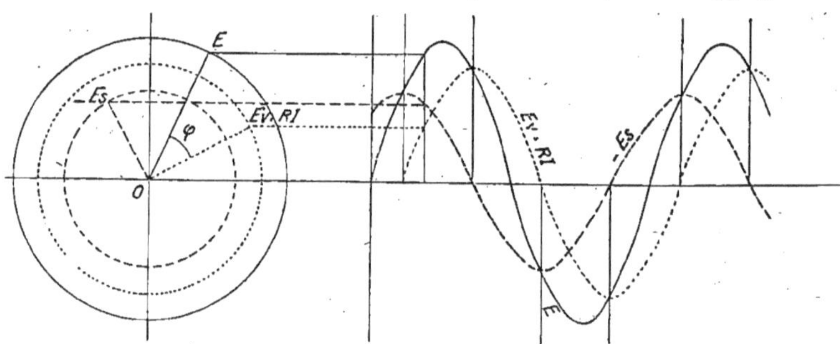

Fig. 74. — Les 3 sinusoïdes des circuits inductifs (d'après Chevallier).

e sinusoïde de tension appliquée (courbe des volts) ;

$e_v = Ri$ sinusoïde de tension effective ; c'est la même (à l'échelle d'amplitude près) que celle de l'intensité effective (courbe des ampères) ;

$- e_s = \dfrac{d\Phi}{dt}$, sinusoïde de tension de self ;

φ décalage ou retard des ampères sur les volts.

avance d'un angle φ *sur la sinusoïde d'intensité ou de tension effective. C'est l'angle de décalage des ampères sur les volts.*

La circonférence O figurative des trois mouvements montre que la tension de self — e_s étant en avance de $\dfrac{\pi}{2}$ sur la tension effective Ri, la tension appliquée e doit être en avance d'un angle φ sur la tension effective.

Cet angle φ est l'angle de décalage de la courbe des volts appliqués e sur la courbe des ampères.

Il est d'autant plus grand que la self est plus grande ; cela se voit par la simple inspection de la figure.

Remarquons que, au cours de la période, le rectangle e_sOe_ve tourne en bloc autour du centre O en restant toujours le même. L'angle φ est toujours le même.

6e PROPOSITION. — *La valeur de l'angle φ est donnée par la relation*

$$tg\varphi = \frac{inductance}{résistance}.$$

En effet, dans le triangle Oee_v (*fig.* 74), on voit que ee_v, non figuré, est égal à la tangente trigonométrique de φ multipliée par le rayon Oe_v.

Or ee_v est égal à la tension de self max, et Oe_v à la tension effective max. On a donc :

$$tg\,\varphi = \frac{\omega Li_{max}}{Ri_{max}} = \frac{\omega L}{R} = \frac{inductance}{résistance}.$$

Le même triangle donne la valeur de l'intensité maxima i max. En effet on a :

$$e^2{}_{max} = \overline{\omega Li_{max}}^2 + \overline{Ri_{max}}^2.$$

D'où :

$$i_{max} = \frac{e_{max}}{\sqrt{\omega^2L^2 + R^2}}.$$

La quantité $\sqrt{\omega^2L^2 + R^2}$ joue donc le rôle d'une résistance apparente. On l'appelle l'*impédance*.

134. Des avances de phase apportées par les capacités. —Lorsque

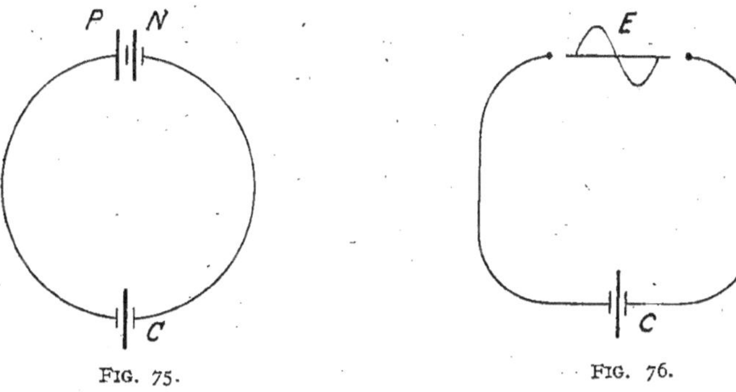

FIG. 75.　　　　　FIG. 76.

l'on intercale, dans un circuit de courant continu PCN, un condensateur C, aucun courant ne circule et tout se passe comme si le circuit était purement et simplement coupé (*fig.* 75).

Pourtant. au moment même où on ferme le circuit, il se produit bien un courant, si bref qu'il soit, puisque le condensateur se charge. Une certaine quantité d'électricité nécessaire pour cette charge a passé de la source au condensateur en suivant les fils du circuit.

Au lieu de prendre du courant continu, si nous prenons du courant alternatif tel que le courant sinusoïdal, le condensateur se charge et se décharge constamment passant par des différences de potentiel alternatives, de sorte qu'un courant alternatif circule dans le circuit sans arrêt (*fig.* 76).

Il s'agit de savoir en quoi ce courant diffère de celui qui circulerait dans le même circuit s'il n'y avait pas de condensateur, ou plus précisément comment se comporte la courbe des ampères ou de la force électromotrice effective par rapport à celle de la force électromotrice appliquée.

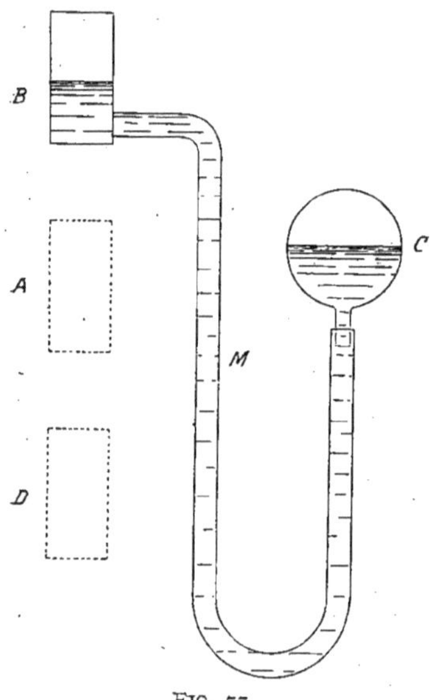

FIG. 77.

Nous allons voir que l'effet du condensateur est de décaler la courbe des ampères sur celle des volts, mais en lui donnant de l'avance sur cette dernière contrairement à ce que produit la self.

On peut se rendre d'ailleurs grossièrement compte du phénomène par la comparaison suivante : soit le récipient B (fig. 77) renfermant de l'eau et communiquant avec le récipient clos C renfermant de l'air. On l'élève et on l'abaisse successivement au-dessus et au-dessous de C. Au cours de l'élévation depuis la position A à la position B, l'eau se précipite de B vers C, créant un courant dans le tuyau M. Le courant est faible au début, il croît peu à peu. Mais le réservoir C exerçant une contre-pression progressive, le courant se ralentit peu à peu après avoir eu un maximum au cours de l'élévation.

Si l'on ne s'arrête pas en B et qu'on abaisse tout de suite le récipient vers A, le courant continue à se ralentir et s'annule au cours de la descente, bien avant que l'on ait atteint la position A, à cause de la contre-pression de C. Un courant inverse commence même à se produire avant qu'on ait atteint A, la contre-pression C tendant à se détruire.   —

Quand on passe en A, le courant a déjà une certaine intensité qui va croissant quand on passe de A en D.

La dépression en C fait alors ce qu'a fait tout à l'heure la contre-pression, le courant passe par un maximum entre A et D et ainsi de suite.

Ainsi le courant d'eau dans le tuyau M passe par des maxima périodiques un peu avant les maxima de dénivellation.

Si les mouvements d'élévation et d'abaissement du récipient A sont faits suivant une sinusoïde (trait plein, *fig.* 78) ; la courbe du courant d'eau aura aussi une allure sinusoïdale, mais ses maxima seront en avance sur les maxima de dénivellation (courbe pointillée).

Un raisonnement analogue à celui que nous avons employé plus haut pour la self montre que dans un circuit à courant alternatif sinusoïdal renfermant un condensateur, il existe à côté de la force électromotrice appliquée e une force électromotrice de capacité e_c due aux charges q du condensateur.

Ce qui crée la force électromotrice de capacité c'est la charge q du condensateur, variable à chaque instant et apportée ou emportée à chaque instant par le courant i.

Cette force électromotrice e_c est égale à $\dfrac{q}{C}$.

Or, il est facile de montrer que q varie suivant une courbe sinusoïdale et que par conséquent e_c varie suivant la même courbe.

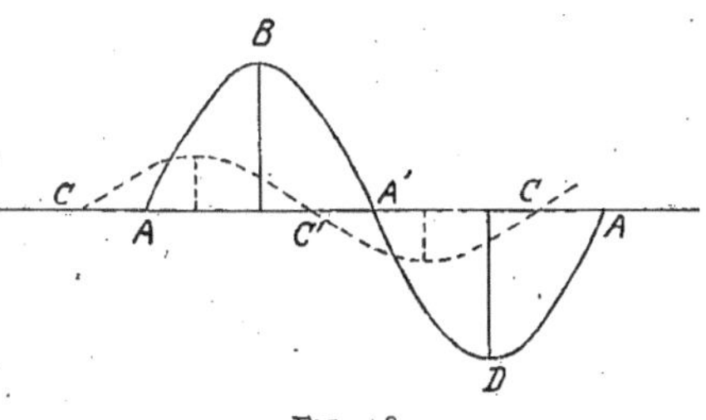

FIG. 78.

En effet, durant un court moment dt, q varie d'une petite quantité dq apportée ou emportée par le courant idt. Nous pouvons donc écrire $dq = idt$ ou $\dfrac{dq}{dt} = i$ variant suivant une courbe sinusoïdale.

A cause de l'égalité $e_c = \dfrac{q}{C}$ nous pouvons écrire aussi $dq = de_c \times C$ et $\dfrac{de_c}{dt} = \dfrac{i}{c}$ également fonction sinusoïdale.

Pour donner aux variations de différences de potentiel leur signe exact, il faut se rendre compte que quand nous considérons la force électromotrice effective Ri positive et le courant i positif, la charge du condensateur augmente dans un tel sens que e_c donne un courant de sens contraire ; donc quand i est positif, de_c est négatif et l'on doit écrire $-\dfrac{de_c}{dt} = \dfrac{i}{C}$.

Or nous avons vu, note 1, page 104, que quand une variable e_c donne une dérivée $-\dfrac{de_c}{dt}$, si l'une est sinusoïdale, l'autre l'est aussi, et la sinusoïde $-\dfrac{de_c}{dt}$ retarde de $\dfrac{\pi}{2}$ sur celle de e_c.

Inversement, nous voyons que la sinusoïde de e_c force électromotrice de capacité avance de $\dfrac{\pi}{2}$ sur celle de $-\dfrac{de_c}{dt}$ ou de $\dfrac{i}{C}$ ou enfin de $\dfrac{e_v}{RC}$ (e_v étant la tension effective.)

La tension appliquée est égale à chaque instant à la somme de e_v tension effective et de e_c changé de signe (la sinusoïde de e_c changée de signe étant en retard de $\dfrac{\pi}{2}$ sur celle de e_v).

La figure 79 montre l'ensemble de ces trois courbes et leurs circonférences figuratives.

Cette figure montre en outre le rapport des amplitudes des trois sinusoïdes ou des e_{max},

L'amplitude de la courbe de tension effective e_v est Ri_{max}.

L'amplitude de la courbe de tension de capacité e_c se déduit de la relation $\dfrac{de_c}{dt} = \dfrac{i}{C}$, nous avons vu (note I, page 104) que toute dérivée $\dfrac{d\Phi}{dt}$ d'une fonc-

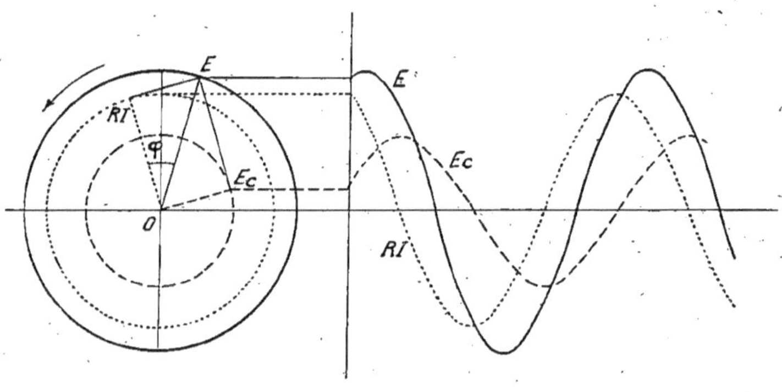

FIG. 79.

tion sinusoïdale Φ a pour amplitude $\omega\,\Phi$. Donc nous pouvons écrire ici :

$$\omega e_c \ max = \frac{i_{max}}{C}$$

ou

$$e_c \ max = i \ max \times \frac{I}{\omega C}.$$

Enfin, en considérant le triangle des forces électromotrices de la figure 79, on voit que l'angle de décalage φ est parfaitement déterminé :

$$tg\,\varphi = \frac{e_c \ max}{e_v \ max} = \frac{i_{max} \times \dfrac{I}{\omega C}}{Ri_{max}} = \frac{I}{\omega RC}.$$

Le même triangle fait voir que $e max$, amplitude de la tension appliquée, est :

$$e max = \sqrt{Ri^2_{max} + \frac{i^2_{max}}{\omega^2 C^2}} = i_{max}\sqrt{R^2 + \frac{I}{\omega^2 C^2}}.$$

Ainsi, ici comme dans les circuits inductifs, il y a un facteur $\sqrt{R^2 + \dfrac{I}{\omega^2 C^2}}$ qui joue le rôle de résistance apparente. On l'appelle aussi l'impédance du système et l'intensité maxima peut, grâce à lui, se calculer à partir de la force électromotrice appliquée max en utilisant simplement la formule d'Ohm :

$$\text{intensité max} = \frac{\text{force électromotrice appliquée max}}{\text{impédance}}.$$

Le facteur $\dfrac{1}{\omega C}$ s'appelle *capacitance*.

135. Combinaison des selfs et des capacités dans un circuit alternatif. Réactance. — Les capacités ont donc pour effet d'avancer la courbe des ampères sur celle des volts; les selfs, de les retarder.

En combinant convenablement les selfs et les capacités, on arrive à neutraliser les retards et les avances : on compense l'inductance ωL par la capacitance $\dfrac{1}{\omega C}$.

La différence $\left(\omega L - \dfrac{1}{\omega C}\right)$ s'appelle la *réactance* du circuit.

Quand la réactance est nulle, on a $I_{\text{eff}} = \dfrac{E_{\text{eff}}}{R}$ et l'on dit que le circuit est en résonance. L'impédance est égale à la résistance ohmique.

Lorsque la réactance est nulle, on a :

$$\omega L = \frac{1}{\omega C} \qquad \text{ou} \qquad \omega^2 LC = 1.$$

ou

$$\left(\frac{2\pi}{T}\right)^2 LC = 1.$$

Exemple : Si $T = \dfrac{1}{42}$ de seconde et $C = 20$ microfarads, on aura la résonance pour :

$$(2 \times 3.1416 \times 42)^2 \times 0^F 000020 \times x = 1.$$

D'où :

$$x = 0,^{\text{Henry}}718.$$

136. Puissance des courants sinusoïdaux. — La puissance en watts d'un courant continu, nous l'avons vu, est égale au produit de la force électromotrice en volts, par l'intensité en ampères :

$$W = EI.$$

Quand on passe du courant continu au courant alternatif, les choses se compliquent.

Il faut d'abord se rendre compte que dans un circuit où il n'y a ni self, ni capacité, ou plus généralement dans un circuit où l'impédance se réduit à la résistance ohmique, la *Puissance moyenne* au cours d'une période est égale au produit de l'intensité efficace par le voltage efficace.

En effet (*fig.* 80), soit le courant sinusoïdal de voltage e et d'intensité i, sans décalage. A chaque instant la puissance w est égale à ei ou à Ri^2 (R étant la résistance du circuit).

Au cours d'une période, la puissance moyenne W_{moy} est égale à la moyenne des Ri^2 successifs.

$$W_{\text{moy}} = R \times \text{moy. des } i^2.$$

Mais nous savons que :

$$\text{moy. des } i^2 = i^2_{\text{eff}}.$$

Donc :

$$W_{moy} = Ri^2_{eff} = e_{eff} \times i_{eff}.$$

Remarquons que la puissance est toujours positive en ce cas. Sa courbe est périodique. La période est égale à $\dfrac{T}{2}$.

Allons plus loin.

Supposons à présent, ce qui est le cas général, qu'il y a un décalage φ des ampères sur les volts, soit en avance (condensateur), soit en retard (self).

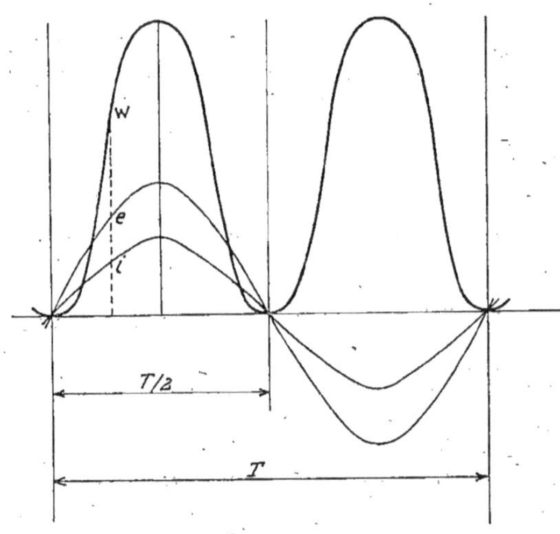

FIG. 80 (d'après Chevallier).

On a toujours à chaque moment donné $w = ei$ et la puissance moyenne W_{moy} au cours d'une période est toujours égale à la moyenne des ei successifs :
$$W_{moy} = \text{moy des } ei.$$

Mais on démontre en géométrie que la moyenne du produit des ordonnées de deux sinusoïdes $e_{max}\ i_{max}$ de même période T présentant un décalage φ est :

$$\frac{e_{max} \times i_{max}}{2} \cos\varphi\ ;$$

or

$$\frac{e_{max}}{\sqrt{2}} = e_{efficace} \qquad \text{et} \qquad \frac{i_{max}}{\sqrt{2}} = i_{efficace}.$$

Donc :

$$W_{moy} = e_{eff} \times i_{eff} \times \cos\varphi.$$

La puissance W_{moy} est donc inférieure à la puissance apparente $e_{eff}\ i_{eff}$. Le facteur $\cos\varphi$ est appelé le facteur de puissance.

La figure 81 montre la puissance moyenne dans un circuit inductif où les ampères retardent sur les volts. On voit que durant une partie de la période (la plus grande ici) la puissance est positive : c'est le générateur qui fournit de la puissance et le circuit qui la consomme. Durant l'autre partie, alors que *e* et *i* sont de signes contraires, c'est le circuit qui fournit de l'énergie et le générateur qui l'absorbe.

Quand le décalage est maximum et égal à $\frac{\pi}{2}$, cos φ est nul et la puissance moyenne est nulle. La puissance a une courbe alternative égale en dessous et en dessus de l'axe des temps. On dit alors que le courant est déwatté.

137. Mesure de la puissance moyenne des courants sinusoïdaux. Wattmètre. Mesure de cos φ. — Le procédé le plus pratique pour mesurer la puissance moyenne d'un courant alternatif consiste dans l'emploi du wattmètre.

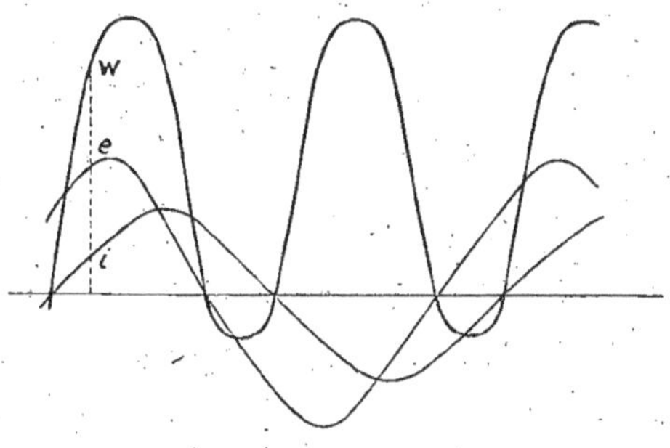

FIG. 81.

Une bobine fixe faite d'un petit nombre de spires de gros fil est traversée par le courant de ligne. Une seconde bobine, mobile, à fil fin, peu inductive et dérivée sur les fils de ligne, est placée dans la première à la manière des équipages de voltmètres.

L'appareil enregistre les ei_{moy} c'est-à-dire W_{moy} ou : $i_{\text{eff}} \times e_{\text{eff}} \times \cos φ$.

Le wattmètre permet de déterminer le décalage.

En effet, la puissance apparente est égale au produit des volts efficaces par les ampères efficaces :

$$W_{\text{app}} = e_{\text{eff}} \times i_{\text{eff}}.$$

On peut la déterminer par un voltmètre et un ampèremètre.

La puissance moyenne est donnée par le wattmètre :

$$W_{\text{moy}} = e_{\text{eff}} \times i_{\text{eff}} \times \cos φ$$

Et

$$\cos φ = \frac{W_{\text{moy}}}{W_{\text{app}}}.$$

138. Transformation des courants sinusoïdaux. Transformateurs statiques. — Nous rencontrerons souvent au cours de cet ouvrage des applications des courants sinusoïdaux pour lesquelles le voltage de la source dont on dispose ne convient pas. Tantôt, comme pour la charge des condensateurs de H.F. pour la production des rayons X, il faut de hauts voltages quand la source de ville est à 110 volts ; tantôt, comme pour le chauffage du cautère, du filament des tubes Coolidge, pour la petite lumière, etc., il faut des voltages inférieurs à celui de la source.

Le grand avantage des courants sinusoïdaux est de se prêter admirablement aux transformations nécessaires, sans pertes inutiles d'énergie. L'agent de transformation est ce qu'on appelle le transformateur statique à courants sinusoïdaux.

Nous allons terminer l'étude théorique que nous venons de faire de ces courants en donnant le principe des transformateurs à courants sinusoïdaux, nous réservant de revenir sur leurs caractéristiques chaque fois que nous aurons à recourir à leur emploi.

Le transformateur à courants sinusoïdaux est constitué essentiellement par un noyau de fer fermé sur lui-même, c'est-à-dire par un noyau en forme de rectangle, de carré, de cercle, etc. (*fig.* 82), différant en cela du noyau des bobines de Ruhmkorff qui est rectiligne. Nous savons que le circuit magnétique de la bobine est dit « ouvert ». Il est « fermé » dans les transformateurs. Une bobine primaire P occupe une partie du noyau. Une bobine secondaire S occupe une autre partie. Le secondaire peut d'ailleurs indifféremment recouvrir le primaire ou lui être juxtaposé pourvu qu'il enveloppe le noyau. Le noyau est fait de lames de tôles superposées et isolées les unes des autres par du papier ou par une couche de vernis pour éviter les courants de Foucault.

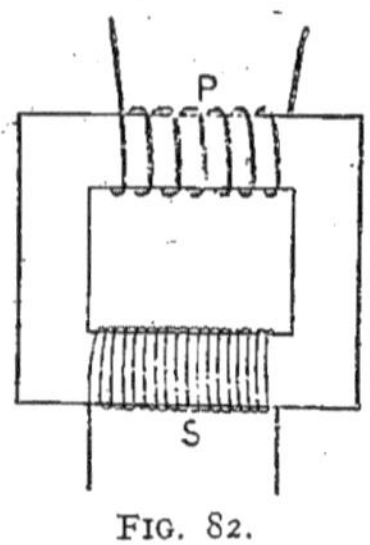

FIG. 82.

Quand le secondaire est ouvert, c'est-à-dire quand il ne débite rien, le primaire avec le noyau se comporte comme une bobine de self. Il se développe une force contre-électromotrice E_1, égale et de signe contraire au voltage V du courant, c'est-à-dire décalée sur lui de 1/2 période ou π.

Le courant qui traverse le primaire est du courant déwatté, du courant « magnétisant », c'est-à-dire du courant utilisé presque uniquement à entretenir l'état magnétique du noyau et à développer la force contre-électromotrice E_1 qui équilibre la force électromotrice V.

Pendant ce temps, il se développe dans le secondaire une force électromotrice d'induction E_2, qui, s'il n'y a aucune perte de flux magnétique, est liée par une relation simple à la force électromotrice du primaire E_1. On a $\dfrac{E_2}{E_1} = \dfrac{n_2}{n_1}$, formule dans laquelle n_1 et n_2 sont respectivement les nombres de spires du primaire et du secondaire (¹). Ainsi le rapport des forces électromotrices du primaire et du secondaire d'un transformateur fonctionnant à vide (à circuit secondaire ouvert) est égal au rapport des nombres de spires de l'enroulement primaire et de l'enroulement secondaire.

D'ailleurs les deux forces électromotrices E_1 et E_2 engendrées dans le primaire et dans le secondaire par le même flux sont en concordance de phase.

Si maintenant nous fermons le secondaire sur une résistance que nous supposerons non inductive pour plus de simplicité, un courant I_2 prend naissance qui développe un flux magnétique Φ_2 dans le noyau. Ce courant comme le flux qu'il développe est en concordance de phase avec E_2, puisque la résistance est supposée non inductive. Le flux Φ_2 se compose avec le flux Φ_1 pour donner un flux résultant Φ_m. C'est ce flux Φ_m qui engendre E_2 dont la sinusoïde est en retard de $\dfrac{\pi}{2}$ sur celle de Φ total.

______

(¹) En effet $E_1 = \dfrac{2\pi}{T}\, n_1 \Phi$, $\quad E_2 = \dfrac{2\pi}{T}\, n_2 \Phi$, d'où $\dfrac{E_2}{E_1} = \dfrac{n_2}{n_1}$.

Plus le flux Φ_2 du courant secondaire est élevé, plus le flux total est faible et plus la force contre-électromotrice E_1, qu'il développe dans le primaire est faible ; par contre, plus le courant qui circule dans le primaire est considérable.

Ce fait s'énonce de la façon suivante : l'intensité du primaire augmente quand augmente le débit du secondaire. C'est le primaire qui fait les frais de l'énergie consommée par le secondaire : plus le secondaire consomme, plus le primaire lui fournit d'énergie.

$$CHAPITRE\ IV$$

COURANTS DE HAUTE FRÉQUENCE

I. — *GÉNÉRALITÉS.*

139. Généralités sur la haute fréquence. — Les propriétés physiologiques toutes spéciales des courants de haute fréquence, mises en évidence par les travaux du professeur d'Arsonval, ont placé ces courants au premier rang des agents thérapeutiques.

Ce sont des courants alternatifs dont le sens varie un très grand nombre de fois par seconde.

Un courant inversé dix mille fois par seconde avec la roue phonique de Sieur par exemple, n'est pas un courant de haute fréquence. Les effets physiologiques de ces courants à 10.000 alternances sont cependant déjà autres que ceux des courants alternatifs de basse fréquence, mais il faut arriver à des fréquences beaucoup plus considérables (1 million, 1 billion...) pour avoir ce qu'on est convenu d'appeler la haute fréquence.

Le champ électromagnétique créé par les courants de haute fréquence est celui qu'utilise aujourd'hui la télégraphie sans fil.

Il se propage dans l'espace avec la vitesse de 300.000 kilomètres à la seconde, vitesse de propagation commune à toutes les perturbations de l'éther, à l'infra-rouge, à la lumière, à l'ultra-violet, aux rayons X et γ.

La longueur d'onde caractéristique des champs de haute fréquence, c'est-à-dire le quotient de la vitesse de propagation par la fréquence, varie de 1 kilomètre à une fraction de mètre ou même de centimètre, de sorte que les radiations de haute fréquence ou radiations hertziennes prolongent la gamme des radiations de l'éther en dessous de l'infra-rouge comme les rayons X la continuent au delà de l'ultra-violet.

II. — *PRODUCTION DES COURANTS DE HAUTE FRÉQUENCE.*

140. Production des courants de haute fréquence. — On obtient les courants de haute fréquence en provoquant la décharge disruptive d'un condensateur dans un circuit présentant un certain coefficient de self L et dont la

résistance est plus petite que le terme $\sqrt{\dfrac{4L}{C}}$, C étant la capacité du condensateur.

Les oscillations sont rapidement amorties et ont la forme représentée figure 83.

Leur période T a pour valeur $T = 2\,\pi\sqrt{LC}$, c'est-à-dire que plus on réduit la capacité C du condensateur et le coefficient de self L du circuit de décharge, plus on abaisse la durée de la période, plus on diminue la longueur d'onde.

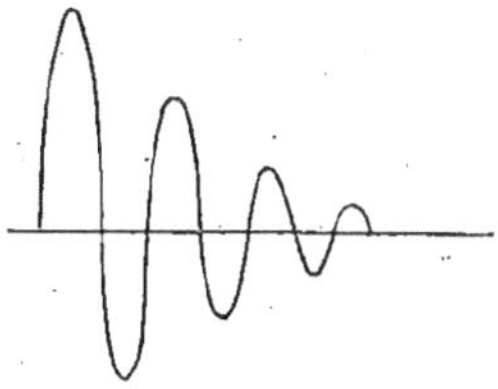

Hertz, qui le premier a étudié ces décharges oscillantes, se servait d'un condensateur de faible capacité constitué par les boules mêmes du détonateur donnant l'étincelle. En augmentant L et C, on obtient de grandes longueurs d'onde.

FIG. 83.

On peut se figurer par une image simple le phénomène de l'oscillation électrique dans un circuit. Considérons deux vases, deux capacités (*fig.* 84), réunis par un gros tuyau muni d'un robinet. Emplissons d'eau le premier vase, puis ouvrons légèrement le robinet. Le liquide s'écoulera lentement.

Les niveaux s'égaliseront peu à peu. C'est ce qui arrive aussi dans un circuit électrique réunissant deux armatures de condensateur, deux capacités électriques, quand la résistance est très grande.

Recommençons à présent notre expérience en ouvrant le robinet en grand.

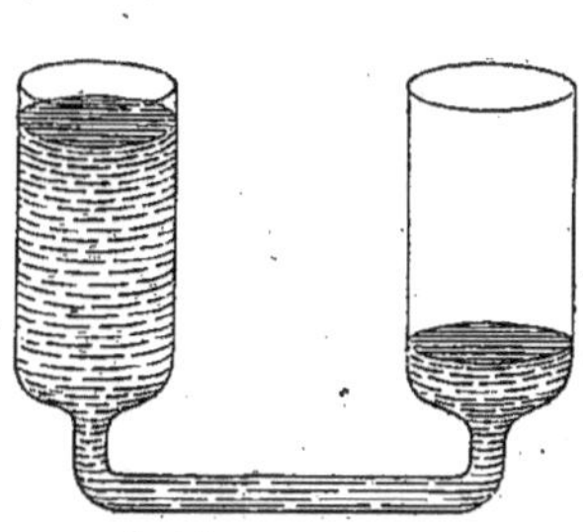

FIG. 84.

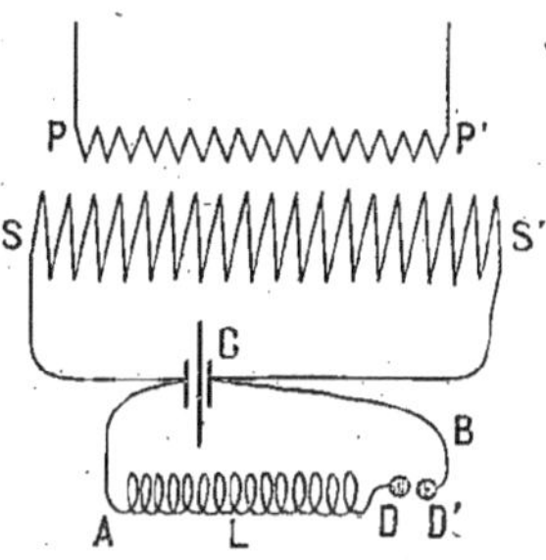

FIG. 85. — Dispositif de Tesla.

L'eau du premier vase va se précipiter vers le second où le niveau va s'élever au-dessus du niveau moyen. Puis le liquide va refluer et de nouveau s'élever dans le premier et ce n'est qu'après une série d'oscillations, rapidement amorties d'ailleurs, que le niveau d'équilibre s'établira.

Il en est de même en haute fréquence. Si, pour une capacité donnée, la résistance ohmique n'est pas trop grande par rapport à la self, les oscillations se produisent.

141. Dispositions des condensateurs pour la production des courants de haute fréquence. — Deux dispositifs peuvent être employés pour la production des courants de haute fréquence utilisés en médecine : celui de Tesla et celui de d'Arsonval.

1º *Dispositif de Tesla.* — L'ingénieur américain Tesla, partant des travaux de Hertz sur les circuits oscillants, imagina le dispositif suivant :

Un condensateur C (*fig.* 85) dont la capacité est de l'ordre du 1/100 de microfarad est chargé par une bobine SS'. Il se décharge à travers un circuit AB renfermant une self L (hélice de gros fil sans noyau de fer) et présentant une rupture DD' à travers laquelle éclate une étincelle.

Chaque fois que la charge du condensateur est telle que le potentiel disruptif soit atteint, l'étincelle éclate et l'oscillation se produit. L'étude optique de cette étincelle par les miroirs tournants (Feddersen) fait d'ailleurs voir le caractère oscillant du trait de feu qui la constitue.

L'appareil de Tesla présente surtout un inconvénient pratique. Le circuit

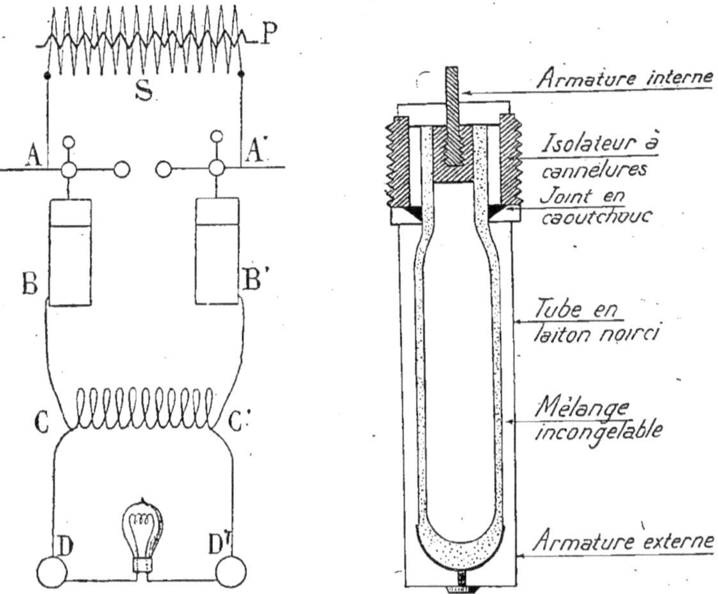

FIG. 86. — Dispositif du Prof. d'Arsonval pour la production des courants de haute fréquence.   FIG. 87.

de décharge ADB est en communication électrique directe avec les pôles de la bobine de charge, et si le condensateur pour une raison quelconque ne fonctionne pas, le sujet mis en relation par un ou deux conducteurs à l'hélice de self, reçoit le courant d'un des pôles de la bobine.

2º *Dispositif de d'Arsonval.* — D'Arsonval a adopté le dispositif suivant, qui est celui de tous les appareils médicaux français qui place le malade à l'abri des décharges de basse fréquence.

Deux bouteilles de Leyde B, B' sont reliées par leurs armatures internes, (*fig.* 86), aux pôles du secondaire de la bobine S et sont munies d'un éclateur.

Les deux armatures externes sont réunies par un fil de cuivre enroulé en hélice C, C'.

La résistance opposée par la self est énorme, si bien qu'une lampe montée en dérivation aux extrémités de l'hélice s'allume facilement, quoique sa résistance vraie soit infiniment plus grande.

Différents modèles de condensateurs existent dans le commerce : condensateurs plans ou bouteilles de Leyde; condensateurs dans l'air ou dans le pétrole, etc.

Lorsqu'on veut faire extemporanément un condensateur, un moyen simple consiste à caler deux condensateurs plans ou cylindriques (que l'on pourra faire soi-même avec du papier d'étain collé à la gomme sur le verre) dans du sable de rivière imbibé de pétrole. Le reste du dispositif est facile à imaginer suivant les accessoires dont on dispose. On a beaucoup amélioré la construction des condensateurs depuis la découverte des courants de haute fréquence. En effet, les condensateurs couramment employés ont de graves défauts : la résistance du diélectrique à la rupture est trop faible, les armatures ne sont pas partout exactement collées sur le diélectrique, le refroidissement est insuffisant.

Les condensateurs Mosciki (*fig.* 87) réalisent aujourd'hui le type répondant peut-être le mieux à tous les besoins pour la production des courants de haute fréquence. Le verre est 4 fois plus épais au niveau du bord libre des armatures, car c'est là que se produisent surtout les ruptures. Les deux faces sont argentées. Le tout baigne dans un mélange d'eau et de glycérine qui répartit également la chaleur. Le vase extérieur est relié à l'armature externe.

142. L'éclateur de haute fréquence. — L'éclateur devra être enfermé à cause du bruit des étincelles. Mais c'est un mauvais système que celui où les condensateurs et l'éclateur sont réunis dans la même boîte. L'air confiné dans cette boîte pendant la marche se charge d'ozone et de vapeurs nitreuses, les armatures et organes métalliques sont rapidement détériorés; de plus, un dépôt conducteur se forme sur les parois de la boîte et entre les deux tiges de l'éclateur; le long des parois se produisent des décharges sombres qui font tomber le rendement de moitié, des trois quarts et qui finissent par mettre l'appareil tout à fait hors d'usage.

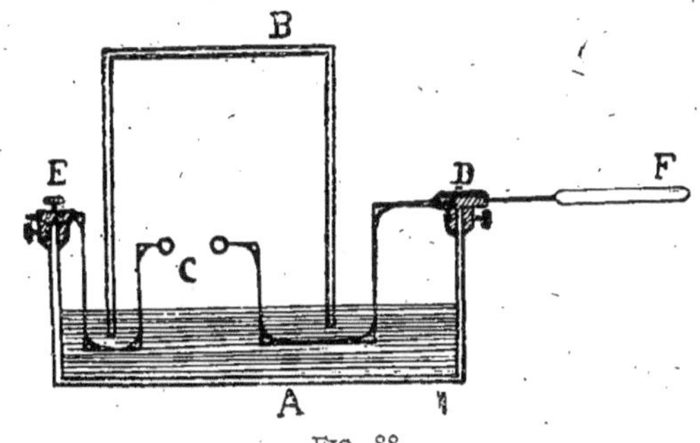

Fig. 88.

On devra donc séparer l'éclateur des condensateurs. J'ai étudié spécialement cette question, difficile au point de vue pratique, de l'éclateur de haute fréquence. J'ai essayé les ballons de verre, l'ancien œuf électrique de gros volume, les caisses capitonnées : au bout d'un certain temps le dépôt conducteur formé le long des parois nécessite un nettoyage complet et le changement des bouchons de caoutchouc qui ferment l'œuf électrique. Les résultats sont bien meilleurs en ventilant l'espace clos par une soufflerie, mais c'est une grosse complication. Finalement je me suis arrêté à un dispositif dans lequel les deux tiges de l'éclateur (dont l'une à glissière pour le réglage) émergent d'un bain d'huile d'olive. Une cloche rectangulaire recouvre les organes de l'éclateur et plonge, par ses bords libres, d'un centimètre dans l'huile. La surface de l'huile ne permet pas aux décharges sombres de fuser vers les parois qu'il suffit de nettoyer de temps en temps [1].

On emploie ordinairement un ballon de verre dans lequel on met de la chaux ou des morceaux de craie pour absorber la vapeur d'eau.

143. Charge ou excitation des condensateurs de haute fréquence. — Généralités. — Toutes les sources à haut potentiel peuvent servir à la charge des condensateurs destinés à produire les courants de haute fréquence. La machine statique est cependant moins pratique pour cet usage que les bobines et les transformateurs, à cause de l'insuffisance du débit. Toutefois, à la suite des travaux que j'ai publiés montrant les particularités des résonateurs en spirale (§§ 155 et 158), un constructeur de Paris, M. Roycourt, a réalisé, grâce à ces résonateurs, un dispositif permettant d'obtenir, dans d'assez bonnes conditions, les effets de haute fréquence avec une machine électrostatique comme générateur.

Nous ne nous occuperons ici que des deux générateurs les plus communément employés : la bobine d'induction excitée par du courant continu ou par du courant alternatif et les transformateurs utilisant directement les courants alternatifs.

144. Emploi des bobines pour la charge des condensateurs de haute fréquence. — On emploie pour la production des courants de haute fréquence les mêmes bobines que pour les rayons X, c'est-à-dire des bobines capables de donner entre les bornes du secondaire, 25, 30, 40 centimètres d'étincelle. Tandis que dans la bobine de Ruhmkorff ordinaire que nous avons étudiée (§ 106), le noyau même de la bobine servait à commander le trembleur ou interrupteur ; ici l'interrupteur est généralement séparé de la bobine à cause de la puissance de l'étincelle de rupture au primaire. Les deux articles de l'interrupteur sont en effet placés dans un milieu isolant. D'autre part, il est indispensable de mettre chacun de ces deux articles de l'interrupteur en communication avec un condensateur à grande surface qui absorbe au moment de la rupture l'énergie qui tend à former l'étincelle.

Nous connaissons le principe des bobines d'induction. Les grosses bobines employées ici offrent ceci de particulier que l'isolement doit être parfait entre les spires voisines dont les potentiels sont très différents. De là certains détails de construction portant sur le bobinage du fil (bobinage en galette) ou sur la qualité de l'isolant. Ces détails sont d'autant plus importants à observer ici que lorsqu'on emploie les résonateurs de haute fréquence il se produit des phénomènes de résonance (induction en retour) dans tout le secondaire de la bobine et même dans le primaire. Lorsque certaines conditions de capacité et de self du circuit se trouvent remplies, on peut voir de petites

[1] *Congrès de Lyon*, A. F. A. S., 1906, et *Arch. d'électr. méd.*

étincelles de haute fréquence ou de petites effluvations se produire dans les lignes alimentant le primaire et jusque dans les boutons d'interrupteur lumière de l'appartement où fonctionne une bobine sur le circuit de ville.

Nous n'insisterons donc ni sur les bobines, ni sur les condensateurs accessoires de l'interrupteur, qui sont simplement constitués par des lames d'étain séparées par des lames de mica ou de papier paraffiné.

Mais nous devons nous arrêter plus longuement à la description des interrupteurs.

145. Interrupteurs pour grosses bobines. — Les interrupteurs pour grosses bobines sont de plusieurs sortes :

1º Lorsque la bobine fonctionne sur courant continu on peut employer :

α) Les interrupteurs mécaniques dans lesquels la rupture se produit, soit entre deux pièces métalliques noyées dans un liquide isolant, rarement dans l'air, soit entre une surface de mercure et une partie métallique, soit sur le trajet même d'un jet de mercure ;

β) Les interrupteurs à liquide, dits interrupteurs électrolytiques, du genre Wehnelt.

2º Lorsque la bobine fonctionne sur courant alternatif, on doit employer des interrupteurs qui ne laissent passer qu'une phase sur deux, toujours la même, ce sont :

α) Des interrupteurs mécaniques synchrones ;

β) Des interrupteurs électrolytiques.

146. Interrupteurs mécaniques à courants continus. — Aujourd'hui on emploie presque exclusivement *la turbine à mercure.*

• Je citerai seulement pour mémoire un modèle robuste d'interrupteur à double pièce métallique : le rupteur cuivre sur cuivre Radiguet et Massiot. Une banquette de cuivre fixe placée vers le fond d'un vase rempli de pétrole est en rapport avec un pôle du circuit ; une tige de cuivre supportée par une armature d'électro est en communication avec la bobine et prend contact avec la banquette quand l'électro ne fonctionne pas. Lorsque le courant passe, l'électro mis en série dans le circuit général attire l'armature, le courant se rompt, l'électro se désarme, la tige revient au contact de la banquette et ainsi de suite. Il convenait particulièrement pour la production des courants de haute fréquence.

Je rappellerai aussi les modèles dans lesquels la rupture se produit entre un bain de mercure et un plongeur actionné soit par un moteur, soit par une bande d'acier diapason à mouvement entretenu électriquement. On en trouve encore dans quelques laboratoires ou cabinets médicaux.

La *turbine à mercure* a d'abord été construite en France par la maison Gaiffe. Voici la description sommaire du modèle type.

Une pièce de fer d (*fig.* 89) de forme conique plonge dans le mercure ; elle est percée d'un conduit, oblique par rapport à l'axe, qui est placé de telle façon que dans son mouvement de rotation il engendre un hyperboloïde de révolution, cette disposition ayant pour avantage de faciliter l'ascension du mercure.

Lorsque d tourne, la force centrifuge agit sur le mercure qui jaillit par l'orifice O.

Une couronne métallique C isolée du reste de l'appareil, supporte des dents de cuivre rouge *a* de largeur convenable et variable avec le voltage de la source sur lesquelles pendant sa rotation le jet de mercure vient fermer puis ouvrir le circuit.

Le moteur, dont l'axe est commun avec celui de l'interrupteur, point ori-

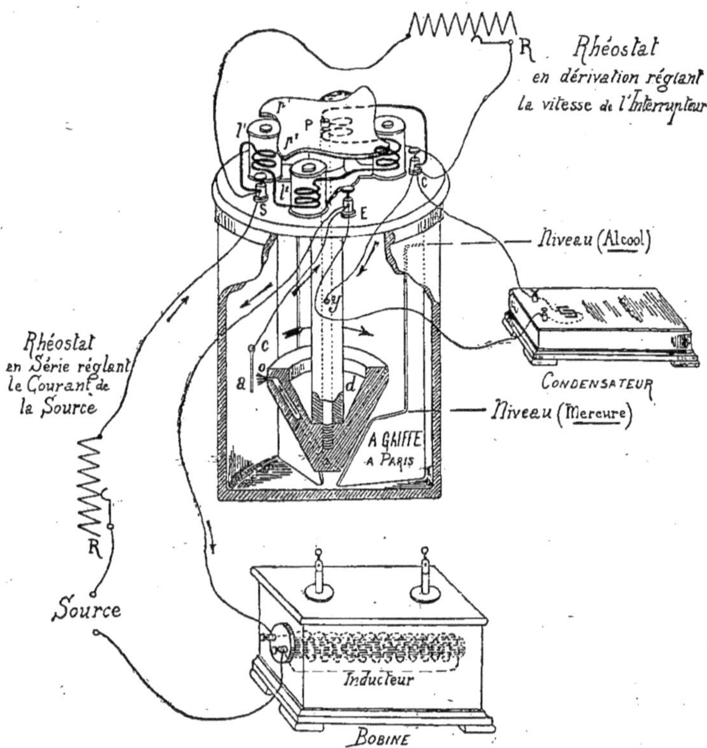

FIG. 89. — Turbine à mercure.

ginal du système, est du type à attraction magnétique dans lequel l'enroulement est fixe et l'armature mobile.

l^1, l^2, l^3, l^4 sont les électros du moteur. P est l'armature qui porte les rochets p^1, p^2, p^3, p^4.

Le nombre de pôles du moteur est égal au nombre de dents de la couronne C, et on cale l'armature P de telle façon que lorsque le jet de mercure rencontre l'une des dents *a*, on soit précisément dans la position où il y ait attraction, la rupture s'effectuant un peu avant que les rochets soient complètement en prise sur les électros.

Il suffit de donner avec le doigt une vive impulsion à l'armature mobile pour amorcer le jet de mercure ; comme l'enroulement des électros est en série avec l'inducteur de la bobine, le courant traverse alors la bobine et l'enroulement moteur et l'interrupteur continue à tourner sur lui-même.

Ce premier modèle a été très perfectionné depuis. Actuellement le moteur est en général indépendant et à vitesse réglable. La rupture se fait non plus dans le pétrole ou l'alcool, mais dans le gaz d'éclairage ou les vapeurs d'éther. Tous les constructeurs ont aujourd'hui des interrupteurs turbines à grand débit construits surtout en vue de la production intensive des rayons X mais convenant parfaitement à celle des courants de haute fréquence.

Le rendement excellent de ces appareils a fait délaisser l'emploi des interrupteurs électrolytiques auxquels je consacrerai néanmoins un paragraphe.

147. Interrupteurs à liquide (dits électrolytiques). — Ils sont de deux

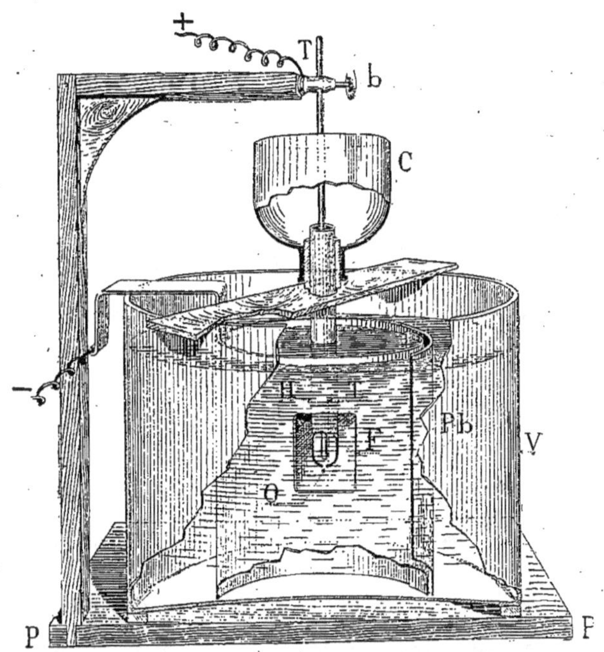

FIG. 90. — Modèle simple de Wehnelt du Prof. Bergonié.

P. Plate-forme de bois.
V. Récipient de verre de 15 litres.
Pb. Cylindre de plomb de 1 à 2 millimètres relié au pôle — (25 centimètres de diamètre pour 130 volts).
H. Tube isolant avec trou o.
T. Tige de plomb reliée au pôle +.
C. Cloche-déversoir pour recueillir le liquide qui s'élève dans le tube.

sortes : les interrupteurs à tige (type Wehnelt), et les interrupteurs à trous (types Simon, Caldwell).

I. L'interrupteur électrolytique de Wehnelt se compose d'une cuve renfermant de l'eau acidulée au 1/10 par le SO_4H_2 dans laquelle plongent d'une part un fil de platine recouvert, sauf une petite longueur à l'extrémité, d'un tube de verre; et relié au pôle + d'une source à 110 volts et d'autre part une électrode inattaquable aux acides, plomb par exemple. La décomposition de l'eau se produit dès que le courant passe et elle s'accompagne d'une élévation de température telle au pôle + que le phénomène de caléfaction se produit autour du fil de platine échauffé par la résistance des bulles d'oxygène formées par l'électrolyse, d'où une gaine isolante qui interrompt le circuit. Mais le contact se rétablissant dès que le courant cesse, le phénomène recommence et ainsi de suite.

Le réglage se fait par un rhéostat en circuit et d'autre part par la longueur de l'anode de platine en contact avec le liquide électrolytique.

Le Wehnelt peut fonctionner aussi sur accumulateurs, mais on doit alors employer de hautes intensités et l'électrolyte doit être chauffé.

On a modifié la composition de l'électrolyte et le dispositif des électrodes de différentes manières.

II. Dans les interrupteurs à trous (Simon, Caldwell), l'interruption se produit au niveau d'un orifice percé dans une cloison isolante.

La figure 90 montre un modèle simple d'interrupteur à trou construit par M. Bergonié et que chacun peut établir soi-même sans difficultés.

Il est inutile, avec ces interrupteurs, de mettre des condensateurs de bobine; d'autre part. le coefficient de self du primaire doit être moins élevé avec le Wehnelt qu'avec les interrupteurs mécaniques à interruptions plus lentes. Il faut savoir que plus on diminue le coefficient de self du primaire, moins le courant induit de fermeture et le courant induit d'ouverture diffèrent de tension, puisque c'est la self qui d'une part retarde l'établissement du primaire et d'autre part renforce l'effet de rupture. Les bobines du commerce ont une self moyenne au primaire qui leur permet de marcher sur les deux systèmes d'interrupteurs dans de bonnes conditions, On en trouve aussi à coefficient de self variable (deux enroulements à l'inducteur), elles sont bien préférables.

148. Interrupteurs de bobines fonctionnant sur secteur à courant alternatif. — On peut se servir du courant alternatif pour l'excitation des bobines ordinaires.

Pour cela on emploie soit les interrupteurs électrolytiques qui opèrent le triage des phases (le courant passant plus facilement dans un sens que dans l'autre), soit les interrupteurs mécaniques synchrones dont nous avons donné le principe pour la charge des accumulateurs sur secteurs à courants alternatifs (interrupteur-diapason de Villard). Seulement ici il faut caler le rupteur de manière que la rupture se fasse sur le maximum de la phase, ce que la pratique apprend vite à réaliser.

Aujourd'hui, on n'emploie plus guère pour faire fonctionner une bobine sur courant alternatif que l'interrupteur à turbine de mercure commandée par un moteur synchrone. Ces appareils dérivent du type Blondel-Gaiffe, le premier en date.

La figure 91 montre le modèle actuel construit par la Maison Gaiffe. La cuve V, le cône C, les peignes D, D, ne diffèrent en rien de la turbine à courant continu. Mais le moteur M est un moteur synchrone qu'on lance à la main au moyen de la vis B. [Voir plus loin la question des moteurs synchrones (§ 211)].

La figure 92 fait voir un type simple de moteur synchrone (type Bosquain et Massiot). Le courant qui passe par l'électro-aimant d'entraînement tra-

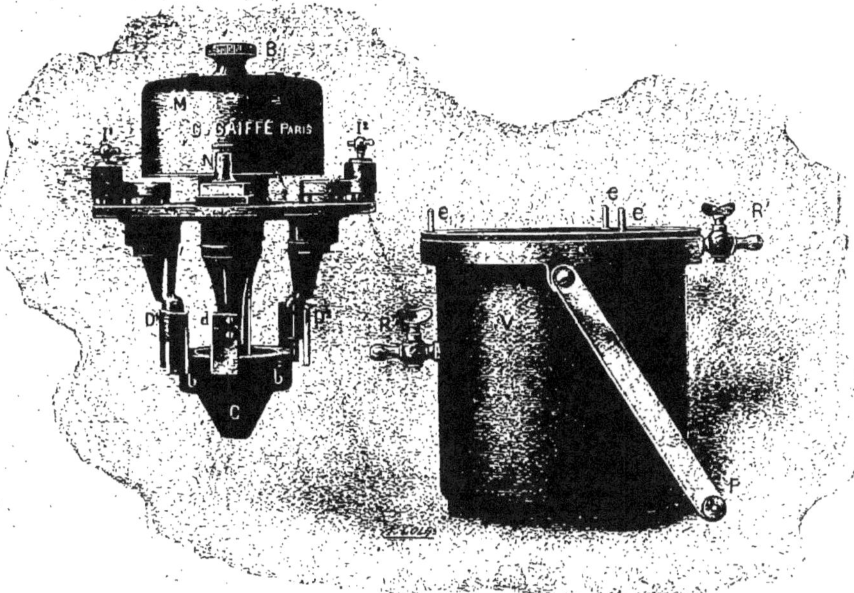

FIG. 91. — Turbine à mercure Blondel-Gaiffe à courant alternatif.

verse une soupape électrolytique (Al-Pb dans une solution de phosphate de

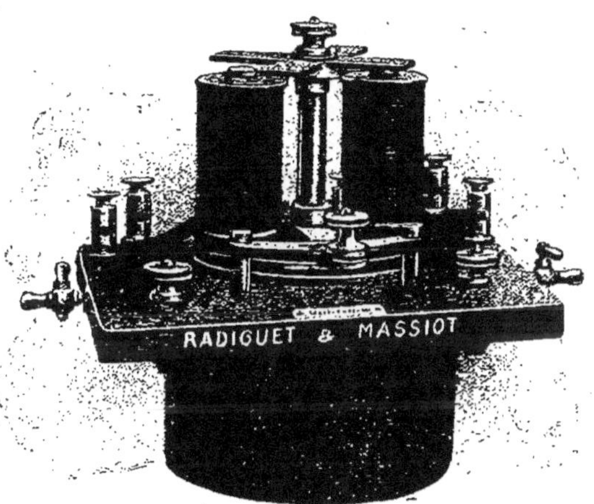

FIG. 92. — Turbine synchrone à clapet électrolytique Bosquain-Massiot.

soude). L'impulsion donnée aux pièces polaires qui entrainent l'axe ne se produit que sur l'une des deux phases, d'où la synchronisation.

On peut d'ailleurs utiliser les deux phases du courant alternatif pour l'excitation du primaire. Pour cela, on a recours à deux procédés : 1°) celui de la bobine à double inducteur ; 2°) celui qu'on peut appeler l'autotransformateur.

1° *Bobine à deux inducteurs.* — Le schéma de la figure 93 montre le dispositif employé. La turbine synchrone présente deux peignes déterminant une

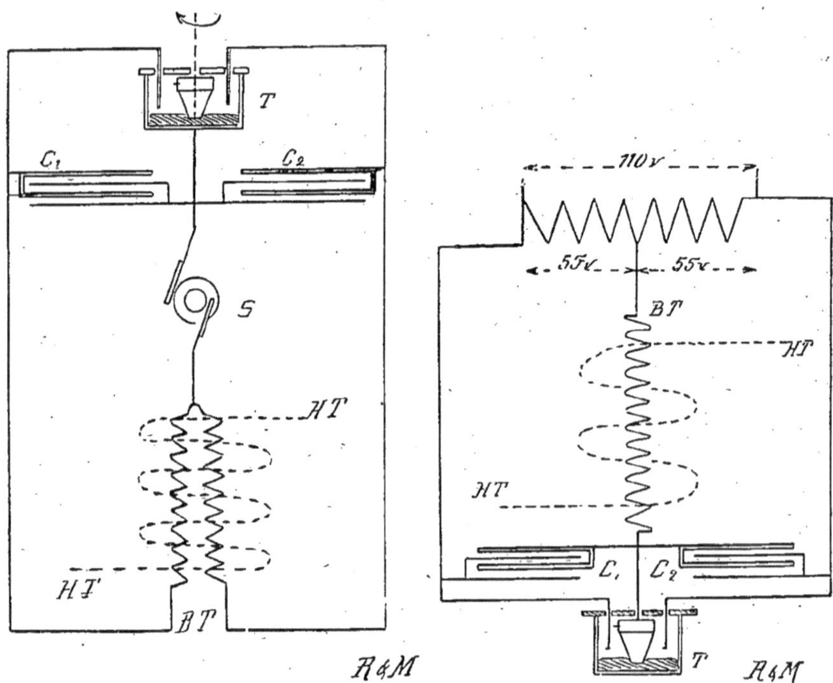

Fig. 93. — Schéma des connexions de la bobine à deux inducteurs (Cl. Massiot.)   Fig. 94. — Bobine et autotransformateur (Cl. Massiot.)

rupture au maximum de chaque phase et alimentant chacun un des inducteurs. Ces inducteurs sont enroulés en sens inverse, de sorte que l'effet secondaire est le même pour chaque onde. Théoriquement le rendement devrait être double. Pratiquement il ne l'est pas à cause des effets combinés d'induction mutuelle et de self entre les deux inducteurs.

2° *Autotransformateur.* — Ici la bobine n'a qu'un seul inducteur, mais elle est excitée de la façon suivante. Le courant de ville est fermé sur une bobine de self et le primaire de la bobine de Ruhmkorff est connecté par une de ses extrémités à la partie médiane de cette bobine. Par son autre extrémité elle est connectée à l'axe de la turbine synchrone à deux peignes. L'un des peignes est en relation avec l'une des extrémités de la bobine de self, l'autre peigne avec l'autre extrémité. Un courant de voltage égal à moitié de celui de la source excite ainsi à chaque phase le primaire toujours dans le même sens (*fig.* 94).

149. Excitation des condensateurs de haute fréquence par les transformateurs à courant alternatif. — On peut utiliser directement le courant alternatif des stations centrales pour la production des courants de haute fréquence. Voici en quoi consistait l'ancien dispositif que je ne cite que pour mémoire, étant donnés les nouveaux progrès réalisés depuis dans l'appareillage.

Un transformateur à noyau magnétique fermé élevait le potentiel de 110 à 15.000 volts. Ce courant à 15.000 volts était employé directement à la charge des condensateurs de haute fréquence. On conçoit en effet qu'on puisse exciter ces condensateurs avec du courant alternatif puisqu'il s'agit seulement d'arriver à une charge capable de faire éclater une étincelle entre les boules du détonateur : il suffit que chaque onde apporte une quantité d'électricité suffisante sous un voltage suffisant pour atteindre la limite de charge ; on aura ainsi une étincelle à l'éclateur par onde (ou demi-période), c'est-à-dire 84 par seconde sur l'alternatif des secteurs de Paris. En réalité on peut obtenir plus d'une étincelle par onde, les condensateurs de haute fréquence ayant une capacité relativement faible par rapport à la charge disponible.

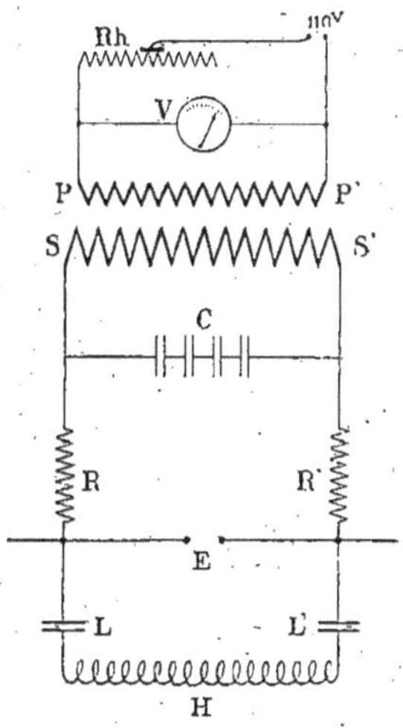

FIG. 95.

Ce dispositif présentait deux gros inconvénients : un arc permanent tendait à s'établir entre les boules de l'éclateur et il fallait le souffler par différents procédés dont le plus efficace était le courant d'air ; en second lieu les ondes de haute fréquence se répercutaient en arrière vers le secondaire du transformateur qui était mis rapidement hors d'usage. Ce dernier inconvénient empêchait d'élever la tension au-dessus de 15.000 volts et cette tension n'était pas suffisante pour obtenir des effets satisfaisants.

M. Gaiffe a réalisé, à la suite de travaux exécutés sous la direction de M. d'Arsonval, un nouveau dispositif qui laisse loin derrière lui les précédents, grâce à l'emploi d'un appareil de garde dont voici le principe :

SS' (*fig.* 95) est le secondaire d'un transformateur élevant le potentiel de 110 à 60.000 volts et LL' sont les condensateurs ou bouteilles de Leyde dont les armatures internes sont en relation avec SS' et présentent en dérivation l'éclateur E, pendant que les armatures externes sont réunies par l'hélice de self H du professeur d'Arsonval. L'appareil de garde CRR' est destiné à empêcher le retour en arrière des ondes de haute fréquence qui exposeraient les spires contiguës du secondaire du transformateur à des maximums périodiques de différence de potentiel supérieurs à la résistance de la substance isolante, et surtout néfaste pour sa durée. Il est constitué d'une part par deux résistances liquides RR' de 15.000 ohms environ chacune, montées en tension sur chaque conducteur SL, S'L' ; et d'autre part par un condensateur à lames multiples C placé en dérivation sur ces conducteurs. — Les résistances ont plus spécialement pour effet d'éviter le soufflage de l'arc. L'adjonction du condensateur permet d'éviter le retour en arrière des ondes de haute fréquence. Ce dispositif, qui convient aussi parfaitement pour l'excitation du tube de Crookes, a constitué à son heure un réel progrès dans l'appareillage du médecin électricien. La figure 95 ne représente pas deux condensateurs en série destinés à limiter le débit (dispositif Villard). Ils sont indépendants de l'appareil de garde.

Les courants alternatifs permettent de réaliser des appareils portatifs de dimensions très réduites et à faible débit suffisants pour produire de l'effluvation dans les électrodes à vide. L'appareil Sterling a les dimensions d'un appareil photographique 13/18 de petit modèle.

Cet appareil présente un interrupteur I (*fig.* 96), un condensateur C, et une

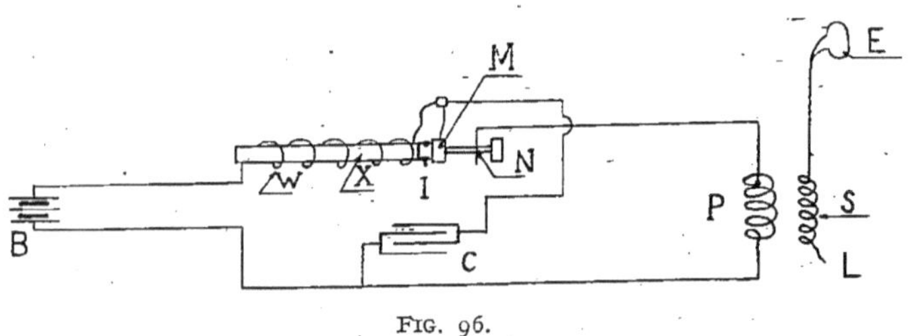

FIG. 96.

bobine primaire P en connexion avec une source de courants B qui peut être une batterie, ou un circuit de lumière électrique soit alternatif, soit continu. Le primaire P et le condensateur C sont en parallèles. étant tous deux en série avec l'interrupteur. La bobine primaire est associée à la secondaire S dans le manche porte-électrode, de telle façon que les courants produits dans le circuit primaire induisent des oscillations de haute fréquence dans la bobine secondaire. Une extrémité de la secondaire S est connectée à l'électrode E pendant que l'autre extrémité de ladite secondaire est fermée sur elle-même pour former une boucle L.

Le Dr Heitz-Boyer a fait construire par Beaudouin un appareil pesant à peine 25 kilogrammes et suffisant pour donner de grosses étincelles condensatrices et même pour faire la diathermie. Il ne diffère d'ailleurs pas en principe des générateurs décrits plus haut, sinon par ce fait que le courant venu d'un petit transformateur à courants sinusoïdaux renfermés dans la boîte de l'appareil vient directement à l'éclateur et aux armatures internes du condensateur, comme s'il s'agissait d'une bobine de Ruhmkorff. Seulement l'éclateur, afin d'éviter l'arc, divise l'étincelle : c'est une pièce conique s'engageant entre deux lames métalliques parallèles aux arêtes opposées du cône. Les étincelles jaillissent sur toute la longueur du cône.

III. — *EMPLOI DES COURANTS DE HAUTE FRÉQUENCE*

150. Modes d'emploi des courants de haute fréquence basés sur leurs diverses propriétés physiques. — On peut utiliser le courant :

1º Directement en le faisant circuler à travers le corps (§ 151). Ce sont les applications directes dont la *diathermie* est une modalité ;

2º On peut tirer parti du pouvoir énorme d'induction dont jouissent des courants pour développer dans l'organisme des courants d'auto-conduction [d'Arsonval (§ 152)].

3º On peut tirer parti des effets d'induction d'un courant de haute fréquence sur un circuit voisin, et des effets de résonance pour élever le potentiel de ces courants et produire l'effluvation (résonateurs), ou un étincelage puissant (§ 153 à 160).

4º On peut soumettre un sujet à des potentiels oscillants par des dispositifs spéciaux dans lesquels ce sujet joue le rôle de l'une des armatures d'un condensateur (§ 161).

151. Applications directes. Diathermie. Électrocoagulation. — Si l'on prend une dérivation aux extrémités de l'hélice de self du dispositif de d'Arsonval et si l'on place dans le circuit de cette dérivation un corps de grande résistance, le courant de haute fréquence prendra de préférence le chemin de la dérivation, quoique sa résistance soit très élevée, plutôt que le chemin de l'hélice de faible résistance, à cause de l'opposition apportée par la self dans ce circuit. Aussi en mettant le corps humain en dérivation sur l'hélice, on le soumet au passage du courant de haute fréquence et l'hélice sert de parafoudre, en ce sens que les décharges de basse fréquence qui se produisent simultanément suivent de préférence le circuit métallique.

Les applications directes sont stabiles ou labiles :

Stabiles, lorsqu'on applique à demeure des électrodes nues ou recouvertes de tissu mouillé sur la peau ;

Labiles, lorsqu'on se sert d'électrodes que l'on promène sur les régions à électriser.

Ce qu'on appelle aujourd'hui la diathermie n'est qu'un mode d'application direct stabile des courants de haute fréquence à voltage relativement faible. Grâce à l'intensité élevée des courants qui traversent l'organisme une élévation notable de température se produit dans l'intimité même des tissus entre les électrodes.

On n'obtient de bons effets diathermiques que si l'on dispose du courant alternatif. La bobine excitée par le courant continu ne donne que de mauvais résultats. Aussi tous les constructeurs d'appareils de haute fréquence fournissent-ils aux médecins qui disposent seulement du courant continu des convertisseurs (§§ 54 et 122) pour obtenir avant tout du courant alternatif. Il y a intérêt à employer des fréquences élevées pour ces courants et pour cela à donner le minimum de self. Pour éviter l'échauffement des pièces de l'éclateur, il y a intérêt à utiliser, comme l'a fait la maison Gaiffe, le détonateur de M. Broca à gaz carburé. Il se produit une décomposition de gaz carburé qui paraît absorber une grande partie de la chaleur dégagée.

Les modèles actuels d'appareils diathermiques, et en particulier le modèle d'Arsonval-Gaiffe avec éclateur de Broca, permettent d'obtenir à travers le corps un courant de 300, 500 et même 800 watts, c'est-à-dire 300, 500, 800 joules par seconde. En 14 secondes avec le premier, 5 secondes avec le dernier, on produit donc environ une grande calorie (plus de 4.000 joules).

Les électrodes doivent être soigneusement appliquées sur la peau. Des électrodes métalliques sèches telles que les bandes de tissu métallique souple qu'on trouve couramment dans le commerce, conviennent bien à cet usage, à condition d'être serrées contre les téguments à nu par des bandes de crêpe Velpeau ou de caoutchouc.

Lorsqu'on concentre en une zone limitée des courants de cette puissance

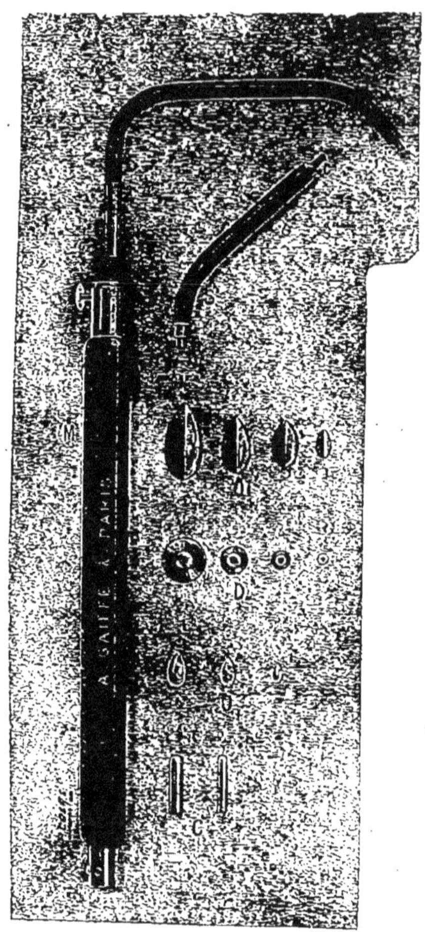

FIG. 97. — Électrode pour électrocoagulation.

au moyen d'électrodes métalliques, comme l'a fait en particulier de Keating-Hart (*fig.* 97), la chaleur dégagée est suffisante pour produire la coagulation des albumines : l'application porte alors le nom d'électrocoagulation. Au cours des opérations chirurgicales, lorsqu'il y a lieu de pratiquer l'électrocoagulation, on ne doit employer comme instruments et en particulier comme écarteurs que des appareils non métalliques. On trouve chez les constructeurs tous les modèles d'écarteurs en bois.

152. Autoconduction (d'Arsonval). — Une capacité quelconque placée au milieu d'un circuit de haute fréquence qui l'enveloppe, devient le siège de

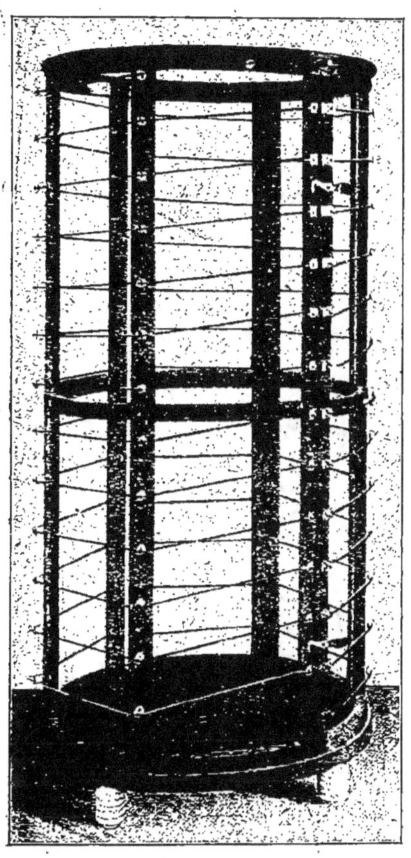

FIG. 98. — Grand solénoïde d'autoconduction du Prof. d'Arsouval.

courants d'autoconduction qui rappellent les courants de Foucault.

Le Professeur d'Arsonval a eu le premier l'idée d'utiliser ce phénomène en expérimentation biologique en plaçant les animaux ou l'homme à l'intérieur d'un grand solenoïde parcouru par le courant de décharge des deux condensateurs.

La figure 98 montre la cage d'autoconduction de M. d'Arsonval employée couramment en électrothérapie. Lorsqu'un sujet est placé debout dans cette cage, les bras arrondis concentriquement au circuit de la cage, on voit s'allumer

une lampe électrique de bas voltage placée entre ses deux mains. On favorise
l'expérience en faisant plonger les mains dans une solution de chlorhydrate
d'ammoniaque légèrement alcaline. On met ainsi en évidence les courants
d'induction développés dans le corps lui-même.

On peut aussi placer le sujet assis entre deux spirales plates montées de
telle façon que le courant de décharge des condensateurs circule, à un moment

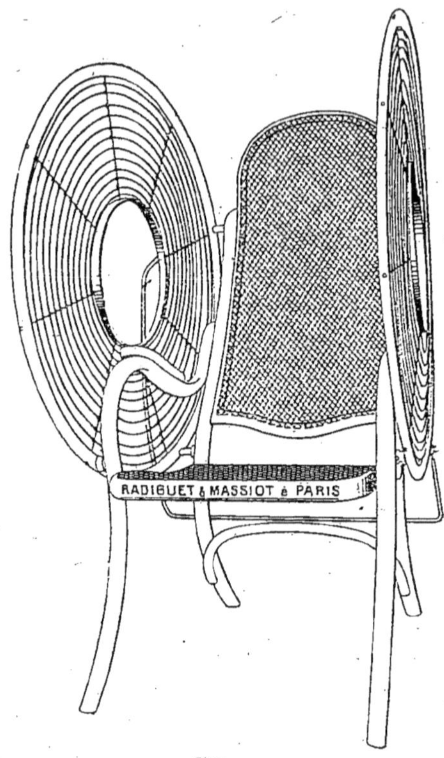

FIG. 99.

donné, dans le même sens dans les deux spirales. La figure 99 montre le modèle
que la maison Radiguet et Massiot a construit sur mes indications. Si on se
place à une phase telle que le courant entre par l'extrémité externe de la spirale
de gauche, ce courant la parcourt *dextrorsum* (pour un observateur placé
sur la droite de la figure) ; il sort par son extrémité centrale, pénètre dans la
seconde par l'extrémité externe, la parcourt *dextrorsum* et sort par l'extrémité
centrale.

Le sujet assis dans le fauteuil est soumis à l'action d'un champ magnétique
dirigé suivant l'axe des deux spirales. Il est le siège de courants oscillants
de la tête aux genoux. On place un tabouret sous les pieds pour mettre les
cuisses dans la parallélisme des dernières spires.

On vérifie le bon fonctionnement de la cage ou des spirales en plaçant,
soit à l'intérieur de la cage, soit entre les deux spirales, une spire de gros

fil de cuivre coupée par une lampe de 6 à 12 volts. Cette lampe s'allume au blanc dès que le courant passe.

153. Appareils destinés à élever la tension des courants de haute fréquence. — Résonateurs (Oudin, 1892). — Les résonateurs sont des appareils destinés à élever la tension des courants de haute fréquence. Voici les principaux modèles :

Résonateur à un seul pôle :

> En hélice (Oudin) ;
> En spirale plate.

Résonateurs à deux pôles :

> Bobines (d'Arsonval);
> Résonateur Oudin modifié (O' Farrill,
>   Lebailly, Rochefort).
> Spirales.

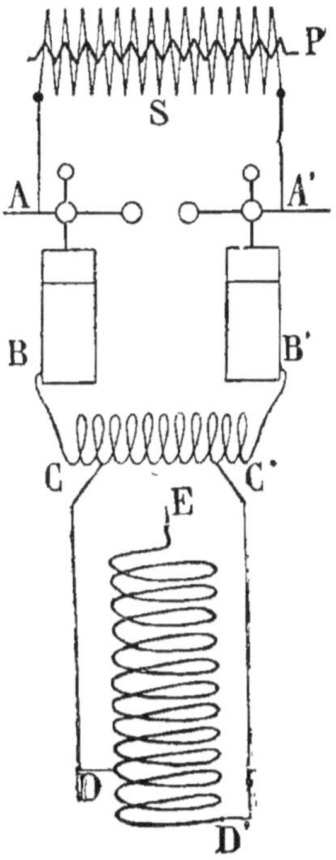

154. Résonateur Oudin unipolaire. — Le premier résonateur Oudin se composait d'une hélice de fil de cuivre dont on reliait un point voisin de l'extrémité inférieure à une des extrémités de l'hélice de self du dispositif de d'Arsonval. L'effluvation se produit à l'extrémité supérieure.

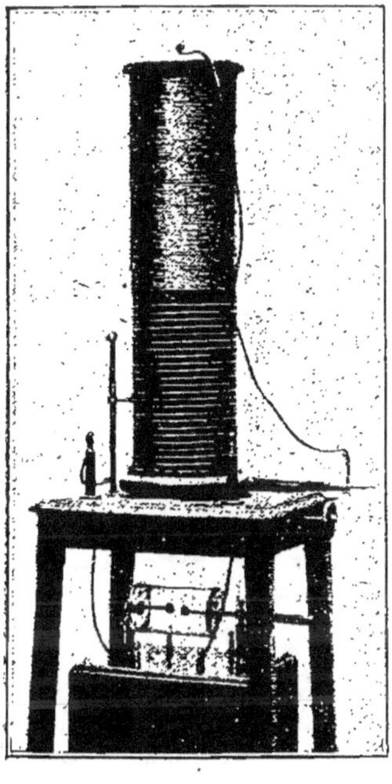

En reliant l'extrémité inférieure de l'hélice à l'autre extrémité de l'hélice de self (*fig.* 100), on augmente les effets ; c'est la première modification de Oudin. En supprimant l'hélice de self, l'effet est encore meilleur. C'est le principe du modèle définitif de Oudin.

FIG. 100. — Résonateur Oudin.
D, D'. Spires jouant le rôle de primaire.
D, E. Spires jouant le rôle de secondaire.
C, C'. Hélice de self sur laquelle M. Oudin dérivait le résonateur au début, puis qu'il a supprimée.

Le modèle définitif du résonateur Oudin se compose donc d'une hélice de fil de cuivre de 2 m/m 1/2 environ (inter-spire : 8 m/m, nombre de tours 50 au moins).

FIG. 101. — Résonateur Oudin avec les condensateurs de haute fréquence et l'éclateur.

Le courant de décharge des bouteilles de Leyde circule dans les 3 à 5 spires inférieures D, D', qui jouent le rôle de primaire d'un transformateur dont les autres spires D, E, forment le secondaire.

La figure 101 montre le résonateur Oudin tel qu'il est construit aujourd'hui.

155. Résonateur en spirale plate. — Au lieu d'employer les hélices, on peut aussi employer les spirales plates. MM. Radiguet et Massiot ont construit sur mes indications une spirale [1] dans laquelle la self est calculée de telle façon qu'avec deux condensateurs, de 16/10 de millimicrofarad, on ait la résonance avec une seule spire à l'excitation. C'est la spire externe qui joue le rôle de spire inductrice (*fig.* 102).

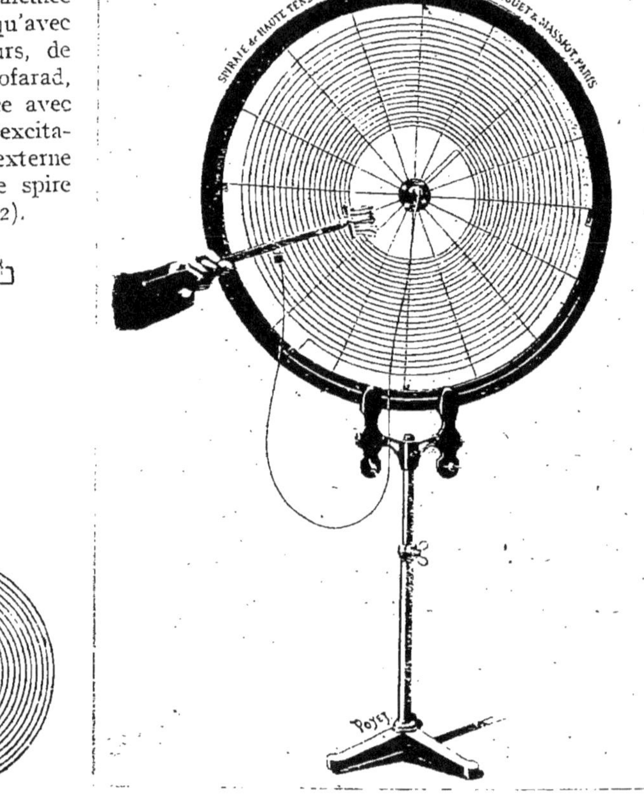

FIG. 102.   FIG. 103.

Pratiquement le réglage se fait non plus en modifiant le coefficient de self de la partie inductrice de la spirale, qui reste fixe, mais en modifiant le coefficient de self d'une bobine à gros fil mise dans le circuit d'excitation [1].

La figure 103 montre une spirale sur son pied. Elle est constituée par 20 spires de fil de 2 millimètres fixées sur des rayons de corde à boyaux; la plus petite spire a un diamètre de $0^m,33$ et la plus grande de $0^m,83$,

[1] H. GUILLEMINOT, *Arch. d'élect. méd.*, 1901, n° 287.
[2]   —   *C. R. Ac. Sc.*, 4 août 1902.

Les interspires augmentent progressivement du centre à la périphérie en raison de la différence de potentiel entre les spires également croissante. Le centre de la spirale reçoit les excitateurs divers.

156. Effets bipolaires obtenus avec les résonateurs en général. — Bobine du professeur d'Arsonval. — La bobine du professeur d'Arsonval se compose d'une hélice de fil fin enroulée sur un cylindre. Cette hélice est l'induit. Autour d'elle, concentriquement placées à une distance de plusieurs centimètres, sont trois ou quatre spires de gros fil qui peuvent glisser le long de l'induit de manière à être placées à volonté à une extrémité, au milieu, ou à l'autre extrémité de l'induit.

Si nous supposons les spires inductrices placées vers le milieu de l'hélice induite (cas de la figure 104) l'hélice induite émet par ses deux extrémités des effluves qui semblent s'attirer et qui sont d'égale puissance. C'est là ce qu'on appelle les effluves bipolaires, parce que, à un moment quelconque considéré, le signe des effluves est différent ce

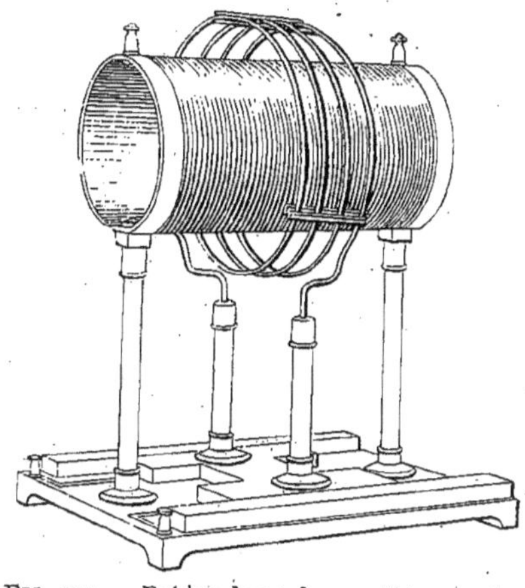

FIG. 104. — Bobine du professeur d'Arsonval.

signe changeant simultanément et restant toujours contraire plusieurs millions ou billions de fois par seconde suivant la période.

Si on déplace l'inducteur vers une extrémité, l'effluvation propre à cette extrémité diminue jusqu'à être voisine de zéro de telle sorte qu'alors la bobine fonctionne comme un résonateur Oudin unipolaire dont l'inducteur et l'induit sont séparés et sans contact.

157. Résonateurs Oudin bipolaires — Si l'on veut bien considérer la figure 104 où l'inducteur est au milieu de l'induit, on verra que l'appareil peut se ramener à une hélice Oudin induite par sa partie médiane, l'inducteur étant, bien entendu, séparé de l'induit et sans contact avec lui.

Que l'on prenne au contraire l'inducteur dans l'enroulement induit lui-même au lieu de le choisir séparé et sans contact comme dans la figure 105, on obtient le type des résonateurs O'Farrill et Lebailly qui ne sont que le résonateur Oudin induit par ses spires médianes. Dédoublons ce résonateur O Farrill-Lebailly, nous tombons dans le modèle Rochefort, de la figure 106, figure qui n'est pas le schéma exact du montage, car Rochefort met deux paires de condensateurs à l'excitation, une pour chaque solénoïde, mais qui montre bien le lien unissant ces différentes formes de résonateurs.

M. Rochefort insiste avec raison sur les effets variés obtenus suivant le sens de la décharge dans les spires inductrices. En appelant B l'armature positive du condensateur et B' l'armature négative, on n'obtient la bipolarité que si le courant partant de B entre dans la première hélice par le point intermédiaire C pour ressortir par le point extrême, tandis que, dans le second, il entre par le point extrême, pour ressortir par le point médian C'.

Si l'armature positive était en relation avec les deux points extrêmes ou

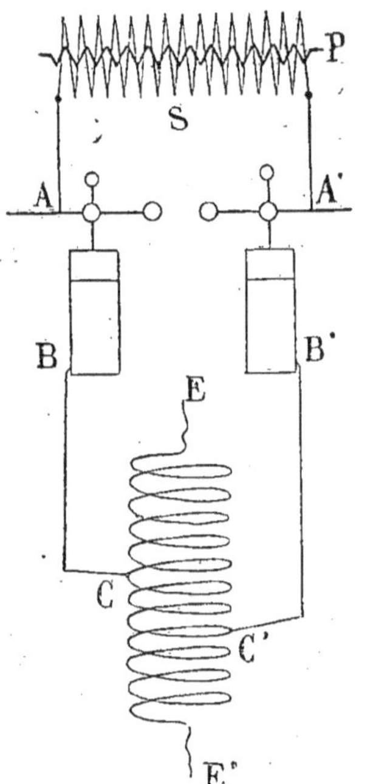

FIG. 105. — Résonateur O'Farrill Lebailly.

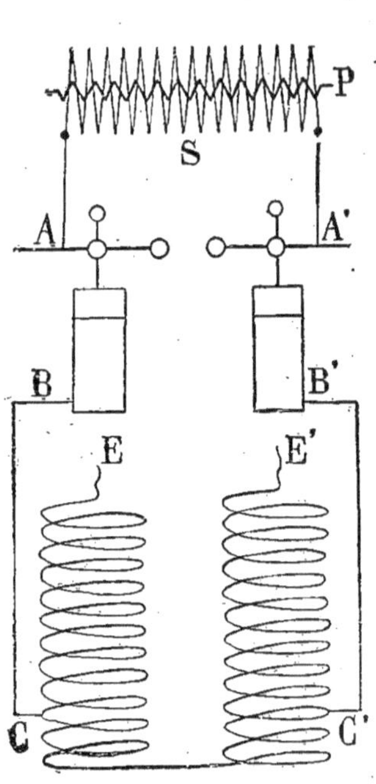

FIG. 106. — Résonateur Rochefort.

avec les deux points médians on aurait des effluves qui ne s'attireraient pas et auraient plutôt tendance à se repousser.

158. Effets bipolaires obtenus avec les spirales. — Les résonateurs en spirale se prêtent mieux à l'étude des effets bipolaires parce que, outre les modalités de couplage, il faut faire entrer ici en ligne de compte les modalités d'influence (action d'une spirale sur une spirale voisine).

Voici les principes relatifs à ces résonateurs :

1º Effets bipolaires obtenus par le mode de couplage.

Si l'on appelle sens du courant de décharge, la direction d'un courant continu qui irait de l'armature externe + d'un condensateur à l'armature externe — du deuxième condensateur, on obtient une effluvation bipolaire en faisant circuler le courant suivant le sens centripète dans une spirale et suivant le sens centrifuge dans l'autre. Si l'on réunit le pôle d'effluvation de la première avec celui de la deuxième, toute effluvation est supprimée.

On obtient au contraire une effluvation de même signe en faisant circuler le courant dans le sens centripète dans les deux résonateurs ; ou bien dans le sens centrifuge aussi dans les deux résonateurs. Si l'on réunit alors le pôle d'effluvation du premier avec celui du deuxième, on ne neutralise nullement cette effluvation, et les effets s'ajoutent en quantité (principe commun avec le résonateur en hélice).

2° Effets bipolaires obtenus par le mode d'influence Si l'on met une seule spirale en circuit et qu'on présente devant elle une seconde spirale sans connexion, cette dernière émet, par son pôle central d'effluvation, des effluves de signe contraire, lorsque le sens de son enroulement est contraire au sens de l'enroulement de la première ; elle émet des effluves de même signe si le sens de l'enroulement est le même

Partant de ces deux principes, voici comment on emploie pratiquement les spirales :

1° Emploi de deux spirales pour produire l'effluvation bipolaire (*fig.* 107) :

a) Placer parallèlement les deux spirales de telle sorte que l'une soit enroulée *dextrorsum*, l'autre *sinistrorsum* ;

b) Mettre les points extrêmes de la spire externe en relation respectivement avec les deux bornes du condensateur, et réunir par un fil souple les deux points intermédiaires (points qui, nous le savons, se trouvent à l'union de l'inducteur et de l'induit ou à la jonction de la première spire avec la deuxième).

2° Emploi de deux spirales pour tirer des effluves d'une capacité interposée :

α) Placer parallèlement les deux spirales enroulées dans le même sens ;

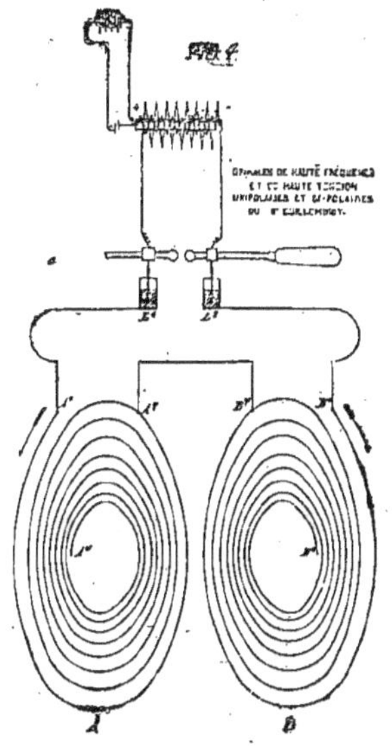

FIG. 107. — Couplage des spirales en sens inverse pour obtenir la bipolarité (courant centripète dans l'une. centrifuge dans l'autre).

β) Mettre une borne du condensateur en relation avec le point extrême de la première spirale ; mettre le point intermédiaire de cette première spirale en relation avec le point extrême de la seconde ; mettre le point intermédiaire de la seconde en relation avec la deuxième borne du condensateur.

Alors les spirales n'ont aucune tendance à effluver l'une sur l'autre, les effluves se repoussant plutôt qu'ils ne s'attirent, mais une capacité interposée émet des effluves de toutes parts.

159. Excitateurs divers pour l'emploi des résonateurs et leurs applications à la médecine. — 1° *Applications directes.* On peut, soit en prenant un seul pôle des résonateurs, soit en prenant deux pôles dans les systèmes bipolaires, appliquer directement le courant suivant le mode décrit au § 151. On se sert pour cela d'électrodes de métal nu de formes variées.

Les principales sont les plaques, les boules, les tiges cylindriques, les électrodes coniques spéciales (Doumer) (*fig.* 108 et 109).

2° *Applications directes avec interposition d'une lame de verre* (électrodes dites condensatrices Oudin). — La plus simple de ces électrodes consiste en un tube à essai de verre très épais bourré à son extrémité de papier d'étain et dans laquelle plonge jusqu'au fond une tige de cuivre qui se fixe au manche omnibus. La tige de cuivre est fixée par coulage de paraffine grâce à un bouton terminal qui la consolide. De très fines étincelles frappent les téguments comme tamisées par la paroi du verre.

Les électrodes de Mac Intyre (*fig.* 110) sont des électrodes condensatrices spéciales. Elles sont constituées par des ampoules de verre de formes variées dans lesquelles on fait le vide de Geissler. L'étincelage est beaucoup plus doux qu'avec les électrodes condensatrices simples.

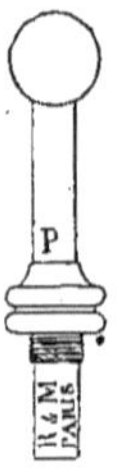

3° *Productions d'étincelles.*— On se sert pour cela de pointes mousses ou de boules. La boule de la figure 108 convient à cet usage. Le Dr de Keating-Hart emploie des électrodes appropriées aux besoins de la chirurgie pour cribler de grosses étincelles les tissus qu'il veut détruire (fulguration).

4° *Production d'effluves.* — Les effluves s'obtiennent dans les meilleures conditions avec le pinceau, le balai (*fig.* 111)., les pointes multiples, ou les électrodes présentant une certaine étendue de bords comme les coupes à effluves.

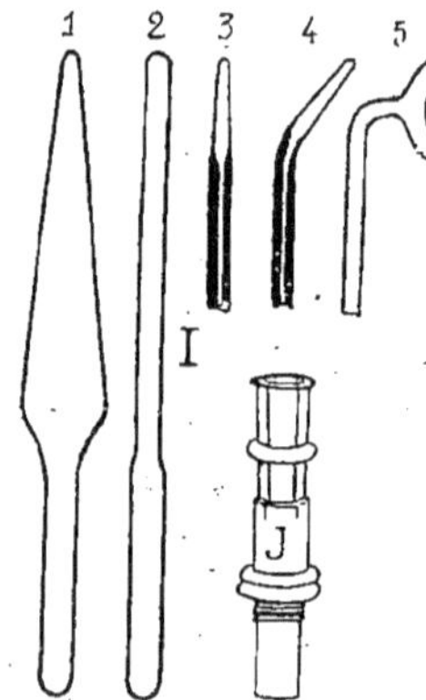

FIG. 108.
Boule à étincelles.

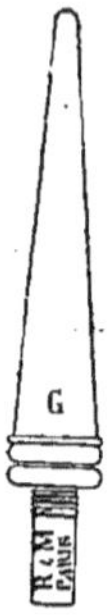

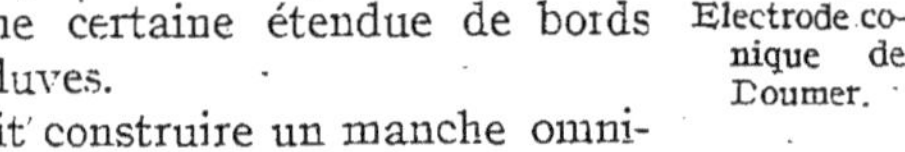

FIG. 109.
Electrode conique de Doumer.

Le Dr Bissérié a fait construire un manche omnibus spécial qui permet de régler la puissance du courant par la longueur de l'étincelle éclatant entre les deux boules latérales (*fig.* 112).

160. Production d'effets statiques ([1]). — Lorsqu'on emploie un résonateur avec un seul pôle d'effluvation, tel qu'un résonateur Oudin ou une spirale, et lorsqu'on fixe un conducteur métallique à ce pôle d'effluvation, tel qu'un fil de cuivre terminé par une pointe, il se fait par cette pointe une déperdition d'électricité dans l'air atmosphérique, ce qui équivaut à un courant analogue à celui que débiterait un transformateur quelconque ou une bobine d'induction dont les deux pôles seraient fermés sur une très grande résistance.

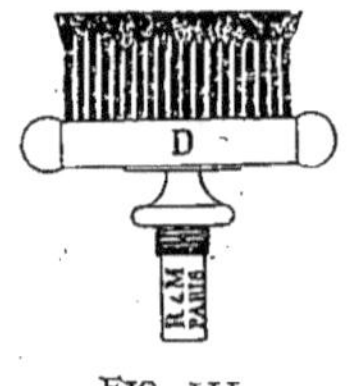

FIG. 111.
Balai à effluves.

FIG. 110. — Électrodes de Mac Intyre.

Si le conducteur fixé au pôle d'effluvation aboutit à une capacité électrique, telle qu'une sphère de cuivre isolée, cette sphère prend un potentiel + et — alternativement à chaque période de haute fréquence. Si, par exemple, la fréquence est de un million, au cours de chaque millionième de seconde, la sphère passe alternativement par les deux polarités + et —. Cela signifie que, entre le résonateur et elle, existe un courant alternatif, bien qu'il n'y ait pas de circuit fermé métalliquement.

D'ailleurs un phénomène analogue se produit dans les circuits alternatifs

([1]) *C. R. Ac. Sc.*, 3 et 10 décembre 1906 ; A. F. A. S., Reims, 1907.

de basse tension interrompus par des condensateurs. Bien qu'il n'y ait pas de continuité métallique entre les deux pôles du générateur, le courant se manifeste comme s'il parcourait un circuit continu.

Cela posé, il est facile de comprendre que, le conducteur qui unit le pôle

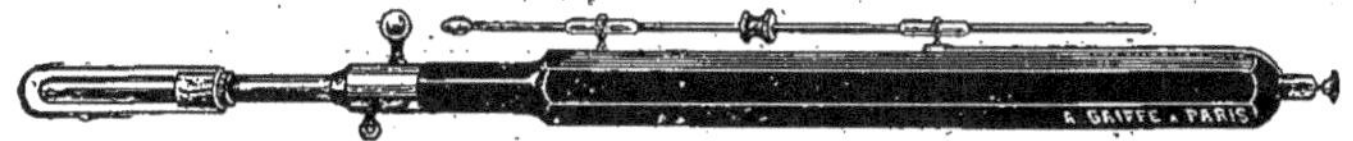

FIG. 112. — Manche de Bissérié.

du résonateur à la capacité ou à la pointe d'effluvation étant le siège d'un courant alternatif, les phases de ce courant peuvent être sélectées et triées comme dans un circuit fermé.

On peut faire ce triage à l'aide des soupapes à vide. J'ai employé à cet effet deux soupapes de Villard.

Le pôle du résonateur est mis en communication avec l'anode de l'une et avec la cathode de l'autre.

La cathode de la première est mise en relation avec une pointe ou une capacité.

L'anode de la seconde est mise en relation avec une autre pointe ou une autre capacité.

Dans ces conditions, le courant se bifurque sélectivement. Si l'on emploie les pointes, entre ces deux pointes se produit un souffle statique de polarité constante. Si l'on emploie les capacités, chaque sphère se charge, durant chaquetrain d'onde, de haute fréquence, à un potentiel statique de polarité inverse.

La figure 113 fait voir le dispositif employé pour produire les effets de la machine électrostatique. Deux collecteurs reçoivent les ondes triées. L'un d'eux peut être mis en relation avec le tabouret à pieds de verre, l'autre avec une pointe effluvante.

Il est facile avec ce dispositif de vérifier tous les effets des machines électrostatiques :

1° Charges de noms contraires sur les collecteurs vérifiées au moyen du pendule électrique ;

2° Charges des armatures de bouteilles de Leyde vérifiées par les effets de la décharge ;

3° Existence d'un courant de sens déterminé, dans les conducteurs, vérifiée par un milliampèremètre à aimant permanent ;

4° Enfin, on peut avec ce même dispositif

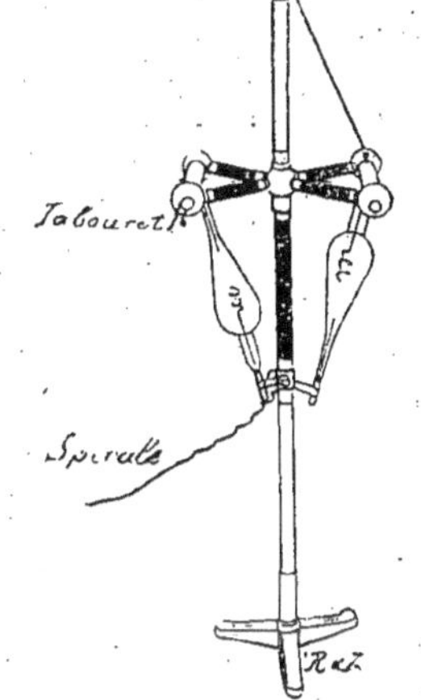

FIG. 113.

obtenir des effets identiques à ceux des courants dits courants de Morton. Les charges apportées aux capacités par chaque train d'onde sont susceptibles en effet de provoquer la contraction musculaire comme les courants de décharge des condensateurs.

161. Le lit condensateur. — Avec le lit condensateur, le malade est soumis à des potentiels oscillants comme le seraient des armatures de condensateurs en circuit. Ces variations très rapides de potentiels très élevés paraissent susceptibles de produire des effets biologiques intéressants. Le malade est placé sur un matelas isolant, et relié à une extrémité de l'hélice de self. Un lit recouvert d'une lame de plomb, sous le matelas, est mis en communication avec l'autre extrémité de l'hélice. Un condensateur se trouve ainsi

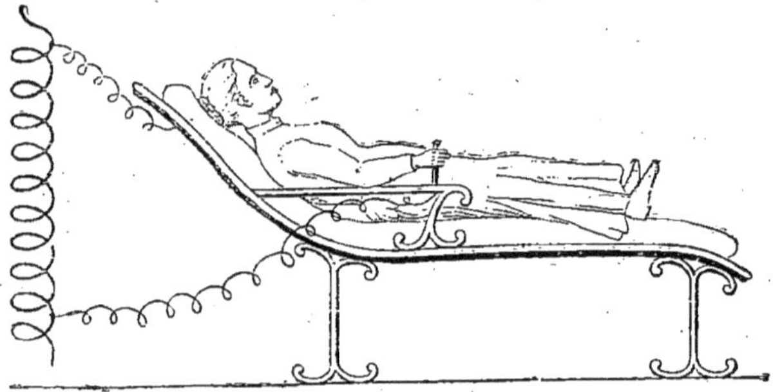

FIG. 114. — Lit condensateur.

constitué par le matelas, comme diélectrique, le malade et la feuille de plomb comme armatures. A chaque oscillation ce condensateur se charge et se décharge (*fig.* 114).

162. Mesure des courants de haute fréquence. — I. La mesure de l'intensité des courants de haute fréquence se fait par le galvanomètre thermique. Le courant étant ici alternatif, on ne peut mesurer que l'intensité efficace, c'est-à-dire l'intensité qu'aurait un courant continu capable de produire les mêmes effets thermiques.

Le galvanomètre thermique est en principe le même que celui que nous avons décrit plus haut p. 98. Il doit être isolé. On se sert aussi de l'ampèremètre d'induction de Gaiffe et Meylan qui mesure la répulsion des courants induits par les courants inducteurs (Voir la description, en particulier dans l'ouvrage de Dénoyés : *Les courants de haute fréquence*, Montpellier). Cet appareil est d'ailleurs beaucoup moins employé.

II. La mesure de la fréquence se fait par un dispositif réalisé par M. Gaiffe sur les indications de M. Ferrié. Cet appareil a été présenté par M. Gaiffe au Congrès de l'A.F.A.S. à Lyon, août 1906.

Il est composé d'une hélice métallique analogue à l'hélice de Oudin, c'est-à-dire d'un circuit présentant une certaine capacité et une certaine self, sur lequel on a branché un milliampèremètre thermique. On place l'appareil près du circuit de haute fréquence et on modifie sa self à l'aide d'un curseur qui met en circuit un nombre variable de spires jusqu'à ce que l'aiguille du milliampèremètre indique le maximum. On est alors dans les meilleures conditions de résonance, quelle que soit d'ailleurs la valeur absolue de ce maximum qui dépend en particulier de la distance du fréquencemètre avec le circuit. Le *fréquencemètre* a été étalonné préalablement de telle sorte que la position du curseur, lorsque la résonance est optima, indique immédiatement la fréquence.

CHAPITRE V

FORME STATIQUE

———

I. — GÉNÉRALITÉS.

163. Définition. — Sous l'influence du frottement, certains corps tels que l'ambre jaune (ἤλεκτρον) attirent les corps légers. Les Grecs connaissaient déjà ce fait : la résine, le verre, etc., jouissent aussi de cette propriété. Il en est de même des métaux pourvu qu'ils soient supportés par une certaine catégorie de corps (corps isolants). Si on les touche alors avec un fil de métal en relation avec le sol, le phénomène disparaît aussitôt. On dit que le corps frotté : ambre, résine, verre, métal isolé, etc., est *électrisé* et cette électricité qui reste sur le corps considéré, est dite *électricité statique*, tandis que le phéno- mène qui se passe le long du fil de métal en relation avec le sol est un phéno- mène d'*électricité dynamique*. Si par un artifice quelconque le corps électrisé était maintenu à cet état électrique au fur et à mesure que sa communication avec le sol tend à faire disparaître cet état, on aurait un courant constant le long du conducteur. Le corps chargé d'électricité statique peut être comparé à un réservoir plein d'eau sans issue. Le courant électrique peut être comparé à un courant d'eau s'écoulant par un conduit.

Le corps chargé d'électricité statique a certaines propriétés mécaniques qui, en se manifestant, laissent sa masse électrique intacte. Le courant au contraire a des propriétés dues à la transmission d'un changement, d'une perturbation. Il n'y a donc pas deux électricités, mais les phénomènes qui se passent autour d'un corps chargé d'électricité fixe, *statique*, sont différents de ceux que peut produire la transmission de proche en proche de l'état électrique.

On sait d'ailleurs, depuis longtemps, que les machines électrostatiques peuvent donner lieu à un véritable courant capable de produire des phéno- mènes d'électrolyse.

Faraday a ainsi produit l'électrolyse d'une solution de $CuSO^4$. De récentes expériences de Bordier et Rouch ont mis en évidence le transport des ions métalliques par le courant des machines électrostatiques.

On appelle corps isolants, diélectriques, ou mauvais conducteurs ceux qui, comme l'ambre, le verre, la résine se chargent d'électricité, qu'ils soient ou non en contact avec le sol ; et corps bons conducteurs, ceux qui comme les métaux ne se chargent statiquement que s'ils sont supportés par un isolant.

La propriété la plus frappante des corps électrisés est d'attirer les corps légers, de prendre contact avec eux, puis de les repousser. Un corps repoussé ainsi par le verre est attiré par la résine électrisée. Ce phénomène connu depuis longtemps a fait tout de suite conclure à deux sortes d'électricité, l'électricité vitrée ou positive, l'électricité résineuse ou négative.

Deux corps chargés d'électricité de même nom se repoussent ; chargés d'électricité de noms contraires, ils s'attirent.

C'est de l'étude de l'électricité statique, la première en date, qu'est découlée l'hypothèse des fluides ; chaque corps serait chargé de fluide neutre. Le frottement décomposerait ce fluide en fluide $+$ et fluide $-$ d'égale quantité.

164. Propriétés fondamentales des corps électrisés. — Elles se ramènent à deux groupes :

1º Actions mécaniques (attraction et répulsion des corps électrisés entre eux) :

2º Action d'induction des corps électrisés sur des corps voisins (induction électrostatique).

165. Actions mécaniques. — Les actions mécaniques ne sont ici que d'un médiocre intérêt. Seulement elles sont la base même de tout un système de mesures que l'on est appelé à employer à chaque instant. C'est pourquoi il faut en connaître le principe fondamental :

Deux corps chargés d'électricité de même signe, soit positive, soit négative, se repoussent avec une force F proportionnelle aux quantités d'électricité q,q', dont sont chargés ces corps, et inversement proportionnelle au carré de la distance d qui les sépare (ou plus exactement qui sépare leur centre d'activité) (Loi de Coulomb, 1785). Si le milieu diélectrique qui sépare les deux corps est solide ou liquide, la loi de Coulomb doit être complétée pour rester vraie ; en effet la force répulsive F dépend en outre d'un facteur spécifique propre au diélectrique :

$$F = f\,\frac{qq'}{d^2}.$$

f est un coefficient propre à chaque milieu. Dans l'air ou le vide il est égal à 1.

Si l'on considère deux corps chargés de la même quantité d'électricité de même signe (q = q') et si l'on place ces deux corps à une distance d'égale à 1 centimètre (centre à centre), on dit qu'ils sont chargés de l'unité de masse électrique lorsque l'effort répulsif F qui tend à les éloigner est égal à 1 dyne (en supposant ces corps placés dans le vide ou dans l'air de telle sorte que le coefficient f soit égal à 1).

On voit donc que l'unité de quantité électrique dans le système électrostatique est tirée de la notion des actions mécaniques des masses électriques ; cette unité peut être ainsi définie : c'est la masse électrique qui, placée à 1 centimètre d'une masse pareille et de même signe, dans l'air ou dans le vide, exerce sur elle une force répulsive de 1 dyne.

166. Actions d'induction. Induction électrostatique (Canton, 1738). — Un corps électrisé ou un système de masses électriques crée autour de lui un champ, c'est-à-dire est entouré d'un espace où se manifestent les effets des forces électriques engendrées par ces masses. Tout corps placé dans un champ électrostatique s'électrise par influence. Dans l'hypothèse des deux fluides, voici comment on expliquait l'électrisation par influence : le fluide neutre du corps placé dans le champ se divise en deux quantités égales de fluide de signes contraires. Le fluide analogue se porte le plus loin possible du corps influençant ou inducteur, le fluide antilogue se porte le plus près possible du corps inducteur. Lorsque le champ disparaît, les deux fluides se recombinent pour replacer le corps à l'état neutre.

Si l'on a établi une communication du corps induit avec la terre, le fluide analogue s'écoule et le corps reste chargé de fluide antilogue. Si l'on interrompt alors la communication avec la terre et qu'on supprime le champ, le corps induit conserve cette même charge qui se répartit à sa surface.

L'attraction des corps légers se déduit de là facilement. En effet un corps léger placé dans le champ présente, s'il est isolé, une charge antilogue, plus rapprochée du corps inducteur que la charge analogue. L'action attractive des charges antilogues est ainsi supérieure à la force répulsive des charges analogues plus éloignées.

Quand le corps léger a pris contact avec le corps inducteur, sa masse électrique va neutraliser une petite partie de la masse électrique de cet inducteur ; en même temps il prend par contact une charge de même signe que le corps inducteur et est aussitôt repoussé par lui.

Nous savons combien simple est l'explication apportée à tous ces faits par la théorie électronique. (Cf. note, p. 10.)

167. Lois de l'induction électrostatique. — I. Lorsque le conducteur influencé enveloppe complètement le corps inducteur, la quantité d'électricité induite à la face interne du corps enveloppant est égale et de signe contraire à la quantité inductrice, quelle que soit d'ailleurs la distance des deux corps. Une charge égale et de même signe se trouve répartie à la face externe du corps enveloppant ; elle disparaît si l'on met ce corps enveloppant en relation avec le sol, et il ne reste alors que la charge antilogue, d'où la loi II :

II. Lorsqu'un corps électrisé est entouré par un conducteur communiquant avec le sol, le système des deux corps n'a pas d'action électrique extérieure. Ce qui s'explique facilement par l'égalité des charges antilogues, inductrice et induite.

Si l'induit n'enveloppe que partiellement l'inducteur, il n'en constitue pas moins un écran électrique; une toile métallique suffit pour faire écran électrique. Les plaques d'aluminium placées devant les tubes de Crookes et mises en relation avec le sol annulent le champ électrostatique créé par ce tube dans la zone d'examen ; si elles étaient isolées, la charge analogue située sur la face d'émergence créerait un nouveau champ au delà de l'écran.

168. Répartition de l'électricité sur les conducteurs. Densité électrique. — L'électricité se porte à la surface extérieure des conducteurs. Ainsi une sphère creuse électrisée ne présente aucune trace d'électricité sur sa surface interne.

On appelle densité superficielle (σ) en un point, la quantité d'électricité siégeant sur l'unité de surface au voisinage immédiat de ce point : $\sigma = \dfrac{q}{S}$.

La densité électrique est la même sur tous les points d'une sphère isolée dans l'espace et protégée de toute influence électrique extérieure. Elle est variable sur un conducteur non sphérique : sur un ellipsoïde, par exemple, le rapport des densités électriques aux extrémités des axes est proportionnel au rapport de ces axes.

Si l'on considère deux points différents d'un conducteur, le rapport de leurs densités est constant. Si l'on double la charge du conducteur, on double leurs densités respectives. Le rapport de ces densités reste le même.

169. Couche d'équilibre. — Si à la surface d'un conducteur on représente par une longueur mesurée sur la normale en chaque point la valeur de la densité électrique en ce point, et qu'on réunisse ces différents points, on obtient une surface enveloppant le corps : c'est la *couche d'équilibre.* Autrement dit, la couche d'équilibre représenterait la couche de fluide électrique matérialisé tel qu'il serait distribué à la surface du conducteur.

La notion de la couche d'équilibre est très importante, car si l'on étudie l'action d'un corps électrisé sur une masse électrique extérieure, tout se ramène à composer les forces attractives ou répulsives qui s'exercent entre chaque masse élémentaire de cette couche électrique et la masse extérieure considérée, force proportionnelle au produit des masses divisé par le carré de leur distance.

Il est facile de se rendre compte que pour la sphère :

1º L'action des masses électriques réparties à sa surface est la même que si ces mêmes masses étaient condensées en son centre ;

2º L'action de ces masses électriques sur un point intérieur est nul, proposition très féconde en applications.

170. Pression électrostatique. — Tout se passe sur un conducteur électrisé comme si les masses électriques élémentaires, en continuant d'employer l'hypothèse commode des deux fluides, exerçaient les unes sur les autres une action répulsive.

La composante de ces actions répulsives est dirigée normalement à la surface du conducteur en chaque point considéré ; on l'appelle pression électrostatique. Si les molécules matérielles de la surface du conducteur n'étaient pas liées les unes aux autres, elles obéiraient à cette pression électrostatique et le corps augmenterait de volume. C'est ce qu'on voit en effet en électrisant une bulle de savon : elle grossit d'autant plus que sa charge est plus forte. La pression électrostatique agit donc en sens inverse de la pression atmosphérique. La pression électrostatique varie à la surface d'un conducteur suivant que la densité électrique est plus ou moins élevée. Elle est proportionnelle au carré de cette densité (Lord Kelvin).

171. Déperdition de l'électricité au niveau des pointes. — Une pointe peut être considérée comme l'extrémité du grand axe d'un ellipsoïde très allongé.

Le rapport du grand axe et du petit axe est alors excessivement grand. La densité électrique à la pointe, et, par suite, la pression électrostatique y sont indéfiniment élevées. De fait cette pression est si élevée en ce point qu'il y a exode de masses électriques au niveau des pointes : l'électricité passe du conducteur sur les masses d'air mauvais conducteur qui l'entourent : de là l'aigrette et le souffle électrique dus au mouvement des molécules d'air violemment chassées par les charges du conducteur. (V. § 197 ssq. pour l'étincelle, l'aigrette, le souffle et autres effets obtenus avec les machines électrostatiques.)

172. Champ électrostatique — Lignes de force. — Flux de force. — Si l'on suppose une masse-unité positive M placée dans le voisinage d'un conducteur électrisé, c'est-à-dire chargé d'électricité statique, chaque masse élémentaire de la couche électrique entourant ce conducteur aura une action propre sur la masse-unité M.

On peut composer ces forces.

La résultante sera *la force électrique au point M.*

Tout l'espace dans lequel s'exerce la force électrique est le *champ électrostatique.*

On appelle *ligne de force* du champ en un point la direction de la force en ce point, ou plus exactement la tangente menée en ce point à la direction de la force qui peut ne pas être rectiligne.

Si l'on place un conducteur dans un champ électrostatique, un élément de surface de ce conducteur dS intercepte un nombre donné de lignes de force. Si l'on suppose que cet élément dS se présente normalement aux lignes de force, on appellera *flux de force*, le produit FdS (F étant la force électrique en ce point). Si l'élément se présentait obliquement, ce serait le produit FdS cos α qu'il faudrait considérer (α étant l'angle que fait la force avec la normale de l'élément de surface).

173. Notion du potentiel électrique. — Les phénomènes électrostatiques, mieux peut-être que les phénomènes électrodynamiques étudiés antérieurement, peuvent nous conduire à une notion précise du potentiel électrique. C'est pourquoi nous allons nous arrêter quelque temps à cette notion.

Le mot potentiel a, comme adjectif, un sens général : dire qu'un corps possède une énergie potentielle, c'est dire qu'il a en lui, dans son équilibre dynamique, une énergie dissimulée qui ne se manifeste pas au moment considéré, mais qui par un artifice quelconque sera capable de se transformer en travail.

En vertu du principe de la conservation de l'énergie, un corps ne peut être le lieu d'une énergie potentielle que si un travail antérieur a accumulé en lui cette énergie, qui pourra d'ailleurs être intégralement restituée. L'énergie potentielle est donc l'équivalent d'un travail : travail antérieur qui a eu pour effet d'accumuler potentiellement cette énergie sur le corps considéré, travail ultérieur qui sera la manifestation de cette énergie cessant d'être potentielle et devenant effective.

Pris substantivement, le mot potentiel a un sens plus précis. Il n'est pas non plus spécial à l'électricité. La notion des lois de la gravitation universelle formulée par Newton implique l'idée du potentiel gravifique, comme celle des lois relatives aux quantités électriques implique l'idée du potentiel électrique. Le potentiel électrique peut même être regardé comme un cas particulier du potentiel gravifique.

Habituellement on définit le potentiel électrique par comparaison. C'est ce que nous avons fait en électrodynamique ; une différence de potentiel est assimilée à une différence de niveau en hydrostatique. Il vaut mieux se pénétrer de la véritable définition du potentiel, dût-elle paraître *a priori* un peu plus ardue. Nous allons tâcher de la dégager des connaissances déjà acquises.

Considérons un conducteur isolé dans l'espace, à l'état neutre. Apportons-lui par la pensée une charge électrique unité ; répétons cette opération une série de fois. A chaque apport, la charge du conducteur augmente d'une unité ; la densité superficielle des masses électriques répandues sur ce conducteur augmente en même temps comme aussi la pression électrostatique. Aussi plus nous répéterons l'opération, plus il y aura action répulsive de l'ensemble des masses accumulées contre la masse-unité, venant encore s'ajouter à elles. Il faudra un travail plus considérable pour apporter la masse-unité quand le conducteur est plus chargé. Par contre, si une masse-unité quittait le conducteur à ce moment, elle serait repoussée avec une force plus grande et serait capable ainsi de produire un travail plus grand. En un mot, plus le corps est chargé, plus il faut de travail pour augmenter sa charge d'une unité, et plus il y aura de travail rendu disponible lorsque le corps perdra une unité de charge. Eh bien ! le potentiel électrique est précisément l'expression de ce travail, travail emmagasiné à l'apport, rendu disponible au départ de la masse-unité.

On voit que le potentiel croît avec la charge pour un conducteur donné ; mais si le conducteur changeait de dimension, la charge restant la même, l'action répulsive des masses électriques les unes sur les autres et sur la masse-unité apportée changerait aussi. De là la notion de la capacité des conducteurs.

174. Définition expérimentale du potentiel. — La définition théorique du potentiel donne l'idée précise de sa nature : il est l'expression du travail nécessaire pour élever la charge du conducteur d'une unité. Mais certains faits d'expérience peuvent contribuer à bien fixer dans l'esprit la définition du potentiel.

Prenons une petite sphère de 1 centimètre de rayon montée sur un manche isolant ; mettons-la en contact avec les différents points d'un conducteur électrisé de forme quelconque, nous verrons que la charge qu'elle prend est toujours la même.

Mettons-la en contact avec deux sphères électrisées possédant la même charge, mais ayant des rayons différents ; la charge qu'elle prendra sera différente.

Ces deux expériences font donc voir que la charge prise par la sphère d'épreuve n'est pas fonction de la densité (variable à la surface d'un conducteur), ni de la charge (qui peut être la même sur deux conducteurs sans que la sphère d'épreuve prenne une quantité égale d'électricité). Elle est fonction de l'*état électrique* des conducteurs touchés, et c'est un mode de définition du potentiel que de dire qu'il est l'expression de l'état électrique. Définition bien moins précise que la précédente, on le voit, et qui remplace un mot par un autre.

Voici une autre expérience du même genre. En réunissant un point quelconque d'un conducteur électrisé de forme variée à un électroscope par un long fil, l'écart des feuilles d'or est le même quel que soit le point touché. Si l'on double la charge, l'électroscope indique une déviation plus grande correspondant à cette double charge, déviation toujours la même quel que soit encore le point touché. — Si le conducteur est mis en communication avec le sol, puis soumis à l'influence d'un corps électrisé, l'électroscope est au o.

Si deux corps ayant donné la même déviation des feuilles d'or sont mis en communication par un conducteur, aucun transport d'électricité n'a lieu le long du conducteur et l'état électrique reste le même.

Si, au contraire, l'un des deux corps avait un état électrique plus élevé, un potentiel plus élevé, il y a passage de masses électriques de ce corps vers l'autre ; il y a mouvement d'électricité, et la force qui mobilise ces masses ou force électromotrice est précisément proportionnelle à la différence du potentiel.

175. Potentiel à la surface des conducteurs ; surfaces de niveau ; surfaces équipotentielles. — On appelle surfaces de niveau ou surfaces équipotentielles les surfaces qui ont le même potentiel, c'est-à-dire entre les points desquelles ne se fait aucun transport d'électricité si on les réunit par un conducteur. La surface d'un conducteur est forcément une surface de niveau puisqu'elle est conductrice.

176. Expression du potentiel en fonction des masses électriques. — Nous savons que toutes les fois qu'un système de masses électriques agit sur un point extérieur, les actions de ces masses peuvent être composées et remplacées par une résultante unique ayant un point d'application unique. Ainsi quand on étudie l'action des masses électriques réparties à la surface d'un conducteur sur un point extérieur (sur la masse-unité par exemple située en dehors de ce conducteur), on peut remplacer les masses m, m',

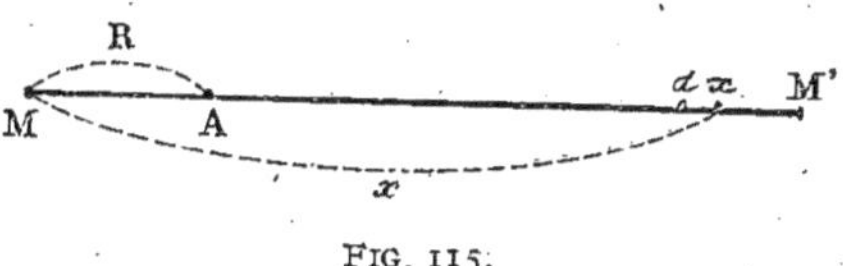

FIG. 115.

m"... par une masse unique M ayant son siège en un point que nous appellerons le centre d'action ou le centre d'application de la résultante (*fig.* 115).

Ceci posé, soit M le centre d'action d'un système de masses réparties sur une surface que nous ne figurons pas et soit M' la masse électrique unité située à une grande distance x.

Demandons-nous quel sera le travail nécessaire pour amener la masse M', de M' en A par exemple. Ce travail sera précisément l'expression de la différence de potentiel des points M' et A.

Faisons avancer M' d'une très petite distance dx de telle sorte que la force répulsive F qui existe entre M et M' puisse être regardée comme constante au cours de ce déplacement.

Le travail correspondant à ce déplacement élémentaire sera Fdx. Or F est égal (loi de Coulomb) à $\dfrac{MM'}{x^2}$ expression qui se réduit à $\dfrac{M}{x^2}$ puisque M' est égal à l'unité, Si nous faisons la somme de tous les travaux élémentaires correspondant au déplacement de M' jusqu'en A, opération qui est du ressort du calcul intégral, nous aurons en appelant R la distance MA ;

$$\mho = M\left(\frac{1}{R} - \frac{1}{x}\right).$$

C'est précisément à cette expression que Green a donné le nom de différence de potentiel de M par rapport aux points A et M′ dans les phénomènes gravifiques.

Si l'on fait $x = \infty$, c'est-à-dire si l'on suppose que M′ parte de l'infini, on a :

$$\mathfrak{C} = \frac{M}{R}.$$

C'est l'expression du « potentiel à l'infini » ou du potentiel absolu en fonction des masses électriques.

Le potentiel au point A, ou travail nécessaire pour amener la masse électrique unité de l'infini à la distance R du centre d'action des masses M, est donc égal au quotient de cette masse concentrée M par la distance R.

Remarque importante. Si le point A faisait partie de la surface d'une sphère sur laquelle se trouvent réparties les masses $m + m' + m''$..., rien ne serait changé à cette définition et le potentiel de la sphère serait encore mesuré par le quotient de sa charge M ou q par la distance R qui serait ici le rayon : $V = \dfrac{q}{R}.$

Plus généralement si le point A considéré faisait partie de la surface d'un conducteur quelconque ayant une charge q, le potentiel de ce conducteur ou travail nécessaire pour élever cette charge q d'une unité, aurait pour mesure le quotient de la charge q par une quantité R de dimension (L) qui sera appelée la capacité du conducteur.

177. Énergie potentielle d'un conducteur. — Le potentiel d'un conducteur est le travail nécessaire pour élever sa charge d'une unité, on vient de le voir. Si l'on faisait la somme de tous les travaux élémentaires qui ont été nécessaires pour accumuler sur lui toutes les masses électriques dont il est chargé, on aurait l'énergie potentielle totale qu'il possède en dépôt.

Si nous supposons une sphère au potentiel $V = \dfrac{q}{r}$, le travail nécessaire pour élever sa charge d'une quantité dq infiniment petite sera $\dfrac{q\,dq}{r}$ et la charge deviendra $q + dq$; pour l'élever encore de dq, il faudra un travail égal à $\dfrac{(q + dq)\,dq}{r}$ et ainsi de suite.

De sorte que pour passer de la charge q à la charge q′, il faudrait un travail W (donné par le calcul intégral) égal à $\dfrac{(q + q')^2 - q^2}{2r}.$

Si la quantité initiale q était nulle, le travail total serait donc $W = \dfrac{q'^2}{2r}.$

Le travail nécessaire pour charger un conducteur d'une capacité r à une charge q est donc égal au quotient du carré de sa charge par le double de sa capacité $\dfrac{q^2}{2r}.$

C'est là l'énergie potentielle totale qu'il a accumulée, et qu'il est capable de restituer intégralement en travail à la décharge.

On peut présenter cette proposition sous la forme suivante : tout conducteur chargé au potentiel $V = \dfrac{q}{r}$ a une énergie potentielle égale à $\dfrac{q^2}{2r}$ ou $\left(\dfrac{q}{r} \times \dfrac{1}{2}q \right)$ ou $\dfrac{1}{2}Vq$.

$$W = \frac{q^2}{2r} = \frac{1}{2}Vq.$$

178. Énergie potentielle d'un conducteur maintenu à un potentiel constant. — Supposons une sphère chargée d'une charge q. Son potentiel est, on le sait, $\dfrac{q}{r}$, son énergie potentielle $\dfrac{q^2}{2r}$. Mais supposons que par un artifice quelconque on maintienne son potentiel constant au fur et à mesure de la décharge, on se trouvera placé dans le cas d'une source de courant continu. Alors, on peut voir facilement que l'énergie potentielle correspondant à l'exode d'une charge q est $q\dfrac{q}{r}$ ou $W = \dfrac{q^2}{r}$ puisque le potentiel reste constant. L'énergie potentielle rendue correspondant à l'exode d'une charge q serait donc double de ce qu'elle est lorsque le potentiel tombe de $\dfrac{q}{r}$ à o.

179. Capacité des conducteurs. — Lorsqu'on est bien pénétré de la valeur du potentiel en fonction des masses (§ 176), rien n'est plus simple que de définir la capacité d'un conducteur. C'est la constante r qui exprime le rapport de la charge q au potentiel V.

Voici comment on peut se faire une idée précise de la capacité.

Prenons une sphère isolée et donnons-lui une charge q d'électricité, mettons-la en communication avec un électroscope et remarquons la déviation. Approchons d'elle un conducteur quelconque à l'état neutre ; on voit les feuilles d'or de l'électroscope se rapprocher ; pourtant la charge de la sphère n'a pas diminué. Interposons un diélectrique autre que l'air, du verre par exemple, entre les deux conducteurs, les feuilles d'or se rapprochent encore. Reprenons la sphère isolée de tout conducteur et enveloppons-la de deux hémisphères épais, conducteurs et en contact avec elle de telle sorte que nous obtenions une nouvelle sphère d'un diamètre plus grand ; l'écart des feuilles de l'électroscope diminuera aussi, quoique la charge du nouveau conducteur ainsi obtenu soit la même que celle de la première sphère. Si l'on mesurait exactement le rapport du potentiel de la nouvelle sphère à celui de l'ancienne, on trouverait qu'ils sont inversement proportionnels aux rayons.

Ce qui change dans toutes ces expériences où la charge reste la même, c'est précisément la capacité du conducteur, et le potentiel varie en raison inverse de cette capacité.

Précisons par un autre mode de raisonnement : reprenons notre première sphère isolée. Chargeons-la d'une quantité q, déterminons par les moyens qu'on trouvera décrits dans tous les traités de physique sa densité superficielle et son potentiel ; puis doublons, triplons la quantité q, nous verrons sa densité superficielle et son potentiel doubler, tripler. Il existe donc pour un conducteur donné un rapport constant entre la charge q et le potentiel V ; ce rapport

$C = \dfrac{q}{V}$ est précisément la capacité du conducteur.

Un conducteur a l'unité de capacité lorsqu'il faut lui communiquer l'unité de charge pour élever son potentiel d'une unité.

180. Influence de deux conducteurs électrisés l'un sur l'autre. — Quand on approche un conducteur d'un autre conducteur électrisé, on augmente la capacité de celui-ci de telle sorte que la même charge correspond à un potentiel plus faible. Cette augmentation de capacité ne dépend pas seulement de la distance de deux corps ; elle varie aussi avec le milieu qui les sépare. Ainsi une lame de verre séparant deux feuilles d'étain augmente la capacité de ces feuilles d'étain si on la compare à ce qu'elle était lorsque le diélectrique était l'air. L'ensemble de deux conducteurs séparés par l'air ou un isolant (diélectrique) quelconque forme un condensateur.

II. — *QUANTITÉS ET UNITÉS EN ÉLECTROSTATIQUE*

181. Système électrostatique. — On peut évaluer la quantité d'électricité siégeant sur un conducteur, son potentiel, la capacité de ce conducteur, etc., en unités électromagnétiques, telles qu'elles ont été définies en étudiant les lois des courants (§ 5 ssq.). Ce système d'unités repose tout entier sur l'étude de l'action d'un courant sur un pôle d'aimant. De l'intensité on tire la quantité et ainsi de suite.

En électrostatique on n'a pas l'habitude de se servir de ce système, parce qu'il y a un autre moyen de rattacher les unités électriques aux unités fondamentales: c'est en considérant l'action réciproque de deux charges statiques. Ces deux systèmes, on le voit, sont incompatibles : le premier part de l'étude de certaines actions dynamiques résultant de la transmission d'une perturbation (transmission qui constitue le courant électrique) ; le deuxième part de l'étude de certaines actions mécaniques propres aux masses électriques au repos (lois d'attraction et de répulsion des charges statiques).

Les unités dérivées de chacun de ces systèmes rattachés tous deux au système C. G. S. ne sont cependant pas sans lien entre elles. On verra qu'il existe, entre elles un rapport dans lequel figure toujours un coefficient v qui est précisément une vitesse d'après la comparaison des symboles, et une vitesse égale à celle de la lumière, 300.000 kilomètres à la seconde, d'après les calculs numériques. Cette remarquable concordance a même été le point de départ des travaux de Maxwell, travaux qui l'ont conduit à établir la théorie électromagnétique de la lumière.

182. Rapport numérique qui existe entre les deux systèmes de mesures électrostatique et électromagnétique. — Si nous exprimons une même quantité (une quantité d'énergie par exemple, W) en fonction des unités électrostatiques et électrodynamiques, il nous sera facile d'établir le rapport qui unit les unes aux autres. Désignons par des majuscules les quantités électrodynamiques et par des minuscules les quantités électrostatiques.

Nous tirerons, des relations $W = I^2 R\, t = i^2\, r\, t = E\, I\, t = eit = E\, Q = eq$
$= E^2 C = e^2 c$, les égalités suivantes :

$$\frac{q}{Q} = \frac{i}{I} = \sqrt{\frac{R}{r}} = \frac{E}{e} = \sqrt{\frac{c}{C}}.$$

Appelons v le nombre exprimant ce rapport, l'expression symbolique de v

est en prenant l'une quelconque de ces expressions $\left(\text{par exemple } \frac{q}{Q} \right)$:

$$\frac{L^{3/2}\, M^{1/2}\, T^{-1}}{I^{1/2}\, M^{1/2}} = LT^{-1}.$$

C'est le symbole d'une vitesse. Dans le système C. G. S., la constante v est
égale à 30.000.000.000, vitesse approximative de la lumière en centimètres
à la seconde.

Il est évident que si v exprime le rapport qui existe entre les valeurs numériques représentant ces quantités, le rapport inverse existe entre les
unités qui servent à les mesurer. Si une quantité donnée G est mesurée en
unités Γ et compte 300.000 de ces unités par exemple, et que cette même
quantité g mesurée en unités γ n'en compte qu'une, on aura bien d'une part
G exprimé numériquement par le nombre 300.000 et g par le nombre 1,
et d'autre part cela voudra dire que l'unité Γ qui a servi à mesurer G est
300.000 fois plus petite que l'unité γ qui a servi à mesurer g. Autrement dit,
on doit savoir que $\dfrac{G}{g} = \dfrac{\gamma}{\Gamma}$, c'est-à-dire que les rapports entre les valeurs numériques sont inverses des rapports entre les unités.

Il existe donc entre les unités électrostatiques et les unités électromagnétiques les rapports suivants en prenant ici les lettres q, Q... comme représentant la grandeur intrinsèque des unités :

$$\frac{Q_1}{q_1} = v\,;\; \frac{I_1}{i_1} = v\,;\; \frac{e_1}{E_1} = v\,;\; \frac{r_1}{R_1} = v^2\,;\; \frac{C_1}{c_1} = v^2.$$

183. Quantité et unité de quantité dans le système électrostatique. —
L'unité de quantité électrique est la masse qui, placée à 1 centimètre d'une
masse pareille et de même signe, la repousse avec une force de 1 dyne (§ 165).

De la formule donnée par la loi de Coulomb $F = \dfrac{qq'}{d^2}$ on tire (en faisant

$q = q'$) $q = d\sqrt{F}$ de sorte que la quantité électrique est le produit d'une longueur (L) par la racine carrée d'une force $\sqrt{LMT^{-2}}$ ce qui donne pour son expression symbolique ($L^{3/2}\, M^{1/2}\, T^1$).

L'unité électrostatique de quantité est 30.000.000.000 fois plus petite
que l'unité électromagnétique.

L'unité pratique ou Coulomb vaut 3.000.000.000 unités électrostatiques,
et est 10 fois plus petite que l'unité électromagnétique comme on l'a vu (§ 10).

184. Intensité de courant et unité. — L'intensité d'un courant se mesure par la quantité qui traverse un conducteur dans l'unité de temps. C'est le quotient d'une quantité par un temps (d'où ses dimensions $L^{3/2}M^{1/2}T^{-2}$ dans le système électrostatique et $L^{1/2}M^{1/2}T^2$ dans le système électromagnétique).

L'unité électrostatique d'intensité est 30.000.000.000 fois plus petite que l'unité électromagnétique.

L'unité pratique ou ampère vaut 3.000.000.000 unités électrostatiques et 0.1 unité électromagnétique, comme on l'a vu (§ 9).

185. Différence de potentiel et unité. — Le potentiel en un point, dû à une charge q, est le quotient de la charge q par la distance r qui sépare le point considéré du centre d'activité de la charge $\dfrac{q}{r}$ (d'où ses dimensions $L^{1/2}M^{1/2}T^{-1}$).

On pourrait aussi tirer la notion du potentiel de la loi d'Ohm : e = ir, qui donne la même formule symbolique $L^{1/2}M^{1/2}T^{-1}$.

Dans le système électromagnétique au contraire les dimensions de E sont $L^{3/2}M^{1/2}T^{-2}$.

L'unité de différence de potentiel en électrostatique se définit ainsi : c'est la différence de potentiel qui existe entre deux points lorsqu'il faut dépenser 1 erg pour faire passer l'unité de quantité électrostatique de l'un de ces points à l'autre. Elle vaut 30.000.000.000 unités électromagnétiques.

L'unité pratique ou Volt est la 300ᵐᵉ partie de l'unité électrostatique, tandis qu'elle vaut 100.000.000 unités électromagnétiques.

186. Résistance en électrostatique et unité. — On sait (§ 17) que le travail W produit par une quantité d'électricité Q est proportionnel à la force électromotrice qui la mobilise W = QE = EIT qu'on peut écrire I^2RT. On tire de là la notion de la résistance $R = \dfrac{W}{I^2T}$ relation qui est vraie, soit que l'on emploie le système électromagnétique, soit que l'on emploie l'électrostatique $r = \dfrac{W}{i^2t}$.

On voit que si l'on remplace W par ses dimensions L^2MT^{-2}, on obtient dans le système électrostatique :

$$r = \frac{L^2MT^{-2}}{L^3MT^{-4} \times T} = L^{-1}T$$

tandis que dans le système électromagnétique :

$$R = \frac{L^2MT^{-2}}{LMT^{-2} \times T} = LT^{-1}.$$

Autrement dit, la résistance dans le système électromagnétique a les mêmes dimensions qu'une vitesse, tandis qu'en électrostatique elle est l'inverse d'une vitesse. Cela ne signifie pas que la résistance soit ou une vitesse, ou l'inverse d'une vitesse. Il est inutile d'essayer de se représenter la résistance comme l'analogue ou l'inverse d'une vitesse comme on le fait parfois. Les dimensions de ces quantités sont les mêmes, voilà tout.

L'unité de résistance dans le système électrostatique, si l'on avait à en faire usage, vaudrait 9.10^{20} unités électromagnétiques.

L'ohm qui vaut 10^9 unités électromagnétiques vaudrait la $(9.10^{11})^e$ partie de l'unité électrostatique.

187. Capacité électrostatique et unité. — La capacité d'un conducteur est le rapport de sa charge à son potentiel $c = \dfrac{q}{e}$ ou $C = \dfrac{Q}{E}$ la définition étant la même, que l'on se serve des unités électromagnétiques ou électrostatiques. Ses dimensions sont donc dans le système électrostatique $\dfrac{q}{e} = \dfrac{L^{3/2}M^{1/2}T^{-1}}{L^{1/2}M^{1/2}T^{-1}} = L$ et dans le système électromagnétique $\dfrac{Q}{E} = \dfrac{L^{1/2}M^{1/2}}{L^{3/2}M^{1/2}T^{-2}} = L^{-1}T^2$.

L'unité de capacité dans le système électrostatique est celle d'un conducteur pour lequel une unité de quantité électrostatique élève le potentiel d'une unité. Ainsi une sphère de 1 centimètre de rayon a une capacité égale à l'unité électrostatique.

L'unité électromagnétique de capacité vaut 9.10^{20} unités électrostatiques de capacité.

L'unité pratique ou Farad vaut $\dfrac{1}{10^9}$ de l'unité électromagnétique et 9.10^{11} unités électrostatiques. Le farad est la capacité d'un conducteur qu'un coulomb porte au potentiel d'un volt.

188. Tableau indiquant la valeur des unités pratiques principales.

			unité électro-magnétique		unités électro-statiques
1 Coulomb ...	vaut	0.1	unité électro-magnétique	3.10^9	unités électro-statiques
1 Ampère	»	0.1	id.	3.10^9	id.
1 Volt	»	$10,^8$	id.	$\dfrac{1}{300}$	id.
1 Ohm	»	$10,^8$	id.	$\dfrac{1}{9.10^{11}}$	id.
1 Farad	»	$\dfrac{1}{10^9}$	id.	9.10^{11}	id.

III. — *MACHINES ÉLECTROSTATIQUES*

189. Différents types de machines. — Il y a deux types de machines électrostatiques, les machines à frottement, les premières en date (Otto de Guericke, 1672, Ramsden, 1760), dans lesquelles l'électricité est produite par le frottement des mains ou d'un coussinet contre une sphère ou un disque de soufre ou de verre, et les machines à influences seules en usage aujourd'hui.

Les plus couramment employées sont celles de Holtz et de Wimshurst.

190. Machine de Holtz (1865). — La machine de Holtz se compose essentiellement d'un plateau fixe A (*fig* 116), devant lequel tourne un plateau mobile B. Le plateau fixe présente deux fenêtres ff', munies de deux armatures de papier terminées par une languette pointue qui vient s'avancer dans la fenêtre en sens inverse de la rotation du plateau mobile. Deux peignes cc' sont placés en regard des fenêtres de l'autre côté du plateau mobile.

Pour amorcer la machine, on met les boules D au contact l'une de l'autre et l'on apporte une charge négative à l'une des armatures au moyen d'un morceau d'ébonite frotté avec une peau de chat.

Voici ce qui se passe alors :

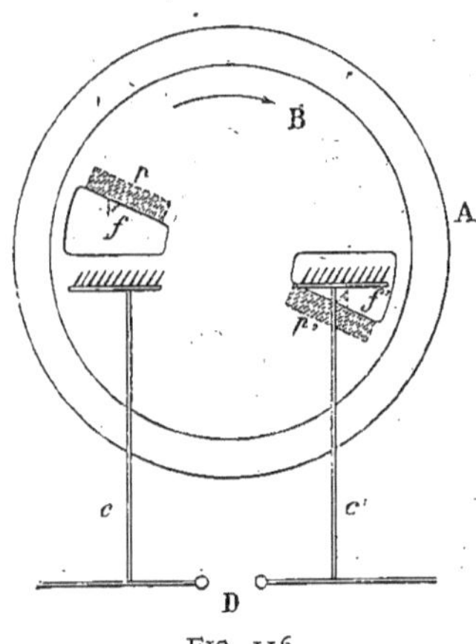

FIG. 116.

Supposons qu'on ait chargé l'armature p négativement ; le conducteur c se trouve influencé : de l'électricité + s'écoule par les pointes sur le verre B, la charge négative correspondante va (par D au contact) vers t' et s'écoule sur le verre ; après une demi-rotation la partie supérieure du plateau B est donc chargée positivement et l'inférieure négativement. Alors, en passant devant le peigne c' toute la partie supérieure + va provoquer un nouveau mouvement d'électricité + vers l'autre peigne et d'électricité — vers le disque. Cette électricité — qui s'écoule vers le disque par les pointes va neutraliser et faire passer au signe — le plateau de verre, tandis que le phénomène inverse se passera vers f. En outre les charges cc' agiront à leur tour par influence sur les armatures pp' dont les charges contraires s'écouleront par les pointes sur le disque mobile. Quand on écarte les boules D, la tension s'élève dans chaque moitié de l'éclateur jusqu'à ce qu'elle soit suffisante pour provoquer l'étincelle.

191. Machine de Wimshurst (1883). — Cette machine se compose de deux plateaux verticaux de verre ou d'ébonite tournant en sens inverse. Chaque plateau porte sur sa face externe des secteurs de feuilles d'étain. Des peignes métalliques isolés sont placés à chaque extrémité du diamètre horizontal. Ils servent de collecteurs. Entre les collecteurs se trouve un détonateur ou éclateur comme dans la machine de Holtz. En outre devant la face externe de chaque plateau se trouve un système de double pinceau métallique monté sur une tige conductrice suivant un diamètre. La machine Wimshurst est aussi construite sans secteurs. Le modèle Bonetti est composé de deux cylindres d'ébonite tournant l'un dans l'autre, ce qui donne plus de surface.

Voici comment on peut se rendre compte du fonctionnement de la machine de Wimshurst ; prenons pour type la machine à cylindres (*fig.*117), qu'on peut imaginer munie ou non de secteurs. Supposons que sur le cylindre extérieur il se trouve un peu d'électricité négative soit par frottement, soit par résidu. Le secteur ainsi chargé ou la portion d'ébonite ainsi chargée en passant devant F va attirer de l'électricité positive sur la face intérieure du cylindre intérieur, tandis que de l'électricité négative va être chassée de F en E pour déposer une charge négative sur le cylindre intérieur en E. Arrivées devant le peigne B, les parties EE′ du cylindre intérieur et HH′ du cylindre extérieur, tous deux chargés négativement, soutirent de l'électricité + au collecteur B et passent à l'état neutre. Au delà de B, la partie BD du cylindre extérieur soumise à l'influence de la charge — du cylindre intérieur tend à chasser du balai D vers le balai C une charge — en soutirant à ce balai une charge positive. Toutes les actions combinées ainsi tendent à augmenter la charge négative sur la face externe en HH′B ; la charge positive sur la face externe IA ; la charge négative sur la face interne EE′B′ et enfin la charge positive sur la face interne FA. (¹)

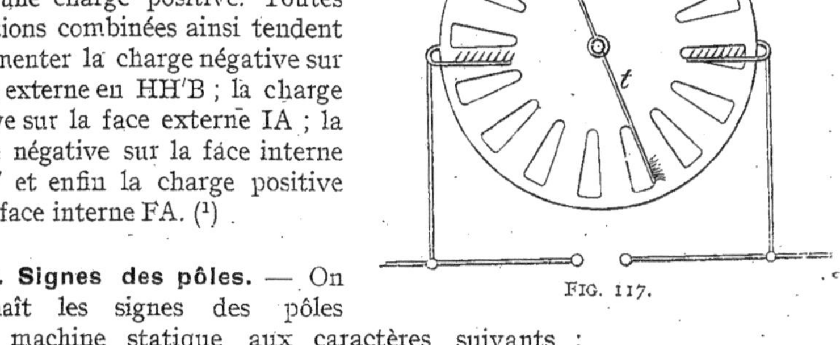

FIG. 117.

192. Signes des pôles. — On reconnaît les signes des pôles d'une machine statique aux caractères suivants :

1º Dans l'obscurité on voit au niveau des peignes soit une aigrette violacée, soit des points brillants. L'aigrette violacée, correspond toujours à un écoulement de fluide positif, de sorte que c'est le collecteur négatif qui porte du côté du générateur (plateau ou cylindre) le peigne à aigrette violacée. Au contraire, c'est ce collecteur positif qui présente aux peignes des points brillants;

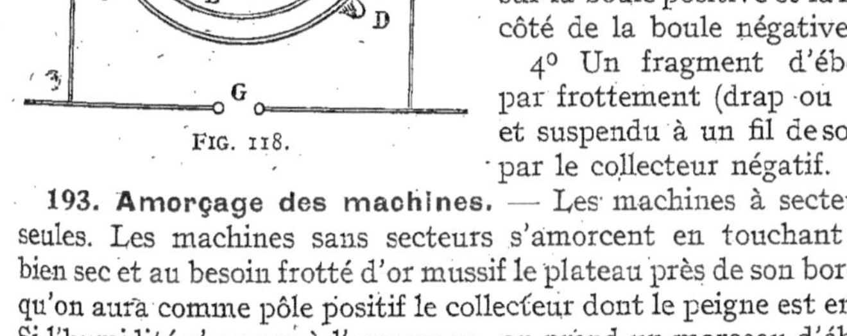

FIG. 118.

2º Inversement, au niveau des pointes polaires (du côté de l'emploi), on voit une aigrette au collecteur positif et des points brillants au collecteur négatif ;

3º L'étincelle qui éclate entre les boules polaires assez écartées est ramifiée. Le tronc de l'arbre ainsi produit se trouve sur la boule positive et la ramification du côté de la boule négative ;

4º Un fragment d'ébonite électrisé par frottement (drap ou peau de chat) et suspendu à un fil de soie est repoussé par le collecteur négatif.

193. Amorçage des machines. — Les machines à secteurs s'amorcent seules. Les machines sans secteurs s'amorcent en touchant avec le doigt bien sec et au besoin frotté d'or mussif le plateau près de son bord; il faut savoir qu'on aura comme pôle positif le collecteur dont le peigne est en aval du doigt. Si l'humidité s'oppose à l'amorçage, on prend un morceau d'ébonite électrisé avec une peau de chat et on l'approche des plateaux du côté opposé à un des balais, pour agir par influence sur ce balai à travers les deux disques.

(¹) Pour toutes ces démonstrations la vieille hypothèse des deux fluides est plus commode. Comme il ne s'agit que de faire comprendre des phénomènes, nous l'employons de préférence.

On évite l'humidité par le chauffage, soit en enfermant la machine dans une cabine chauffée par des fils résistants ou par des lampes à filament de charbon, soit si l'on possède une machine à cylindres, en plaçant simplement quelques lampes sous le cylindre intérieur. L'air chaud s'accumule dans ce cylindre et dessèche les surfaces utiles.

L'acide sulfurique concentré ou le chlorure de calcium en morceaux placés dans la cage de la machine absorbent aussi l'humidité.

En outre on doit procéder fréquemment à des nettoyages, essuyer avec un linge fin les plateaux ou cylindres ainsi que les pièces métalliques et les passer à l'alcool tous les deux ou trois mois.

IV. — *EFFETS PRODUITS PAR LES MACHINES STATIQUES*

MESURES. — SOUFFLE. — EFFLUVES. — ÉTINCELLES.
EFFETS DES CONDENSATEURS

194. Effets produits par la machine statique sans condensateur. Mesures. — Lorsqu'on écarte les boules polaires des collecteurs, on voit une étincelle éclater entre elles. Cette étincelle qui a l'aspect d'une ligne brisée quand les boules ne sont pas trop écartées devient ramifiée quand on les éloigne. Si leur distance augmente encore, on ne voit plus que des lueurs violacées, des effluves, et si l'on approche la main d'une des extrémités polaires, on perçoit un souffle frais caractéristique dû à ce fait que les molécules d'air attirées par le collecteur comme les corps légers sont violemment chassées aussitôt qu'elles se sont chargées à son contact.

Les étincelles, aigrettes, effluves, souffles, s'obtiennent mieux avec des électrodes appropriées que nous étudierons au paragraphe 197. Auparavant nous devons savoir mesurer la grandeur des effets produits. Cette grandeur dépend d'ailleurs de la différence du potentiel et du débit de la machine. Nous commencerons par étudier la mesure de ces deux quantités.

195. Mesure des différences de potentiel. — Le moyen le plus simple est de relier chaque collecteur avec une petite sphère de 1 centimètre de diamètre et de mesurer la distance à laquelle on doit placer ces deux sphères pour que l'étincelle éclate. La longueur d'étincelle entre deux sphères de diamètre déterminé est presque uniquement fonction de la différence de potentiel et peut servir à la caractériser.

Les tables de Mascart et Joubert indiquent dans ces conditions les voltages correspondant aux longueurs d'étincelle :

Étincelle de 0^{cm},1....................	4.830 V
0 ,5	16.890
1 centimètre..............	25.440
5 centimètres	45.900
15 centimètres	61.800

196. Mesure du débit. — Le débit est la quantité d'électricité que fournit en une seconde la machine électrostatique, c'est-à-dire la somme des décharges successives par unité de temps. Il se mesure à l'aide de la bouteille de Lane. C'est une bouteille de Leyde C (*fig.* 119) dont l'armature interne est reliée à un collecteur de la machine statique et dont l'armature externe est reliée

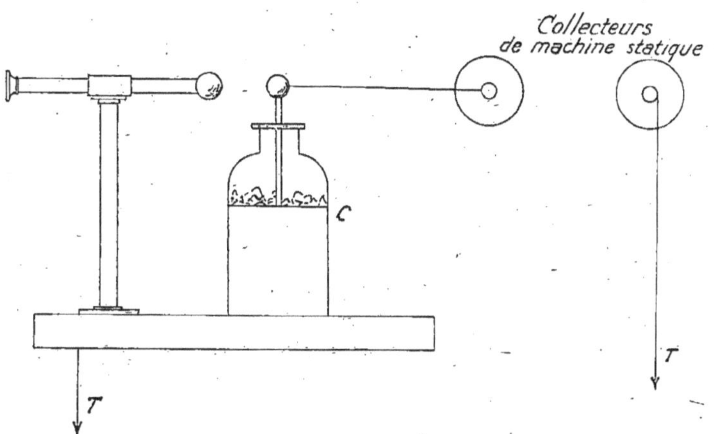

FIG. 119. — Bouteille de Lane.

à la fois au sol et à la tige T du détonateur D qu'on peut approcher ou éloigner à volonté. Le deuxième collecteur de la machine est aussi mis à la terre. On écarte les deux boules du détonateur et on note le nombre d'étincelles à la seconde. Si V est le potentiel explosif (pour le diamètre des boules), N le nombre d'étincelles par seconde et C la capacité en microfarads, le débit Q en microcoulombs est donné par la formule $Q = V \times N \times C$.

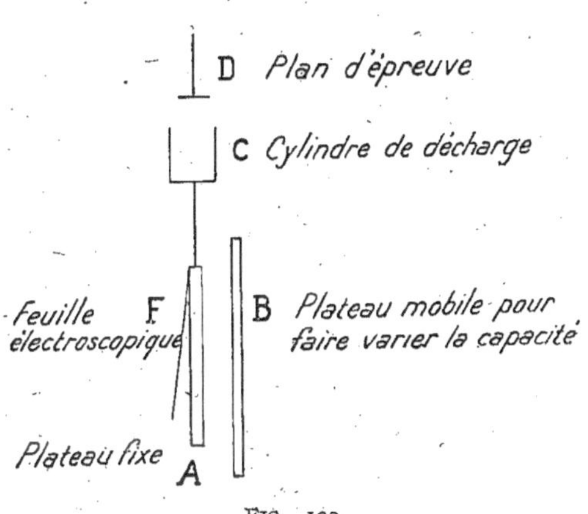

FIG. 120.

197. Technique des principales applications médicales. — 1° *Bain statique.* — Le sujet est placé sur un tabouret isolant à pieds de verre. Le plateau du tabouret est mis en relation avec un des pôles de la machine. L'autre pôle est mis à la terre par une chaîne. On évite dans la mesure du possible la déperdition par les pieds de verre en les supportant dans des godets isolateurs remplis d'huile (Bergonié).

Récemment Benoist a proposé la mesure de la densité électrique ou quantité d'électricité portée par centimètre carré de surface du sujet placé sur le tabouret au moyen d'un électromètre spécial qu'il appelle l'électrodensimètre.

Cet appareil se compose d'un plateau vertical A (*fig.* 120) muni d'une feuille électroscopique d'aluminium léger F et d'un cylindre C. Au fond de ce cylindre on dépose les charges électriques à l'aide d'un plan d'épreuve D préalablement appliqué sur le dos de la main du sujet. La feuille électroscopique s'écarte plus ou moins suivant la charge apportée. Un second

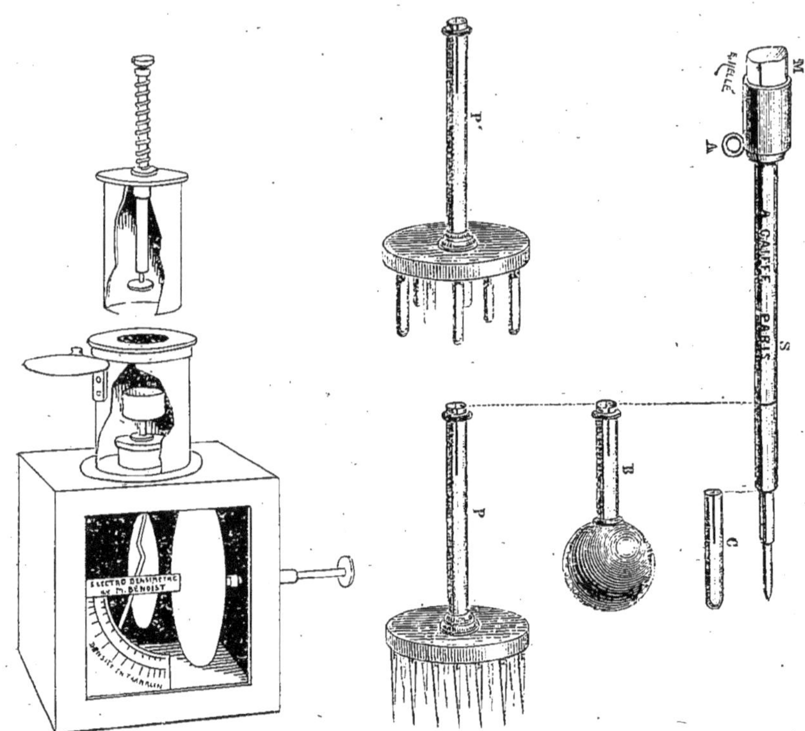

FIG. 121. — Électrodensimètre
de Benoist.

FIG. 122. — Électrodes variées pour effluvations
ou étincelles statiques.

plateau P' permet de modifier au besoin la capacité de l'appareil.

La figure 121 montre l'appareil tel qu'il a été réalisé par M. Thurneyssen.

Il choisit comme unité, l'unité C. G. S. elle-même, qui, comme on le sait, est 3.10^9 fois plus petite que le coulomb. Il propose pour cette unité C. G. S. le nom de Franklin.

2° *Souffle, effluve.* — Le sujet est mis soit sur le sol, soit sur le tabouret à pieds de verre ; dans le premier cas, un pôle de la machine est à la terre ; dans le deuxième, il est mis en relation avec le tabouret. L'autre pôle est mis en relation avec une pointe mousse ou arrondie, un pinceau, un excitateur à plusieurs pointes métalliques, une griffe pour douches céphaliques (araignée de Truchot), etc. Pour produire l'aigrette, il faut se servir d'excitateurs en bois.

3° *Étincelle.* — Même dispositif, sauf que la pointe est remplacée par une boule métallique. On l'applique sur la peau et on l'éloigne progressivement, augmentant ainsi la longueur de l'étincelle. La friction électrique consiste à promener la boule par-dessus les vêtements.

4º *Excitation médiate, excitateurs de Bergonié, de Roumailliac.* — L'excitation médiate se fait en appliquant directement sur la peau une boule métallique mise en relation comme précédemment avec un pôle de la machine, mais de telle façon que dans la connexion à travers le manche se trouve une interruption (exploseur) à longueur d'éclatement variable (*fig.* 123).

Si l'on remarque que les deux boules conductrices séparées par une couche d'air diélectrique constituent un condensateur, on voit que l'étude de cette excitation médiate rentre dans celle de l'action des condensateurs.

5º *Emploi des condensateurs de machines électrostatiques. Courants de Morton.* — Si on suspend deux condensateurs aux pôles d'une machine statique, on augmente la capacité de chacun des collecteurs. De là la possibilité de produire sur l'organisme les effets moteurs. Le dispositif de Morton est le plus usité. Nous le décrirons ici plutôt que sous le chapitre VI, parce que son emploi est inséparable de celui de la machine statique.

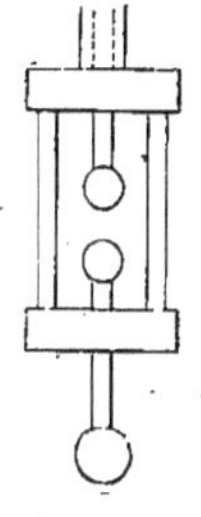

FIG. 123.
Exploseur
de l'excitateur
Bergonié.

Les courants de Morton (W.-J. Morton, 1881) s'obtiennent de la façon suivante : on suspend à chaque collecteur (*fig.* 124) de la machine statique une bouteille de Leyde, dont les armatures externes communiquent l'une avec la terre, l'autre avec l'excitateur destiné à être appliqué sur le malade non isolé.

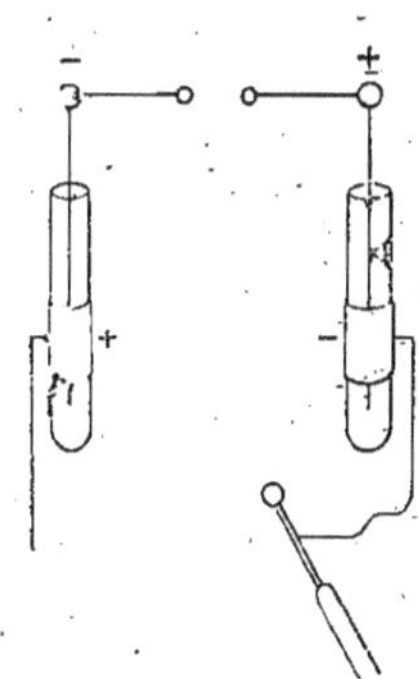

FIG. 124.

Les boules de l'éclateur sont écartées plus ou moins. On se sert surtout de l'armature pour exciter les points moteurs en électrothérapie.

La décharge est oscillante (Turpain) malgré la grande résistance du circuit, au moins dans certains cas (oscillations de haute fréquence). Mais ce qui provoquerait même dans ces cas, les contractions, ce serait, d'après Bordier, le brusque changement de potentiel qui se produit à chaque étincelle et qui est une excitation à basse fréquence. (Bordier, 15 mai 1901. *Arch. d'électr. méd.*)

D'ailleurs on conçoit qu'il y ait tous les intermédiaires entre les trains d'onde de la haute fréquence et la décharge continue. L'amortissement peut réduire à deux, une, une demie... le nombre des oscillations.

Dès lors la quantité $a + bt$ nécessaire à l'excitation peut être atteinte par la première onde (première demi-période).

J'ai montré qu'en triant avec deux soupapes l'effluvation des résonateurs de haute fréquence on obtient entre la cathode libre de l'une et l'anode libre de l'autre des secousses de basse fréquence analogues au choc de Morton [1].

Il y a grand intérêt, pour l'application des courants de Morton, à avoir des condensateurs à capacité variable tels que ceux de Marie et Cluzet dont le

[1] *C. R. Ac. des Sc.*, 10 décembre 1906.

réglage consiste à amener en regard une surface plus ou moins grande des feuilles condensatrices, grâce au glissement l'un dans l'autre de deux cylindres d'ébonite.

6° *Wawe Current de Morton*. — Ce qu'on utilise surtout en Amérique sous le nom de Wawe Current diffère du choc de Morton en ce que le sujet est relié directement à l'un des collecteurs, l'autre étant à la terre pendant qu'éclatent les étincelles entre les boules du détonateur. De profondes contractions musculaires se produisent dans la région sur laquelle est appliquée l'électrode.

CHAPITRE VI

COURANTS DE DÉCHARGE DES CONDENSATEURS EMPLOYÉS DIRECTEMENT POUR L'EXCITATION DES MUSCLES

198. Généralités. Définition. — L'étude que nous allons faire ici des condensateurs aura uniquement pour objet de nous apprendre à produire les décharges destinées à exciter les nerfs et les muscles à l'instar des ondes faradiques. Nous excluons donc complètement de ce chapitre les autres emplois des condensateurs : condensateurs des bobines dérivés sur les deux articles de l'interrupteur (§ 144) ; condensateurs pour la haute fréquence (§ 141 ssq.) etc. ; et même condensateurs pour machines statiques dont nous avons parlé au chapitre précédent en étudiant les courants de Morton.

Nous avons vu qu'un conducteur d'une capacité donnée augmente de capacité si on l'approche d'un autre conducteur et que cette augmentation dépend non seulement de la distance qui sépare les deux conducteurs, mais de la nature du diélectrique interposé. On appelle condensateur l'ensemble de deux conducteurs séparés par un diélectrique.

Le rapport de la capacité propre du conducteur à sa capacité, lorsqu'il est monté en condensateur, constitue *la force condensante* du condensateur. Il est égal au rapport des charges déterminant un même potentiel avant et après le montage.

Le condensateur le plus parfait est le condensateur sphérique : deux surfaces conductrices sphériques et concentriques sont séparées par un espace d'air ou de matière isolante. La sphère externe présente un orifice isolé pour passer un conducteur allant à la surface interne.

On se sert dans la pratique de condensateurs plans ou de condensateurs cylindriques.

199. Capacité d'un condensateur. — Si l'on considère un condensateur sphérique, c'est-à-dire un condensateur formé de deux surfaces sphériques concentriques séparées par un diélectrique, on trouve que la capacité est donnée par la formule $C' = \dfrac{RR'}{R' - R}$ en appelant R le rayon de la sphère enveloppée et R' le rayon de la sphère enveloppante.

Si les sphères sont de rayon très grand, R et R' diffèrent peu et l'on peut remplacer RR' par R². La formule devient en appelant e l'épaisseur du diélectrique $C' = \dfrac{R^2}{e}$ que l'on peut transformer en $C' = \dfrac{4\pi R_2}{4\pi e} = \dfrac{S}{4\pi e}$ formule qui donne la capacité d'un condensateur quelconque en fonction de sa surface et de l'épaisseur du diélectrique lorsque ce diélectrique est l'air. Ainsi un condensateur de 10.000 centimètres carrés de surface et de 1 centimètre de diélectrique aurait pour capacité $\dfrac{10.000}{4\pi}$ = environ 800 unités électrostatiques de quantité ou 800 centimètres, c'est-à-dire environ 0,0009 de microfarad.

La définition de la capacité d'un conducteur que nous avons donnée au paragraphe 14 s'applique d'ailleurs intégralement ici : La capacité d'un condensateur est le rapport constant de sa charge à son potentiel $C = \dfrac{Q}{V}$. (V désignant la différence de potentiel entre les armatures).

200. Pouvoir inducteur spécifique. — L'isolant qui sépare les deux conducteurs d'un condensateur ne doit pas être regardé comme un corps inerte qui empêche simplement l'étincelle d'éclater. Le milieu diélectrique a au contraire une action capitale sur le phénomène de la condensation. Si on glisse entre les deux lames d'un condensateur à air une lame de verre, on augmente considérablement sa capacité. On appelle pouvoir inducteur spécifique K d'un diélectrique le nombre par lequel il faut multiplier la capacité du même condensateur lorsque l'isolant est une couche d'air pour avoir sa capacité réelle lorsque l'isolant est le diélectrique étudié.

Ce nombre est 2 pour le soufre ; 5,5 pour le verre ; 8 pour le mica.

L'action des masses électriques à travers un diélectrique est inversement proportionnelle au coefficient K. La loi de Coulomb, nous le savons (§ 165), n'est vraie que pour l'air. Pour les autres diélectriques il faut introduire un coefficient égal à $\dfrac{1}{K}$ dans la formule.

201. Énergie potentielle d'un condensateur. Charge et décharge. — Nous avons vu au paragraphe 177 que l'énergie potentielle d'un conducteur isolé de capacité r et porté à un potentiel V par une charge q est

$$W = \frac{1}{2} Vq$$

ou

$$W = \frac{1}{2} \frac{q^2}{r}.$$

De même ici en appelant C la capacité, c'est-à-dire le rapport de la charge au potentiel $C = \dfrac{q}{V}$ nous pouvons écrire :

$$W = \frac{1}{2} Vq = \frac{1}{2} \frac{q^2}{C} = \frac{1}{2} CV^2.$$

L'énergie potentielle est égale au demi-produit de la tension par la quantité, ou au demi-produit de la capacité par le carré du potentiel, ou enfin au demi-quotient du carré de la quantité par la capacité.

202. Batteries de condensateurs. — Quand on réunit plusieurs condensateurs, on constitue ce qu'on appelle une batterie. On peut dans une batterie coupler les condensateurs en surface ou en cascade.

1° *Batterie en surface.* Le type de ce montage est donné par les batteries de jarres ou grosses bouteilles de Leyde, dont les armatures internes sont réunies ensemble par des tiges de cuivre et dont les armatures externes reposent sur le fond d'une caisse de bois doublée d'étain (*fig.* 125).

Avec les condensateurs plans, on constitue le couplage en surface en superposant des feuilles d'étain et des lames diélectriques et en couplant ensemble toutes les feuilles paires d'une part et toutes les impaires d'autre part (*fig.* 126).

La quantité d'électricité emmagasinée est égale à $n\,q$ (n nombre des condensateurs, c'est-à-dire des diélectriques, q quantité emmagasinée par chaque condensateur).

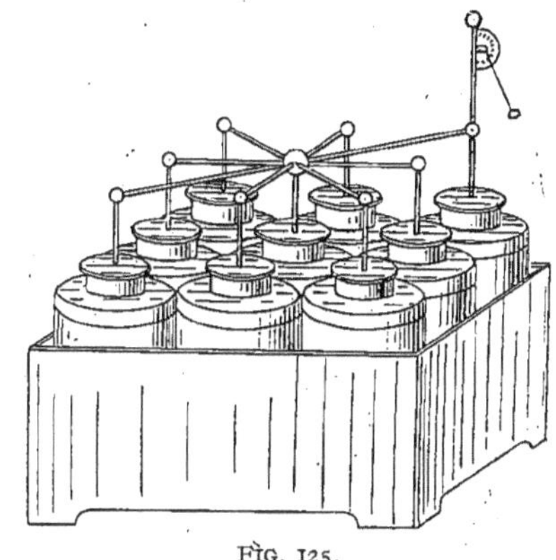

FIG. 125.

L'énergie totale est :

$$W = \frac{1}{2}\,nq\,V \qquad \text{ou} \qquad \frac{1}{2}\,nc\,V^2$$

(c capacité de chaque condensateur, V différence de potentiel entre les bornes de la batterie).

2° *Batterie en cascade.* Le type de ce montage est donné par les chaînes de bouteilles de Leyde connectées armature externe à armature interne (*fig.* 127).

Si on met l'armature interne de la première bouteille de Leyde en communication avec la source, et l'armature externe de la dernière en communication avec le sol, la quantité emmagasinée est q et non nq.

Chaque bouteille porte bien sur chacune de ses armatures des charges q et $-q$ mais ces charges développées par influence

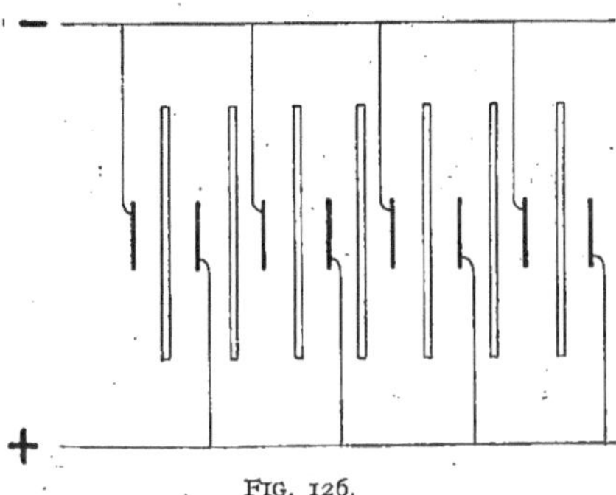

FIG. 126.

n'ont soustrait aucune quantité à la source.

On peut constituer une batterie de condensateurs plans suivant le schéma de la figure 128. Si la différence de potentiel aux pôles extrêmes de la batterie est V, il est facile de se rendre compte que la différence de potentiel entre les armatures de chaque élément est $\dfrac{V}{n}$. En effet, pour chaque élément $v = \dfrac{q}{c}$, c'est-à-dire que tous les v sont égaux, et comme le potentiel des armatures en connexion est le même, on a $V = nv$.

La capacité totale de la batterie est d'ailleurs égale à $\dfrac{c}{n}$.

Ce mode de couplage est donc à conseiller quand le diélectrique est trop faible pour supporter les différences de potentiel employées

Avec les condensateurs plans, on constitue le couplage en cascade en empilant simplement des feuilles d'étain et des lames diélectriques.

L'énergie totale de la batterie dans le montage en cascade est :

$$W = \frac{1}{2} qV \ \text{ou} \ \frac{1}{2} nvq \ \text{ou} \ \frac{1}{2} ncv^2.$$

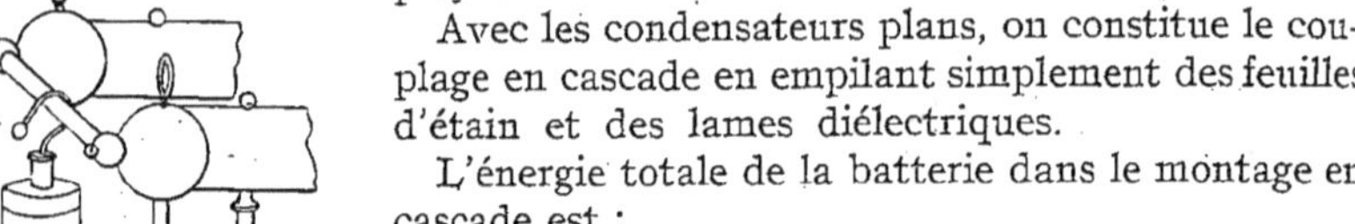

Prenons 10 condensateurs de capacité égale à 1 millimicrofarad. Chargeons-les en surface au potentiel de 100 volts, ou, si l'on veut, chargeons chacun d'eux en mettant les deux armatures en relation avec une source dont la différence de potentiel est 100 volts.

L'énergie potentielle de chacun d'eux est :

FIG. 127. — Bouteilles de Leyde en cascade.

$$W = \frac{1}{2} cv^2 = \frac{\overline{100 \text{ v}}^2 \times 0^F,000.000.001}{2} = 5 \text{ microjoules,}$$

et l'énergie de la batterie est 50 microjoules.

La quantité d'électricité emmagasinée par chacun d'eux est :

$$q = cv = 0,000.000.001 \times 100 = 0,1 \text{ microcoulomb,}$$

et la quantité emmagasinée par la batterie est 1 microcoulomb.

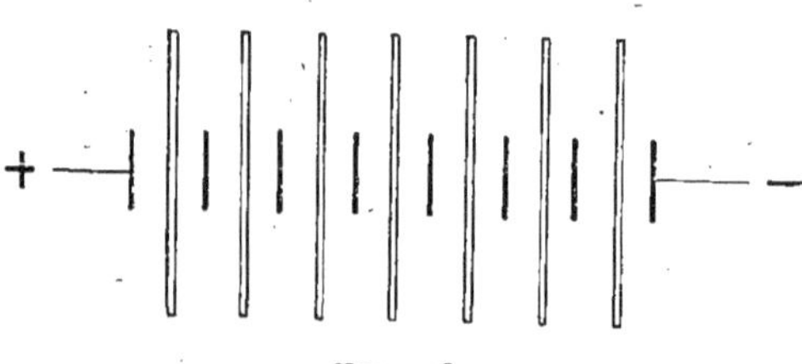

FIG. 128.

Comparons ce qui va se passer si nous déchargeons les 10 condensateurs en surface ou en cascade.

Dans la décharge en surface, c'est 1 microcoulomb sous un potentiel initial de 100 volts qui va être restitué. L'énergie rendue est bien de 50 microjoules :

$$W = \frac{1}{2} VQ = \frac{100^V \times 0^C,000.001}{2} = 0^J,000.050.$$

Dans la décharge en cascade, voici ce qui se passe : Au moment du couplage en cascade, chaque condensateur a conservé sa charge et sa différence de potentiel, mais les différences de potentiel se sont ajoutées de telle façon que la différence de potentiel totale est $nv = 1.000$ volts. A la décharge, la quantité rendue sera seulement de $\frac{1}{10}$ de microcoulomb, mais l'énergie totale n'en sera pas moins de 50 microjoules :

$$W = \frac{1}{2} VQ = \frac{1.000^V \times 0^C,000.000.1}{2} = 0^J,000.050.$$

Ainsi dans les deux cas l'énergie restituée est bien la même. Mais dans le premier c'est un microcoulomb qui tombe d'un potentiel initial de 100 volts et dans le second c'est un dixième de microcoulomb qui tombe d'un potentiel initial de 1.000 volts.

Ces considérations sont indispensables à connaître pour le médecin électricien qui veut utiliser les condensateurs, soit pour l'expérimentation biologique ou la clinique, soit pour les recherches de technique physique.

203. Caractères de la décharge. Charge résiduelle. — On utilise en médecine la décharge brusque des condensateurs.

Pour décharger brusquement un condensateur, on réunit par un conducteur métallique les deux armatures. Les charges égales et de signes contraires des deux armatures se neutralisent. Quand on veut soumettre un organisme au passage du courant de décharge, au lieu de réunir les deux armatures par un arc métallique, on constitue un circuit analogue à celui des batteries de piles ou du secondaire de la bobine de Ruhmkorff.

Chaque armature est connectée avec une borne de cuivre soigneusement isolée. De cette borne part un conducteur souple qui, par l'intermédiaire d'électrodes appropriées, apporte le courant au corps humain.

Il est utile, avant d'étudier la caractéristique de la décharge, de rappeler un phénomène dont il y aura lieu de tenir compte souvent : c'est la charge résiduelle.

Quand on a réuni en court-circuit les deux armatures d'une bouteille de Leyde, puis qu'on la laisse un moment au repos, il est possible d'obtenir une nouvelle décharge beaucoup plus faible que la première. On met ce phénomène en évidence dans les laboratoires de Physique par l'expérience de la bouteille démontable que tout le monde connaît. Tout se passe comme si le diélectrique conservait une partie des charges dans sa substance même. D'ailleurs, d'après Maxwell, les phénomènes de condensation s'expliquent par un état de *contrainte* du milieu diélectrique. Cet état de contrainte ne disparaît pas instantanément. On comprend toute l'importance de ce phénomène dit de la charge résiduelle dans la comparaison de l'énergie de charge et de décharge.

Laissant de côté les charges résiduelles habituellement négligeables dans l'usage que nous faisons des condensateurs, nous allons étudier la forme de la décharge. Mais nous ne nous occuperons ici que de la décharge à travers des circuits résistants et de faible self, comme l'est le corps humain. Nous avons vu en effet que quand cette décharge se produit à travers des conducteurs de faible résistance ohmique et possédant un certain coefficient de self-induction, elle affecte un caractère oscillatoire spécial, utilisé pour la production des courants de haute fréquence. Nous laisserons complètement de côté ici cette partie de la question et nous ne nous occuperons que de la décharge continue.

204. Forme de la décharge continue des condensateurs. — Quand un condensateur se décharge à travers un circuit dont le coefficient de self L est faible et la résistance R élevée ou plus exactement dans lequel on a

$$R > \sqrt{\frac{4L}{C}},$$ la décharge n'est pas oscillante, mais continue. C'est-à-dire que la différence de potentiel s'abaisse progressivement du maximum au zéro.

La courbe de cette chute de potentiel est parfaitement définie. Elle doit être connue du praticien, car l'onde de décharge est couramment employée aujourd'hui pour l'excitation du système neuromoteur.

Voici comment on peut arriver à sa définition.

Prenons un condensateur chargé au potentiel V_0 (en volts) l'intensité en ampères au début, c'est-à-dire au moment où l'on ferme le circuit, est $I_0 = \dfrac{V_0}{R}$ (R étant la résistance du circuit en ohms).

Le courant va en diminuant d'instant en instant, puisque la charge s'épuise et que le potentiel s'abaisse avec elle.

Admettons qu'après un très court espace de temps t la charge Q_t, le potentiel V_t et l'intensité I_t soient réduits à 9/10 de leurs valeurs initiales Q_0, V_0, I_0. L'expérience a permis d'établir que, après un deuxième espace de temps t' égal au premier, la charge Q_t, la tension V_t et l'intensité I_t sont réduites à 0,9 encore de la valeur restante et ainsi de suite.

Autrement dit, après un temps 2t, les charges, tension et intensité initiales seront réduites à

$$Q \times \overline{0,9}^2; \quad V \times \overline{0,9}^2; \quad I \times \overline{0,9}^2.$$

Après un temps 3t, elles seront réduites à :

$$Q \times \overline{0,9}^3; \quad V \times \overline{0,9}^3; \quad I \times \overline{0,9}^3.$$

En général si, en une unité de temps, ces grandeurs sont réduites à une fraction K de leur valeur (K dans l'exemple choisi était représenté par 0,9) au bout de t unités de temps, elles seront réduites à :

$$QK^t, \quad VK^t, \quad IK^t.$$

Et la courbe de décharge est ce qu'on appelle une exponentielle, parce que le temps y figure comme exposant d'un coefficient propre au circuit considéré.

La figure 129 montre la courbe de l'intensité dans laquelle les intensités sont portées en ordonnées et les temps en abscisses : le coefficient K est pris ici égal à 0,5. Si l'intensité initiale est 100, elle devient 50 après la première unité de temps t, 25 après la deuxième, 12,5 après la troisième, etc...

Or le coefficient K varie avec la résistance R du circuit et avec la capacité

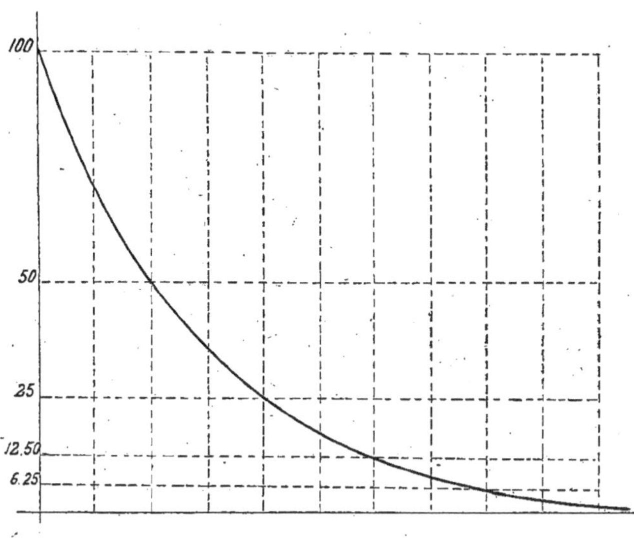

FIG. 129.

C du condensateur. Il est d'autant plus faible que R et C sont plus faibles, c'est-à-dire que la décharge est d'autant plus lente que la capacité et la résistance sont plus grandes.

Plus précisément on a $\log_e K = -\dfrac{1}{RC}$ et par suite $K = e^{-\frac{1}{RC}}$.

On peut donc écrire :

$$Q_t = Q_0 . e^{-\frac{t}{RC}}$$

$$V_t = V_0 . e^{-\frac{t}{CR}}$$

$$I_t = I_0 . e^{-\frac{t}{CR}}$$

Que l'on veuille bien assimiler ces trois égalités qui donnent la valeur de la quantité en coulombs, du potentiel en volts et de l'intensité en ampères au bout du temps t quand on connaît leurs valeurs initiales.

En effet cette notion est très importante, comme on le verra par la suite. D'ailleurs nous allons dès à présent l'exprimer sous une forme plus simple, qui nous sera surtout utile désormais.

205. Expression du temps nécessaire pour réduire à moitié la charge initiale, le voltage initial et l'intensité initiale. — Cette forme plus simple sous laquelle nous allons présenter ces formules très importantes est parfaitement accessible à tout médecin et il lui suffira de la retenir pour pouvoir comprendre en particulier tout le raisonnement relatif à la mesure de la chronaxie ou caractéristique d'excitabilité des nerfs et des muscles.

Voici comment on tire cette forme simple des égalités ci-dessus.

Demandons-nous quel est le temps nécessaire pour que l'intensité initiale par exemple tombe à la moitié de sa valeur.

De l'égalité :

$$I_t = I_0 . e^{-\frac{t}{CR}}$$

nous tirons :

$$\frac{I_t}{I_0} = e^{-\frac{t}{RC}} = \frac{1}{2};$$

d'où :

$$\frac{t}{RC} = \log_e 2$$

et

$$t = 0{,}69 \ RC.$$

Ainsi le temps nécessaire pour que la quantité, la tension ou l'intensité initiales tombent à moitié de leur valeur est égal à 0,69 RC en secondes, R et C étant exprimés en unités C.G.S. Si on remarque que l'ohm vaut 10^9 unités C,G,S. électromagnétiques et le farad 10^{-9} unités C.G.S. électromagnétiques, on peut aussi bien dans la formule $t = 0{,}69\ RC$ exprimer R en ohms et C en farads.

Exemple : Un condensateur de 50 millimicrofarads se déchargeant à travers un circuit de 1.000 ohms aura perdu la moitié de sa charge au bout d'un temps t égal à

$$t = 0{,}69 \times 1.000^{\omega} \times 0{,}^F 000.000.050 = 0^{''}{,}000.0345.$$

Que l'on veuille bien retenir ces données. Elles constituent le point de départ inévitable de toute recherche relative à la chronaxie.

206. Mesure de la capacité d'un condensateur. — La capacité d'un condensateur se déduit de la quantité d'électricité qu'il prend quand on le charge à un potentiel déterminé. On sait en effet que la capacité en farads est donnée par la relation :

$$C^{\text{farad}} = \frac{Q^{\text{coulomb}}}{V^{\text{volt}}}.$$

On mesure Q au moyen du galvanomètre balistique.

C'est un galvanomètre dans lequel le système mobile a des oscillations très longues et non amorties. Quand on lance à travers le fil du cadre une charge électrique instantanée et limitée, l'arc d'impulsion ou la déviation de l'aiguille est proportionnel à la quantité d'électricité agissante.

On prend un condensateur étalon de capacité connue. On le met en relation avec une source d'électricité de potentiel invariable, 100 volts par exemple, On le décharge à travers le balistique. On lit la déviation α.

On charge avec la même source le condensateur à mesurer. La déviation est α',

On a :

$$\frac{\alpha'}{\alpha} = \frac{Q'}{Q} = \frac{C'}{C}.$$

D'où C' capacité cherchée est égal à

$$C' = C \text{ étalon} \times \frac{\alpha'}{\alpha}.$$

Bordier a proposé une méthode de comparaison très simple basée sur la sensibilité électrique de la peau et permettant d'arriver avec une remarquable approximation à la notion de la capacité : on prend un appareil faradique à chariot ; on met les bornes du secondaire en communication avec deux cristallisoirs dans lesquels on fait plonger les mains d'un sujet. On engaine le secondaire sur le primaire jusqu'à obtenir le seuil de la sensation faradique. On note le degré d'engainement. On dérive sur les deux bornes du secondaire un condensateur étalon gradué en dixièmes de microfarad, en commençant par 1/10, puis 2/10, puis 3/10..., etc. Il faut chaque fois engainer davantage la bobine pour avoir le seuil de la sensation.

On note chaque résultat. On met ces résultats sous forme de courbes pour avoir les intermédiaires.

Cela fait, il ne reste plus qu'à chercher le seuil en dérivant sur le secondaire non plus le condensateur étalon, mais le condensateur inconnu. On note l'engainement correspondant au seuil. On lit sur la courbe la capacité correspondante.

CHAPITRE VII

EMPLOI INDIRECT DE L'ÉLECTRICITÉ
COMME GÉNÉRATRICE DE MOUVEMENT
LES MOTEURS ÉLECTRIQUES. — APPLICATIONS

207. Généralités. — Le médecin électricien ne peut plus ignorer aujourd'hui la question des moteurs électriques. Il les utilise en effet pour des emplois multiples : transformatrices rotatives de courants, moteurs de turbine à mercure, moteurs de contacts tournants pour rayons X, moteurs d'appareils de sismothérapie, moteurs de pompes à vide, de ventilateurs, etc., etc... Ces appareils varient de puissance et de forme suivant leur destination et suivant la source qui les alimente. Aussi étudierons-nous successivement les moteurs à courant continu et leurs différentes variétés, série, dérivation, compound, puis les moteurs à courants alternatifs, moteurs synchrones, moteurs asynchrones avec leurs dispositifs de démarrage.

208. Moteurs électriques à courants continus. — Les moteurs électriques à courants continus ne sont en principe que des dynamos inversées auxquelles on fournit de l'énergie électrique pour leur demander du travail. Nous allons voir l'exactitude de cette proposition par l'étude que nous allons en faire.

α) Principe des moteurs à courants continus. — Les dynamos sont des machines qu'on qualifie de réversibles parce qu'elles peuvent indifféremment transformer de l'énergie mécanique en énergie électrique et de l'énergie électrique en énergie mécanique suivant le mode réversible.

En effet, si nous plaçons *(fig. 130)* une spire ou une bobine plate dans l'entrefer NS d'un aimant ou d'un électro-aimant, un courant électrique circulant

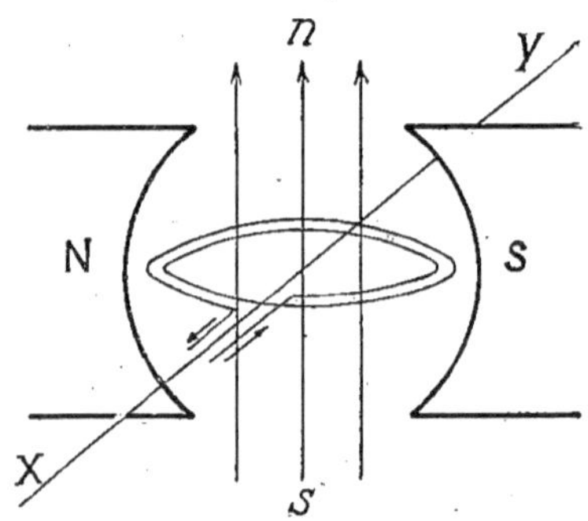

FIG. 130. — Bobine plate dans l'entrefer N.S. Le bonhomme d'Ampère placé dans une spire aurait sa gauche indiquant le pôle nord en haut.

dans cette spire ou dans cette bobine donne lieu à un champ magnétique comparable à celui d'un aimant très court et de gros calibre, c'est-à-dire à un feuillet magnétique avec son pôle nord à gauche, ici en haut de la figure, et son pôle sud en bas.

Dès lors tout se passe comme si l'on plaçait dans l'entrefer NS un aimant perpendiculaire au plan de la figure avec son pôle nord en haut et son pôle sud en bas. Les pôles S et N tendent à attirer respectivement les pôles de noms contraires de la bobine ou de l'aimant. Autrement dit, cette bobine ou cet aimant tend à se placer de façon que ses propres lignes de flux magnétique soient parallèles aux lignes de l'entrefer et de même sens qu'elles.

Si donc on suppose plusieurs bobines semblables et solidaires placées dans l'entrefer NS et mobiles autour d'un axe perpendiculaire à l'entrefer comme celles d'un induit de dynamo, on conçoit que l'on puisse distribuer entre elles le courant de telle façon qu'à tous moments les forces qui s'exercent sur l'induit tendent à le faire tourner.

Précisons en regardant ce qui se passe dans l'anneau Gramme.

β) *L'anneau Gramme employé comme moteur.* — Relions (*fig.* 131) les deux balais aux deux pôles d'une batterie de piles. Le courant parti du pôle se divisera en deux branches parcourant dans un sens les bobines de droite et dans le sens opposé les bobines de gauche pour se réunir du côté opposé de l'anneau. Dès lors l'anneau se trouve comme formé de deux demi-anneaux ayant chacun leur pôle nord en bas et leur pôle sud en haut. Un pareil système prendra forcément un mouvement de rotation dans le sens inverse des aiguilles d'une montre. Au cours de cette rotation les frotteurs passant de touche en touche sur le collecteur maintiendront toujours dans l'espace la même orientation magnétique de l'anneau qui continuera indéfiniment sa rotation mécanique.

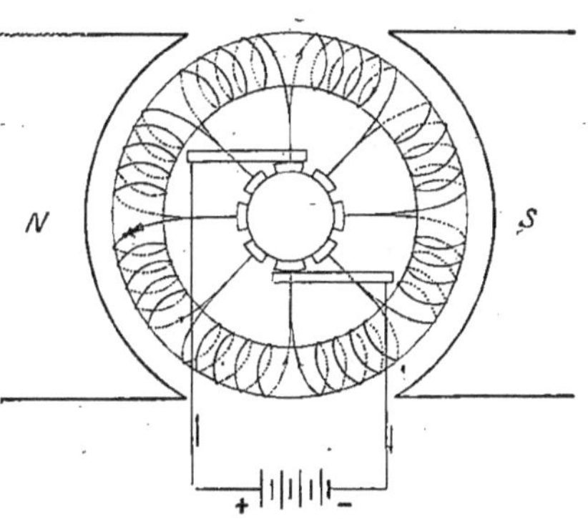

FIG. 131. — Schéma d'un anneau Gramme recevant du courant extérieur.

Au cours de cette rotation il faudra dépenser, comme dans toute machine, de l'énergie mécanique pour vaincre les résistances ou pour effectuer le travail extérieur demandé à la machine. Cette énergie mécanique est fournie tout entière par l'énergie électrique ayant son origine dans la pile.

Il est facile de concevoir que les mêmes phénomènes se produisent quel que soit l'enroulement de l'induit et aussi bien avec les enroulements Siemens ou à tambour qu'avec l'enroulement Gramme.

γ) *Rendement d'un moteur à courant continu.* — Dans tous les cas, la puissance E I du courant fourni à la dynamo motrice est supérieure à la puissance mécanique utilisable, une partie de l'énergie fournie étant perdue sous forme de chaleur dégagée dans le circuit du moteur, de chaleur de frottements, de courants de Foucault, etc.

Le rapport de la puissance mécanique à la puissance du courant excitateur, ou, si l'on veut, de l'énergie utilisée à l'énergie fournie, s'appelle le rendement de la dynamo motrice.

Ce rendement, comme pour les dynamos, varie beaucoup suivant les machines. Dans les moteurs industriels puissants, il peut atteindre 95 o/o.

209. Force contre-électromotrice développée au cours de la rotation par les moteurs à courants continus. Rhéostats de démarrage. — Une expérience classique consiste à mettre un voltmètre en dérivation sur les balais d'une dynamo fonctionnant comme moteur, et un ampèremètre dans le circuit amenant l'énergie électrique d'une source étrangère à cette dynamo pour la faire tourner.

Au moment où on lance le courant, l'ampèremètre marque une intensité élevée qui diminue rapidement. Le voltmètre, lui, marque au début une tension faible qui s'accroît pendant que l'ampérage baisse, c'est-à-dire pendant que l'anneau prend sa vitesse.

Si par un moyen quelconque on ralentit la vitesse de rotation, on voit les ampères augmenter et les volts diminuer.

Ces phénomènes sont faciles à comprendre. En effet il suffit que l'induit se mette à tourner sous une cause quelconque (même électrique, comme quand on lui envoie du courant pour en faire un moteur), pour qu'il devienne le siège d'une force électromotrice absolument comme quand il fonctionne en dynamo.

La force électromotrice ainsi développée est *en opposition* avec celle du courant qui l'actionne. On s'en rend compte facilement en appliquant la règle du tire-bouchon de Maxwell (*fig.* 31). C'est pourquoi on l'appelle *force contre-électromotrice*. Au fur et à mesure que la force contre-électromotrice s'élève, le voltmètre marque plus et l'ampèremètre moins, comme si un courant inverse tendait à neutraliser le premier. Aussi la consommation est-elle presque nulle quand le moteur tourne à vide.

D'ailleurs la loi de la conservation de l'énergie nous faisait prévoir ce résultat. Le faible courant consommé alors sert simplement à vaincre les frottements de toute nature. Si ces frottements n'existaient pas, le mouvement de l'induit se poursuivrait indéfiniment sans dépense d'énergie.

Au contraire, quand on demande du travail à la machine, on la ralentit. Le courant consommé est supérieur au contre-courant. Cet excédent de joules électriques se retrouve sous forme de joules de travail. Le moteur règle sa vitesse et par suite sa consommation automatiquement sur son travail, dépensant d'autant plus d'énergie électrique qu'on lui demande plus de travail mécanique.

Une conclusion pratique, intéressante pour le praticien, est qu'il est utile, pour peu que le moteur à courant continu qu'il emploie ait une puissance supérieure à 500 watts, de mettre en circuit avec ce moteur un rhéostat de démarrage. On évite ainsi, au moment de la fermeture du circuit, d'envoyer dans l'induit un courant très élevé.

Ainsi, quand on demande à un constructeur de fournir un moteur de 110 volts 10 ampères, soit un peu plus d'un kilowatt, il est entendu que ce moteur pourra fonctionner directement sur secteur de ville à 110 volts, sans rhéostat, mais pour le démarrage un rhéostat sera indispensable si l'on veut éviter les à-coups de ligne et les risques de détériorer l'induit. Il faut se représenter en effet que la résistance ohmique de l'induit est, pour les moteurs puissants, une fraction d'ohm seulement et que le courant instantané initial peut par suite atteindre 100 ampères, 1.000 ampères, et plus, intensité qui brûlerait ses fils si elle n'était tempérée par un rhéostat de démarrage.

210. Choix du moteur électrique à courant continu. Moteur série. Moteur dérivation, Moteur compound. — Nous avons vu (§ 73) que les dynamos diffèrent entre elles par le mode d'excitation de l'électro-aimant destiné à produire le champ magnétique de l'entrefer dans lequel tourne l'induit. Nous avons dit que l'excitation peut être « *série* », tout le courant produit passant par le circuit de l'électro ; « *dérivation* » ou « *shunt* », le courant d'excitation étant dérivé sur les balais et étant par suite indépendant dans une certaine limite du courant d'emploi, et enfin « *compound* » comprenant deux enroulements, un « *shunt* » et un « *série* ».

Il en est de même pour les moteurs à courant continu, et nous devons connaître les avantages de chacune de ces catégories de moteurs.

Dans le moteur « série » le courant envoyé au moteur passe successivement par l'électro-aimant d'excitation et par l'induit. Le champ magnétique sera donc d'autant plus intense que le courant consommé sera plus grand. Le couple est proportionnel à la fois au courant du rotor ou induit et du stator ou électro d'excitation, c'est-à-dire au carré du courant consommé puisque le courant stator et le courant rotor est le même. Delà les avantages de ce système pour les démarrages rapides. Par contre, si le moteur tourne à vide, il faudra qu'il atteigne une vitesse considérable pour que la force contre-électromotrice neutralise le courant fourni, le moteur s'emballe et parfois il éclate par la force centrifuge. Le moteur série se prête admirablement aux grandes variétés d'effort. Il adapte sa vitesse au travail demandé, tournant lentement pour les grands efforts, vite pour les petits. Un rhéostat de démarrage en série est indispensable.

Dans le moteur en dérivation, le champ magnétique de l'entrefer est constant puisqu'il est produit par une dérivation invariable prise sur le circuit d'alimentation. Ce moteur ne s'emballe pas, car sa vitesse à vide est limitée par une force contre-électromotrice à peu près égale à celle du réseau. Le grand avantage de ce moteur pour certains emplois est sa vitesse à peu près constante, quel que soit le travail demandé. D'où son utilité pour la commande des machines-outils.

Quand on emploie le moteur en dérivation, il faut avoir soin de placer le rhéostat de démarrage non pas en série avec le circuit total du moteur, c'est-à-dire en série à la fois avec l'excitation du stator et avec le rotor, mais seulement avec le rotor. En effet il faut laisser le champ magnétique constant pour faciliter le démarrage.

Avec le moteur « compound » on a les avantages au démarrage du moteur série et on évite l'emballement à vide.

211. Moteurs électriques à courants alternatifs. I. — Moteurs synchrones. — Les moteurs à courants alternatifs sont de trois espèces : les moteurs synchrones, les moteurs dynamos et les asynchrones. Nous nous occuperons d'abord des moteurs synchrones.

Nous venons de voir qu'en envoyant du courant continu dans une dynamo à courant continu, cette dynamo se met à tourner et devient un moteur.

Si nous prenons une dynamo à courant alternatif I, qui pour plus de simplicité sera une magnéto à aimant permanent (*fig.* 132), et si nous envoyons le courant produit par elle dans une deuxième magnéto semblable II, l'induit de cette dernière rendra un son caractéristique, il vibrera, mais ne tournera pas.

Cela se comprend facilement d'ailleurs. Supposons le rotor récepteur dans la position CD de la figure 11. Quand l'onde A le traverse, il prend une polarité qui tend à le mettre en mouvement dans un sens, celui des aiguilles d'une montre par exemple, mais presque aussitôt la polarité change, c'est l'onde B qui passe, et le rotor tend à se mettre en mouvement dans le sens opposé. Finalement il vibre sans se déplacer.

Pourtant, si nous faisions tourner préalablement le rotor II à une vitesse très voisine de celle du rotor I et de telle façon que l'extrémité D soit pôle nord quand elle est en haut (phase A) et pôle sud quand elle est en bas (phase B), ce rotor II tournerait tant qu'il serait traversé par le courant alternatif, puisque D serait attiré vers S quand il est en haut et vers N quand il est en bas. Il tournerait exactement comme le rotor I. Les deux rotations seraient rigoureusement synchrones. C'est ce qui arrive en effet

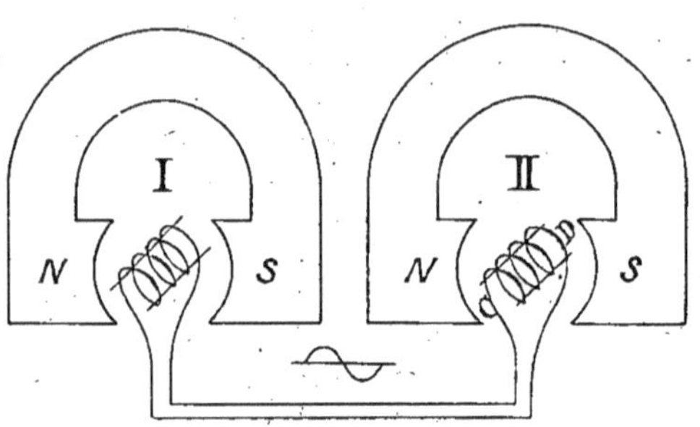

FIG. 132. — Le moteur synchrone à courants alternatifs.

quand on lance préalablement le rotor récepteur. Il continue à tourner synchroniquement avec l'alternateur I qui lui fournit le courant dès qu'on est arrivé à le faire tourner à une vitesse voisine de ce synchronisme : on dit alors qu'on a *accroché* le moteur.

Mais ce synchronisme est la condition essentielle de la rotation entretenue et si, pour une raison quelconque, il est détruit, si par exemple on ralentit le rotor II en lui faisant exécuter un travail extérieur trop considérable, immédiatement il se *décroche* et s'arrête.

Le moteur synchrone a des applications multiples en électroradiologie médicale. Il est beaucoup moins employé dans l'industrie. Pourtant une de ses propriétés les plus curieuses tend à le conserver dans beaucoup de réseaux, c'est l'augmentation du facteur de puissance donnée par les moteurs synchrones surexcités. Voici en quoi consiste cette propriété.

Lorsqu'on se sert comme moteur synchrone non plus d'une magnéto, comme dans l'exemple de la figure 132, mais d'une dynamo dont l'électro-aimant d'excitation est alimenté par du courant continu, on peut à volonté faire varier l'intensité du courant excitateur et par suite le champ magnétique d'induction.

Quelles que soient ces variations, la vitesse reste la même, mais la force contre-électromotrice devant, comme dans le moteur à courant continu, toujours être égale à la force électromotrice du réseau, le moteur, pour maintenir égale cette force contre-électromotrice sans changer sa vitesse quand varie l'intensité du champ, doit absorber plus ou moins d'énergie.

Ainsi, si l'on diminue le courant continu d'excitation de l'électro-aimant, la force contre-électromotrice tend à baisser, le moteur absorbe plus de courant. Ce courant supplémentaire emprunté au réseau est dit magnétisant, il est décalé en arrière sur la force électromotrice.

Si l'on augmente le courant d'excitation, le courant absorbé par le moteur diminue. Mais cela n'a lieu que jusqu'à une certaine limite. Le courant absorbé, après avoir passé par un minimum, se relève, et le moteur, trop riche en excitation, fournit du courant à la ligne. Mais le courant qu'il fournit est décalé en avant sur la force électromotrice.

La courbe du courant absorbé ou courant d'alimentation forme donc un V. Quand le moteur fonctionne au bas de la courbe, il absorbe le minimum de courant; quand il fonctionne sur la branche ascendante, il est surexcité et fournit à la ligne du courant décalé en avant ce qui est utile pour compenser le décalage en arrière des courants absorbés par les moteurs asynchrones.

Ordinairement les moteurs synchrones fournis dans les installations médicales ont leur excitation invariable.

Le courant continu nécessaire pour l'excitation des électros est d'ailleurs habituellement fourni par une dynamo entraînée par le moteur lui-même.

Le démarrage des moteurs alternatifs synchrones comporte avant tout l'entraînement du rotor jusqu'à la vitesse de synchronisation. Cet entraînement se fait soit à la main, soit par un moteur asynchrone de faible puissance qu'on met hors circuit dès que le synchronisme est obtenu ; une dynamo-série convient à cet usage, on peut aussi employer les champs tournants.

212. Moteurs électriques à courants alternatifs. II. — Moteurs dynamos asynchrones. — Prenons une dynamo à courant continu. Nous savons que cette dynamo peut fonctionner comme moteur si on envoie du courant continu dans ses électros (stator) et dans son induit (rotor).

Quel que soit le sens du courant envoyé, la rotation se fait toujours dans le même sens si on inverse le courant à la fois dans le rotor et dans le stator, puisque la polarité magnétique changeant en même temps dans les deux, les attractions et répulsions sont de même signe.

On peut donc inverser périodiquement le courant continu autant de fois qu'on le veut par unité de temps, la machine continue de tourner dans le même sens.

On peut sans inconvénient aller plus loin et employer du courant alternatif, les inversions de polarité se feront simultanément et la machine fonctionnera comme moteur.

La dynamo à courant continu ainsi employée comme moteur à courant alternatif a d'ailleurs des inconvénients. Nous allons voir comment on y remédie ; car ces moteurs d'abord employés au début, puis délaissés pour les moteurs à courants polyphasés, tendent aujourd'hui à une utilisation de plus en plus grande dans l'industrie et en particulier dans la traction.

Remarquons tout d'abord que le moteur-série seul convient pour l'alternatif. En effet, dans le moteur-shunt, le stator présente un coefficient de self très élevé qui retarde la phase du champ magnétique du stator sur celle du rotor. Ce décalage est si considérable que le couple de démarrage peut être presque nul.

Le moteur-série, lui, n'a pas ces inconvénients, puisqu'il y a concordance de phase, mais la self n'en a pas moins de fâcheuses conséquences.

1º La puissance est diminuée. Ce défaut de fonctionnement est facile à comprendre. En effet, on sait que quand on envoie du courant continu dans un anneau Gramme par les touches du collecteur, cet anneau se transforme en un double électro-aimant dont les pôles de même nom sont accolés et situés dans la ligne des balais.

Quand au lieu de courant continu on envoie du courant alternatif à l'anneau, le même phénomène se produit encore, mais avec inversion continuelle de la polarité magnétique du double électro. Le champ magnétique alternatif ainsi produit engendre des courants d'induction dans les spires de l'anneau. Ce courant décalé diminue la puissance du moteur.

On y remédie en créant dans l'entrefer même un champ compensateur qui annule les phénomènes d'induction. Le moteur-série est dit alors moteur-série à champ compensé.

2° Les balais crachent. Les balais court-circuitent toujours deux ou trois touches voisines du collecteur, c'est-à-dire deux ou trois bobines dans lesquelles le champ alternatif du stator développe au maximum des courants d'induction. D'où les étincelles à la rupture des connexions. On y remédie par différents procédés, notamment en introduisant des résistances entre les bobines et les touches.

3° Les noyaux du stator s'échauffent à cause des courants de Foucault induits par le courant alternatif d'excitation. On y remédie par un feuilletage soigné de ces noyaux.

Beaucoup de petits appareils médicaux fonctionnent également sur courant alternatif ou sur courant continu à 110 volts. Ce sont des appareils à moteur-série. Leur faible puissance les met dans une certaine mesure à l'abri des inconvénients des moteurs industriels.

Habituellement on combine ces moteurs avec une autre espèce de moteurs à courants alternatifs dits moteurs à répulsion.

Le moteur à répulsion est basé sur l'expérience de physique bien connue qui porte le nom d'expérience d'Elihu Thomson. Un anneau de métal engagé autour d'un électro-aimant rectiligne, tel qu'un noyau de bobine, excité par du courant alternatif, est repoussé et chassé violemment au dehors en même temps que sa température s'élève. Ce résultat est dû aux courants qui se développent dans l'anneau par induction et qui créent un champ opposé à celui de l'électro. Prenons donc un stator comme dans les moteurs à glissement, et prenons comme rotor un induit de dynamo à tambour avec collecteur en court-circuitant les balais. Chaque spire se comportera comme un anneau de Thomson et nous aurons constitué un moteur spécial.

Le moteur Latour est une combinaison du moteur-série compensée et du moteur à répulsion.

213. Moteurs électriques à courants alternatifs. III. — Moteur asynchrone à cage d'écureuil. Champs tournants. — Nous devons dire un mot des champs tournants parce qu'ils ont permis de réaliser des moteurs particulièrement intéressants. On obtient au mieux les champs tournants avec les courants polyphasés dont nous n'avons pas encore parlé, mais on peut aussi les obtenir avec le courant alternatif simple.

Pour les faire comprendre, il est plus facile de les étudier d'abord avec les courants polyphasés.

On appelle courants polyphasés un système de courants alternatifs ayant la même période et la même amplitude (même I_{max}) mais présentant un décalage. Dans les systèmes diphasés, on a deux courants décalés de $1/4$ de période.

Dans les triphasés, on a trois courants décalés l'un sur l'autre de 1/3 de période.

Ces courants produits par des alternateurs spéciaux sont transportés par des lignes à trois fils.

La figure 133 montre le mode habituel de transport de ces courants. Pour les courants diphasés si AB et AC sont les deux circuits générateurs, on dispose deux circuits récepteurs A'B', A'C' et trois fils de ligne AA', BB', CC' établissent les connexions. Le fil AA' commun aux deux circuits est de section supérieure aux deux autres. Pour les courants triphasés (*fig.* 127), on se sert surtout du

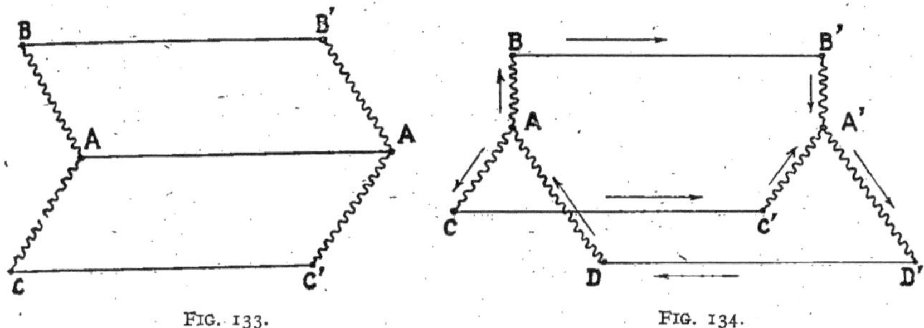

FIG. 133.　　　　FIG. 134.

montage dit en étoile. AB, AC, AD sont les trois circuits générateurs et A'B', A'C', A'D' les trois circuits récepteurs, il suffit de connecter les points BB', CC', DD'. A chaque moment donné, il y a toujours en effet deux courants dans le même sens comme AB et AC et un en sens contraire AD et la somme des trois intensités est nulle, ou si l'on veut la somme des deux courants de même sens est égale au courant de sens contraire. Le fil DD' sert ainsi de fil de retour, et chaque fil à tour de rôle remplit cette même fonction.

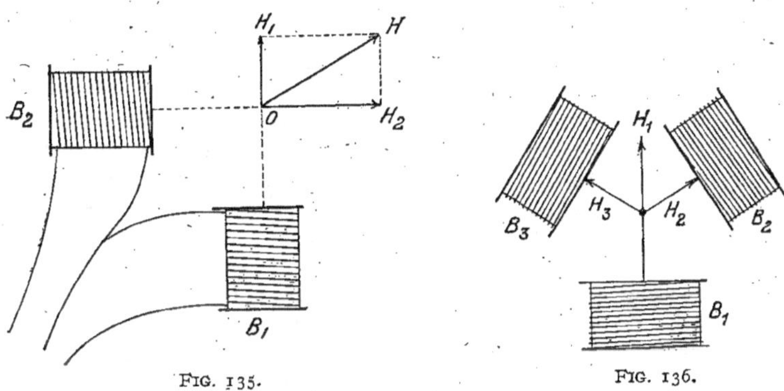

FIG. 135.　　　　FIG. 136.

Cela posé, voici comment avec les courants diphasés ou triphasés, on produit les champs tournants.

Prenons un courant diphasé.

Recevons-le dans deux bobines placées à angle droit (*fig.* 135).

En un point O le champ magnétique existant est la résultante des deux champs H^1 de la première bobine et H^2 de la seconde. Ces deux champs sont décalés de $\frac{\pi}{2}$.

Le calcul fait voir immédiatement que le champ résultant H conserve une valeur constante égale à l'intensité maximum du champ d'une des bobines et qu'il tourne avec une vitesse angulaire $\frac{2\pi}{T}$ qui lui fait faire une révolution complète en une période du courant

Si nous prenons un courant triphasé et si nous le recevons dans trois bobines faisant entre elles un angle de 120°, nous voyons de même que le champ résultant a une valeur constante égale à 3/2 du champ maximum d'une bobine et qu'il tourne aussi avec la vitesse angulaire $\frac{2\pi}{T}$.

Ayant ainsi obtenu des champs tournants, nous pouvons facilement nous rendre compte de leurs propriétés. Tout d'abord il est évident qu'un aimant mobile autour d'un axe perpendiculaire au champ tourne avec lui et à la même vitesse que lui.

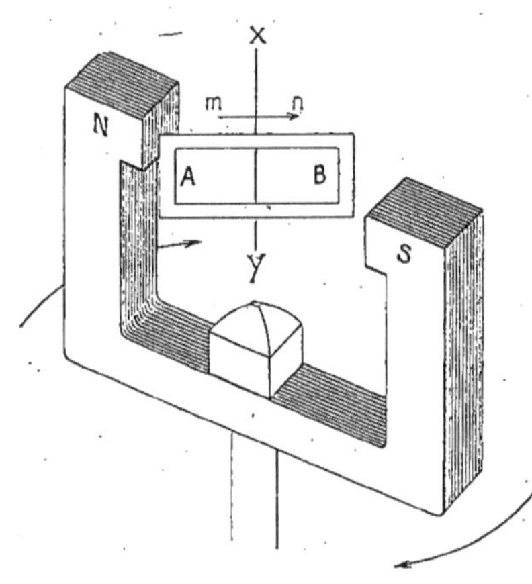

FIG. 137.

Mais au lieu de prendre un aimant, prenons un cadre rectangulaire formé d'un gros fil de cuivre et mobile autour d'un axe de symétrie X Y. Si cet axe est placé au point O des figures 135 et 136, perpendiculairement au plan de ces figures, c'est autour de X Y que se produit le mouvement tournant du champ. Tout se passe comme si autour de X Y tournaient deux pôles d'aimant NS (*fig.* 137).

Plaçons-nous au moment où le champ tournant NS vient de passer dans le plan de AB considéré au repos. Le cadre AB embrasse à partir de ce moment un flux croissant. Il est le siège de courants dirigés dans le sens mn (règle du tire-bouchon), c'est-à-dire qu'il est assimilable à un solénoïde ayant son pôle nord en arrière du plan de la figure (règle du bonhomme d'Ampère) et son pôle sud en avant.

La rotation de notre aimant NS tend donc à chasser devant elle l'axe magnétique du solénoïde et par suite à faire tourner le rectangle dans le même sens que lui.

Quand les pôles NS ont dépassé 90°, c'est-à-dire quand le champ NS devenu perpendiculaire au rectangle s'incline du côté opposé, le flux embrassé par le rectangle AB diminue, les courants s'inversent, les pôles du solénoïde aussi. Le pôle nord est en avant de la figure, le pôle sud en arrière. Alors S et N tendent à entraîner à leur suite les pôles de nom contraire du cadre, et le résultat est encore l'entraînement du rectangle dans le sens de la rotation du champ. Au lieu de prendre un seul rectangle, il y a intérêt à en prendre une série et leurs petits côtés peuvent être confondus électriquement, de sorte qu'on arrive au schéma suivant (*fig.* 138) : deux disques de cuivre sont réunis par des barreaux de cuivre qui forment deux à deux (les barreaux diamétralement opposés) une série de rectangles rangés autour du même axe de symétrie. L'ensemble présente l'aspect d'une cage d'écureuil. C'est le nom qui a été donné à cet induit.

La cage d'écureuil se met en mouvement dans le sens de la rotation du champ tournant.

Notons que quand le rectangle AB de la figure 137 tourne à la vitesse du champ, il embrasse toujours le même flux et n'est plus le siège d'aucun courant induit. Les courants qui s'y développent sont d'autant plus intenses que sa vitesse est plus faible. Ils sont maximums quand AB est au repos. Il en est de même dans les rectangles multiples de la cage d'écureuil de la figure 138.

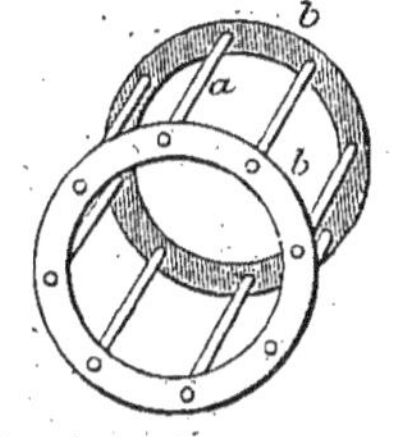
FIG. 138.

Dans la pratique, le stator ne se présente pas sous l'aspect de deux ou trois bobines séparées comme dans les figures 128 et 129. Ces bobines sont noyées dans une carcasse de fer doux constituée par des anneaux en tôle séparés par du papier. De même la cage d'écureuil est noyée dans un noyau magnétique feuilleté. Mais les schémas de construction que nous venons de donner suffisent à faire comprendre le principe de ces moteurs.

214. Emploi des champs tournants et du rotor à cage d'écureuil avec les courants alternatifs simples. — L'avantage du moteur asynchrone à cage d'écureuil a fait chercher à le réaliser même avec les courants alternatifs simples.

On y est arrivé.

Il suffit pour cela d'établir un circuit auxiliaire pourvu d'une self telle qu'elle arrive à décaler la phase d'un angle aussi approché que possible de $\frac{\pi}{2}$.

On envoie ce courant décalé dans une bobine placée à 90° de la bobine principale. On obtient ainsi un champ tournant analogue à celui du courant diphasé.

Une fois que le rotor est entraîné, on supprime le circuit auxiliaire. Le rotor continue à tourner comme continue à tourner le rotor d'un moteur diphasé quand on coupe l'un des circuits. On s'en rend compte en regardant ce qui se passe dans un cadre tel que celui de la figure 130 tournant dans l'entrefer d'un électro-aimant fixe, mis à la place de l'aimant NS, et excité par du courant alternatif. Dès que la rotation de A B se fait plus lentement que la période du courant, se manifeste un couple qui pousse à la rotation. Seulement si l'on immobilise AB, le démarrage ne peut se faire seul.

On peut encore s'en rendre compte en faisant appel à la conception de G. Ferraris qui assimile un champ alternatif rectiligne fixe de fréquence ω à deux champs constants tournant en sens inverse avec les vitesses $+ \omega$ et $- \omega$.

Si l'on place un rotor dans ce champ sans le lancer, il reste immobile, car le couple résultant est nul.

Si, au contraire, on donne une impulsion au rotor, le glissement du rotor sur le champ tournant dans le même sens est faible tandis que le glissement ([1]) sur le champ contraire est très grand.

Si l'on calcule les couples moteurs de ces champs tournants, on leur trouve une résultante positive.

215. Démarrage des moteurs asynchrones. — Les moteurs à cage d'écureuil de faible puissance (moins de un cheval) fonctionnant en champ tournant sur courants polyphasés ne nécessitent aucun artifice de démarrage. La mise en route se fait rapidement et les courants induits dans les barres de la cage n'ont pas le temps de l'échauffer au point de fondre les soudures avant que la vitesse en atténue l'intensité. Cependant, quand on démarre en charge, la prise de vitesse est retardée et l'échauffement peut être considérable. Aussi les moteurs robustes n'ont-ils pas de soudure. Les barres sont rivées sur les disques.

Pour les moteurs de plus d'un cheval, il faut limiter le courant au début. Pour cela on peut remplacer la cage d'écureuil simple par un rotor bobiné et on insère des résistances dans le circuit du bobinage. Au fur et à mesure que le moteur prend sa vitesse, on court-circuite les résistances. Ce court-circuitage peut se faire automatiquement par commutateur à force centrifuge.

On peut aussi conserver le simple rotor à cage d'écureuil, mais à condition de lui imprimer une certaine vitesse avant de lancer le courant dans le stator. C'est ce procédé qui avait été adopté à l'Exposition de 1900 pour les moteurs triphasés commandant le trottoir roulant. On mettait en route le rotor par un moteur auxiliaire et on ne lançait le courant dans le stator que lorsqu'il avait atteint sa vitesse moyenne.

Ces précautions du démarrage sont d'autant plus utiles à observer que quand un moteur à cage d'écureuil est au repos, au moment où on lance le courant dans le stator, tout se passe comme dans un transformateur statique à courants sinusoïdaux dont le secondaire est fermé en court-circuit, le courant admis par le primaire (ici par le stator) est considérable d'où les à-coups sur le réseau.

216. Quelques exemples d'emploi des petits moteurs dans les cabinets médicaux. — Nous aurons souvent à faire appel aux notions exposées dans ce chapitre en parlant des moteurs utilisés en électroradiologie, mais ici nous nous bornerons à citer comme exemple de moteurs employés par les médecins s'occupant de physiothérapie les moteurs des appareils à air chaud soufflé, moteurs de faible puissance actionnant un ventilateur ; les moteurs d'appareils passifs de kinésithérapie, dont la puissance varie suivant le nombre des appareils fonctionnant sur le même axe, les moteurs d'appareils de massage vibratoire ou sismothérapie. On emploie ici deux sortes d'appareils. Dans l'un le moteur est fixe et relié au vibrateur par un axe flexible. Dans l'autre, le moteur, de petite dimension, est logé dans l'excitateur lui-même ; la vibration est produite par un excentrique dont la masse est plus ou moins grande ou plus ou moins excentrée. Le premier modèle est plus puissant, son réglage plus facile, mais il est moins commode que le

---

([1]) On appelle glissement du rotor la différence de vitesse du rotor et de la fréquence du courant. Si la vitesse angulaire du rotor est ω' et si la fréquence du courant est ω, le glissement est $\omega - \omega'$.

second à cause du flexible qui ne se prête pas à toutes les positions et qui n'est pas d'une longue durée.

Les tabourets vibrants, les chaises vibrantes, etc., sont fondés sur le même principe.

La plupart des petits moteurs utilisés pour actionner ces divers appareils sont des moteurs dynamos à collecteurs et balais fonctionnant sur continu et sur alternatif d'un voltage déterminé.

Comme entretien, ils nécessitent, à part le graissage, la surveillance du collecteur et des balais. Le collecteur doit être tenu parfaitement propre, au besoin passer du papier de verre fin ou du carborundum, de préférence au papier émeri. Les balais, qui sont ordinairement constitués par de petits cylindres de charbon chassés par des ressorts à boudin, sont changés quand ils deviennent trop courts. Il faut veiller lors de ces changements à employer des charbons glissant bien dans leur gaine. On en trouve de toutes grosseurs dans le commerce. Il suffit de bien les choisir.

EMPLOI INDIRECT DE L'ÉLECTRICITÉ POUR EXCITER LES ÉLECTRO-AIMANTS. — ÉLECTRO-VIBREURS. — BALANCES D'INDUCTION. — DÉTECTEURS MAGNÉTIQUES, ETC. — LES AIMANTS.

217. Généralités. — Nous avons étudié les champs magnétiques et le flux d'induction donné par les courants et nous avons vu déjà comment ces champs et les variations de ce flux peuvent être utilisés pour produire certaines transformations de l'énergie utiles au médecin. Nous allons dans ce chapitre étudier des dispositifs où ce sont les champs magnétiques eux-mêmes qui sont directement utilisés.

Nous classerons sous cette rubrique les électro-aimants et aimants utilisés pour l'extraction des projectiles magnétiques, les électro-aimants à courants alternatifs utilisés pour produire les champs oscillants et appliqués à la recherche des corps étrangers (électro-vibreurs), les balances d'induction, instruments dans lesquels les ruptures de symétrie de deux champs magnétiques sont adaptées à cette même recherche.

Rappelons tout d'abord quelques notions fondamentales.

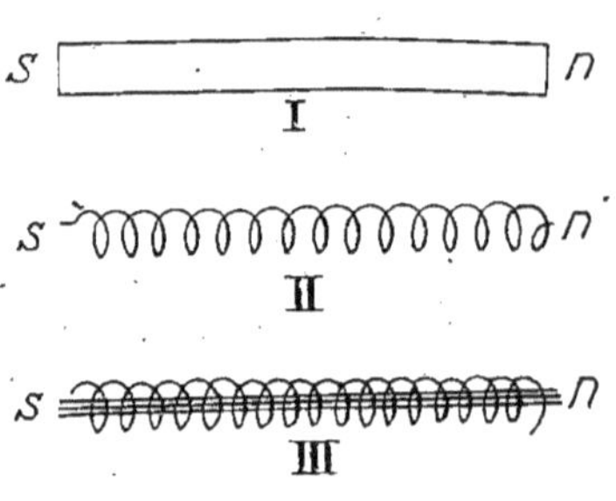

FIG. 139.

1° *Définition des pôles.* — On appelle *pôle nord* d'un aimant (I, *fig.* 139) d'un solénoïde (II) ou d'un électro-aimant à noyau de fer (III), le pôle qui se dirige vers le nord terrestre lorsqu'on laisse l'aimant s'orienter librement, et *pôle sud* le pôle opposé.

2° *Sens du champ.* — Nous avons vu que, dans l'espace ambiant, les lignes de force partent du pôle nord, s'épanouissent et viennent converger vers le pôle sud. Dans l'intérieur des aimants, solénoïdes, électro-aimants, et en général partout où est engendrée une force magnétomotrice, les lignes de force sont dirigées du pôle sud au pôle nord, marquant toujours la direction $s \rightarrow n$ que prendrait une aiguille aimantée placée dans cette partie du champ.

3° *Situation des pôles dans un solénoïde.* — Le pôle nord est à la gauche du bonhomme d'Ampère placé le long d'une spire la face tournée vers l'axe du solénoïde, ou encore le sens du champ est le sens dans lequel progresse un tire-bouchon tournant dans le sens du courant et engagé suivant l'axe du solénoïde ou de l'électro-aimant.

4° *Définition des aimants naturels ou artificiels.* — Les aimants sont des morceaux d'acier qui jouissent de la propriété d'attirer le fer. L'oxyde magnétique Fe^3O^4 est naturellement aimanté. On fait des aimants artificiels permanents avec des barreaux d'acier affectant différentes formes. Les meilleurs aciers pour cet usage sont ceux qui renferment du tungstène. On développe l'aimantation en plaçant ces barreaux d'acier dans l'intérieur d'une bobine traversée par un courant continu.

5° *Affaiblissement de l'aimantation artificielle avec le temps.* — L'aimantation ainsi développée se perd avec le temps, cela s'explique facilement. En effet, si la force magnétomotrice qui crée l'aimantation tend à faire un pôle nord d'un côté et un pôle sud de l'autre, et si le champ dû à cette force magnétisante a bien le sens que nous avons défini ci-dessus, par contre les pôles n et s, dès qu'ils sont créés, donnent lieu dans l'espace à un champ dirigé du pôle nord vers le pôle sud. L'espace occupé par le barreau lui-même n'échappe pas à ce champ contraire au champ magnétomoteur et par conséquent démagnétisant.

C'est le champ démagnétisant qui affaiblit progressivement l'aimantation.

6° *Moyen d'éviter l'affaiblissement de l'aimantation artificielle.* — Pour éviter l'affaiblissement de l'aimantation artificielle, il faut supprimer le champ démagnétisant. Pour cela réunir les pôles de noms contraires par une armature de fer doux. Il s'y développe par influence des pôles de nom contraire aux pôles de contact. D'où annulation du champ ambiant. Donc, pour conserver les aimants permanents, ne pas oublier de les munir de leur armature quand on ne s'en sert pas.

7° *Attraction des corps magnétiques.* — Tout corps magnétique placé dans le voisinage d'un aimant s'aimante par influence. Le pôle le plus rapproché du pôle magnétisant est un pôle de nom contraire. Ainsi, en approchant un pôle nord d'une paillette de fer, l'extrémité de la paillette voisine du pôle nord prend la polarité sud, l'extrémité opposée devient pôle nord. D'où l'attraction à cause de la proximité plus grande des pôles de noms contraires.

Le fer et ses dérivés, fonte, acier, sont les corps les plus magnétiques. Le nickel, le cobalt s'aimantent aussi notablement par influence ; les autres corps beaucoup moins.

8° *Répulsion des corps diamagnétiques.* — Quelques substances, surtout le bismuth, puis le plomb, l'antimoine, le zinc, le cuivre, etc., présentent une propriété inverse. Ils s'aimantent par influence à rebours. Le pôle développé par influence près du pôle magnétisant est de même nom que ce pôle magnétisant. D'où répulsion. Ces corps repoussés par l'aimant s'appellent des corps diamagnétiques, tandis qu'on réserve le nom de ferromagnétiques aux corps très magnétiques de la famille du fer et celui de paramagnétiques aux corps moins magnétiques qui suivent la même loi.

L'eau et les substances organiques sont diamagnétiques mais l'aimantation inverse qui se développe chez elles est toujours très faible [1].

---

[1] Pour l'explication du paramagnétisme et du diagmanétisme, voir : GUILLEMINOT, *Les Nouveaux Horizons de la Science*, t. II, p. 102.

218. Aimants et électro-aimants employés en médecine. — Aucune donnée physique ne saurait intéresser le médecin qui emploie les aimants permanents dans le traitement de certaines affections nerveuses, telles que les névralgies hystériques.

L'emploi des électro-aimants pour les extractions de corps étrangers (dans l'œil en particulier) doit arrêter plus longtemps.

L'électro-aimant est formé d'un noyau de fer autour duquel est enroulé un fil solénoïdal parcouru par un courant. La force magnétomotrice engendrée est fonction du nombre d'ampères-tours à l'excitation : produit nI (n nombre de tours, I intensité du courant). On sait qu'un ampère-tour vaut $0,4\pi$ gilberts (§ 107).

Pour peu que l'on ait manié les électro-aimants, on sait combien doit être élevée leur puissance attractive pour qu'ils puissent être de quelque utilité en médecine. En effet, outre que l'action décroît en fonction du carré de la distance, il faut bien remarquer que si la masse magnétique du pôle de l'électro peut être très grande, celle du corps influencé est généralement très petite.

De là la construction de volumineux électro-aimants. Celui du professeur Haab peut être pris pour type.

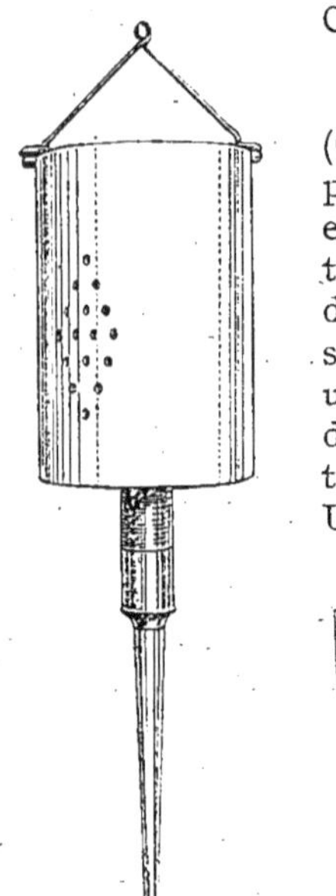

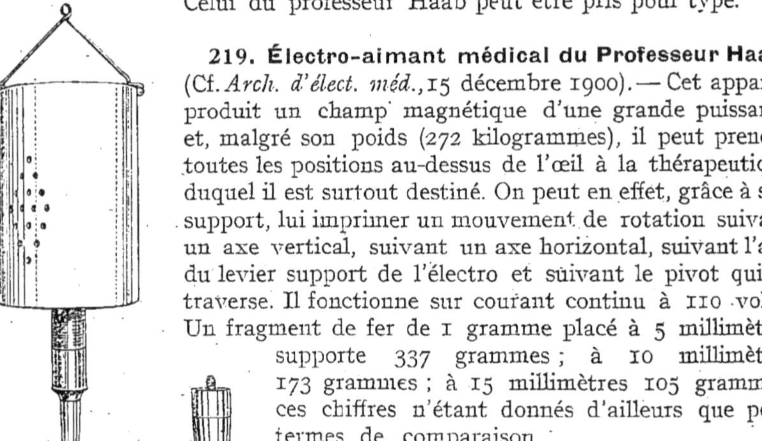

219. Électro-aimant médical du Professeur Haab. (Cf. *Arch. d'élect. méd.*, 15 décembre 1900). — Cet appareil produit un champ magnétique d'une grande puissance et, malgré son poids (272 kilogrammes), il peut prendre toutes les positions au-dessus de l'œil à la thérapeutique duquel il est surtout destiné. On peut en effet, grâce à son support, lui imprimer un mouvement de rotation suivant un axe vertical, suivant un axe horizontal, suivant l'axe du levier support de l'électro et suivant le pivot qui le traverse. Il fonctionne sur courant continu à 110 volts. Un fragment de fer de 1 gramme placé à 5 millimètres supporte 337 grammes ; à 10 millimètres 173 grammes ; à 15 millimètres 105 grammes, ces chiffres n'étant donnés d'ailleurs que pour termes de comparaison.

220. Électro-aimants pour extraction des projectiles par contact dans les plaies traumatiques ou opératoires. — On a employé dans un certain nombre de postes chirurgicaux, pendant la guerre de 1914-1919, de puissants électro-aimants munis de pointes de fer stérilisables vissées sur le noyau magnétique.

La figure 140 représente un modèle employé dans le poste Ombredanne-Ledoux-Lebard et construit par le Dr Lyonnais. On y voit deux pointes différentes destinées à extraire les projectiles surtout dans les régions où la pince exposerait à de grands délabrements, poumons, médiastin, cerveau, etc. Mais quelle que soit la puissance de l'électro-aimant, il ne faut pas qu'il y ait de couche de tissu interposée entre le projectile et la pointe de l'électro pour pouvoir l'entraîner.

FIG. 140. — Électro-aimant à courant continu pour extraction directe du Dr Lyonnais (Ombredanne, Ledoux-Lebard).

211. Électro-aimants à courants alternatifs sinusoïdaux. — On a préconisé au début de ce siècle l'emploi en médecine des champs magnétiques oscillants. Ces champs sont produits par de puissants électros, dans lesquels circulent des courants alternatifs de grande intensité, pouvant atteindre jusqu'à 40 ampères et présentant environ 40 à 50 périodes par seconde.

Le modèle de Konrad Müller, l'un des premiers employés à cet usage, était constitué par une bobine placée dans une boîte en forme de tambour fermé aux deux extrémités par une plaque de marbre. Un trou rond fermé par une plaque de mica laissait à découvert une extrémité du noyau de fer doux servant de pôle. La bobine comportait 200 tours de fils. L'axe était constitué par des lames parallèles de fer doux. Un courant d'eau froide circulait continuellement dans un serpentin placé dans l'intérieur de la boîte pour éviter l'échauffement toujours considérable avec les courants alternatifs.

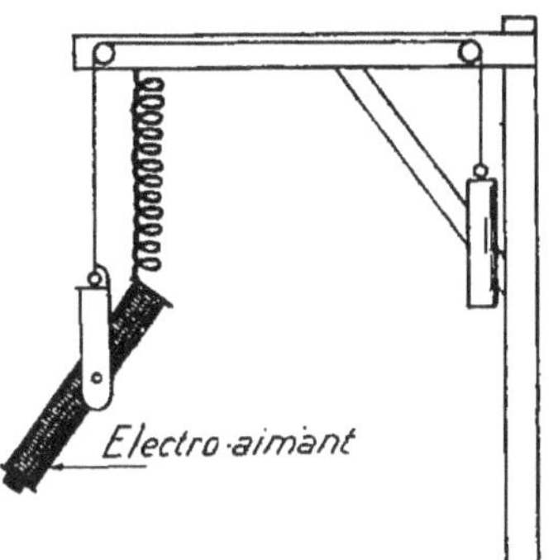

Fig. 141.

222. Électro-vibreurs de M. Bergonié et modèles dérivés. — M. Bergonié a adapté à la localisation des projectiles de guerre les recherches d'Elihu Thomson sur les vibrations données par les électro-aimants alter-

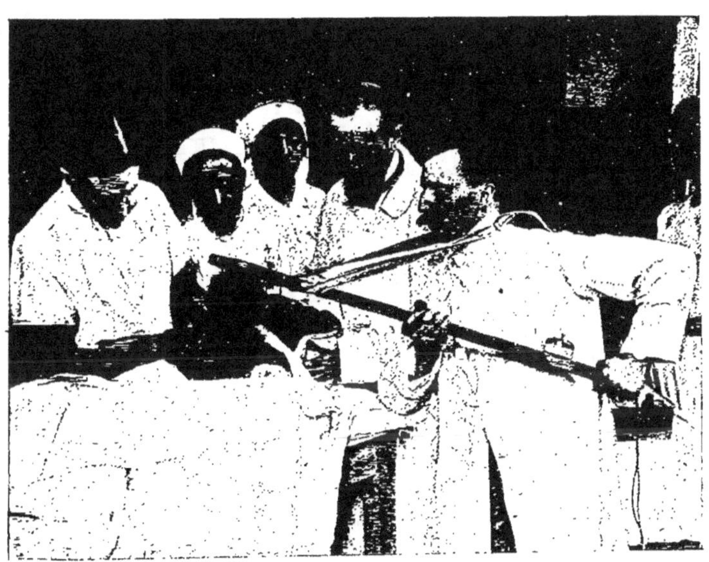

Fig. 142. — Électro-vibreur Picquet-Egal.

natifs aux fragments métalliques placés dans le voisinage des pôles. Il a employé à cet effet un noyau de bobine avec son primaire suspendu par le centre de gravité à une potence munie d'une poulie à contrepoids (*fig.* 141).

Quand on présente l'appareil au-devant d'une région du corps renfermant un fragment métallique et qu'on applique la main contre cette région, on perçoit nettement la vibration du fragment dont on peut préciser la situation exacte en le localisant avec le doigt.

Au cours de l'opération même, le doigt introduit dans la plaie localise de plus en plus le projectile à mesure qu'il en approche davantage.

Pour éviter les vibrations des instruments métalliques, pinces, écarteurs, etc., placés dans la plaie opératoire, M. Bergonié a fait construire des instruments en alliage ne répondant pas à l'action du champ oscillatoire.

L'inconvénient de cet appareil est d'exiger un courant très puissant, 50 à 60 ampères sous 110 volts.

MM. Picquet et Egal ont amélioré la construction et ont réalisé un appareil plus léger (4 kilogrammes au lieu de 40), moins encombrant (10 centimètres de longueur et 10 centimètres de diamètre) et ne consommant qu'une quinzaine d'ampères (*fig.* 142).

223. Balance d'induction pour la recherche des corps étrangers métalliques. — Soit un circuit de pile SRAB renfermant deux solénoïdes A,B, et un rupteur automatique analogue aux trembleurs de bobine R. On peut prendre comme rupteur un simple microphone sur lequel on place une montre (Kaufmann). Soit un second circuit CDT renfermant deux solénoïdes

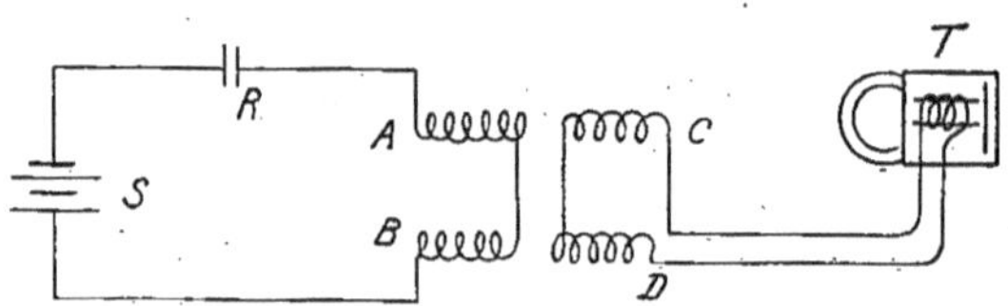

FIG. 143. — Balance de Hughes.

C D et un téléphone T. Les bobines C et D jouent le rôle de bobines induites par rapport à A, B qui sont inductrices.

C et D étant montées en opposition, leurs ondes s'annulent quand elles sont égales. On obtient cette égalité quand les coefficients d'induction mutuelle sont égaux. Le téléphone est alors muet. Mais si on approche un corps métallique de l'un des deux systèmes AC ou BD, le champ magnétique de ce système est déséquilibré, les ondes opposées ne s'annulent plus et le téléphone rend un son. C'est là la balance de Hughes. Elle a été adaptée à la recherche des projectiles dans l'organisme.

L'un des deux systèmes A C ou B D sert d'explorateur. Le son du téléphone augmente d'autant plus qu'on rapproche davantage l'explorateur du corps métallique. M. de la Baume-Pluvinel a placé l'explorateur dans un doigtier de caoutchouc (Gaiffe, constructeur). Le chirurgien peut ainsi explorer lui-même les différentes régions de la plaie opératoire.

L'une des modifications les plus heureuses de la balance de Hughes a été réalisée par M. François. Le dispositif de réglage du groupe comparateur est particulièrement sensible, il se fait par déplacement de l'une des bobines et par déplacement d'une petite sphère métallique. On arrive facilement à l'extinction du bruit téléphonique. L'explorateur est d'une sensibilité remarquable.

On a fait aussi des explorateurs dans lesquels la bobine inductrice est à 90° sur la bobine induite. Il ne se produit d'induction que si un objet métallique vient créer de la dissymétrie dans le champ [Chilowsky [1]].

[1] Voir à ce sujet Ombredanne et Ledoux-Lebard, *Localisation et extraction des projectiles* (Masson édit.).

CHAPITRE IX

EMPLOI INDIRECT DE L'ÉLECTRICITÉ POUR LA PRODUCTION DE L'OZONE

224. Moyens de produire l'ozone. — L'ozone (ὄζη, odeur) (Van Marum, 1779, Schœnbein, de Bâle, 1840, etc.), est un état allotropique de l'oxygène. Tandis que la molécule d'oxygène est formée de 2 atomes : O^2, celle de l'ozone est formée de 3 atomes : O^3.

L'ozone qui se trouve naturellement dans l'atmosphère est produit artificiellement par divers procédés dont le plus pratique est le procédé électrique

La décharge, sous forme d'effluves, des conducteurs chargés à haut potentiel, à travers l'air ou l'oxygène, a pour effet de transformer une partie de l'oxygène en ozone.

L'ozoneur électrique le plus employé dans les laboratoires est celui de Berthelot. Il se compose essentiellement d'un tube de verre rempli d'acide sulfurique dilué, et d'un second tube de verre, extérieur au premier et immergé jusqu'à une certaine hauteur dans une éprouvette d'acide sulfurique dilué. L'espace libre compris entre les tubes est traversé par un courant d'air ou d'oxygène. On met chaque bain d'acide sulfurique en communication respectivement avec les deux pôles du secondaire d'une bobine d'induction. Les décharges qui se produisent à travers l'espace libre donnent lieu à la production d'ozone.

Les ozoneurs médicaux sont de trois sortes : les ozoneurs du genre Houzeau dont le principe est celui de l'ozoneur Berthelot ; les ozoneurs électrostatiques ; les ozoneurs fonctionnant sur appareils à haute fréquence et haute tension.

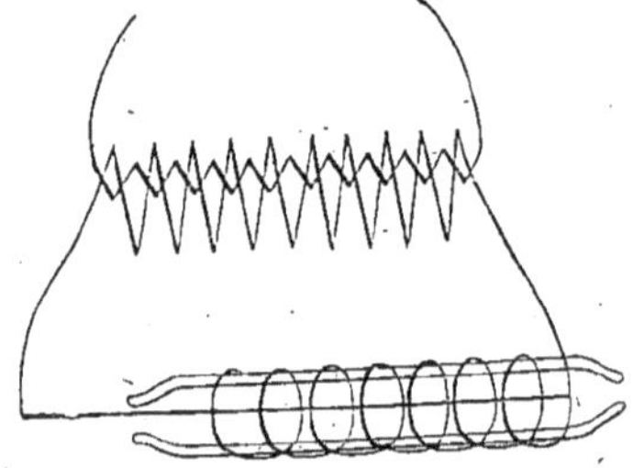

FIG. 144. — Ozoneur type Houzeau-Oudin.

225. Ozoneurs Houzeau, Labbé, Oudin, etc. — Les modèles d'ozoneurs utilisant la décharge d'une bobine d'induction moyenne étant assez nombreux, il n'y a lieu de décrire que le type de ces ozoneurs. Ils sont constitués par un tube de verre entouré extérieurement d'un fil d'aluminium ou d'une feuille d'aluminium, métal peu oxydable, en relation avec une des bornes du secondaire d'une bobine de Ruhmkorff. A l'intérieur de ce tube plonge une tige d'aluminium en relation avec l'autre borne. Un courant d'air circule dans l'intérieur du tube.

Le rendement en ozone est très faible. Les mesures précises faites par Bordier prouvent que, si l'odorat révèle avec ce type une production très sensible d'ozone, cette production est en réalité très minime.

226. Ozoneurs électrostatiques. — L'odorat révèle aussi une production sensible d'ozone dans les environs des pointes polaires des machines électrostatiques. Cependant les analyses de Bordier prouvent qu'avec une machine de Wimshurst de moyenne puissance, ce n'est que par fraction de milligramme qu'il faut compter le débit d'ozone en 1 heure. D'après ce même expérimentateur le rendement à la pointe positive et à la pointe négative est le même. La production d'ozone est proportionnelle au débit de la machine.

Ozoneur électrostatique du Dr A. Weill. — A. Weill a employé le dispositif suivant pour la production de l'ozone (Ac. de Méd., 1899, janvier).

Dans un récipient en verre en forme de tonneau plonge une tige métallique hérissée de pointes, ces pointes dirigées vers les parois. Du papier d'étain enveloppe le vase jusqu'aux trois quarts de sa hauteur. Un courant d'air traverse le récipient.

La tige centrale est mise en relation avec le condensateur (armature externe) suspendu au pôle — d'une machine électrostatique, la feuille d'étain externe est mise en relation avec la terre ainsi que le condensateur (armature externe) suspendu au pôle + de la machine.

Ce dispositif participe donc des ozoneurs électrostatiques et des ozoneurs de haute fréquence.

227. Emploi des courants de haute fréquence pour la production de l'ozone. — Les expériences de Bordier ont prouvé la supériorité de ce procédé. Il consiste à utiliser les effluves du résonateur Oudin ou des spirales plates pour transformer l'oxygène de l'air ou l'oxygène pur en ozone.

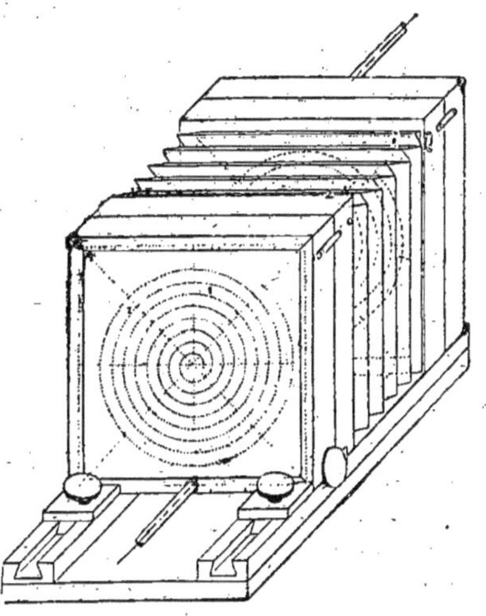

FIG. 145. — Ozoneur à spirales de H. F.

Si l'on emploie le résonateur Oudin, on le recouvre d'une cloche de verre où circule l'air ou l'oxygène à ozoniser. On active la production de l'ozone en activant la circulation de l'air autour du résonateur (Bordier).

Si l'on emploie les spirales de haute fréquence, on les monte suivant le mode bipolaire dans une caisse dont les parois verticales sont faites de deux feuilles de verre serties dans un cadre de bois (*fig.* 145), et les parois latérales d'une étoffe imperméable formant soufflet ([1]). On peut aussi interposer simplement une cage cylindrique plate en verre entre les deux spirales laissées libres.

L'effluvation sombre doit toujours être préférée (Bordier) surtout pour se mettre à l'abri de la production du gaz nitreux.

([1]) H. Guilleminot, *C. R. Ac. des Sc.*, 1903.

228. Ozoneurs rotatifs à électrodes mobiles de M. Otto (Soc. des ingé-
nieurs civils de France, février 1901). — Dans une caisse cylindrique en fonte,
sont fixés sur une poulie isolante un grand nombre de disques en tôle d'acier
à bords tranchants évidés sur une partie de leur circonférence et décalés l'un
par rapport à l'autre ; le cylindre de fonte est fermé en haut et en bas par une
lame de verre. Les disques sont mis en relation avec le pôle d'une source à
20.000 volts (courant alternatif transformé), les parois avec l'autre pôle. Les
disques sont animés d'un mouvement de rotation, de sorte que s'il se forme
un arc, les parties évidées le coupent instantanément.

EMPLOI INDIRECT DE L'ÉLECTRICITÉ COMME GÉNÉRATRICE DE CHALEUR

APPAREILS DE THERMOTHÉRAPIE ET DE THERMO-LUMINO-THÉRAPIE.
GALVANOCAUTÈRE

229. Généralités. — Nous nous occuperons dans ce chapitre : 1º du cautère électrique ou galvanocautère ; 2º des appareils de thermothérapie.

La liste des appareils rangés sous ce dernier chef doit être limitée.

La thermothérapie proprement dite utilise surtout les appareils donnant de la chaleur obscure. Les effets sont tout différents de ceux que produit la lumière. Mais il existe toute une série de dispositifs, à sources électriques, dans lesquels il y a à la fois production de chaleur et de lumière.

Nous parlerons dans ce chapitre des appareils à chaleur obscure et des appareils à lampes chauffantes, laissant pour le chapitre suivant l'étude des sources électriques de lumière destinées à produire sur l'organisme des actions d'où la chaleur est le plus possible exclue.

Les appareils les plus usités sont : les appareils à bain d'air chauffé électriquement ou étuves électriques obscures générales ou locales, les appareils à bains d'air chaud courant ou renouvelé, les appareils à douches d'air chauffé électriquement, le cautère à air chaud, les tissus électriques chauffants, les appareils thermo-lumineux.

230. Galvanocautère. — Les galvanocautères sont constitués par des fils ou des lames de platine de différentes formes appropriées aux divers usages qu'on en veut faire. Ces fils ou ces lames sont portés à l'incandescence par le passage d'un courant électrique continu ou alternatif (*fig.* 146).

Les cautères ont une résistance très faible, 0 ω. 4,   0 ω. 1,   0 ω. 02 et même moins.

Ils exigent pour être portés à l'incandescence, 5, 10, 15, 20 et même 30 ampères.

Par conséquent le voltage aux bornes doit être d'environ 2 à 10 volts.

On sait que lorsqu'on connaît deux des trois quantités suivantes : résistance propre du cautère R, ampérage nécessaire à son excitation I, voltage aux bornes

V nécessaire pour donner cette intensité, la 3e est facile à trouver en vertu de la relation (loi d'Ohm) $V = RI$.

Les cautères sont des appareils de haute intensité et de faible voltage.

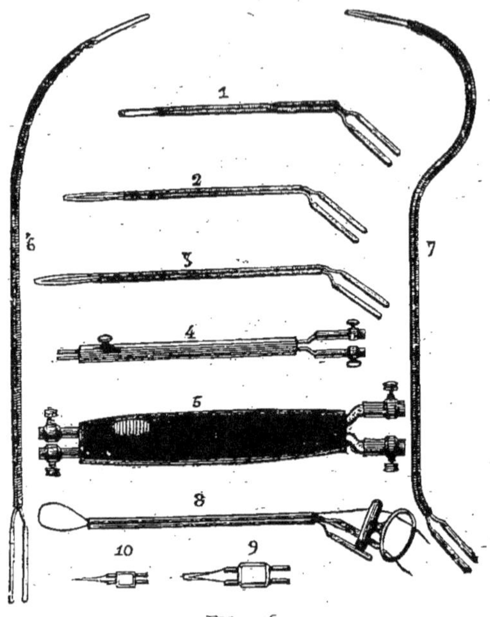

FIG. 146.

231. Excitation des cautères. — Les sources qui conviendront à l'excitation des cautères seront donc des sources de faible tension et de haut débit ; accumulateurs, piles à grande surface, dynamo à bas voltage et grand ampérage, etc.

Pratiquement le médecin électricien dispose soit de piles, soit d'accumulateurs, soit d'un groupe électrogène destiné à d'autres usages et généralement de voltage trop grand et d'intensité trop faible, soit du courant des villes continu ou alternatif.

Deux cas principaux sont donc à examiner :

1º Le médecin excite son cautère par une source chimique, piles ou accumulateurs ;

2º Par un courant de dynamo d'un voltage donné, tel que celui des villes pris comme type.

232. Excitation des cautères par les piles ou accumulateurs. — Les piles conviennent au médecin éloigné de toute source d'électricité et ne possédant pas de groupe électrogène. On doit choisir des piles à grande surface et les coupler en quantité ou suivant le mode mixte pour avoir un voltage de 2 à 6 volts environ et un débit suffisant, suivant le cautère. On mettra d'autant plus d'éléments que le débit devra être plus considérable (§§ 28 à 33, 40 et 63).

Les accumulateurs sont beaucoup plus pratiques. Pour les cautères courants, deux accumulateurs en tension suffisent ordinairement. Le type de 25 ampères-heure assez transportable convient bien à cet usage. Mais il faut savoir que l'excitation du cautère est l'emploi le plus dangereux qu'on puisse faire de la batterie, car le régime de décharge propre à conserver longtemps la vie des plaques de l'accumulateur est presque toujours dépassé.

233. Excitation des cautères par les courants de dynamo, groupe électrogène ou station centrale à courant continu. —Ce sont là des sources pratiques mais difficiles à employer. Il faut savoir en effet que, si l'on veut employer directement un courant continu de 110 volts pour exciter un cautère qui ne demande que 6 v. et 10 ampères, on devra consommer $104 \times 10 = 1040$ watts en pure perte dans des résistances, alors que 60 watts seulement seront utiles.

Aussi l'excitation indirecte, c'est-à-dire par les transformateurs, est-elle beaucoup plus économique

Doit-on systématiquement d'après cela rejeter l'emploi direct du courant continu de ville ? Non, comme nous allons le voir en étudiant les solutions les plus pratiques.

I) *Une première solution* adoptée surtout en Allemagne consiste à employer un transformateur à circuit magnétique ouvert (Bobine de Ruhmkorff) dont le fil fin joue le rôle de primaire et le gros fil le rôle de secondaire. Seulement ces bobines ont, bien entendu, un trembleur et présentent les inconvénients de réglage et d'usure propres à cet appareil ; leur prix est assez élevé.

II) *La deuxième solution* est de se résoudre à consommer de l'énergie en pure perte dans une résistance et d'employer directement le courant sans transformation.

Il faut renoncer à employer une résistance montée simplement en tension avec le cautère, c'est-à-dire le rhéostat ordinaire (V. § 93). Le montage de la résistance sous forme de réducteur de potentiel est seul possible, voici pourquoi :

Supposons un cautère de 10 ampères 0 ω. 3 monté en tension avec un rhéostat dans un circuit de 110 volts ; au moment de la rupture du circuit par l'interrupteur du manche du cautère, une étincelle d'extra correspondant à une énergie de 1.100 watts éclatera entre les organes de l'interrupteur, et cet interrupteur sera vite hors d'usage, sans compter les dangers d'un arc persistant pour peu que l'interrupteur fonctionne mal.

Au contraire, fermons le circuit de ville sur une résistance de 5 à 10 ω. et montons notre cautère de 0 ω.3,10 A en dérivation sur une partie de cette résistance, admettons que nous l'ayons choisie de telle sorte qu'il passe un ampère dans la branche dérivée, lorsqu'il en passe 10 dans le cautère. L'intensité totale lorsque le cautère est en circuit est de $11 \times 110 = 1.210$ watts Lorsqu'on interrompt le courant du cautère la résistance augmente. Au lieu de 10 ω. elle devient 12 ω.76 (¹) et l'énergie du courant est encore de 948 watts,

---

(¹) En effet en appelant Ic l'intensité dans le cautère, Rc la résistance du cautère, Id l'intensité dans la branche dérivée, Rd sa résistance, on a Id Rd = IcRc = 3 volts pour l'exemple ci-dessus. R (résistance réduite de Rd et Rc quand Id = 1 amp. est 0 ω. 237. Et la partie du réducteur en circuit est de 9 ω. 763. En y ajoutant Rd = 3 ω. on a 12 ω. 76.

de sorte que l'étincelle d'extra correspond à une énergie de 262 watts seulement ; en outre l'étincelle d'extra trouve une voie dérivée dans la dérivation même du réducteur. Aussi est-elle réduite à un minimum qui la rend inoffensive pour l'interrupteur.

Un moyen économique de construire ces réducteurs est de prendre, pour la partie fixe en tension, une plaque chauffante de 10 à 20 ampères, et pour la partie dérivée un petit rhéostat à gros fil de 3 à 5 ohms.

III) *Enfin la troisième solution* consiste à transformer le courant continu en courant alternatif par une commutatrice rotative telle que celle que nous avons décrite chapitre VII et de réduire le potentiel à l'aide d'un petit transformateur statique comme quand on emploie directement le courant de ville alternatif. C'est la solution la plus pratique aujourd'hui à cause des multiples emplois du courant alternatif et en particulier à cause de sa commodité pour le chauffage du filament Coolidge en radiotechnique.

234. Excitation des cautères par le courant alternatif des secteurs de ville. — Alors il n'y a pas à hésiter. On emploiera un transformateur à noyau magnétique fermé, spécial pour le cautère. La dépense n'en est pas très élevée, le rendement est excellent, le poids peu considérable.

L'énergie consommée au primaire sous forme de courant de haut voltage

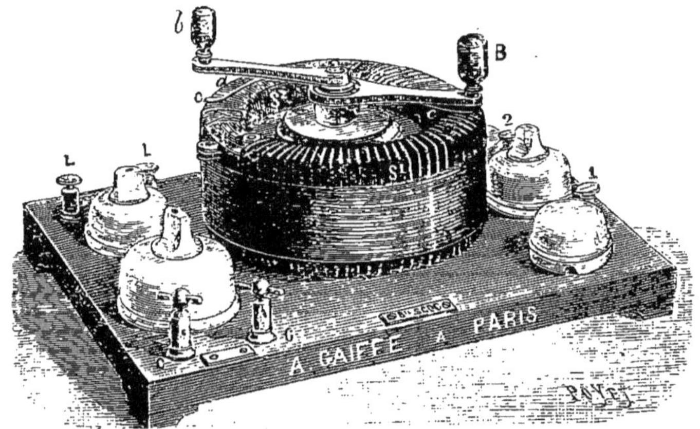

FIG. 147. — Transformateur à courant alternatif pour cautère et petite lumière.

(110 volts) et faible ampérage (1 ampère par exemple) est restituée au secondaire sous forme de courant de bas voltage (8, 10 volts) et de haut ampérage (10 ampères ou plus).

Certains constructeurs, et Gaiffe-Gallot en particulier, construisent un transformateur réglable donnant plus ou moins de débit au secondaire (*fig.* 147). D'autres, comme Radiguet et Massiot, construisent un transformateur à deux ou trois voltages secondaires seulement et font passer le courant dans un rhéostat de réglage (*fig.* 148).

235. Appareils de thermothérapie. Étuves à air chauffé électrique-

ment, étuves générales, étuves locales, étuves à air renouvelé (chaleur obscure. — Les bains locaux ou généraux de chaleur obscure comportent l'emploi de caisses enfermant une région du corps ou tout le corps moins la tête. L'air inclus dans cette caisse est chauffé à l'aide de fils résistants, ferro-nickel, constantan, plaques chauffantes émaillées, etc., Un thermomètre indique la température intérieure. Cette température varie de 50 à 80°. L'émission de vapeur d'eau transforme rapidement la caisse en une chambre humide, d'où certaines précautions de construction indispensables pour l'isolement des fils (Modèles de Richard Heller et du Dr Tyrnauer).

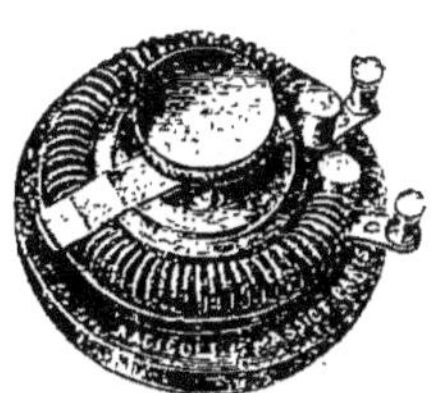

Fig. 148. — Rhéostat de réglage pour cautère quand le transformateur est à voltage fixe.

Delherm, Laquerriere, Dausset ont modifié ces appareils pour obtenir le bain d'air sec. Le Dr Dausset envoie l'air sec chauffé sous pression dans l'espace enveloppant d'une caisse à double paroi.

236. Douches électriques d'air chaud. Cautères à air chaud. — La douche d'air chaud se fait au mieux quand on dispose d'une source illimitée d'air comprimé, comme celle que peut fournir une compagnie urbaine de distribution. Il suffit alors de chauffer l'air employé. Le plus grand avantage de ce dispositif est de permettre toutes les modalités de la douche : effleurage, massage, pressions violentes, percussion, puisqu'on dispose d'une pression allant jusqu'à 5 kilogrammes environ.

Ordinairement on doit se contenter de l'air soufflé par les ventilateurs électriques ou par les pompes à air mues par des moteurs électriques. Les moteurs de ventilateurs sont de petits moteurs dynamos fonctionnant sur courant continu ou alternatif. Les moteurs de pompes sont un peu plus puissants.

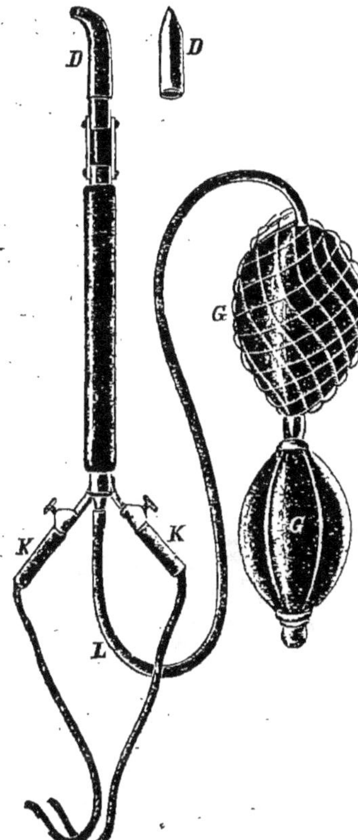

Fig. 149. — Cautère à air chaud.
KK. Borne pour le courant.
G. Soufflerie.
DD. Tubes de soufflage.

Le chauffage de l'air se fait par un fil résistant bobiné sur mica ou sur amiante le long d'un cylindre traversé par le courant d'air. Un courant de 2 à 3 ampères sous 110 volts suffit pour le chauffage.

Le ventilateur et la bobine de chauffage sont souvent réunis dans le même appareil portatif (type de séchoir de cheveux).

Le cautère à air chaud comporte l'emploi d'une petite soufflerie et d'un tube à orifice fin renfermant un cautère électrique (*fig.* 149). Il se manie comme le cautère ordinaire.

237. Tissus électriques chauffants. — Ces tissus sont aujourd'hui très répandus et on les trouve dans les grands magasins comme les tapis chauffants parmi les objets n'ayant que des rapports éloignés avec la médecine.

Ce sont des tissus à la trame desquels se trouve adjoint un fil isolé résistant dans lequel on fait passer un courant.

Il faut savoir que ces tissus ne sont pas sans dangers, surtout quand on les emploie la nuit à cause des courts-circuits possibles, lorsque l'usage et l'humidité ont commencé à les détériorer ou à détériorer les fils d'arrivée.

Le médecin, qui les conseillera, fera bien de recommander l'emploi d'une lampe de garde mise en circuit avec eux pour limiter au moins le débit en cas d'accident.

238. Appareils thermo-lumineux à lampes électriques. — Les appareils à lampes chauffantes, étuves closes, ou appareils radiants à l'air libre,

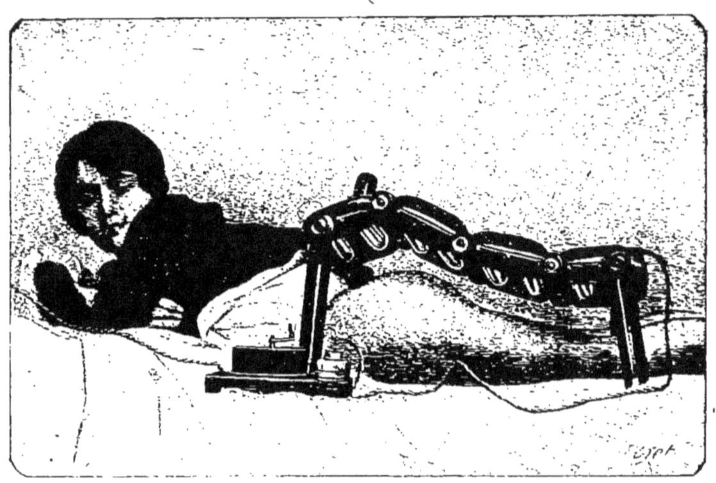

FIG. 150. — Chaîne thermo-lumineuse de Laquerrière et Delherm.

sont extrêmement pratiques lorsqu'on veut faire agir à la fois la chaleur et la lumière. On peut alors employer telle ou telle partie de la gamme thermo-lumineuse qu'on désire.

Suivant les lampes employées (Dowsing, Leucodescent, lampes éclairantes à filaments de charbon, etc.), on a une prédominance de telle ou telle partie du spectre visible ou infra-rouge.

La figure 150 montre un dispositif ingénieux de MM. Delherm et Laquerrière. Les lampes sont disposées dans des caisses réflectrices formant une véritable chaîne thermo-lumineuse qui peut épouser la forme de la région du corps traitée, grâce aux articulations de la monture. Un rhéostat permet de régler l'intensité.

EMPLOI DE L'ÉLECTRICITÉ COMME GÉNÉRATRICE DE LUMIÈRE. — APPAREILS DE PHOTOTHÉRAPHIE. — ULTRA-VIOLET.

239. Généralités. Principaux appareils. — En excluant de ce chapitre les appareils où la lumière et la chaleur sont produites par des sources autres que les sources électriques, nous avons à considérer ici, d'une part, les appareils photothérapiques proprement dits et d'autre part les appareils à rayons ultra-violets.

Les appareils photothérapiques proprement dits dérivent presque tous de l'appareil de Finsen, le premier en date. On emploie beaucoup en France celui de Lortet et Genoud. M. Marie a imaginé un dispositif qui joint à sa légèreté, à sa commodité, l'avantage énorme d'une grande puissance. Les lampes à incandescence peuvent aussi être employées pour la photothérapie.

Les appareils à ultra-violet sont constitués par les lampes à vapeur de mercure. Le Professeur Leduc de Nantes a utilisé la pointe électrostatique comme source d'ultra-violet. Nous allons décrire sommairement les principaux appareils employés.

Auparavant nous rappellerons que les radiations vraies se distinguent les unes des autres au point de vue physique par leur longueur d'onde ou leur fréquence. Ces mots prennent un sens précis si l'on admet la théorie ondulatoire qui réduit la propagation des radiations vraies et de la lumière en particulier, à la transmission à travers l'éther d'un mouvement vibratoire transversal (perpendi-

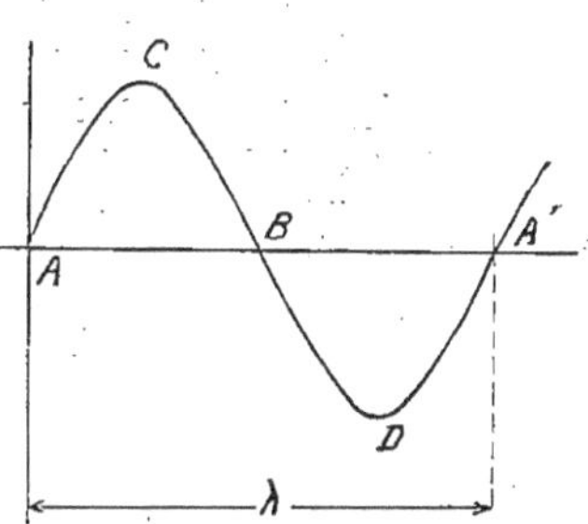

FIG. 151.

Propagation : 300.000 kilomètres par seconde.

Fréquence : nombre de périodes par seconde.

Longueur d'onde : distance de deux points de l'espace pour lesquels le mouvement est à la même phase.

culaire à l'axe de transmission). L'origine de ce mouvement est d'ailleurs placée aujourd'hui dans l'oscillation d'un électron aggripé par ses lignes de flux électromagnétiques à l'éther ambiant. Toutes les fois qu'un électron, manifestant extérieurement ses propriétés électriques, est agité de mouvements rapides, il produit des perturbations dans l'éther et ces perturbations se propagent à la vitesse uniforme de 300.000 kilomètres à la seconde. Les électrons métalliques mobiles dans les fils parcourus par les courants de haute fréquence rayonnent autour d'eux des radiations dont la *fréquence* est celle des oscillations électriques qui les produisent. Nous savons que cette fréquence est de un million à un billion par seconde.

On entend par *longueur d'onde* λ la distance séparant deux points de l'espace AA' pour lesquels le mouvement oscillatoire est à la même phase (*fig.* 151). Il y a donc autant de λ dans 300.000 kilomètres qu'il y a de périodes par seconde. La fréquence exprimant le nombre de périodes par seconde, on voit que la longueur d'onde est égale au quotient de 300. 000 kilomètres par la fréquence.

Les radiations hertziennes ont des longueurs d'onde de l'ordre de 300.000 kilomètres divisé par un million ou un billion soit 300 mètres à 30 centimètres, soit d'une façon générale, des λ de l'ordre du kilomètre ou du centimètre. Les radiations lumineuses ont des fréquences de l'ordre du quatrillion et des longueurs d'onde de $0\mu,4$ à $0\mu,7$.

Les radiations ultra-violettes ont des longueurs d'onde plus petites encore. On les divise en :

U. V. ordinaire .... $0\mu,4$ à $0\mu,3$
U. V. moyen .... $0\mu,3$ à $0\mu,2225$
U. V. extrême............ $0\mu,2225$ à $0\mu,1$

On se sert ordinairement pour mesurer les λ inférieures au μ d'une unité 10.000 fois plus petite, l'angström : L'U. V. s'étend de 1.000 angströms à 4.000 angströms.

L'origine des radiations thermiques, lumineuses et ultra-violettes se trouve dans les mouvements d agitation des électrons liés à la matière, mais manifestant leur champ électromagnétique. Ces mouvements sont provoqués soit par la chaleur, comme dans les corps incandescents et en particulier dans la lumière des lampes à filaments qui donnent un spectre continu, soit par les oscillations électroniques des particules à l'état gazeux ou pseudo-gazeux sous l'action d'une cause chimique, mécanique, électrique, etc. (Ex. : phosphorescence des substances chimiques, triboluminescence du sucre cassé dans l'obscurité, fluorescence des gaz raréfiés dans les tubes à vide traversés par un courant électrique, lumière des tubes à vapeur métallique traversés par un courant électrique (lampes à vapeur de mercure, etc.). Alors on voit presque toujours l'atome vibrant imposer son rythme à l'oscillation électronique et le spectre tend à être un spectre de raies.

Le spectre des radiations employées en photothérapie constitue ce qu'on appelle la qualité de ces radiations.

Les effets biologiques produits, nous le verrons, dépendent autant de la qualité que de la quantité de l'énergie radiante utilisée. L'une des raisons principales de ce fait est que l'absorption des radiations par la matière est sélective, et bien souvent on constate l'analogie des effets produits quand on considère des doses égales d'énergie fixée par le réactif. Les antagonismes d'action sont beaucoup plus rares.

240. Appareil de Niels R. Finsen (de Copenhague). — La source lumineuse employée dans l'appareil de Finsen est une puissante lampe à arc de 50 à 80 ampères sous 50 volts environ. On sait que l'arc voltaïque est formé par le passage du courant dans une petite épaisseur d'air séparant deux charbons en relation avec les pôles de la source. L'air échauffé porte à l'incandescence, par contact, soit les charbons, soit une substance réfractaire quelconque. L'incandescence usant les charbons, il faut régler leur distance, soit à la main, soit au moyen d'un régulateur.

Autour de cet arc se trouvent quatre accumulateurs de lumière, sorte de télescopes composés de deux tubes emboîtés, munis d'un système de lentilles en cristal de roche (*fig.* 152). Ces lentilles rendent parallèles les rayons diver-

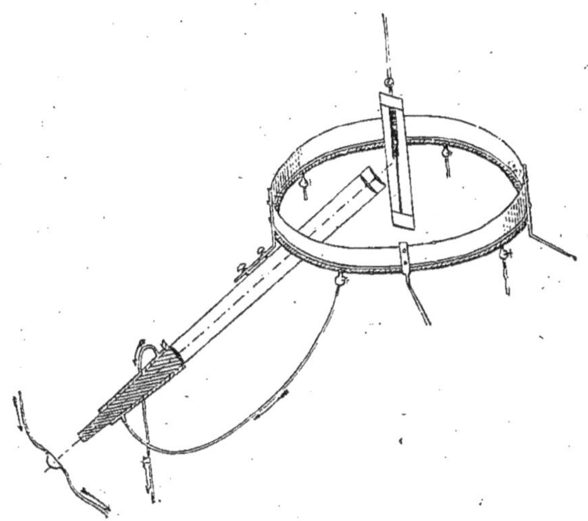

FIG. 152. — Appareil de Finsen (d'après Lortet et Genoud).

gents de l'arc voltaïque. Entre les deux lentilles extrêmes se trouve un réservoir d'eau distillée qui arrête les radiations infra-rouges. Autour de ce réservoir circule un courant d'eau dans un manchon spécial pour refroidir constamment l'eau du réservoir.

Le faisceau parallèle issu du collecteur n'est pas dirigé directement sur la peau. Il passe à travers un compresseur formé de deux disques de cristal de roche entre lesquels circule encore un courant d'eau froide. Ce compresseur a pour but, d'une part, d'anémier les tissus, et, d'autre part, de les refroidir par contact. L'action des rayons lumineux se fait ainsi sentir plus profondément.

Toutes les fois qu'on emploie l'arc électrique, on doit se servir de lentilles et disques de cristal de roche, tandis que si l'on prend la lumière solaire comme source, le verre suffit. Voici pourquoi : le cristal de roche laisse passer les radiations dont la longueur d'onde descend jusqu'à 200 μ, tandis que le verre ne laisse passer que celles de plus de 300 à 350 μ. Or l'arc voltaïque est riche en ultra-violet de 200 à 300 μ, et il serait tout à fait regrettable de laisser perdre ces radiations si utiles. La lumière solaire au contraire se dépouille de la partie extrême du spectre en traversant les couches de l'atmosphère. Aussi n'a-t-on rien à perdre en employant le verre.

Cet appareil, on le voit, est assez compliqué, très coûteux et le rendement en est assez défectueux à cause de l'éloignement de la source ($1^m,50$) et des pertes par absorption et réflexion sur les faces incidentes des lentilles.

241. Appareil de Lortet et Genoud (*Arch. d'élect. méd.*, avril 1901, p. 224) — Le premier appareil construit par ces auteurs se composait d'un arc enfermé dans une lanterne avec un ballon sphérique à circulation d'eau froide comme concentrateur de rayons et refroidisseur (*C. R. Ac. Sc.*, 4 février 1901). Un compresseur assez semblable à celui de Finsen complétait le dispositif.

Leur deuxième appareil, plus énergique d'ailleurs, supprime le concentrateur. L'angle des charbons est tel que le cratère du charbon + projette la plus grande partie de la lumière suivant un cône dont l'axe passe par le centre d'une caisse plate de 6 à 7 millimètres d'épaisseur, à circulation d'eau froide.

Un chariot permet d'amener l'arc à 1 ou 2 centimètres de l'orifice central de la caisse. Le compresseur ne diffère pas en principe des modèles précédents.

Le Dr Schall, de Chambéry, a modifié l'appareil de Lortet et Genoud pour le rendre utilisable sur courant alternatif

En effet cet appareil, sur courant continu, donne un cratère au charbon positif, et ce cratère évite la diffusion des rayons. Au contraire le courant alternatif use les charbons en pointe.

Pour éviter la dissémination, le Dr Schall place ses charbons au milieu d'un disque de terre de pipe mélangée d'oxyde de magnésium ; un bloc réfractaire vient en arrière au contact des deux charbons (*Arch. d'élect. méd.*, 15 septembre 1901).

242. Appareil de Marie (Congrès d'Angers, 1903). — Le compresseur et l'arc ne font qu'un seul appareil léger et solide, et appliqué avec force contre la partie à traiter. C'est l'appareil le plus simple ; il nous paraît le plus pratique et le plus puissant jusqu'à ce jour (*fig.* 153).

L'appareil de Marie se compose d'une sorte de caisse portant les charbons de l'arc qu'on règle à la main. Cette caisse est mobile, suspendue par des courroies à hauteurs variables. Des bandes élastiques fixent tout l'ensemble contre la partie à traiter en déprimant profondément les tissus. Cette compression peut aller jusqu'à 9 kilogrammes. Les objectifs de quartz sont interchangeables. Il y en a une série, de diamètres différents. La circulation d'eau froide se fait entre deux lames de quartz. Le charbon positif est placé perpendiculairement à la peau, son cratère fait réflecteur. Le charbon négatif, de plus petit diamètre, est à angle droit sur le premier et ne peut faire écran.

On ne saurait trop conseiller l'emploi de cet appareil qui joint à des avantages cliniques : légèreté, mouvement facile, compression énergique, celui d'être d'un prix relativement peu élevé et de ne nécessiter qu'un courant faible, si on le compare au modèle de Finsen qui oblige à établir des canalisations de 50 et même 80 ampères.

243. Quelques autres appareils de photothérapie. — Les appareils que nous venons de décrire sont les premiers types de ceux qu'on trouve aujourd'hui dans le commerce. On a amélioré leur construction, on a modifié les charbons des lampes à arcs en y incorporant des âmes métalliques, en vue d'obtenir une prédominance de telle ou telle longueur d'onde (lampe Brcca-Chatin), mais le principe est resté le même.

On a d'autre part cherché a tirer des lampes à incandescence des effets photothérapiques puissants en diminuant dans la mesure du possible les effets thermiques.

Qe. Lame de quartz extérieure qu'on amène au contact de la surface cutanée à traiter. L'appareil comprend six lames de quartz différentes dont le diamètre varie de 40 millimètres à 15 millimètres de diamètre. — *M.* Anneau métallique nickelé se vissant sur l'appareil. La partie externe est conique (ce qui lui permet de jouer le rôle de concentrateur de lumière) et porte à son extrémité la lentille de quartz soigneusement sertie. — *Ee.* Tube d'entrée du courant d'eau froide. — *E.* Tubes de sortie du courant d'eau ayant circulé dans l'appareil. — *Cr.* Crochets placés aux quatre coins de l'appareil et sur lesquels on fixe les extrémités des quatre bandes élastiques qui, par l'intermédiaire de 4 poulies à rochets, servent à produire la compression de la surface cutanée traitée. — *O.* Cylindre fileté sur lequel on fixe le manche qui permet au malade de supporter l'appareil avec la main. Ce manche ne doit être employé que pour l'arête et l'extrémité du nez. — *Fr.* Fenêtre garnie d'un verre rouge servant à surveiller l'arc. — *C.* Chariot coulissant le long de deux colonnes horizontales lorsqu'on tourne le bouton *B* qui actionne la vis à trois filets *VI.* — *G.* Guides placés en haut et en bas du chariot *C* et rendant son déplacement tout à fait rectiligne. — *D.* Douille dans laquelle passe le charbon. — *Vp.* Vis de serrage du charbon dans la douille. — *R.* Radiateur formé de 3 à 5 lames métalliques et servant à refroidir la douille et le chariot. — Dans l'intervalle de la douille *D* et du chariot est placée une épaisse lame de fibre rouge. — *Vi.* Vis de réunion du chariot et de la douille.

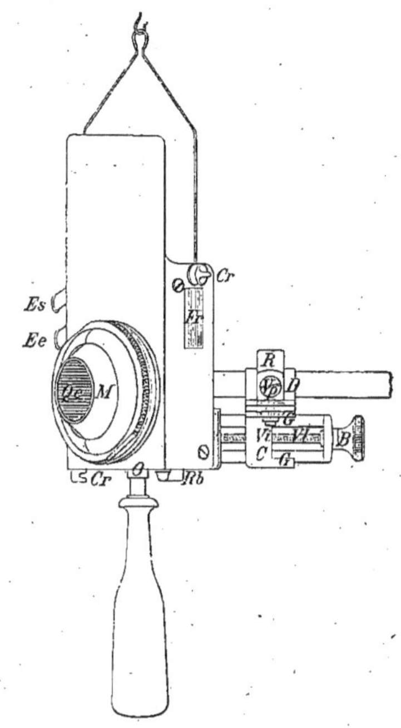

FIG. 153. — Appareil de Marie.

Nous ne nous attarderons pas à des descriptions qui deviennent aujourd'hui des articles de catalogue.

244. L'ultra-violet. Importance qu'il y a à connaître le spectre du rayonnement produit. — Comme nous l'avons dit (§ 239), les radiations ultra-violettes ont des longueurs d'onde variant de $0\mu,1$ à $0\mu,3$ et il est très important lorsqu'on emploie une source d'ultra-violet, de connaître exactement le spectre du rayonnement fourni en raison des différences de propriétés du haut et du bas de la gamme.

D'une façon générale les substances transparentes à l'ultra-violet telles que le quartz, le spath fluor, le spath d'Islande, l'uviol (verre spécial de la maison Schott d'Iena), l'eau, sont d'autant plus transparentes que les λ sont plus grandes. Ainsi l'eau pure très transparente pour l'ultra-violet de $0\mu,3$ est deux fois plus absorbante environ pour l'ultra-violet de $0\mu,25$, 4 fois plus pour l'ultra-violet de $0\mu,2$, 7 ou 8 fois plus pour l'ultra-violet de $0\mu,15$ et 15 à 25 fois plus pour l'utra-violet extrême.

Il suffit que l'eau tienne en suspension des colloïdes ou en solution des sels même parfaitement transparents à la lumière ordinaire (bichlorure de mercure, salicylate de soude, etc.), pour que son opacité à l'ultra-violet devienne considérable. Tous les ultra-violets moyens sont absorbés par les pseudo-solutions colloïdales.

La spectroscopie et la spectrographie de l'U. V. doivent être faites avec des prismes et des lentilles de quartz.

Mais il faut savoir que ces radiations sont extrêmement dangereuses pour la vue. Les yeux doivent toujours être protégés par des verres spéciaux.

La mesure de l'ultra-violet se fait en utilisant une quelconque de ses propriétés physiques ou chimiques.

L'ultra-violet décharge les corps électrisés négativement (parce qu'ils provoquent une émission secondaire d'électrons).

Ils provoquent la fluorescence de certains corps tel que le platinocyanure de baryum.

Ils provoquent certaines actions chimiques, telles que la combinaison $H + Cl$ qui se combinent lentement à la lumière diffuse et qui explosent dans l'ultra-violet, la décomposition de CO^2 en $CO + O$, la dégradation des sucres et hydrates de carbone, la synthèse de l'acide formique et de certains composés organiques (D. Berthelot), toutes les action photographiques.

Ils ionisent les gaz.

Parmi les divers procédés de dosages reposant sur ces actions variées, nous ne décrirons que celui de Bordier, qui utilise le virage de la solution de ferrocyanure de potassium à 20 o/o. Une bande de papier buvard imbibée de cette solution et exposée à l'ultra-violet vire au jaune. Une échelle de teintes de virage indique les doses mises en jeu. C'est ainsi que la teinte o correspond au 1er degré d'érythème apparaissant sur la peau dix à douze heures après l'irradiation. La teinte III correspond à un érythème intense survenant cinq à six heures après et suivi de phlyctènes. La teinte VI correspond à une vésication rapide.

Bordier a défini une unité de quantité basée sur la réduction des sels d'argent en solution (17 grammes d'azotate d'argent par litre).

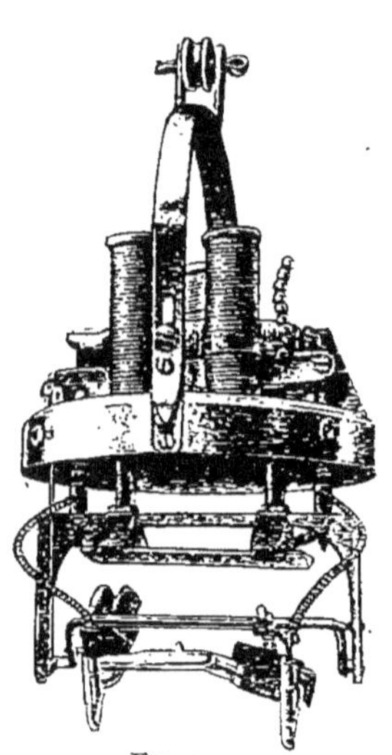

FIG. 154.

La dose-unité est la dose d'ultra-violet qui, frappant normalement un côté d'une cuve de 1 centimètre cube de cette solution, y réduit 1 milligramme d'argent.

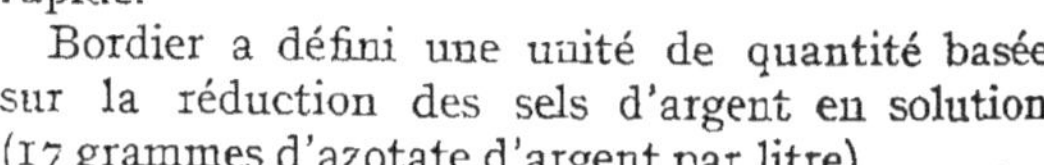

La teinte o de l'échelle correspond à 0,5 unités

— 1	—	—	1
— 2	—	—	2
— 3	—	—	3
— 4	—	—	6
— 5	—	—	12
— 6	—	—	18

245. Lampes à ultra-violet. — Si nous laissons de côté les lampes à arcs dont le rendement en ultra-violet n'est que de 5 o/o, nous n'avons à étudier comme sources d'ultra violet que les lampes à vapeur de mercure.

La lampe Cooper Hewitt, la première en date, se compose d'un tube de verre renfermant du mercure. Deux fils de platine traversent le verre. L'un, le négatif, est en contact avec la masse de mercure, l'autre, le positif, est soudé à une électrode de fer. On court-circuite les électrodes en basculant la lampe de manière à établir un pont de mercure entre les deux pôles. Quand on rompt le pont, l'arc de vapeur de mercure se forme.

Ces lampes ne laissent passer que l'ultra-violet de grandes longueurs d'onde.

La lampe de Kromayer, beaucoup plus petite, est en quartz. Une circulation d'eau la refroidit continuellement.

La lampe Heraeus de la maison Poulenc est aussi en quartz. Elle est pourvue d'un refroidisseur à ailettes.

La lampe Vignard et la lampe Lumière sont parmi les sources les plus pratiques d'ultra-violet. La première, la plus puissante, renferme plusieurs brûleurs de quartz de 2.500 bougies chacun. La seconde, qui est une bonne lampe de praticien, se compose d'un tube A en quartz, horizontal, de 15 centimètres, placé dans une cloche (*fig.* 154 à 156).

Lorsque la lampe est au repos, un filet de mercure réunit les deux électrodes. Quand on lance le courant, la lampe bascule par le jeu de l'électro G et le filet est coupé. L'arc de vapeur de mercure se forme. Quand on coupe le courant, le court-circuit se rétablit. Ces lampes fonctionnent avec 2 à 4 ampères sous 110 à 440 volts. Elles exigent du courant continu. Pour

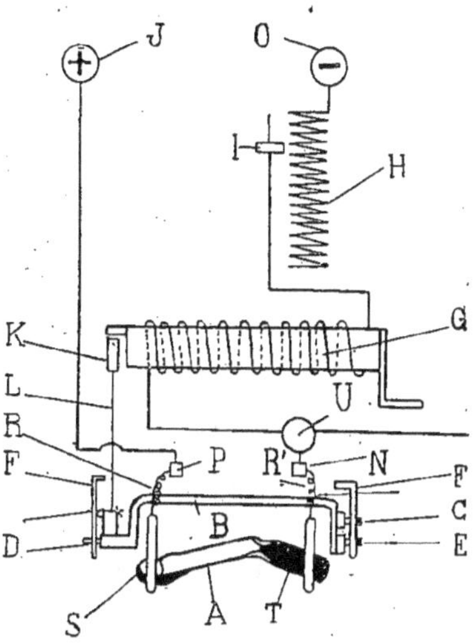

FIG. 155. — Disposition schématique de la figure 154.

A, Brûleur.
B, Armature du brûleur.
C, Vis à tête excentrée de réglage de butée.
D, Pivot de l'armature du brûleur, côté anode.
E, Pivot de l'armature du brûleur, côté cathode.
F, F', Branches de l'étrier de l'armature du brûleur.
G, Electro-aimant.
H, Résistance réglable.
I, Collier curseur de la résistance.
J, Borne + d'entrée de courant.
K, Armature mobile de l'électro-aimant.
L, Bielle reliant l'armature mobile au brûleur.
M, Goupille double.
N, Borne — de connexion du brûleur.
O, Borne — de sortie du courant.
P, Borne + de connexion du brûleur.
R, R', Connexions souples du brûleur.
S, Capacité anodique.
T, Capacité cathodique.
U, Borne sans signe servant à prendre le voltage du brûleur.

les distributions à courant alternatif un convertisseur est nécessaire.

Il faut savoir que l'intensité de la radiation ne varie pas du tout proportionnellement à l'ampérage. D'après les mesures de Bordier l'intensité double quand l'ampérage passe par exemple de 5 ampères à 6^{amp},5. Il triple quand il passe de 4 ampères à 6 ampères.

Les lampes vieillissent. Leur rendement (rapport de l'intensité radiante à l'intensité de courant) baisse avec le temps. Bordier a vu des lampes dont le rendement devenait sept fois plus faible en deux ans.

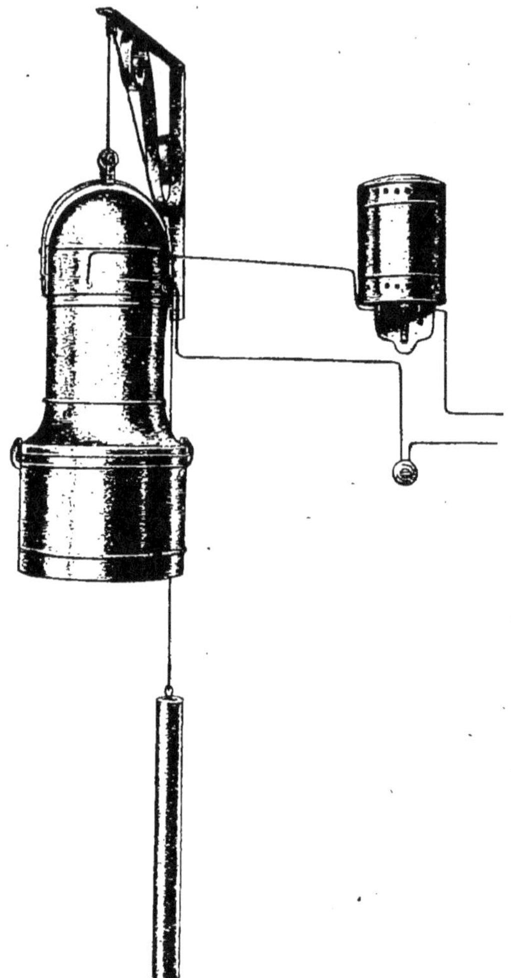

FIG. 156. — Vue d'ensemble de la lampe " Lumière "

EMPLOI INDIRECT DE L'ÉLECTRICITÉ COMME GÉNÉRATRICE DU RAYONNEMENT X. — LA PHYSIQUE DES RAYONS X. — TECHNIQUE DE LEUR PRODUCTION ET DE LEUR EMPLOI EN MÉDECINE.

SECTION I. — *PRODUCTION DES RAYONS X PAR LES TUBES A GAZ RARÉFIÉ*

246. Généralités. — L'agent de production des rayons X est le tube à vide qu'on appelle *tube à rayons* X ou *ampoule à rayons* X.

C'est en principe une sphère de verre pourvue de deux électrodes métalliques entre lesquelles on fait passer du courant de haut potentiel, 20.000 à 100.000 volts et plus. Lorsque le vide est fait dans cette sphère de verre jusqu'au millionième d'atmosphère (vide de Crookes), il y a production de rayons X.

Pour comprendre cette production, il est nécessaire de connaître le phénomène de la décharge électrique dans les gaz raréfiés. Cette notion, qui conduit à celle du faisceau cathodique, est la préface naturelle de l'étude des rayons X dont la génération est liée intimement à l'arrêt du faisceau cathodique par une paroi solide.

247. Le faisceau cathodique dans les tubes à vide. Le tube de Crookes. — On sait que, à l'air libre, entre les deux boules d'un

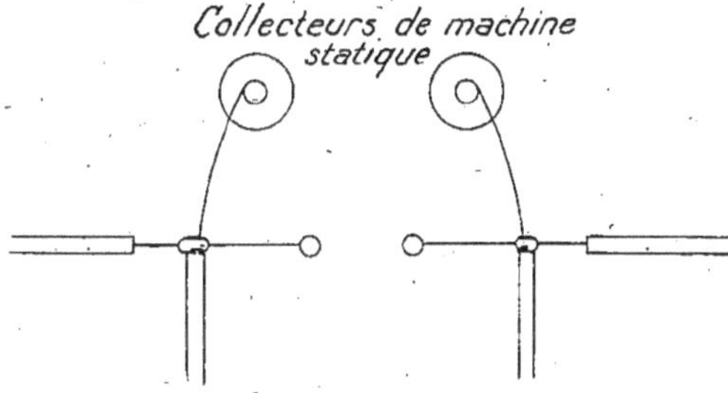

FIG. 157. — Étincelle à air libre.

éclateur reliées chacune à l'un des pôles d'une source de haut potentiel telle qu'une machine électrostatique, une étincelle jaillit quand la différence de potentiel atteint un certain chiffre. Ainsi, entre des boules de 2 centimètres de diamètre, l'étincelle jaillit avec un écartement de 1/2 centimètre pour une différence de potentiel de 27.000 volts environ. Elle jaillit à 2 centimètres pour 65.000 volts, à 5 pour 95.000 volts, etc.

Quand on enferme les boules ou électrodes dans un tube de verre où l'on fait le vide à 1 ou 2 millimètres de mercure, les charges électriques ne prennent plus la forme d'une étincelle disruptive, mais d'une lueur diffuse de couleur variable suivant le gaz, allant de l'anode vers la cathode, mais laissant un espace obscur entre elle et la lueur cathodique (espace obscur de Faraday).

À mesure qu'on pousse le vide, on voit se développer de plus en plus autour de la cathode une gaine violacée séparée d'elle par un espace obscur (espace obscur de Hittorf). Entre les deux électrodes on voit des stratifications lumineuses.

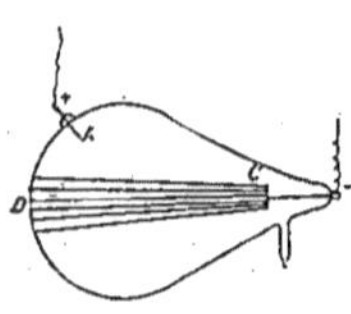

FIG. 158.
Tube de Crookes

Le tube à ce degré de vide porte le nom de *tube de Geissler*, et l'effet lumineux que nous venons de décrire porte le nom d'*effet Geissler*. Quand on le voit se produire, on peut être sûr qu'il existe dans le tube, quel qu'il soit, un vide de l'ordre du millimètre de mercure.

Quand on pousse le vide jusqu'au 1/100 de millimètre de mercure, les phénomènes changent d'aspect. L'espace obscur de Hittorf entourant la cathode s'étend, la lueur diffuse se resserre, elle forme un pinceau qui part de la cathode normalement à sa surface et qui va droit devant lui quelle que soit la place de l'anode. On croirait voir un jet fin de vapeur lumineuse projetée normalement par la cathode et venant frapper le verre en face d'elle.

Plus on pousse le vide, plus le pinceau cathodique se resserre et perd de sa luminosité. On finit par ne plus le voir lorsqu'on atteint le degré de vide d'un millionième d'atmosphère environ.

Le tube arrivé à ce degré de vide porte le nom de *tube de Crookes*, du nom du physicien anglais qui vers 1879 étudia ces phénomènes déjà entrevus par Hittorf vers 1870 (*fig.* 158).

Or ce qu'il y a de particulier à cet état de vide, c'est que le pinceau cathodique, devenu presque invisible, traduit sa présence par des propriétés remarquables que nous allons énumérer.

1° Il rend le verre fluorescent dans la région D H située en face de la cathode ;

2° Si l'on interpose un objet tel qu'une croix d'aluminium sur son trajet, l'ombre de cette croix apparaît sur le verre fluorescent, comme si elle avait arrêté le jet de poussière cathodique projeté contre le fond du tube (*fig.* 159) ;

3° Un moulinet mis en place de la croix se met à tourner comme si ce même jet agissait sur ses ailes.

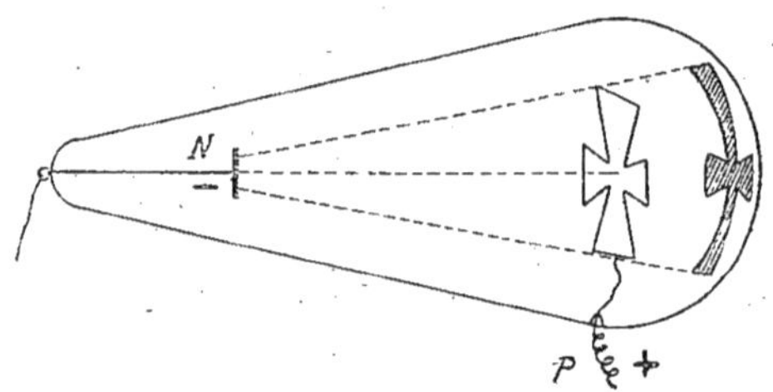

FIG. 159. — Faisceau cathodique et ombre portée.

Ce jet cathodique, visible aux degés de vide peu poussé, invisible aux degrés de vide très poussé, a reçu le nom de *faisceau cathodique* ou de *rayons cathodiques*.

On a étudié ce faisceau. On a vu qu'il est dévié par les champs magnétiques et électriques, on a constaté qu'il se comporte exactement comme un courant électrique. On s'est aperçu qu'il dépose des charges négatives sur les conducteurs qu'il rencontre (Perrin). Ces faits et d'autres ont permis de conclure qu'il est formé de ces particules électriques dont nous avons déjà parlé, les électrons, dont nous connaissons la masse (2.000 fois plus petite que celle de l'atome d'H) et la charge $1,4 \times 10^{-20}$ unités C. G. S., électro-magnétiques ou $4,2 \times 10^{-10}$ unités C. G. S., électrostatiques.

Ces électrons cheminent dans le faisceau cathodique à des vitesses qui varient dans les vides peu poussés, de 10.000 à 100.000 kilomètres à la seconde, et qui d'ailleurs ne sont pas constantes pour une même émission. Chaque émission paraît constituée par une suite de décharges à des potentiels décroissants, se traduisant par des départs d'électrons à vitesses décroissantes (Villard).

Lénard, dès 1894, avait pu extérioriser ce faisceau et l'étudier en dehors du tube de Crookes, grâce à une fenêtre de $1^{mm},7$ de diamètre pratiquée dans ses parois et obturée par une lame très mince d'aluminium. Il a vu ainsi que les rayons cathodiques ionisent les gaz, déchargent les corps électrisés et condensent les vapeurs sursaturées.

Nous voici arrivés à la fin d'une première étape dans la connaissance de la génération du rayonnement X. En effet de la notion du faisceau cathodique à celle du rayonnement X il n'y a plus qu'un pas.

Avant de le franchir, il est utile que nous nous demandions quel est le mécanisme intime de la production de ce faisceau. Cette question n'a pas seulement un intérêt théorique. Sa discussion va nous préparer à comprendre des faits d'une importance capitale dans la génération des rayons X.

248. Mécanisme de la production du faisceau cathodique et phénomènes préparant la connaissance du rayonnement X. — Dans le tube de Crookes vidé à un millionième d'atmosphère, il reste des molécules gazeuses, mais très raréfiées.

Que l'on ne croie pas d'ailleurs que leur nombre soit minime en valeur absolue. Si l'on s'en rapporte aux évaluations des physiciens qui estiment qu'à la pression atmosphérique et à la température o centigrade, il y a 70.10^{22} molécules dans un espace de $22^l,4$, une simple division montre que, dans le tube à vide où la pression n'est plus que le millionième de la pression atmosphérique, il y a encore quelque trente milliards de molécules par millimètre cube.

Que se passe-t-il donc dans ce tube quand passe la décharge électrique?

Ce qu'on sait depuis longtemps, c'est que l'on y trouve des ions gazeux à charge positive et des électrons négatifs. Les électrons forment le faisceau cathodique. Les ions gazeux se constatent sous la forme d'un rayonnement qui afflue vers la cathode, et, quand celle-ci est ajourée, peuvent même la dépasser, formant en arrière d'elle ce qu'on a appelé les *rayons-canaux* (Kanalstrahlen de Goldstein).

La formation du faisceau cathodique est liée à l'existence de cet afflux cathodique. Le courant électrique, constitué essentiellement par les charges négatives que transportent les électrons du faisceau cathodique, ne passe pas, quand l'afflux cathodique ne se forme pas, et il passe d'autant plus facilement que l'afflux cathodique se forme plus facilement.

Mais nous pouvons aller plus loin dans l'analyse du phénomène, et l'origine du faisceau cathodique est aujourd'hui parfaitement connue. Sa formation rentre dans une catégorie de faits ressortissant à l'électronique des métaux et clairement expliqués par les nouvelles hypothèses sur la constitution de la matière, hypothèses que nous avons déjà exposées plus haut. Voici en quelques mots ce qui se passe dans le tube à gaz raréfiés.

Les ions positifs dont la masse est de l'ordre de grandeur de la masse atomique, projetés violemment contre le métal de la cathode (afflux cathodique), produisent par leur choc le même effet que les rayons α du radium, le même effet que les radiations de courtes longueurs d'onde (ultra-violet, X, γ) ; ils provoquent l'exode d'électrons hors du métal. Nous verrons bientôt que la chaleur produit aussi ce même effet ; les fils métalliques incandescents émettent des électrons. Du fait qu'un métal est soumis à certaines actions physiques, il émet des électrons. Quelle que soit celle de ces actions qui provoque l'émission, si les électrons émis sont remplacés au fur et à mesure, de manière à éviter la création d'un champ électrique limitant l'émission, cette émission se poursuit indéfiniment. Il suffit pour cela que le métal émetteur soit relié à un pôle négatif d'une source de potentiel élevé.

Le phénomène intime de la production du faisceau cathodique peut donc se résumer ainsi : Fracture moléculaire des gaz restants en ions positifs et ions négatifs. Projection des ions positifs contre la cathode (afflux). Émission d'électrons par la cathode sous le choc des ions. Projection de ces électrons par répulsion électrostatique.

Il faut savoir d'ailleurs que dans le tube de Crookes il se produit un phénomène consécutif très intéressant à tous points de vue : le vide s'accroît par le fonctionnement. Cela signifie que le nombre des molécules gazeuses restantes diminue.

Il est vrai que cette diminution du nombre s'explique en partie par ce fait que la cathode subit une sorte de pulvérisation de son métal et que la fine poussière arrachée d'elle et fixée sur les parois du tube (métallisation du tube) à l'instar de la poudre de charbon, est avide de particules gazeuses et tend sans cesse à les absorber. Mais il se peut que les ions eux mêmes, ceux de l'afflux cathodique au moins en partie, ne rentrent pas dans la masse gazeuse libre et deviennent fixés. Peut être même le phénomène est-il plus complexe et il n'est pas bien sûr que la fracture particulaire n'aille pas plus loin. La présence constante de l'hydrogène dans les tubes à vide permet toutes les hypothèses. Mais ces questions, intéressantes au point de vue de la connaissance de la constitution de la matière, ne doivent nous préoccuper que très secondairement ici et nous devons concentrer toute notre attention sur le faisceau cathodique.

Voici donc les notions fondamentales à retenir :

1º Quand une différence de potentiel de 10.000, 100.000 volts est établie entre les électrodes d'un tube de Crookes, un faisceau cathodique se forme à partir de la cathode ;

2º Ce faisceau est fait d'électrons cheminant à des vitesses presque de l'ordre de celle de la lumière ;

3º C'est le champ électrique qui leur donne leur force vive par la répulsion électrostatique exercée par les éléments de la cathode sur la charge électrique unité de chaque électron. De sorte que chaque électron part de la cathode normalement à l'élément de surface qu'il abandonne : chaque rayon cathodique à l'origine est normal à cette surface ;

4º Quand la cathode est plane, le faisceau cathodique, à l'origine, est cylindrique. Quand elle est concave, les électrons tendent, à l'origine, à converger vers le centre de courbure En réalité leur trajectoire est plus complexe, il se forme un vortex qui s'épanouit à quelque distance et dont la connaissance est capitale dans la construction des tubes à vide ;

5° Les particules cathodiques cheminent à des vitesses inégales dans le faisceau, même si la source créant la différence de potentiel est continue. Tout se passe comme s'il y avait une série de décharges successives, la queue de chacune d'elles se faisant à des potentiels décroissants ;

6° La vitesse moyenne de chaque émission dépend de la différence de potentiel. Plus la différence de potentiel est grande, plus la vitesse est grande ;

7° Plus le vide est poussé loin, plus la différence de potentiel est grande, la résistance des espaces raréfiés étant de plus en plus forte à mesure qu'on tend vers le vide absolu, isolant parfait. La différence de potentiel croissant d'autant plus aux bornes du tube que la résistance devient plus grande, les projectiles cathodiques vont d'autant plus vite que le vide est plus grand ;

8° Le faisceau cathodique qui frappe le verre du tube y forme une tache fluorescente verte.

249. Production du rayonnement X. — Le faisceau cathodique arrêté par une surface solide produit le rayonnement X. En particulier la tache fluorescente verte formée sur le tube de Crookes en face de la cathode est un lieu de production des rayons X.

C'est fortuitement que fut découverte cette propriété remarquable du faisceau cathodique.

Le professeur Röntgen de Würtzbourg un jour étudiait le faisceau cathodique d'un tube à vide fonctionnant sur la table de son laboratoire. Soudain il fut surpris de voir sur cette table des cristaux de platino-cyanure de baryum, des fragments de verre d'urane devenir phosphorescents dans l'obscurité, bien que ces corps ne fussent pas situés sur le trajet du faisceau cathodique extériorisé. Il constata que des objets opaques tels que le carton noir, l'aluminium, la main, interposés entre le tube et les objets luminescents n'éteignaient pas cette luminescence, tandis qu'une feuille de plomb la faisait immédiatement disparaitre.

Il en conclut que des parois du tube à vide partait un rayonnement nouveau, cheminant en ligne droite et capable de traverser certaines substances opaques à la lumière ordinaire.

Il donna à ce rayonnement le nom de rayonnement X.

Le phénomène soigneusement analysé a montré que, à l'endroit où le faisceau cathodique est arrêté par le verre de l'ampoule, à l'endroit où les projectiles cathodiques perdent leur force vive, il se produit d'une part une élévation thermique qui peut aller jusqu'à la fusion du verre, d'autre part il se manifeste cette radiation X qui diverge de là dans toutes les directions de l'espace.

Le premier progrès réalisé dans la production du rayonnement X a été d'arrêter le faisceau cathodique non pas par la paroi de verre trop fusible, mais par un disque métallique placé dans l'intérieur du tube sur son trajet, puis de concentrer le faisceau sur le centre de ce disque. On réalise ainsi le tube focus.

250. Le tube à rayons X à gaz raréfié. Tube focus. — Nous allons décrire dans ce paragraphe le tube-type, celui qui a été le premier construit avec ses organes essentiels. Nous lui donnons le qualificatif « à gaz raréfié » pour le distinguer des nouveaux tubes où le faisceau cathodique est dû à l'effet Edison (tube du type Coolidge). Il s'appelle *tube focus* parce que le foyer d'émission n'est plus, comme dans le tube de Crookes, une large surface de verre frappée par le faisceau cathodique, mais une surface ponctiforme d'un disque métallique.

Le tube focus à gaz raréfié se compose d'un ballon de verre muni de deux prolongements pour les gaines des électrodes : la cathode en aluminium, l'anode servant en même temps de disque focus pour arrêter le faisceau cathodique, d'où son nom habituel d'anticathode. Dans les tubes couramment employés (*fig.* 160) ou *tubes bianodiques*, il y a deux anodes reliées entre elles extérieurement par la connexion A ; l'une d'elles inclinée à 45° sur l'axe de l'anode joue le rôle d'anticathode et reçoit le faisceau cathodique issu de la cathode C. C'est donc le disque anticathodique qui est le lieu de production des rayons X qui de là divergent en tous sens à partir de sa région centrale.

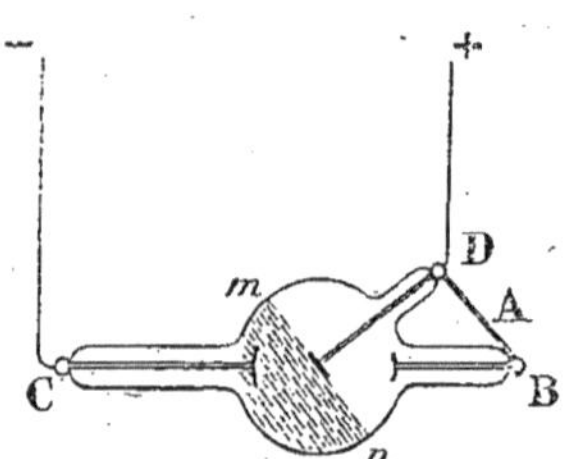

FIG. 160. — Tube bianodique.

La cathode est en aluminium parce que ce métal est celui qui subit le moins le phénomène de l'évaporation électrique (§ 256).

L'anticathode est en platine iridié parce que ce métal est le plus résistant à la chaleur et parce que le rendement en rayons X est d'autant meilleur que le métal de l'anticathode est d'un poids atomique plus élevé.

Le tube focus fonctionnant normalement présente deux zones séparées par le plan de l'anticathode *mn*. La zone hémisphérique antérieure vivement illuminée en vert (ampoule de verre) ou en bleu (ampoule de cristal) est celle qui d'une part est bombardée par des projectiles cathodiques disséminés par l'anticathode et qui d'autre part est traversée par les rayons X issus de la zone d'émission de l'anticathode. Les projectiles cathodiques sont d'ailleurs les seuls agents provocateurs de cette fluorescence. La zone postérieure, inactive, est sombre, excepté lorsque le tube fonctionne irrégulièrement.

Toute la zone rendue fluorescente par le bombardement des projectiles cathodiques prend peu à peu, à l'usage, une coloration violette due vraisemblablement à une réduction des sels de manganèse que renferme le verre. Il ne faut pas confondre cette coloration avec le noircissement dû à la pulvérisation de la cathode (métallisation, § 244).

251. Fonctionnement du tube à rayons X. — Plusieurs phénomènes sont à considérer dans le tube à vide fonctionnant pour la production des rayons X :

A. L'état électrique du tube et du vide intérieur (§ 252).

B. La résistance intérieure, elle-même fonction de l'état de vacuité du tube qui s'apprécie par la mesure de l'étincelle équivalente (§§ 253 et 254) ou par le voltmètre.

C. Le mollissement du tube fonctionnant pendant sa formation et se produisant encore pendant son fonctionnement s'il n'est pas bien formé. Le durcissement du tube formé (§ 255).

D. L'évaporation cathodique ou pulvérisation de la cathode (§ 256).

E. La métallisation du tube (§ 257).

F. Les effets thermiques (§ 258).

252. État électrique du tube et du vide intérieur. — Dans tout circuit la chute de potentiel entre deux points considérés est d'autant plus grande, que la résistance entre ces deux points est plus élevée, le reste du circuit conservant la même résistance. Autrement dit, dans un tube à vide la différence de potentiel entre l'anode et la cathode est d'autant plus grande que la résistance du tube est plus grande. Nous verrons que la qualité du rayonnement produit dépend de la différence de potentiel entre les électrodes. Par conséquent nous pouvons dès à présent prévoir que nous changerons la qualité du rayonnement non seulement en modifiant par le réglage de la source électrique la tension du courant, mais en réglant la résistance du tube. Notons que la chute de potentiel se fait surtout aux environs de la cathode, de sorte que presque tout le tube est au potentiel de l'anode.

Nous allons donc considérer le tube au point de vue de sa résistance intérieure.

253. Résistance intérieure des tubes. Tube dur, tube mou. — Un tube à vide présente une résistance variable au passage de la décharge électrique. Cette résistance dépend de la facilité avec laquelle se forme le faisceau cathodique et du degré de vide du tube, phénomènes liés d'ailleurs étroitement entre eux. Plus la résistance est grande, plus la différence de potentiel entre l'anode et la cathode est grande ; plus la vitesse des projectiles cathodiques est grande, *plus les rayons X produits sont pénétrants.* — Nous verrons bientôt pourquoi.

On juge de la résistance des tubes par plusieurs procédés :

La mesure de l'étincelle équivalente.

La mesure du voltage au primaire du générateur ou au secondaire (voltmètre électro-statique).

L'appréciation du pouvoir pénétrant des rayons (radio-chromomètre de Benoist).

Quand la résistance intérieure est élevée, le tube est dit *dur*. Quand elle est faible, il est dit *mou*. Quand on se sert pour la première fois d'un tube, il faut s'assurer qu'il ne mollit pas à l'usage, ce qui s'apprécie par la diminution de longueur de l'étincelle équivalente et aussi par un aspect spécial, une coloration particulière du tube qui le rapproche de l'état Geissler.

Si le tube mollit, c'est qu'il a été incomplètement formé. La formation d'un tube, opération faite par le constructeur, consiste à répéter une série de fois l'évacuation des gaz restants en le faisant fonctionner entre chaque évacuation. La marche à grande intensité libère en effet des molécules gazeuses par échauffement des pièces métalliques et des parois. On y aide en le chauffant directement. Le tube est formé lorsqu'il ne mollit plus à la marche à chaud.

Si un tube trop poussé à la première séance mollit, il faut le durcir par une série de séances à un faible régime.

254. Appréciation de l'état du tube par la mesure de l'étincelle équivalente, par la mesure du voltage du primaire ou du secondaire et du milliampérage du secondaire. — On donne le nom d'étincelle équivalente à l'étincelle maxima qui tend à éclater entre les boules d'un détonateur monté en dérivation sur le tube (*fig.* 161). Elle donne une idée approximative de la puissance de pénétration des rayons X du tube.

L'étincelle équivalente est d'autant plus grande que le faisceau cathodique se forme plus difficilement, et que le degré de vide est plus poussé (tube dur). Elle est donc d'autant plus grande que la vitesse des projectiles cathodiques est plus grande.

Le Dr Béclère a fait construire sous le nom de spintermètre un petit appareil destiné à mesurer l'étincelle équivalente sans manipulations difficiles. L'emploi de cet appareil s'est généralisé aujourd'hui.

Nous avons vu déjà que suivant le diamètre des boules de l'éclateur la longueur d'étincelle est variable pour une même différence de potentiel.

Actuellement on se sert de spintermètres faits de grosses tiges de cuivre à pointe mousse.

En outre on n'a jamais en cours de marche qu'une indication : c'est que le tube ne durcit pas au point de faire éclater entre les pointes de l'appareil une étincelle de longueur donnée. Mais on ne sait pas si la longueur de l'étincelle équivalente ne diminue pas par mollissement du tube à moins de rapprocher de temps en temps les pointes pour explorer cette résistance.

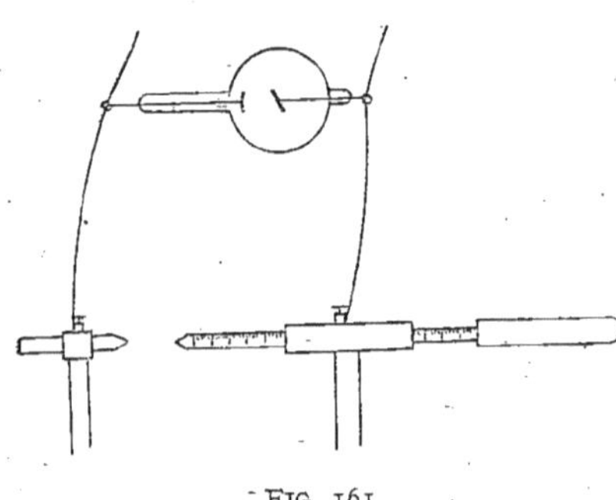

La longueur de l'étincelle équivalente varie de 5 centimètres à 20 centimètres, 30 centimètres et même plus suivant la force de pénétration des rayons qu'on veut obtenir. Il faut d'ailleurs savoir que si l'étincelle équivalente nous éclaire directe-

FIG. 161.

ment sur le degré de résistance électrique du tube, elle ne nous renseigne que d'une façon relative sur la force de pénétration ou qualité du rayonnement produit, parce que suivant le modèle du tube, suivant son âge, suivant le générateur, suivant la forme de l'onde excitatrice, etc., la qualité diffère, bien que la résistance et la tension soient les mêmes.

D'une façon générale, on peut dire qu'on qualifie de *tube mou* un tube qui mesure de 4 à 7 centimètres d'étincelle équivalente, de *tube moyen* celui qui mesure de 8 à 14 centimètres d'étincelle équivalente et de *tube dur* celui qui dépasse ce dernier chiffre.

Un second moyen d'apprécier la tension du courant aux bornes du tube est l'emploi du voltmètre aux bornes du primaire du générateur. Nous parlerons de ce procédé en étudiant les générateurs électriques destinés à exciter les tubes à vide, mais dès à présent nous pouvons dire que si le voltmètre donne des indications précises quand il est dérivé entre les bornes du primaire d'un transformateur statique à courants sinusoïdaux, parce qu'il y a un rapport constant dans ces transformateurs entre le voltage du primaire et le voltage du secondaire, il n'en est plus de même pour la bobine. M. Bergonié a montré cependant que le voltmètre au primaire de la bobine est capable de donner des indications approximatives. En tout cas il permet de suivre les variations de résistance intérieure d'un même tube et à ce titre c'est un instrument précieux et supérieur au spintermètre.

On a proposé aussi l'emploi du voltmètre électrostatique dérivé aux bornes du tube. Ce serait l'appareil idéal s'il était réalisé d'une façon pratique. Malheureusement il nécessite des précautions de mesures qui lui interdisent jusqu'ici de sortir du laboratoire.

L'appréciation de la tension aux bornes du secondaire par la mesure de la différence de potentiel qui existe entre deux galettes voisines du secondaire a été proposée par Klingelfuss. Ce « scléromètre » ne donne que des indications relatives et son emploi est resté très restreint.

Enfin le milliampèremètre, que l'on place aujourd'hui en série avec le tube dans toutes les installations radiologiques, renseigne lui-même sur la résistance du tube quand tous les autres facteurs du circuit restent les mêmes. Une simple application de la loi d'Ohm fait voir que le milliampèrage baisse quand le tube durcit. Nous parlerons de cet appareil en décrivant les générateurs et les circuits d'excitation des tubes à rayons X.

Tous ces procédés renseignent plus ou moins exactement sur la résistance du tube. Ils ne nous fixent pas directement sur la qualité du rayonnement X produit. Nous verrons que si l'on veut être éclairé de façon précise sur cette qualité, il faut avoir recours aux procédés d'appréciation directe et en particulier au radiochromomètre de Benoist.

255. Réglage de l'état de vide des tubes à gaz raréfié. Osmorégulateur. Régulateur à mica, à air, etc. — Le réglage des tubes à gaz raréfié consiste à donner au vide intérieur un degré approprié au but poursuivi, c'est-à-dire une résistance intérieure déterminant une différence de potentiel telle que la qualité moyenne des rayons X produits réponde aux besoins de l'opération radiologique à effectuer.

Le tube, au cours de son fonctionnement, durcit en général. Il peut mollir aussi surtout si le constructeur ne l'a pas complètement formé. Mais même quand il est bien formé, il se peut que l'anticathode portée à l'incandescence rende encore des molécules gazeuses. Toutefois on doit regarder le mollissement comme un fait rare, tandis que le durcissement est le fait constant. D'ailleurs quand le mollissement se produit, il suffit de faire fonctionner le tube quelque temps à petit régime pour y remédier. Au contraire, on ne peut combattre le durcissement qu'en apportant des molécules gazeuses au vide intérieur.

Durant les premières années de l'emploi des rayons X on mollissait le tube en chauffant les parois avec la flamme d'une lampe à alcool ou d'un bec Bunsen. Le verre chauffé restituait des molécules gazeuses. Mais la provision était vite épuisée et les tubes durs ne pouvaient plus fonctionner.

Aujourd'hui on se sert de différents procédés de réglage. Voici les principaux:

1° *Osmorégulateur de Villard.* — L'osmorégulateur se compose d'un petit tube de platine traversant les parois de l'ampoule de Crookes auxquelles il est soudé. Ce tube est ouvert intérieurement dans le vide de l'ampoule, il est fermé à son autre extrémité. Lorsqu'on chauffe le platine il prend la propriété de se laisser traverser par des molécules de certains gaz tels que l'hydrogène. Les molécules d'hydrogène traversent le platine du milieu où la tension de ce gaz est le plus élevée vers le milieu où elle l'est le moins (phénomène qui rappelle l'osmose). En chauffant l'osmorégulateur avec une flamme de bec Bunsen riche en H libre (*fig.* 162), il y a pénétration de l'extérieur vers l'intérieur, et le tube mollit. En interposant au contraire un manchon métallique placé autour de l'osmorégulateur et en chauffant ce manchon (*fig.* 163), on provoque la sortie de molécules d'hydrogène hors du tube de Crookes, car l'espace situé entre l'osmorégulateur et le manchon ne présente pas d'hydrogène libre.

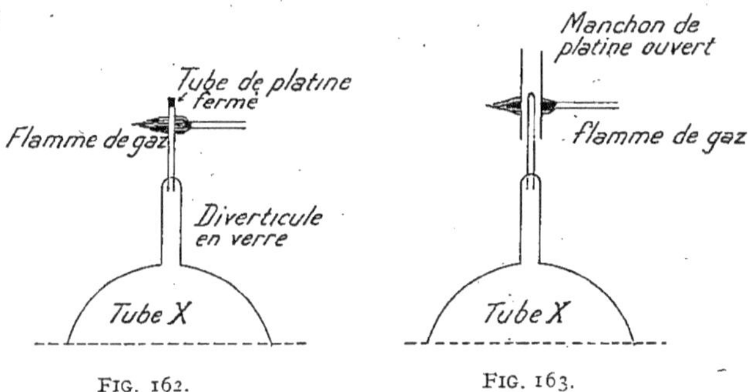

FIG. 162.   FIG. 163.

2° *Régulateur à potasse.* — L'ampoule porte un diverticule (*fig.* 164) au fond duquel est une petite quantité de potasse. La potasse est, on le sait, très avide de vapeur d'eau, mais il suffit d'un léger chauffage pour lui en faire restituer une partie. Le chauffage léger du diverticule par une flamme de lampe à alcool mollit instantanément le tube.

3° *Régulateur à étincelles.* — Un diverticule renferme des substances variées

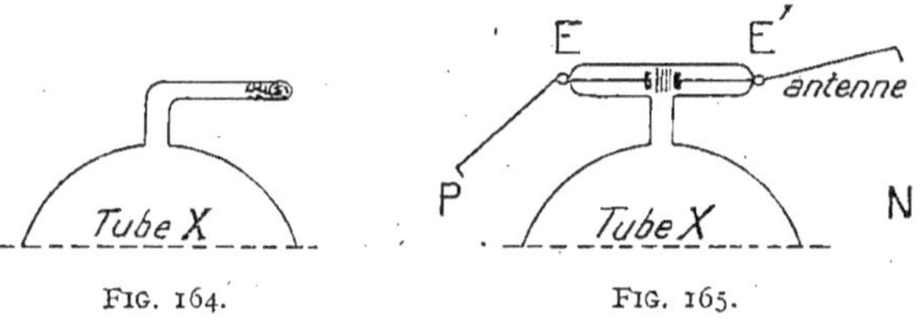

FIG. 164.   FIG. 165.

capables de dégager des particules gazeuses quand on les crible d'étincelles. La figure 165 montre un type de ces régulateurs : le régulateur à mica. Des lames de mica sont serrées entre deux disques d'aluminium en relation avec EE' articulations portant deux antennes. Ces antennes permettent de dériver le courant en les amenant au contact de P et de N. Le courant, rencontrant moins de résistance par le diverticule que par le tube, crible le mica d'étincelles. Ces étincelles libèrent les gaz.

Il suffit d'écarter l'une des antennes de quelques centimètres pour avoir un auto-régulateur. En effet, dès que le tube durcit, le courant le traverse plus difficilement. Il vient un moment où l'étincelle éclate vers l'antenne, elle agit sur le mica et le tube mollit automatiquement.

MM. Delherm et Laborde ont fait construire par la maison Gaiffe un dispositif permettant de commander à distance le régulateur à étincelles au moyen d'une pompe à compression. La figure 166 fait voir la simplicité de la manœuvre.

Dans tous les régulateurs à étincelles, la provision de gaz est toujours limitée et s'épuise fatalement par l'usage. D'ailleurs ils ne permettent pas de durcir l'ampoule, mais seulement de la mollir.

4° *Régulateur à air*. — Un diverticule présente une petite fenêtre fermée par une paroi de porcelaine poreuse perméable aux molécules gazeuses. Une co-

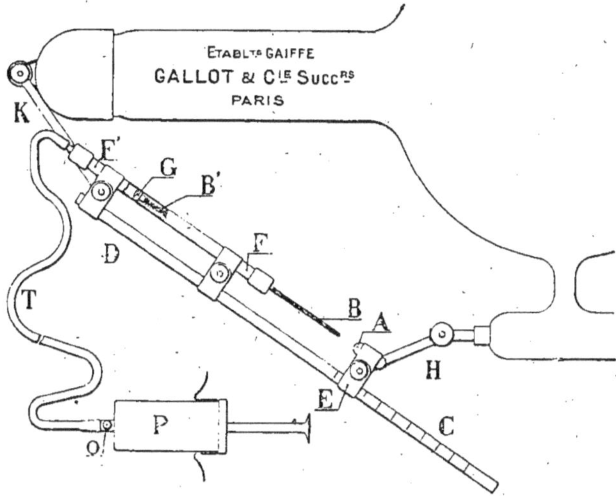

FIG. 166. — Commande à distance du régulateur à étincelles.
P, pompe comprimant par le tube T le piston G qui rapproche la tige B de A et établit une dérivation entre K et H.

-lonne de mercure obture à l'extérieur cette fenêtre. Lorsqu'on veut mollir le tube, on chasse la colonne de mercure par un coup de pompe.

Il suffit que la fenêtre soit découverte un très court instant pour mollir le

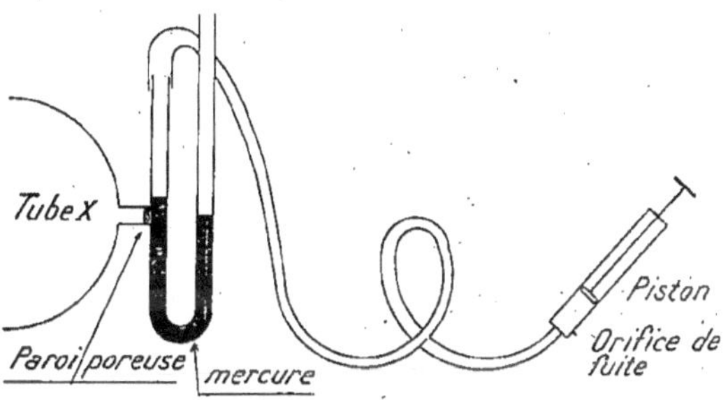

FIG. 167. — Régulateur à air.

tube de façon appréciable, aussi la pompe de commande présente-t-elle une fuite. Dès que le coup de piston est donné, la fuite fonctionne et le mercure revient presque tout de suite obturer la fenêtre, même si l'on oublie de lâcher le piston.

Ce régulateur est naturellement inépuisable, mais il ne permet pas plus que les précédents de durcir le tube.

256. Évaporation cathodique ou pulvérisation de la cathode. — L'évaporation électrique est un phénomène presque exclusivement propre à la cathode dans le tube de Crookes, et qui consiste dans l'exode de particules infiniment petites qui se détachent de la cathode pendant l'émission des rayons cathodiques et vont frapper les parois du tube auxquelles elles donnent une coloration noire (métallisation).

L'aluminium est l'un des métaux subissant le moins la pulvérisation, c'est pourquoi les cathodes sont toujours faites en aluminium. Le platine au contraire subit la pulvérisation à un très haut degré. Aussi l'évaporation électrique se produit-elle très rapidement lorsqu'on excite le tube par un courant inverse.

257. Métallisation du tube. — La métallisation du tube causée par le dépôt sur les parois de l'ampoule des molécules pulvérisées de la cathode donne au verre une coloration noire caractéristique qui ne doit pas être confondue avec la coloration violacée due au choc des projectiles cathodiques. Les particules de métal pulvérisées étant très avides de molécules gazeuses et en particulier de molécules d'hydrogène, la métallisation a pour conséquence immédiate l'absorption des molécules du gaz restant dans l'ampoule et l'augmentation du degré de vide; c'est pourquoi il doit être évité autant que possible. L'une des conditions pour éviter la métallisation est d'empêcher l'anticathode de platine de jamais fonctionner comme cathode sous l'influence d'un courant inverse.

On y arrive en particulier par l'emploi des soupapes et des trieurs mécaniques de phases, que nous étudierons avec les générateurs qui nécessitent leur emploi.

258. Effets thermiques et moyens de refroidissement. — Le choc des projectiles cathodiques contre une surface solide échauffe cette surface.

L'anticathode est rapidement portée au rouge par le choc du faisceau cathodique, c'est pourquoi on la fait en platine iridié.

Le verre de l'ampoule s'échauffe aussi un peu sous le choc des rayons diffusés.

Pour éviter l'échauffement de l'anticathode on construit des tubes à anticathode refroidie.

Les procédés de refroidissement sont communs à tous les tubes à rayons X y compris les tubes Coolidge; néanmoins nous les décrirons ici pour ne pas laisser de lacune dans l'étude des tubes à gaz raréfié et aussi parce que le tube Coolidge grâce à sa construction n'a pas besoin d'être refroidi de la même façon.

Nous décrirons successivement le refroidissement par réservoir d'eau et circulation d'eau, et le refroidissement par radiateur. On a essayé aussi le refroidissement par circulation d'air.

α). REFROIDISSEMENT PAR RÉSERVOIR D'EAU. — La figure 168 montre un type de réservoir métallique. C'est celui qui est adopté dans les tubes OM1 Pilon-Gaiffe. Ces tubes sont robustes. Leur rendement est excellent. Ils ont fait leurs preuves pendant la guerre 1914-1919. M. Pilon est arrivé à en assurer la fabrication avec ses derniers perfectionnements en pleine période d'hostilités, alors que l'industrie française était dépourvue de tout moyen d'action.

Ils conviennent à la radiographie et à la radiothérapie, ont une grande souplesse de réglage et supportent des intensités élevées et soutenues.

Le réservoir peut être placé hors de l'axe du tube (*fig.* 169).

Certains tubes à eau, tels que le modèle 170 de la *Verrerie scientifique* fonctionnent normalement pendant des heures avec 2 à 3 milliampères sous 150.000 à 200.000 volts.

β) REFROIDISSEMENT PAR CIRCULATION D'EAU OU D'AIR. — Le système à refroidissement par circulation d'eau est très compliqué. Il faut un réservoir d'eau isolé si l'on ne veut pas mettre l'anticathode à la terre. Il faut un tube d'arrivée à la gaine anticathodique et un tube de départ. Nous ne citons donc ce mode de refroidissement que comme un procédé d'exception.

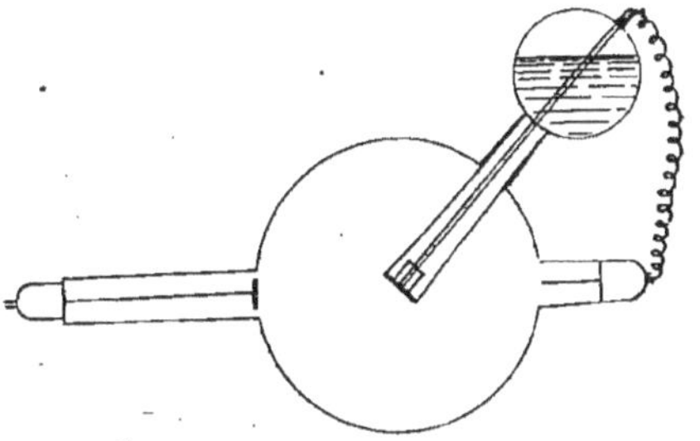

Le refroidissement par courant d'air proposé notamment par Barret, Belot, constructeur Gaiffe-Pilon, n'a pas ces inconvénients, mais il nécessite une pompe de compression à grand débit.

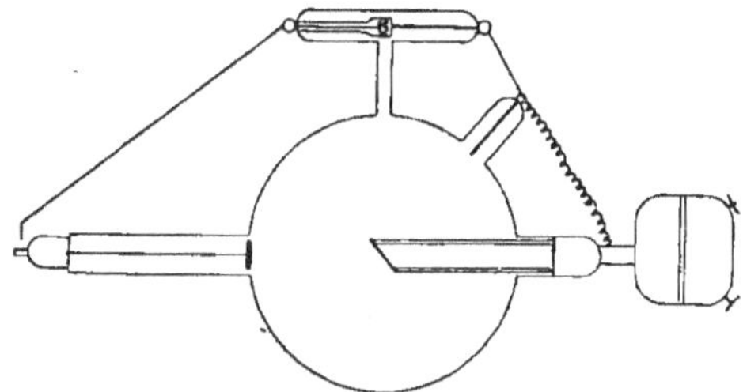

FIG. 168. — Tube à refroidissement par réservoir en bout.

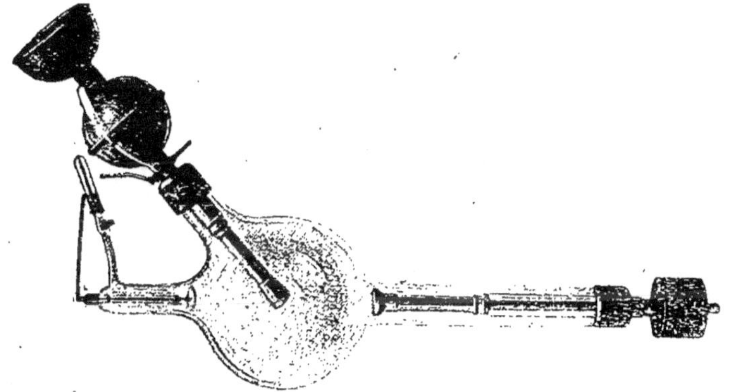

FIG. 169. — Tube à refroidissement par réservoir latéral.

γ) REFROIDISSEMENT PAR RADIATEUR A AILETTES. — Un cylindre de cuivre

FIG. 170. — Tube à eau bouillante de la *Verrerie scientifique*, fonctionnant normalement sous un régime de 150 à 200.000 volts et de 2 milliampères. Osmopalladium. Cathode refroidie par ailettes.

volumineux est introduit jusqu'au contact de l'anticathode. Le cuivre très conducteur de la chaleur s'échauffe rapidement dans toute sa masse. Un radiateur à ailettes placé à la sortie dissipe la chaleur produite.

Dans certains modèles (Muller, modèle Cyclop) le cylindre de cuivre est amovible. On peut substituer un cylindre froid au cylindre trop chaud du tube qui vient de fonctionner.

Section II. — *PRODUCTION DES RAYONS X PAR LES TUBES A VIDE QUASI ABSOLU, TUBE COOLIDGE*

259. Théorie du tube Coolidge. L'effet Edison. — Au début de ce livre, nous avons parlé de l'électron comme d'une hypothèse commode pour expliquer certains faits. Quand nous avons abordé l'étude du faisceau cathodique dans les tubes à gaz raréfié, l'hypothèse est devenue une condition presque *sine qua non* de sa raison d'être. A présent, nous allons voir un phénomène nouveau qui deviendrait tout à fait inintelligible si l'on ne regardait pas l'électron comme une réalité démontrée.

Et même nous sommes forcés de parler le langage électronique si nous voulons l'exposer avec la brièveté nécessaire au plan d'un manuel.

Voici donc les faits. Les métaux, comme nous l'avons vu (§ 248), sous diverses influences laissent échapper des électrons [1]. C'est ainsi que frappés par l'ultra-violet, ils émettent des charges négatives mesurables (effet photoélectrique) ; les rayons X et diverses autres radiations produisent le même effet que les rayons ultra-violets. Le choc des projectiles α du radium et des projectiles β qui sont eux-mêmes des électrons provoque aussi une émission électronique ; enfin nous savons que dans les tubes à gaz raréfié, c'est le choc des ions positifs de l'afflux contre la cathode qui est la source du faisceau cathodique par émission à partir du métal frappé.

Mais il est une cause d'émission toute différente et non moins remarquable qui va concentrer ici notre attention, c'est la chaleur. Chauffés à l'incandescence, les métaux projettent dans l'espace des électrons en tous sens, comme si ces électrons, agités d'oscillations thermiques dépassant le cadre des attractions électrostatiques, tendaient à s'affranchir de leurs liens atomiques.

Ce phénomène se produit surtout dans le vide où la liberté des oscillations électroniques autour du métal est plus grande.

Ainsi les filaments des lampes à incandescence émettent sans cesse des électrons qui vont jusqu'aux parois des ampoules et, par certains artifices, on peut déceler le courant qui s'établit de ce fait entre le filament et le verre.

C'est là ce qu'on appelle l'effet Edison, parce qu'il a été observé pour la première fois par le grand physicien américain.

Trois applications différentes de l'effet Edison intéressent le médecin électro-

---

[1] Il s'agit vraisemblablement de ces électrons libres dont nous avons parlé, électrons qui circulent dans les conducteurs sous l'influence d'une charge électrique, électrons qui complètent l'édifice atomique des atomes métaux, mais qui peuvent cependant les abandonner sans modifier leur individualité chimique et sans faire autre chose que de transformer ces atomes en ions positifs, électrons enfin qui paraissent jouer le rôle capital dans les valences chimiques. Il s'agit en un mot de ce qu'on pourrait appeler les électrons complémentaires par rapport aux électrons architecturaux de l'atome. Ce sont ces électrons que Achalme qualifie d'interatomiques.

radiologiste : 1° les lampes à trois électrodes qui sont pleines de promesses pour nous en nous faisant prévoir la possibilité des oscillations entretenues des courants de haute fréquence et l'amplification des courants ou des bruits organiques. Nous n'en parlerons pas puisqu'elles sont encore à l'étude à ce point de vue. On sait qu'elles sont couramment employées dans la télégraphie sans fil ;

2° Les soupapes à vide du type Kénotron ;

3° Les tubes à rayons X du type Coolidge.

Nous n'aurons en vue pour le moment que le tube Coolidge.

260. Le tube Coolidge. — α) LE DISPOSITIF FILAMENT-PLAQUE. LES CIRCUITS. LE COURANT ÉLECTRONIQUE. — Voici quel est le principe du tube Coolidge et de tous les appareils basés sur l'effet Edison.

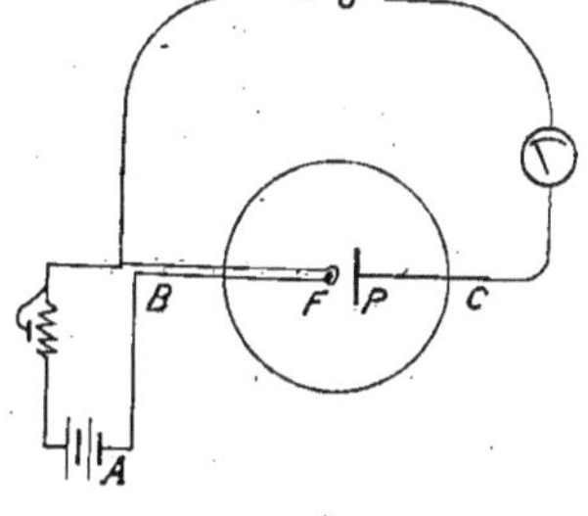

FIG. 171.— Principe des appareils fondés sur l'effet Edison.

Prenons un filament métallique F qui sera porté à l'incandescence par deux accumulateurs A. Mettons en regard une plaque métallique P. Plaçons F et P dans le vide poussé aussi loin que possible, c'est-à-dire aux environs de un dix milliardième d'atmosphère [1].

Enfin, grâce à une source d'électricité indépendante S, établissons une différence de potentiel entre F et P de manière que F soit négatif et P positif.

Les électrons émis par F seront dirigés par le champ électrique de F vers P. En effet ce filament avec sa charge électrostatique négative due au générateur S, repousse les électrons et les libère de leur point d'attache atomique, et la plaque P avec sa charge positive les attire.

Un courant électronique s'établit donc entre F et P et un galvanomètre placé dans le circuit de S, en G par exemple, indique l'intensité de ce courant.

β) LE COURANT EST UNILATÉRAL, EFFET SOUPAPE. — Il est évident que (*fig. 171*) les électrons étant seulement produits par le filament F, le courant ne peut se produire que dans le sens FP, si nous appelons sens du courant le sens du déplacement des électrons [2]. Ainsi le milliampèremètre G ne marque le passage d'un courant que si l'électrode BF est reliée au pôle négatif de la source S ; et, si S est une source alternative, une seule onde traverse l'espace FP, celle pour laquelle BF est négatif.

γ) VITESSE DES ÉLECTRONS. — Les électrons cheminent du filament vers la plaque avec des vitesses croissantes quand la différence de potentiel FP s'accroît.

Dans le vide, la vitesse du courant électronique FP dépend uniquement de la différence de potentiel qui les mobilise.

Si donc, au lieu d'employer le courant d'une batterie de piles, on emploie celui d'un générateur de haute tension, on pourra atteindre les hautes vitesses des électrons du faisceau cathodique dans les tubes à vide. C'est ce qui arrive dans la réalité. En faisant agir des différences de potentiel de 20.000, 100.000,

[1] A ce degré de vide il reste encore environ 3 millions de molécules par millimètre cube.

[2] Cette appellation est l'inverse de l'ancienne suivant laquelle le courant allait du pôle positif vers le négatif. Aujourd'hui le langage électronique tend à s'imposer de plus en plus.

Cf. JOHANNÈS, *Revue générale de l'Electricité*, 29 mai 1920.

200.000 volts, on obtient des vitesses de l'ordre de 100.000 kilomètres à la seconde.

δ) LE CHOC DES ÉLECTRONS ANIMÉS DE GRANDE VITESSE CONTRE LA PLAQUE PRODUIT DES RAYONS X. — A ces grandes vitesses, le courant électronique devient donc un véritable faisceau cathodique. Arrêté par la plaque P qui joue le rôle d'anticathode, il produit des rayons X.

Nous verrons bientôt qu'ici comme avec les tubes à gaz raréfié les rayons X ont des longueurs d'onde liées à la vitesse des projectiles cathodiques.

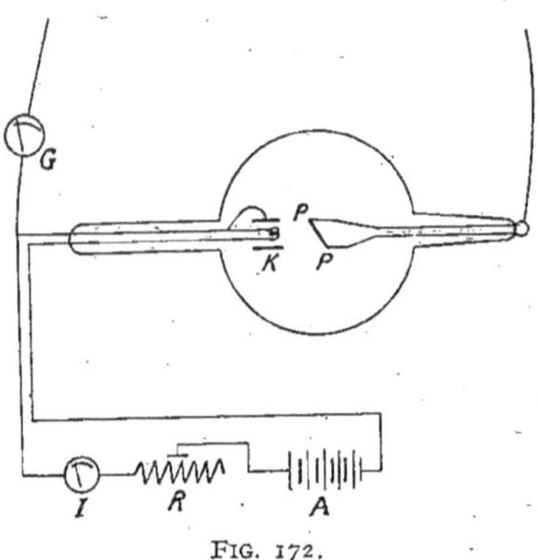

FIG. 172.

ε) LE SCHÉMA DU TUBE COOLIDGE. — Le tube réalisé par l'ingénieur américain Coolidge aux ateliers de la Compagnie Générale Électrique de Shenectady est ainsi constitué (*fig.* 172) : Un filament en tungstène est placé au milieu d'un cylindre métallique K en connexion avec l'une de ses extrémités, et destiné à concentrer par ses actions électrostatiques le faisceau électronique vers le centre du tube.

Ce filament est chauffé soit par une batterie d'accumulateurs A (*fig.* 172) isolée du sol, soit par un transformateur statique à courants sinusoïdaux dans lequel le secondaire est soigneusement isolé du primaire. Un rhéostat R règle le courant de chauffage. Un ampèremètre I le mesure. Tous ces appareils sont isolés comme les circuits de haute tension.

Le faisceau cathodique, grâce au cylindre qui entoure le filament et grâce aux diverses actions électrostatiques qui le sollicitent, est dirigé sur le centre de l'anticathode.

L'anticathode P est en tungstène. C'est soit une pastille de tungstène encastrée dans un cylindre de cuivre pourvu d'ailettes de refroidissement à l'extérieur du tube (type baby et type dentaire), soit un bloc de tungstène supporté par une tige de molybdène. Dans le premier cas, la chaleur développée par le choc des projectiles cathodiques se dissipe par rayonnement grâce aux ailettes et l'anticathode ne rougit pas. Dans le deuxième cas, la tige support de molybdène ne transmet que peu la chaleur et la masse de tungstène ne perd sa chaleur que par rayonnement. Aussi l'équilibre entre la chaleur développée et la chaleur dissipée ne s'établit-il qu'à l'incandescence. Il faut savoir que dans ces conditions l'effet Edison se produit aussi bien à l'anticathode qu'à la cathode, de sorte que le tube « ne fait pas soupape ». Le courant passerait des deux côtés si l'on se servait des ondes alternatives sinusoïdales ou des ondes de bobines sans protection.

Un tube Coolidge muni d'ailettes pourra donc fonctionner sur n'importe quel courant de haut potentiel. Un tube à anticathode incandescente ne pourra fonctionner que sur une source à ondes de même signe.

ς) RELATIONS ENTRE L'INTENSITÉ MAXIMA DU COURANT ÉLECTRONIQUE, LA TEMPÉRATURE DU FILAMENT ET L'INTENSITÉ DU COURANT DE CHAUFFAGE. — Le courant électronique est lié à la température du filament par la relation de Richardson vérifiée entre certaines limites $i_0 = a\sqrt{T.e^{-\frac{b}{T}}}$ dans laquelle i_0 indique le courant maximum par unité de surface du filament, T, la température absolue, a une constante pour chaque métal variant d'un métal à l'autre comme le nombre d'électrons libres par unité de volume de ces métaux, b une autre constante propre aussi à chaque métal et qui exprime l'énergie nécessaire pour séparer un électron de son support métallique.

En appliquant cette formule aux filaments de tungstène, on trouve que la densité du courant (en milliampères par centimètre carré de surface cathodique) est, pour des températures absolues de 2.000 à 2.600° :

2.000	$4^{mA},42$
2.100	15 ,1
2.200	48 ,3
2.300	138
2.400	365
2.500	891
2.600	2.044 [1]

Retenons de ces chiffres que le courant maximum que nous obtiendrons en établissant une différence de potentiel élevée entre le filament cathodique et l'anticathode croîtra d'abord lentement avec la température absolue puis, à partir d'une certaine température où se manifeste l'incandescence, il croîtra rapidement, triplant presque chaque fois qu'on augmente de 100° la température absolue.

Ajoutons à ces notions que la température absolue du filament cathodique est liée à la quantité de chaleur développée par le courant de chauffage et nous savons que cette quantité de chaleur développée est proportionnelle, toutes choses égales d'ailleurs, au carré de l'intensité du courant chauffant.

D'après cela, on se rend compte que si l'on fait croitre l'intensité du courant chauffant à partir de zéro et si l'on s'arrange de manière à maintenir toujours aux bornes du tube une différence de potentiel suffisante pour obtenir l'intensité maxima caractéristique de chaque température d'après la loi de Richardson, le courant électronique croîtra d'abord lentement puis de plus en plus vite à mesure que l'incandescence s'accentuera. Le résultat est qu'à ce moment les moindres variations du courant de chauffage produiront de grandes variations du courant électronique, d'où l'utilité d'avoir un rhéostat très graduellement réglable dans le circuit de chauffage.

η) INTENSITÉ DU COURANT ÉLECTRONIQUE EN FONCTION DE LA DIFFÉRENCE DE POTENTIEL ENTRE LE FILAMENT CATHODIQUE ET L'ANTICATHODE. — La relation de Richardson suppose que tous les électrons émis sont dirigés vers l'anode par un champ électrique (ou différence de potentiel entre la cathode et l'anode) suffisamment puissant.

Quand la différence de potentiel croît à partir de zéro, on constate au début un courant nul, puis très faible, puis croissant plus rapidement, puis prenant une valeur fixe quelle que soit l'augmentation de la différence de potentiel.

[1] Cf., pour la discussion de cette formule, JOHANNÈS, *Rev. Gén. de l'Electr.*, 14 juin 1919 et 29 mai 1920.

Si, sur un graphique, on porte en abscisses les différences de potentiel et en ordonnées les intensités correspondantes pour une température absolue du filament T invariable, on obtient une courbe de la forme donnée par la figure 173. Cette courbe répond à la formule de Langmuir :

$$i = \mathrm{K V}^{\frac{3}{2}}$$

dans laquelle i est l'intensité du courant électronique allant du filament à la plaque, c'est-à-dire de la cathode à l'anode du tube, K une constante et V la différence de potentiel croissante.

On voit que le courant croît proportionnellement à la racine carrée du cube de la différence de potentiel jusqu'à un certain maximum à partir duquel il

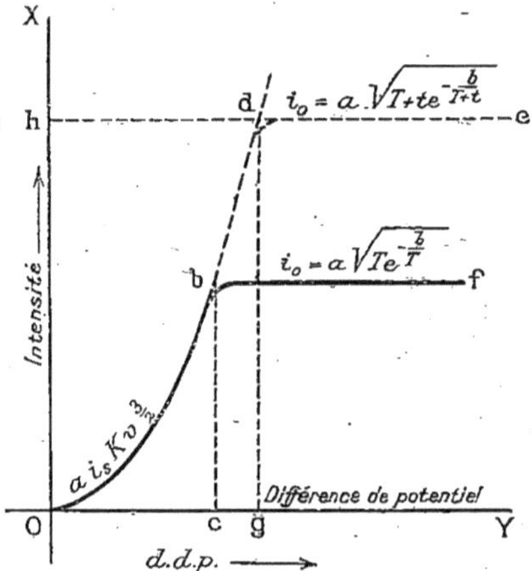

Fig. 173. — Courbe de l'intensité pour des différences de potentiel croissantes, la température T du filament restant la même. Imax est le max. invariable (quelle que soit la diff. de Pot.) donné par la relation de Richardson.

$$\mathrm{Imax} = a\sqrt{Te^{-\frac{b}{T}}}.$$

reste fixe même si l'on continue d'augmenter la différence de potentiel. Ce point correspond au moment à partir duquel tous les électrons libérés par l'effet Edison sont employés à produire le courant filament plaque, c'est-à-dire sont dirigés vers l'anticathode. Ce point varie, on le sait, suivant la température du filament (loi de Richardson).

Ces lois ne sont d'ailleurs vraies que si le vide est poussé aux extrêmes limites. L'augmentation du nombre des molécules gazeuses apporte des perturbations remarquables à l'émission électronique. Une trace d'hydrogène augmente l'émission du platine. Une trace d'oxygène, d'azote, diminue l'émission du tungstène.

En résumé, on voit que dans le tube Coolidge le rayonnement X est produit comme dans les tubes ordinaires par le choc du faisceau cathodique contre l'anticathode, que dans ces tubes, comme dans les précédents, c'est la vitesse des projectiles cathodiques commandés par la différence de potentiel aux bornes du tube qui règle la qualité du rayonnement produit et enfin, d'autre part, que le nombre des chocs électroniques qui commande la quantité de rayonnement X produit dépend de la température du filament cathodique et par suite de l'intensité du courant de chauffage. Le réglage du courant de chauffage commandera donc l'intensité du rayonnement X produit et le réglage du courant de haut potentiel commandera sa qualité.

261. Réalisation du tube Coolidge. Un mot du Lilienfeld. Les différents modèles. — Différents modèles du tube Coolidge existent aujourd'hui dans le commerce. Trois modèles principaux sont à signaler (Maison Pilon-Gaiffe).

1° Le type Standard (*fig.* 174) avec anticathode en tungstène de 2 centi-

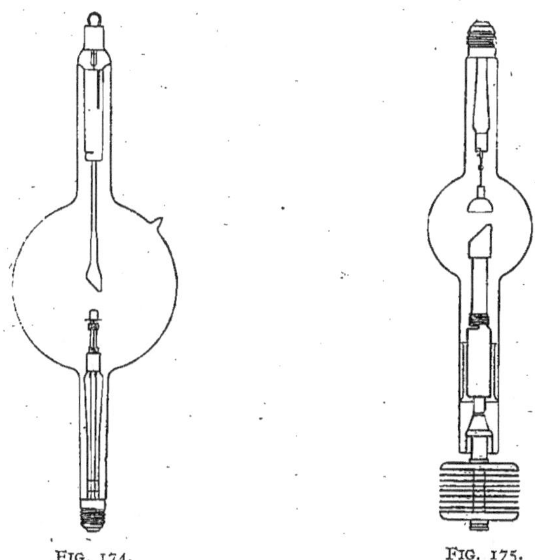

FIG. 174.   FIG. 175.

mètres de diamètre environ monté sur tige de molybdène. Ce type est construit avec focus de diamètre variable suivant qu'il est destiné à la radiothérapie ou à la radiographie. Le focus fin mesure 3 millimètres de diamètre, on arrive même à 2 millimètres ; le plus large mesure 8 millimètres.

2° Le type à radiateur (*fig.* 175) qu'on a coutume en ce moment d'appeler Bébé Coolidge, à cause de ses petites dimensions. Son diamètre n'est en effet que de 8 à 9 centimètres. Il n'admet pas en principe les courants de plus de 55 à 60.000 volts, soit 10 à 11 centimètres d'étincelle ; cependant, en pratique, on peut lui demander plus sans accident. Il en existe 2 modèles, 1 un supporte 10 milliampères, le second 30 milliampères (surface d'impact plus grande) pendant le temps moyen nécessaire pour les radiographies.

3° Le type dit dentaire est construit surtout eu vue de pouvoir être appro ché très près du sujet sans que les électrodes viennent gêner les manœuvres et aussi en vue d'obtenir des clichés précis malgré la proximité du foyer, grâce à la finesse du point d'impact (*fig.* 176).

La cathode est mise à la terre. La figure 177 fait voir un dispositif commode pour l'emploi de ce dernier modèle.

Ce tube ne supporte en principe qu'un courant de 10 milliampères sous 40.000 volts, soit 7 à 8 centimètres d'étincelle.

On a construit en Amérique des tubes Coolidge

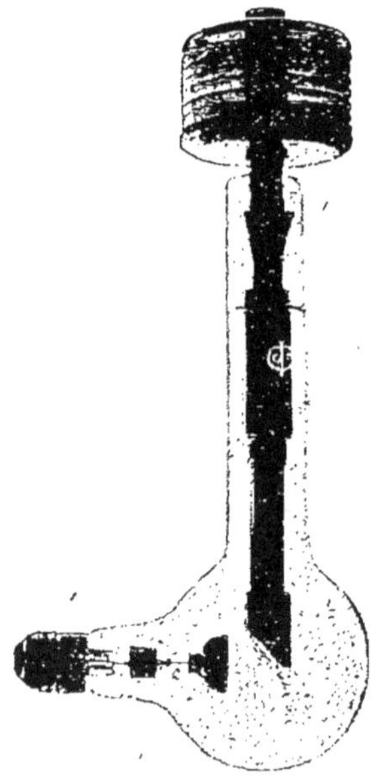

FIG. 176.

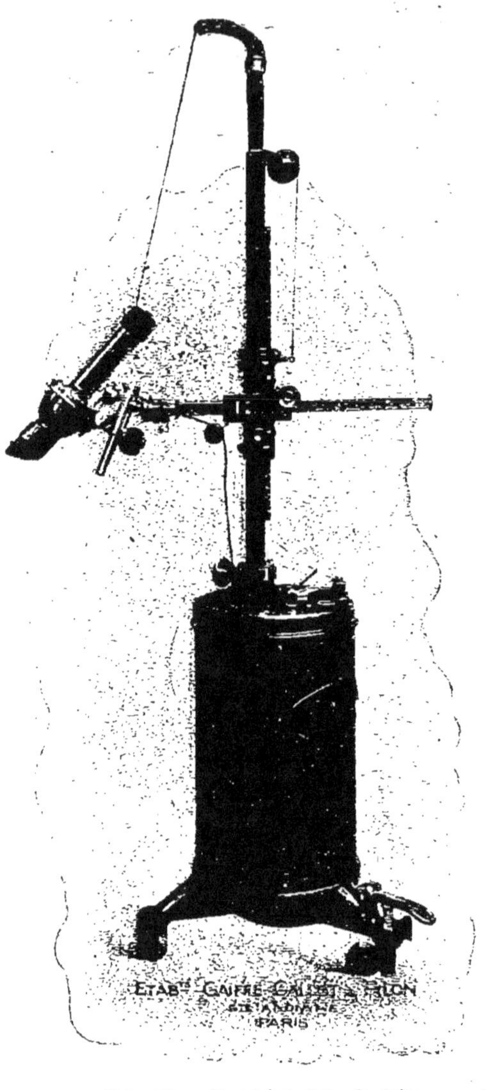

FIG. 177. — Emploi du tube dentaire.

pouvant, comme le tube Bouchacourt à gaz raréfié, être introduits dans les cavités.

Les Allemands ont aussi construit un tube basé sur l'effet Edison, mais beaucoup plus compliqué que le Coolidge. C'est le tube Lilienfeld. Le filament producteur d'électrons est toujours chauffé à la même température et le réglage du courant électronique se fait par un cylindre placé devant la cathode et présentant une différence de potentiel avec elle, un premier transformateur étant placé entre les deux. Un deuxième transformateur, celui qui donne aux électrons la force vive nécessaire pour la production des rayons X, est placé entre le cylindre et l'anticathode.

SECTION III. — *GÉNÉRATEURS ÉLECTRIQUES DESTINÉS A L'EXCITATION DES TUBES A RAYONS X ET APPAREILS ACCESSOIRES, TRIEURS, REDRESSEURS, SOUPAPES, ETC...*

262. Généralités sur la production des courants de haute tension nécessaires à l'excitation des tubes à vide. — Quel que soit le tube, employé, tube à gaz raréfié ou tube Coolidge, il faut une source électrique de haut potentiel, c'est-à-dire de 10.000 à 100.000 volts et même 200.000 ou 250.000 volts pour l'exciter.

C'est l'énergie électrique fournie par le courant qui engendre la force vive des projectiles cathodiques, et qui fait les frais de l'énergie cinétique qui leur est communiquée.

Toute l'énergie électrique fournie (c'est-à-dire EIt produit des volts par les ampères et par le temps de fonctionnement) ne se retrouve pas sous la forme d'énergie cinétique des électrons (c'est-à-dire $\sum \frac{1}{2} mv^2$, somme des énergies cinétiques particulaires ou somme des demi-produits de la masse m par le carré de la vitesse v de chaque électron) mais toute l'énergie cinétique des électrons provient de l'énergie électrique fournie.

L'idéal, pour exciter un tube à vide, serait de disposer d'un courant continu de haut potentiel, d'un courant de 1 à 100 milliampères sous 10.000 à 200.000 volts.

La machine électrostatique, seul générateur de courant continu à haut potentiel, fournit un débit trop minime pour être utilisée et son inconstance, son mauvais rendement, l'ont fait rejeter presque dès le début de l'emploi des rayons X en médecine.

Il faut donc s'adresser à d'autres sources.

Les deux sources aujourd'hui presque exclusivement employées sont : les bobines de Ruhmkorff et les transformateurs à courants sinusoïdaux.

Les bobines fonctionnent soit sur source continue, soit sur source alternative.

Les transformateurs à courants sinusoïdaux ne fonctionnent que sur source alternative.

263. Les bobines d'induction employées pour la production des rayons X. — Les mêmes bobines peuvent être utilisées à la fois pour les courants de haute fréquence et pour les rayons X. Cependant il faut savoir que plus la science radiologique se perfectionne, plus la spécialisation des appareils s'affirme, si bien que, aujourd'hui, le médecin électro-radiologiste aurait intérêt à posséder trois bobines.

L'une, c'est la bobine ancienne, la bobine de 30 à 40 centimètres d'étincelle qu'on a fabriquée dès 1896 à l'aube de la radiologie. C'est une bobine qui peut donner des tensions de 25.000 à 75.000 volts, mais qui a un faible débit. Elle convient très bien pour la production des courants de haute fréquence. Beau-

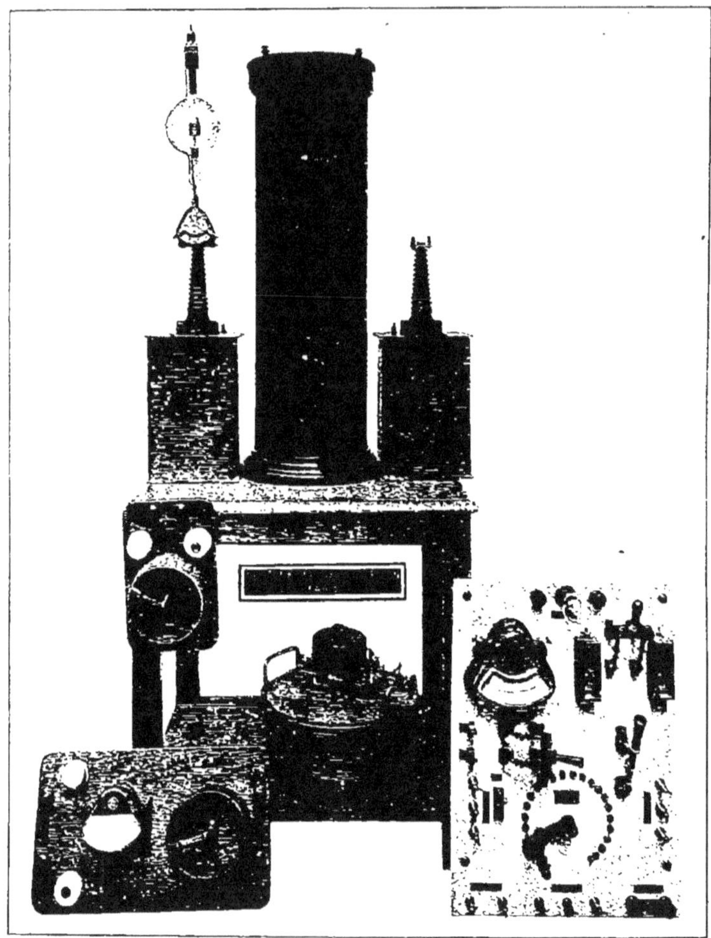

FIG. 178. — Bobine de haute tension Gaiffe-Gallot.

coup de médecins radiologistes de la première heure emploient pour la haute fréquence les bobines de réforme de la radiologie.

La seconde, c'est la bobine radiographique à grand débit. En effet, pour la production des rayons X, deux besoins tout à fait différents se font sentir. Quand nous voulons faire de la radiographie, nous avons besoin de faire passer dans un tube mou beaucoup de courant pour avoir des rayons peu pénétrants, donnant de fortes oppositions dans les silhouettes et ne nécessitant qu'une courte pose. Donc bobine de faible voltage : 25 à 70.000 volts et de grand débit.

Au contraire, quand nous faisons de la radiothérapie, nous avons besoin, dans tous les cas où la lésion à atteindre est une lésion profonde, de rayons de haute pénétration donnés par des différences de potentiel élevées : 80 000 volts, 100.000 volts, 150.000 volts et l'on va aujourd'hui jusqu'à 200 et 250.000 volts. De là le troisième type de bobines utile au médecin radiologiste.

La troisième bobine sera donc une bobine de haut voltage : 100.000 volts à 250.000 volts. A l'heure où j'écris ces lignes, les bobines de haut voltage sont encore à l'étude. Des difficultés sérieuses de construction surgissent de toutes parts. La protection des lignes, des opérateurs et des malades entraîne aussi des complications. Quoi qu'il en soit la maison Gaiffe-Gallot vient de mettre au point un modèle de bobine (transformateur Gaiffe-Rochefort n° 3) dont le voltage maximum à circuit ouvert atteint 200.000 volts et qui permet de débiter dans un tube Coolidge Standard :

    20 milliampères avec 25 centimètres d'étincelle équivalente
     8   —   — 30   —   —
     5   —   — 35   —   —
     2   —   — 40   —   —

L'interrupteur de bobine est une turbine du modèle Blondel. La cuve, de grande dimension, est munie d'ailettes de refroidissement. Le cône tournant est muni de buses à jets obliques disposés de telle façon que la rupture se fasse sur le jet de mercure lui-même.

La maison Radiguet et Massiot avec le concours de M. Boniface étudie un autre type d'appareillage utilisant aussi les bobines à circuit ouvert.

Quelle que soit la bobine employée, nous savons qu'elle peut indifféremment

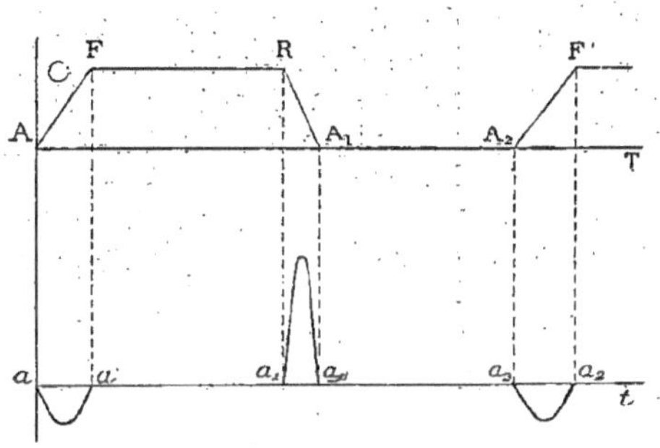

FIG. 179.

fonctionner sur courant alternatif ou sur courant continu. Il suffit, quand on dispose du courant alternatif, d'employer comme rupteur une turbine à moteur synchrone, comme nous l'avons vu au paragraphe 148 en étudiant la charge des condensateurs de haute fréquence par les bobines.

Rappelons que l'on peut à volonté employer une seule phase du courant primaire ou bien ses deux phases grâce à l'un des deux dispositifs que nous avons mentionnés sous le nom de bobine à deux inducteurs et d'auto-transformateurs. Nous ne reviendrons pas ici sur ces détails.

Mais il est une question, relative au fonctionnement des bobines, qui n'avait qu'un intérêt secondaire dans la production des courants de haute fréquence et qui, ici, devient capitale, c'est celle de la forme du courant donné par ces appareils.

Toute bobine d'induction donne au secondaire deux ondes de signes contraires (*fig.* 179). L'onde de rupture, il est vrai, présente une différence de potentiel maxima bien plus élevée que l'onde de fermeture, et de ce fait tend à franchir plus facilement le tube à vide, mais malgré cette dissymétrie des deux ondes, il est indispensable de se mettre à l'abri de l'onde de fermeture par des dispositifs spéciaux.

Parmi ces dispositifs, les uns sont communs à tous les générateurs, ce sont les soupapes à vide placées dans le circuit secondaire. Nous les étudierons plus loin (§ 267). Les autres sont des dispositifs mécaniques particuliers aux bobines, faisant corps avec les interrupteurs du primaire. Nous allons à cause de cela en parler tout de suite.

264. Triage mécanique des ondes des bobines par les interrupteurs-sélecteurs. — Plusieurs constructeurs français ont réalisé un dispositif de triage très simple, dont le principe est le même.

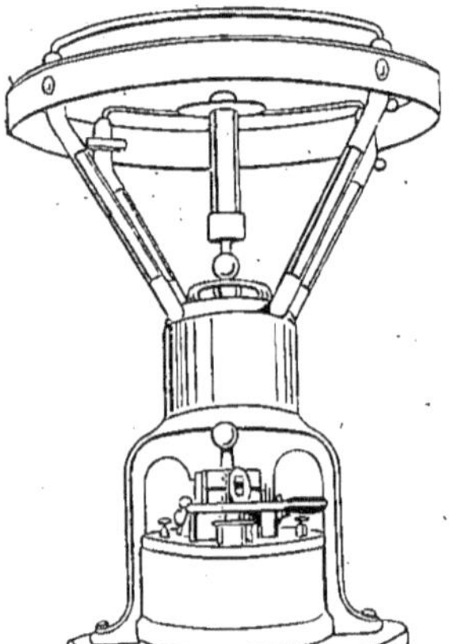

FIG. 180.

La figure 180, empruntée à la Société Électro-métallurgique du Centre, montre le mode de fonctionnement de ces appareils.

En bas, on voit la cuve d'une turbine à mercure.

Au-dessus de cette cuve, le moteur électrique qui entraîne l'axe de la turbine.

Enfin, au-dessus de ce moteur, un dispositif de triage dont l'axe médian est entraîné par l'axe du moteur. En haut de cet axe médian, fait de matière isolante, on voit un diamètre métallique horizontal tournant autour de l'axe médian.

La figure 181 montre en plan horizontal ce diamètre métallique AB tournant autour de l'axe O.

On voit d'autre part en CD deux petits arcs métalliques fixes. Au cours de sa rotation le diamètre AB vient effleurer, sans les toucher, ces arcs métalliques. SS' représente le circuit secondaire de la bobine. CD est donc une coupure du circuit. Quand le diamètre AB est en regard des arcs, le courant passe en faisant voir de très petites étincelles en AC et en BD. Quand le diamètre AB n'est pas en regard des arcs, le circuit est coupé.

Si donc les arcs sont calés de telle façon sur l'arbre du moteur que, au moment où dans la turbine du primaire le jet de mercure abandonne le peigne, c'est-à-dire au moment où le courant primaire est rompu et où se produit l'onde

de rupture dans le secondaire, à ce moment même le diamètre AB soit en regard
des arcs CD, le circuit secondaire sera fermé juste pour l'onde de rupture et
ouvert tout le reste du temps. L'onde de fermeture, elle, sera donc mécaniquement arrêtée.

Dans le schéma 181, la turbine à mercure coupe deux fois le courant primaire
au cours d'une rotation et le diamètre AB établit deux fois la fermeture du secondaire au moment de la coupure primaire. Il ne faut pas oublier, quand on
manie cet appareil, que sa partie inférieure (turbine) est placée dans un circuit

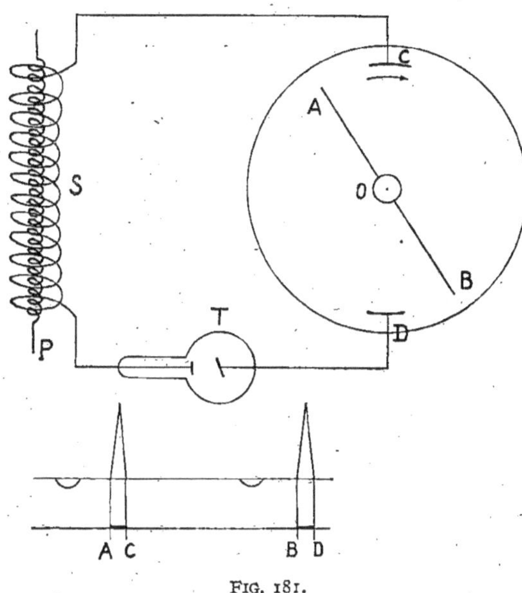

FIG. 181.

de basse tension, 110 volts ordinairement, tandis que sa partie supérieure (sé-
lecteur) est placée dans le circuit de haute tension, 10.000 à 100.000 volts, et
nécessite toutes les précautions d'isolement.

**265. Transformateurs à courants sinusoïdaux pour la production des
rayons X.** — Nous connaissons le principe de ces transformateurs. Je rappelle
en quelques mots leurs caractéristiques : noyau magnétique fermé ; consommation à vide insignifiante ; rapport des forces électromotrices du primaire et du
secondaire égal au rapport des nombres de spires des enroulements (*rapport
de transformation*) ; débit dans le primaire se réglant automatiquement sur la
consommation secondaire.

Ajoutons que, quand le transformateur est bien calculé pour son emploi, le
rapport de transformation reste vrai avec une approximation suffisante, quand
le secondaire est fermé sur l'utilisation.

Lorsqu'on dispose d'une source alternative, on peut avoir recours pour la
production des rayons X, soit à une bobine avec rupteur synchrone, soit à un

transformateur à courants sinusoïdaux. Mais il ne faut pas perdre de vue que le transformateur donne deux ondes sinusoïdales égales et de signes contraires tandis que la bobine donne deux ondes dissymétriques. Il est plus facile d'éliminer, avec la bobine, l'onde qu'on ne veut pas utiliser. Par contre, avec les transformateurs, on peut redresser l'onde inverse par des dispositifs variés et utiliser ainsi les deux ondes.

Nous nous occuperons au paragraphe 266 du triage mécanique des ondes sinusoïdales nous réservant de traiter plus loin (§ 267) le triage par *soupape à gaz raréfié* ou par *kénotron* utilisable avec tous les générateurs, bobines ou transformateurs.

Les transformateurs à courants sinusoïdaux employés en radiotechnique ont été jusqu'ici calculés pour donner une tension de 10.000 à 100.000 volts. Aujourd'hui on demande des tensions plus élevées à cause des exigences de la radiothérapie profonde,

Il faut savoir que le courant produit est beaucoup plus dangereux que celui des bobines d'induction. En effet le débit n'est limité que par la résistance du circuit d'utilisation, nous l'avons vu. C'est donc un courant mortel, qui crée une menace constante pour le praticien et pour le malade. Nous aurons à étudier par quels moyens on peut se mettre à l'abri des accidents.

266. Triage mécanique des ondes sinusoïdales. Redressement de l'onde inverse. Contact tournant. — Voici le principe de l'appareil trieur couramment employé aujourd'hui sous le nom de contact tournant.

Soit E la source sinusoïdale (*fig.* 182), P le primaire du transformateur, S

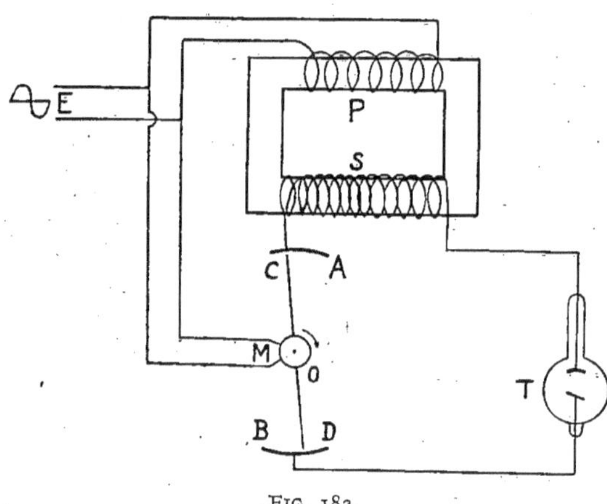

Fig. 182.

le secondaire. Il s'agit de ne faire passer dans le tube T que l'une des deux ondes.

Pour cela, on coupe le secondaire entre les deux arcs A et B. Une tige de cuivre CD tourne dans le plan de la figure autour de l'axe O, entraînée par le moteur synchrone M.

Si le moteur fait un demi-tour pendant que le courant parcourt une période, on peut facilement caler les arcs A et B de manière que le diamètre CD ferme le secondaire pendant l'une des phases. Le courant ne passe dans le tube que pendant que CD réunit les deux arcs AB. Il est coupé le reste du temps.

On imagine facilement un dispositif de connexion des diamètres tournants, tel que, les deux fils du circuit étant coupés, les connexions se trouvent établies *en parallèle* sur une phase et *en X* sur la phase suivante, si bien que, au cours de l'une et l'autre phase, chaque fil du circuit conserve la même polarité. On a ainsi un trieur-redresseur utilisant les deux ondes.

La figure 183 montre à titre d'exemple un trieur-redresseur pour cou-

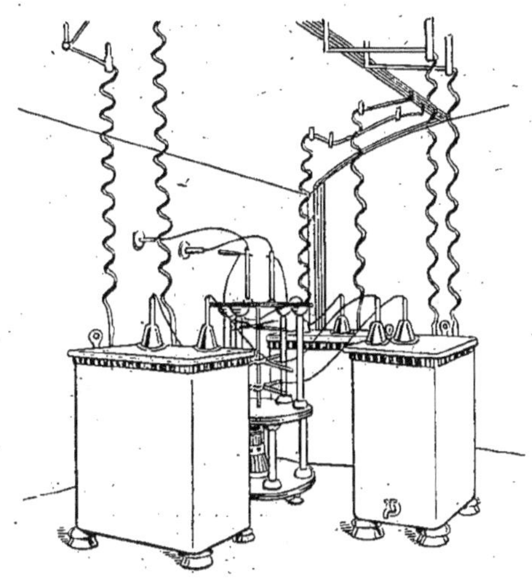

FIG. 183.

rants polyphasés construit par Maury et Pelissé de Lyon. Le calage des diamètres est combiné de telle façon pour chacun des trois transformateurs que chacun des fils du haut (fils allant au spintermètre) a toujours la même polarité.

Les moteurs synchrones qui entraînent les axes des trieurs sont variables suivant les constructeurs. Voici quelques types :

α) Moteur synchrone du petit contact tournant Massiot. -

La figure 184 fait voir à droite le petit moteur d'entraînement du trieur. Au-dessus de ce moteur est la manette de commande de démarrage. Le moteur synchrone est un moteur à soupape électrolytique (aluminium, solution saturée de phosphate de soude).

β) Dans le contact tournant Gaiffe-Gallot le moteur synchrone est du type à fer tournant (noyau de fer doux noyé dans une masse de laiton). Il démarre par un moteur asynchrone du type à répulsion. L'accrochage a lieu soit sur une phase soit sur l'autre. Aussi doit-on explorer le sens du courant au moyen d'un milliampèremètre à aimant permanent placé sur le tableau de commande, et qui indique la phase d'accrochage. Un inverseur bipolaire permet de caler le transformateur principal toujours sur la même phase par rapport à la phase d'accrochage du moteur.

γ) Dans le contact Drault, le démarrage se fait par un moteur asynchrone à champ tournant (cage d'écureuil bobinée). Le champ tournant est obtenu, sur alternatif simple, par un enroulement auxiliaire donnant un courant décalé de $\dfrac{\pi}{2}$ par bobine de self. Le moteur synchrone est du type à fer tournant.

267. Triage des ondes de haute tension des bobines ou des transformateurs à courants sinusoïdaux par les soupapes à air, à gaz raréfiés, ou à vide. — Jusqu'ici nous avons vu que l'on arrive mécaniquement à éviter ou à redresser l'une des deux ondes des générateurs de haute tension, afin de soumettre le tube à rayons X au seul passage de l'onde correcte, c'est-à-dire de l'onde pour laquelle l'anode du tube se trouve en relation avec le pôle positif momentané du générateur et la cathode avec le pôle négatif momentané.

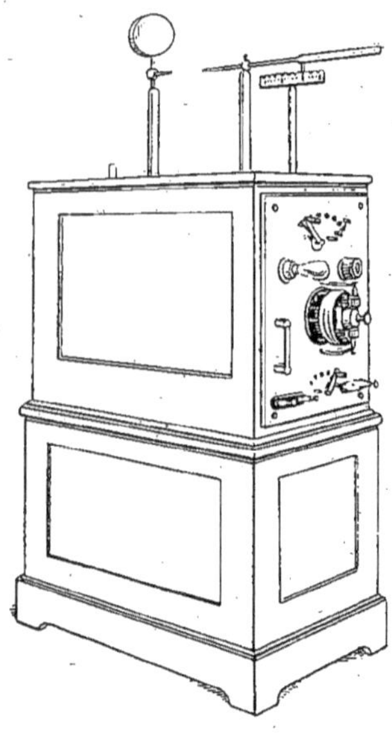

FIG. 184.

On peut procéder autrement pour mettre le tube à l'abri de l'onde inverse. On dispose dans le circuit secondaire des appareils qui se comportent de façon dissymétrique vis-à-vis des courants de haute tension, c'est-à-dire qui laissent le courant passer facilement dans un sens et difficilement ou pas du tout dans le sens opposé. Ces appareils portent le nom de soupapes.

On peut les classer en trois catégories : 1º les soupapes à air du type dit *pointe-plateau* fonctionnant à l'air libre ; 2º les soupapes à *gaz raréfiés ;* 3º les soupapes à vide dit absolu du type *Kénotron*. Nous allons les passer en revue successivement.

268. Soupapes à air dites soupapes pointe-plateau. — Lorsqu'on fait passer un courant électrique de haute tension entre un plateau et une pointe dirigée normalement vers son centre, on constate que le courant passe plus facilement quand le plateau est négatif et la pointe positive.

Ce phénomène paraît se rattacher d'ailleurs au phénomène général de l'émission d'électrons par les métaux soumis au choc des ions ou de certaines radiations. Il se révèle par la présence d'ions abondants autour des cathodes métalliques et par le transport d'ions gazeux entre les électrodes.

L'aluminium est un des métaux qui donne le plus facilement l'émission électronique sous ces influences variées. Si donc on place un plateau d'aluminium de grande surface en regard d'une pointe métallique, le départ d'électrons ou d'ions négatifs (ions possédant un électron en surcharge) se produira à partir du plateau presque exclusivement en raison de sa grande surface. Il y aura ainsi dissymétrie de fonctionnement de l'appareil.

Ordinairement on met une série de 6 pointes et de 6 plateaux comme dans la soupape de la figure 185 employée par Massiot pour la protection des tubes à vide dans les appareils de radiographie transportables.

269. Soupapes à gaz raréfiés. — Dans le vide de Geissler le phénomène de triage se produit avec plus d'efficacité qu'à l'air libre. Quand on place une grande électrode d'aluminium dans un ballon de verre et une petite électrode métallique dans un diverticulum formant espace confiné, l'afflux se produit plus facilement vers la grande électrode qui devient l'origine d'un faisceau cathodique. La grande électrode joue ainsi avec une prédilection marquée le rôle de cathode. La petite électrode n'arrive que péniblement à émettre un faible faisceau cathodique et par conséquent est impropre à devenir cathode.

La figure 186 montre l'une des meilleures soupapes à vide employées dans la

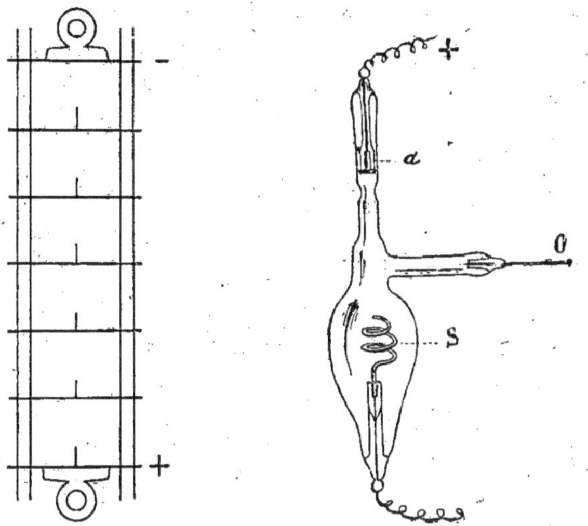

FIG. 185.   FIG. 186. — Soupape de Villard.

technique radiologique ; c'est la soupape Chabaud-Villard construite par M. Chabaud sur les indications de M. Villard, tout à fait au début de la science radiologique.

Il existe d'autres modèles de soupape à gaz raréfiés. L'un des types à grand débit les plus récents est le type CL de la maison Gallot-Pilon (*fig.* 187).

Quel que soit le modèle employé, il doit être pourvu de régulateurs de vide analogues à ceux que nous avons décrits pour les tubes.

La valeur d'une soupape s'apprécie par la différence de l'étincelle équivalente suivant la connexion. Ainsi une soupape qui n'offre qu'une résistance faible, équivalant à 2 centimètres d'étincelle, quand la grande électrode est cathode, et qui présente une résistance élevée, équivalant à 12 ou 14 centimètres d'étincelle, quand la petite électrode est cathode, est une bonne soupape.

La soupape doit être montée en série avec le tube. Peu importe qu'elle soit

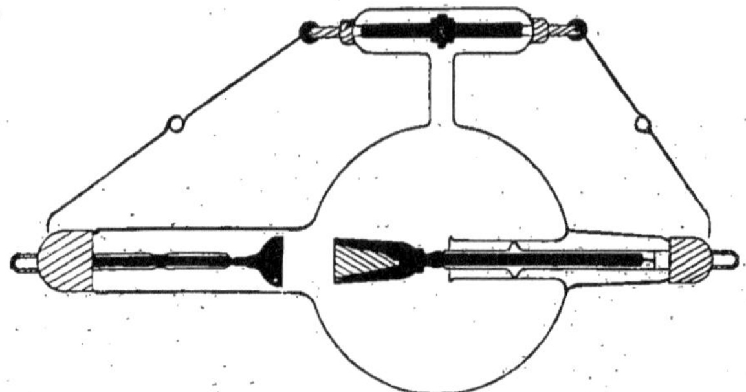

FIG. 187. — Type de soupape CL. Gallot–Pilon.

intercalée sur le conducteur anodique (*fig.* 188 A), ou sur le conducteur cathodique (*fig.* 188 B), pourvu que le fil de connexion tube-soupape réunisse toujours deux pôles de nom contraire.

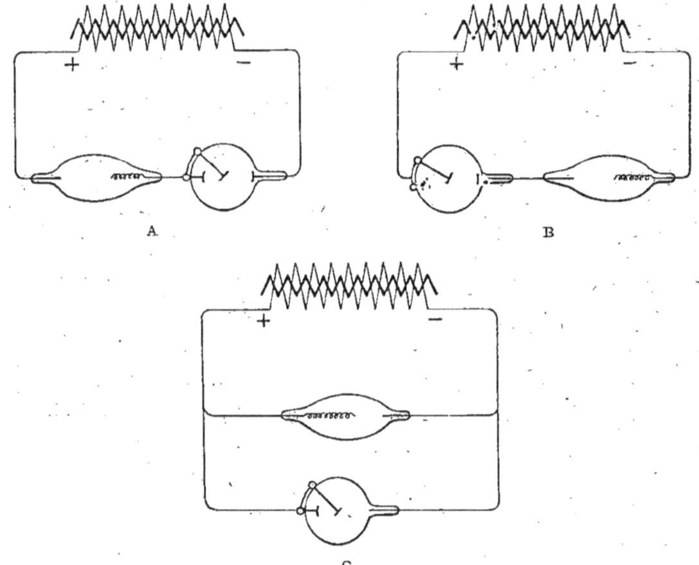

FIG. 188.

A. Montage en série, la petite électrode de la soupape reliée au pôle + de la bobine.
B. Montage en série, la grande électrode de la soupape reliée au pôle − de la bobine.
C. Montage en dérivation, la petite électrode de la soupape reliée au pôle − de la bobine et la grande au pôle +.

On peut aussi monter la soupape en dérivation (*fig.* 188 C) pour absorber l'onde inverse par la voie dérivée, mais cette protection à elle seule est d'habitude insuffisante. Quand on y a recours on emploie concurremment les deux modes de protection et l'on met une soupape en série avec le tube et deux soupapes en dérivation sur lui. C'est ce dispositif qui a été employé par Gaiffe avec les courants alternatifs. Il donne d'excellents résultats mais nécessite une surveillance attentive et un réglage parfait des trois soupapes.

Il n'a d'ailleurs aujourd'hui qu'un intérêt rétrospectif depuis que l'introduction des soupapes à vide absolu (type Kénotron) a permis d'effectuer un triage rigoureux des ondes électriques et une protection parfaite des tubes contre l'onde nuisible.

270. Soupapes à vide dit absolu. Kénotron.

— Les soupapes à vide dit absolu sont basées sur le même principe que les tubes Coolidge : un filament de tungstène porté à l'incandescence émet des électrons par suite des mouvements élémentaires d'oscillations thermiques. Une grande électrode cylindrique en molybdène entourant ce filament permet d'établir un courant électronique lorsqu'on interpose la soupape dans un circuit de haute tension en connectant le filament avec le pôle négatif et la plaque avec le pôle positif.

La soupape à filament cathodique couramment employée aujourd'hui porte le nom de soupape Kenotron (de Κενος, vide, τρον, instrument). Elle permet de laisser passer des courants de très grande intensité (un demi-ampère sous 100.000 volts), et a l'avantage de fermer complètement la route aux courants inverses.

L'une des grandes difficultés de construction de ces appareils est de donner au filament une rigidité suffisante pour que, lorsqu'il est porté à l'incandescence, il ne soit pas déformé jusqu'à la rupture par l'attraction électrostatique de l'anode.

Tous les efforts des constructeurs tendent à réaliser au mieux cette condition pour les voltages de plus en plus élevés. La maison Gaiffe-Gallot-Pilon, qui en France a été la première à construire

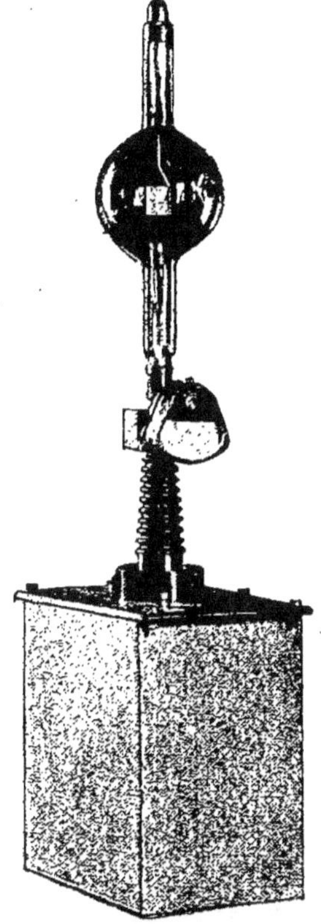

FIG. 189.

les appareils du type Coolidge, est arrivée à des dispositifs qui donnent une sécurité presque absolue ([1]).

La figure 189 montre la vue d'ensemble du Kénotron avec son transformateur, à secondaire isolé, pour le chauffage du filament et l'ampèremètre indiquant l'intensité du courant de chauffage. Ce courant de chauffage est en moyenne de 5 ampères sous 4 à 5 volts.

La chute de tension à travers le Kénotron est d'ailleurs assez faible, l'appareil ne fonctionnant jamais dans les conditions de courant de saturation (partie horizontale de la courbe de la figure 173). Cette chute de tension varie avec

([1]) Cf. JOHANNÈS, *Rev. Gén. de l'Élect.*, 29 mai 1920.

l'intensité (loi de Langmuir, § 260) ; on peut la compter en moyenne d'un ordre de grandeur de quelques centaines de volts.

Le rendement du Kénotron est excellent. Le Kénotron du type H 6 Gaiffe-Gallot-Pilon a un rendement de l'ordre de 98 o/o. La perte d'énergie par transformation thermique est due en partie à l'échauffement voulu de la cathode par l'effet Joule, et en partie à l'échauffement de l'anode par le bombardement électronique. Dans les modèles de puissance moyenne l'énergie thermique produite se dissipe par rayonnement ; dans les modèles de grande puissance on refroidit l'anode par un courant d'eau.

271. Montage du Kénotron dans les circuits de haute tension. — I. — *Emploi du Kénotron avec la bobine.* — Lorsqu'on se sert d'une bobine d'induction, on peut mettre le Kénotron en série avec le tube dans le circuit secondaire, absolument comme une soupape de Villard. La protection est plus efficace. La chute de voltage est moins grande. Les résultats sont excellents.

II. — *Emploi du Kénotron avec les transformateurs à courants sinusoïdaux lorsqu'on n'utilise qu'une demi-onde.*

α) Dispositif en série. — La figure 190 fait voir le mode de montage

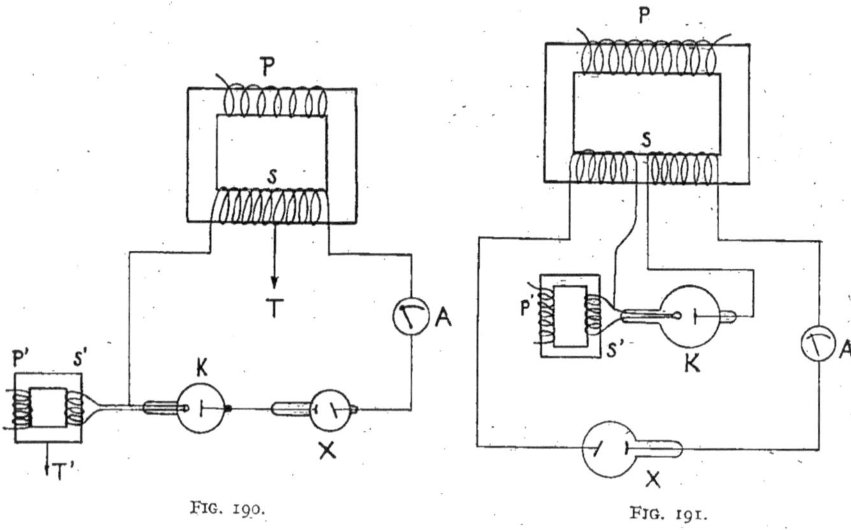

FIG. 190.   FIG. 191.

le plus simple, mais non le meilleur. Le Kénotron K est simplement monté en série avec le tube X. Il faut remarquer que le secondaire S' du transformateur de chauffage du filament P'S' doit être suffisamment isolé pour supporter la demi-tension du transformateur principal S. En effet la partie moyenne du secondaire S est théoriquement au potentiel de la terre comme le noyau du transformateur P'S' sur lequel est bobiné le secondaire S' en relation avec le filament. Il est même prudent pour éviter le survoltage qui pourrait se produire en S', si accidentellement l'autre extrémité du secondaire S se trouvait mise à la terre, de mettre effectivement à la terre le point médian du secondaire S (flèche T de la figure 190).

La maison Gaiffe a d'ailleurs utilisé un dispositif dans lequel le secondaire S' n'a pas même besoin de ce haut isolement (*fig.* 191). On peut dans ces conditions alimenter le filament par un enroulement fait sur le noyau même du transformateur de haute tension ou encore par une dérivation prise sur le primaire P.

L'inconvénient de ce montage est de ne pas protéger complètement le tube à rayons X contre l'onde inverse à cause de la capacité du circuit. Cet inconvé-

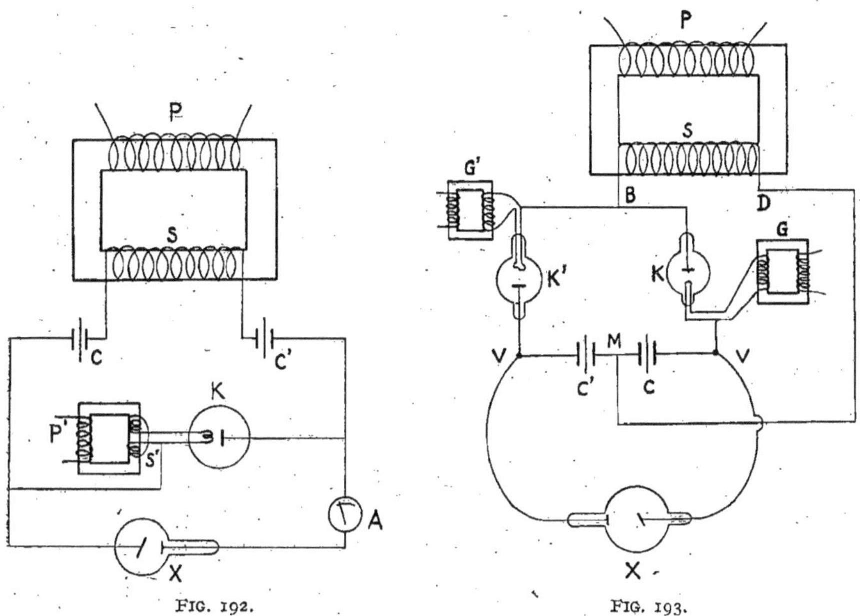

nient n'existe pas quand le tube X fait soupape lui-même comme cela a lieu avec le Coolidge à ailettes. Il est négligeable quand les ondes sont dissymétriques comme cela a lieu quand on emploie les bobines comme générateur.

β) DISPOSITIF EN PARALLÈLE AVEC CONDENSATEUR. — Le dispositif représenté (*fig.* 192) est bien préférable : il consiste à employer deux condensateurs CC' et à absorber l'onde inverse par le Kénotron K. La chute de voltage dans le Kénotron étant de quelques centaines de volts pour l'onde inverse, cette onde passe tout entière par la voie K sans affecter le tube X.

III. — *Emploi du Kénotron avec les transformateurs à courants sinusoïdaux en utilisant les 2 ondes. Dispositif Gaiffe-Gallot-Pilon.* — La maison Gaiffe-Gallot-Pilon a imaginé un ingénieux dispositif dans lequel, grâce à l'emploi de deux condensateurs et de deux Kénotrons, on obtient un courant presque continu de voltage double de celui de la source.

La figure 193 donne le schéma de ce montage.

L'un des pôles B du secondaire S du transformateur à courants sinusoïdaux PS est relié par l'intermédiaire de deux Kénotrons KK' montés en sens contraire, aux armatures externes de deux condensateurs CC'. L'autre pôle D est relié aux armatures internes de ces mêmes condensateurs.

Le tube à rayons X est dérivé sur les armatures externes en VV'.

Lorsqu'on considère la phase pour laquelle B est négatif et D positif, c'est le condensateur C' qui se charge, le Kénotron K' laissant seul passer le courant. Si la différence de potentiel donnée par le secondaire S est 50.000 volts, les armatures C' sont à une différence de potentiel de 50.000 volts, avec V' négatif et M positif.

A la phase suivante B étant + et D — le courant prend la voie RBKCMD. Le condensateur C se charge à 50.000 volts avec M — et V +.

On a ainsi une différence de potentiel de 100.000 volts entre V et V', c'est-à-dire qu'on dispose d'un voltage double de celui du générateur.

Pour l'utiliser, il suffit de brancher le tube X sur VV'.

272. Vérification de l'efficacité du système trieur ou redresseur. — Il y a intérêt, aussi bien quand on emploie les trieurs mécaniques que quand on a recours aux soupapes à air, à gaz raréfié ou aux Kénotrons, de vérifier l'efficacité du triage et l'absence d'onde inverse.

Lorsqu'on utilise les tubes X à gaz raréfié, on s'aperçoit du passage de l'onde inverse par l'aspect même du tube. En effet, quand le tube fonctionne normalement, le plan de l'anticathode divise la sphère de verre en deux parties nettement séparées. L'antérieure présente une belle fluorescence verte due au choc des projectiles cathodiques partiellement renvoyés en tous sens par la surface de l'anticathode. La fluorescence est bleue avec certains verres (cristal). La postérieure est obscure. Quand le tube est traversé par de l'onde inverse, on voit des feuillures et des cercles fluorescents se dessiner sur diverses régions de la paroi et notamment en regard de l'anticathode. C'est qu'en effet le disque anticathode fonctionnant comme une cathode à chaque onde inverse envoie un faisceau cathodique droit devant lui, vers la zone opposée de la paroi qui se trouve soumise à un bombardement électronique intense. L'échauffement peut être tel que le verre entre en fusion. C'est par ce phénomène que les débutants voient souvent d'excellents tubes mis immédiatement hors d'usage entre leurs mains parce qu'ils n'ont pas su les protéger contre les ondes nuisibles.

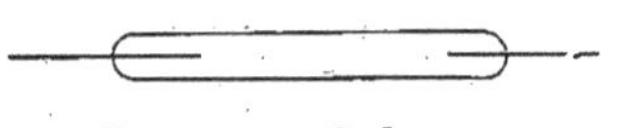

FIG. 194. — Ondoscope.

Un autre signe de passage de l'onde inverse est l'instabilité de l'aiguille du milliampèremètre placée dans le circuit du tube et les variantes dans le bruit particulier qui accompagne son fonctionnement.

Un moyen objectif pratique de vérifier l'efficacité de la protection consiste dans l'emploi de l'ondoscope.

L'ondoscope est un tube de verre de 4 à 5 centimètres de diamètre fermé à ses deux extrémités. Deux électrodes métalliques le traversent : ce sont deux gros fils dont les extrémités sont en regard l'une de l'autre. Le vide est fait dans ce tube jusqu'à 3 à 4 millimètres de mercure.

Dans ces conditions, lorsqu'un courant de haute tension et de sens constant traverse ce tube, l'électrode négative seule s'entoure d'une lumière violette, d'autant plus étendue que le courant est plus intense. Si l'on voit une lueur semblable sur l'autre électrode, c'est qu'il passe du courant inverse.

SECTION IV. — *ÉTUDE DU RAYONNEMENT X PRODUIT.* *SES CARACTÈRES*

273. Le phénomène de l'émission du rayonnement X dans les tubes à vide. — Nous avons suivi le phénomène de la génération des rayons X dans les tubes à vide jusqu'à sa phase la plus importante : transformation de l'énergie du faisceau cathodique en énergie X lors de l'arrêt des projectiles cathodiques par l'anticathode.

Résumons cette première partie du phénomène.

1º Dans les tubes à gaz raréfié au millionième d'atmosphère et à cathode d'aluminium, une émission cathodique se produit au niveau de la surface cathodique sous le choc des ions positifs de l'afflux. Cette émission constitue le faisceau cathodique qui se dirige vers le centre de l'anticathode, grâce d'une part à la concavité de la cathode et d'autre part aux actions électrostatiques. Le faisceau cathodique forme ainsi un cône ayant sa base sur la cathode et se terminant par un vortex plus ou moins long suivant la différence de potentiel entre les électrodes.

L'anticathode est placée sur le trajet du vortex avant son épanouissement.

2º Dans les tubes à vide dit absolu (Coolidge) une émission cathodique se produit au niveau d'un filament métallique incandescent servant de cathode. Cette émission donne lieu à un faisceau cathodique dirigé vers le centre du tube grâce aux actions électrostatiques produites par la bague négative péricathodique, l'anode centrale anticathodique, etc. Ce faisceau, comme dans les tubes à gaz raréfié, est arrêté par le plan de l'anticathode.

3º Quelle que soit l'origine du faisceau cathodique, qu'il soit produit à partir d'une cathode d'aluminium frappée par des rayons positifs, ou à partir d'une cathode Coolidge portée à l'incandescence, l'expérience et le calcul montrent qu'il est formé d'électrons cheminant à des vitesses variables. Villard, le premier, a montré ce fait et a déterminé l'échelle des vitesses croissantes en étalant le faisceau cathodique en éventail sous l'action d'un champ magnétique puissant. La déviation est d'autant plus faible que la vitesse est plus grande. On a pu calculer ces vitesses ; elles s'échelonnent de 10.000 kilomètres à 50.000, 100.000, 200.000 kilomètres à la seconde et plus.

La vitesse maxima, c'est-à-dire la vitesse des projectiles cathodiques qui vont le plus vite lors du passage de chaque onde électrique, est liée à la différence de potentiel maxima donnée par le générateur. La vitesse maxima est d'autant plus grande que la différence de potentiel maxima est plus grande.

Alors même qu'on se sert d'une machine statique comme générateur, il existe une échelle de vitesses à peu près aussi étendue que quand on emploie les ondes sinusoïdales ou les ondes de rupture des bobines. Tout se passe alors comme si la décharge continue se réduisait à une suite de décharges très voisines. Cela s'explique facilement. Une certaine différence de potentiel étant nécessaire pour amorcer la décharge, chacune des décharges successives se composerait d'une poussée initiale à haut potentiel et d'une queue de décharge à potentiel décroissant.

C'est là une constatation des plus importantes pour la suite de notre étude. Ajoutons tout de suite que si l'on pouvait faire avec précision la courbe des vitesses décroissantes ou la courbe de chute de potentiel de chaque décharge, on trouverait que les courbes données par les différents générateurs ne sont pas superposables quoique semblables dans leur allure générale. Nous verrons quelles sont les conséquences de ce fait quand nous définirons la qualité du rayonnement X produit.

Plaçons-nous donc à présent à l'endroit où les projectiles cathodiques animés de ces vitesses variables viennent s'arrêter contre la surface de platine ou de tungstène de l'anticathode.

Là, tout se passe comme si deux phénomènes différents, tous deux générateurs de rayons X, se produisaient simultanément : 1° un phénomène de transformation directe de l'énergie de translation des projectiles cathodiques en énergie vibratoire de l'éther ou énergie de rayons X ;

2° Un phénomène de transformation indirecte de cette même énergie de translation en énergie X, transformation indirecte impliquant l'entrée en scène d'un facteur propre à la cinétique atomique du métal de l'anticathode.

Nous allons nous arrêter un moment à l'étude de ce double phénomène qui va nous rendre compte des particularités du spectre des faisceaux X donnés par les tubes à vide.

274. Étude plus particulière de la mutation de l'énergie de translation du faisceau cathodique en énergie vibratoire X. — Le phénomène de la production directe d'une perturbation éthérée par l'arrêt des électrons a été considéré longtemps comme suffisant à lui seul à expliquer la génération du rayonnement X. On disait : Voici un électron qui chemine à 100.000 kilomètres à la seconde, portant une énergie cinétique proportionnelle à sa masse et au carré de sa vitesse $\left(w = \dfrac{1}{2} mv^2 \right)$, entraînant avec lui ses lignes de force électromagnétique qui l'accrochent à l'éther ; et soudain le voici brutalement arrêté par une surface matérielle. Il est simple d'imaginer que, au moment du choc, une perturbation éthérée, rapide, instantanée, se produit dans le champ de force, d'où une onde unique, non entretenue, tout de suite amortie, donnant une courbe du genre de celle de la figure 195, différente par la forme de celle des radiations lumineuses, mais pourtant de même nature. On conçoit d'ailleurs qu'on puisse attribuer une longueur d'onde à cette perturbation quoique réduite même à une demi-période et l'on conçoit aussi que cette longueur d'onde soit d'autant plus petite que le choc électronique a été plus bref, c'est-à-dire que la vitesse du projectile cathodique qui l'a produit était plus grande.

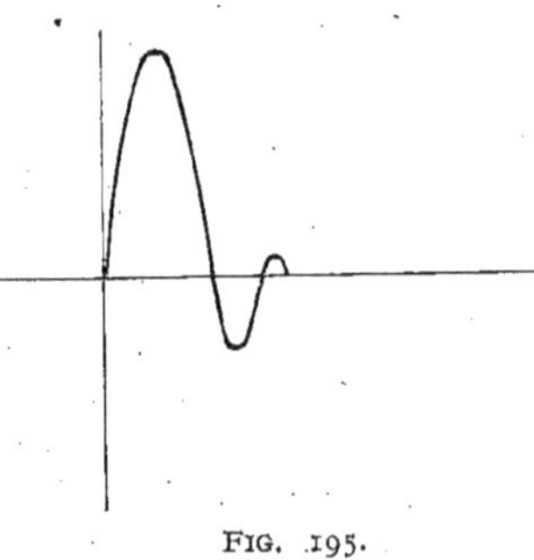

FIG. 195.

Cette perturbation unique, causée par chaque électron arrêté, se propage comme toutes les vibrations transversales de l'éther, comme l'ultra-violet, comme la lumière, comme l'infra-rouge, comme les rayons hertziens, à la vitesse de 300.000 kilomètres à la seconde.

Un faisceau de rayons X émis par une anticathode bombardée, se compose donc de la somme de toutes les ondes uniques produites par la somme des électrons de chaque décharge.

Or, nous venons de voir que chaque émission cathodique se compose en réalité d'une série d'émissions successives à des potentiels différents, c'est-à-dire que les électrons qui prennent part à cette émission cheminent à des vitesses différentes d'instant en instant. En conséquence chaque émission X se compose de perturbations éthérées de λ différentes. En principe, on peut se les représenter comme formées initialement d'une bouffée instantanée de radiations d. λ courtes, puis successivement d'une série de radiations de λ croissantes, la queue de la décharge se faisant à des potentiels de plus en plus bas. L'analyse des faisceaux X par la résolution des courbes de pénétration en exponentielles composantes vérifie ces déductions.

Cependant l'étude spectrale des rayons X faite par la méthode des cristaux dont nous parlerons plus loin, a démontré que cette manière de voir ne correspondait pas exactement à toute la réalité. En effet, en dehors du spectre continu dû au mécanisme de transformations énergétiques que nous venons d'étudier, on a constaté que chaque métal, employé comme anticathode, ajoutait un spectre propre, comme si des λ spéciales caractérisaient l'atome de cette anticathode.

C'est à cette deuxième partie du phénomène que nous allons nous arrêter à présent.

275. Rôle de l'atome de l'anticathode dans la constitution du spectre. — Hypothèses expliquant le spectre de raies des rayons X. — Nous sommes obligés ici de toucher au problème de la structure atomique et par suite d'entrer dans le domaine des hypothèses. Parmi les hypothèses proposées pour expliquer la structure de l'atome, celle de Rutherford est peut-être la plus propre à nous rendre compte des faits observés. Si les découvertes de l'avenir lui apportent des modifications ou même la réforment, elle n'en aura pas moins servi à coordonner les faits connus et à classer dans notre esprit les caractères fondamentaux imposés aux rayonnements X par le mécanisme même de sa production.

Voici donc la théorie de Rutherford.

Tout d'abord rappelons que, d'après les calculs les mieux fondés, la plus petite des molécules matérielles connues, la molécule d'hydrogène, considérée comme sphérique, a un diamètre de 2.10⁻⁸ centimètres ou 2/10 de $\mu\mu$ (le $\mu\mu$ étant la millionième partie du millimètre).

Le diamètre de l'électron, lui, mesurerait 2.10^{-13} centimètres ou 2 millionième de $\mu\mu$, $0\mu\mu,000.002$, sa charge négative étant $1,6.10^{-20}$ unités électrostatiques et sa masse 2.000 fois plus faible que celle de l'atome d'H (exactement 1/1830) et d'ailleurs réductible entièrement à son inertie électromagnétique.

L'atome matériel serait constitué par un agglomérat d'électrons en révolution autour d'un centre. Pour expliquer l'absence de charge électrique de l'atome, Rutherford admet l'existence d'un centre positif fait d'un agglomérat d'électrons positifs et d'électrons négatifs, les électrons positifs étant toujours en excédent. Là est le point délicat de l'hypothèse, car l'existence des électrons positifs n'est pas démontrée et certains auteurs ont préféré ne voir dans l'atome qu'un agglomérat d'électrons négatifs en révolution autour d'un point central vide, l'absence de charge étant due à l'état cinétique des électrons composants, tandis que d'autres, avec J.-J. Thomson supposent l'électricité positive uniformément répandue dans une sphère parcourue par les orbes électroniques. Mais la suite de cette étude fera voir l'utilité de la conception d'un noyau mixte portant les charges positives.

On sait que, en raison de leurs propriétés chimiques, les corps simples ont été sériés par ordre croissant des poids atomiques. Quand on regarde cette série, on s'aperçoit que périodiquement, en sautant de 8 en 8, on tombe sur des corps dont les propriétés chimiques sont les mêmes : ainsi l'hélium (n° 2), le néon (n° 10), l'argon (n° 18) etc., de même le lithium (n° 3), le sodium (n° 11), le potassium (n° 19), etc. Cette mise en série bien établie par Mendelejeff est assez impressionnante pour qu'on soit en droit de se demander si ce nombre de classement (encore appelé nombre atomique) n'a pas une valeur spéciale, s'il n'est pas quelque chose de plus qu'un numéro d'ordre.

En effet, on s'est aperçu que des corps possédant le même poids atomique ont des propriétés différentes, tels l'uranium X, uranium X_2, uranium II (234,2). Au contraire des corps ayant des poids atomiques différents présentent les mêmes propriétés, quand ils ont le même nombre atomique. Le plomb présente des poids atomiques variables de 206 à 207,2 suivant sa provenance. Quel que soit ce poids atomique, il ne diffère pas par ses propriétés chimiques du radium G 206. Son spectre lumineux est le même que celui du radium G et il s'inscrit dans le tableau sous le même numéro d'ordre, c'est-à-dire avec le nombre atomique 82.

L'étude comparée des atomes nous conduit donc à prendre en considération ce facteur nouveau différent du poids atomique et à lui attribuer une valeur autre que celle d'un numéro de catalogue, puisqu'il semble que de lui plus que du poids atomique dépendent les propriétés physico-chimiques de l'unité matérielle.

Mais, si, pourvu de ces données, nous abordons l'étude de la spectrographie des rayons X, nous demeurons tout à fait surpris de constater que ce *nombre atomique*, tiré de la chimie expérimentale, devient soudain un facteur de premier plan.

Tout corps pris comme anticathode donne, nous l'avons dit, un rayonnement X qui présente un spectre de raies caractéristiques, se superposant au spectre continu. Ce spectre propre mis en lumière, comme nous le verrons par la réflexion cristalline (§ 305), comprend plusieurs groupes de raies. Il existe deux groupes principaux dits groupes K (raies α et β) et groupe L.

Chaque groupe de raies se retrouve dans les spectres de tous les métaux, mais avec des λ progressivement décroissantes quand on passe d'un corps au corps voisin en suivant la classification naturelle de la série.

Eh bien! ce qu'il y a de remarquable et ce qui nous surprend ici, c'est que quand on considère une raie en particulier, par exemple la raie α du groupe K chez tous les corps, on constate que les racines carrées des fréquences F (inverses des longueurs d'onde λ) sont proportionnelles aux nombres atomiques N.

$$\sqrt{F} = KN \quad\quad \text{ou} \quad\quad \lambda^{-\frac{1}{2}} = KN.$$

Une autre notion tirée de l'étude de la dispersion des particules α et β du radium par les atomes frappés est la suivante : Pour expliquer les fortes déviations imposées à ces particules, on est forcé d'attribuer au noyau positif des dimensions extrêmement petites : ainsi le noyau + de l'or, d'après Rutherford, ne pourrait pas dépasser 30 millionièmes de $\mu\mu$ ($0\mu\mu,000.030$) celui de l'hydrogène serait $0\mu\mu, 000.001.7$ c'est-à-dire qu'il serait un peu plus petit que celui de l'électron lui-même (2 millionièmes de $\mu\mu$).

Ces chiffres permettent de calculer la charge du noyau positif. Or cette charge, si l'on prend comme unité celle de l'électron, est précisément exprimée par le nombre atomique.

Ainsi le nombre atomique serait l'expression de la charge du noyau ou excédent des électrons positifs du noyau sur les négatifs. Il serait égal évidemment aussi au nombre des électrons en révolution autour du noyau, électrons neutralisés par cet excédent. C'est de lui que dépendraient presque toutes les propriétés physiques et chimiques de l'atome, alors que la partie neutre du noyau (électrons positifs, électrons négatifs du noyau) n'entrerait pas ordinairement en scène, sinon dans la question de la masse ou de l'inertie matérielle, c'est-à-dire pour déterminer le poids atomique ; nous verrons que dans les substances radioactives, quand il y a émission de particules α, ce sont des fragments du noyau qui se détachent (atome d'hélium $He = 4$).

Tel est le modèle mécanique de l'atome qui aujourd'hui peut être regardé comme répondant le mieux à l'ensemble des faits. Explique-t-il par quel mécanisme, au spectre continu de rayons X donné par l'arrêt des projectiles cathodiques animés de vitesses décroissantes, l'atome métallique de chaque anticathode ajoute un spectre propre, de λ bien déterminées et caractéristiques de chaque atome ? Pour pénétrer ce mécanisme, il faut encore recourir à des hypothèses, et celle de Bohr et Sommerfeld a tout au moins l'avantage d'être en accord avec les constatations de l'expérience. On sait que, d'après Planck, l'énergie d'un mobile oscillant (l'énergie d'un électron périnucléaire en particulier dans le modèle atomique de Rutherford) ne peut pas varier d'une façon continue, mais seulement par sauts, par bonds, c'est-à-dire en cédant ou en encaissant un ou plusieurs *quanta* d'énergie, chaque *quantum* étant le produit de la *fréquence* du mouvement oscillatoire par une *constante universelle* (h constante de Planck). C'est là la fameuse théorie des *quanta* qui a bouleversé la physique du rayonnement basée sur les équations de Maxwell.

Or, d'après les conceptions de Bohr et Sommerfeld, un électron tournant autour d'un noyau ne peut suivre que certaines orbites circulaires ou elliptiques, seules compatibles avec la stabilité atomique. Lorsque sous une influence extérieure un électron saute d'une orbite à l'autre, il y a émission d'un ou plusieurs quanta d'énergie sous forme d'ondes électromagnétiques.

Il ne va pas sans quelque difficulté évidemment de se représenter cet atome hypothétique dans son travail d'émission des ondes caloriques, lumineuses, X ou autres ; de gros écueils enveloppent cette conception, mais il n'en est pas moins impressionnant de constater que les calculs basés sur elle conduisent à la vérification de toutes les observations de la spectrologie, prévoyant la série des lignes de chaque spectre, corrigeant même des mesures expérimentales ou les dépassant en précision.

Quoi qu'il en soit les raies α de la série K du spectre propre des différentes anticathodes résultent d'après ces calculs du passage d'un électron de l'orbite nº 2 à l'orbite nº 1. Celles de la série L résultent du passage de l'orbite 3 à l'orbite 2 et ainsi de suite.

Arrêtons là ces considérations et résumons les données acquises :

Le rayonnement X est produit par un changement brusque de vitesse d'électrons. Leur longueur d'onde est fonction de cette accélération (le mot accélération signifiant la grandeur de la diminution ou de l'augmentation de vitesse dans les très petites unités de temps considérées).

L'arrêt brusque des projectiles cathodiques animés de vitesses progressivement décroissantes au cours d'une décharge électrique donne une émission de rayons X de longueur d'onde progressivement croissante, d'où le spectre continu de l'émission.

En même temps une perturbation des électrons constitutifs de chaque atome de l'anticathode donne lieu à la production de rayons X de longueur d'onde déterminée, d'où le spectre des raies K, L, etc., variable d'un métal à l'autre, les λ propres à chacune d'elles variant de façon inversement proportionnelle au carré du nombre atomique caractéristique de ce métal.

276. Propriétés physico-chimiques des rayons X. — Les rayons X ont, dès leur découverte, surpris les physiciens par leurs propriétés très spéciales dues, on le sait maintenant, à la petitesse de leurs longueurs d'onde et à la non-périodicité de la perturbation éthérée qui les constitue.

En effet :

Ils se propagent en ligne droite sans subir de réflexion ni de réfraction. On a trouvé cependant aujourd'hui des surfaces réfléchissantes. Ce sont les surfaces cristallines. Nous reviendrons sur ce sujet (§ 305).

Ils ne sont pas diffractés.

Ils ne sont pas déviés par les champs magnétiques, propriété qui leur est commune avec les diverses radiations vraies produites par les oscillations de l'éther.

Ils traversent les corps opaques aux rayons lumineux ; ils traversent en général tous les corps avec une force de pénétration d'autant plus grande que le poids atomique du corps considéré est plus faible.

Enfin ils ont certaines actions sur les corps qu'ils rencontrent, actions qui permettent de les étudier et de les utiliser :

α) Ils rendent certains corps fluorescents ;

β) Ils ont des actions chimiques et notamment des actions sur les substances photographiques ;

γ) Ils ionisent les gaz, déchargent les corps électrisés, provoquent la condensation de la vapeur d'eau dans l'air sursaturé.

Parmi ces propriétés, il en est quelques-unes qui intéressent particulièrement le médecin. Ce sont celles-là seules que nous étudierons.

En première ligne se place leur action sur les substances fluorescentes, d'où la fluoroscopie ou radioscopie médicale.

En seconde ligne leur action sur les substances photographiques, d'où la radiographie.

La radioscopie et la radiographie ne sont utiles en médecine que parce que les rayons X traversent les corps matériels de façons diverses, suivant leur opacité spéciale, qui dépend des poids atomiques des éléments composants et de la densité, d'où l'utilité d'étudier les lois de transparence de substances inorganiques définies pour rechercher la qualité du rayonnement employé et celles des substances organiques observées pour savoir si elles sont normales ou pathologiques.

Les actions ionisantes des rayons X sur les gaz et sur certains corps et les actions chimiques sur certains réactifs seront utiles à connaître parce que ces actions nous fournissent des procédés de mesure de leur intensité.

Nous allons donc voir successivement :

1° Les bases physiques de la radioscopie et de la radiographie ;

2° La mesure de l'intensité d'un rayonnement ou de la quantité mise en jeu dans un temps donné par l'inspection de certains effets réactionnels ;

3° La mesure de la force de pénétration ou qualité d'un rayonnement ;

4° L'analyse des faisceaux X et l'étude de l'action des filtres ;

5° Nous dirons ensuite quelques mots des rayons secondaires émis par les particules des corps irradiés, rayons secondaires qui ont une importance considérable dans toutes les opérations de la pratique radiologique médicale ;

6° Enfin, nous terminerons cette étude physique des rayons X en indiquant la technique de leur emploi en médecine, c'est-à-dire en décrivant sommairement les dispositifs accessoires nécessaires à la pratique de la radioscopie, de la radiographie et de la radiothérapie.

SECTION V. — *LES BASES PHYSIQUES DE LA RADIOSCOPIE ET DE LA RADIOGRAPHIE*

277. Les bases physiques de la radioscopie. — Certains corps jouissent de la propriété d'émettre des radiations lumineuses sous certaines influences. La luminescence produite peut finir tout de suite avec le phénomène causal (fluorescence) ou persister quelque temps (phosphorescence).

Les causes qui peuvent provoquer la luminescence sont variées. Certains corps deviennent luminescents quand on les broie, quand on les casse, tel que le sucre. Ce phénomène s'appelle la tribo-luminescence.

D'autres deviennent luminescents quand ils sont le siège de réaction chimiques, comme le phosphore quand il s'oxyde lentement à l'air. C'est la chimio-luminescence.

D'autres sont sensibles à l'action des radiations. Tels certains sulfures qui restent luminescents après leur exposition à la lumière, le platinocyanure de baryum, les tungstates de cadmium, de calcium, les verres d'urane, etc., qui s'illuminent quand ils sont exposés aux rayonnements X, etc. C'est la radio-luminescence.

La radiation émise par un corps luminescent a une longueur d'onde déterminée caractéristique de ce corps, comme la lumière émise par un gaz a une λ caractéristique de ce gaz.

En particulier, dans les cas de radio-luminescence, les rayons émis par le platinocyanure de baryum, par les tungstates de cadmium ou de calcium ont toujours la même λ, quelles que soient les λ des rayons X provocateurs.

Que l'on emploie les rayons X d'un tube dur ou ceux d'un tube mou, toujours le platinocyanure émet une lumière jaune vert, le tungstate de cadmium une lumière blanc vert, le tungstate de calcium une lumière bleuâtre.

Seulement il y a lieu de remarquer que, dans presque tous les cas, les rayons émis par luminescence ont toujours une plus grande λ que la radiation provocatrice (loi de Stokes pour la gamme lumineuse). Si l'on soumet une substance susceptible de luminescence à un rayonnement de λ plus grande que la λ de son rayonnement de luminescence propre, elle ne s'illumine pas. Les rayons X avec leurs λ relativement très petites provoquent la luminescence de la plupart des corps connus de nous comme susceptibles de radio-luminescence.

Toutes ces particularités s'expliquent assez bien si l'on admet avec Urbain et Bruninghaus que la luminescence est due à la présence de molécules étrangères (dites phosphorogènes) existant à titre d'impuretés dans la substance luminescente qui jouerait simplement le rôle de diluant. Il s'agirait en somme d'une solution solide du phosphorogène et chaque particule de phosphorogène se comporterait comme une molécule dissoute dans une solution ordinaire, c'est-à-dire comme une molécule à l'état gazeux. On sait en effet que l'étude des caractères principaux des solutions (pression osmotique, phénomènes cryoscopiques, tonométriques, etc.), a conduit à assimiler l'état de solution à l'état gazeux, les particules dissoutes jouissant d'une indépendance remarquable parmi les particules solvantes. Cette indépendance irait ici jusqu'à la production possible sous divers excitants d'une radiation de λ propre, comme cela se produit dans les gaz.

Quoi qu'il en soit, si l'on recouvre uniformément une feuille de bristol de cristaux de platinocyanure de baryum ou de tungstate, agglutinés par un support au collodion, et si l'on expose cette feuille de bristol au champ de rayonnement émis par un tube à vide, on voit la surface cristalline devenir uniformément lumineuse. Cette feuille lumineuse va nous être d'une utilité capitale en médecine.

278. Écran fluoroscopique ou radioscopique.

— La feuille de bristol préparée comme nous venons de l'indiquer, soutenue par un cadre en bois, s'appelle un écran fluorescent ou écran radioscopique. On recouvre ordinairement la surface cristalline d'une feuille de verre renfermant des sels de plomb. Le verre protège l'écran contre les chocs et les poussières, le plomb qu'il renferme protège l'opérateur contre le rayonnement X qui à travers le sujet et l'écran vient l'irradier continuellement.

Deux conditions sont nécessaires pour que l'éclat de l'écran soit uniforme et que par suite on puisse comparer les tonalités d'ombres des différentes parties d'une silhouette.

L'une est relative à la substance fluorescente : il faut que les cristaux soient uniformément répartis sur la feuille de bristol et qu'ils soient tous également luminescents. Les constructeurs sont arrivés à satisfaire à ces exigences par un tamisage précis des cristaux sélectionnant une grosseur déterminée et par les soins apportés à la préparation de la feuille.

La seconde est relative au tube : il faut que le tube soit orienté de telle façon que l'intensité du rayonnement soit la même dans tout le champ de l'écran. Rien n'est plus simple étant donnés les caractères ordinaires de l'émission X dans les tubes à vide (§ 279).

279. Intensité d'éclairement des différentes zones du champ irradié.

— Le faisceau cathodique frappant une surface de 1 millimètre carré environ sur le centre de l'anticathode produit des rayons X ayant leur centre d'émission sur cette surface. L'intensité du rayonnement est presque uniforme dans tout le champ irradié excepté dans la zone annulaire d'émission tout à fait rasante (Gouy).

Cependant il semble que tous les tubes à vide ne donnent pas identiquement le même résultat, comme l'avaient déjà observé Bordier et Nogier, et il est bon en tout cas de n'utiliser le cône radiant que jusqu'à une distance angulaire de 20° environ du plan de l'anticathode.

Il ne faut donc pas croire que le maximum d'éclairement se trouve dans le voisinage du rayon perpendiculaire à l'anticathode en son centre. L'intensité est aussi grande en une région quelconque du champ pourvu qu'elle ne soit pas trop rapprochée de la zone rasante. Il y a même intérêt à ne pas choisir la zone d'irradiation voisine du rayon perpendiculaire à l'anticathode en son centre. En effet les lois d'éclairement sont les mêmes qu'en optique lorsqu'on considère un objet éclairé non pas par un point mais par une surface lumineuse. Ici la surface d'irradiation est ovale, car l'anticathode inclinée à 45° sur le faisceau cathodique opère une section oblique dans ce faisceau approximativement cylindrique. Le grand diamètre de cette surface ovoïde se trouve dans le méridien des trois axes du tube bianodique ou méridien renfermant l'axe de l'anode, de l'anticathode et de la cathode.

Par conséquent tout objet irradié doit présenter des pénombres et l'éclairement X peut donner lieu à toutes les illusions de l'éclairement lumineux.

Le diamètre apparent de la surface d'éclairement sera d'autant plus grand qu'on sera plus rapproché du rayon perpendiculaire à l'anticathode en son centre. Si l'on voulait voir la surface d'éclairement ronde et non elliptique, il faudrait se placer dans le méridien des trois axes sur le symétrique du faisceau cathodique par rapport au rayon perpendiculaire central. C'est une raison qui peut faire choisir cette zone comme on le fait habituellement avec les tubes bianodiques.

Les tubes destinés à la radioscopie et à la radiographie doivent avoir cette surface irradiante la plus petite possible ; au contraire, pour la radiothérapie il y a intérêt à avoir de larges surfaces émissives afin de ménager l'anticathode. Ajoutons que les silhouettes obtenues sur l'écran radioscopique (ou sur la plaque radiographique) sont des silhouettes agrandies puisqu'il s'agit d'une projection conique. Nous verrons plus loin le moyen d'obtenir les projections orthogonales (§ 320).

280. Rayons X émis par le verre de l'ampoule. — En général les rayons X émis par le verre de l'ampoule sous le choc des rayons cathodiques diffusés sont peu importants à considérer. Dans certains cas cependant ils peuvent être gênants. On se met, en partie, à l'abri de ces rayons en interposant un diaphragme de plomb entre le tube et l'écran. L'ouverture du diaphragme est telle qu'elle limite exactement la zone d'irradiation utile. On comprend du reste que même alors, si les rayons étaient suffisamment intenses, leur pénombre serait très étendue. Le diaphragme a d'ailleurs une utilité toute différente de celle-là en réduisant au minimum le voile causé par le rayonnement secondaire de l'organisme lui-même comme nous le verrons plus loin (§ 316).

Le tube Coolidge n'émet pas de rayonnement X par ses parois, puisque les rayons cathodiques ne l'atteignent pas et puisque l'on n'aperçoit aucune fluorescence du verre.

281. Conservation des écrans fluorescents. — Quel que soit l'écran employé, platinocyanure de baryum ou tungstate de cadmium, il faut le protéger soigneusement contre la grande humidité, la chaleur, les irradiations prolongées, les heurts mécaniques.

Le platinocyanure de baryum en particulier change de teinte et brunit, comme l'a montré, le premier, Villard, quand on l'expose trop longtemps au rayonnement X. Le brunissement va avec un moindre rendement en fluorescence. Le grand jour le ramène à la couleur jaune verdâtre si le brunissement n'a pas été trop poussé. Aussi est-il bon, dans l'intervalle des séances, de laisser l'écran exposé au grand jour, mais il faut surtout que cet éclairage régénérateur soit répandu uniformément sur toute la surface de l'écran. Il arrive parfois qu'un écran, à la longue, paraît avoir un rendement un peu meilleur en haut qu'en bas, ou à droite qu'à gauche, ou inversement. Quand alors on examine un thorax par exemple, on croit saisir un léger voile sur un poumon par rapport au poumon opposé. Si l'on fait tourner le sujet d'un demi-tour, c'est l'autre poumon qui apparaît légèrement voilé. Pourtant, quand on éclaire vivement tout l'écran sans interposition de sujet, on croit voir l'illumination uniforme, certaines nuances ne s'apercevant que dans les demi-teintes. Que l'on vérifie bien alors les conditions d'éclairement moyen de l'écran par la lumière de la pièce aux différentes heures du jour, il est probable qu'on découvrira quelques raisons de dissymétrie.

282. Les bases physiques de la radiographie. Les actions chimiques des rayons X. Radiophotographie par les écrans renforçateurs. — Les rayons X comme les rayons lumineux, comme l'ultra-violet, ont des actions chimiques.

Ils décomposent certains corps tels que l'iodoforme en solution chloroformique, le sublimé, certains oxalates, etc. Les changements de teintes des platinocyanures, des verres et cristaux, des sels de Goldstein, etc., résultent aussi d'actions chimiques.

Parmi ces actions l'une des plus remarquables et des plus utiles est leur action sur les substances photographiques.

Les rayons X agissent sur les plaques photographiques ordinaires comme les rayons lumineux. Les plaques à l'iodo-bromure d'argent sont plus sensibles aux rayons X que les plaques au gélatino-bromure probablement à cause de la plus grande opacité des atomes composants.

Il suffit pour obtenir une silhouette radiographique d'envelopper une plaque dans du papier noir ou rouge pour la soustraire à l'action de la lumière, de l'impressionner par le rayonnement X en interposant l'objet à silhouetter entre la plaque et le tube et de la développer comme une plaque ordinaire.

Nous verrons dans la technique spéciale de la radiographie clinique quelles sont les conditions nécessaires pour obtenir une bonne radiographie, c'est-à-dire quelle qualité et quelle quantité de rayons on doit employer, comment on doit immobiliser le sujet, comment on est protégé contre les rayons secondaires, etc. Pour le moment, nous attachant seulement à la question physico-chimique, nous nous bornerons à dire quelques mots de l'emploi des écrans renforçateurs et du développement des plaques.

283. Emploi des écrans renforçateurs en radiographie. — On emploie beaucoup aujourd'hui les écrans renforçateurs pour diminuer le temps de pose.

Ce sont des écrans analogues aux écrans fluorescents, mais à base de tungstate de calcium ou de sulfure donnant des rayons de plus courte longueur d'onde que les platinocyanures. Ces rayons sont donc plus actiniques ; ils agissent plus efficacement sur la plaque photographique et sont moins visibles pour l'œil.

Si l'on accole une plaque photographique et un écran renforçateur, de manière que la couche sensible soit appliquée contre la couche luminescente, puis si l'on soumet cet ensemble à l'action du rayonnement X, la couche de gélatinobromure est soumise à deux rayonnements : 1° le rayonnement X lui-même ; 2° le rayonnement de fluorescence de l'écran qui est d'autant plus intense que le rayonnement X est lui-même plus intense.

On peut d'ailleurs exposer le système plaque-écran au rayonnement soit par la face verre de la plaque (*fig.* 196, I) ou par la face carton de l'écran (*fig.* 196, II).

Dans le premier cas, l'image est inversée par rapport aux radiographies ordinaires. Le temps de pose est d'ailleurs à peu près le même dans les deux cas pou les épaisseurs moyennes de verre.

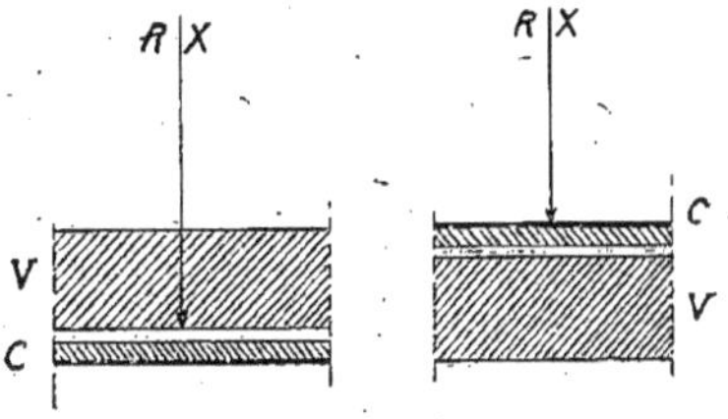

Grâce à ce procédé, avec de bons écrans, la pose est réduite à 1/10 ou 1/20 et même 1/25 de la pose correcte sans écran. La réduction est plus grande avec les rayons durs. Les écrans vieillissent. Leur efficacité diminue avec le temps. Elle tombe à 1/8, 1/5.

FIG. 196.

- Il faut veiller à ce que l'écran et la plaque soient intimement accolés. On y arrive à l'aide de châssis ou cassettes exerçant une pression uniforme sur les deux faces du système.

Il faut veiller aussi à ce qu'aucun grain de poussière ne soit interposé entre la plaque et l'écran. Pour cela, passer un blaireau doux sur les surfaces actives.

Nous étudierons plus loin (§ 326) la question des bons contrastes avec et sans écran renforçateur quand nous aurons vu les moyens de mesurer et d'analyser les faisceaux de rayons X.

284. Développement des plaques radiographiques. — Les bains de développement sont très variés ; voici quelques formules :

1° Bains à l'hydroquinone-métol conseillé par Foveau de Courmelles.

	Rapidité moyenne		Rapidité plus grande	
Hydroquinone	12 gr.		9	
Métol	1 gr. 5		3	
Sulfite de soude	50 gr.		75	
Carbonate de soude	53 gr. 5	carb. de K	40	
Bromure de potassium	1 gr. 5		2	
Eau ...... Q. S. p.	1 litre	...... Q. S. p.	1 litre.	

2º Autre :

A. Métol...   5 gr.
   Hydroquinone ....   10 —
   Sulfite de soude cristallisé......................... 120 —
   Eau .... 1.000 —
B. Carbonate de soude cristallisé................   100 —·
   Eau .... 1.000 —

Prendre 1 partie du bain A, 1 partie du bain B, et 1 partie d'eau (Jaugeas).
Ajouter quelques gouttes de solution KBr à 10 p. 100.

3º Bain à l'acide pyrogallique-métol (Jougla).

A. Eau filtrée .... 1.000 gr.
   Sulfite de soude anhydre..........................   50 —
   Métol...   6 —
   Acide pyrogallique ....   6 —
   Acide citrique......................................   2 —
      Faire dissoudre dans l'ordre indiqué.
B. Eau filtrée .... 1.000 gr.
   Carbonate de soude cristallisé ....   80 —

Prendre parties égales de chaque solution au moment de l'emploi.

Fixage :

   Hyposulfite de soude........................   200 gr.
   Bisulfite de soude............................   50 —
   Eau .... 1.000 —

Renforcement :

   Biiodure de mercure ....   10 gr.
   Sulfite de soude anhydre..................... 100 —
   Eau .... 1.000 —

On suit à l'œil le renforcement. On peut l'arrêter quand on le juge suffisant.

Pour faire baisser :

Bain A { Ferricyanure de potassium..............   20 gr.
        { Eau ....   1 litre
Bain B { Hyposulfite de soude ....   100 gr.
        { Eau ....   1 litre

Mélanger au moment de s'en servir.

On lave soigneusement les plaques après chaque opération. On laisse les clichés une dizaine d'heures dans l'eau, à l'eau courante si possible, après le fixage. On fait sécher de préférence dans la position verticale. Si l'on est pressé d'avoir un cliché sec, le laver tout de suite après le fixage, le faire baigner dans l'alcool quelques minutes, le faire sécher.

SECTION VI. — *MESURE DE L'INTENSITÉ ET DE LA QUANTITÉ DU RAYONNEMENT X*

285. Généralités. Importance des mesures intensitométriques. — Il nous est impossible d'aller plus loin dans l'étude physique des rayons X sans aborder une question capitale et en apparence très difficile : la mesure de l'intensité du rayonnement.

En effet, qu'on parle de lois de transmission des rayons X à travers le corps, des contrastes obtenus dans les silhouettes radioscopiques ou radiographiques, de l'analyse des faisceaux composites donnés par les tubes, de leur qualité moyenne, etc., tout cela implique une notion préliminaire : celle de l'appréciation de l'intensité et de la comparaison d'intensités différentes.

Nous devons donc commencer par apprendre l'intensitométrie des rayons X et, comme cette question est inséparable de la quantitométrie, nous parlerons dans cette section des procédés quantitométriques employés en radiothérapie.

L'intensité et la quantité des rayons X peuvent se mesurer en employant l'une quelconque des actions des rayons X sur la matière, pourvu que l'action étudiée soit dosable et qu'il existe une certaine proportionnalité entre la grandeur de cette action et la grandeur de l'intensité ou de la quantité des rayons X mis en jeu, au moins entre certaines limites.

D'autre part, les instruments électriques de mesure (milliampèremètre, voltmètre, spintermètre), employés soit avec les bobines, soit avec les transformateurs, permettent jusqu'à un certain point de connaître l'intensité du rayonnement, parce que si l'on prend un même tube à un certain degré de vide et si on le fait fonctionner sur une installation génératrice dans des conditions déterminées et toujours les mêmes, on est à peu près assuré que pour un même milliampèrage, une même étincelle équivalente, une même indication du voltmètre, on retrouvera la même intensité.

Ces mesures électriques ne donnent aucun renseignement sur l'intensité absolue du rayonnement produit; mais quand une fois on a mesuré l'intensité du rayonnement par un procédé direct, on peut présumer, à peu près à coup sûr, qu'en se plaçant dans les mêmes conditions électriques avec le même tube, on retrouvera la même intensité, surtout si l'on ne demande pas à ce tube des régimes trop variés et si on le vérifie de temps en temps au fur et à mesure qu'il vieillit.

Nous allons étudier successivement les différents procédés de mesures employés.

286. Mesure des rayons X par leurs effets ionisants. Unité Villard. — Les rayons X ionisent les gaz, c'est-à-dire qu'ils décomposent leurs molécules en ions. Tout ion gazeux positif est caractérisé par le déficit d'un ou plusieurs électrons; tout ion négatif, par la surcharge d'un ou plusieurs électrons. Ces ions peuvent d'ailleurs être mono ou polyatomiques.

Tout gaz ionisé devient conducteur de l'électricité.

La conductibilité acquise est entre certaines limites fonction de l'intensité de la radiation ionisante. La mesure de la conductibilité acquise peut donc servir de mesure à l'intensité de la radiation ionisante.

Cette mesure peut se faire par deux procédés :

1º On charge un électroscope à feuille d'or à un potentiel déterminé puis on l'abandonne à lui-même, son plateau étant en contact avec l'air ionisé. On mesure le temps nécessaire à sa décharge. Ce temps est d'autant plus bref que le rayonnement est plus intense.

Ce procédé constitue un excellent procédé de laboratoire. Il n'a pas encore pu être adapté aux besoins médicaux malgré de multiples essais tentés en Allemagne (¹).

2º On mesure le courant qui s'établit entre deux plateaux de condensateurs maintenus à un potentiel déterminé par une source électrique constante et placés dans la chambre d'ionisation irradiée par le rayonnement X. C'est là aussi un excellent procédé de laboratoire, mais les précautions nécessaires à l'exactitude des mesures en ont jusqu'ici interdit l'emploi pratique.

M. Villard en 1908 est cependant arrivé à réaliser un quantitomètre basé sur la mesure de l'ionisation de l'air par les rayons X. Une boîte d'ionisation reçoit les rayons X par une ouverture de grandeur déterminée. Les parois de cette boîte sont maintenus à un potentiel constant. Une électrode isolée, placée dans la boîte, est reliée à l'aiguille d'un électromètre à cadran. L'aiguille se charge grâce aux ions qui vont à l'électrode isolée. Elle dévie, se décharge en touchant un contact et revient à son point de départ.

Chaque oscillation de l'aiguille correspond ainsi à une certaine quantité de rayons X agissant sur la boîte d'ionisation. Un rouage d'horlogerie à échappement commandé par cette aiguille totalise les quantités de rayons X reçues.

Ce très important dispositif réalise évidemment la mesure la plus fidèle et la plus impersonnelle qui puisse être faite du rayonnement X. Malheureusement certaines difficultés instrumentales relatives à son emploi l'ont empêché de pénétrer dans le domaine de la pratique journalière.

Unité V de Villard. — C'est la quantité de rayonnement qui libère par ionisation une unité électrostatique par centimètre cube d'air dans les conditions normales de température et de pression. Cette unité vaut 5 H environ.

287. Quantitométrie chimique. — Plusieurs réactifs ont été proposés ; voici les plus connus :

1º *Radiomètre de Holzknecht.* — Holzknecht a proposé un radiomètre utilisant l'action des rayons X sur une solution de sels de Goldstein placée sur les téguments dans un endroit voisin du point à traiter. Goldstein, de Berlin, avait démontré que les rayons cathodiques produisent un changement de coloration sur certains sels. Le degré de changement de coloration indique quelle a été la quantité absorbée. Le $NaCl$ chimiquement pur en solution sous l'action des rayons cathodiques se colore légèrement en jaune. Il en est de même si on l'associe au Na^2SO^4 chimiquement pur qui seul en solution ne se colore pas. Les deux sels fondus se colorent en refroidissant en rose violet ; la dissolution

---

(¹) Ce volume était déjà sous presse quand fut communiquée, par le Dʳ Solomon, à l'Académie des Sciences, le 4 juillet 1921, la description d'un ionomètre à feuille d'or qui paraît offrir toutes les garanties de bon fonctionnement. La chambre d'ionisation mobile au bout d'un long tube souple peut être même introduite dans les cavités naturelles et permet ainsi la mesure expérimentale des doses transmises en profondeur. Voir à ce sujet SOLOMON, *Journal de Radiologie*, t. V, mai 1921, pour l'historique. *Idem*, novembre 1921, pour la description de l'appareil.

est alors stable. L'action des rayons X sur ces préparations est identique, ce qui explique le principe du chromoradiomètre.

Pour faire une mesure, on place sur la peau une pastille de Holzknecht dans le champ de la région traitée.

Cette pastille vire sous l'action des rayons X, et d'autant plus que la dose de rayons X est plus élevée. Une échelle de 12 teintes permet d'apprécier le degré de virage. On dit que le sujet a reçu 1H quand la teinte correspond à celle du premier godet de l'échelle, 2H à celle du deuxième et ainsi de suite. Cette unité H est d'ailleurs arbitraire. Il en faut 3 quand on emploie des rayons mous pour arriver au seuil du premier degré réactionnel des téguments. On peut en employer 5, 10 et davantage avec des rayons durs ou filtrés.

L'un des plus grands inconvénients de ce dispositif est que la comparaison des teintes est assez difficile. On ne peut guère entre les trois teintes les plus voisines affirmer quelle est celle qui correspond vraiment à celle du réactif, d'où des erreurs pouvant dépasser la limite de nocivité.

2° *Dispositif utilisant la réaction de Villard* (virage au brun du platinocyanure irradié).— Le platinocyanure de baryum vire au brun sous l'action des rayons X et des rayons du radium. Cette réaction observée par Villard (1900) a été utilisée par Sabouraud et Noiré et par Bordier pour la construction d'un quantitomètre spécial reposant sur la comparaison des teintes obtenues avec les teintes d'une échelle étalon. Sabouraud et Noiré placent une pastille de platinocyanure à mi-distance de la peau du sujet. Si la peau est à 18 centimètres de l'anticathode, le réactif est placé à 9 centimètres. Il doit d'ailleurs être enveloppé de papier noir pour éviter le dévirage causé par la lumière. L'échelle de Sabouraud et Noiré ne comporte que deux teintes : la teinte A correspondant au platinocyanure non viré, la teinte B correspondant à la dose nécessaire pour épiler le cuir chevelu (traitement de la teigne) quand on emploie un rayonnement de qualité moyenne (n° 5-6 Benoist).

Bordier a modifié ce dispositif. Sous le nom de Chromoradiomètre il a établi un modèle dans lequel les pastilles se collent sur la peau du sujet et non à mi-distance, et l'échelle comporte 5 teintes. Ce qui facilite beaucoup la comparaison, c'est que cette échelle se compose de cartes portant la teinte étalon autour d'un orifice de la grandeur de la pastille. De sorte que l'étalon entoure complètement la pastille.

La teinte zéro correspond à la forme la plus légère de la réaction du 1er degré. Pas d'inflammation de la peau ; la période latente est évaluée à 21 ou 23 jours.

La teinte I est la réaction du 1er degré avec légère inflammation de la peau, la période latente est de 16 à 18 jours.

La teinte II donne la forme légère de la réaction du 2e degré. Érythème, tuméfaction. Période latente : 13 à 15 jours.

La teinte III donne la vésication avec exsudation. Période latente : 8 à 10 jours.

La teinte IV donne la réaction du 3e degré ; nécrose et ulcération. Période latente : 5 à 6 jours

Dans tous ces dispositifs, il est très délicat d'apprécier la teinte de virage. D'autre part les moindres variations dans la qualité de la lumière éclairante (lumière diffuse du ciel bleu, lumière des jours nuageux, lumière artificielle, etc.), sont la source d'erreurs considérables surtout quand il s'agit de faibles doses.

La plupart des praticiens qui utilisent ces procédés opèrent de la façon suivante. Ils placent le tube dans des conditions de voltage et d'ampérage déterminées. Ils font virer une pastille de Sabouraud-Noiré jusqu'à la teinte B ou une pastille de Bordier jusqu'à la teinte III plus facile à lire. Ils chronomètrent le temps nécessaire à ce virage et quand ils font ensuite des applications thérapiques, ils se servent de la montre pour régler leurs doses en maintenant le tube dans les mêmes conditions.

Il faut savoir qu'il n'y a pas parallélisme entre l'intensité de virage et l'intensité des effets nocifs sur la peau quand on passe d'un rayonnement à l'autre. Suivant la qualité du rayonnement les effets sont différents (Cf. § 453).

3° *Quantitomètre utilisant la réaction de Freund. Unité I de Bordier.* — L'iodoforme en solution chloroformique à 2 o/o se décompose sous l'action des rayons X, et l'iode libéré donne à la solution une coloration rouge dont l'évaluation permet d'apprécier la quantité de rayons X absorbés (Freund). Mais la coloration se produit à la lumière diffuse et même dans l'obscurité. Bordier et Galimard ont repris ce procédé. Ils se sont mis à l'abri de ces inconvénients en ajoutant au réactif 1 o/o de solution alcoolique de potasse au 1/3. Quant à l'appréciation colorimétrique de la teinte, elle se fait, dans l'appareil de Bordier et Galimard, à l'aide d'une échelle dans laquelle une solution d'iode est colorée extérieurement par l'acide picrique pour arriver à la teinte de la solution d'iodoforme et d'iode libre. L'unité I que les auteurs ont tirée de ce procédé est la quantité de rayons X qui, agissant sur cette solution suivant l'incidence normale, suivant une surface de 1 centimètre carré et suivant une épaisseur de 1 centimètre, est capable de mettre en liberté 1/10 de milligramme d'iode (¹). C'est cette unité I qui a servi à Bordier pour étalonner son radiomètre au platinocyanure. Ainsi Bordier a eu le mérite de nous donner pour la première fois une unité de rayonnement chimiquement définie. L'unité I vaut environ 4/3 d'unité H.

4° *Quantitomètre de Schwarz (de Vienne). Le Kalom.* — Sous le nom de Fallüngsradiometer, Schwarz a proposé un appareil de mesure basé sur la précipitation du calomel dans une solution d'oxalate d'ammonium et de sublimé par les rayons X (3e Congrès de Milan, 1906). Par centrifugation on amasse le précipité dans la partie rétrécie du tube. La hauteur du précipité indique la quantité de rayons. L'unité arbitraire choisie ou Kalom vaut 1 H 1/2.

5° *Quantitomètre utilisant les réactions photographiques. Unité X de Kienböck.* — Le réactif de Kienböck est un papier photographique au chlorogélatino-bromure qu'on soumet au rayonnement et qu'on développe dans un bain déterminé pendant trois minutes.

L'impression produite sur un sel photographique, tout au moins pour les doses faibles, est à peu près proportionnelle à la quantité de lumière incidente.

Ce dispositif est surtout précis pour les faibles doses. Pour les doses plus fortes, il y a quelque difficulté à comparer les teintes avec celles de l'échelle, puis on sait qu'à partir d'un certain point il n'y a plus proportionnalité entre la radiation et la teinte obtenue. Le grand reproche à faire à ce procédé est la difficulté d'obtenir des réactifs toujours comparables et l'ennui d'avoir à se livrer à des opérations chimiques en chambre noire.

Durand dont les travaux furent à peu près contemporains de ceux de Kien-

---

(¹) Bordier et Galimard, Congrès de l'A. F. A. S., Lyon, 1906.

böck, évitait dans une certaine mesure les erreurs dues à l'inconstance des réactifs en comparant les impressions produites par les rayons X aux impressions données par un faisceau lumineux connu et appliqué pendant des temps croissants.

Plus simplement, Courtade a, depuis, modifié ce dernier procédé en prenant comme étalon de comparaison un sel de radium agissant à travers des lames d'argent d'épaisseurs déterminées. Il obtient ainsi extemporanément sur une feuille sensible, qui sera développée en même temps que la feuille exposée aux rayons X, l'impression correspondant à 1, 2, 3 H.

L'unité X de Kienböck vaut environ 1/2 H.

288. Quantitométrie séléniométrique. — Certains électrolytes varient de résistance quand on les expose au rayonnement X. Le sélénium se comporte comme un électrolyte. Il diminue de résistance quand il est irradié.

Les cellules ordinairement utilisées sont formées de deux fils parallèles enroulés sur un plan sans se toucher. On les noie dans une couche de sélénium.

Mais la résistance du sélénium varie aussi avec la température. A l'encontre de ce qui arrive pour les métaux, elle diminue quand la température s'élève. Ainsi de bonnes cellules de sélénium de 300.000 ω de résistance à 3° ou 4° centigrades tombent à 150.000 ω vers 20°.

La résistance varie aussi avec le voltage comme chez les électrolytes. Elle diminue d'une façon générale quand le voltage augmente.

Elle varie enfin avec le temps ; plus ou moins vite suivant la préparation employée.

Le moyen le plus simple de mesurer l'intensité du rayonnement X par le sélénium est de monter la cellule dans un pont de Wheatstone et d'équilibrer sa résistance par une résistance étalonnée. J'ai employé moi-même ce procédé ; il donne des résultats précis. (*C. R.*, avril 1913 ; *Annales Électrobiol.* janvier 1914 ; Congrès de Lyon, 1914.)

Mais c'est un procédé de laboratoire à cause de toutes les variables énumérées. On pourrait bien songer à se mettre à l'abri des variations de température et des effets de vieillissement en mettant deux cellules semblables dans les deux branches symétriques du pont et en irradiant seulement l'une d'elles, mais il est à peu près impossible de trouver deux cellules rigoureusement semblables, variant de même façon avec la température et vieillissant suivant la même loi.

Quelques auteurs, Luraschi, Furstenau, ont cependant construit des radiomètres au sélénium ([1]). Il ne semble pas que leur emploi ait aucune tendance à s'étendre.

289. Quantitomètre fluoroscopique. — L'idée de se servir de la fluorescence d'un écran comme procédé de mesure de l'intensité de la source qui l'illumine est déjà ancienne et appartient un peu à tout le monde. Bordier et Nogier ont imaginé un actinomètre pour l'ultra-violet basé sur ce principe. Contremoulins a essayé de déterminer l'intensité d'un champ de rayons X en comparant la luminosité d'une plage de platinocyanure de baryum irradiée par eux à

---

[1] J'ai eu l'occasion d'essayer le dernier de ces radiomètres. Il ne m'a pas paru donner des indications très satisfaisantes, la loi du carré ne se trouvant pas vérifiée par lui, même approximativement.

celle d'une plage voisine éclairée par une source de lumière (acétylène). Courtade et moi-même avons, chacun de notre côté, en 1905, employé le radium pour irradier la plage de comparaison.

Mais la faiblesse de l'étalon de radium employé rendait les mesures difficiles. Depuis lors, m'étant rendu compte, par les applications de cette méthode soit aux mesures de laboratoire, soit à la posologie radiographique ou à la dosimétrie radiothérapique, qu'elle constituait pour les applications médicales le procédé le plus précis et le plus exempt d'erreurs dont nous disposions actuellement, je n'ai cessé de l'étudier et de l'améliorer en vue de cette destination.

Comme aujourd'hui il est entré dans le domaine de la pratique et qu'un certain nombre de radiologues l'utilisent couramment, je crois utile de le décrire complètement.

Deux modèles de fluoromètres différents sont établis. L'un possède un étalon de radium. Il a l'avantage de ne pas varier sensiblement avec le temps et constitue un appareil-étalon fondamental. Il a l'inconvénient, en raison du poids du radium nécessaire (environ 1/2 centigramme de $RaBr^2\,2H^2O$) d'être d'un prix très élevé.

Le second utilise comme étalon une feuille radio-luminescente dont la constance est limitée à une année environ, ce qui nécessite le changement de la pastille de comparaison tous les ans. Ce modèle est essentiellement pratique. Le comparateur est plus commode que celui de l'étalon fondamental. C'est l'instrument du praticien.

Je vais les décrire successivement.

290. Fluoromètre à étalon fondamental. — Une lunette monoculaire L porte à son extrémité un écran de platinocyanure de baryum E (_fig._ 197).

Un volet de plomb Pb présentant deux orifices O et O' peut,

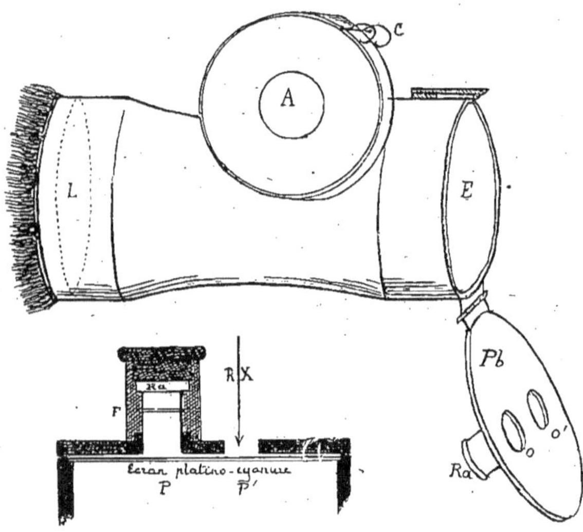

Fig. 197-198. — Fluoromètre à étalon fondamental de radium

L, Lunette monoculaire avec lentille + 5 dioptries ; — C, Ruban métrique ; — E, Écran de platinocyanure ; — Pb, Volet de plomb ; Ra, Étalon de Radium ; O', Ouverture pour rayonnement X.

197. Appareil au repos). 198. Coupe du comparateur.

grâce à une charnière, être appliqué à volonté contre l'écran E ou renversé loin de cet écran.

L'orifice O' est laissé libre, il est destiné à laisser pénétrer les rayons X vers l'écran L'orifice O porte un petit tube de plomb au fond duquel est un disque de radium Ra (_fig._ 197 et 198).

C'est un ruban métrique enfermé dans le boîtier à ressort A.

En prenant la précaution de ne fermer le volet Pb que pour les mesures, il n'y a jamais brunissement du platinocyanure par l'effet Villard sous l'action de l'étalon de radium.

L'épaisseur du bristol servant de support à l'écran et la distance à laquelle est fixé le radium-étalon dans le tube sont deux variables que l'on peut modifier à volonté, mais que l'on fixe une fois pour toutes.

On les fixe de telle façon que la fluorescence donnée en P' (*fig.* 198) par le rayonnement X, lorsqu'elle est égale à celle de l'étalon en P, corresponde à un rayonnement X ayant l'unité d'intensité. Nous verrons comment nous définirons cette unité. Pour le moment, disons seulement que son ordre de grandeur a été choisi conformément aux besoins de la radiographie et de la radiothérapie ; c'est donc une unité *médicale* que nous désignerons par la lettre anglaise ℛ.

Tout rayonnement X, quel qu'il soit, qui donne l'unité de fluorescence, a l'unité d'intensité, c'est-à-dire une intensité de 1 ℛ.

Le maniement de cet appareil de mesure est des plus faciles :

On vise le tube en fonctionnement avec la lunette de telle façon que l'axe de cette lunette soit dans la direction de l'anticathode ; on s'éloigne ou on se rapproche jusqu'à ce qu'on ait l'égalité de fluorescence des deux plages, le ruban métrique étant fixé au support de tube par le crochet C de manière que le zéro corresponde au centre de l'anticathode. On lit sur ce ruban la distance à laquelle on se trouve.

Pour simplifier, nous appellerons cette distance, mesurée en centimètres, l'*équivalence* du tube.

Nous verrons tout à l'heure qu'il est facile, connaissant l'équivalence, de connaître immédiatement l'intensité du rayonnement à une distance quelconque, par l'emploi de la règle à calcul spéciale.

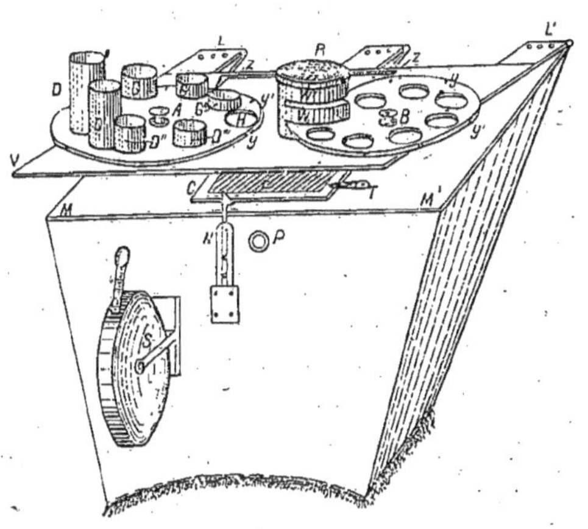

FIG. 199. — Fluoromètre binoculaire pour le laboratoire.

Un fluoromètre binoculaire pour les mesures de laboratoire a été établi pour recevoir le même comparateur étalon.

La figure 199 fait comprendre ce dispositif mieux que toute description. On voit que non seulement l'orifice H destiné à recevoir le rayonnement X peut être obturé par des filtres DD' D'' de substances variées, mais le tube renfermant le radium lui-même R admet par les fenêtres WW' des filtres YY' destinés les uns à modifier la valeur de l'étalon de Ra, les autres à analyser son rayonnement comme on analyse le rayonnement X.

La vision binoculaire a ses avantages et ses inconvénients. On ne perçoit pas également l'intensité de fluorescence avec les deux yeux et avec toutes les

zones de la rétine et il arrive, quand on regarde dans l'obscurité deux surfaces
fluorescentes voisines, que d'un moment à l'autre l'appréciation varie, probablement en raison de ce fait que l'accommodation et la convergence ne se
font pas toujours de même façon par rapport à la situation vraie des deux
plages. C'est l'une des raisons qui nous ont fait adopter le système monoculaire
pour l'appareil des praticiens que je vais décrire à présent.

291. Modèle des praticiens à étalon radioluminescent. — Au fond
d'une lunette L (*fig.* 200) est placé un disque de plomb D présentant en son

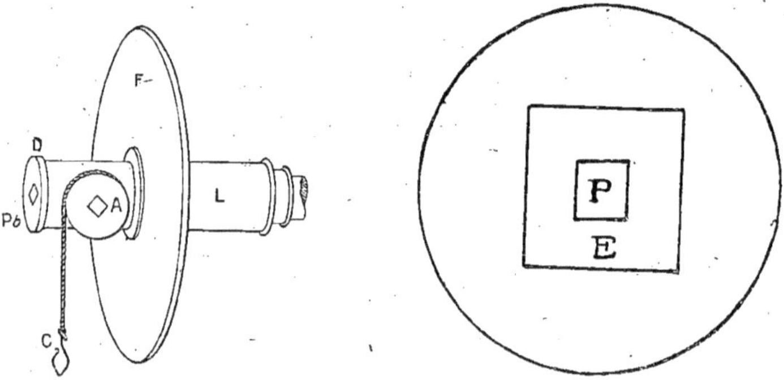

FIG. 200. — Le fluoromètre du praticien.   FIG. 201. — L'écran de platinocyanure P
et l'étalon radioluminescent E.

centre un petit orifice carré P (*fig.* 201) en regard duquel est collé un écran de
platinocyanure de baryum ou de tungstate de cadmium. Autour de cet écran,
et protégé par le plomb, se trouve un carré E de feuille radioluminescente étalon de l'ingénieur Muguet. Cette feuille radioluminescente est formée d'un sulfure rendu fluorescent par une minime proportion de radium. La précision de
sa fabrication est telle que l'intensité luminescente est uniforme et à peu près
identique d'une feuille à l'autre. D'autre part elle ne perd que 3 0/0 de son intensité luminescente en un an, d'après les mesures effectuées par M. Muguet
lui-même et par M. Biquart avec qui j'ai fait les premières recherches relatives
à l'utilisation de cet étalon.

Les petites variations de luminosité sont d'ailleurs compensées par un étalonnage rigoureux : pour cet étalonnage le fluoromètre au radium et la lunette
d'essai sont placés devant un tube à rayons X et glissent sur deux rails pla-
fonniers. Lorsqu'on a déterminé rigoureusement l'équivalence donnée par le
fluoromètre-étalon, on vérifie dans la lunette d'essai si le carré central P a bien
la même luminosité que la feuille radioluminescente E. Des déplacements
simultanés des deux appareils sur leurs rails permettent de contrôler le seuil
des différences d'éclat des deux plages soit en plus, soit en moins. Quand il se
trouve des écrans de tungstate ou de platinocyanure un peu moins lumineux,
on s'arrange de manière à les conjoindre avec une feuille radioluminescente
elle-même moins lumineuse.

Chaque disque de plomb porte la date de l'étalonnage et la durée de validité.
Le constructeur les renouvelle à chaque échéance.

Le disque F (*fig.* 191) est un écran de plomb protecteur. A est un ruban métrique. C est un crochet qui permet de fixer son extrémité au support de tube.

292. Comment on fait une mesure d'intensité ou de quantité de rayonnement. Règle à calculs. — La mesure de l'intensité ou de la quantité du rayonnement se fait de la même façon, quel que soit celui des trois appareils ci-dessus que l'on emploie.

J'aurai en vue plus particulièrement ici l'emploi du troisième type, le fluoromètre des praticiens.

On vise donc le tube, on s'éloigne ou on se rapproche de lui jusqu'à ce qu'on ait l'égalité d'éclat du carré central et du carré périphérique.

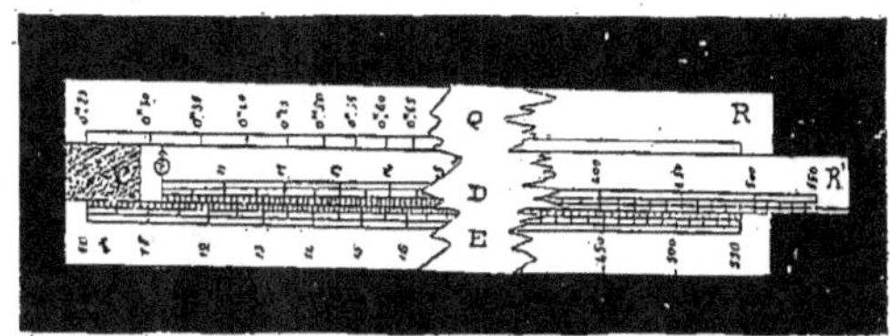

FIG. 202. — Règle radio-fluorométrique.

On lit sur le ruban métrique la distance à laquelle on se trouve de l'anti-cathode ; ce sera par exemple : 180 centimètres. C'est l'équivalence du tube ou distance à laquelle le rayonnement produit par lui a l'unité d'intensité, c'est-à-dire une intensité de 1 $\Im\Upsilon$.

A cette distance, on a en une minute 1M de quantité comme nous le verrons tout à l'heure.

Ce que nous avons besoin de connaître, c'est l'intensité (ou la quantité par minute) à la distance où l'on traite le sujet. Pour éviter de faire le calcul en appliquant la loi du carré de la distance, on se sert d'une règle à calculs spéciale dont la figure 202 donne la vue d'ensemble.

En bas, sur la règle, on voit des divisions E indiquant les équivalences en centimètres. Sur la réglette CD on voit des divisions indiquant les distances

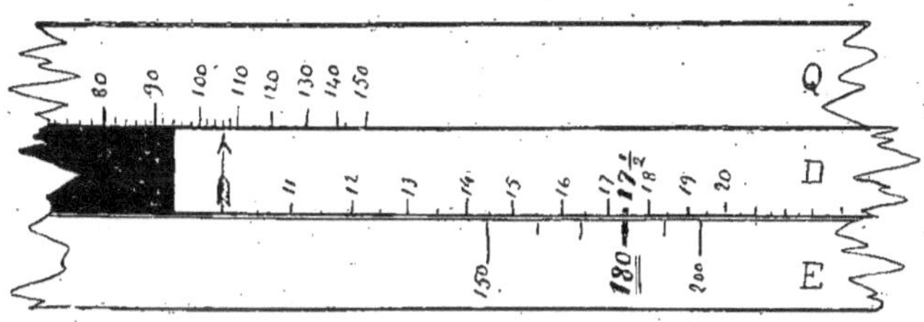

FIG. 203. — Exemple d'une lecture de la règle. Équivalence = 180. Distance peau = 17 1/2. Intensité = 106.

opératoires. En haut, sur la règle, on voit les divisions Q indiquant les quantités.

Supposons qu'avec notre équivalence 180 centimètres, nous ayons 17 centimètres 1/2 de distance entre l'anticathode et la peau du sujet traité, nous mettrons les chiffres 180 et 17 1/2 en regard l'un de l'autre en tirant sur la réglette, et nous lirons en regard de la flèche la quantité débitée par minute : 106 M (*fig.* 203).

293. Conditions d'exactitude de la méthode. — 1° Conditions relatives à l'étalon. — J'ai déjà dit tout à l'heure que l'éclat de l'étalon diminue environ de 3 o/o en un an ; il faut donc veiller à ne pas trop dépasser la date limite inscrite sur la pastille.

D'ailleurs, quand l'étalon faiblit, l'équivalence augmente et l'on s'expose simplement à donner des doses trop faibles.

2° Influence de la lumière. — La lumière augmente la luminosité de l'étalon durant quelques minutes après son exposition. Donc toujours laisser l'étalon dans le fond de sa lunette. La boucher au besoin.

3° Altération du carré central luminescent exposé trop longtemps au rayonnement X (effet Villard). — Pour éviter cette altération, ne pas exposer en permanence le fluoromètre près du tube X. Comme le fluoromètre est portatif, jamais cet accident ne peut arriver, à moins que, pour des expériences particulières, le praticien ait l'idée de le fixer sur un pied pendant un grand nombre d'heures dans le champ radiant.

4° Erreur due à l'absorption par l'air. — Un mètre d'air se comporte à peu près comme un 1/10 de millimètre d'aluminium pour des rayons moyennement pénétrants. Théoriquement, il faudrait donc majorer les résultats de 6 o/o environ pour un mètre, 11 o/o pour deux mètres, 16 o/o pour trois mètres, etc., mais les barèmes sont établis pour une équivalence moyenne de 150 centimètres, de sorte que les corrections sont pratiquement inutiles, tout au moins jusqu'à 4 mètres environ.

294. Unité employée avec la méthode fluoroscopique. Généralités sur le choix des unités. — Toute unité est conventionnelle. Les constantes universelles indivisibles sont rares.

En radiologie lumineuse, thermique, ultra-violette, etc., non seulement il faut recourir à des unités conventionnelles mais il faut pour les établir employer des procédés indirects.

Pour la lumière, l'incandescence d'un corps, comme le platine, pris dans un état physique donné, au moment de sa solidification, a pu fournir une unité de pouvoir éclairant, d'où l'unité Violle et la bougie décimale.

De là on a pu tirer une unité d'éclairement ou intensité du champ radiant à un endroit considéré : c'est l'éclairement d'une surface placée à 1 mètre d'une source ponctiforme dont le pouvoir éclairant est de 1 bougie dans toutes les directions. Cette intensité-unité s'appelle le lux ou bougie-mètre.

Quand on veut apprécier l'éclairement ou intensité du champ radiant dans une pièce, on compare visuellement l'éclairement d'une surface blanche placée à cet endroit de la pièce avec l'éclairement d'une surface pareille éclairée par une source d'une bougie décimale à 1 mètre. Si simple que soit cette méthode, il est utile de remarquer qu'elle ne permet nullement de conclure que l'énergie lumineuse en valeur absolue est la même. Autrement dit, quand deux sources donnent à des distances déterminées le même éclairement, il n'est pas dit que l'intensité du champ à ces distances soit la même en valeur absolue. Ce qui est identique c'est seulement un effet produit : l'effet éclairant perçu par l'œil. Mais il se peut que cet effet soit le même et que les intensités absolues soient différentes. Si par exemple l'une des sources renfermait de l'ultra-violet et de l'infra-rouge non visibles, non « éclairants », l'intensité du rayonnement de cette source serait plus grande que ne l'indiquerait la comparaison avec la source étalon si cette source étalon ne renfermait que des radiations visibles.

D'une façon générale un réactif quelconque ne peut permettre de comparer deux sources radiantes que si ces sources donnent des radiations de même composition, de même qualité, de mêmes longueurs d'onde.

Et une unité tirée de l'emploi de ce réactif ne vaut que pour une composition donnée de rayonnement agissant.

En *X-radiologie*, nous n'avions pas la possibilité d'établir un étalon Violle parce que le rendement des tubes est incertain et dépend de trop de variables.

Donc pas d'unité d'éclairement analogue à la bougie-mètre.

Mais on peut arbitrairement choisir un effet produit par le rayonnement X pour le doser, comme on choisirait une unité d'éclairement quelconque tout autre que la bougie-mètre, pour la lumière. Il suffit de pouvoir définir cette unité.

Nous pouvons donc choisir non pas une unité de pouvoir éclairant, puisque les rayons X n'éclairent pas, mais une unité de pouvoir photographique, de pouvoir ionisant, de pouvoir fluoroscopique, etc., à condition de définir parfaitement le réactif.

Il est d'ailleurs bien entendu qu'une fois cette unité définie, elle n'aura pas plus de valeur absolue que la bougie-mètre. Elle ne nous renseignera sur l'intensité absolue des rayonnements que si nous comparons des rayonnements de qualités identiques. Elle ne nous permettra de prévoir les effets de ces rayonnements sur d'autres réactifs que si les spectres sont superposables.

C'est pour avoir méconnu ces grands principes de la physique qu'au début, quand on s'est servi du réactif de Holzknecht et de son unité H, on a cru que les effets de tous les rayonnements X, quels qu'ils soient, sur l'organisme, étaient parallèles aux effets produits sur la pastille réactif. De là les grosses erreurs commises.

Mais par contre, si l'on prend la peine de mesurer par un réactif commun et par une unité commune tous les rayonnements couramment employés, quels qu'ils soient, et d'étudier pour des doses croissantes et pour chacun de ces rayonnements définis par leur qualité les effets produits sur tout autre réactif et en particulier sur l'organisme ; *si, en un mot, on dresse des barèmes de doses pour chaque qualité courante, n'importe quel réactif et n'importe quelle unité deviennent utilisables.*

Que l'on ne croie donc pas, comme on a tendance à le faire, que l'emploi des réactifs chimiques, du réactif Holzknecht, du réactif Kienböch, du réactif Sabouraud et Noiré ou Bordier, évite le travail préliminaire de la construction des barèmes. Que l'on ne croie pas qu'il y a parallélisme des effets chimiques et biochimiques.

Ces préliminaires étaient nécessaires pour écarter un reproche fait à la méthode fluoroscopique : les effets biochimiques, a-t-on dit, ne varient pas comme les effets fluoroscopiques quand on change de qualité de rayon.

Il est incontestable qu'il n'y a pas parallélisme. Mais l'inconvénient est commun à tous les réactifs en vertu d'une loi physique inéluctable. Un réactif est d'autant plus dangereux qu'il peut donner l'illusion du parallélisme. C'est pour cela que les réactifs chimiques sont responsables de bon nombre de radio-dermites.

Voyons donc l'unité choisie pour le dosage radioscopique.

295. L'unité $\mathfrak{N}$ d'intensité. L'unité M de quantité. — Prenons un rayonnement de qualité moyenne déterminée tel que le n° 6 Benoist, produit par une bobine d'induction marchant sur courant continu, avec rupteur turbine faisant 20 ruptures à la seconde.

Faisons tomber ce rayonnement sur un centimètre cube de solution chloroformique d'iodoforme Freund-Bordier à 2 o/o normalement à la face supérieure du cube en nous plaçant à différentes distances de l'anticathode.

Il est une distance pour laquelle la quantité d'iode libérée est 1 gramme $\times$ 10^{-8} en une seconde.

C'est cette intensité de rayonnement que nous prendrons comme unité et nous lui donnerons son expression fluoroscopique de la façon suivante :

Nous recevons le rayonnement sur un écran de platinocyanure ou de tungstate de cadmium disposé au fond de la lunette (*fig.* 198). Nous plaçons l'étalon de radium de manière à déterminer sur le même écran une plage voisine également luminescente. Pour obtenir cette égalité nous choisissons convenablement la distance du radium à l'écran ou nous augmentons ou diminuons l'épaisseur du carton de l'écran.

Le comparateur est ainsi constitué une fois pour toutes.

Toutes les fois qu'un rayonnement X, quel qu'il soit, produit la même luminosité, nous disons qu'il a l'unité d'intensité.

Remarquons que nous pourrions aussi bien prendre pour base de la définition un effet autre que l'effet chimique. Si nous placions par exemple le quantitomètre ionométrique de Villard dans le rayonnement n° 6 à une distance telle que, en vingt-cinq minutes, il donne un déclenchement de l'aiguille, à cette distance nous aurions le rayonnement unité.

Il suffit, en un mot, de définir un rayonnement donné, de qualité bien déterminée, par un réactif toujours facile à retrouver pareil à lui-même et d'employer ce rayonnement à la confection d'un comparateur fluorométrique pour avoir une unité d'intensité fluorométrique bien définie.

Cela fait, il nous suffira de dire : Quand vous utilisez tel ou tel rayonnement, du 4-5 non filtré, du n° 8 filtré par 2 millimètres, par 8 millimètres d'aluminium, etc., vous devrez employer telle intensité pendant tant de temps pour avoir tel effet photographique ou tel effet chimique ([1]).

([1]) Il serait très facile en outre avec un étalon de radium un peu puissant (10 centigrammes de $RaBr^2 2H^2O$ environ) de constituer un étalon d'intensité analogue à la bougie-mètre d'éclairement lumineux. Pour cela il suffirait, ce sel étant fixé sur un disque de 1 centimètre carré par une couche d'émail (Muguet), d'éliminer par un filtre d'aluminium de quelques millimètres d'épaisseur, les α et les 3/4 environ des β. Les β très pénétrants et les γ restants traverseraient alors sans absorption notable les supports d'écran les plus variés (bristol plus ou moins épais) comme les rayons X. On se trouverait ainsi à l'abri de la grande cause d'erreur propre aux échantillons faibles lorsqu'on change d'écran.

On déterminerait une fois pour toutes, par la longueur du tube de plomb renfermant le disque, la distance à laquelle il faudrait placer un écran quelconque pour avoir le même éclairement que celui donné sur le même écran par 1 $\mathfrak{N}$ de rayons X irradiant une plage voisine.

Malheureusement notre laboratoire d'essais n'a pas encore pu être pourvu de cet étalon fondamental et nous devons nous astreindre à mettre au point soigneusement les montures d'écran

En un mot, il nous suffira d'établir les barèmes dont j'ai dit plus haut la nécessité.

Voici les relations de l'unité M avec les différentes autres unités pour le n° 6.

$$IM = \frac{1}{166} \text{ de l'I de Bordier ;}$$

$$\frac{1}{125} \text{ de l'H de Holzknecht ;}$$

$$\frac{1}{625} \text{ du V de Villard ;}$$

$$\frac{1}{60} \text{ de l'X de Kienböck (Unité employée avec la réaction photogra-}$$

phique).

Il faut 1.660 M pour avoir la teinte III du radiomètre de Bordier et 625 M pour avoir la teinte B de Sabouraud et Noiré à mi-distance ou 2.500 M pour avoir la teinte B à la distance entière.

Cette unité est plus petite que les autres unités proposées ; la raison en est qu'elle est destinée non seulement aux usages radiothérapiques, mais aussi à la radiographie. Il faut 1M environ pour obtenir une radiographie d'une région de 1 centimètre d'épaisseur avec les plaques ordinaires.

Nous verrons plus loin les barèmes relatifs à l'emploi de cette unité en radiothérapie (§ 312).

296. Totaliseur d'unités M. — Il peut être intéressant pour le praticien qui emploie la méthode fluoroscopique d'avoir un totaliseur lui évitant de multiplier l'intensité par le temps, afin d'obtenir la quantité d'M mise en jeu à la distance où sont placés les téguments.

C'est pour satisfaire à ce desideratum que j'ai combiné un totaliseur spécial.

Il y en a deux modèles, un modèle électrique et un modèle mécanique.

1°) *Totaliseur électrique.* — Prenons un courant électrique à voltage constant, 110 volts par exemple, comme celui des secteurs de Paris.

Faisons-le passer par deux appareils de résistance E et D (*fig.* 204). Le premier appareil E est destiné à graduer ce courant proportionellement aux carrés des distances d'équivalence ε marquée sur ses plots ; le deuxième D, à le graduer inversement proportionnellement aux distances opératoires. G et G' sont des galvanomètres, R est un rhéostat de 0 à 12 ω et C un compteur électrique.

L'appareil E est simplement monté en série dans le circuit. L'appareil D présente deux chaînes de résistance D^1 et D^2 qui répartissent le courant d'une façon variable entre les deux branches AQD et ACPD, mais dont la résistance réduite est constante et égale à 100 ohms, y compris la résistance du galvanomètre G et du compteur C.

Lorsque la résistance E est réduite à 0, l'appareil consomme 1 ampère, c'est-à-dire que si S est bien égal à 110 volts, la somme de la résistance D (soit 100 ohms) plus la résistance de G', plus la résistance R, est égale à 110 ohms.

---

quand, par suite d'expositions prolongées, le bruissement du platinocyanure nécessite le remplacement de l'écran.

La résistance R, réglable, permet de corriger les écarts du voltage de la source S s'ils se produisent.

Voici le détail de l'appareil :

I. — Le rhéostat E possède 95 plots portant les numéros 30, 32, 34, etc., et ainsi de suite de 2 en 2 jusqu'à 220 ([1]). Ce sont les distances d'équivalence.

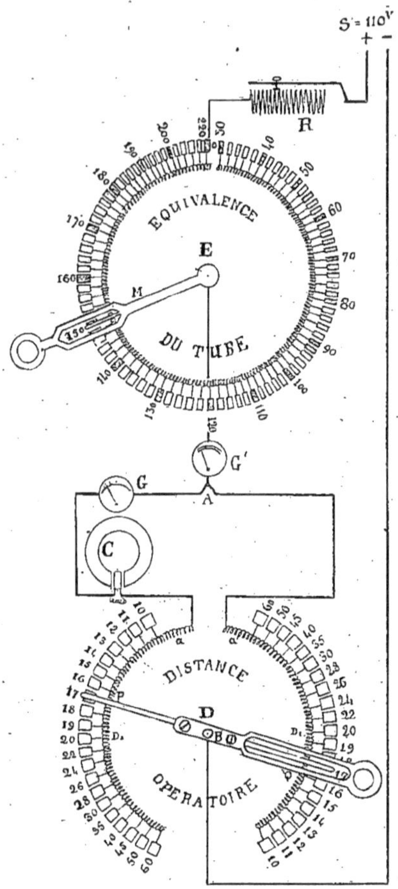

Fig. 204. — Totaliseur d'unités M.

Entre les plots 30 et 32, 32 et 34, 34 et 36, etc., sont placées des bobines résistantes de fil constantan dont la résistivité ne varie pas avec la chaleur et dont les résistances ohmiques sont respectivement calculées de la façon suivante : si l'on appelle ρ la résistance mise en circuit par le jeu de la manette M du rhéostat E, l'intensité I' donnée par la formule :

$$I' = \frac{110^V}{110^\omega + \rho}$$

est telle que son rapport à l'intensité I obtenue quand la résistance ρ est nulle (c'est-à-dire quand la manette M est sur le dernier plot marqué 220 centimètres), soit le suivant :

$$\frac{I'}{I} = \frac{\varepsilon^2}{220^2}.$$

J'ai donc calculé les résistances que devait mettre en circuit la manette M par la formule suivante dans laquelle I est égal à 1 ampère :

$$\rho = 110 \frac{220^2 - \varepsilon^2}{\varepsilon^2}.$$

II. — La résistance D, dont la somme réduite est constante et égale à 100$^\omega$, se compose de deux rhéostats couplés solidairement et présentant les plots marqués 10, 11, 12, 13, 14, 15, 15, 16, 17, 18, 19, 20, 22, 24, 26, 28, 30, 35, 40, 50, 60, distances opératoires en centimètres les plus communément employées.

L'une des branches, que nous appellerons branche compteur, ACD, renferme un compteur C et un galvanomètre G, et des bobines de résistances convenablement choisies entre chaque plot ; l'autre branche, branche shunt, AQD, ne renferme que des bobines de résistance.

[1] La figure 204 ne porte par erreur que quatre plots intermédiaires entre le n° 220 et le n° 200 En réalité, il y en a neuf.

L'appareil est réglé de telle façon que quand la distance opératoire est de 12 centimètres, c'est-à-dire quand la manette PQ est sur le plot 12 de l'appareil D, le courant se répartit également dans les deux branches : R branche compteur = R branche shunt = 200 ω.

Dès lors on voit que l'on doit avoir pour toutes valeurs de d, autres que 12, une intensité I_c dans la branche compteur égale à :

$$I_c = \frac{I\, tot}{2} \times \frac{\overline{12}^2}{d^2}.$$

Moyennant cela, le courant dans la branche compteur sera inversement proportionnel au carré de la distance opératoire.

D'autre part, on sait que si l'on appelle V la différence de potentiel aux bornes de notre double rhéostat (différence de potentiel constante quel que soit le réglage de ce rhéostat, puisque sa résistance réduite constante est 100 ω) l'intensité totale est :

$$I\, tot = \frac{V}{100};$$

d'où :

$$I_c = \frac{V}{200} \times \frac{\overline{12}^2}{d^2}$$

mais I_c est égal à $\dfrac{V}{R_c}$.

R_c étant la résistance propre de la branche compteur ; d'où :

$$\frac{V}{R_c} = \frac{V}{200} \times \frac{\overline{12}^2}{d^2}$$

d'où enfin :

$$R_c = 200\, \frac{d^2}{\overline{12}^2}.$$

Cette formule permet de calculer la résistance à donner à la branche compteur pour chaque distance d.

Quant à la résistance correspondante de la branche shunt R_d elle est, pour chaque distance, égale à :

$$R_d = \frac{100\, R_c}{R_c - 100}.$$

formule qu'il est facile de tirer de la formule générale de la résistance réduite, quand cette résistance réduite est 100ω.

En résumé : I.—Le courant total qui traverse l'appareil en passant par G' se trouve gradué proportionnellement aux carrés des distances d'équivalence du tube à rayons X ; il ne varie pas quelle que soit la position de la manette PQ de l'appareil D, quelle que soit la distance à laquelle on opère, puisque la résistance réduite de l'appareil D est constante. Le galvanomètre placé en G' pourra donc être gradué directement en unités de puissance émissive du tube, cette puissance étant mesurée par exemple en unités 3R d'intensité à 10 centimètres de l'anticathode.

Le rhéostat R, destiné à compenser les écarts de voltage qui peuvent se produire dans la source, fonctionne de la façon suivante : on met la manette M au dernier plot ; dans ces conditions le débit doit être égal à 1 ampère (110 volts, voltage normal de la source, divisé par la résistance G'AD qui est 110ω donnent 1 ampère). S'il y a un écart on le compense par le rhéostat R.

II. — Le courant qui traverse le galvanomètre G et le compteur est une fraction du courant total inversement proportionnelle au carré des distances opératoires, et le galvanomètre G peut être gradué en unités M aux distances d.

Le compteur C (système O'K maximum 1 ampère, minimum $0^A,005$) intégrant les intensités en fonction du temps, peut être gradué directement en unités M de quantité.

2° *Totaliseur mécanique.* — Plus simplement, on obtient un bon totaliseur à l'aide d'un cercle à calcul et d'un mouvement d'horlogerie.

Le cercle à calcul horizontal comprend :

Un cercle fixe portant les équivalences de 10 centimètres à 1.000 centimètres.

Un cercle mobile forme la base supérieure d'un cylindre pouvant tourner autour de son axe vertical et porte les distances auxquelles on place le sujet.

Sur le cylindre se lisent les intensités, en haut de la surface de révolution. Le long d'une génératrice une aiguille d'horlogerie parcourt de haut en bas la hauteur du cylindre en une demi-heure.

En regard de chaque chiffre d'intensité se trouve une échelle verticale portant les quantités en fonction du temps.

Il suffit de mettre l'aiguille au zéro au début de chaque opération. On lit de minute en minute les quantités employées. Toutes les trois minutes l'appareil sonne pour avertir le médecin et le patient qu'il fonctionne régulièrement. Un arrêt, placé sur le trajet de l'aiguille, en regard de la dose qu'on veut donner, provoque le déclenchement d'une sonnerie de fin de séance quand l'aiguille le touche et d'un disjoncteur qui coupe le courant.

Section VII. — *MESURE DE LA FORCE DE PÉNÉTRATION MOYENNE DU RAYONNEMENT X OU QUALITOMÉTRIE MOYENNE*

297. Généralités. Les procédés de mesure. Définition de la qualité moyenne. — D'une façon générale les rayons X traversent d'autant mieux la matière qu'ils ont une longueur d'onde plus petite, c'est-à-dire qu'ils sont produits par des projectiles cathodiques animés de vitesses plus grandes, c'est-à-dire enfin que la différence de potentiel entre les électrodes du tube est plus élevée.

Avec une installation donnée, toutes choses égales d'ailleurs, la force de pénétration moyenne ou qualité moyenne d'un faisceau à travers un corps défini, comme l'aluminium, est fonction de cette différence de potentiel.

De là, dans ces conditions, la possibilité de connaître approximativement cette qualité moyenne par le spintermètre, par le voltmètre électrostatique dérivé sur le tube, ou par le voltmètre au primaire des transformateurs à courants sinusoïdaux.

Toutes ces mesures électriques sont relatives. Ce sont des procédés qualitométriques incertains, valables seulement pour une installation donnée et pour un tube donné

Un même tube recevant la même intensité de courant et donnant la même étincelle équivalente ne donne pas la même qualité moyenne de rayons, suivant qu'il fonctionne sur bobine ou sur transformateur à courants sinusoïdaux.

C'est pourquoi nous ne signalons ces mesures électriques de la qualité que pour ce qu'elles valent, c'est-à-dire comme des moyens de surveiller la constance de fonctionnement d'un tube, mais non comme des moyens de déterminer d'une façon exacte la qualité moyenne.

La qualité moyenne ne peut se déterminer de façon exacte que par l'inspection même du faisceau produit. Nous allons voir que cette inspection est des plus simples, mais auparavant nous devons bien comprendre ce que nous voulons désigner par cette expression « qualité moyenne ».

Nous savons qu'à chaque projection cathodique correspond une émission X hétérogène, parce que les projectiles cathodiques cheminent à des vitesses décroissantes, et parce que le métal de l'anticathode impose en outre quelques groupes de longueurs d'onde dominantes.

Le rayonnement X émis par un tube se compose donc d'une série de radiations simples de λ variées, c'est-à-dire ayant chacune sa force de pénétration particulière, sa qualité.

La qualité moyenne d'un faisceau est une moyenne résultant de l'ensemble de ces qualités partitives.

Nous verrons en étudiant l'analyse des faisceaux X (Section VIII) combien l'expression de cette qualité moyenne est vague, relative à chaque matière traversée, et relative à chaque épaisseur de cette matière. Mais on a pris l'habitude d'accepter une certaine expression de cette qualité moyenne, parce qu'elle est donnée par un petit appareil extrêmement simple, et dont les indications suffisent largement à la pratique journalière : c'est le radiochromomètre de Benoist.

Nous allons le décrire ici, nous réservant de pénétrer plus intimement l'analyse qualitométrique des rayonnements utilisés à la section suivante.

298. Expression de la qualité moyenne par le radiochromomètre de Benoist. — Le physicien français Benoist, qui le premier a étudié les lois de transparence de la matière aux rayons X, a tout de suite remarqué que certains corps tels que l'aluminium montrent une différence de transparence très accusée pour les rayons X donnés par un tube mou ou par un tube dur, nous disons aujourd'hui : pour les rayons X de λ variées. Il a remarqué au contraire que quelques rares corps tels que l'argent se laissent à peu près également traverser par les rayons X de toutes qualités, de toutes λ.

Prenons des chiffres pour fixer les idées.

Une lame d'argent de $0^{mm},11$ d'épaisseur absorbe environ 90 o/o des rayonnements X qui tombent normalement sur elle et transmet 10 o/o, quelle que soit la qualité moyenne de ces rayonnements, quelles que soient les λ. Acceptons ce chiffre comme exact pour la commodité du raisonnement et notons seulement en passant qu'il ne faudrait pas croire à sa constance parfaite ; en réalité l'absorption varie de 86 à 94 o/o et même plus, mais ces variations sont négligeables en comparaison de celles qu'on obtient avec les substances ordinaires telles que l'aluminium, au moins pour les faisceaux couramment employés. Cela n'est plus vrai pour les rayons très pénétrants (très filtrés) comme l'a montré Biquart. Cela posé, demandons-nous quelle est l'épaisseur d'aluminium nécessaire pour produire la même absorption. Cette épaisseur variera suivant la qualité moyenne. Il faudra trois millimètres d'aluminium si le tube est mou, 5 à 6 s'il est moyen, 8 à 9 s'il est dur.

De là le dispositif suivant imaginé par Benoist pour apprécier la qualité du rayonnement X et représenté figure 205.

Au centre est une lame d'argent de $0^{mm},11$. Autour de cette lame sont 12 secteurs d'aluminium de 1 millimètre à 12 millimètres d'épaisseur.

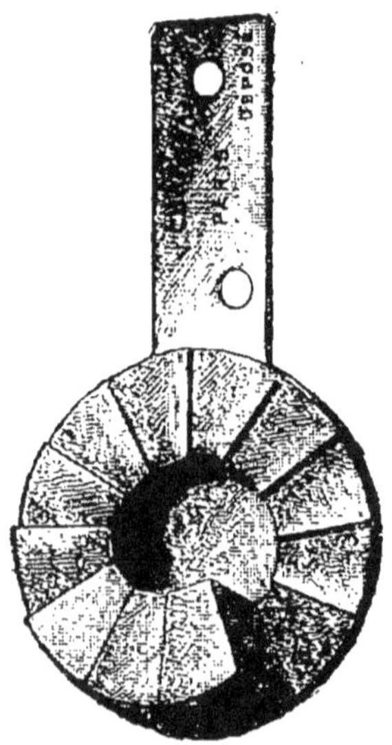

FIG. 205. — Radiochromomètre de Benoist.

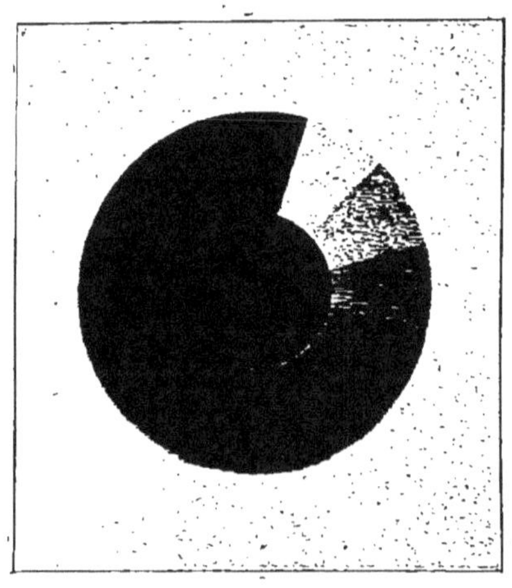

FIG. 206. — Radiographie du radiochromomètre avec des rayons n° 7.

On regarde cet appareil derrière un petit écran placé au fond d'une lunette, ou bien on le radiographie.

On a une image telle que celle de la figure 206.

On cherche quel est le secteur d'aluminium présentant la même transparence que l'argent. Ici c'est le 7e. Il faut 7 millimètres d'aluminium pour absorber une fraction du rayonnement égale à celle de l'argent 90 o/o. Nous appellerons ce rayonnement n° 7 de Benoist.

Différents perfectionnements, permettant surtout la plus facile comparaison des teintes, ont été apportés (Belot, Ropiquet, etc.)

Nous avons donné ici la théorie du radiochromomètre telle qu'elle fut énoncée par son auteur afin de laisser à ses travaux toute leur originalité. Aujourd'hui on ne parle plus guère de radiochroïsme et d'aradiochroïsme. Par contre on sait que toutes les courbes d'absorption ont leurs accidents : l'absorption sélective. Ce sont des aspects différents des mêmes phénomènes.

299. Expression de la qualité moyenne par la mesure de la fraction transmise à travers une lame de substance définie. Fluoromètre à filtres. Radioscléromètre de Villard. — Le procédé le plus simple pour mesurer la fraction transmise consiste à utiliser le fluoromètre de la façon suivante :

On mesure l'équivalence à vide, c'est-à-dire sans aucune interposition de filtres.

On mesure ensuite l'équivalence avec un filtre de 1 millimètre, 3 millimètres ou 5 millimètres d'aluminium à volonté (employer de préférence les filtres minces pour les rayons mous, les filtres épais pour les rayons durs). On peut pour cela simplement interposer ces filtres devant le tube, ou bien demander au constructeur du fluoromètre le disque porte-filtres spécial pour l'analyse du rayonnement.

Ensuite on prend la règle à calcul, on met le chiffre de l'équivalence à vide lu sur la règle en regard du chiffre de l'équivalence derrière le filtre lu sur la réglette. On lit au fond du coulisseau la fraction transmise.

Le tableau suivant indique les fractions transmises correspondant à chaque numéro de Benoist :

NUMÉRO DE BENOIST	FILTRE DE 1 MILLIMÈTRE	FILTRE DE 3 MILLIMÈTRES	FILTRE DE 5 MILLIMÈTRES
4	45 o/o	15 o/o	7 o.o
5	52 1/2 o/o	22 o/o	11 1/2 o/o
6	60 o/o	30 o/o	18 1/2 o/o
7	65 o/o	36 o/o	24 o/o
8	67 1/2 o/o	39 o/o	27 o/o

On peut déterminer cette fraction transmise par d'autres procédés : par l'ionométrie, par la séléniométrie, par le procédé radiographique.

De tous ces procédés le plus précis est le procédé ionométrique. Villard a fait construire par Thurneyssen un scléromètre qui en principe est l'appareil qualitométrique le plus parfait qu'on puisse imaginer, malheureusement les causes d'erreurs signalées pour l'ionoquantitomètre existent ici aussi et ont empêché la mise en pratique de cet appareil.

Le principe est le même que celui du quantitomètre. Seulement la boîte d'ionisation présente deux fenêtres dont l'une est fermée par une feuille d'aluminium battu extrêmement mince et ne produisant qu'une absorption négligeable et l'autre par une feuille d'épaisseur déterminée. Les deux fenêtres étant chargées au même potentiel l'ionisation transmet ces charges aux quadrants de l'électromètre. D'où déviation de l'aiguille variant avec la différence des charges transmises.

Section VIII. — *ANALYSE DES FAISCEAUX X ET EXPRESSION DE LEUR QUALITÉ VRAIE*

300. Utilité de l'analyse des faisceaux et de la notion de la qualité vraie. — Des rayonnements de compositions très différentes peuvent marquer le même numéro de Benoist.

Ainsi un faisceau pur transmettant 68 o/o à travers un millimètre d'aluminium marquerait environ 6 Benoist.

Un faisceau composite qui serait formé pour moitié de rayons transmettant 73 o/o à travers 1 millimètre d'aluminium et de moitié de rayons transmettant 60 o/o marquerait encore 6 Benoist environ.

Un faisceau composite formé de dix faisceaux simples égaux transmettant respectivement 28 o/o, 32 o/o, 38 o/o, 45 o/o, 56 o/o, 67 o/o, 78 o/o, 83 o/o, 86 o/o, 87 o/o, marquerait encore le numéro 6 de Benoist (et, de fait, c'est à peu près là la composition du n° 6 donné par les bobines).

Ce n'est ni par le numéro de Benoist, ni par la fraction transmise à travers une lame d'aluminium de 6 millimètres ou de toute autre épaisseur qu'on peut qualifier un faisceau si l'on prétend tirer de cette qualification la notion des effets produits sur l'organisme, parce que la qualité moyenne ainsi exprimée ne peut pas nous fixer sur l'intensité restant à telle ou telle profondeur.

Pour connaître cette intensité restante, il faut ou bien connaître la composition du faisceau et savoir le réduire à des faisceaux simples caractérisés chacun par un coefficient de pénétration défini, ou bien déterminer au moins sa courbe de transmission à travers 1, 2, 3....., 10, 20 millimètres d'un corps défini, d'aluminium par exemple.

En effet de l'une ou l'autre de ces notions (de la première surtout) on pourra tirer exactement le coefficient d'absorption du faisceau à toute profondeur, notion fondamentale en radiobiologie.

La qualité vraie d'un faisceau peut donc être définie soit par une courbe de pénétration, soit par une formule spectrale en réduisant grossièrement le faisceau total à la somme d'une dizaine de faisceaux simples composants.

Nous allons voir successivement ces deux qualifications.

301. Qualification d'un faisceau par sa courbe de transmission à travers l'aluminium. — On peut construire ces courbes à l'aide d'un réactif quelconque, papier photographique, réactif chimique, électroscope, sélénium, fluoromètre.

Voici comment on procède avec le fluoromètre.

On prend le fluoromètre muni de filtres d'aluminium de 1, 2, 3, 5, 8, 10, 15, 20, 30 millimètres d'aluminium. On vise le tube à vide, on note l'équivalence sur la règle (divisions inférieures).

On passe la série des filtres.

On lit chaque fois l'équivalence et on place chaque fois le chiffre correspondant de la réglette en face du chiffre de l'équivalence à vide.

La fraction transmise est indiquée au fond du coulisseau.

Ex. : Prenons un tube fonctionnant sur bobine et donnant du 6 Benoist, nous trouvons comme fraction transmise en moyenne :

pour 1 millimètre..........	60 o/o	pour 5 millimètres	18,7 o/o
2 —	40,8 o/o	8 —	10,4 o/o
3 —	30,2 o/o	10 —	7,3 o/o
			etc...

Voilà la vraie qualité du faisceau exprimée. Deux faisceaux ne donneront pas les mêmes chiffres s'ils n'ont pas à peu près la même composition.

Une courbe figurative fixera d'un seul coup d'œil cette formule de transmission. Elle est facile à construire, il suffit de porter en abscisses les épaisseurs d'aluminium et en ordonnées les intensités transmises (*fig.* 207).

Cette expression de la qualité est nécessaire et suffisante parce que soit les chiffres, soit la courbe, permettent de passer directement de la notion de frac-

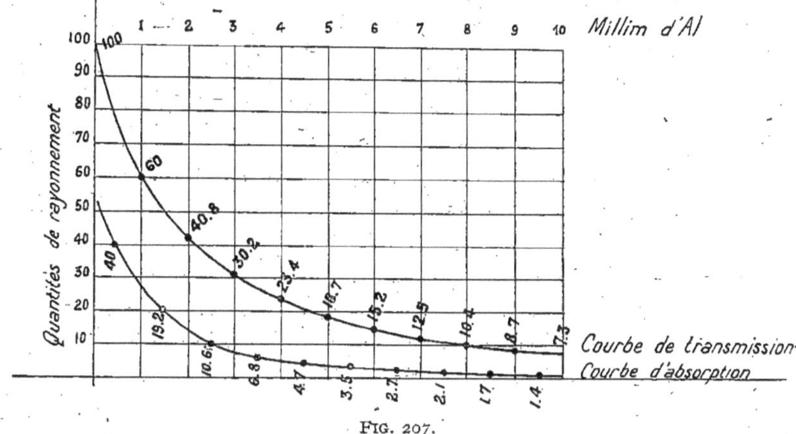

FIG. 207.

tion transmise à celle de fraction absorbée et cette dernière suffit à préciser les effets d'une radiation X sur un organisme.

Voici comment : Retranchons pour chaque millimètre la fraction émergente de la fraction incidente, nous avons la fraction absorbée par ce millimètre, 40, 19.2, 10.6, etc. Avec ces nouveaux chiffres construisons une nouvelle courbe en prenant approximativement pour abscisses $\circ$ m/m, 5 ; 1,5 ; 2,5 ... etc. (*fig.* 207), et en prolongeant approximativement cette courbe vers l'origine, nous aurons pour une profondeur quelconque le taux d'absorption de la radiation, c'est-à-dire la quantité de rayonnement qui serait absorbée à la profondeur considérée par une couche de 1 millimètre d'aluminium (si durant tout le parcours de ce millimètre la radiation conservait la même intensité).

302. Qualification d'un faisceau par une formule spectrale approchée. — Qualifier un faisceau par une formule spectrale, c'est dire : ce faisceau est réductible à la somme d'un certain nombre de faisceaux monochromatiques de λ déterminées.

On peut arriver à ce résultat de deux façons :

1º Par l'analyse mathématique de la courbe de transmission du faisceau composite définie comme nous venons de le faire.

2º Par l'analyse physique du spectre.

Nous allons voir successivement ces deux procédés.

Auparavant, il faut nous rendre compte de l'avantage énorme qu'il y a à connaître cette composition spectrale, en précisant les caractéristiques d'un faisceau monochromatique.

Ces caractéristiques sont d'une simplicité remarquable.

303. Avantages de la formule spectrale. Caractéristique d'un faisceau simple ou monochromatique.

— Un faisceau simple, monochromatique se transmet à travers une matière homogène, comme l'aluminium, suivant une courbe exponentielle.

Voici ce que cela signifie.

Si le premier millimètre d'aluminium traversé transmet 80 o/o, c'est-à-dire la fraction 0,8 du rayonnement initial, le 2e millimètre transmet 0,8 du reste, c'est-à-dire $0,8^2$ du rayonnement initial ; le 3e millimètre transmet 0,8 du reste, c'est-à-dire $0,8^3$ du rayonnement initial et ainsi de suite.

En général, si le premier millimètre transmet la fraction K de l'intensité initiale I_0, le $n^{ième}$ millimètre transmettra une intensité égale à I_0K^n. Ou si l'on veut, à la profondeur l, exprimée en millimètres ou par une unité de longueur quelconque, l'intensité transmise I_l sera égale à $I_0 K^l$.

$$I_l = I_0 K.$$

C'est ce qu'on appelle une formule exponentielle ([1]).

Exemple : Un faisceau simple de 100 unités qui transmet 68 unités à travers 1 millimètre d'aluminium transmet au delà de 6 millimètres une intensité I_l égale à :

$$I_l = 100 \times \overline{0,68}^6 = 9,88.$$

Donc rien de plus simple que de calculer la transmission.

L'*absorbabilité* de ce faisceau se conserve toujours la même puisque le faisceau ne varie pas et que sa composition ne change pas durant la traversée.

Or cette absorbabilité est facile à exprimer. Le coefficient d'absorbabilité est égal au logarithme népérien du coefficient de transmission K.([2]).

Coeff. d'absorbabilité $= - \log_e K$.

Ainsi le faisceau pris pour exemple ayant $K = 0,68$ a pour coefficient d'absorbabilité 0,385 qui est le log. népérien de 0,68 changé de signe.

Le faisceau de $K = 0,75$ a pour coefficient d'absorbabilité 0,287 et ainsi de suite.

Cela signifie que si l'on prend un faisceau de 100 unités, la première couche infiniment mince d'aluminium irradié absorbe une quantité de rayonnement

---

([1]) On l'écrit ordinairement sous la forme :

$$I_l = I_0 \ e^{-\frac{l}{\lambda}}.$$

formule dans laquelle λ désigne l'épaisseur pour laquelle le rayonnement est réduit à une fraction $\frac{1}{e}$ de sa valeur initiale.

On voit que pour passer de l'un à l'autre il suffit de poser $K = e^{-\frac{1}{\lambda}}$.

([2]) Quand on emploie la formule

$$I_l = I_0 \ e^{-\frac{l}{\lambda}}$$

le coefficient d'absorbabilité est $\frac{1}{\lambda}$.

On voit d'ailleurs que :

$$- \log_e K = \frac{1}{\lambda}.$$

telle que, si la même absorption se continuait pendant un millimètre, c'est-à-dire si l'intensité initiale se conservait à la traversée de ce millimètre, l'absorption serait de $0{,}385 \times 100 = 38{,}5$ unités dans ce millimètre.

C'est ce qu'on appelle l'absorption millimétrique de la couche infiniment mince considérée.

L'absorption centimétrique de cette couche serait 385 unités. Son absorption dix-millimétrique serait 3,85 unités. On peut indifféremment choisir l'épaisseur que l'on veut pour exprimer l'absorption.

Résumons :

Tout faisceau pur a des caractéristiques simples : un coefficient de pénétration K, un coefficient d'absorbabilité $- \log_e K$.

La fraction transmise à une profondeur l pour une intensité initiale I_0 est $I_l = I_0 K^l$.

L'absorption millimétrique d'une couche infiniment mince située à la profondeur l est $I_l (- \log_e K)$ ou $I_0 K_l (- \log_e K)$.

Tous les effets des rayons X sur la matière inerte ou organique devant être rapportés à la quantité absorbée, on voit que le problème de la radiobiologie serait d'une extrême simplicité si l'on avait affaire à des faisceaux monochromatiques. Toutefois il faut apporter une réserve à cette affirmation parce que la diffusion des rayons X, dans les substances organiques, est très notable. Si donc le cône d'irradiation a une grande ouverture (cf. § 316), le rayonnement agissant à une profondeur donnée se compose du rayonnement primaire augmenté du rayonnement diffusé. Ici nous considérerons un cône d'ouverture très faible, ce qui réduit au minimum la cause d'erreur.

Cette réserve étant faite, le problème est résoluble même avec des faisceaux composites à condition qu'on réduise ces faisceaux en leurs monochromatiques composantes, c'est-à-dire à condition qu'on connaisse leur formule spectrale. Nous allons voir comment on y arrive.

304. Formule spectrale approchée donnée par l'analyse de la courbe de transmission d'un faisceau composite. — Nous avons pris plus haut (§ 300) un exemple de faisceau n° 6 Benoist composé de 10 faisceaux simples égaux.

Admettons un moment que cet exemple corresponde à la réalité et voyons ce que serait la courbe d'un tel faisceau.

La figure 208 représente les 10 courbes exponentielles composantes en pointillé et le trait plein est la courbe donnée par la somme moyenne de ces courbes composantes.

La courbe totale a ses caractéristiques.

Son coefficient de pénétration à l'origine est la moyenne des coefficients K des composantes. Nous l'appelons le K moy. ou coefficient moyen.

Son coefficient d'absorbabilité à l'origine est la moyenne des $\log_e K$.

Son taux de transmission à une profondeur l est égal à :

$$100 \, \frac{K_l + K'_l + K''_l \ldots + K^n_l}{n}.$$

Son taux d'absorbabilité à cette profondeur est :

$$100 \, (K_l \log_e K + K'_l \log_e K' + K''_l \log_e K'' \ldots + K^n_l \log K'').$$

Ainsi toutes les caractéristiques de ce faisceau sont connues.

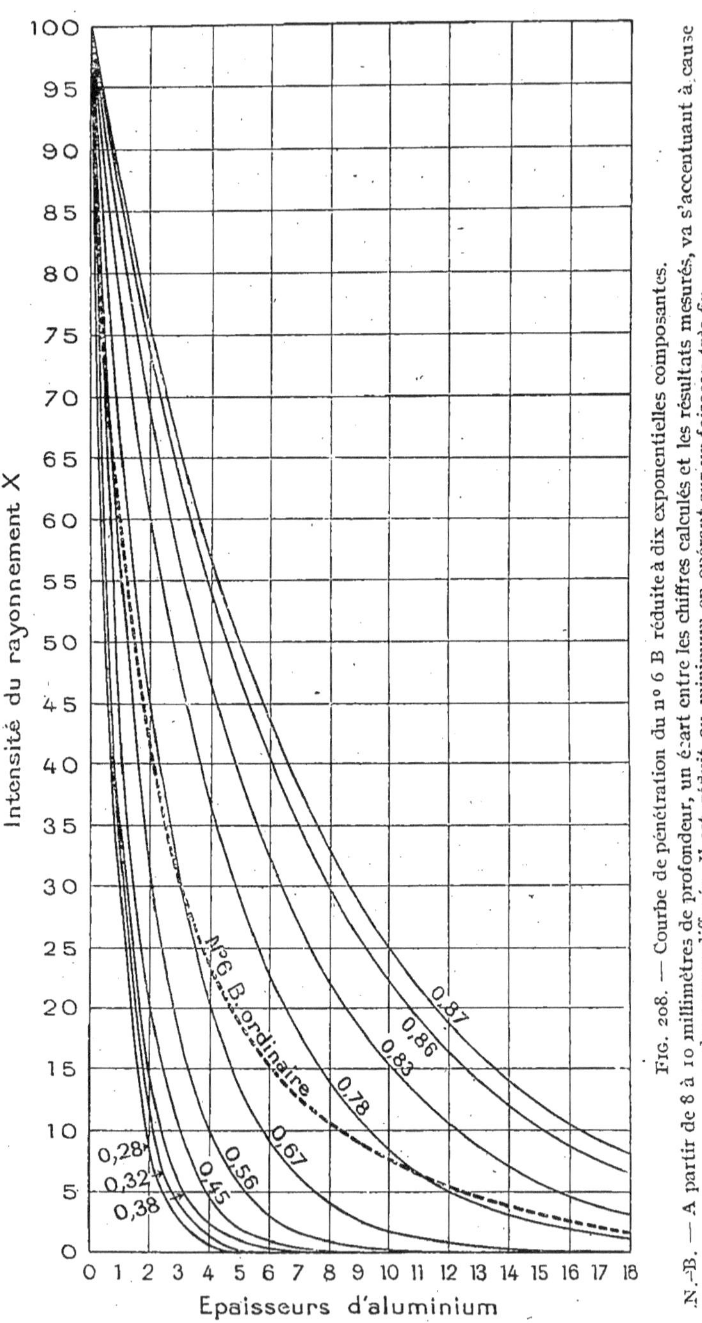

FIG. 208. — Courbe de pénétration du n° 6 B réduite à dix exponentielles composantes.

N.-B. — A partir de 8 à 10 millimètres de profondeur, un écart entre les chiffres calculés et les résultats mesurés, va s'accentuant à cause des rayons diffusés. Il est réduit au minimum en opérant sur un faisceau très fin.

Si donc nous arrivons à résoudre la courbe d'un faisceau composite telle qu'elle est donnée par le fluoromètre en ses composantes exponentielles, tout faisceau composite pourra recevoir ses caractéristiques comme un faisceau simple.

Le tableau suivant indique d'une façon approximative la composition des faisceaux les plus employés donnés par les bobines sur courant continu.

N° de Benoist :	3	4	5	6	7	8
K moyen............	0,375	0,450	0,525	0,600	0,650	0,675
Absorbabilité à l'origine :	1,149	0,864	0,794	0,588	0,494	0,447
Réduction à 10 composantes monochromatiques désignées par leur coefficient de transmission K à travers 1 millimètre d'aluminium :	0,20	0,22	0,24	0,28	0,32	0,35
	0,21	0,23	0,27	0,32	0,37	0,40
	0,23	0,25	0,30	0,38	0,43	0,47
	0,24	0,29	0,37	0,45	0,52	0,55
	0,28	0,36	0,46	0,56	0,62	0,65
	0,33	0,45	0,57	0,67	0,74	0,77
	0,40	0,54	0,67	0,78	0,84	0,86
	0,51	0,65	0,75	0,83	0,87	0,89
	0,63	0,73	0,80	0,86	0,89	0,90
	0,72	0,78	0,82	0,87	0,90	0,91

Chacun pourra faire la même analyse pour tous les faisceaux employés. On trouvera facilement les composantes supérieures, les faisceaux filtrés par 8 à 12 millimètres d'aluminium étant presque réduits aux monochromatiques supérieures ; les autres se trouveront par tâtonnements ou calcul.

305. Analyse spectrale par la méthode des cristaux. — L'analyse des rayons X par la diffraction cristalline sort du domaine de la radiologie médicale, aussi je résumerai très sommairement les expériences relatives à cette méthode pour en donner surtout les résultats.

Laue, Friedrich, Knipping, les premiers, observèrent que les cristaux produisent vis-à-vis des rayons X des phénomènes d'interférence comparables à ceux que les réseaux produisent vis-à-vis de la lumière, à cela près que les cristaux forment des réseaux dont les paramètres sont d'un ordre de grandeur mille fois plus petit que celui des réseaux ordinaires.

Ces phénomènes permettent de connaître la longueur d'onde des rayons par application d'une formule simple :

$$n\lambda = 2d \sin \alpha$$

dans laquelle α est le complément de l'angle d'incidence sur le plan réticulaire, d la distance de deux plans réticulaires superposés quelconques et n un nombre entier.

Laue a obtenu des taches de diffraction en faisant tomber un faisceau X sur un cristal servant de miroir. Les plans réticulaires successifs séparés par la distance constante d produisent la diffraction comme une pile de réseaux croisés plans en optique.

Bragg a constaté les maximum et minimum par la méthode d'ionisation.

Le physicien français de Broglie par la méthode photographique a obtenu des spectres de rayons X analogues aux spectres lumineux en faisant tourner le cristal C par un mouvement d'horlogerie autour d'un axe o passant par la face du cristal à une vitesse de l'ordre de 10° environ par heure.

Le faisceau de rayons X tombant sur le cristal dans la direction SO sur la région axiale, une plaque photographique placée en M reçoit les impressions (¹).

Si l'on admet que la distance de deux plans réticulaires doit être pour le sel gemme voisine de 2,81.10⁻⁸ (en partant du poids moléculaire, du nombre de

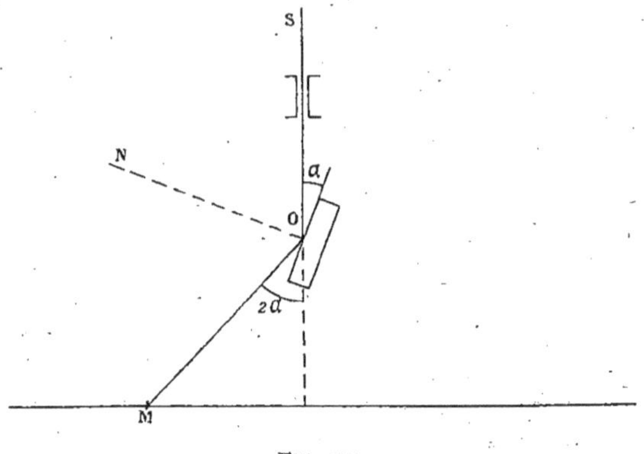

FIG. 209.

molécules par molécule-gramme et de la densité) on trouve des longueurs d'onde de l'ordre de $1^{cm.} \times 10^{-8}$.

On trouve dans les spectres ainsi obtenus des bandes donnant l'impression du spectre continu entre certaines limites et des raies fines très nettes, correspondant au spectre propre, ou émission caractéristique de chaque métal.

L'analyse spectrographique des faisceaux X a permis à M. de Broglie d'étudier l'absorption des rayons par les lames de matière d'une façon très précise.

Si l'on suppose un rayonnement X ayant un spectre continu, c'est-à-dire composé de toutes les λ depuis la partie supérieure de sa gamme jusqu'à sa partie inférieure, et si l'on fait tomber le rayonnement sur une lame de matière, cette lame absorbe d'abord une partie de chaque radiation monochromatique composante et cette absorption est d'autant plus grande que les λ sont plus grandes.

Mais on constate en outre, dans quelques régions, des absorptions sélectives plus considérables, comme quand on fait tomber un faisceau de lumière blanche sur un corps mi-transparent; on constate que ce faisceau émergent n'a plus un spectre uniforme et présente des raies ou des bandes noires, des raies ou des bandes d'absorption.

(¹) Cf. De Broglie, *Journ. de Physique*, février 1914.

Si l'absorption sélective porte sur des rayons de $\lambda = 1{,}2 \times 10^{-8}$, cela signifie que si le métal filtrant était employé comme anticathode, il présenterait une raie d'émission correspondant à cette λ.

Ainsi retrouve-t-on dans les spectres d'absorption les raies K et L dont nous avons parlé dans l'émission anticathodique.

Seulement il faut savoir que quand on étudie les spectres par la méthode photographique, on constate toujours partout deux bandes intenses dues à l'argent et au brome de l'émulsion photographique. L'énergie X des faisceaux quels qu'ils soient est sélectivement absorbée par la substance radiosensible quand les λ correspondent au spectre de l'émission propre de cette substance.

On voit par ce court exposé que la méthode d'analyse spectrale est délicate. Elle est probablement la vraie méthode d'avenir, mais pour le moment elle ne peut être considérée que comme une méthode d'exception et nous verrons qu'en radiothérapie en particulier, nous n'avons pas besoin de connaître avec une précision mathématique la composition d'un faisceau pour prévoir ses effets. La connaissance grossière du coefficient d'absorbabilité nous suffit pour deux raisons : d'abord parce que les faisceaux couramment utilisés ne diffèrent pas très profondément les uns des autres pour chaque qualité moyenne ; ensuite parce que, nous le verrons, à dose absorbée égale, les actions biologiques des différents rayonnements de λ variées sur un élément cellulaire donné sont les mêmes.

SECTION IX. — *LES FILTRES — LOIS DE BENOIST*

306. Généralités sur l'utilité des filtres. — On appelle filtres des lames de substance interposées entre le tube à rayons X et le corps ou réactif traité.

Voici l'utilité des filtres :

Nous savons que la matière en général absorbe les rayons X d'autant plus que les λ sont plus grandes. Si donc on prend un faisceau composite, c'est-à-dire formé de la réunion de faisceaux simples de λ différentes, et si on lui fait traverser un filtre, le faisceau émergent n'aura plus la composition du faisceau incident. Les rayons de courtes λ auront subi une absorption faible et seront transmis en forte proportion. Les rayons de grandes λ auront subi une absorption forte, et seront transmis en faible proportion.

Le faisceau émergent sera plus riche en courtes λ et moins riche en grandes λ que l'incident. Autrement dit, il aura une force de pénétration moyenne plus grande ; il sera plus pénétrant.

Les filtres nous offrent donc un moyen de durcir les rayons et d'éliminer les composantes les plus molles d'un faisceau composite.

Or nous verrons que les rayons X sont d'autant plus nocifs pour la peau qu'ils sont plus absorbables. D'autre part, ils agissent d'autant plus dans la profondeur qu'ils sont plus durs, puisque la fraction transmise augmente avec la dureté. D'où l'utilité de la filtration en radiothérapie profonde (voir § 312).

Toutes les lames filtrantes n'ont pas la même valeur.

Benoist a montré que si tous les éléments, tous les métaux en particulier, absorbent plus les rayons mous que les rayons durs, l'écart est très grand pour certains d'entre eux, très faible pour d'autres. De là la notion du pouvoir radiochroïque plus ou moins grand d'un filtre, ou si l'on veut, de la valeur filtrante différente des lames de substances variées.

Benoist a montré autre chose. Il a observé que si l'on prend un rayonnement donné, il est d'autant plus absorbé par les filtres que ces filtres sont constitués par des atomes plus lourds.

Ces deux faits demandent quelques développements. Il nous sera facile de les comprendre après ce que nous avons dit précédemment. Je vais rappeler en quelques mots les notions déjà acquises et qui vont nous être utiles.

307. Rappel des notions précédemment acquises et qui vont nous être utiles. — 1º On appelle qualité d'un faisceau pur (monochromatique) sa force de pénétration à travers la matière ; nous l'exprimons par son coefficient de transmission K à travers 1 millimètre d'aluminium. Exemple : un faisceau de qualité $K = 0{,}68$ est un faisceau qui transmet 68 o/o de son intensité à travers un millimètre d'aluminium.

2º On appelle absorbabilité d'un faisceau pur l'inverse de sa force de pénétration. Elle est mathématiquement exprimée par une fraction égale à $-\log_e K$. Exemple : le faisceau pur de $K = 0{,}68$ a une absorbabilité égale à $0{,}385$. Nous donnons cette fraction dans les tables.

3º Étant donné un faisceau pur de 100 unités incidentes, la fraction transmise derrière un filtre d'aluminium d'épaisseur l (en millimètres) est $100\,\overline{K_l}$. Exemple : 100 unités du faisceau pur de $K = 0{,}68$ transmettent $100 \times \overline{0{,}68^3} = 31{,}44$ à travers 3 millimètres d'aluminium ;

4º Pour exprimer d'une façon concrète l'absorbabilité, nous disons qu'un faisceau de 100 unités incidentes donne un *taux d'absorption* de $100 \times (-\log_e K)$ à l'incidence. Exemple : 100 unités du faisceau pur de $K = 0{,}68$ donnent un taux d'absorption de $100 \times 0{,}385 = 38{,}5$ à l'incidence, ce qui signifie que si l'absorption était la même dans toute l'épaisseur d'un filtre de 1 millimètre que dans la couche infiniment mince considérée à l'incidence, ce filtre absorberait $38{,}5$ unités. C'est le *taux d'absorption millimétrique* à l'incidence. On peut aussi bien dire que $3{,}85$ est le taux d'absorption dimillimétrique, notation plus commode, comme nous le verrons plus loin.

N.-B. — Nous n'avons en vue ici que l'absorption vraie et nous négligeons la diffusion variable suivant les conditions expérimentales.

308. Pouvoir radiochroïque ou valeur filtrante des filtres. — Appelons avec Benoist «équivalent de transparence» d'un corps le poids en décigrammes d'un cylindre de ce corps ayant 1 centimètre carré de base et présentant la même opacité que 75 millimètres de paraffine.

Si l'on prend un rayonnement déterminé, l'équivalent de transparence est une caractéristique du corps.

Ainsi 51 décigrammes d'Az, 45 d'O, 21 d'Al, 26 de Na, 25 de Mg, 16 de Si, 11 de S, 2,6 de Cu, 0,5 d'Ag, 0,45 de Pb, se comportent de même vis-à-vis d'un rayonnement moyen.

Mais si l'on prend un rayonnement mou, les équivalents sont différents. Ils changent peu pour l'argent, le cadmium, l'étain, etc. Ils changent beaucoup pour les corps légers, Al (8 décigrammes), Mg (12 décigrammes), O (30 décigrammes), etc.

Interprétons ces résultats en employant notre système de notation.

Nous dirons : le coefficient de transmission K des corps tels que l'Al, le Mg, le S, l'Az, etc., pris sous une épaisseur fondamentale quelconque, varie suivant les λ caractéristiques du rayonnement.

Le coefficient de transmission d'autres corps tels que l'argent, l'étain, etc., varie très peu jusqu'à 90.000 volts.

Les premiers sont très radiochroïques, les seconds presque aradiochroïques.

Ce qui fait la valeur filtrante d'un filtre, c'est la grandeur de son radio-chroïsme.

309. Lois de Benoist relatives à l'absorption des rayons X et au radio-chroïsme de la matière. — Benoist a établi dès le début de la science radio-logique des lois qui sont restées fondamentales.

Première loi : L'opacité spécifique d'un corps pour une qualité donnée de rayons X et pour une épaisseur étalon déterminée est indépendante de l'état physique de ce corps.

2e *loi* : Elle est indépendante du mode de groupement de ses atomes ou molécules.

3e *loi* : Elle est indépendante de l'état de liberté ou de combinaison de ses atomes. Si l'on appelle M la masse du composé chimique ou du mélange, E son équivalent de transparence, m, m', m'', les masses des éléments constituants, e, e', e'' ... leurs équivalents respectifs, on a $\dfrac{M}{E} = \dfrac{m}{e} + \dfrac{m'}{e'} + \dfrac{m''}{e''} .....$

4e *loi* : L'opacité spécifique des corps simples mesurée toujours dans les mêmes conditions bien définies est une fonction déterminée et généralement croissante de leurs poids atomiques. Cette loi très remarquable a une importance considérable en physique; nous nous bornons ici à l'énoncer, et nous allons tout de suite passer aux applications pratiques des notions acquises.

310. Choix des filtres. — L'absorption sélective ([1]) des lames filtrantes mise en lumière par les travaux de de Broglie, ne peut actuellement pas être utilisée pratiquement pour réduire un faisceau à telle ou telle λ.

Nous ne pouvons, par les filtres, que réduire un faisceau à ses composantes supérieures, en éliminant toutes les plus molles.

Donc, comme nous l'avons dit (§ 308), ce qui fait la valeur filtrante d'un filtre, c'est l'écart de son pouvoir absorbant vis-à-vis des rayons de grandes λ et de courtes λ, c'est son radiochroïsme.

C'est une erreur de croire qu'avec des filtres complexes tels que des filtres de substances organiques ou des alliages variés, on réalise des sélections plus utiles. Les lois 1, 2 et 3 de Benoist ne doivent pas être ignorées des praticiens qui se laisseraient tenter par des essais de ce genre.

L'aluminium, en raison de son grand radiochroïsme est un filtre excellent. Le verre est très bon aussi. Je me sers personnellement d'un verre aluminé aussi radiochroïque que l'aluminium et qui a l'avantage de ne pas introduire de lame de métal conducteur dans le voisinage des tubes.

([1]) Nous croyons devoir toujours désigner par le terme *absorption sélective* l'absorption donnant les raies K, L, M, correspondant à l'émission caractéristique. Quelques auteurs prennent ce terme dans un sens plus général, désignant par là l'absorption de tous les corps radiochroïques qui sé-lectionnent les λ en retenant les plus grandes.

L'argent est un mauvais filtre pour le rayonnement X ordinaire, car on se trouve alors dans le voisinage de l'absorption sélective. Il reprend ses droits pour les très hautes tensions. Le cuivre, le zinc sont employés avec avantage pour la radiothérapie ultra-profonde. Leur radiochroïsme est satisfaisant. De faibles épaisseurs suffisent, comparées aux épaisseurs correspondantes d'aluminium. La diffusion est ainsi très réduite. Par contre, l'émission caractéristique K, L, M, est notable. On se met à l'abri de ses effets en doublant la lame filtrante par 1 millimètre d'aluminium et une feuille de carton.

Je me bornerai ici à étudier les filtres d'aluminium qui sont les plus employés.

311. Effets des filtres d'aluminium. — Le filtre absorbe une partie du rayonnement composite qui le traverse. D'où perte d'intensité globale d'autant plus grande que le rayonnement est plus mou. On doit connaître le tant pour cent transmis pour chaque qualité de rayon et pour des filtres de toute épaisseur.

Le filtre durcit le rayonnement parce qu'il absorbe plus la partie molle que la partie dure du spectre. Il faut connaître ce durcissement pour chaque espèce de rayons et pour des filtres de toutes épaisseurs.

Le filtre change le coefficient d'absorbabilité du faisceau. Pendant que le coefficient moyen de transmission croît, le coefficient moyen d'absorbabilité décroît. Il faut connaître l'affaiblissement du coefficient d'absorbabilité pour chaque espèce de rayons et pour des filtres de toutes épaisseurs.

Comment définir ces trois grandeurs ?

α) MESURE DU TANT POUR CENT TRANSMIS — La première grandeur, le tant pour cent transmis, est facile à mesurer. Quel que soit le réactif dont on dispose, il est facile de faire une mesure avant le filtre, une après le filtre et de comparer les résultats soit au moyen d'échelles, soit en égalisant les effets et en faisant le rapport des temps mis à les obtenir.

Plusieurs auteurs ont fait la mesure photographique du tant pour cent transmis. Belot a publié des courbes de transmission radiographique utilisées par bon nombre de praticiens. J'ai moi-même donné les courbes de transmission fluoroscopique. On peut utiliser les unes et les autres, mais il faut savoir qu'elles ne sont pas superposables.

La figure 210 montre les courbes de transmission radiographique et les courbes de transmission radioscopique des rayonnements 4 à 8 de Benoist.

L'explication de ces différences est simple :

Ce qu'indiquent les courbes, c'est la diminution à travers les filtres, non pas de l'énergie totale du faisceau, mais de son pouvoir radioscopique ou radiographique. Or à énergie totale égale, le pouvoir radiographique et le pouvoir radioscopique ne sont pas les mêmes si l'on passe des rayons de courtes λ aux rayons de grandes λ.

Quand on emploie un réactif quantitométrique, il faut se servir des courbes établies avec ce réactif, des barèmes relatifs à ce réactif. Il faut que les effets biologiques soient rapportés aux doses mesurées partout à l'aide de ce même réactif. Les effets sur les papiers photographiques ne varient pas avec la qualité comme varient les effets Sabouraud et Noiré, les effets Freund, les effets Holknecht, ou les effets fluoroscopiques. Il ne faut pas construire des barèmes d'efficacité avec des courbes ou des calculs empruntés à des réactifs différents.

Aussi, comme le réactif photographique n'est pas employé en France, comme le réactif Sabouraud et Noiré ou Bordier ne se prête pas aux centaines ou aux milliers de mesures nécessaires pour établir des barèmes reposant sur des moyennes nombreuses, je me bornerai à indiquer le tant pour cent transmis mesuré par le procédé fluoroscopique.

Chacun peut vérifier pour son propre appareillage les chiffres indiqués. Il suffit, on le sait, de prendre avec le fluoromètre l'équivalence sans filtre et l'équivalence derrière le filtre. La règle donne la fraction transmise.

β) MESURE DU DURCISSEMENT. — Cette mesure se fait très simplement par le radiochromomètre de Benoist ou plus précisément par le fluoromètre.

Par le radiochromomètre: viser le tube avec la lunette de Benoist sans filtre. On trouve par exemple n° 6. Viser derrière le filtre, on trouve par exemple 6 1/2 ou 7, ou 7 1/2. Le durcissement a été de 1/2, 1, 1 1/2 degré.

Par le fluoromètre : prendre l'équivalence sans filtre et derrière un filtre de 1 millimètre, lire sur la règle la fraction transmise par 1 millimètre d'aluminium, c'est-à-dire le coefficient moyen K. Prendre ensuite l'équivalence après interposition du filtre proposé, directement puis derrière un filtre de 1 millimètre; lire sur la règle la fraction transmise, c'est-à-dire le nouveau coefficient K moyen. Exemple :

Voici un rayonnement n° 5. Prenons le K moyen

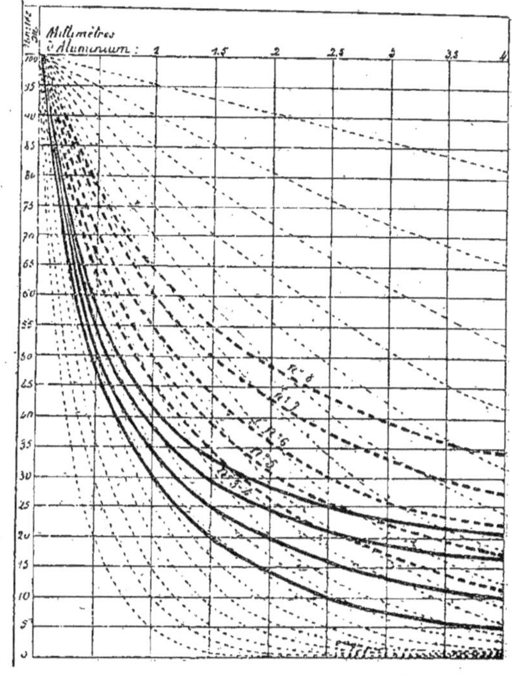

FIG. 210.

du faisceau tel qu'il est : nous trouvons un chiffre voisin de 0,525. Filtrons par 3 millimètres d'aluminium. Prenons le K moyen du nouveau faisceau, nous trouvons un chiffre voisin de 0,700 à 0,720.

En réalité, si l'on veut mesurer avec précision le durcissement, il ne faut pas se fier à une seule mesure qualitative, mais prendre la qualité moyenne par 2 ou 3 filtres du disque, 1 millimètre, 3 millimètres, 5 millimètres et se reporter aux courbes types.

Ces précautions ont été prises pour l'établissement des barèmes que nous donnerons tout à l'heure.

γ) MESURE DE LA DÉCROISSANCE DU COEFFICIENT MOYEN D'ABSORBABILITÉ. — Ce coefficient qui est la moyenne des $\log_e K$ des faisceaux composants se calcule par l'analyse des faisceaux. C'est donc un travail long.

Je me bornerai à donner ses résultats dans le premier barème du paragraphe 312.

Section X. — *LES BARÈMES UTILES EN RADIOMÉTRIE*

312. Les trois barèmes utiles. — Nous possédons à présent tous les élé-ments nécessaires pour comprendre l'utilité des indications données par les barèmes. On va trouver ici les trois barèmes à employer quand on se sert de la méthode fluorométrique.

I. *Barème des filtres* — Le premier donne, pour les numéros de Benoist couramment employés et pour les filtres d'aluminium les plus usités :

1º Le tant pour cent transmis ;

2º La qualité exprimée par le K moyen (c'est-à-dire par la fraction trans-mise à travers une lame d'aluminium de 1 millimètre) ;

3º Le coefficient d'absorbabilité, c'est-à-dire la moyenne des $\log_e$ K des fais-ceaux composants. Quand on multiplie ce coefficient par l'intensité du fais-ceau incident, on a la quantité de rayonnement qui serait fixée par une lame d'aluminium de 1 millimètre si dans toute son épaisseur cette lame absorbait la même quantité que la couche infiniment mince de la face d'incidence.

En divisant cette dernière quantité par 10, on a le taux d'absorption dimilli-métrique que nous employons couramment en radiothérapie (voir partie phy-siologique). Ce sont ces taux d'absorption qui sont indiqués dans la 4e colonne;

4º Les taux d'absorption dimillimétriques (Al) pour 100 M incidents.

II. *Barème des monochromatiques supérieures.*—Le deuxième de ces barèmes donne les caractéristiques des faisceaux de haute pénétration épurés par fort filtrage et approximativement réduits à leurs monochromatiques supérieures, exprimables par une seule exponentielle moyenne. Grâce à ce barème, il est facile en déterminant la fraction transmise par des filtres de 5, 10, 15, 20 milli-mètres d'aluminium à l'aide du fluoromètre, de savoir immédiatement la qua-lité vraie du faisceau étudié et de connaître les coefficients de pénétration et d'absorbabilité de ces faisceaux, coefficients d'ailleurs à peu près constants à toutes profondeurs.

En radiothérapie, les doses transmises sont approximativement aussi don-nées par ces barèmes en considérant un centimètre de tissu mou moyen comme équivalant à peu près à 1 millimètre d'aluminium. Les taux d'absorption milli-métrique de l'albumine cellulaire sont assimilables aux taux d'absorption di-millimétriques de l'aluminium.

Exemple : 100 M incidents du faisceau nº 5 donnent à l'incidence un taux d'absorption millimétrique de $7^M,4$. A 1 centimètre de profondeur la dose trans-mise est approximativement de $52^M,5$ et la dose d'absorption millimétrique de $2^M,93$.

100 M du faisceau pur de haute pénétration 0,90 donnent à 8 centimètres de profondeur une dose transmise de 43 M environ et une dose millimétrique absorbée de $0^M,45$.

N.-B. — Dans ces barèmes nous ne considérons que l'absorption vraie et non la diffusion variable suivant les conditions expérimentales.

III. *Barème de quantitométrie.*— Le 3e barème donne pour la quantitométrie pratique les doses incidentes à employer suivant la qualité et le filtrage. Il in-dique les doses ordinaires (D. O.), évitant toute réaction cutanée, les doses maxima (D. Max) correspondant à une absorption millimétrique de 25 M à la couche de Malpighi, et les doses de l'érythème (D. E.) correspondant à une absorption de 35 M.

Durcissement des faisceaux ordinaires par les filtres d'Al : 1º Doses transmises pour 100 M incidents. — 2º Coefficients moyens de pénétration du faisceau filtré (fraction transmise par 1 millimètre d'Al). — 3º Coefficients moyens d'absorption (absorption millimétrique). — 4º Taux d'absorption pour 100 M incidents (Taux dimillimétrique).

Épaisseur des filtres d'aluminium	FAISCEAU Nº 4 B				FAISCEAU Nº 5 B			
	Doses transmises	Coefficient de pénétration	Coefficient d'absorbabilité	Taux d'absorption	Doses transmises	Coefficient de pénétration	Coefficient d'absorbabilité	Taux d'absorption
0	100	0,45	0,90	9,04	100	0,525	0,74	7,38
0,1	91,5	0,46	0,88	8,07	93,0	0,53	0,72	6,65
0,2	83,8	0,47	0,86	7,20	86,6	0,54	0,70	6,05
0,3	77,0	0,48	0,83	6,42	80,7	0,55	0,68	5,50
0,4	70,9	0,49	0,81	5,70	75,6	0,56	0,66	5,00
0,5	65,4	0,50	0,78	5,11	70,8	0,57	0,64	4,55
0,7	56,0	0,52	0,75	4,19	62,5	0,59	0,61	3,85
1	45,0	0,54	0,70	3,14	52,5	0,61	0,56	2,93
1,5	32,5	0,58	0,61	1,98	40,5	0,65	0,49	2,00
2	24,4	0,61	0,54	1,32	32,2	0,68	0,43	1,39
2,5	18,9	0,64	0,48	0,91	26,2	0,70	0,39	1,02
3	15,0	0,66	0,44	0,66	21,8	0,72	0,35	0,77
4	9,9	0,69	0,38	0,38	15,6	0,74	0,31	0,49
5	6,9	0,71	0,35	0,24	11,6	0,76	0,29	0,33
6	4,9	0,72	0,33	0,16	8,8	0,77	0,27	0,24
7	3,5	0,73	0,32	0,11	6,8	0,77	0,26	0,17
8	2,6	0,74	0,31	0,08	5,3	0,78	0,25	0,13
9	1,9	0,74	0,30	0,06	4,1	0,78	0,24	0,10
10	1,4	0,74	0,29	0,04	3,2	0,79	0,24	0,08

Épaisseur des filtres d'aluminium	FAISCEAU Nº 6 B				FAISCEAU Nº 7 B				FAISCEAU Nº 8 B			
	Doses transmises	Coefficient de pénétration	Coefficient d'absorbabilité	Taux d'absorption	Doses transmises	Coefficient de pénétration	Coefficient d'absorbabilité	Taux d'absorption	Doses transmises	Coefficient de pénétration	Coefficient d'absorbabilité	Taux d'absorption
0	100	0,60	0,59	5,88	100	0,65	0,49	4,95	100	0,675	0,45	4,48
0,1	94,4	0,61	0,57	5,35	95,2	0,66	0,48	4,55	95,7	0,68	0,43	4,15
0,2	89,2	0,62	0,55	4,95	90,8	0,66	0,47	4,25	91,6	0,69	0,42	3,89
0,3	84,4	0,63	0,53	4,50	86,7	0,67	0,45	4,00	87,9	0,70	0,41	3,60
0,4	80,0	0,63	0,52	4,16	82,9	0,68	0,44	3,66	84,4	0,70	0,40	3,38
0,5	76,0	0,64	0,51	3,87	79,4	0,69	0,43	3,41	81,1	0,71	0,39	3,18
0,7	68,9	0,66	0,48	3,40	73,0	0,70	0,41	2,90	75,1	0,72	0,37	2,75
1	60,0	0,68	0,44	2,64	65,0	0,72	0,37	2,42	67,5	0,74	0,34	2,31
1,5	48,9	0,71	0,39	1,95	54,6	0,75	0,33	1,82	57,5	0,77	0,30	1,75
2	40,8	0,74	0,34	1,38	46,9	0,77	0,28	1,34	49,9	0,79	0,27	1,33
2,5	34,8	0,76	0,31	1,10	41,0	0,79	0,25	1,08	44,0	0,81	0,24	1,05
3	30,2	0,78	0,27	0,83	36,3	0,81	0,23	0,84	39,3	0,82	0,21	0,84
4	23,4	0,80	0,24	0,55	29,4	0,83	0,20	0,57	32,3	0,84	0,18	0,59
5	18,7	0,81	0,21	0,40	24,4	0,84	0,17	0,43	27,2	0,86	0,16	0,44
6	15,2	0,82	0,20	0,30	20,6	0,85	0,16	0,33	23,3	0,87	0,15	0,35
7	12,5	0,83	0,19	0,24	17,6	0,86	0,15	0,27	20,2	0,87	0,14	0,28
8	10,4	0,83	0,18	0,19	15,2	0,87	0,15	0,22	17,6	0,88	0,13	0,23
9	8,7	0,84	0,18	0,15	13,1	0,87	0,14	0,19	15,4	0,88	0,13	0,20
10	7,3	0,85	0,17	0,13	11,4	0,88	0,14	0,16	13,6	0,89	0,12	0,17

BARÈME DES FAISCEAUX TRÈS PÉNÉTRANTS ET TRÈS FILTRÉS, QUASI MONOCHROMATIQUES DE $K = 0,85$ A $K = 0,99$

Épaisseur des filtres d'Al	0,85 Coeff. abs. = 0,162		0,86 Coeff. abs. = 0,150		0,87 Coeff. abs. = 0,139		0,88 Coeff. abs. = 0,128		0,89 Coeff. abs. = 0,116		0,90 Coeff. abs. = 0,105		0,91 Coeff. abs. = 0,094		0,92 Coeff. abs. = 0,083	
	Transmission	Taux d'absorption	Transmission	Taux d'absorption	Transmission	Taux d'absorption	Transmission	Taux d'absorption	Transmission	Taux d'absorption	Transmission	Taux d'absorption	Transmission	Taux d'absorption	Transmission	Taux d'absorption
0	100	1,62	100	1,50	100	1,39	100	1,28	100	1,16	100	1,05	100	0,94	100	0,83
0,2	96,8	1,57	97,3	1,46	97,2	1,35	97,5	1,25	97,7	1,14	97,9	1,03	98,1	0,92	98,3	0,82
0,5	92,2	1,50	92,7	1,40	93,3	1,30	93,8	1,20	94,3	1,10	94,9	1,00	95,4	0,90	95,9	0,80
1	85,0	1,38	86,0	1,30	87,0	1,21	88,0	1,12	89,0	1,04	90,0	0,95	91,0	0,86	92,0	0,77
2	72,2	1,17	74,0	1,11	75,7	1,05	77,4	0,99	79,2	0,92	81,0	0,85	82,8	0,78	84,6	0,70
3	61,4	1,00	63,6	0,96	65,8	0,92	68,1	0,87	70,5	0,82	72,9	0,77	75,3	0,71	77,9	0,65
5	44,3	0,72	47,0	0,71	49,8	0,69	52,8	0,67	55,8	0,65	59,0	0,62	62,4	0,59	65,9	0,55
8	27,2	0,44	29,9	0,45	32,8	0,46	36,0	0,46	39,4	0,46	43,0	0,45	47,0	0,44	51,3	0,43
10	19,7	0,32	22,1	0,33	24,8	0,35	27,8	0,36	31,2	0,36	34,9	0,37	38,9	0,37	43,4	0,36
15	8,7	0,14	10,4	0,16	12,4	0,17	14,7	0,19	17,4	0,20	20,6	0,22	24,3	0,23	28,6	0,24
20	3,9	0,06	4,9	0,07	6,2	0,09	7,8	0,10	9,7	0,11	12,1	0,13	15,2	0,14	18,9	0,16
25	1,7	0,03	2,3	0,03	3,1	0,04	4,1	0,05	5,5	0,06	7,2	0,07	9,5	0,09	12,4	0,10
30	0,8	0,01	1,1	0,02	1,5	0,02	2,2	0,03	3,0	0,03	4,2	0,04	5,9	0,05	8,2	0,07

Épaisseur des filtres d'Al	0,93 Coeff. abs. = 0,072		0,94 Coeff. abs. = 0,062		0,95 Coeff. abs. = 0,051		0,96 Coeff. abs. = 0,041		0,97 Coeff. abs. = 0,030		0,98 Coeff. abs. = 0,020		0,99 Coeff. abs. = 0,010	
	Transmission	Taux d'absorption	Transmission	Taux d'absorption	Transmission	Taux d'absorption	Transmission	Taux d'absorption	Transmission	Taux d'absorption	Transmission	Taux d'absorption	Transmission	Taux d'absorption
0	100	0,72	100	0,62	100	0,51	100	0,41	100	0,30	100	0,20	100	0,10
0,2	98,5	0,71	98,8	0,61	99,0	0,51	99,2	0,40	99,4	0,30	99,6	0,20	99,8	0,10
0,5	96,4	0,70	96,9	0,60	97,5	0,50	98,0	0,40	98,5	0,30	99,0	0,20	99,5	0,10
1	93,0	0,67	94,0	0,58	95,0	0,49	96,0	0,39	97,0	0,29	98,0	0,20	99,0	0,10
2	86,5	0,63	88,4	0,55	90,2	0,46	92,2	0,38	94,1	0,29	96,0	0,19	98,0	0,10
3	80,4	0,58	83,0	0,51	85,7	0,44	88,5	0,36	91,3	0,28	94,1	0,19	97,0	0,10
5	69,6	0,50	73,4	0,45	77,4	0,40	81,5	0,33	85,9	0,26	90,4	0,18	95,0	0,09
8	55,9	0,41	60,9	0,38	66,3	0,34	72,1	0,29	78,4	0,24	85,1	0,17	92,2	0,09
10	48,4	0,35	53,9	0,33	59,9	0,31	66,5	0,27	73,7	0,22	81,7	0,16	90,4	0,09
15	33,7	0,24	39,5	0,24	46,3	0,24	54,2	0,22	63,3	0,19	73,8	0,15	86,0	0,09
20	23,4	0,17	29,0	0,18	35,8	0,18	44,2	0,18	54,4	0,16	66,8	0,13	81,8	0,08
25	16,3	0,12	21,3	0,13	27,7	0,14	36,0	0,15	46,7	0,14	60,3	0,12	77,8	8,08
30	11,3	0,08	15,6	0,10	21,5	0,11	29,4	0,12	40,1	0,12	54,5	0,11	74,0	0,07

BARÈME DE POSOLOGIE DES RAYONS FILTRÉS ET NON FILTRÉS POUR
LA RADIOTHÉRAPIE

I. — *Rayons non filtrés pour traitements de surface.*

Qualité	D. O. et D. max.	D. E.
n° 3 (K moy = 0,350)	285 M (2 H 1/4)	400 M (3 H 1/4)
n° 4 (K moy = 0,450)	350 M (2 H 2/3)	500 M (4 H)
n° 5 (K moy = 0,525)	425 M (3 H 1/3)	600 M (4 H 3/4)
n° 6 (K moy = 0,600)	500 M (4 H)	700 M (5 H 2/3)
n° 7 (K moy = 0,640)	575 M (4 H 3/4)	800 M (6 H 1/2)
n° 8 (K moy = 0,675)	650 M (5 H 1/4)	900 M (7 H 1/4)

II. — *Rayons légèrement filtrés pour traitements mi-superficiels.*

Qualité	D. O. et D. max.	D. E.
n° 5 filtré par 0 m/m 2 d'Al. (K moy = 0,545)	450 M (3 H 2/3)	625 (5 H)
n° 5 filtré par 0 m/m 5 d'Al. (K moy = 0,570)	475 M (3 H 3/4)	665 (5 H 1/3)

III. — *Rayons durs filtrés pour traitements profonds.*

	D. O.	D. max.	D. E.
n° 8 filtré par 0 m/m 5 d'Al. K moy = 0,709	500 M à 600 M	725 M	1.040
n° 8 filtré par 1 m/m d'Al. K moy = 0,739	600 M à 700 M	820 M	1.150
n° 8 filtré par 2 m/m d'Al. K moy = 0,788	800 M à 900 M	1.130 M	1.450
n° 8 filtré par 3 m/m d'Al. K moy = 0,821	850 M à 1.100 M	1.250 M	1.760
n° 8 filtré par 5 m/m d'Al. K moy = 0,857	1.000 M à 1.300 M	1.620 M	2.260
n° 8 filtré par 10 m/m d'Al. K moy = 0,885	1.300 M à 1.600 M	2.050 M	2.885

IV. — *Rayons très durs quasi-monochromatiques
pour radiothérapie ultra-profonde.*

	D. max.	D. E.
K = 0,89	2.200 M	3.100 M
K = 0,90	2.400 M	3.400 M
K = 0,91	2.700 M	3.800 M
K = 0,92	3.000 M	4.300 M
K = 0,93	3.500 M	4.900 M
K = 0,94	4.100 M	5.700 M
K = 0,95	4.900 M	6.900 M

SECTION XI. — *RAYONS SECONDAIRES*

LES CAUSES PHYSIQUES DU VOILE EN RADIOGRAPHIE. — LES CONDITIONS
PHYSIQUES NÉCESSAIRES POUR L'ÉVITER

313. Définition du rayonnement secondaire. — Nous avons dit que les
rayons X ne subissaient pas de réflexion, de réfraction, de diffraction. Pourtant nous avons déjà vu des phénomènes de diffraction et de réflexion par les

réseaux cristallins et, à plusieurs reprises, nous avons parlé d'émission propre de rayons X par les corps sous des influences variées, et en particulier sous l'influence d'une irradiation de plus courtes longueurs d'ondes.

Nous allons dans cette section coordonner tous ces faits.

Sagnac a le premier formulé une loi importante :

Tout corps frappé par un rayonnement X devient lui-même une source d'émission de rayons X. Il a appelé ces rayons, rayons secondaires R. S.

Quand un corps est soumis à l'irradiation secondaire, il émet un rayonne ment tertiaire et ainsi de suite.

Qu'est-ce que le rayonnement de Sagnac ou rayonnement secondaire ?

On sait aujourd'hui qu'on peut y trouver trois choses :

1° Des rayons X primaires diffusés, c'est-à-dire subissant la réflexion irré-gulière ;

2° Des rayons X propres, caractéristiques du corps irradié, analogues à un rayonnement de fluorescence ;

3° Des rayons cathodiques constitués par l'émission d'électrons, phénomène analogue à l'effet photoélectrique.

Les deux premières catégories de rayons secondaires sont les plus intéres-santes pour nous. Nous ne parlerons pas de la troisième.

Les corps à poids atomique élevé donnent surtout des rayons propres.

Les corps à atomes légers donnent surtout des rayons diffusés.

Les rayons propres, dits aussi par analogie rayons de phosphorescence, sont plus mous que les rayons primaires qui les produisent (extension de la loi de Stokes).

Les rayons de diffusion renferment toutes les longueurs d'ondes du rayon-nement primaire, mais en proportion variée suivant le corps irradié, suivant son épaisseur et suivant l'angle selon lequel on les considère par rapport à l'in-cidence.

Ces faits, grossièrement énoncés, expliquent que l'on a pu dire : les R. S. sont plus pénétrants que les R. X. primaires (les observations se rapportaient à des métaux légers observés latéralement ou par la face d'émergence) ; les R. S. sont plus mous que les R. X. primaires (les observations se rapportaient à des métaux lourds émettant des rayons propres) ; les R. S. sont de même qualité que les rayons X primaires (les observations se rapportaient à des métaux légers observés par la face d'incidence) ; les R. S. des métaux lourds sont plus mous que les R. S. des métaux légers (comparaison des cas 1 et 2).

Nous allons dire quelques mots de chacun de ces rayonnements.

314. Rayons propres des métaux lourds. — Les atomes ont leur spectre d'émission des rayons X comme ils ont leur spectre d'émission des rayons lumi-neux à l'état gazeux.

Nous avons vu comment un métal quelconque, employé comme anticathode, impose partiellement sa caractéristique d'émission au rayonnement produit, autrement dit comment il superpose un spectre de raies (K et L principale-ment) au spectre continu du rayonnement total.

Eh bien ! ce spectre caractéristique, spectre de phosphorescence, spectre de haute fréquence, comme on dit encore, se retrouve quand le métal est em-ployé non plus comme anticathode, mais comme radiateur secondaire, c'est-à-dire quand on lui fait produire du rayonnement propre sous l'action d'une irradiation X primaire.

L'analyse cristallographique a permis de vérifier ces faits avec précision.

Seulement il est à remarquer que le rayonnement propre a une intensité décroissante quand le poids atomique du radiateur secondaire augmente. Très intense pour les métaux lourds, il est extrêmement faible pour l'aluminium, pour les substances organiques, pour tous les atomes légers.

Si bien que quand on passe des métaux lourds, chez lesquels le rayonnement propre domine, aux corps de poids atomique faible où les rayons diffusés dominent, on trouve des résultats tout à fait différents et en certains points contradictoires.

Les rayons propres ont été surtout étudiés par les physiciens. Ils intéressent beaucoup moins le médecin. Toutefois ce que nous venons de dire des métaux lourds est utile en pratique. En effet, lorsque le radiographe veut se mettre à l'abri des rayons secondaires parasites, comme par exemple des rayons S produits par le plateau de bois d'une table, il lui suffit d'interposer une lame de plomb entre la table et la plaque photographique. Le plomb ne donnera que des rayons propres par la face en contact avec la plaque, rayons qui jouèront le rôle de rayons renforçateurs, accentuant les noirs et les clairs, tandis que la table aurait donné des rayons de diffusion uniformément répartis sur toute la plaque et par conséquent *voilants*.

315. Rayons S de diffusion. — Tous les atomes diffusent les rayons X, mais les corps à poids atomique léger les diffusent beaucoup plus que les corps à atomes lourds.

L'aluminium en émet plus que le cuivre. Les substances organiques en émettent plus que l'aluminium, etc.

Le meilleur moyen pour étudier ce rayonnement est de l'analyser par filtra-

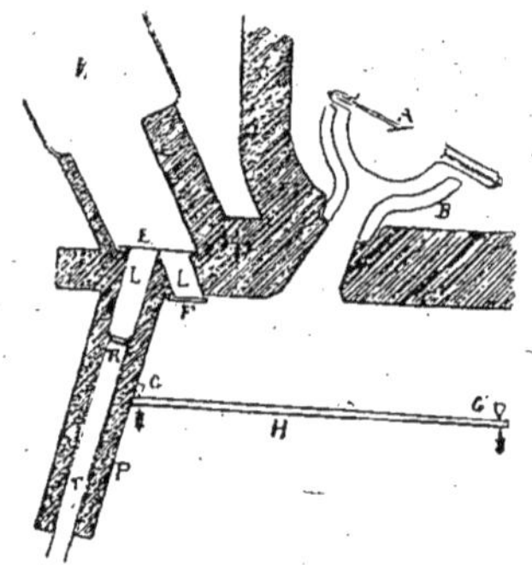

FIG. 211. — Analyse radiographique du rayonnement secondaire.

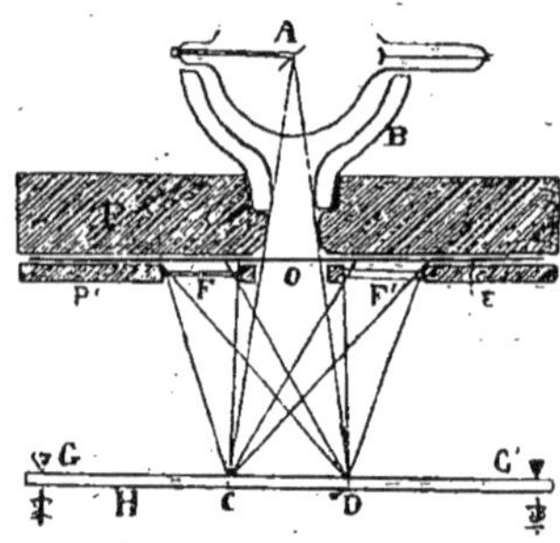

FIG. 212. — Analyse fluoroscopique du rayonnement secondaire.

tion en se servant soit du procédé radiographique, soit plutôt du procédé fluoroscopique.

Voici comment j'ai fait cette analyse en étudiant en particulier les rayons S émis du côté de la face d'incidence.

A. *Méthode radiographique.* — Le tube A, déjà protégé par une enveloppe de verre au plomb B, est placé (*fig.* 211) au-dessus d'un diaphragme de plomb P de 4 centimètres d'épaisseur, limitant un cône de rayons X, CAD. En E est la plaque ou le papier radiographique, protégé en dessous par une planche de plomb P' ouverte en O et présentant une couronne FF' où prennent place des secteurs d'aluminium de 0 millimètre à 5 millimètres formant analyseur. Au niveau de cette couronne, le réactif photographique ne reçoit donc que les R.S envoyés par la lame irradiée H placée à 7 centimètres en dessous.

Une échelle conventionnelle est faite sur le même réactif à l'aide d'un échantillon de radium, de manière à doser les teintes de la couronne. Cette échelle, dans mes expériences, a été graduée en millièmes de l'unité M que j'emploie ordinairement.

B. *Méthode fluoroscopique.* — La figure 212 montre le dispositif employé : L est un orifice par où les R.S. de la lame irradiée H viennent frapper l'écran de platino-cyanure de baryum E, et y déterminent un disque fluorescent. En F, est une lame portant des filtres d'aluminium de 1, 2, 3 millimètres qu'on peut à volonté passer devant l'orifice L. Un étalon de radium R glisse dans le tube de plomb P'. La tige porte-radium T est graduée en unités d'éclat de la plage de E correspondante. Cette graduation a été faite préalablement à l'aide d'un rayonnement X constant et exprimée en millièmes d'unités M. K est une chambre noire.

L'analyse des résultats obtenus montre :

1° Que si l'on emploie un rayonnement X monochromatique de coefficient de pénétration K, les R. S. émis ont le même coefficient K.

2° Que si l'on prend des lames diffusantes de 1, 2, 3... millimètres d'épaisseur, la quantité de R.S. émis du côté de l'incidence est donnée par la formule :

$$\Sigma RS = z I_0 \frac{1 - K^{2l}}{2}$$

dans laquelle I_0 est l'intensité des rayons X incidents, K leur coefficient de pénétration et z un coefficient propre à la substance étudiée.

On peut, en prenant la notation habituelle à la physique mathématique écrire :

$$\Sigma RS = z I_0 \frac{1 - e^{-\frac{2l}{\lambda}}}{2}.$$

3° Que le coefficient z, qu'on peut regarder comme le coefficient de diffusion propre à chaque substance, paraît être le même pour les monochromatiques de diverses qualités, c'est-à-dire de coefficients K variés (*C. R.* 20 mars 1911).

4° Quand on prend des faisceaux composites, la formule devient :

$$\Sigma RS = z I_0 \frac{1 - \varphi_2{}^l}{2}$$

dans laquelle φ_{2l} représente la fraction du rayonnement primaire transmise par une lame double de l.

Si j'ai insisté sur une question qui intéresse plus le radiologue de laboratoire que le praticien, c'est pour montrer en toutes occasions la précision dont est susceptible.la méthode si simple de mesures fluoroscopiques du rayonnement. Elle m'a permis d'arriver à affirmer la nature et la loi de production du rayonnement secondaire des atomes légers à une époque où, l'analyse cristallographique n'étant qu'à son aurore, la spectographie X n'existait pas (*C. R. Ac. Sc.*, 6 mars, 24 avril 1911)..

316. Sur les rayons secondaires diffusés par l'organisme et sur le voile qui en résulte. — Soit le corps d'un sujet C exposé au rayonnement du tube X (*fig.* 213). Soit P P' la plaque radiographique ou l'écran fluoroscopique.

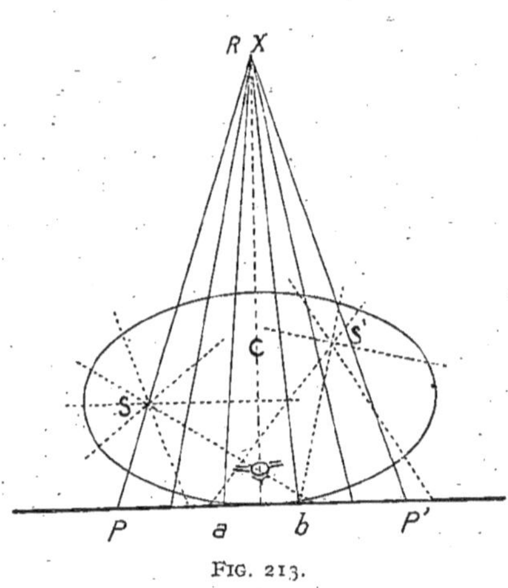

FIG. 213.

Si le corps est irradié largement, chaque molécule S S'... située à toute profondeur et dans n'importe quelle position du champ deviendra une source de R. S. diffusés (en pointillé sur la figure). La plaque ou l'écran P P' recevra donc, outre le rayonnement primaire, source d'une silhouette nette, un rayonnement secondaire ne donnant pas de silhouette, mais un voile uniforme.

Plus le corps est épais et le champ d'irradation large, plus le rayonnement secondaire prend d'importance par rapport au primaire. Il vient un moment ou le R. S. noie complètement dans un ton uniforme tous les détails silhouettiques donnés par les R. X primaires. De là les échecs en radiographie, de là l'impossibilité de rien discerner sur l'écran.

Tous les radiographes savent que chez les sujets corpulents on peut ne pas même apercevoir sur l'écran ni sur la plaque un intestin ou un estomac pourtant copieusement rempli de bismuth ou de baryte, pas plus que le squelette d'un bassin. Les rayons secondaires seuls sont la cause de ces échecs.

Il faut savoir aussi que des R. S. peuvent être diffusés par la table placée en dessous de la plaque, par tous les objets environnants, par le verre de l'ampoule à rayons X lui-même.

Nous allons voir le moyen d'éviter le voile secondaire.

317. Les moyens d'éviter le voile donné par les rayons secondaires. Cupule. Diaphragme. Antidiffuseurs. — 1° Comment éviter le voile donné par les rayons S des objets environnant le malade ?

On réduit au minimum ce voile en enveloppant le plus complètement possible l'ampoule par une cupule de matière opaque aux rayons X. On ne laisse qu'une ouverture limitant un cône d'émission juste assez grand pour couvrir les régions les plus étendues dont il y a lieu d'avoir les silhouettes d'ensemble. Ainsi se trouvent éliminés les R.S. des objets voisins et limités les R.S. du verre de l'ampoule.

D'ailleurs l'orifice de la cupule porte un diaphragme qui limite encore le champ ; nous allons en parler plus loin, son but étant surtout d'éliminer les R. S. de l'organisme.

On évite les rayons S de retour des tables en plaçant une feuille de plomb sous la plaque.

2° Comment éviter le voile donné par les R.S. du corps du sujet lorsque l'on peut à volonté réduire le champ d'examen ?

Regardons la figure 204. Admettons que la région comprise dans le cône ab soit seule intéressante. Il y aura intérêt à limiter l'irradiation au cône axb car ainsi on évitera tous les R.S. diffusés par les régions S, S' extérieures à ce cône.

Pour cela, on place devant l'orifice de la cupule opaque un diaphragme d'alliage de plomb circulaire (iris), losangique (œil de chat) ou rectangulaire, suivant les constructeurs, et réglable à volonté.

M. Beclère a été l'un des premiers à insister sur l'utilité de ce diaphragme et tous les radiographes de la première heure se rappellent le grand progrès réalisé dans la radioscopie médicale par l'emploi du diaphragme rectangulaire de cet auteur.

Aujourd'hui tous les supports de tube sont munis d'un diaphragme réglable dont le dispositif de commande, toujours à portée de la main, permet de diminuer ou d'augmenter le champ d'examen.

Il suffit d'avoir manié une fois cet instrument pour s'être rendu compte qu'un détail visible avec une faible ouverture du diaphragme se noie progressivement et disparaît complètement quand on augmente le champ d'examen.

3° Comment éviter le voile donné par les R. S. du corps du sujet quand on ne peut réduire le champ d'examen ? Effet Bucki.

Il y a des cas exceptionnels où l'on ne peut pas réduire par le diaphragme le champ d'examen : il s'agit par exemple chez une femme corpulente d'opérer la mensuration des diamètres du bassin ; il s'agit de radiographier un fœtus *in utero* : il s'agit de prendre la vue d'ensemble d'un intestin chez un obèse, etc.

Alors il faut ouvrir le diaphragme complètement et le voile secondaire rendra toute tentative de radiographie inutile si l'on ne peut, par un autre moyen, les éviter.

Voici par quel artifice on arrive à ce résultat : c'est entre le corps et la plaque, ou entre le corps et l'écran fluorescent qu'on arrête les rayons secondaires.

Pour cela on interpose des lames métalliques croisées formant une série de nids d'abeilles dont tous les axes convergent vers l'anticathode. La figure 214 représente seulement les lames disposées perpendiculairement au plan de la figure.

Parmi les rayons secondaires émis par chaque molécule quelconque telle que S' la grande majorité se trouve arrêtée par les cloisons des nids d'abeilles. Seuls peuvent passer ceux qui sont voisins, en direction, du rayonnement primaire. Ceux-là sont les moins nuisibles puisque, s'ils estompent forcément un peu les silhouettes, ils renforcent néanmoins les contrastes surtout pour les opaques situés du côté de la face d'émergence. C'est là ce qu'on appelle l'effet Bucki.

L'inconvénient de ce dispositif est de faire voir sur la plaque ou sur l'écran un quadrillage qui nuit à la clarté des images.

On l'évite en déplaçant le nid d'abeilles d'un mouvement uniforme pendant l'opération, mais ce déplacement est assez complexe car il doit être fait également ment dans les deux sens.

Un constructeur français, M. Mazo, est arrivé à réaliser un appareil pratique

en réduisant le nid d'abeilles à une seule série de lames de plomb et en déplaçant le tout d'un seul mouvement uniforme dans le sens perpendiculaire aux
lames.

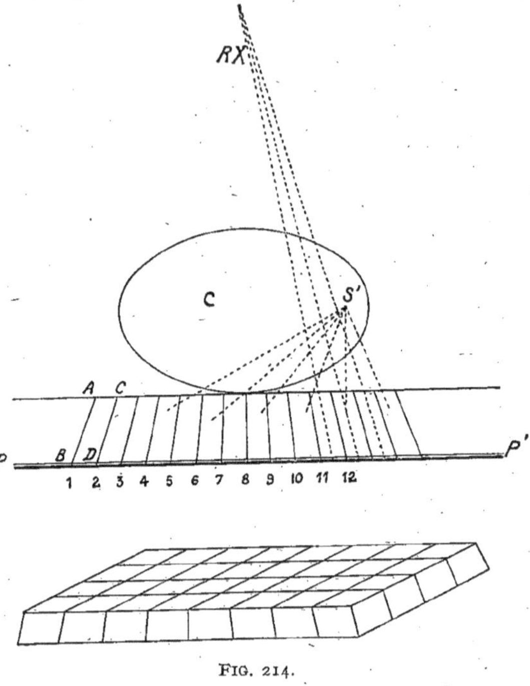

Fig. 214.

L'emploi de cet appareil doit être limité au seul cas où l'on a à radiographier
une région épaisse et large sans pouvoir limiter le champ d'irradiation par le
diaphragme.

Section XII. — *INSTRUMENTATION ACCESSOIRE ET QUES-
TIONS DE TECHNIQUE PRATIQUE EN RADIOSCOPIE, RADIO-
GRAPHIE ET RADIOTHÉRAPHIE,*

**318. Appareils accessoires nécessaires aux applications médicales
des rayons X.** — Nous avons vu jusqu'ici les appareils générateurs de rayons
X qui nous permettent d'obtenir en quantité variable des rayons de toutes
qualités; nous savons que nous pouvons à l'aide des rayons ainsi obtenus examiner des silhouettes fluorescentes, c'est-à-dire faire de la radioscopie, ou des
silhouettes photographiques, c'est-à-dire faire de la radiographie. Nous pourrons aussi demander à ces radiations des effets thérapeutiques, c'est-à-dire
faire de la radiothérapie.

Pour ces divers emplois, il faut un appareillage accessoire de support de tube, de limitation du champ, de protection des opérateurs et des patients, etc., se prêtant aux applications les plus variées. C'est cet appareillage accessoire que nous allons passer en revue en étudiant successivement les supports d'ampoules pour examens verticaux, les lits pour examens horizontaux, les fauteuils, les pieds articulés.

En abordant cette étude, il est utile de dire aux débutants qui hésitent dans le choix de leur matériel, qu'ils devront avant tout éviter au cours de leurs examens successifs les fréquents déplacements et remplacements d'ampoules. C'est une erreur, quand on veut travailler commodément, d'avoir un seul pied universel se prêtant à tous les examens, ou une seule de ces tables savantes à renversement permettant la radioscopie et la radiographie dans toutes les positions.

La devise du radiologue doit être : pouvoir tout faire sans manipulation difficile, sans déplacement de tube, sans risque de bris d'objets fragiles.

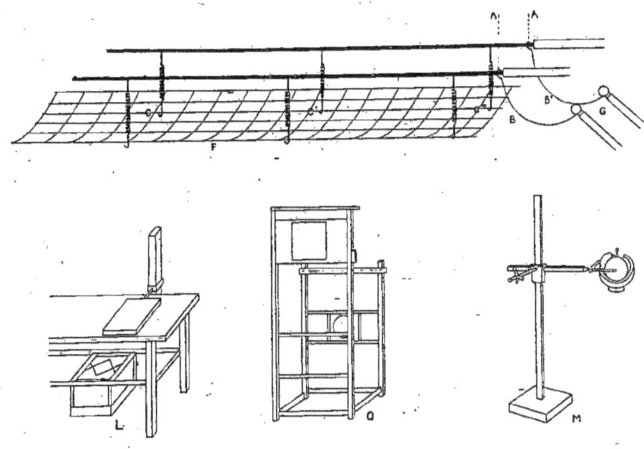

FIG. 216.

L'idéal pour cela est d'avoir toujours au moins trois tubes prêts à fonctionner et placés tels qu'ils doivent être employés pour les usages auxquels ils sont destinés.

Cela ne nécessite nullement trois générateurs. Nous nous plaçons au contraire dans l'hypothèse d'une installation modeste dans laquelle le praticien fait toute la radiologie dans une seule pièce et avec un seul générateur. Le spécialiste qui multiplie ses postes, ses salles de traitement, voit du même coup sa besogne simplifiée par la division du trăvail.

Voici ce qu'on peut conseiller comme dispositif général pour arriver à ce résultat (*fig.* 216).

1º Faire installer un trolley dans le sens de la longueur de la pièce, c'est-à-dire deux fils de cuivre nu parallèles et distants de 60 centimètres à 1 mètre. Ces fils sont fixés aux murs opposés par deux tiges isolantes (ébonite ou fibre).

Les deux bornes du générateur G sont réunies aux deux fils du trolley par deux conducteurs BB′ terminés en crochet lâche reposant simplement sur les fils du trolley.

A et A′ sont des fils de soie qui retiennent ces deux crochets au plafond. Dans le cas où un fil de trolley se rompt ou se détache, le circuit secondaire du générateur est immédiatement coupé, et le fil qui tombe ne foudroie pas les patients ou les opérateurs.

F, F′ est un filet placé sous le trolley. Voici son utilité. Si un fil du trolley se rompt ou se détache, ce fil perd contact avec le générateur, puisque les crochets de BB′ restent suspendus, mais cependant ce fil reste en relation avec l'autre pôle du générateur par l'intermédiaire du tube à vide. Avec les très hautes tensions qu'on tend à employer aujourd'hui, les risques ne sont donc pas complètement supprimés. Le filet empêche la chute des fils.

L'administration de l'Assistance publique à Paris a prescrit au lieu de filet l'emploi de fils métalliques transversaux qui mettent immédiatement à la terre le fil rompu.

2º Sur ce trolley et traversant les mailles du filet sont fixées trois paires de conducteurs extensibles CC′C″ Les simples boudinettes sont très pratiques. Les

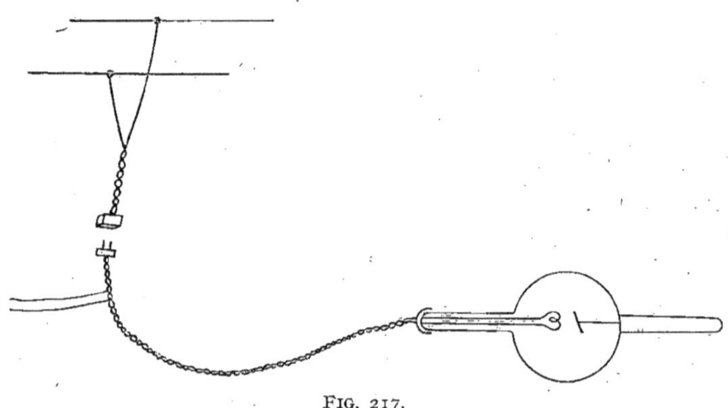

FIG. 217.

enrouleurs à ressorts préconisés par Zimmern peuvent aussi être utilisés commodément à condition d'être fixés sur une perche traversant le filet. Ces conducteurs, quand ils sont détachés, doivent remonter assez haut pour qu'on ne puisse toucher leur extrémité en passant sous le trolley.

Sous chacun d'eux se trouve un appareil d'utilisation savoir :

Un lit d'examen L avec ampoule en dessous du plateau destiné à tous les examens radioscopiques dans le décubitus et en particulier aux examens d'intestins par lavement;

Un châssis d'examen vertical O servant en même temps à faire l'orthodiascopie;

Un pied universel M servant à tous les autres usages y compris la radiothérapie.

Lorsqu'on se sert du tube Coolidge, le fil négatif du trolley doit être doublé et fait d'un conducteur de forte section. En effet, il faut transmettre par ce double fil le courant de bas voltage pour le chauffage du filament.

Les boudinettes et enrouleurs ne conviennent pas pour amener le courant à la cathode, on dispose alors des prises de courant suspendues par un double fil de lumière au double trolley négatif à grande hauteur et les trois Coolidge en service ont chacun leur propre raccord avec fil souple semblable se fixant à ces prises (*fig. 217*).

Nous allons voir à présent le détail de chacun des dispositifs d'examen.

319. Châssis porte-ampoule pour examens verticaux. — Le châssis vertical porte-ampoule est aujourd'hui très répandu en France. Il sert d'une part à faire les examens radioscopiques courants en position verticale, les radiographies au besoin, d'autre part l'orthodiographie et la téléradiographie, et enfin la stéréoradiographie. On me permettra de rappeler ici son histoire parce qu'elle fera comprendre en même temps son utilité.

Au cours des années 1897 et 1898 le professeur Bouchard avait pu consacrer deux très petites pièces contiguës de son service de l'Hôpital de la Charité aux examens radioscopiques. C'est là que Oudin était venu lui faire part de ses premiers résultats et de ses espérances sur les applications possibles des rayons X au diagnostic médical, et c'est dans ce prototype des services de radiologie que furent élaborées les premières recherches sur le diagnostic de la pleurésie et des affections pulmonaires (¹).

Or, voici comment nous procédions. Dans l'une des pièces étaient les appareils générateurs, accumulateurs, bobine, ampoules. Entre les deux, une feuille d'aluminium. Dans la seconde se faisaient les examens à l'écran.

Mais dès le début, nous avons vu l'utilité d'examiner le sujet sous toutes les incidences. Je reproduis ici quelques lignes écrites dans les *Archives d'Électricité médicale* de M. Bergonié, le 15 mai 1899 :

Au cours de nombreux examens radioscopiques pratiqués par M. Bouchard à son laboratoire de la Charité, nous avons vu combien il était important de pouvoir modifier à chaque instant en tous sens la position de l'ampoule par rapport au malade.

Un sommet, dans sa région sus-épineuse, varie d'aspect suivant la position de l'ampoule sur l'axe vertical et plus encore sur l'axe horizontal, si on le compare avec le sommet opposé. Une caverne n'a pas la même image fluoroscopique sous des incidences variées. Une zone obscure donne des ombres différentes. En outre le déplacement de ces ombres en dehors de tout calcul de triangulation peut à première vue donner une idée de son éloignement du plan de projection, c'est-à-dire de l'écran...

Suit la description du dispositif qui répondait à ce besoin :

L'appareil à ampoule mobile se compose essentiellement d'un cadre rectangulaire à grand axe horizontal glissant verticalement le long de deux montants qui forment la charpente de l'appareil et qui mesurent environ 1^m,70.

A l'intérieur de ce cadre glisse de droite à gauche et inversement un second cadre à peu près carré, muni d'une pince porte-ampoule.

Le mouvement ascendant ou descendant du grand cadre est commandé par un cordon de tirage qui se meut sur quatre poulies de rappel et dont la partie externe est accessible à la main... Un contrepoids l'équilibre.

Le mouvement de latéralité du petit cadre est commandé par un deuxième

<hr>

(¹) BOUCHARD, *C. R. Ac. Sc.*, 24 janvier 1898, 8 août 1898, « Ampliation de l'oreillette droite, physiologie du cœur ». — GUILLEMINOT, *C. R. Ac. Sc.*, 8 août 1898, « Radiographie du thorax en inspiration et expiration ».

cordon de tirage glissant sur six poulies. Dans les mouvements d'ascension et de descente du grand cadre, ce deuxième ne subit aucun déplacement latéral (¹)...

Dès ce moment nous avions constaté l'importance qu'il y avait à pouvoir demander à l'ampoule des déplacements verticaux et des déplacements horizontaux indépendants, et déjà nous avions, en 1899, M. Radiguet et moi, apporté une modification au modèle primitif de 1897-1898 : « Lorsqu'on veut se mettre à l'abri de tout mouvement combiné, deux rochets permettent d'immobiliser de façon absolue l'un ou l'autre des deux systèmes à l'exclusion de l'autre. Cette heureuse modification a été apportée par M. Radiguet à l'appareil primitif... » (*Arch. d'élect. méd., loc., cit.*, 15 mai 1899.)

La commande des mouvements de l'ampoule se faisait à travers la cloison, les cordons de tirage la traversant en haut et en bas.

Mais M. Bouchard fréquemment était gêné par l'ignorance où nous nous trouvions de la situation exacte de l'ampoule derrière le sujet, ce qui nous suggéra l'idée d'installer devant l'ampoule un croisillon métallique indicateur de rayon normal. Pour ne pas être incommodés par l'ombre du croisillon quand nous n'en avions pas besoin, nous avions disposé un système de poire en caoutchouc permettant par un coup de pompe de faire apparaître ou disparaître le croisillon.

A partir de ce moment le rayon normal fut quotidiennement employé à ce laboratoire et le support vertical fonctionna comme orthodiagraphe.

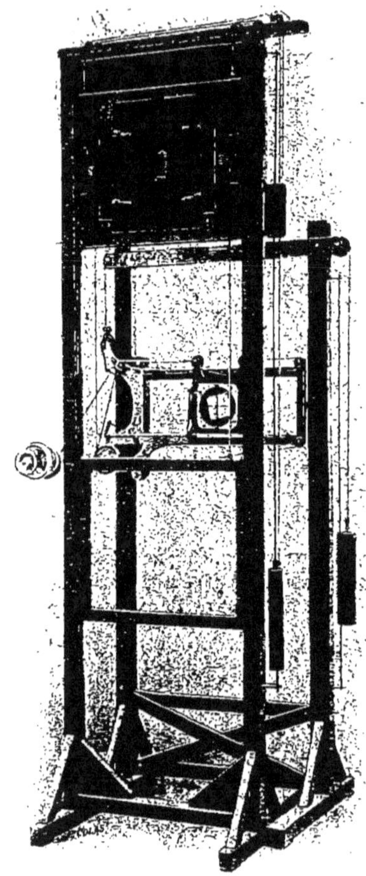

FIG. 218.

M. le Dr Béclère, qui l'un des premiers après MM. Bouchard et Oudin, appliqua la radiologie au diagnostic médical dans son service hospitalier, adopta immédiatement ce châssis à ampoule mobile et l'indicateur de rayon normal. Il fut le véritable propagateur en France de cette méthode d'examen.

Il apporta même un heureux perfectionnement au dispositif en plaçant de vant l'ampoule un diaphragme iris. Nous avons vu l'utilité de cet appareil pour éviter le voile dû aux rayons secondaires.

Je vais décrire ici l'un des derniers modèles tel qu'il vient d'être réalisé par M. Massiot.

La figure 218 montre le châssis porte-tube avec son diaphragme et son croisillon normal.

A gauche, à portée de la main, trois poulies de commande. Quand on tourne la première on fait monter ou descendre le tube. Quand on tourne la seconde, on le déplace à droite ou à gauche. La troisième commande les mouvements du diaphragme.

Toutes les trois ont le même axe, l'encombrement est minimum.

En avant, on voit un second châssis indépendant qu'on peut placer à une distance quelconque du premier. Dans deux glissières parallèles il supporte l'écran fluorescent et un châssis porte-plaque radiographique caché en haut derrière une feuille de plomb et qu'on peut faire descendre à volonté quand l'écran indique une vue intéressante à fixer ([1]).

320. Orthodiagraphes. Emploi du support vertical comme orthodiagraphe.
— Pour faire une projection orthogonale d'organe il suffit, à l'aide d'un crayon gras, de dessiner sur le verre de l'écran, par fractions, les contours de l'organe étudié, chaque fraction étant irradiée normalement.

Nous avions songé au début à munir le petit cadre porte-tube d'une sorte de pantographe inscripteur qui faisait automatiquement par points le tracé de l'organe.

La pratique nous a montré qu'il valait beaucoup mieux dessiner directement le contour. MM. Bouchard, Balthazard et Claude, au cours de leurs recherches sur la surface du cœur, sont arrivés à cette conclusion dès le début et nous avons tout de suite laissé de côté le pantographe, du reste un peu compliqué.

La technique est donc très simple. Nous allons la fixer en prenant pour exemple l'orthodiagraphie du cœur en position frontale.

On place le sujet en position frontale, le thorax appuyé contre l'écran.

On lui fait tenir avec les mains deux chevilles latérales fixées aux montants du châssis pour assurer l'immobilité de sa situation.

Amener le rayon normal tangent au bord supérieur gauche de l'ombre cardiaque. Dessiner sur l'écran la partie voisine du contour, 2 à 3 centimètres d'un côté, 2 à 3 centimètres de l'autre. L'amener 5 centimètres à 6 centimètres plus bas le long du bord gauche, dessiner de même quelques centimètres de contour et ainsi de suite.

On peut d'ailleurs quand le diaphragme est bien centré se servir du centre d'ouverture comme indicateur de rayon normal. On diaphragme finement pour le centrage et on ouvre largement pour dessiner.

On décalque le tracé sur des feuilles centimétriques spéciales.

([1]) Qu'il me soit permis, à l'occasion de la description de cet appareil, de rendre hommage à la mémoire d'un de nos grands constructeurs français de la première heure. M. Radiguet, victime depuis lors de ses recherches sur les rayons X, fut pour moi un collaborateur précieux et désintéressé à un moment où rien ne faisait prévoir l'essor futur de la radiologie médicale. Il mena rapidement à bien la construction du cadre porte-ampoule amélioré patiemment dans ses détails chaque fois que surgissaient de nouveaux besoins cliniques. Si aujourd'hui le cadre a été réalisé sous des formes variées par les autres constructeurs, tous les modèles existants ne sont que des modifications plus ou moins heureuses du modèle de Radiguet.

321. Lits et fauteuils d'examen radiologique. — Les modèles de lits
sont des plus variés. La maison Massiot a, sur mes indications, construit en 1900
un modèle qui a subi une série d'améliorations. Pendant la guerre de 1914-
1918, il a fourni deux modèles de campagne très appréciés. La maison Gaiffe a,
sur les indications de Belot, Ledoux-Lebard, Haret, etc., construit une série de
modèles de lits très perfectionnés, dont plusieurs ont été utilisés dans les
hôpitaux de campagne. Dutertre a fait des lits qui se mettent en position verticale ou horizontale à volonté. Chaque constructeur a poursuivi un but spécial
en perfectionnant ses modèles.

Au hasard des catalogues, je représente (*fig.* 219) un lit pour examen, ampoule en dessous répondant au poste L du schéma que j'ai donné ci-dessus.

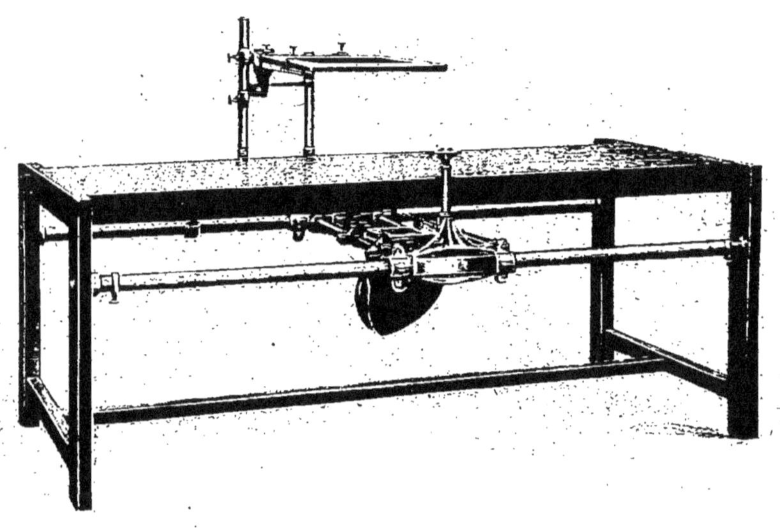

FIG. 219.

J'aurais pu le choisir aussi bien parmi ceux des autres constructeurs, le meilleur lit étant celui dont on a l'habitude de se servir.

Les fauteuils destinés surtout à l'examen du thorax sont aussi très variés.
Radiguet a construit l'un des premiers modèles. M. Beclère a fait construire
par Drault un fauteuil à escamotage permettant de substituer instantanément
la plaque à l'écran dans le dossier.

322. Pieds porte-ampoule. — Comme les lits, les pieds porte-ampoule
sont des plus variés.

La figure 220 représente le grand modèle de la maison Massiot. Je le donne
comme exemple, ne pouvant figurer tous ceux qu'on trouve dans le commerce
et qui ont tous leurs avantages et leurs inconvénients.

D'une façon générale, voici les qualités qui doivent être exigées d'un pied
support :

1º La stabilité, qui nécessite la robustesse des tiges et le poids de l'embase proportionné à la longueur du bras de levier horizontal.

2º Une longueur suffisante de ce bras de levier pour dépasser la ligne médiane des lits ordinaires et même pour pouvoir en radiothérapie prendre à revers les portes d'entrée situées au delà de cette ligne.

3º La mobilité dans les directions suivantes :

a) verticale ; avec contrepoids bien équilibré, parachute de protection pour le cas de rupture du câble supportant le contrepoids et vis de serrage immobilisant l'équipage à la hauteur voulue, vis assez forte pour supporter à elle seule l'équipage en cas de rupture du câble;

b) horizontale ; la mobilité horizontale est double : glissement du bras de levier sur poulies, et déplacement du pied, mouvements présentant des systèmes d'arrêt ;

c) mobilité par rotation autour du bras horizontal et autour de l'articulation proximale de la cupule.

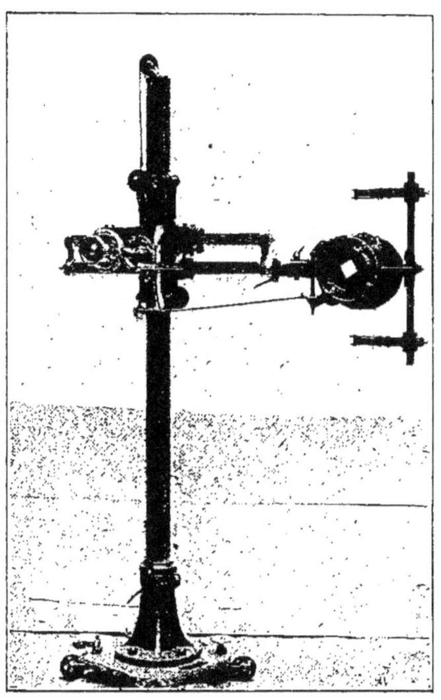

FIG. 220. — Pied porte-ampoule.

4º Il y a intérêt à ce que la tige verticale soit graduée en centimètres, afin qu'on puisse toujours retrouver les mêmes hauteurs d'ampoule. Le bras horizontal le sera aussi pour mesurer les déplacements de l'ampoule au cours de certaines triangulations et pour la stéréoradiographie. Le disque de rotation autour du bras horizontal s ra gradué en degrés et portera un taquet à 26º,30 pour l'emploi du procédé de localisation Dausset-Patte.

5º Il devra être pourvu d'une cupule protectrice dont l'opacité équivaille à 2 millimètres de plomb au moins avec compresseurs localiseurs pour la radiographie et limitateurs pour la radiothérapie d'une opacité égale. L'adaptation des localiseurs et des limitateurs doit se faire facilement et surtout ne laisser place à aucune fuite de rayons, ce qu'on vérifie à l'aide de l'écran fluorescent dans l'obscurité.

La place des filtres derrière les limitateurs doit être prévue pour 20 millimètres au moins d'épaisseur.

323. X Stéréographie et X stéréoscopie. — La radiographie stéréoscopique a pour but d'obtenir deux perspectives qu'on accouple ensuite à l'aide d'un stéréoscope et qui donnent à notre œil la sensation du relief.

Elle permet non seulement de faire les examens qualitatifs qui donnent à l'œil la notion des rapports des organes étudiés, mais aussi les examens quantitatifs qui donnent avec précision la position des opaques par rapport à des repères quelconques. (Stéréométrie. Cf. Marie, *Tr. de rad., méd.* de Bouchard, p. 574.)

La radioscopie stéréoscopique a pout but d'obtenir sur l'écran deux images intermittentes constituant deux perspectives différentes, de telle sorte que l'une soit vue par l'œil gauche, l'autre par l'œil droit; autrement dit, qu'il y ait éclipse de la perspective droite en même temps que l'œil gauche cesse de voir et éclipse de la perspective gauche en même temps que l'œil droit cesse de voir. (Cf. *Tr. de rad., méd.* Procédé Guilloz, p. 596.)

Je n'insiste pas sur la stéréoscopie qui, à elle seule suffirait à faire l'objet d'un manuel. Si je renvoie le lecteur au traité de Bouchard, déjà bien vieux, c'est pour lui faire voir combien elle a été étudiée dès le début et combien de travaux récents sur ce sujet ne sont que la répétition de ceux des premiers auteurs.

Aujourd'hui, on peut dire que la stéréoradioscopie n'est utilisée qu'exceptionnellement et qu'aucun appareil n'est à l'abri de la critique. Quant à la stéréoradiographie, elle est pratiquée simplement à l'aide des pieds, des châssis verticaux et des lits radiographiques. Une cassette à escamotage permet la substitution des plaques. On fait deux radiographies successives avec décalage du tube de 10 centimètres environ. On observe ces radiographies avec un négatoscope spécial (Pigeon, Hirtz, etc.,) ou avec un négatoscope ordinaire en plaçant devant les yeux un stéréoscope portatif à prisme tel que ceux qui servent en photographie (Richard, etc.).

La sensation de relief, pour les régions dépourvues de repères à grands contrastes, n'apparaît d'ailleurs qu'avec un certain entraînement. Il faut se défier de cet entraînement qui nous donne parfois des idées de reliefs ne correspondant pas à la réalité, des reliefs d'habitude cérébrale, et qui par suite nous trompe sur les profondeurs. Ce sont les mêmes illusions de relief qui ont fait croire à certains auteurs qu'ils pouvaient faire de la stéréoscopie avec une seule image regardée avec une lentille.

324. Quelques questions pratiques relatives à la radioscopie, la radiographie, la radiothérapie. — Il nous reste dans cette section à envisager quelques questions pratiques dont la notion est utile au spécialiste débutant :

1° celles de l'adaptation visuelle en radioscopie ;

2° celles des contrastes en radiographie ;

3° celles de la vérification des appareils de protection surtout utile en radiothérapie.

Nous allons les passer en revue successivement.

325. De l'adaptation visuelle en radioscopie et des moyens de la réaliser au mieux. — On a beaucoup écrit sur l'adaptation de l'œil à la vision des images fluorescentes données par les écrans de platinocyanure de baryum ou de tungstate de cadmium. On a beaucoup discuté sur le choix de la lumière monochromatique à employer pour *se préparer les yeux*. Pourtant aujourd'hui l'accord est si peu fait que les uns s'adaptent en lumière rouge, les autres en lumière jaune-vert; les uns emploient des verres violets, les autres des verres rouges, d'autres des verres fumés.

La vérité est qu'au point de vue pratique, on s'adapte à peu près aussi bien avec toutes les lumières pourvu que l'éclairement soit faible.

Aussi me dispensera-t-on de reprendre ici la bibliographie touffue de la question et de réduire le problème à ses données essentielles. Voici quelles sont les deux solutions qui viennent naturellement à l'esprit.

1º Nous voulons voir en lumière jaune-vert faible. Comment préparer notre œil? En le mettant dans la teinte complémentaire? En choisissant le rouge? Cela paraît logique. L'expérience vérifie les prévisions. Le séjour en lumière rouge nous prépare très bien aux examens ;

2º Mais essayons la lumière jaune-vert faible. Notre œil va travailler à percevoir les détails. Son travail n'est-il pas utile? Tout à l'heure n'allons nous pas en récolter le fruit quand nous regarderons l'écran? C'est logique aussi. L'expérience vérifie ce raisonnement : le séjour en lumière jaune-vert faible est excellent.

Mais alors lequel vaut mieux? Le repos dans la lumière privée de jaune-vert, ou l'exercice dans la lumière jaune-vert faible? Les mesures sont tellement délicates à cause de la partie subjective des expériences et les résultats sont si voisins dans les moyennes comparatives que toutes les couleurs demeurent employées, chacun étant satisfait de celle qu'il utilise.

Que conclure? Nous choisirons ce qu'il nous plaira, soit la lumière blanche atténuée progressivement par un rhéostat en série avec les lampes d'éclairage, soit la lumière rouge, vert-jaune, violette, atténuée aussi (lampes munies de manchons ou lunettes d'adaptation).

L'essentiel est de rester au moins un quart d'heure dans cette obscurité relative avant de commencer un examen quel qu'il soit. Que le spécialiste n'oublie pas qu'un confrère venant du grand jour est moins vite adapté que lui. Souvent nous voyons nettement au bout de cinq minutes, alors que les autres personnes ne discernent rien. La chambre mi-obscure de un quart d'heure est de rigueur d'une façon systématique.

326. Des constrastes en radiographie et des moyens de les obtenir. — On dit qu'un cliché a de bons contrastes ou de bonnes oppositions quand les tons les plus clairs et les tons les plus foncés diffèrent beaucoup, et quand, soit dans les clairs (tissus osseux) soit dans les foncés (tissus mous), on discerne nettement des tonalités différentes.

Seulement, il faut bien se rendre compte que, grossièrement parlant, on confond volontiers les termes de cliché flou et de cliché à *mauvais contrastes*. Or dans le cliché flou on peut trouver trois défauts principaux tout à fait différents :

1º Le flou peut être dû à une mauvaise immobilisation du sujet. On ne distingue aucun détail osseux dans un os quand le membre a bougé, si peu que ce soit ;

2º Il peut être dû au voile produit par les rayons secondaires venant du sujet ou des objets environnants ;

3º Il peut être dû enfin au défaut de contrastes proprement dits qui tient au choix du rayonnement ou à la qualité des plaques.

Nous éviterons les déplacements par une bonne technique radiographique (bandes de fixation, sacs de sable, etc.).

Nous éviterons le voile du corps par le diaphragme limitant le cône d'irradiation ou par les antidiffuseurs et le voile de retour des tables et objets environnants par les feuilles de plomb placées sous les clichés.

Mais le défaut de contrastes proprement dits, lui, ne peut être évité que si l'on sait choisir la *qualité et la quantité du rayonnement* d'une façon judicieuse avec des *plaques appropriées.*

Nous ne nous occuperons dans ce paragraphe que du moyen d'obtenir les bons contrastes et encore laisserons-nous de côté la partie chimique de la question, parce qu'elle ne regarde que le fabricant de plaques et papiers radiographiques. On trouve dans le commerce des plaques et papiers dits à grands contrastes dans lesquels deux irradiations de même qualité et de quantité très voisine produisent des impressions dont les différences de tonalité sont plus grandes qu'avec le gélatino-bromure ordinaire. Ce sont, si l'on veut, des plaques ou papiers à grande sensibilité différentielle, entre un certain maximum et un certain minimum. Il y a intérêt en radiographie médicale à toujours choisir les émulsions à grands contrastes.

Limitons ici la question à l'étude de l'obtention des bons contrastes par le choix et le dosage du rayonnement.

Pour simplifier le problème nous admettrons que tous les tissus de l'organisme (même les travées osseuses à sels de chaux) ont le même radiochroïsme que l'aluminium, c'est-à-dire que l'écart d'absorption entre les rayons mous et les rayons durs est à peu près le même pour tous et égal à celui de l'aluminium. Si cela ne correspond pas tout à fait à la réalité, si l'écart pour les graisses et les substances quaternaires est peut-être un peu supérieur et l'écart pour le calcium un peu inférieur, les différences sont d'un ordre de grandeur qui ne nuit en rien à la rigueur du raisonnement qui va suivre.

Ceci admis ([1]), nous allons envisager successivement le cas d'un rayonnement pur monochromatique, puis celui d'un rayonnement ordinaire composite.

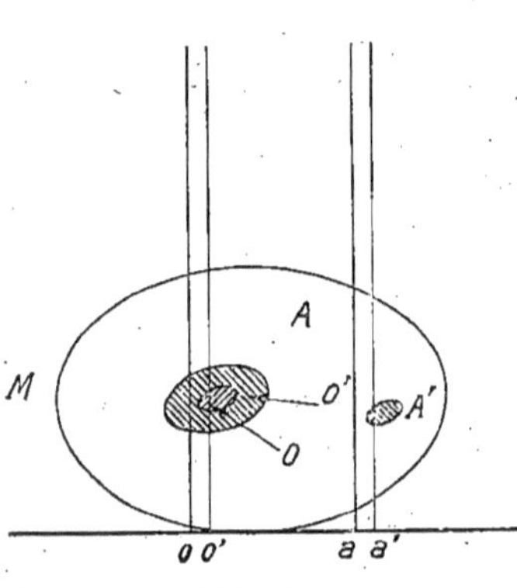

FIG. 221.

327. La question des bons contrastes quand on emploie un rayonnement monochromatique.— Soit un membre M avec des parties molles A et un os O (*fig.* 221). Soit A' un tissu un peu plus dense dans les parties molles, un tendon par exemple, et O' une travée osseuse dans les régions opaques.

Obtenir de bons contrastes c'est faire apparaître clairement une limite de séparation entre A et A' et obtenir la silhouette nette des travées O' dans l'os O.

Il n'est pas toujours possible d'obtenir de bons contrastes à la fois dans les clairs et dans les sombres, et il est parfois nécessaire de faire deux radiographies avec deux poses différentes, mais négligeons ce point spécial pour le moment et ne considérons que le système OO' par exemple.

([1]) Voir pour l'étude complète de la question et de l'influence du radiochroïsme : GUILLEMINOT, *Radiométrie fluoroscopique,* p. 76 (Masson, Édit.).

Or, d'après ce que nous avons admis plus haut, nous pouvons ramener les rayonnements émergents OO' aux rayonnements qui émergeraient d'épaisseurs d'aluminium équivalant à l'opacité des tissus traversés.

Ainsi prenons deux rayonnements purs de pénétration $K = 0,8$ et $K = 0,4$ c'est-à-dire transmettant respectivement 80 o/o et 40 o/o à travers 1 millimètre d'aluminium. Faisons tomber successivement chacun de ces rayonnements sur OO'. Les rayons émergents OO' pourront être assimilés à ceux qu'on obtiendrait en faisant tomber chacun de nos faisceaux sur des épaisseurs d'aluminium convenablement choisies. Prenons des chiffres pour fixer les idées : ces épaisseurs seront par exemple :

pour O .... 4 millimètres d'aluminium
— O' 6   —   —

Cela posé les tables de transmission indiquent qu'un rayonnement monochromatique de $K = 0,80$ de 1 unité incidente transmet 0,410 à travers 4 millimètres d'aluminium et 0,262 à travers 6 millimètres d'aluminium.

Et qu'un rayonnement monochromatique de $K = 0,40$ de 1 unité transmet 0,026 à travers 4 millimètres et 0,004 à travers 6 millimètres.

Prenons une quantité incidente de chacun de ces rayonnements telle que nous ayons la même impression photographique en O et voyons ce que nous aurons en O' dans chaque cas.

Nous allons nous arranger de manière à avoir par exemple une unité M en O dans les deux cas, en prenant $2^M,44$ incidents avec le premier faisceau (faisceau dur) et $38^M,5$ incidents avec le deuxième (faisceau mou). Nous aurons ainsi des impressions de fond O assez voisines, si nous négligeons la différence d'action photographique des rayons X suivant la région du spectre considéré (en réalité de mêmes doses de rayons X, mesurées fluoroscopiquement, donnent des effets photographiques d'autant plus intenses que les λ sont plus grandes quand on n'emploie pas d'écran renforçateur ; avec écrans renforçateurs il y a peu de différence) [1].

Cette impression de fond de 1^M, est choisie à dessein parce que des expériences précises m'ont montré que c'est quand une plaque radiographique reçoit de $0^M,10$ à 2^M, qu'elle donne les meilleures impressions. En choisissant 1^M, nous sommes donc dans de bonnes conditions pour l'étude des contrastes. De fait habituellement les régions de moyennes teintes des clichés ont reçu $0^M,60$ à $0^M,75$ avec les poses courantes.

Notre fond O ayant reçu 1^M, demandons aux tables de transmission ce que O' aura reçu respectivement avec chacun des deux faisceaux.

Les doses transmises en O' sont respectivement $0^M,64$ pour le faisceau dur et $0^M,15$ pour le faisceau mou.

Ainsi pour une impression de fond O égale, la région O' de la plaque sera impressionnée 4 fois moins avec le monochromatique mou, qu'avec le dur. Le contraste sera 4 fois plus grand en admettant la proportionnalité des teintes et des impressions dans ces limites.

Le raisonnement demeure valable pour tous autres rayonnements simples..

[1]. Pour l'étude complète de toutes ces questions, V. *Radiométrie fluoroscopique*, p. 98.

De deux faisceaux celui-là donnera toujours les meilleurs contrastes qui s'amortira plus vite à travers les tissus.

Conclusions : Avec des rayonnements monochromatiques les contrastes sont d'autant plus grands qu'on emploie des rayons plus mous.

On n'est limité dans ce choix que par les longues durées de pose, les risques pour le patient et les surposes dans les tons clairs.

D'ailleurs nous savons que pratiquement on ne travaille pas avec des rayons monochromatiques, mais nous allons voir que les conclusions auxquelles nous venons d'arriver s'appliquent avec la plus grande simplicité aux faisceaux ordinaires.

328. La question des bons contrastes quand on emploie un rayonnement composite ordinaire. — Jusqu'ici nous avons envisagé le problème des bons contrastes en raisonnant sur les faisceaux simples et nous avons pris un exemple particulier en comparant les deux faisceaux de coefficient de pénétration K égaux respectivement à 0,40 et à 0,80, c'est-à-dire deux faisceaux transmettant à travers 1, 2, 3 millimètres d'aluminium, les fractions $0,40$, $0,40^2$, $0,40^3$.... et $0,80$, $0,80^2$, $0,80^3$ ... de l'intensité incidente.

Nous allons à présent nous placer dans le cas ordinaire où nous employons des faisceaux composites. Nous savons déjà que le spectre de ces faisceaux est très étendu et d'ailleurs variable suivant la qualité moyenne et suivant le générateur et le tube pour une même qualité moyenne.

Ainsi le n° 6 produit par une bobine et un tube à anticathode de platine renferme 3 dixièmes environ de faisceaux simples de K inférieurs à 0,40; 4 dixièmes de faisceaux de K intermédiaires entre 0,40 et 0,80, et 3 dixièmes de faisceaux de K supérieurs à 0,80.

Mais quelque complexe que soit chacun de ces faisceaux ordinaires, on peut toujours, nous le savons, les réduire approximativement à la somme d'un nombre limité de composantes simples. Dans tous mes calculs je les ai réduits à dix monochromatiques et l'expérience m'a montré que la précision atteinte était largement suffisante.

Ici simplifions encore et prenons un faisceau composé par moitié de monochromatiques 0,40 et de monochromatiques 0,80. Ce faisceau marquerait lui aussi environ le n° 6 de Benoist, car à travers 6 millimètres d'aluminium les doses transmises seraient 26 o/o des premières et 0,4 o/o des secondes (négligeables) soit 13 o/o du faisceau total, ce qui est à peu près la fraction transmise par le disque central d'argent.

Comment va se comporter ce faisceau n° 6 extra-simple au point de vue des contrastes ? C'est facile à voir.

Un faisceau de 1 unité M incidente transmettra en O (*fig.* 221) $\dfrac{0,410}{2}$ de ses monochromatiques dures (0,410 étant la fraction transmise par 4 millimètres d'aluminium quand K $= 0,80$) et $\dfrac{0,026}{2}$ de ses monochromatiques molles (0,026 étant la fraction transmise par 4 millimètres d'aluminium quand K $= 0,40$).

En O′ il transmettra $\dfrac{0,262}{2}$ (dures) et $\dfrac{0,004}{2}$ (molles).

On voit tout de suite quel rôle effacé vont jouer les monochromatiques molles. Elles produiront une impression 16 fois plus faible que les dures en O et 60 fois plus faibles en O'.

Pour qu'elles comptent dans l'opération radiographique, il faudrait prendre des quantités incidentes considérables, 50 à 60 M au moins, et alors les monochromatiques dures qui comptent pour moitié à l'incidence (25 à 30M) auraient depuis longtemps déterminé de la surpose avec plus de 4 M en O et près de 3 M en O'.

Le même raisonnement s'applique à tout faisceau complexe formé de deux groupes de monochromatiques de K plus ou moins différents. Les résultats sont d'autant plus frappants que la différence des K est plus grande.

Il s'applique encore à tout faisceau composite de spectre étendu et varié. La règle des mélanges qui les régit est la même.

En conséquence, nous pouvons conclure :

Avec des rayonnements composites, plus la région radiographiée est épaisse, plus l'action photographique est uniquement tributaire des composantes supérieures. Les molles sont retenues par l'organisme. Elles n'arrivent à la plaque qu'en quantités de plus en plus négligeables à mesure qu'on atteint les limites inférieures du spectre. Pour qu'elles agissent il faudrait augmenter la pose, mais les composantes supérieures auraient brûlé le cliché bien longtemps auparavant.

Pour les régions peu épaisses de 1, 2, 3 centimètres, évidemment les composantes molles ont une part efficace, mais au delà il faut se résigner à les perdre en route, et l'on ne peut compter que sur les composantes supérieures et moyennes pour faire les contrastes.

Voilà pourquoi, à numéro de Benoist égal, on obtient de meilleurs contrastes avec les contacts tournants qu'avec les bobines, en raison de ce fait que la bobine donne une pointe de spectre très élevée dominant la grosse masse du faisceau. Dans les régions épaisses c'est ce haut du spectre qui agit sur la plaque.

La conclusion pratique tirée de ces considérations est d'ailleurs la suivante :

Étant donné un générateur et un tube, on obtient des contrastes d'autant meilleurs qu'on prendra des rayons de qualité moyenne plus molle (n° de Benoist le plus faible possible).

On est limité dans ce choix par ce fait que toute la partie inférieure du spectre est arrêtée par les tissus et si les composantes supérieures sont elles-mêmes très molles, n°s 3, 4 Benoist, la dose de rayons devient dangereuse et la pose trop longue.

Aussi ordinairement prend-on le n° 5 pour les régions peu épaisses (1 à 4 centimètres), le 5-6 pour les régions moyennes (4 à 12), le 6 faible pour les régions plus épaisses.

Quant à la dose nécessaire pour obtenir les bons contrastes, j'ai déjà dit qu'en employant en moyenne une dose d'autant d'M que la région a de centimètres d'épaisseur, on se trouve dans l'optimum avec une teinte de fond de $0^M,40$ à $0^M,70$.

On force bien entendu pour les régions opaques et les détails osseux, on diminue pour les régions claires.

329. De la vérification des appareils de protection anti-X. — Dans un laboratoire ou dans un cabinet de radiologie, trois choses principales sont à vérifier pour la protection anti-X :

1º La valeur des tissus et appareils de protection ;

2º L'étanchéité des appareils composés de plusieurs parties juxtaposées, c'est-à-dire l'absence de fissures laissant passer des pinceaux de rayons ;

3º L'X-éclairement des différentes régions de la pièce par les rayons X diffusés.

Nous allons voir sommairement comment on fait ces opérations.

I. Valeur protectrice des tissus anti-X. — Le procédé d'appréciation le plus simple est le procédé radiographique. Prendre une plaque de plomb de 15 centimètres à 20 centimètres de côté et de 6 millimètres d'épaisseur environ, y tracer une circonférence de 4 centimètres de rayon ayant son centre au centre de la plaque. Le long de cette circonférence percer 8 à 10 trous de 1 centimètre 1/2 à 2 centimètres de diamètre. Fermer 7 de ces trous par des feuilles de plomb de 1/4, 1/2, 3/4, 1,1 1/2, 2, 2 1/2 millimètres d'épaisseur. Placer les tissus ou feuilles opaques à étudier sur les trous libres. Mettre le tout au-dessus d'une plaque radiographique enveloppée. Placer le tube à 10 centimètres au-dessus du centre. Le régler au maximum de dureté et de débit. Faire une pose très longue en plusieurs fois. Comparer l'impression donnée derrière le tissu à celles de l'échelle.

Les ouvertures se trouvant équidistantes du centre d'émission, les impressions ne dépendent que de la fraction transmise. On peut donc évaluer ainsi l'opacité des corps étudiés en millimètres de Pb ou fractions de millimètre.

Quand on ne peut poser l'objet sur un des orifices à cause de son encombrement, on place un système écran de plomb-plaque derrière la paroi étudiée à une distance de l'anticathode égale à celle à laquelle on place l'échelle complète.

Il faur exiger des cupules une opacité de 2 millimètres au moins.

II. Absence de fissures. — Il arrive que des ajutages de localiseurs, surtout en radiothérapie, sont moins opaques que les cupules ou laissent des « jours », qu'un diaphragme laisse des vides, etc. Se mettre dans l'obscurité absolue, s'adapter suffisamment et explorer soigneusement à ce point de vue avec un écran de platinocyanure ou de tungstate tous les appareils nouveaux.

III. Appréciation des rayons diffusés en tous sens. — Mettre en plusieurs régions du laboratoire un système composé d'une plaque sensible enfermée entre deux feuilles de plomb de 6 millimètres dont l'une présente un orifice de 2 centimètres de diamètre environ. (La feuille pour l'échelle d'opacité convient parfaitement.)

Laisser en place 1, 2, 3 jours. Développer.

On peut évaluer l'intensité par la constitution d'une échelle de 1, 2, 3, ... 10M.

CHAPITRE XIII

CORPS RADIOACTIFS

330. Définition et historique. — Les corps radioactifs sont des corps qui émettent spontanément des radiations dont les caractères généraux pris en bloc sont voisins de ceux des rayons X. C'est H. Becquerel qui le premier en 1896 a découvert la radioactivité spontanée du sulfate double d'uranium et de potassium en étudiant la phosphorescence de cette substance. M. Schmidt et Mme Curie reconnurent deux ans après presque simultanément les propriétés radioactives du thorium (1898). Ces recherches conduisirent Mme Curie à la découverte du polonium ; puis M. et Mme Curie, se consacrant tout à fait à cette question, arrivèrent avec la collaboration de M. Bémond à extraire de la pechblende de Joachimsthal le radium (1898).

C'est le plus radioactif de tous les métaux connus et aussi l'un de ceux dont le poids atomique est le plus élevé : 226,5.

M. Debierne a depuis découvert l'actinium assez rapproché du zirconium et qui accompagne certains corps du groupe du fer dans la pechblende (octobre 1899, avril 1900).

Puis, sir W. Ramsay et son élève le Dr Hahn sont arrivés à séparer du thorium une substance dont la radioactivité est de même nature que celle du thorium, mais beaucoup plus forte : c'est le radiothorium.

Radium, actinium, thorium, tels sont les trois corps les plus importants dans le domaine de la radioactivité. Ils ont des dérivés ou des antécédents, et l'on sait aujourd'hui qu'ils sont simplement les numéros les plus stables de trois familles d'éléments en perpétuelle mutation. Nous nous occuperons surtout du radium et de ses dérivés.

331. Préparation du radium. — Le radium est extrait de différents minéraux et notamment de la pechblende de Joachimsthall (Bohême) qui était employée à la préparation de l'uranium par grillage avec le carbonate de soude et lessivage à l'eau et à l'SO^4H^2 étendu. La solution contient l'uranium, le résidu contient les substances radioactives d'activité supérieure. On obtient le radium en traitant ce résidu qui renferme aussi des sulfates de Pb et Ca, de la silice, de l'aluminium, de l'oxyde de fer, des métaux, Cu, Bi, Zn, etc., et du baryum. Le radium s'y trouve à l'état de sulfate. Par diverses réactions chimiques on arrive à extraire d'une tonne de résidu de pechblende 10 à 20 kilogrammes de sulfate brut de baryum radifère mélangé à toutes sortes d'impuretés, et dont l'activité est 30 à 40 fois plus forte que celle de l'uranium métallique.

Ces sulfates bruts traités par l'HCl et précipités par H^2S permettent d'obtenir le polonium mélangé à des sulfures précipités. Les chlorures de baryum, calcium, etc., restent en solution. On isole le chlorure de baryum insoluble dans la solution chlorhydrique et c'est alors que va commencer le traitement le plus délicat : la séparation du chlorure de baryum et du chlorure de radium par la méthode des cristallisations fractionnées dans l'eau pure et dans l'eau additionnée d'acide chlorhydrique, le chlorure de radium étant le moins soluble.

Pour cela, il faut étudier le pouvoir radifère de chaque lot de cristaux; c'est cette étude qui va faire l'objet du paragraphe 332.

Au fur et à mesure que le chlorure de radium devient plus pur, on voit à l'analyse spectrale, ainsi que l'a démontré M. Demarçay, à côté des raies du baryum apparaître une nouvelle raie $\lambda = 381\mu\mu$, 47 dans l'ultra-violet.

Grâce à ce procédé on arrive à retirer environ 0^{gr},2 de chlorure de radium d'une tonne de résidu. Mme Curie s'est assurée qu'en traitant par le même procédé 50 kilogrammes de chlorure de baryum du commerce on n'obtient aucune trace de radium.

332. Principaux caractères du rayonnement des sels de radium exposés suivant l'ordre historique. — I. Les radiations des corps radioactifs jouissent de la remarquable propriété de décharger les corps électrisés (Becquerel, 1896) en ionisant l'air (Rutherford) ainsi que l'ionisent les rayons X. Cette propriété a une importance capitale pour nous, car elle permet d'une part d'isoler le chlorure de radium, et d'autre part de révéler les radiations nouvelles partout où elles se trouvent. Aussi allons-nous l'étudier spécialement (§ 333). Du même fait ces radiations produisent la condensation de la vapeur d'eau dans l'air sursaturé.

II. Elles rendent certaines substances phosphorescentes (sulfures des métaux alcalins, alcalino-terreux, cristal, platinocyanure de baryum, etc.), et impressionnent les plaques photographiques à travers certains corps opaques aux radiations lumineuses.

III. Les corps radioactifs émettent spontanément de la chaleur : 1 gramme de radium émet en une heure 80 petites calories environ.

IV. Les radiations ne subissent pas les lois de réflexion, réfraction, polarisation des radiations lumineuses.

V. Elles sont en partie déviées par un champ magnétique. Ce fait a été observé d'abord par Giesel, S. Meyer et Von Schweidler et Becquerel (1899). A la suite de cette observation, Curie le premier constata que tout le rayonnement n'était pas déviable. Puis Rutherford découvrit qu'en outre des rayons déviables observés par Giesel, Meyer, Von Schweidler et Becquerel, il y avait un autre faisceau légèrement déviable en sens inverse. Un seul faisceau de rayons restait non déviable, il a été d'abord étudié par Villard. Comme on le verra tout à l'heure, les premiers rayons déviables sont les rayons β ; le faisceau de Curie comprend les rayons α et les rayons γ ; le faisceau légèrement déviable de Rutherford est le faisceau α et les rayons de Villard sont les rayons γ. On voit l'importance capitale du phénomène de la déviation magnétique puisqu'elle a permis de dissocier les différentes espèces de rayons du radium (§ 334).

333. Mesure de l'intensité du rayonnement par l'ionométrie. — Les rayons des corps radioactifs déchargent les corps électrisés comme l'a vu Becquerel pour la première fois en 1896 ; c'est-à-dire que si l'on place une substance radioactive dans le voisinage d'un conducteur isolé et chargé ou d'un électroscope, ce conducteur ou cet électroscope perdent leur charge. L'explication de ce fait a été donnée par Rutherford : l'air est rendu bon conducteur par ionisation.

La mesure du pouvoir ionisant d'un sel radioactif peut servir à mesurer la puissance radioactive de ce sel. Il faut toutefois savoir, et Mme Curie a insisté sur ce point dès le début, que le pouvoir ionisant, le pouvoir fluoroscopique, le pouvoir radiographique des sels ne sont pas du tout une même fonction de sa puissance radioactive ; chaque révélateur de ces propriétés absorbe une partie différente du rayonnement, et comme l'intensité de la réaction est fonction de la partie absorbée, on conçoit qu'il n'y ait aucune corrélation forcée entre ces différentes mesures.

Cette réserve faite, voici comment on peut mesurer le pouvoir ionisant d'un sel. Il y a deux espèces d'ionomètres. Les uns sont basés sur l'observation de la décharge d'un électroscope ; les autres sur l'observation de la charge prise par le plateau d'un condensateur lorsque l'autre est chargé à haut potentiel.

Le dispositif que je vais décrire est celui qu'ont employé M. et Mme Curie pour le traitement des résidus de pechblende.

On prend un condensateur à plateaux. Sur le plateau inférieur on place la substance radioactive. Ce même plateau communique avec le pôle d'une batterie de 80 petits accumulateurs dont l'autre pôle est à la terre. Le plateau supérieur communique d'une part à la terre, d'autre part à un électromètre.

Si on rompt la communication du plateau supérieur à la terre, plateau qui a une charge de signe contraire à celle du plateau inférieur, l'électromètre se charge et indique son potentiel. Le mieux est de compenser cette charge par une charge opposée donnée par un quartz piezo-électrique.

La présence d'un sel radioactif établit un courant entre les deux plateaux ; ce courant augmente avec la différence de potentiel créée par la batterie, avec la distance des plateaux et avec la pression des gaz ; mais en augmentant suffisamment la différence de potentiel et la distance des plateaux, on arrive à une valeur limite à partir de laquelle le courant ne varie plus, comme si, à partir de ce moment, tous les ions produits étaient affectés à la création du courant, et que par conséquent ce courant ne soit plus fonction que du nombre d'ions engendrés par les sels radioactifs. Toutefois le phénomène est un peu plus complexe dans les gaz raréfiés ((Townsend) et en augmentant le potentiel bien au delà de la valeur correspondante au courant limite, le courant recommence à augmenter.

C'est le courant limite qui sert à la mesure de la puissance radioactive des sels du radium.

334. Complexité du rayonnement du radium. — Le radium émet trois sortes de radiations :

1° Les rayons α qui se dévient faiblement sous l'action d'un champ magnétique et en sens inverse des rayons cathodiques. Ils sont les trajectoires d'ions positifs ayant une vitesse 20 fois moindre que celle de la lumière, et se montrent analogues aux Kanalstrahlen de Goldstein dans le tube de Crookes. Ils sont peu pénétrants, les différents milieux les absorbent très facilement. Ils ionisent les gaz. Le sulfure de zinc devient particulièrement fluorescent sous leur action On sait aujourd'hui que le projectile α n'est autre chose que l'atome d'hélium privé de deux électrons.

2° Les rayons β qui se dévient fortement et inégalement sous l'action d'un champ magnétique, et dans le même sens que les rayons cathodiques. Ils se dévient inégalement, c'est-à-dire que leur faisceau paraît hétérogène : les rayons les plus déviés sont les moins pénétrants, ils sont absorbés par une mince couche d'aluminium ; les moins déviés traversent plusieurs millimètres de plomb. Ce sont les trajectoires d'électrons chargés négativement et animés d'une vitesse de l'ordre de celle de la lumière. Ils sont analogues aux rayons cathodiques qui, comme l'ont montré MM. Perrin et Lénard, conservent leur charge négative après avoir traversé des enveloppes métalliques reliées au sol. Par contre,

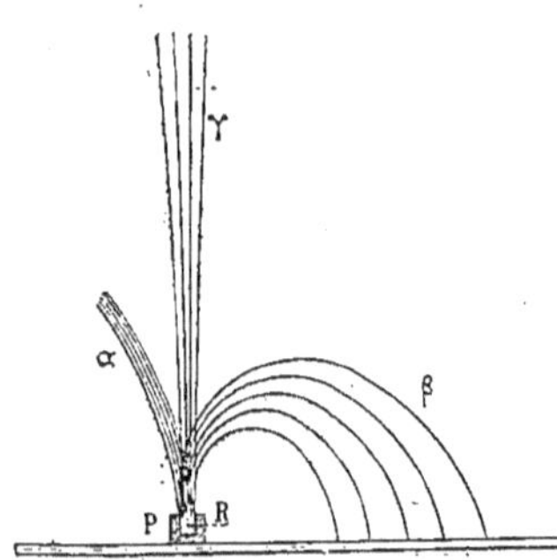

FIG. 222. — Analyse par un champ magnétique de la radiation complexe du radium.

en tout point où les rayons β sont absorbés, il se fait un dégagement continu d'électricité négative (M. et Mme Curie, *C. R. Ac. Sc.*, mars 1900). Par le fait de ce départ de masses négatives, le radium, lui, prend une charge positive. Cette charge positive prise par le radium, même lorsqu'il est enfermé dans une ampoule de verre (les rayons β emportent leur charge à travers les diélectriques), explique l'étincelle qui jaillit parfois à la rupture de l'ampoule.

Dorn et Becquerel ont montré que les rayons β sont aussi déviés par un champ électrique ; ils obliquent vers le plateau + d'un condensateur à air dans le champ duquel on les fait voyager.

3° Les rayons γ sont analogues aux rayons X mais sont plus pénétrants que les rayons X employés couramment. Comme eux ils ionisent l'air et impressionnent la plaque photographique. Ils rendent phosphorescentes certaines substances et notamment la willénite (orthosilicate de zinc), le platinocyanure de baryum et les tungstates.

En raison de la rapide absorption des rayons α par les couches atmosphériques, la composition du rayonnement total varie à mesure qu'on s'éloigne de la source de rayons. En un mot la teneur du faisceau en rayons α diminue rapidement. A 6 ou 7 centimètres, presque tous les rayons α sont absorbés. Il faut savoir aussi que, lorsqu'on augmente l'épaisseur de la substance radioactive, on n'augmente que peu l'émission de rayons α, tandis qu'on augmente celle des rayons β et γ dans de fortes proportions, à cause de l'absorption par les couches superficielles des rayons α émis dans la profondeur.

La radiumgraphie du radiochromomètre de Benoist montre que l'ensemble du rayonnement donne le n° 1 de l'appareil (Béclère). Si les propriétés de ce rayonnement complexe étaient assimilables à celles des rayons X, l'irradiation par le radium correspondrait à une irradiation par une ampoule très molle, mais nous avons dit qu'on ne pouvait assimiler à une ampoule productrice de rayons X un corps qui donne d'autres rayons que des rayons γ.

335. Radioactivité induite. Premières recherches. Émanation. — Si l'on place un objet quelconque dans le voisinage d'un sel de radium non enfermé, cet objet devient lui-même radioactif. C'est la radioactivité induite.

Le phénomène est plus net si le sel de radium non enfermé et l'objet sont placés tous les deux dans une même enceinte close.

Il ne se produit pas si le sel de radium est enfermé par exemple dans une ampoule de verre close et qu'on le fasse agir sur un objet extérieur soumis à son rayonnement, soit à l'air libre, soit en enceinte close.

Lorsque dans une enceinte close on soumet différents objets (papier, métaux, verre, caoutchouc, etc.) à l'action d'un sel de radium, ces corps se radioactivent tous également, qu'ils soient séparés ou non du radium par des écrans de plomb arrêtant le rayonnement.

Le pouvoir radioactif qu'ils acquièrent ne dépend pas de leur nature ni de la nature du gaz de l'enceinte close, il ne dépend que de l'activité du sel de radium employé. Il augmente avec le temps et tend vers une limite qui ne peut être dépassée avec un même sel et qui est la même quel que soit le corps radioactivé.

Le pouvoir radioactivant d'un sel en solution est de beaucoup supérieur à celui du même sel à l'état sec.

Les liquides et les gaz peuvent aussi être radioactivés. Les corps radioactivés abandonnés à eux-mêmes perdent rapidement leur activité.

Ces différents faits, tous successivement découverts dès le début, ont montré que la radioactivité induite n'est pas due au rayonnement du radium, puisque les corps irradiés par un sel de radium enfermé dans une ampoule ne se radioactivent pas.

Ils ont conduit à admettre que le radium et certains corps radioactifs (thorium, Rutherford, 1900 ; actinium, Debierne, 1900) émettent une *émanation*, ce mot ne préjugeant rien de la nature du phénomène.

Cette émanation se répandant dans les enceintes closes où se trouve un sel ou une solution de sel de radium va impressionner en tous points de cette enceinte les corps qui y sont placés ; c'est pourquoi les écrans de plomb interposés sur le trajet des faisceaux de rayonnement n'entravent en rien le phénomène de la radioactivation.

Cette émanation se comporte comme un gaz. Elle se condense par le froid. Ainsi lorsque deux ballons contenant de l'émanation sont réunis par un tube, on voit, en refroidissant par l'air liquide un de ces ballons, l'émanation se concentrer dans le ballon refroidi. Un courant lumineux se voit nettement dans le tube d'union au cours de cette expérience, et le ballon non refroidi devient de moins en moins lumineux.

Tels sont les faits principaux qui sont à la base même de la connaissance des corps radioactifs. Si j'ai, dans leur exposé, respecté jusqu'ici à peu près l'ordre historique de leurs découvertes, c'est pour rappeler au lecteur comment on est arrivé pas à pas aux grandes théories actuelles de la radioactivité. Il m'a paru intéressant dans un chapitre aussi neuf de conserver cet ordre historique, parfois un peu contraire à la clarté didactique, mais utile pour la compréhension des branches nouvelles de la science. Dans ces branches nouvelles on a trop tendance, pour la clarté de l'exposé, à mêler la théorie, souvent hypothétique, aux faits observés. Les quelques paragraphes qui précèdent empruntés à mes premières éditions éviteront cet écueil.

A présent, nous allons rapidement synthétiser les faits connus, exposer la théorie actuelle de la radioactivité, et dégager d'elle ce qui nous sera utile pour les applications médicales.

336. État actuel de la question de la radioactivité et de la transformation des corps radioactifs. — Aujourd'hui l'atome d'un corps radioactif est considéré comme un édifice instable en imminence de remaniement intérieur, soit par expulsion d'un électron, soit par expulsion d'un ion positif, ion hélium, soit simplement par réorganisation mécanique.

L'expulsion des électrons et des ions se fait à grande vitesse. L'expulsion d'un électron forme la trajectoire d'un projectile β et l'ensemble des expulsions qui ont lieu dans un temps donné se révèle à nous sous forme du rayonnement β. L'expulsion d'un ion forme la trajectoire d'un projectile α et l'ensemble des expulsions qui ont lieu dans un temps donné se révèle à nous d'une part par le rayonnement a, d'autre part par la présence autour du corps radioactif, de gaz hélium décelable par la spectroscopie, l'ion α n'étant que l'atome d'hélium privé de deux charges négatives unités.

1 gramme de radium-élément en équilibre radioactif émettrait par seconde environ 136 milliards de corpuscules α et 100 milliards de corpuscules β.

Enfin les accélérations électroniques ou les perturbations électroniques intérieures survenues à l'occasion de ces remaniements peuvent donner lieu à une pulsation éthérée absolument comme l'arrêt du projectile cathodique dans les tubes à vide ; d'où un troisième rayonnement perceptible à l'extérieur, le rayonnement γ.

Que devient l'atome qui a expulsé un ion α, un électron β, ou qui a subi un remaniement intérieur? Il devient un autre atome.

Dans le cas particulier du radium, il devient un atome d'émanation. Plus précisément, l'atome de radium qui pèse 226,5 se transforme par émission d'un ion α (ou atome d'hélium) qui pèse 4, en un atome d'émanation qui pèse 222,5. Cette transformation est lente et le nombre d'atomes de radium qui explosent dans l'unité de temps par rapport au nombre d'atomes qui restent est si peu considérable qu'il faut 1.300 à 1.800 ans pour réduire à moitié la radioactivité d'une masse définie de radium. Ce qui n'empêche pas que 1 gramme de radium donne en une seconde $1,28 \times 10^{-6}$ millimètres cubes d'émanation mesurée dans les conditions ordinaires de température et de pression comme quand on mesure un gaz quelconque (Rutherford).

L'émanation se détruit au fur et à mesure qu'elle se forme.

C'est pour cela que l'on ne peut recueillir plus de $0,^{mm3}6$ d'émanation aux environs d'une masse de 1 gramme de radium enfermée pendant un temps indéfini dans une enceinte close. On dit que $0,^{mm3}6$ est la quantité d'émanation en équilibre avec 1 gramme de radium. Nous verrons que c'est l'unité de radioactivité, le curie.

Si l'on examine à l'aide d'un tube de Plucker le spectre de l'émanation isolée et séparée du radium producteur, on voit les raies caractéristiques s'éteindre progressivement avec le temps.

L'émanation subit en effet sa demi-désactivation en 4 jours, donnant lieu d'une part à la production d'hélium par émission de projectiles α, et d'autre part à un résidu atomique solide formant un dépôt sur les objets en contact avec l'émanation, le radium A, qui, lui, a une vie plus éphémère encore, subissant sa demi-désactivation en 3 minutes.

Le radium A émet, comme l'émanation, seulement des rayons α et donne pour résidu atomique l'atome de radium B.

Le radium B a une vie à peine plus longue. Il est à moitié désagrégé en 21 minutes. Mais il n'est pas radioactif. Pourtant son atome subit une transformation, et le produit de cette transformation est un atome nouveau, qui, lui, émet les trois rayonnements que nous connaissons α, β, γ.

Cet atome nouveau est le radium C, éphémère aussi, et qui en 28 minutes est à moitié désactivé. Le produit de sa transformation est le radium D.

Avec le radium D, nous entrons dans une catégorie de corps plus stables. Tandis que les atomes d'émanation et de radium A, B et C, n'ont qu'une durée de quelques instants, les radiums D, E, F que nous allons rencontrer subissent respectivement la demi-désintégration en 40 ans, en 6 jours et en 143 jours.

Le premier n'est pas radioactif ; le second émet probablement seulement des rayons β et γ ; et le troisième, le radium F, qui émet des rayons α n'est autre que le polonium, découvert par Mme Curie.

Lorsqu'on regarde cette chaîne de transformations depuis le radium ordinaire jusqu'au radium F, deux questions viennent naturellement s'imposer à l'esprit :

Puisque le radium se détruit relativement vite, si l'on compare sa vie à celle du monde, et puisque l'on en trouve encore sur la terre, c'est donc qu'il se forme continuellement. De quel corps dérive-t-il?

Puisqu'il se détruit sans cesse, puisque son dernier produit radioactif, le polonium, disparaît vite avec le temps, que devient-il? Quel est l'atome stable qui marque le dernier terme de l'évolution?

La première de ces questions a depuis longtemps déjà reçu sa solution probable. On a en effet naturellement cherché le corps générateur, parmi les corps à poids atomique supérieur et parmi les corps présents dans les roches radifères d'où l'on tire le radium.

C'est l'uranium qui tout de suite s'est imposé à l'esprit.

Le radium est présent dans toutes les roches renfermant de l'uranium et le rapport du radium présent à l'uranium total dans chaque minerai est constant comme l'ont établi les analyses de Strutt qui ont porté sur trois échantillons d'uraninite (Caroline du Nord, Colorado, Joachimsthal), un échantillon d'uranophane de la Caroline du Nord, de carnotite de Colorado, d'orangite et d'euxénite de Norvège, de monazite du Brésil. Rutherford et Boltwood ont confirmé ce fait et ont trouvé qu'un gramme d'uranium est accompagné dans toutes ses roches naturelles par 0^{mg},00038 de radium ou 38 centièmes de microgrammes ([1]).

Mais il y a plus. La preuve expérimentale de cette transformation a été faite. Soddy et Makenzie ayant conservé pendant plusieurs années une masse de 1.500 grammes de nitrate d'urane dépourvu de toute trace de radium au début, constatèrent qu'en un an la production de radium était voisine de trois cent millièmes de microgramme (0^{mg},000.000.03).

Connaissant le rapport des poids de radium et d'uranium présents dans les minéraux en équilibre radioactif et la durée de vie du radium, on peut admettre que l'uranium subit sa demi-désintégration en 5.000.000.000 d'années (cinq milliards d'années).

L'uranium ayant un poids atomique de 238,5 et le radium de 226,5, il a fallu admettre d'après la théorie de Rutherford et Soddy que l'atome d'uranium expulse 3 corpuscules α avant d'arriver à l'état radium.

([1]) RUTHERFORD et BOLTWOOD, *Ann. Journ. Of. Sc.*, 22, I, 1906, et *La Radioactivité*, BATELLI, *Occhialini Chella*, p. 242 ssq.

On a tout de suite mis à jour l'un des produits intermédiaires, l'uranium X, qui émet des rayons β et γ et qui se désactive à moitié en 22 jours.

L'ionium de Boltwood serait un autre intermédiaire entre l'uranium et le radium.

En résumé, par l'intermédiaire de plusieurs corps dont deux émettent des projectiles α, l'uranium qui pèse 238,5 se transformerait en radium qui pèse 226,5, l'émission des deux particules α donnant lieu à deux groupes d'atomes successifs pesant 234,5 et 230,5 (UX_1, UX_2, $UII = 234,5$) ($I_0 = 230,5$).

Passons à la deuxième question. Que devient l'atome de polonium quand il a abandonné un atome d'hélium ?

Si nous nous bornons à appliquer la loi des poids atomiques et si nous admettons que le polonium a un poids atomique de 210,5, c'est parmi les atomes stables d'un poids voisin de 206,5 que nous serons naturellement conduits à porter nos investigations.

Or, que trouvons nous dans la table des poids atomiques à cette hauteur? C'est le plomb avec un chiffre de 206,9. De fait on trouve le plomb dans la plupart des roches uraniques. Le rapport de la quantité du plomb à celle de l'uranium varie de 0,05 (uraninite de Connecticut) à 0,17 et 0,22 (samarskite du Colorado, uraninites, thorites et orangites de Norvège, et certaines thorianites de Ceylan). Le plomb serait donc le terme final de la chaîne.

Les corps de la famille du thorium auraient de même pour aboutissant l'atome stable de bismuth. Le thorium pèse 232 et émet une émanation à vie courte. On sépare de lui par opération chimique le mésothorium qui en se détruisant donne le radiothorium. Du radiothorium dérive le thorium X. Le terme ultime des mutations serait le bismuth.

Rappelons que le plomb et le bismuth, suivant leur provenance ou suivant les minéraux auxquels ils sont mélangés à titre d'impuretés, ont un poids atomique variable. Nous avons dit déjà (§ 275) que nous devons nous habituer à considérer les caractéristiques chimiques d'un élément comme liées à son nombre atomique plus qu'à son poids atomique : les corps radioactifs nous donnent l'exemple de corps qui présentent exactement le même poids atomique et dont les propriétés sont différentes, même les raies spectrales. Ce sont les corps provenant de transformations radiaoctives par émission de rayons β, c'est-à-dire sans départ d'hélium. Leur place dans la série de Mendeleieff est différente de celle des corps qui les précèdent. Leur nombre atomique varie du fait qu'il y a eu émission β et mutation de leur noyau.

On voit ainsi quelle remarquable confirmation vient apporter l'étude de la radioactivité à la théorie de la structure atomique que nous avons signalée plus haut.

337. Substances radioactives employées en médecine. — On désigne sous le nom générique de radiumthérapie l'emploi des substances radioactives pour la thérapeutique, en particulier celui du radium et du mésothorium comme préparations stables et celui de l'émanation du radium comme préparation instable.

On se sert aussi comme préparation instable du thorium X qui présente une abondante émission α, et qui par suite convient particulièrement aux applications en surface. On l'incorpore à des pommades, on l'applique en **compresses** imbibées de solution active. On l'utilise aussi à l'intérieur en solution aqueuse ou en injection dans le sang veineux.

Les sels du radium, qui jusqu'ici demeurent l'agent radiumthérapique le plus sûr et le plus commode à manier, sont employés soit sous forme de disques (appareils à vernis ou émail) soit en tubes fermés.

Parmi les tubes couramment employés citons comme exemple les tubes de 30 milligrammes environ de bromure de radium répondant à la formule $RaBr^2$ $2H^2O$ et équivalant à 15 milligrammes de radium élément. Ces tubes sont en platine. L'épaisseur de la paroi de platine est de $0^{mm},5$. Cette paroi laisse passer 1 o/o de β durs ; 60,3 o/o des γ les moins pénétrants, 95 o/o des γ les plus pénétrants.

Ces tubes peuvent être introduits, après incision cutanée, dans l'intimité des tissus.

338. Les mesures employées en radiumthérapie. — Aujourd'hui on tend à uniformiser le langage de la dosimétrie radiumlogique de manière à se servir des mêmes unités quand on emploie le radium ou l'émanation.

Debierne et Regaud proposent de doser l'énergie radiante des préparations radioactives à sels fixes par la quantité d'émanation détruite durant le temps d'application. M. et Mme Laborde ont préféré considérer la quantité moyenne d'émanation présente dans l'appareil porte-radium pendant l'application.

Si l'on veut comprendre la valeur de l'unité commune qui tend de plus en plus à s'introduire dans la pratique médicale et qui a l'avantage de convenir aussi bien aux appareils à sels fixes qu'aux tubes d'émanation, il est utile d'avoir présentes à l'esprit quelques notions fondamentales que nous allons rappeler ici.

Quand on enferme du radium dans un tube, tous les produits dérivés (émanation, radiums A, B, C, D, E, F,) dont la vie moyenne est très variable sont en équilibre, c'est-à-dire que la masse de chacun d'eux à un moment considéré quelconque est toujours la même (¹). En conséquence, le rayonnement émis est parfaitement déterminé : il est la somme de tous les rayonnements des corps dérivés présents dans le tube, rayons α pour le radium, l'émanation, les radiums A, B, C, F, rayons β pour les radiums C, D, E, rayons γ pour les radiums C, D.

Il faut d'ailleurs pour que cet équilibre soit entretenu indéfiniment que l'élément radioactif chef de file conserve une valeur pratiquement invariable dans le temps ; c'est le cas du radium. Au bout de 30 jours l'équilibre est acquis.

Si le chef de file est l'émanation, l'équilibre est atteint au bout de 4 heures mais les quantités absolues des dérivés et de l'émanation décroissent rapidement, leurs rapports restent constants. C'est ce qui fait que le radium et l'émanation peuvent s'employer indifféremment, les rapports des éléments actifs en équilibre demeurant les mêmes, mais à condition qu'on tienne compte de la décroissance rapide d'activité des tubes d'émanation.

(¹) Cela est forcé, car le radium produit une quantité fixe d'émanation par heure. Cette émanation se détruit suivant une loi exponentielle de telle sorte qu'elle est réduite à moitié en 3 jours 85. Quand on met le radium en tube, l'émanation détruite est d'abord inférieure à l'apport, d'où accroissement de sa masse présente Au fur et à mesure de cet accroissement la destruction augmente jusqu'à une limite, c'est le moment où la destruction est égale à l'apport. Alors la réserve fixe est constituée.

Cela posé, on conçoit que l'on puisse prendre pour unité de source radioactive une masse d'émanation en équilibre radioactif, c'est-à-dire une masse d'émanation dont tous les produits dérivés soient en quantité invariable tant que la masse de l'émanation chef de file reste approximativement constante.

En effet, l'émanation est un gaz parfaitement mesurable qui, comme tous les gaz, occupe à une température donnée et sous une pression donnée un volume déterminé.

La masse d'émanation prise comme unité est le Curie ([1]). C'est la masse d'émanation en équilibre avec 1 gramme de radium élément. Nous savons qu'elle occupe un volume de $0^{mm3}{,}6$ à la température 0 et sous la pression 760 millimètres. Nous savons aussi qu'un gramme de radium élément émet en 1 heure, 7,51 millicuries d'émanation.

Si l'on suppose un tube de radium de 1 gramme en équilibre radioactif, dans ce tube, pendant chaque heure, se forment 7,51 millicuries d'émanation, et en même temps pendant chaque heure 7,51 millicuries d'émanation se dégradent en radium A, B, C, etc., de sorte que la quantité d'émanation présente dans le tube est fixe et toujours égale à 1 curie.

D'ailleurs, au point de vue des actions biologiques, le plus logique est de considérer non pas la source agissante et les millicuries d'émanation présents dans cette source, puisqu'ils sont variables dans le temps lorsque le chef de file des produits radioactifs est à courte période comme c'est précisément le cas de l'émanation, mais bien de considérer le nombre de millicuries détruits pendant l'application, puisque le rayonnement agissant est rigoureusement fonction de ce nombre.

Quand on emploie pendant 10 heures 100 milligrammes de radium élément en équilibre radioactif. il est indifférent de dire qu'on applique 1.000 milligrammes-heures de radium élément, 1.000 millicuries-heures, ou que le rayonnement agissant a été celui de 7,51 millicuries d'émanation détruits.

Mais quand on emploie 100 millicuries d'émanation pendant 10 heures, 24 heures, 48 heures, le rayonnement au bout de 10 heures n'équivaut plus qu'à celui de 92,8 de radium élément,

au bout de 20 h. à celui de $86^{mg}{,}05$ de radium élément
— 24 h. — 83 ,4 —
— 48 h. — 69 ,7 —

Toutes les difficultés et les confusions sont levées si l'on considère l'émanation détruite comme l'ont proposé Debierne et Regaud, 1914-1915.

Ex. : Voici un tube d'émanation qui contient 100 millicuries. Au bout de 20 heures il ne renferme plus que 86 millicuries. C'est donc 14 millicuries qui ont agi.

Avec un tube de radium élément de 100 milligrammes la quantité d'émanation détruite chaque heure est de $0^{mc}{,}751$, il faut donc $\dfrac{14}{0{,}751} = 18$ h. 6 pour produire le même effet.

([1]) Curie en 1904 avait proposé comme unité le milligramme-heure d'émanation ou quantité d'émanation produite en une heure par 1 milligramme de radium élément. Ne pas confondre dans toutes ces mesures le radium élément avec le bromure anhydre ou le bromure cristallisé, confusion souvent faite.

Regaud et Ferroux ont établi des barèmes permettant de connaître immédiatement pour un tube d'émanation les quantités de millicuries détruites d'heure en heure.

Si l'on adopte cette notation qui nous paraît être la plus simple de toutes, voici, conformément aux indications de Regaud et Ferroux, comment on écrira :

1º Exemple d'emploi d'un tube de radium :
Radium élément........................... $43^{mg},5$
Caractéristique horaire.................... $0,327$ mcδ [1]
Filtration — Pt $= 0,5 +$ tissus d'enveloppement (préciser).
Dose $0,327$ mc$\delta \times$ nombre d'heures.

2º Exemple d'emploi d'un tube d'émanation.
Quantité initiale .... 194 mc.
Filtration .... Pt. $0,5$
Dose détruite en 24 heures (tables)........... 32 mcδ.

Remarquons en terminant la profonde différence des mesures en radiumthérapie et en radiothérapie. En radiothérapie on ne peut considérer que le rayonnement à l'endroit où il agit : éclairement et qualité. En radiumthérapie on peut au contraire, et à coup sûr, considérer le pouvoir émissif de la source et en tirer l'éclairement et la qualité à un endroit considéré de l'espace en tenant compte de la filtration et de la distance.

Jusqu'ici cette dernière question a trop peu préoccupé les expérimentateurs.

339. Radioactivité naturelle de l'air, du sol, des eaux minérales. — L'air est légèrement radioactif (Elster et Geitel). Cette radioactivité est due au sol : les sols argileux paraissent particulièrement riches en émanation.

Tommasina a constaté la radioactivité de la lave au cours d'une éruption du Vésuve (1904).

Ed. Sarasin a étudié à ce point de vue l'air qui sort des puits soufflants du Dr Gerlier lorsqu'une baisse barométrique provoque une sortie de l'air de la cavité par l'orifice soufflant et il a trouvé cet air nettement radioactif.

C'est aussi l'émanation du sol qui donne aux eaux de certaines sources leur radioactivité. Depuis longtemps Bouchard et Troost ont constaté la présence de l'hélium au griffon des sources de Bagnoles (Orne), Cauterets ; Dewar, dans celles de Bath.

La constatation de la radioactivité des eaux minérales (Elster et Geitel, Himstedt, Curie et Laborde, Strutt, Borgsmann, etc.), a jeté un jour nouveau sur l'action thérapeutique de ces eaux : parmi les eaux françaises, Plombières, Bourbon-Lancy, Bains-les-Bains, Luxeuil, Néris, sont fortement radioactives. Loisel vient d'étudier les variations annuelles de l'activité des eaux de Bagnoles.

Chaque année de nouvelles expériences viennent révéler les propriétés radioactives du sol de certaines régions. Dans les environs de Bourbon-Lancy les matières radioactives paraissent être principalement une pyromorphite (phos-

---

[1] La caractéristique horaire est la quantité d'émanation détruite par heure. Le symbole mcδ signifie millicuries détruits.

phate de plomb) et des argiles plombifères (Danne, 1905). En Saône-et-Loire
ce serait l'autunite [phosphate d'uranium et de calcium (Lacroix)]. Dans la
Savoie les sources d'Echaillon et de Salins-Moutiers (Blanc) présentent dans
leur sédiment un produit qui a les mêmes caractères radioactifs que le thorium,
produit constaté entre temps par Elster et Geitel dans les sédiments de Baden-
Baden et de Bad-Nauheim, mais qui, à poids égal, paraît plus actif que le thorium. Ce serait peut-être le radiothorium de Sir W. Ramsay.

DEUXIÈME PARTIE

PARTIE PHYSIOLOGIQUE

340. Généralités. — Division du sujet. — L'étude physique des différentes formes de l'énergie électrique utilisée en médecine a fait prévoir combien est vaste le champ d'expérience de ses actions physiologiques. Quoique les effets soient multiples et variés pour chacune de ces formes, ils se groupent naturellement en plusieurs catégories que nous répartirons ainsi :

1º Actions physiologiques du courant continu dans son état permanent ;

2º Actions physiologiques des variations de courant. Cette catégorie comprendra les états variables d'ouverture et de fermeture du courant galvanique, l'extra-courant, le courant faradique, le courant sinusoïdal ou ondulatoire et en général tout ce qu'on pourrait appeler l'état variable de basse fréquence et de basse tension. Nous y ajouterons les courants de décharge des condensateurs, que ces condensateurs soient chargés par une source à basse tension ou qu'ils soient chargés par une source à haut potentiel comme la statique (courant de Morton);

3º Actions physiologiques des courants de haute fréquence et de haute tension ;

4º Actions de la forme statique ;

5º Actions des radiations caloriques, lumineuses, ultra-violet, rayons X, rayons des corps radioactifs ;

6º A côté de ces cinq grandes catégories nous aurons à étudier rapidement l'action de l'ozone, du massage vibratoire, des aimants.

Nous aurons aussi à dire un mot des phénomènes électriques qui ont leur cause dans la matière vivante, mais comme l'explication de ces phénomènes est liée à la théorie des ions, nous en ferons un appendice à l'étude du courant continu.

CHAPITRE PREMIER

ACTIONS PHYSIOLOGIQUES DU COURANT CONTINU
DANS SON ÉTAT PERMANENT

I· — *GÉNÉRALITÉS. — DÉFINITIONS.*

341. Généralités. — Le courant continu pour être appliqué au corps humain nécessite des intermédiaires spéciaux appelés électrodes (V. § 104.)

Rappelons que plus l'électrode a une surface de contact petite et plus les lignes de flux sont concentrées dans les couches sous-jacentes à cette électrode (*fig.* 223).

Lorsqu'on emploie une électrode à grande surface et l'autre à petite surface, la première est dite électrode indifférente, la deuxième électrode active. Les termes d'anode et de cathode désignent les électrodes reliées respectivement au pôle + et au pôle —.

L'électrode indifférente est ordinairement constituée par un tissu spongieux: feutre, ouate, etc., recouvert ou non de peau ou de gaze, et imbibé d'eau pure ou de solutions salines.

L'électrode active peut être métallique ou de même nature que l'électrode indifférente. Quand elle est métallique, elle peut être constituée par un métal inattaquable, tel que le platine (hystéromètres), ou par un métal attaquable choisi à dessein dans un but thérapeutique. L'électrode active spongieuse est imbibée d'eau pure, ou mouillée de diverses solutions en vue de produire l'ionisation ou la cataphorèse.

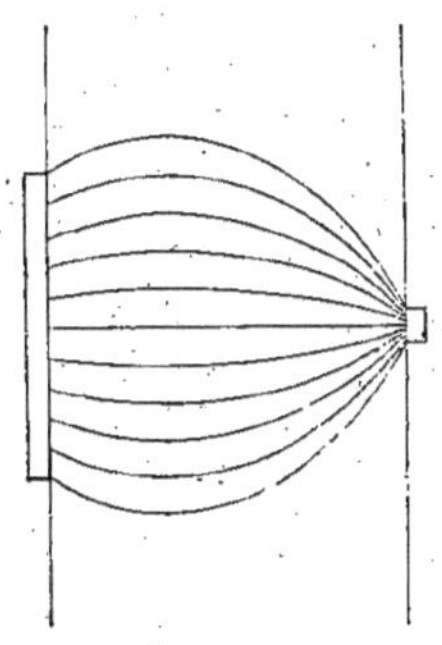

FIG. 223.

342. Actions polaires, actions interpolaires. — On désigne sous le nom d'actions polaires celles qui se passent dans le voisinage des électrodes. Elles diffèrent des actions interpolaires pour deux raisons, d'ailleurs toutes relatives :

1° A cause de leur intensité plus grande due à la concentration des lignes de flux ;

2° A cause des échanges ioniques qui se font entre les téguments et l'électrode et qui varient suivant le pôle (V. § 353 ssq.).

343. Classement des actions du courant continu sur le corps humain.
— On peut répartir en deux groupes les actions du courant continu :

1º Groupe des actions électrolytiques comprenant tous les phénomènes physico-chimiques dus au passage du courant ; nous rattachons à ce groupe la cataphorèse et l'osmose électrique en général ;

2º Groupe des actions physiologiques propres aux tissus vivants (action sur les nerfs en particulier).

II. — *ACTIONS PHYSICO-CHIMIQUES DE L'ÉTAT PERMANENT.*
ÉLECTROLYSE. — CATAPHORÈSE

344. Généralités sur les actions physico-chimiques. — Les actions physico-chimiques liées au passage du courant continu dans le corps des êtres vivants consistent avant tout dans le phénomène de l'électrolyse.

L'électrolyse est un phénomène propre au transport des charges électriques dans certaines solutions dites électrolytiques. Elle constitue un des chapitres les plus importants de l'électricité médicale, les liquides de l'organisme étant tous des liquides électrolytiques. La cataphorèse, l'anaphorèse et l'ensemble des phénomènes groupés sous le nom d'osmose électrique jouent un rôle beaucoup moins important, quoique cependant leur emploi ait trouvé des applications en physiologie expérimentale et même en médecine.

Nous étudierons successivement ces deux ordres de phénomènes.

345. Électrolyse. — L'électrolyse est le phénomène qui se passe dans certaines solutions lorsqu'on les fait traverser par un courant continu. La conduction de l'électricité par les solutions diffère complètement de celle que nous avons étudiée dans la partie physique de cet ouvrage.

Il y a deux espèces de conductibilité pour le courant continu :

α) La première a pour type celle des métaux : elle se fait sans transport de matière, c'est la propagation de proche en proche par continuité ou contiguïté d'un état dynamique ; on peut l'appeler conductibilité métallique ou par conduction.

β) La seconde est liée à un transport de matière (conductibilité par convection) ; elle est particulière à une certaine catégorie de solutions dites solutions électrolytiques.

On appelle solution électrolytique une solution dans laquelle le solvant est par lui-même non conducteur, mais le devient du fait de la dissolution de certaines substances appelées électrolytes.

Il est bon ici de rappeler en quelques mots ce que c'est qu'une solution et quels sont les types de solutions qu'on peut rencontrer.

La solution est un mélange PHYSIQUE HOMOGÈNE d'un liquide avec un solide ou un autre liquide. La solution proprement dite présente en outre cette propriété fondamentale que les molécules des corps dissous se comportent comme des molécules gazeuses en espace clos, c'est-à-dire qu'elles paraissent se repousser et exercer une pression sur les parois du vase renfermant la solution (*pression osmotique*) comme les molécules gazeuses paraissent aussi se repousser et exercer une *pression gazeuse* sur les parois du récipient ([1]). Cette solution proprement dite c'est la solution cristalloïde de Graham. Par contre nous réserverons le nom de solution colloïdale, ou si l'on préfère, de système colloïdal (pour montrer que ce n'est pas une solution proprement dite) à un mélange PHYSIQUE QUASI-HOMOGÈNE d'un liquide avec un solide ou un autre liquide dans lequel il n'y a que peu ou pas de pression osmotique, où les molécules du corps dissous ne se comportent pas comme des molécules gazeuses et dont l'aspect est gélatineux. Un corps peut être colloïdal avec l'eau et soluble vrai avec d'autres liquides : ainsi le tanin, qui se dissout dans l'acide acétique froid, forme un système colloïdal avec l'eau.

Par certains artifices de préparation chimique ou électrique (procédé de Bredig) on arrive à former des systèmes colloïdaux avec la plupart des métaux. Les systèmes colloïdaux ne sont pas conducteurs du courant électrique. Leur résistance est la même que celle de l'eau distillée. On verra toutefois à l'article « Cataphorèse » qu'ils présentent un caractère spécial qui les rapproche des suspensions.

Ceci dit, revenons aux solutions vraies, aux solutions de cristalloïdes, que nous allons diviser en électrolytiques et en non électrolytiques.

L'eau pure, non conductrice, devient conductrice si l'on y dissout des sels, des acides, des bases. Elle reste non conductrice si l'on y dissout des glycérines, des sucres. Les sels, les acides, les bases seuls sont des électrolytes.

La comparaison des solutions d'électrolytes et des solutions de corps non électrolytes à différents points de vue (osmose, cryoscopie, tonométrie), a mis en lumière les raisons de ces différences et la nature du phénomène de l'électrolyse en conduisant à la théorie des ions.

La notion des phénomènes intimes de l'électrolyse et du rôle des ions est indispensable pour comprendre les actions physico-chimiques du courant continu sur l'organisme.

346. Solutions électrolytiques. — Théorie des ions. — Généralités. — Voici comment est née la théorie de l'ionisation des molécules en solution, qui rend compte de tous les phénomènes de l'électrolyse. On a remarqué que les dissolutions en général jouissent de certaines propriétés où l'intensité du phénomène observé est fonction du nombre des molécules dissoutes : ainsi la pression osmotique, l'abaissement du point de congélation, la tension de vapeur. Cette loi étant établie, on a remarqué que certaines solutions y faisaient exception : solutions de bases, d'acides, de sels. Une étude plus complète a prouvé que ces solutions ne font exception à la règle qu'en apparence ; et l'explication de l'anomalie a été trouvée dans ce fait que les molécules dissoutes au lieu de rester entières se dissocient, chaque partie agissant individuellement comme une molécule entière. Ces parties dissociées de molécules sont les ions (ἰών, ἰὸν, allant).

La conductibilité par convection devenait dès lors des plus claires ; les molécules en se dissociant par le fait de la dissolution, lorsqu'il s'agit d'électrolytes (sels, acides, bases) donnent lieu à deux ions mono ou polyatomiques. L'un possède une charge électrique négative, l'autre une charge positive, indépen-

---

([1]) La théorie cinétique explique d'ailleurs ces répulsions et pressions apparentes dans les deux cas par les mouvements thermiques et les chocs contre les parois ou les surfaces libres.

damment de toute action électrique extérieure. Si on plonge les deux pôles d'un circuit dans une telle solution, les ions électronégatifs se portent au pôle positif, les électropositifs au pôle négatif. Le courant est produit par ces apports de charges (théorie de Clausius, Arrhenius, etc.).

On peut donc définir ainsi la solution électrolytique : C'est une solution, dans un liquide non conducteur, d'un corps dont les molécules, en se dissolvant, se dissocient en deux parties mono ou polyatomiques appelées ions, l'une ayant une charge positive, le *cathion* (ainsi dénommé parce que, quand le courant passe, cet ion se porte à la cathode), et l'autre une charge négative, l'*anion* (ainsi dénommé parce qu'il se porte vers l'anode) (1).

Exemple : Le NaCl en se dissolvant devient $\overset{+}{Na}, \overset{-}{Cl}$; le cathion Na se porte vers la cathode, l'anion Cl vers l'anode.

Le SO^4K^2 donne également un anion SO^4 et un cathion K : c'est un exemple d'anion polyatomique.

On va voir par l'analyse de cette théorie combien elle est féconde au point de vue médical.

347. Analyse de la théorie des ions. Partie électrochimique. — Théorie des solutions. — La molécule est, on le sait, la dernière particule à laquelle on puisse réduire les corps sans les altérer. Elle est divisible en atomes, dernières particules matérielles de chaque élément simple. Les atomes ont un poids défini, caractéristique de chacun d'eux. On ne peut dissocier une molécule en atomes qu'à la condition de satisfaire les affinités, les valences de ces atomes ; même si l'on dissocie une molécule composée de deux atomes de corps simples, telle que HCl, on ne saurait isoler l'atome H et l'atome Cl si la molécule de chacun de ces corps H^2, Cl^2, est biatomique, ce que prouve la loi des volumes.

Cependant, dans les solutions électrolytiques dont le type est la solution aqueuse de sels, d'acides, de bases, il se produit une dissociation assez particulière. Ainsi la molécule SO^4K^2 se trouve dissociée en un radical SO^4 et une autre partie K^2 se comportant chacune comme une molécule aux points de vue osmotique, cryoscopique et tonométrique. Ces deux parties sont les *ions*. Ils ne se comportent pas comme une entité chimique tant qu'ils ont leurs charges électriques propres (théorie d'Arrhenius), mais en perdant ces charges ils deviennent des éléments chimiques.

Lorsque dans une solution électrolytique on fait plonger les deux électrodes d'un circuit, on voit que le courant passe. Grothus (1805) avait émis l'hypothèse que c'est sous l'action du courant que la dissociation des molécules se produit. Clausius (1845) s'appuyant principalement sur ce fait que, avec des forces électromotrices excessivement faibles, le courant passe, c'est-à-dire la dissociation s'est produite, conclut qu'il est impossible que cette dissociation soit le fait du courant. Cette affirmation ne porta ses fruits que lorsque l'étude de l'osmose, de l'abaissement du point de congélation et de la tension de vapeurs vint donner corps à une nouvelle hypothèse qui prit sa forme définitive dans la théorie d'Arrhenius : le courant ne fait que trier les ions ; le transport

---

(1) D'après la théorie électronique une particule qui porte une charge négative est une particule ayant 1 ou 2 électrons en surnombre. Une particule qui porte une charge positive est une particule privée de 1 ou 2 électrons.

des cathions vers la cathode, des anions vers l'anode constitue le courant électrique lui-même.

Voici, brièvement résumées, les raisons de cette théorie :

1° De même que la pression gazeuse est fonction de la concentration moléculaire des gaz dans l'espace qui les renferme (Avogadro 1811, Ampère 1814), de même la pression osmotique des solutions telles que les solutions de sucres, glycérines, albuminoïdes, etc., est fonction de la concentration moléculaire du corps dissous. Cette pression est la même toutes les fois que le nombre des molécules est le même, quel que soit le corps dissous, quel que soit le solvant. Les solutions de sels, acides, bases font exception à cette loi ; quand elles sont étendues, chaque molécule est dissociée en deux ions se comportant chacun comme une molécule. Lorsque le degré de concentration est plus grand, une partie des molécules sont dissociées, les autres sont restées entières.

2° Ces vues sont confirmées par l'étude du point de congélation des solutions (cryoscopie). Alors que l'eau pure se congèle à o, l'eau tenant en dissolution un corps quelconque se congèle à une température inférieure. L'abaissement du point de congélation, ou point cryoscopique, est fonction du degré de concentration moléculaire (Raoult). Si bien que la notion du point de congélation suffit pour faire connaître le nombre de molécules d'une solution. L'étude de la cryoscopie comme celle de l'osmose est venue prouver que les solutions d'électrolytes (bases, acides, sels) ont leurs molécules dissociées et comptant chacune pour deux quand elles sont assez diluées.

3° La tonométrie (mesure des tensions de vapeur) a mené aussi à cette même conclusion.

348. Conductibilité électrolytique des solutions. — Rôle des ions. — Dans les solutions électrolytiques diluées la molécule du solvant est donc dissociée en deux ions agissant comme une molécule entière aux points de vue osmotique, cryoscopique et tonométrique. Chacun des ions d'une molécule porte une charge électrique égale et de signe contraire (Arrhenius).

Lorsqu'on plonge dans une cuve renfermant une telle solution, une électrode reliée au pôle + d'une source continue et une autre reliée au pôle —, les ions, suivant les lois de l'électrostatique, sont attirés : ceux qui ont une charge positive, par le pôle négatif (cathions) ; ceux qui ont une charge négative, par le pole positif (anions). En prenant contact avec les électrodes, ils abandonnent leurs charges et cet apport de charges constitue le courant lui-même. Tel est le mécanisme du passage du courant comme il résulte du moins de la théorie d'Arrhenius.

Les ions ayant abandonné leurs charges électriques au contact des électrodes agissent comme éléments chimiques libres, avec leurs affinités caractéristiques, c'est-à-dire qu'ils attaquent soit l'eau, soit les électrodes suivant les lois chimiques ordinaires. Ex. : Na et Cl à l'état d'ions restent tels, mais dès que leurs charges sont abandonnées, ils forment NaOH et HCl aux électrodes.

La résistance électrique des solutions électrolytiques est fonction de la vitesse et du nombre des ions qui charrient l'électricité.

La vitesse des ions varie suivant leur nature. La vitesse des anions diffère de celle des cathions, comme l'a montré Hittorf (1853) [1]. Si l'on met dans une

[1] Voir les travaux du professeur Leduc à ce sujet et la thèse de M. Gonzalez Quijano Sanchez, Paris, 1902.

cuve électrolytique séparée en deux par une cloison poreuse une même solution de sulfate de cuivre de part et d'autre de la cloison, puis qu'on fasse passer le courant, on voit au bout d'un certain temps que la concentration n'est plus la même dans les deux loges. Cela prouve que l'anion SO_4 a voyagé plus vite que le cathion Cu, comme le montre le tableau ci-contre, quoique le nombre des ions libérés aux électrodes soit le même (Hittorf). Le rapport des degrés

	SO_4	SO_4	SO_4		SO_4	SO_4	SO_4	
	Cu	Cu	Cu		Cu	Cu	Cu	+

Avant le passage du courant.

			SO_4		SO_4	SO_4	SO_4	SO_4	SO_4	
Cu	Cu	Cu	Cu		Cu	Cu				+

Après le passage.

de concentration après l'opération permet de conclure au rapport de la vitesse respective des ions.

Les molécules non électrolytes ne sont que des obstacles à la vitesse des ions. Quoique Graham et Voigtlander aient affirmé que la vitesse de diffusion des substances dissoutes n'était pas influencée par l'addition de substances gélatineuses ou colloïdes au liquide solvant, les expériences de Leduc établissent que cette vitesse de diffusion dépend de la concentration des solutions gélatineuses. Plus elles sont concentrées, plus cette vitesse est diminuée (Cf. Th. de Gonzalez Quijano et travaux de Leduc). La vitesse des ions suit la même loi. Seulement il faut bien se rendre compte que plus les voyageurs sont petits, moins ils sont arrêtés par les obstacles, et les petits ions subiront moins de retard que les grosses molécules diffusées.

On appelle *conductibilité moléculaire moyenne* le rapport de la conductibilité effective d'une solution au nombre des molécules entières introduites dans le liquide, ce liquide étant renfermé dans un cube d'un centimètre de côté, et les électrodes étant dans le plan de deux des faces opposées et distantes de un centimètre. Cette conductibilité croît avec la température et avec la dilution.

Les conclusions pratiques à tirer de ces données sont importantes : si la cryoscopie nous indique le nombre total de molécules entières et de molécules ionisées, la conductibilité électrique nous permet d'apprécier le nombre de molécules ionisées.

349. Quantité d'électricité charriée par les ions. — On appelle molécule-gramme le chiffre exprimant le poids moléculaire d'un corps quelconque par rapport à celui de l'hydrogène 2, ce chiffre étant affecté du mot gramme. Ainsi la molécule-gramme de glycérine est 92 grammes.

La quantité d'électricité charriée par les ions est de 96.537 coulombs pour une molécule-gramme dégagée aux électrodes par valence du radical ion (Faraday).

Autrement dit, « pour dégager aux électrodes une molécule-gramme d'un radical quelconque, il faut 96.537 coulombs par valence de ce radical ».

Ainsi 96.537 coulombs sont charriés par $35^{gr},6$ de chlore ou 25 grammes de sodium.

350. Équivalent électro-chimique. — Chaque équivalent chimique E transportant 96.537 coulombs, un coulomb est transporté, pour chaque corps, par $\dfrac{E}{96.537}$: c'est précisément là, l'équivalent électro-chimique, ou poids de substance nécessaire au transport électrolytique d'un coulomb. Autrement dit, un coulomb réduit $\dfrac{1}{96.537}$ de l'équivalent en poids.

Voici à titre d'exemple les équivalents électro-chimiques en milligrammes de quelques substances :

Argent	1,117
Chlore	0,36728
Cuivre	0,32709
Hydrogène	0,01038
Iode	1,313
Lithium	0,07268
Mercure	1,37
Oxygène	0,08286
Potassium	0,40539
Sodium	0,23873

En multipliant l'équivalent électro-chimique e par le nombre de coulombs qu'on a fait passer dans une solution électrolytique, on sait immédiatement le poids total de substance charriée.

Ce nombre de coulombs est donné par le produit It de l'intensité par le temps de passage.

Ainsi avec un courant de $0^A,020$ circulant pendant 1.000″ on a It = 20 coulombs. Le poids de substance charriée sera alors pour le mercure :

$$1,37 \times 20 = 27^{mg},4.$$

Pour l'iode, $26^{mg},26$.
Pour le lithium, $1^{mg},45316$.
Pour le cuivre, $6^{mg},6$.
Pour l'argent, $22^{mg},34$.
Pour le sodium, $4^{mg},76$.

351. Applications de ces données au corps des êtres vivants. — Le corps vivant au point de vue de la conductibilité électrique est assimilable à un ensemble d'électrolytes séparés par des cloisons poreuses. Au niveau de ces cloisons, membranes séparatives des éléments, des tissus, des organes, se font des échanges électrolytiques grâce au transport des ions. D'une façon générale et sous réserve de certains faits propres à l'osmose électrique, les anions de chaque milieu remontent le courant et passent dans le milieu placé en amont par rapport au pôle positif. Les cathions descendent le courant et vont en aval.

Ces considérations apportent une justification de fait à la distinction un peu illusoire des actions polaires et des actions interpolaires. Dans l'espace interpolaire il se fait simplement des échanges d'ions entre les tissus. Ces échanges d'ailleurs servent d'explication à certains phénomènes capitaux tel que l'amaigrissement consécutif à l'emploi du courant galvanique (Guilloz).

Sous les électrodes, dans les régions polaires, les phénomènes sont plus complexes. Il y a exode des ions du corps dans tous les cas et entrée des ions des électrodes dans les cas d'électrodes électrolytiques.

Les ions libérés, agissant comme éléments chimiques, produisent des actions secondaires et des actions tertiaires [Bergonié (V. § 353)]. L'importance de ces phénomènes au point de vue thérapeutique est considérable. Aussi est-il utile de faire une étude spéciale des actions polaires.

Remarquons que, toutes les fois qu'on veut étudier l'action des courants sur les organes et tissus, on doit se servir d'électrodes impolarisables. Signalons ici celles du professeur d'Arsonval pour les applications très localisées. Elles se composent d'un tube de verre effilé en pointe, rempli de la solution physiologique de NaCl dans laquelle plonge un fil d'argent recouvert de chlorure d'argent fondu.

352. Actions polaires chez les êtres vivants. — Il faut distinguer les actions polaires suivant que l'électrode employée est :

— métallique (ou à conductibilité métallique) .... { attaquable,
{ inattaquable
— électrolytique.

353. Actions polaires chez les êtres vivants quand l'électrode métallique ou à conductibilité métallique est inattaquable. — Lorsque l'électrode est constituée par un corps tel que le platine, le charbon, à conductibilité métallique et inattaquable par les éléments chimiques amenés à son contact, voici ce qui se passe :

Effets primaires. — Les anions, hydroxyle OH, radicaux acides ou halogènes des solutions électrolytiques du corps (liquides organiques) se dégagent à l'anode.

Les cathions, métaux alcalins, se dégagent à la cathode.

Effets secondaires. — Les anions et les cathions perdant leurs charges au contact des électrodes agissent comme éléments chimiques ; les anions agissant comme anhydrides attaquent les tissus, leur enlèvent de l'hydrogène et dégagent de l'oxygène.

$$2\,Cl + H^2O = 2\,HCl + O.$$

Les cathions prennent un radical hydroxyle aux tissus et libèrent de l'hydrogène.

$$2\,Na + 2\,H^2O = 2\,NaOH + 2\,H.$$

Effets tertiaires (Bergonié). — Les éléments ainsi formés, par exemple HCl à l'anode, NaOH à la cathode, agissent alors à leur tour sur les tissus et se comportent comme le feraient des solutions électrolytiques de HCl et de NaOH; de là des effets subséquents étudiés en particulier par Bergonié sous le nom d'effets tertiaires.

Lorsqu'on emploie comme électrode une aiguille métallique, on voit que pour se mettre à l'abri des effets tertiaires produits par les sels formés, il faut, si l'aiguille est positive, employer un métal inattaquable, tel que Pt. L'emploi des métaux attaquables, tel que Cu, peut être utile dans certains cas, à cause de l'action du chlore et de l'oxychlorure de cuivre formés à l'anode.

En résumé, on peut dire que lorsqu'un courant traverse le corps, pour 1 coulomb d'électricité charriée il y a $\dfrac{1}{96.537}$ de l'équivalent électro-chimique de NaCl évalué en grammes électrolysés, soit 0 ^{mg}, 238 de Na et 0,372 de Cl, en laissant de côté les autres sels dissous qui ne comptent que pour une minime partie dans les liquides de l'organisme.

Par action secondaire ces 0,238 de Na et 0,372 de Cl forment 0,412 de NaOH et 0,383 de HCl.

Ce sont ces 0,412 de NaOH et 0,383 de HCl par coulomb qui escarrifient les tissus et donnent à la cathode une escarre molle peu rétractile, escarre de la soude, et à l'anode une escarre plus dure, plus rétractile, escarre des acides.

L'escarre négative est plus étendue que l'escarre positive, probablement à cause de la plus grande vitesse de l'anion OH de la soude formé par action tertiaire à la cathode (Guilloz). Si l'on électrolyse le sang avec deux aiguilles de Pt, on voit à l'anode se former un gros caillot dur, tandis que celui de la cathode est mou et peu adhérent. En effet le Cl coagule fortement les albumines du sang. De là l'action coagulante spéciale du pôle +.

On augmente cette action par l'emploi d'une électrode de fer. Il se forme du chlorure de fer et l'action coagulante de ce sel est utilisée pour le traitement des anévrismes en particulier.

354. Actions polaires chez les êtres vivants quand l'électrode est un métal attaquable. — Si l'électrode est constituée par un métal attaquable, les acides de l'anode attaquent ce métal et forment des sels qui agissent ensuite comme électrolytes (actions tertiaires).

355. Actions polaires chez les êtres vivants quand l'électrode est une solution électrolytique. — Lorsqu'on applique le courant au corps humain par l'intermédiaire d'un bain électrolytique (pédiluve, manuluve) ou par l'intermédiaire d'une électrode spongieuse imbibée d'une solution d'électrolyte, les phénomènes deviennent différents.

A l'anode le corps abandonne ses anions, tandis que les cathions de l'électrode traversent les téguments pour pénétrer dans l'organisme. A la cathode l'inverse se produit ; le corps reçoit les anions de l'électrode et abandonne ses cathions.

En désignant par la lettre générique R les radicaux acides ou halogènes, par la lettre générique M les métaux agissant comme bases, nous pourrons représenter la molécule d'acide dissous par la formule ionique $\overset{-+}{RH}$, celle de base dissoute par $\overset{+-}{MOH}$, celle de sels dissous par $\overset{-+}{RM}$.

On voit d'après cela que le cathion de tous les acides est l'hydrogène, l'anion de toutes les bases l'hydroxyle OH.

L'action de tous les acides à l'anode sera donc la même et consistera en une réduction par l'hydrogène des sels de l'organisme : NaCl + H = HCl + Na.

L'action de toutes les bases à la cathode sera la même et consistera en une substitution de l'hydroxyle OH aux radicaux acides ou halogènes des sels de l'organisme :

$$NaCl + OH = NaOH + Cl.$$

Avec un acide quelconque suffisamment dilué pour être inoffensif, c'est donc l'action de l'HCl naissant qui dominera la scène à l'anode, quel que soit l'acide.

Avec une base quelconque suffisamment diluée, c'est l'action de la soude qui sera observée, quelle que soit la base.

Voici, résumé dans un tableau schématique, ce qui se passe à la cathode et à l'anode avec les acides, les bases et les sels (Cf. Leduc et Th. de Gonzalez Sanchez).

Acides

	Anode		Corps				Cathode		
Avant le passage du courant	$\overset{+}{H}$ $\overset{+}{H}$ / $\overset{-}{R}$ $\overset{-}{R}$		$\overset{+}{Na}$ $\overset{-}{Cl}$	$\overset{+}{Na}$ $\overset{-}{Cl}$	$\overset{+}{Na}$ $\overset{-}{Cl}$	$\overset{+}{Na}$ $\overset{-}{Cl}$	$\overset{+}{H}$ $\overset{+}{H}$ / $\overset{-}{R}$ $\overset{-}{R}$		
Après	$\overset{+}{H}$ / $\overset{-}{R}$ $\overset{-}{R}$ $\overset{-}{Cl}$		$\overset{+}{H}$ $\overset{-}{Cl}$	$\overset{+}{Na}$ $\overset{-}{Cl}$	$\overset{+}{Na}$ $\overset{-}{Cl}$	$\overset{+}{Na}$ $\overset{-}{R}$	$\overset{+}{Na}$ $\overset{+}{H}$ $\overset{+}{H}$ / $\overset{-}{R}$		

Bases

	Anode		Corps				Cathode		
Avant	$\overset{+}{M}$ $\overset{+}{M}$ / $\overset{-}{OH}$ $\overset{-}{OH}$		$\overset{+}{Na}$ $\overset{-}{Cl}$	$\overset{+}{Na}$ $\overset{-}{Cl}$	$\overset{+}{Na}$ $\overset{-}{Cl}$	$\overset{+}{Na}$ $\overset{-}{Cl}$	$\overset{+}{M}$ $\overset{+}{M}$ / $\overset{-}{OH}$ $\overset{-}{OH}$		
Après	$\overset{+}{M}$ / $\overset{-}{OH}$ $\overset{-}{OH}$ $\overset{-}{Cl}$		$\overset{+}{M}$ $\overset{-}{Cl}$	$\overset{+}{Na}$ $\overset{-}{Cl}$	$\overset{+}{Na}$ $\overset{-}{Cl}$	$\overset{+}{Na}$ $\overset{-}{OH}$	$\overset{+}{Na}$ $\overset{+}{M}$ $\overset{+}{M}$ / $\overset{-}{OH}$		

Sels

	Anode		Corps				Cathode		
Avant	$\overset{+}{M}$ $\overset{+}{M}$ / $\overset{-}{R}$ $\overset{-}{R}$		$\overset{+}{Na}$ $\overset{-}{Cl}$	$\overset{+}{Na}$ $\overset{-}{Cl}$	$\overset{+}{Na}$ $\overset{-}{Cl}$	$\overset{+}{Na}$ $\overset{-}{Cl}$	$\overset{+}{M}$ $\overset{+}{M}$ / $\overset{-}{R}$ $\overset{-}{R}$		
Après	$\overset{+}{M}$ / $\overset{-}{R}$ $\overset{-}{R}$ $\overset{-}{Cl}$		$\overset{+}{M}$ $\overset{-}{Cl}$	$\overset{+}{Na}$ $\overset{-}{Cl}$	$\overset{+}{Na}$ $\overset{-}{Cl}$	$\overset{+}{Na}$ $\overset{-}{R}$	$\overset{+}{Na}$ $\overset{-}{M}$ $\overset{-}{M}$ / $\overset{-}{R}$		

356. Démonstration de la pénétration des ions à travers les téguments. — Deux lapins étant placés en série dans le même circuit (Leduc) de telle sorte que le courant entre par une anode électrolytique de sulfate de strychnine à 2 p. 100 dans le premier, en sorte par une cathode d'eau pure, rentre dans le second par une anode d'eau pure et en sorte par une cathode de cyanure de potassium (les électrodes étant d'ailleurs appliquées sur les flancs rasés des animaux), on observe vite (1 à 20' avec un courant de 60 à 100 mA) que le premier lapin présente une exagération des réflexes, il tressaille au moindre bruit, puis est secoué par des convulsions tétaniques et meurt : signes de l'intoxication strychnique ; le second se raidit brusquement, tombe inerte et meurt : signes de l'intoxication cyanique.

Si l'on inverse le courant, c'est-à-dire que l'on emploie le sulfate de strychnine à la cathode et le cyanure de potassium à l'anode, aucun des deux animaux n'est incommodé.

Cette expérience du professeur Leduc prouve assez la pénétration de l'anion cyanure et du cathion strychnine et écarte l'objection d'absorption par les téguments indépendamment de tout courant électrique.

La méthode des ions colorés fournit une autre preuve : avec une cathode de solution de permanganate de potasse, on fait pénétrer l'anion permanganique coloré, tandis qu'il ne pénètre pas à l'anode (Leduc).

La pomme de terre a permis de réaliser des expériences de laboratoire des plus simples et des plus convaincantes ; une solution d'iodure de potassium servant en effet d'électrolyte et chaque électrode étant constituée par un morceau de pomme de terre, la coloration de l'amidon se voit là où vient l'ion iode (anion). D'où grande variété possible des expériences avec une solution de KI séparée de la pomme de terre anodique par des tissus, par le corps d'une grenouille, etc. (Expériences de Chatzky, Ensch, etc.)

Enfin il est facile de constater la pénétration du salicyl-ion dans l'organisme par l'examen des urines.

357. Les orifices glandulaires sont les voies de pénétration des ions et du courant. — L'emploi des ions colorés prouve que c'est au niveau des orifices glandulaires que se fait le dépôt. Ce sont donc les canaux glandulaires qui sont les voies naturelles de pénétration des ions et par suite du passage du courant.

358. Variété des effets polaires suivant les solutions électrolytiques prises comme électrodes. — Effets sur la peau. — Les actions polaires des solutions électrolytiques employées comme électrodes varient suivant l'ion actif.

L'introduction des ions s'accompagne presque toujours d'une sensation spéciale. Les ions Cl, Br, I, provoquent à peine une légère cuisson ; K et Na provoquent une cuisson assez douloureuse ; Li, un peu de fourmillement ; Ba, Ca, Mg, Zn, Fe, Cu, As^2O^3, AsO^4, PhO^6, S sont douloureux et en général la douleur est croissante. Les ions des métaux lourds Zn, Cu, etc., coagulent l'albumine et détruisent la peau ; tandis que AzH^4, St, Au, Pb, Ag, etc., sont à peu près indolores (Leduc et Gonzalez Quijano). Le cathion H et l'anion OH sont très douloureux et altèrent rapidement la peau.

En général, il se produit par vasodilatation un peu de rougeur de la peau, qui disparaît quelques heures après l'application, s'accompagnant ou non d'un peu de prurit. Parfois les orifices glandulaires sont très congestionnés, ce qui donne l'aspect piqueté à la région (Br, Li, Au, Fe, SO^4, S, MnO^4, etc.). La rougeur ou le prurit peuvent se prolonger longtemps : Ca, 18 jours environ, etc.

359. Résistance du corps humain. — Généralités. — La résistance du corps humain ne peut être comparée à la résistance des conducteurs métalliques. Elle dépend de l'état ionique des tissus, du degré de polarisation. Avec les électrodes électrolytiques, le plus ou moins de facilité de pénétration des ions modifie la résistance. Aussi est-ce là une étude très complexe qui ne peut se faire que par l'analyse des phénomènes divers de l'ensemble desquels résulte le degré de résistance totale.

D'une façon générale, voici l'ordre de conductibilité des tissus généralement admis : nerf, sang, muscle, peau, tendon, graisse, os (Alt, Schmidt).

Dans l'espace interpolaire, les lignes de flux ne se répartissent donc pas uniformément. Elles sont d'autant plus denses dans un tissu que ce tissu est moins résistant. C'est pour cette raison qu'un nerf répond si facilement aux excitations de l'état variable, même lorsqu'on a placé l'électrode active loin de son point d'élection.

Le sang joue un grand rôle dans la conductibilité du corps humain. Comme les liquides fixes de l'organisme, il est constitué par une solution d'électrolytes (sels, acides, bases) et de corps non électrolytes (albuminoïdes, graisses, sucres, etc.). Lorsqu'on soumet une région à l'action du courant continu, on voit au début l'aiguille du milliampèremètre monter rapidement, ce qui indique une diminution de la résistance du corps. Cette diminution a été considérée jusqu'ici comme due à l'afflux sanguin sous les électrodes. Voici pourquoi : lorsqu'on applique le courant à l'aide d'électrodes mouillées, l'imbibition étant bien opérée, le contact parfait, la zone de plus grande résistance du circuit est l'épiderme. L'épiderme offre au passage du courant une résistance incomparablement supérieure à celle de tous les autres tissus. Or dès les débuts de l'application la peau rougit à cause de la dilatation des petits vaisseaux. Il était assez naturel de conclure que c'était du fait de cette vasodilatation que diminuait la résistance cutanée. Le professeur Leduc s'est inscrit en faux contre cette manière de voir, d'une part, en prouvant que les phénomènes ioniques suffisent à expliquer la chute de la courbe de résistance; d'autre part, en prouvant que la congestion sous les électrodes ne modifie pas la résistance (Cf. § 362).

360. Modification de la résistance du corps par la polarisation des tissus. — Si l'on met de côté la polarisation des électrodes qui modifie au cours d'une expérience la résistance observée, il est une polarisation qu'on ne peut éviter, c'est celle qui se produit dans l'intimité des tissus. M. Weiss a employé le dispositif suivant pour la mesurer. — Les deux mains du sujet plongent dans deux vases renfermant une solution de chlorure de sodium et communiquant respectivement avec les deux pôles d'une pile. Au moyen d'une clef on peut mettre la pile hors circuit en même temps que les vases se trouvent mis en communication avec les deux armatures d'un condensateur, l'un d'eux étant à la terre. Le condensateur prend une charge proportionnelle à la force électromotrice de polarisation. Quand le condensateur est ainsi chargé, on le décharge sur un galvanomètre balistique.

M. Weiss a trouvé que la polarisation propre aux tissus peut être évaluée de 0,20 à 0,25 volt.

361. Résistance électrolytique des liquides de l'organisme. — Les ions sont les véhicules du transport du courant dans les solutions électrolytiques comme le sang et les autres liquides de l'organisme. La conductibilité est alors fonction du nombre et de la vitesse des ions. Dans les solutions où il y a d'autres substances dissoutes que les électrolytes, les molécules non ionisées ne sont que des obstacles aux mouvements des ions.

C'est pourquoi les solutions gélatineuses d'électrolytes conduisent moins bien le courant que les solutions pures. L'opinion contraire a été longtemps soutenue à tort. 1 gramme d'hémoglobine ajouté à 99 grammes de sérum abaisse sa conductibilité de 0,8 o/o (Stewart) ; 1 gramme d'albumine ajouté à 100 grammes de sérum l'abaisse de 2,5 o/o (Tangl et Burgasky) (¹).

Les récentes expériences du professeur Leduc, de Nantes, ont complètement mis en lumière l'influence des molécules non électrolytes sur la vitesse de diffusion des électrolytes. D'ailleurs les ions n'ont pas tous la même vitesse dans une solution gélatineuse de concentration déterminée. De même qu'au milieu de gros obstacles les petits mobiles cheminent plus facilement, de même au milieu des grosses molécules gélatineuses les petits ions, d'architecture simple, se glissent plus vite que les gros ions complexes (Leduc).

La même raison explique que le sang devient plus conducteur quand la température s'élève, à cause de la plus grande liberté laissée aux mouvements des ions (Oker-Blom).

La conductibilité du sérum du sang de bœuf à 25° est égale à celle d'une solution de NaCl.à 7 o/oo (Oker-Blom). Elle varie d'un sujet à l'autre.

362. Résistance du corps suivant les ions des solutions employées comme électrodes (Travaux de Leduc et Gonzalez). — En employant une très grande électrode indifférente et une petite électrode de 10 à 12 centimètres carrés imbibée de la solution électrolytique à étudier, on peut se rendre compte de la différence de conductibilité propre à chaque espèce d'ions. On voit ainsi que chaque espèce d'ions a sa courbe de conductibilité propre. Les intéressants travaux de MM. Leduc et Gonzalez Quijano sont de précieux documents pour cette étude, on les trouvera dans la thèse de Gonzalez Quijano (Paris, 1902).

Lorsqu'on veut déterminer la résistance du corps humain, il faut bien savoir qu'elle est avant tout sous la dépendance des ions mobilisés. On peut, par exemple, avec les mêmes électrodes, trouver une résistance de 4.000ω si l'ion quinine est l'ion actif, et de 700ω si c'est l'ion chlore. Une solution de chlorhydrate de quinine à l'électrode active a donné ces chiffres au professeur Leduc, suivant qu'il employait cette électrode active comme anode (ion quinine) ou comme cathode (ion chlore).

Les travaux de M. Leduc, et les vues nouvelles sur la conductibilité électrolytique ont une portée énorme dans le domaine de l'électrologie clinique. On sait en effet combien était vague le chapitre de l'électrodiagnostic basé sur la mesure des résistances. On disait bien : la résistance est diminuée dans le goitre exophtalmique, augmentée dans certaines psychoses ; à mesure que la guérison s'opère la résistance tend à redevenir normale. Mais quand le praticien voulait établir des chiffres et les comparer avec les travaux de ses devanciers, il ne trouvait aucun point de repère. Et quand on songe à la défectuosité des mesures opérées par certains expérimentateurs qui ne précisent ni la grandeur ni la nature des électrodes, ni le voltage employé, ni la région du corps explorée, et qui pour cette mesure n'ont eu recours qu'à des procédés approximatifs tels que celui du voltmètre combiné avec l'ampèremètre, on s'aperçoit que le cha-

(¹) Cf. CHANOZ, *Lyon méd.*, 1901.

pitre de l'électrodiagnostic pour la mesure des résistances est un chapitre à créer. Voici comment il faut l'envisager :

363. Résultats donnés par les mesures de résistance sur le corps humain. Comment il faut les interpréter. — La résistance du corps est surtout fonction de la résistance de la peau, et en particulier des couches épidermiques.

Cette résistance est déterminée par l'état ionique des tissus. Elle diminue à mesure que la peau est pénétrée par les ions, et non à mesure qu'elle est mieux imprégnée par le liquide de l'électrode (quand du moins cette électrode a été bien appliquée dès le début), ni à mesure qu'elle est plus vascularisée.

Telles sont les conclusions des travaux de M. Leduc. Voici sur quels faits elles reposent.

α) Tout d'abord on a vu (§ 362) la différence de conductibilité suivant l'ion actif.

β) On peut se rendre compte que l'imprégnation liquide de la peau ne modifie pas la résistance, quand une fois l'électrode a été bien appliquée, par l'expérience suivante (Leduc). Les deux électrodes étant en place, on ferme le circuit d'une source à voltage constant, telle qu'un accumulateur de grande capacité, le temps nécessaire pour lire l'indication du milliampèremètre, puis on recommence l'opération à intervalles plus ou moins éloignés. L'intensité reste la même. Avec de forts voltages on trouve une petite différence à chaque mesure, mais cette différence est due aux phénomènes ioniques au cours de chaque lecture.

γ) On peut se rendre compte que la vascularisation de la peau n'a pas l'effet qu'on lui a prêté par les expériences suivantes (Leduc). Si l'on forme un circuit comprenant le sujet de telle sorte que l'une des électrodes constituée par un manuluve de solution salée à 1/100 à la température de 50° puisse être instantanément remplacée par un manuluve semblable de même solution à 0°, on voit que la conductibilité du système est exactement la même (la surface de contact étant la même dans les deux cas), ce qui prouve que la vaso-dilatation due à la chaleur ne modifie pas la résistance.

On peut encore démontrer ce fait autrement (Leduc). On prend une grande cathode constituée par une électrode imprégnée de solution de KCl, et une petite anode imprégnée de solution de chlorhydrate d'adrénaline. Sous l'influence du courant la peau s'anémie. La résistance devrait donc augmenter. Il n'en est rien en réalité ; au contraire la résistance diminue rapidement.

En conséquence voici comment on peut résumer les faits relatifs à l'appréciation de la résistance au courant continu.

La résistance du corps, et de la peau en particulier, est liée à l'état ionique.

Elle diminue au fur et à mesure que la peau s'ionise, et la vascularisation ne joue dans ce phénomène de diminution qu'un rôle minime.

Toutefois ici nous ferons remarquer que ce n'est qu'entre certaines limites que le degré de vascularisation est indifférent et, d'accord avec la plupart des auteurs, nous admettrons que l'anémie des tissus poussée assez loin augmente la résistance.

Tant que l'ionisation n'est pas parfaite, totale, la résistance est essentiellement variable, et par conséquent différente suivant le moment auquel on la considère.

Toute mensuration qui ne tient pas compte de cette courbe d'ionisation n'a aucune valeur.

Chaque ion considéré a une courbe propre, variable suivant les sujets, variable aussi suivant le voltage, puisque l'ionisation se fait d'autant plus vite que le voltage est plus élevé.

De là résulte une technique opératoire que M. Leduc propose dans les termes suivants (¹) :

« Prendre une électrode indifférente formée de 8 épaisseurs d'un tissu de coton hydrophile de 10 centimètres sur 20 centimètres imprégnée d'une solution de KCl au centième (la conductibilité par l'ion K et par l'ion Cl est la même), enroulée dans le sens de sa longueur autour du mollet, recouverte d'une feuille de plomb laminé et d'une plaque métallique en rapport avec le réophore, le tout convenablement serré par une bande. Pour petite électrode on emploierait un disque formé de huit épaisseurs d'un tissu de coton hydrophile imprégné de la solution à étudier, le tout recouvert d'un disque métallique, et convenablement serré à l'aide d'une bande élastique sur la partie moyenne de la face antérieure de l'avant-bras. La tension serait de 6 volts. »

Tel est l'état de la question. C'est, on le voit, une étude à refaire au point de vue clinique. L'électrodiagnostic sera enrichi de données nouvelles lorsqu'on connaîtra pour chaque ion sous un voltage donné la courbe de conductibilité en fonction du temps dans tel ou tel cas pathologique.

La valeur ohmique absolue de la résistance du corps n'est d'ailleurs pas déterminée directement dans les expériences de M. Leduc. Mais on conçoit que l'emploi des procédés décrits ci-dessus, combinés avec le mode opératoire de M. Leduc, permette de construire la courbe ohmique absolue. Il serait prématuré de s'étendre plus longuement sur ce sujet en ce moment.

364. Applications de l'électrolyse au transport des médicaments et son utilité pour les traitements locaux. — Depuis les publications du professeur Bouchard sur les traitements locaux qui consistent à apporter directement les principes curatifs là où ils sont utiles, le transport électrolytique des substances médicamenteuses a été remis en honneur. Ébauchée depuis longtemps (Palaprat, 1833; Bruns, 1870; Munch, 1873; Lauret, 1885; Gärtner, 1884; Wagner, 1886), cette méthode a été surtout étudiée depuis 1890, grâce aux travaux d'une série d'expérimentateurs : Edison pour la lithine, Aubert pour la pilocarpine, Bergonié pour l'acide salicylique, Labatut qui compare l'action des différentes solutions sur la peau, puis Weiss, Guilloz, Leduc, Frankenhauser.

Les récents travaux de Leduc et de Gonzalez Quijano ont synthétisé toutes les connaissances acquises sur ce sujet d'une importance capitale en médecine.

Le mode opératoire est simple, mais certaines précautions doivent être prises.

L'instrumentation se compose des appareils ordinaires destinés à l'application du courant continu.

Les électrodes sont constituées soit par des bains électrolytiques (mains, pieds, ou tout un membre) ou bien par des électrodes d'ouate ou de tissu spongieux imbibées de la solution d'électrolyte utile.

Dans ce dernier cas, si l'on veut agir le plus localement possible et éviter la

---

(¹) *Arch. d'élect. méd.*, 25 janvier 1904.

dissémination rapide des substances actives dans l'organisme, il est bon de comprimer les téguments sous la pression de l'électrode pour les anémier et réduire au minimum la circulation sanguine à ce niveau. Seulement, dans ces conditions, avec les électrodes ordinaires, les téguments moins comprimés au niveau des bords sont plus conducteurs et le transport des ions se fait surtout à la périphérie où les lignes de force sont plus denses. Aussi doit-on mettre sous les bords une feuille de caoutchouc. L'ouverture centrale de cette feuille correspond à la région centrale de l'électrode et à la région du corps à traiter. On peut d'ailleurs, comme le fait M. Leduc, donner une certaine épaisseur aux bords isolants, de telle sorte que les tissus sous-jacents aux bords se trouvent plus anémiés encore que ceux du centre, condition favorable à la concentration des lignes de force dans la région centrale intéressante.

Les solutions sont variables de 1 à 3 o/o en moyenne. D'ailleurs le degré de concentration ne fait rien pour la pénétration. Le nombre de coulombs seul est à considérer pour évaluer la quantité des ions charriés.

365. Cataphorèse. Anaphorèse. Osmose électrique. — Prenons un vase poreux de pile. Mettons ce vase dans un récipient plus grand en verre tel que le vase extérieur de la même pile. Remplissons au même niveau les deux vases avec un liquide peu conducteur tel que l'eau pure ordinaire, puis amenons un courant galvanique à ce système en mettant la cathode dans l'eau du vase poreux et l'anode dans l'eau du vase extérieur.

Dès qu'on fait passer le courant, on voit le niveau du liquide s'élever dans le vase poreux. Il y a donc transport de l'eau dans le sens du courant (du positif au négatif) à travers la cloison, comme dans le phénomène de l'endosmose.

Ce phénomène mis en lumière par Porrett et classique depuis le milieu du siècle dernier a été appelé depuis la *cataphorèse*.

Dans certains cas il peut exister un transport de la cathode vers l'anode (anaphorèse) : ainsi certaines substances colloïdales dans les hydrosels [expériences de Linder et Picton [1]]. L'hydrate de fer, l'hydrate d'argent, l'oxyhémoglobine sont transportés vers l'anode ; le bleu d'aniline, le sulfure arsénieux, la gélatine, le glycogène, l'or, l'argent, le soufre, les sulfures métalliques vers la cathode. L'albumine en milieu alcalin est électro-négative, et en milieu acide électro-positive.

La cataphorèse et l'anaphorèse sont des phénomènes assez particuliers aux systèmes colloïdaux dont nous avons déjà parlé à propos de l'électrolyse. Ces propriétés rapprochent les colloïdes des supensions ; on sait que lorsqu'on projette une poudre impalpable telle que de la poussière de verre dans de l'eau distillée, l'eau prend une charge positive et le verre une charge négative, comme dans les contacts capillaires ; si dans ces conditions on fait passer un courant à travers le liquide, la poussière de verre se porte vers le pôle positif. Le même phénomène a lieu avec les solutions colloïdales ainsi que nous venons de le dire. Les propriétés électriques des systèmes colloïdaux permettent même de les diviser en deux classes : colloïdes électro-positifs et colloïdes électro-négatifs.

Le phénomène de la cataphorèse a une conséquence importante en physiologie électrique. Si l'on soumet à l'action du courant continu une région dont

(1) Cf. aussi ENSCH, *Arch. d'élect. méd.* 15 novembre 1903.

la circulation a été artificiellement interrompue, on voit, en raison du transport en masse des liquides organiques de l'anode vers la cathode, la région sous-jacente à l'anode se flétrir, se dégonfler, alors qu'au contraire la région sous-cathodique s'œdématie.

Le phénomène est moins manifeste si la circulation n'est pas interrompue, les apports circulatoires compensant continuellement les pertes ou les apports cataphorétiques et rétablissant l'équilibre.

Récemment MM. P. Girard et Morax ont montré que la thérapeutique pouvait tirer parti de ce phénomène pour modifier la tension intra-oculaire.

III. — *ACTIONS D'ORDRE PHYSIOLOGIQUE DUES AU PASSAGE DU COURANT CONTINU*

366. Généralités. — En dehors des actions d'ordre physico-chimique précédemment étudiées, le courant produit certaines manifestations d'ordre physiologique presque toutes particulières au tissu nerveux vivant.

Il ne faudrait d'ailleurs pas vouloir séparer ces actions des phénomènes ioniques. Les phénomènes ioniques étant l'essence même du passage du courant, il faut au contraire regarder les manifestations physiologiques nerveuses comme une de leurs conséquences. Il n'en est pas moins vrai qu'étant d'un ordre spécial elles doivent être étudiées à part.

367. Actions sensitives. — Parmi ces phénomènes il faut signaler d'abord la sensation spéciale qui accompagne le passage du courant. C'est un picotement brûlant suivant l'expression de Volta, d'autant plus violent que le courant est plus intense, et allant progressivement à la sensation de chaleur, puis de brûlure.

La sensation varie suivant le pôle ainsi que devait le faire prévoir l'analyse des phénomènes électro-chimiques polaires.

La sensation polaire négative est plus douloureuse et plus profonde. D'ailleurs chacune de ces sensations est tout à fait *sui generis*, et la meilleure définition ne saurait remplacer l'expérience ; il suffit de les éprouver pour les reconnaître.

La sensation électrique va en s'atténuant ; de telle sorte qu'on supporte peu à peu des intensités croissantes qui auraient été très pénibles au début.

368. Action du courant continu sur les excitations motrices et sensitives. Électrotonus. — Le courant galvanique appliqué au muscle strié ou au nerf qui le commande ne produit pas de contraction à son état permanent. Il contracte au contraire le muscle à fibres lisses.

Retenons ce dernier fait sans y insister puisque c'est surtout le système musculaire strié qui nous intéresse.

Bien que ne produisant pas la contraction, le courant continu permanent a néanmoins une action sur l'excitabilité du muscle strié et du nerf qui le commande.

Nous sommes forcés ici de devancer un peu l'ordre des matières et de parler de l'influence du courant continu sur un phénomène dont l'étude est liée à celle de l'état variable. Le nerf soit sensitif, soit moteur, répond aux excitations de l'état variable du courant galvanique, aux excitations du courant faradique, du courant alternatif ou ondulatoire ; ces phénomènes obéissent à certaines lois qui seront étudiées plus loin. Eh bien ce qu'il y a de particulier à étudier ici, c'est que le courant continu apporte une modification profonde à ces phénomènes et l'étude de cette modification constitue un chapitre important de la physiologie du courant continu.

Les modifications subies par un nerf lorsqu'il est traversé par un courant continu portent le nom d'électrotonus.

On a l'habitude de ranger sous le nom d'électrotonus ([1]) deux groupes de faits en réalité très différents parce que l'un est d'ordre purement physique et l'autre de nature physiologique.

Le premier groupe comporte l'apparition de courants le long d'un nerf dont on galvanise un segment, en dehors du segment galvanisé.

Le deuxième réunit l'ensemble des modifications de l'excitabilité du nerf causées par le passage d'un courant continu d'une part dans la région anodique, d'autre part dans la région cathodique.

Nous allons les passer en revue rapidement.

369. Courants électrotoniques. — Soit un nerf AB dont on galvanise un segment ab au moyen d'électrodes impolarisables. Si l'on place en $a'b'$ deux électrodes également impolarisables et qu'on les relie par un fil conducteur ayant dans son circuit un galvanomètre, on constate un courant de même sens que le courant ab. De même en $a''b''$. Ces courants $a'b'$ $a''b''$ sont dits courants électrotoniques. Le courant cathélectrotonique du segment en aval de la cathode $a''b''$ est plus fort que le courant anélectrotonique $a'b'$ du segment en amont de l'anode. Si l'on interrompt brusquement le courant d'excitation, les courants électrotoniques s'inversent un court moment, puis disparaissent.

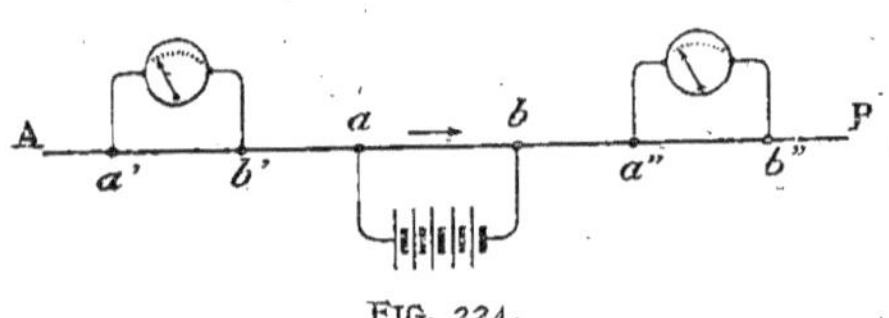

FIG. 224.

Aujourd'hui tous les physiologistes sont d'accord pour voir là une simple manifestation des phénomènes de polarisation qui se produisent autour d'un conducteur placé dans un milieu électrolytique et soumis au passage d'un courant galvanique dans une partie seulement de sa longueur. On peut reproduire d'ailleurs le phénomène à l'aide d'un fil de platine dans une solution saline (Hermann, Matteucci).

370. Modification de l'excitabilité des nerfs en état d'électrotonus. — Reprenons la figure 224, soit le nerf AB soumis à un courant continu dans son segment ab. Sous l'influence du passage du courant on remarque que les excitations de l'état variable qui seront étudiées plus loin sont moins fortes que

---

([1]) D'après Wiazemsky, ce n'est pas du Bois-Reymond qui, ainsi qu'on l'admet généralement, aurait découvert l'électrotonus en 1843. Les véritables auteurs en seraient Longet et Gérard, physiologistes français qui ont en même temps donné une théorie du phénomène (Soc. des Natur. de Moscou, décembre 1900, in *Arch. d'électr. méd.*, 15 avril 1902).

normalement, à voltage égal, du côté de l'anode, et plus fortes du côté de la cathode. Autrement dit, dans la région $a''b''$ du cathélectrotonus, une excitation plus faible que l'excitation minima normale est capable de produire un effet (sensitif ou moteur suivant le nerf) ; dans la région $a'b'$ il faut, au contraire, une excitation plus forte que l'excitation normale minima.

L'étude de ces modifications ne peut être séparée des discussions relatives à l'excitabilité des tissus par les courants d'état variable. Elle doit être rapprochée aussi de celle de la variation négative qui se produit dans la région d'un muscle qui se contracte, et en général d'un organe excitable qui réagit.

Pour le moment nous devons nous borner à énoncer les faits. Il est facile de prévoir les avantages que pourra en tirer la pratique électrothérapique, puisqu'elle se trouve ainsi avoir en mains le moyen d'augmenter ou de diminuer l'excitabilité du système neuromoteur.

371. Actions physiologiques du courant continu sur les centres nerveux. — Nous laissons de côté ici les expériences dans lesquelles l'excitation a été portée directement sur la substance cérébrale, car alors c'est surtout l'étude de la période d'état variable qui offre de l'intérêt à cause des contractions produites dans les groupes musculaires correspondant à une zone corticale ou à une zone de substance blanche donnée.

La galvanisation médiate se fait en appliquant de larges électrodes sur le front, les régions temporales, la nuque. Avec des électrodes bitemporales, on obtient une sensation de vertige, le sujet se croit entraîné vers la cathode, de sorte qu'il se penche du côté anodique pour lutter contre cet entraînement. Avec une anode frontale et une électrode indifférente (nuque ou corps) le sujet éprouve une augmentation de lucidité intellectuelle, tandis qu'avec la cathode frontale, c'est plutôt une sensation de somnolence (Cf. travaux de Leduc, voir aussi plus loin l'étude du vertige voltaïque donné par les applications bitemporales pour le diagnostic des maladies de l'oreille).

APPENDICE

PHÉNOMÈNES ÉLECTRIQUES PROPRES A LA MATIÈRE VIVANTE
ÉLECTROGÉNÈSE ANIMALE

372. — Généralités. — De même que, dans le monde inorganique, nous voyons presque toutes les manifestations de l'énergie moléculaire s'accompagner de phénomènes électriques, de même dans les organismes vivants le travail de la cellule entraîne une production d'électricité.

Cette production, très faible en général, peut atteindre dans certains cas une valeur très appréciable. Chez quelques espèces animales, la fonction électrogène, utile à la vie de relation, a pris un développement tout particulièrement remarquable, comme on en voit un exemple frappant chez les poissons électriques,

La production d'électricité par les muscles et les nerfs soupçonnée mais inexactement interprétée par Galvani (1786), niée par Volta, étudiée et affirmée beaucoup plus tard par Matteucci, du Bois-Reymond, etc., entre aujourd'hui dans le domaine des connaissances exactes, grâce aux progrès de la physique biologique.

Nous devons nous borner ici à étudier la production d'électricité par les muscles et les nerfs. Il y a lieu de considérer successivement ces organes au repos et en activité.

373. Phénomènes auto-électriques du muscle au repos. — I. Si l'on prend un fragment cylindrique de muscle, c'est-à-dire un muscle cylindrique coupé par deux sections droites, on remarque :

1º Que tous les points de sa surface externe longitudinale sont électro-positifs par rapport à tous les points de ses deux surfaces de section transversale ; et que par suite, si l'on réunit (en se servant d'électrodes impolarisables) la surface longitudinale à la section transversale en quelque point que ce soit, un courant s'établit, dans le conducteur, de la première vers le deuxième ;

2º Le potentiel électro-positif de la surface externe longitudinale est d'autant plus élevé qu'on se rapproche du milieu du morceau de muscle (équateur du cylindre). Les points de surface de la section sont d'autant plus électro-négatifs qu'on se rapproche du centre.

II. Si au lieu de prendre un fragment cylindrique limité par des sections droites, on prend un fragment cylindrique limité par des sections obliques, le maximum de potentiel positif se trouve dans la région de l'angle obtus, et la zone la plus électro-négative est celle de l'angle aigu. Le muscle le plus parfaitement voisin de la forme rhomboïdale est le gastrocnémien de la grenouille ; l'insertion de ses fibres sur un tendon, dont la disposition est exactement celle d'une section oblique, fait que ce muscle est, de tous, celui qui se prête le mieux aux expériences d'électrophysiologie à cause de la grande différence de potentiel de ses angles aigus et obtus.

III. Ces différences de potentiel qui existent entre les différents points d'un muscle expliquent les contractions que l'on obtient en fermant le circuit de deux zones quelconques non équipotentielles, soit par un conducteur (Galvani), soit par un contact en masse avec un autre muscle, soit par immersion dans un liquide conducteur.

IV. La force électromotrice propre aux muscles, ou différence de potentiel entre les zones électro-négatives et électro-positives, est de l'ordre du 1/100 de volt (0ᵛ. 03 à 0ᵛ. 07 environ).

374. Phénomènes auto-électriques du nerf au repos. — Le nerf au repos présente à considérer les mêmes courants que le muscle, seulement ils sont plus faibles. En outre les différences de potentiel entre les différents points de la surface de section transversale sont difficiles à apprécier en raison de la petitesse du nerf comparé au muscle.

On peut donc dire pour le nerf comme pour le muscle qu'il existe : 1º une différence de potentiel entre la surface longitudinale et la section transversale — ; 2º que la hauteur de potentiel va croissant le long de la surface longitudinale d'un morceau de nerf au fur et à mesure qu'on se rapproche de la région médiane (équateur).

En outre, on constate souvent un courant entre les deux surfaces de section transversale lorsqu'on les réunit par un conducteur. C'est ce qu'on a appelé le courant axial que certains auteurs ont affirmé *ascendant* dans les nerfs centrifuges et *descendant* dans les nerfs centripètes.

Les courants de repos existent aussi bien dans les nerfs sans myéline que dans les nerfs à myéline, mais ils sont beaucoup plus faibles chez les premiers.

375. Phénomènes auto-électriques des muscles en action. — Si l'on fait contracter un muscle pendant qu'un galvanomètre indique l'intensité de son courant de repos, on constate aussitôt que cette intensité diminue de près de moitié. Il y a donc là comme une nouvelle force électromotrice contraire à la première, engendrée par le fonctionnement du muscle. Du Bois-Reymond appelle ce phénomène : « variation négative du courant de repos » parce qu'il la considère comme une simple diminution du courant de repos, contrairement à Hermann qui voit là une force électromotrice nouvelle, un courant d'action.

La variation négative ou courant d'action se produit avant le fait matériel de la contraction : ainsi lorsqu'on excite un muscle, il se passe un certain temps (temps perdu) avant qu'il se contracte, c'est pendant ce temps que se produit la variation négative.

La contraction physiologique du cœur (systole) est elle-même précédée de la variation négative.

376. Phénomènes auto-électriques des nerfs en action. — Lorsqu'on excite un nerf, ses différents courants de repos diminuent d'intensité, quel que soit d'ailleurs le mode d'excitation électrique, mécanique, cérébrale, étc.

La loi est la même pour les fibres à myéline et pour les fibres sans myéline. Dans ce dernier cas les variations sont moins apparentes.

Le nerf peut subir la variation négative pendant 12 à 48 heures après la mort de l'animal ou l'ablation du nerf.

377. Nature des phénomènes auto-électriques. — Deux théories opposées ont essayé d'expliquer les différents phénomènes auto-électriques : 1º Celle de du Bois-Reymond qui admet que la molécule vivante est la source même des différences de potentiel et que les courants de repos du muscle, du nerf, du tissu glandulaire, courants qui existent dans l'organisme intact, sont les manifestations immédiates de cette électrogénèse.

2º Celle d'Hermann qui place dans la lésion des organes causée par la préparation, par les coupes, la cause de l'électricité animale. Les courants de repos ne seraient que des productions artificielles dues à la lésion des organes. Tout point lésé, toute surface lésée serait électro-négative par rapport à la surface intacte.

Du Bois-Reymond regarde chaque élément musculaire ou nerveux comme une image réduite du muscle total ou du nerf total avec sa tension équatoriale externe électropositive et sa région axiale électronégative. La résultante des tensions élémentaires dans un organe serait précisément la tension électrique de repos de l'organe ; le courant d'action ou variation négative serait le résultat d'une perturbation de l'arrangement des éléments au moment de la contraction du muscle ou en général de la mise en activité de l'organe.

Au contraire, Hermann fait de tous les phénomènes étudiés par du Bois-Reymond sous le nom de courant de repos, des courants d'altération de la matière organique, des courants dus à la lésion causée par la préparation. Tout point lésé est électro-négatif par rapport aux régions saines. Par contre la variation négative de travail serait bien un courant d'action, et tout point excité serait électro-négatif par rapport au reste de l'organe.

La controverse est loin d'être épuisée. Mais on tend de plus en plus à n'attacher qu'une importance très secondaire aux courants de repos dont les causes paraissent multiples et dont une grande partie rentre dans les conceptions de Hermann. La variation négative préréactionnelle ou courant d'action, prend par contre une importance capitale, d'autant plus qu'elle est décelable même chez l'homme et l'électrocardiographie a pénétré dans le domaine de la clinique (§ 379).

Parmi les causes physiques qui expliquent le courant d'action il en est une, mise en lumière par d'Arsonval, qui à elle seule jette une lumière toute spéciale sur le phénomène de la réaction motrice des tissus vivants, c'est la génération d'une différence de potentiel sous l'action des modifications de la tension superficielle. Nous allons nous y arrêter un moment.

378. Théorie de l'électrogénèse animale du professeur d'Arsonval. — La théorie du professeur d'Arsonval repose sur l'étude des phénomènes électriques liés aux variation de la tension superficielle.

Rappelons en deux mots d'abord ce que c'est que la tension superficielle, ensuite ce que sont les phénomènes électriques qui en résultent.

I. Chaque molécule de matière exerce une action attractive sur les molécules voisines. Cette action attractive ne s'exerce qu'à une très petite distance, de telle sorte que cette molécule est entourée d'un « champ d'activité » très restreint, champ sphérique lorsqu'elle est uniformément environnée d'autres molécules semblables. Le rayon de cette sphère est appelé le rayon d'activité moléculaire. Les corps à l'état liquide sont caractérisés par ce fait que les molécules sont situées à une distance inférieure au rayon d'activité, contrairement à ce qui existe dans les gaz.

Lors donc qu'on considère une molécule d'un liquide, son champ d'activité est sphérique, c'est-à-dire symétrique de tous les côtés, si la molécule est éloignée de la surface. Si au contraire cette molécule est voisine de la surface et en particulier si elle appartient à la dernière couche superficielle, le champ cesse d'être symétrique. Il est nul en haut où il n'y a pas de molécule sur laquelle puisse s'exercer la force attractive. Alors le champ ainsi déformé est tel que l'attraction intermoléculaire, entre les molécules latéralement situées, est augmentée, si bien qu'il se forme à la surface liquide une couche de molécules liées entre elles par des liens plus puissants que ceux des molécules centrales, et formant comme une pellicule élastique enserrant la masse liquide. Cette force unissante qui rattache entre elles les molécules de la couche supérieure est appelée *tension superficielle*.

C'est à la tension superficielle que sont dus une foule de phénomènes tels que ceux-ci : des fils d'acier graissés quoique plus denses que l'eau restent à sa surface ; certains insectes, plus lourds aussi, marchent sur l'eau comme sur une surface solide ; si l'on trempe un anneau de fil dans de l'eau de savon, on obtient une mince lame liquide.

Une autre série de phénomènes très importants pour nous résulte des modifications de la tension superficielle au contact de deux liquides non miscibles ou au contact d'un solide et d'un liquide. La présence, le long de la surface libre, de molécules d'un autre liquide, tend à rétablir la symétrie du champ périmoléculaire, c'est-à-dire à diminuer la tension superficielle. Supposons qu'on apporte une goutte d'un liquide A sur la surface libre d'un autre liquide B non miscible, de deux choses l'une, ou bien la tension superficielle du liquide A sera diminuée d'une fraction seulement de sa valeur par le fait du contact, la tension restante suffira pour empêcher la goutte de s'étaler ; ou bien la tension superficielle du liquide A sera annulée et même le champ périmoléculaire des molécules A sera déformé en sens inverse, de telle sorte que la force attractive unissant les molécules des couches superficielles sera inférieure à celle des molécules centrales, alors elles tendront à s'écarter au fur et à mesure qu'elles prendront contact avec B ; on verra la goutte s'étaler avec une rapidité d'autant plus grande que la« tension négative » sera plus accusée. De là l'étalement des gouttes d'huile à la surface de l'eau. Il en est de même au contact des solides. Lorsque le liquide ne mouille pas, c'est que sa tension superficielle n'est pas, du fait du contact, diminuée jusqu'à la valeur o. Lorsqu'il mouille, c'est que cette tension passe à la valeur négative. De là les propriétés des tubes capillaires : l'ascension des liquides qui mouillent ; la rétrogradation des liquides qui ne mouillent pas ; la formation d'un ménisque concave dans les tubes à grand diamètre à la surface des liquides qui mouillent ; celle d'un ménisque convexe à la surface des liquides qui ne mouillent pas.

II. Tout changement dans la tension superficielle donne lieu à des phénomènes électriques ainsi que l'a montré Lippmann : qu'on mette un globule de mercure dans de l'eau acidulée, on constate que lorsque, mécaniquement, on déforme le globule de manière à augmenter sa surface, le globule devient positif par rapport au liquide ; il devient au contraire négatif lorsque sa surface est diminuée. Ces faits sont faciles à vérifier en mettant d'une part le liquide, d'autre part le mercure (par un fil isolé du liquide), en communication respectivement avec les deux bornes d'un galvanomètre. Inversement la modification de l'état électrique change la tension superficielle.

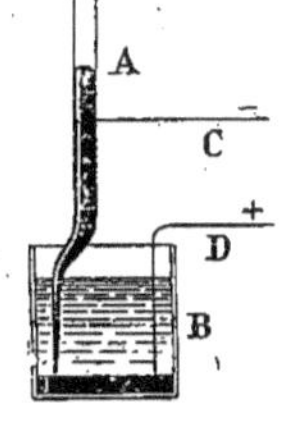

FIG. 225. — Électromètre de Lippmann.

Lippmann a même construit d'après ces données un électromètre d'une sensibilité remarquable.

Il se compose d'un tube de verre A terminé par une partie effilée légèrement conique. Il plonge dans un vase B renfermant de l'eau acidulée et du mercure. Ce tube est rempli de mercure. Le mercure s'arrête dans le tube effilé à une hauteur qui est fonction de la tension superficielle au contact du mercure et de l'eau acidulée. Si l'on met le mercure du vase et le mercure du tube en relation avec une source d'électricité CD, la position du ménisque de séparation change et les changements permettent d'apprécier des variations de potentiel de l'ordre de $\dfrac{1}{10.000}$ de volt.

III. Ces faits ont conduit M. d'Arsonval à formuler sa théorie de l'électrogénèse animale qu'il a assise sur tout un ensemble d'expériences personnelles dont la plus frappante, pour le sujet qui nous occupe, est celle du muscle artificiel.

M. d'Arsonval prend un tube en caoutchouc qu'il divise en une série de compartiments au moyen de disques poreux sur la surface équatoriale desquels est fortement serré le tube par un fil extérieur. Chaque compartiment est rempli par une couche de mercure surmontée d'une couche d'eau acidulée.

Si on allonge brusquement le tube, il est facile de recueillir le courant produit. Les expériences faites, tant sur le muscle artificiel que sur le muscle animal, ont ainsi permis à l'auteur de formuler cette belle théorie qui rend compte de l'oscillation négative du muscle se contractant. L'auteur a mis en toute lumière par des expériences de transmission téléphonique au moyen du muscle, comme au moyen du transmetteur à mercure, la réalité de déformations infiniment petites des surfaces capables de produire des modifications électriques.

On pourrait dès lors prévoir une autre conséquence : l'allongement passif du muscle naturel ou artificiel devait amener une manifestation électrique contraire à celle de la contraction active, c'est-à-dire une augmentation du courant de repos dans le muscle vivant.

Cette conséquence *a priori* s'est trouvée complètement justifiée par les faits, et rien des hypothèses antérieures ne pouvait ni la laisser soupçonner ni l'expliquer.

379. Manifestations extérieures des phénomènes auto-électriques chez les êtres vivants. — Les courants de repos sont très difficiles à déceler chez le sujet vivant, puisqu'il est presque impossible de les dériver à travers la peau. Cependant M. d'Arsonval est arrivé à l'aide de ses électrodes impolarisables à constater des différences de potentiel indépendantes de la variation d'action ; la blessure produite par l'une et l'autre des deux électrodes ayant un effet égal, les différences de potentiel observées correspondraient bien à des courants de repos ou au moins à des courants indépendants de toute modification réactionnelle motrice *décelable*.

Les courants d'action du muscle, ou variation négative, sont plus faciles à mettre en évidence. Voici une expérience de du Bois-Reymond qui est des plus convaincantes :

On plonge les doigts de chaque main dans une solution de sulfate de zinc, chacune de ces solutions étant reliée à une borne d'un galvanomètre ; l'aiguille étant au o lorsque les deux bras sont inactifs, on fait contracter les muscles de l'un d'eux par un violent effort volontaire. Aussitôt l'aiguille dévie révélant un courant ascendant dans le bras contracté, d'un voltage de l'ordre du 1/1000 de volt.

On a objecté à du Bois-Reymond que ce courant pourrait bien être dû à la sécrétion sudorale des téguments dans le membre contracté (Becquerel-Hermann). Mais du Bois-Reymond prouva par d'autres expériences que le courant dû à la sudation n'était pas ascendant. Les observations cliniques de Mendelssohn confirment l'opinion de du Bois-Reymond. Chez les sujets atteints d'hyperhydrose unilatérale d'origine nerveuse, on constate, les sujets étant au repos, un courant dû à la sudation : si l'on fait contracter successivement chaque bras, on ne trouve guère de différence dans l'intensité du courant de contraction qui, par conséquent, est bien d'origine musculaire. Chez les sujets atteints d'ichthyose n'ayant pas de sécrétion sudorale, on constate la présence des courants de contraction. Enfin, chez certains paralytiques à sécrétion sudorale exagérée, Mendelssohn a vu que pendant l'effort volontaire fait pour contracter les muscles du membre paralysé (effort qui provoque de la sudation, mais qui reste vain au point de vue de la contraction réelle), l'aiguille du galvanomètre n'accuse nullement un courant ascendant, mais elle est agitée seulement de quelques oscillations vagues et faibles.

L'expérience de du Bois-Reymond est donc absolument probante. Il s'agit bien là d'un courant dû à la contraction musculaire. Ce courant résulte des variations négatives qui se passent dans le membre contracté.

Les courants dus à l'activité du muscle cardiaque sont les seuls qui pour nous soient intéressants à étudier. L'électrocardiographie a en effet, comme nous l'avons dit, trouvé ses applications en médecine.

380. Électrocardiographie. L'appareil d'enregistrement. — Au moment où va se produire la systole ventriculaire, la région de la pointe subit la variation négative. Au moment où va se produire la contraction des oreillettes, c'est la région de la base qui devient plus négative. Ainsi existent deux centres de propagation d'ondes négatives, et l'émission de ces vagues négatives est

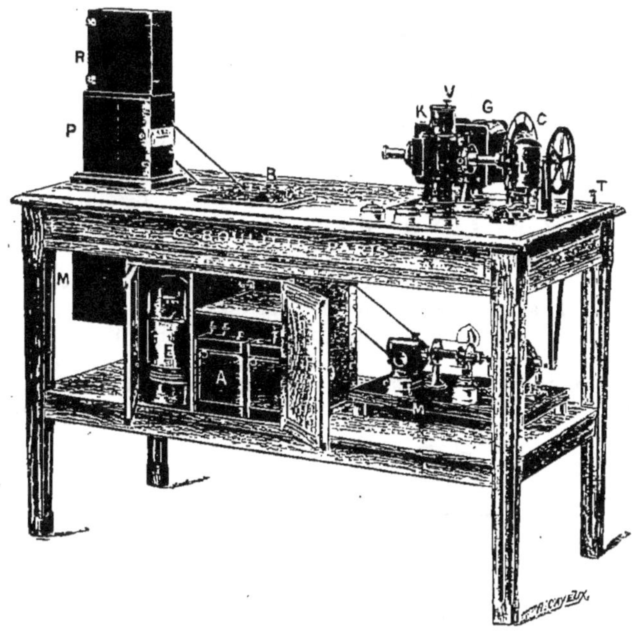

FIG. 226. — Électrocardiographe.

instantanée, elle ne dure qu'une fraction de seconde. L'émission de la base a lieu un peu avant celle de la pointe.

Partant de ces deux centres d'émission, les ondes s'éloignent circulairement si bien que chaque partie du corps subit leur passage successivement, et que deux parties symétriques comme les deux épaules, les deux mains, ou bien deux parties non symétriques comme un pied et une main ne sont presque à aucun moment au même potentiel.

De là la possibilité de dériver entre deux régions quelconques dans un galvanomètre très sensible un courant dont le sens et l'intensité varieront d'un moment à l'autre et dont la courbe révélera, pour les régions étudiées, les variations relatives de potentiel dans le temps. Nous allons commencer par étudier le galvanomètre dont on se sert pour opérer cette dérivation et l'enregistrer.

Le galvanomètre utilisé est le galvanomètre à corde de Einthoven.

C'est un instrument composé d'un puissant électro-aimant dont les pièces polaires sont taillées en biseau et très rapprochées l'une de l'autre. Dans l'entrefer très étroit est tendu un fil conducteur en platine, en verre ou en quartz argenté de 2 à 4µ seulement de diamètre. Le courant dérivé est amené à ce fil. Dès qu'un courant le traverse, le fil subit une légère déviation. Ce fil ayant très peu d'inertie, ses déviations sont instantanées.

La figure 226 montre l'ensemble de l'appareil tel que vient de le réaliser le constructeur Boulitte dans son dernier modèle. G est l'électro-aimant. K est un carter protégeant le haut de la corde. On en voit un semblable en bas. V est une vis de réglage pour tension de la corde. Les pièces polaires de l'électro-aimant sont traversées par le système optique que nous décrirons tout à l'heure et qui est destiné à projeter l'image de la corde. L est une petite lanterne renfermant une lampe puissante à incandescence et à foyer presque ponctiforme. P est l'appareil d'enregistrement dans lequel se déroule une bande de papier sensible emmagasinée en R. La papier impressionné tombe en M, boîte mobile qu'on emporte au cabinet de développement après sectionnement de la bande par un couteau automatique. C est une roue à éclipses destinée à inscrire les temps sur la bande ; elle est entraînée par le moteur M qui entraîne aussi la bande sensible. Tous ces appareils sont montés sur amortisseurs.

Nous allons mieux comprendre chacun de ces dispositifs en étudiant d'une part le schéma du système électrique et d'autre part le schéma du système optique. Ces schémas sont ceux de l'électrocardiographe Boulitte.

α) Schéma du système électrique. — On voit entre les pôles N. S. de l'électro-aimant (*fig.* 227), la corde de verre argenté tendue verticalement. Ses deux

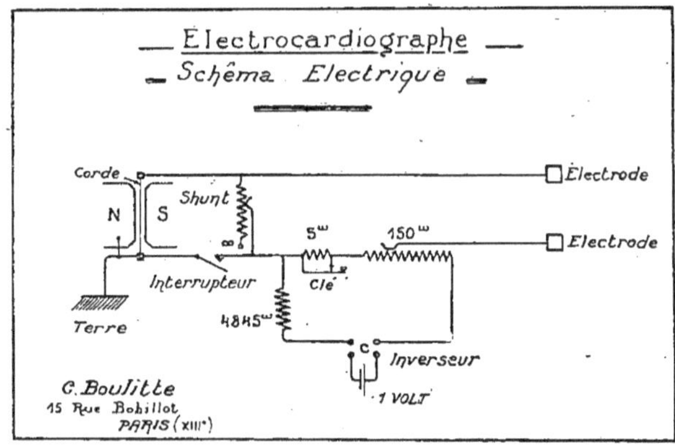

FIG. 227.

extrémités sont connectées aux électrodes appliquées au sujet (pédiluves, manuluves).

Entre les deux connexions est un shunt qui peut établir entre elles une résistance variant de o à l'infini de sorte qu'on peut absorber par lui tout le courant venant des électrodes ou de la pile d'étalonnage. On fait passer de plus en plus du courant par la corde au fur et à mesure qu'on augmente la résistance du shunt.

Entre le shunt et la corde est un interrupteur. On voit d'autre part sur la connexion inférieure un potentiomètre, composé d'une pile avec inverseur C, d'une résistance de 5 ohms avec clé de court-circuit, d'une résistance de 150 ω avec curseur et d'une résistance fixe de 4,845 ω. Ce dispositif est destiné d'abord à compenser le courant permanent, indépendant des mouvements du cœur qui se dérive

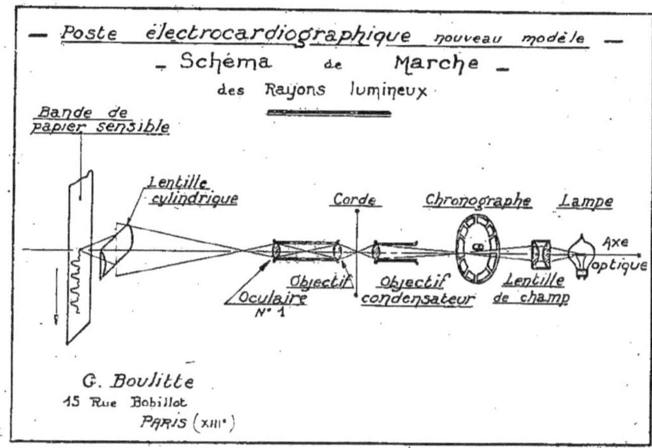

FIG. 228.

entre les deux régions du corps explorées et à éviter la déviation permanente de la corde ; d'autre part il est destiné à envoyer dans la corde un courant de 1 millivolt par le jeu de la clé du rhéostat de 5 ohms, ce courant étant destiné à étalonner la déviation de la corde en fonction des millivolts de différence de potentiel aux électrodes. Dans son dernier modèle M. Boulitte a supprimé la compensation en coupant le circuit par un condensateur (qui empêche la transmission du courant continu). Le dispositif d'étalonnage est alors un peu différent.

β) SCHÉMA DU SYSTÈME OPTIQUE. — On voit à droite la source lumineuse (filament incandescent) avec son condensateur de lumière (*fig.* 228). Au milieu, près de la corde on voit un objectif condensateur qui concentre le faisceau en un point de la corde. Un système optique, placé de l'autre côté de la corde, projette son image sur l'enregistreur.

La lentille cylindrique située entre ce système et l'enregistreur a pour but de projeter l'image de la corde et la lumière du faisceau suivant une ligne fine sur la bande sensible.

Enfin la roue chronographique est une roue à éclipse qui, en tournant, produit sur la bande sensible une fine ligne noire tous les 1/50 de seconde.

381. Électrocardiogrammes normaux. — Les tracés obtenus sont très variables. Ils diffèrent suivant qu'on opère la dérivation entre les deux mains, les deux pieds, une main et un pied, ou entre deux autres régions du corps. Ce que nous avons dit des deux centres d'émission successive de la variation négative suffit à l'expliquer. Waller a fixé, par une figure qu'on trouve dans tous les traités de physiologie, les lignes équipotentielles du corps relatives à chacun de ces centres.

Mais ils diffèrent aussi suivant la direction de l'axe du cœur, direction de laquelle dépend la situation respective des deux centres d'émission. D'autres conditions anatomiques peuvent faire varier aussi cette situation respective. C'est dire que chez des sujets même complètement normaux les tracés ne sont pas les mêmes.

Pourtant on retrouve le plus ordinairement, en particulier dans le tracé Main droite-Main gauche une forme de la courbe qui rentre dans le schéma de la figure 229.

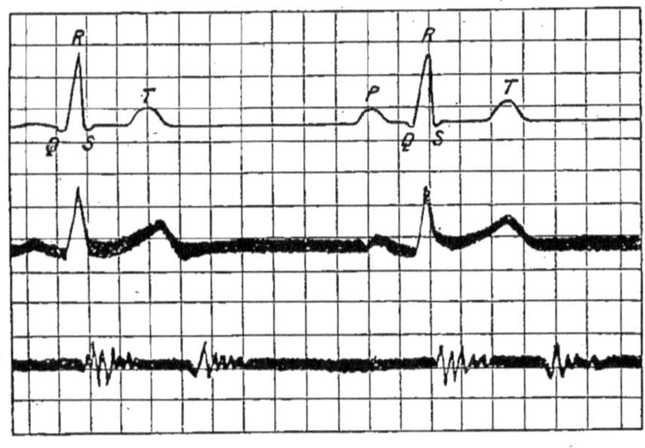

FIG. 229.

On peut avec Einthoven désigner par les trois lettres PRT les trois ondes principales que l'on observe d'habitude.

La plus importante, l'onde R correspond à la présystole ventriculaire. C'est la variation négative de contraction des ventricules. L'onde P correspond à la contraction auriculaire qu'elle précéde légèrement. L'onde T marque la fin de la contraction ventriculaire. On observe en outre deux petites ondes Q et S qui ne sont pas constantes. Einthoven rattachait l'onde Q à la contraction auriculaire, mais Krauss a montré que cette onde persiste quand l'oreillette est isolée. D'après Krauss et Nicolaï, R correspondrait à la contraction des muscles papillaires. La période neutre entre R et T correspondrait à la contraction des fibres moyennes et T marquerait la contraction des fibres spirales.

Les affections organiques du cœur modifient l'électrocardiogramme, mais de façon assez variable. Le plus souvent P augmente dans le rétrécissement mitral, R dans l'insuffisance mitrale. Quand il y a block auriculaire, on reconnaît facilement la dissociation des ondes auriculaires et des ondes ventriculaires qui vont chacune suivant leur rythme.

CHAPITRE II

ACTIONS PHYSIOLOGIQUES
DES VARIATIONS DE COURANT

ÉTATS VARIABLES D'OUVERTURE ET DE FERMETURE. — COURANTS INDUITS.
— COURANTS ALTERNATIFS SINUSOÏDAUX. — COURANTS DE DÉCHARGE
DES CONDENSATEURS, ETC.

I. — GÉNÉRALITÉS

382. Classifications des actions de l'état variable. — Toute variation de courant a sur l'organisme deux effets principaux :

1º Une sensation qui se propage vers les centres nerveux par les nerfs sensitifs.

2º Une excitation motrice qui se manifeste en général par une contraction de l'élément musculaire, que l'excitation soit portée directement sur le muscle ou sur le nerf aboutissant à ce muscle.

La *sensation* due aux variations de courant ne peut qu'être constatée, le phénomène intime de la perception sensitive n'étant pas connu · ses lois seront étudiées sous le nom de lois des *secousses sensitives*.

Quant à *l'excitation motrice*, son étude nécessite quelques explications d'ordre mécanique préalable. Le muscle étant le révélateur de l'excitation électrique comme de l'excitation nerveuse centrale ou réflexe, comme des excitations physico-chimiques diverses, il est indispensable de connaître le mécanisme de sa contraction, et pour cela l'architecture de ses éléments.

383. Constitution du muscle. — Mécanisme de sa contraction sous les divers excitants et en particulier sous l'action de l'état variable. Généralités. — La contractilité n'est pas une propriété exclusive de la substance musculaire. D'une part il existe dans l'organisme des cellules contractiles (leucocytes, cellules ciliées) répondant comme le muscle aux divers excitants ; d'autre part il existe des êtres mono ou polycellulaires chez lesquels la différenciation d'un tissu préposé à la contractilité n'est pas faite et qui répondent en bloc, si l'on peut ainsi dire, aux excitations.

Il est tout à fait intéressant de voir combien est simple et rudimentaire l'élément musculaire primitif chez les animaux tels que l'hydre d'eau douce, où il commence à se différencier.

Une sorte d'expansion C de la cellule ectodermique A se développe dans la profondeur et est reliée au corps cellulaire par une partie plus étroite B (pédoncule). Cette partie C manifeste presque à elle seule la contractilité.

Le corps de la cellule avec le pédoncule (futur nerf) est un neurone rudimentaire ; la partie contractile, où apparait bientôt un noyau, et qui prend une autonomie de plus en plus grande, est la future fibre musculaire.

Cette description de l'origine des tissus musculaires et nerveux est très schématique, mais elle est bien faite pour montrer d'un coup d'œil général la nature de ces deux éléments si complexes chez les êtres supérieurs : le neurone et la fibre contractile.

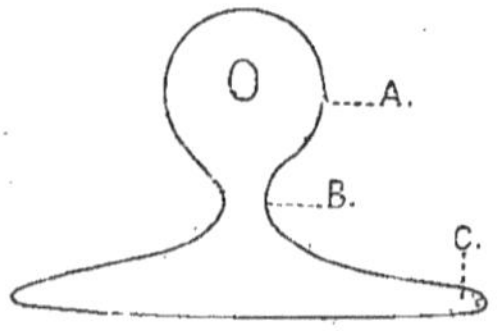

Ce même schéma est très propre à mettre en garde contre une erreur de conception assez répandue sur le rôle du nerf, erreur qui consiste à voir dans le cylindraxe comme un fil conducteur, conducteur de quelque phénomène physique analogue au courant électrique et étranger à sa substance.

FIG. 230. — A. Cellule ectodermique. — B. Pédoncule. — C. Partie de la cellule affectée à la contractilité.

En effet, réfléchissons à ce qui se passe dans une cellule non différenciée lorsque nous piquons avec une aiguille une région très limitée de sa surface. *L'impression* reçue au niveau de la piqûre est un phénomène plasmique dont la nature nous est inconnue ; mais nous savons que cette modification plasmique se transmet de proche en proche à partir du point piqué puisqu'elle va provoquer à distance des mouvements réactionnels. Elle se transmet en particulier à travers le pédoncule B de la figure 230. Ainsi ce qui se transmet, à travers un pont B qui sépare un organe impressionnable A d'un organe réagissant C, c'est une modification plasmique, c'est-à-dire quelque chose d'inhérent au plasma vivant lui-même et cela est vrai quelle que soit l'excitation extérieure : piqûre, coup, lumière, courant électrique, chaleur, etc. En aucun cas, ce n'est l'excitation extérieure qui est transmise et en particulier, quand il s'agit d'une excitation électrique, ce n'est pas cette excitation qui est transmise, mais toujours la perturbation plasmique qu'elle a produit *in situ*.

Si, par la pensée, nous allongeons le pédoncule jusqu'à en faire un long cordon, un long fil, un cylindraxe, la même conception reste vraie : ce que conduit le nerf, c'est une perturbation plasmique transmise de proche en proche et non un phénomène étranger, un fluide surajouté auquel il servirait de fil directeur.

Le nerf est tout simplement un tissu spécialisé dans ce rôle de conduction d'une modification plasmique depuis un organe sensible jusqu'à un organe où elle va déclencher une réaction.

Ceci étant bien compris, nous n'aurons en vue ici que l'étude de l'organe siège de la réaction motrice déclenchée : le muscle.

Nous aurons à envisager deux formes de fibres musculaires qui sont chez l'homme et les vertébrés supérieurs les dernières étapes des perfectionnements successifs du plasma contractile et qui toutes deux intéressent l'électrothérapeute. L'une, c'est la *fibre striée*, caractérisée par la rapidité de la contraction ; elle est l'élément constitutif des muscles de la vie de relation, de la vie animale, des muscles soumis à la volonté des centres nerveux. L'autre, c'est la *fibre lisse*, caractérisée par une lenteur de contraction qui rappelle celle du plasma primitif ; fibre par conséquent moins différenciée, moins élevée dans le degré d'évolution des organes.

Nous allons voir sommairement l'architecture du muscle strié et du muscle lisse, laissant à dessein de côté la musculature spéciale du cœur.

384. Étude de l'architecture du muscle strié dans ses rapports avec la contraction électrique ou volontaire.

— Les muscles volontaires sont essentiellement constitués par les fibres striées réunies par du tissu conjonctif où cheminent les vaisseaux et les nerfs. La fibre striée est donc l'élément contractile, l'unité musculaire. C'est une cellule fusiforme à plusieurs noyaux, mesurant en moyenne 4 à 5 centimètres de long et 40 à 50 μ de diamètre. Elle est entourée de toutes parts par une enveloppe (myolemme ou sarcolemme), qui n'est que l'enveloppe de la cellule.

D'après les conclusions de la plupart des histologistes, la fibre musculaire est composée de fibrilles cylindriques allant d'un bout à l'autre de la fibre et mesurant de 1 à 3 μ de diamètre. Cette division de la fibre en fibrilles est la cause de la striation longitudinale de la fibre, qu'on voit à peu près aussi nettement sur certaines préparations que la striation transversale. La fibrille, étudiée au repos, est formée de disques clairs et de disques foncés superposés.

Le disque clair est coupé par une strie sombre (strie d'Amici). Le disque sombre est coupé par une ou deux stries claires (stries de Hensen). Les différentes parties claires sont probablement constituées par du liquide ou suc musculaire. Le disque d'Amici serait une membrane de soutien qui limiterait ce que Krause appelle une case musculaire. La partie vraiment active serait constituée par les segments sombres du disque épais (Engelmann, Ranvier, etc., *contrà* : Krause).

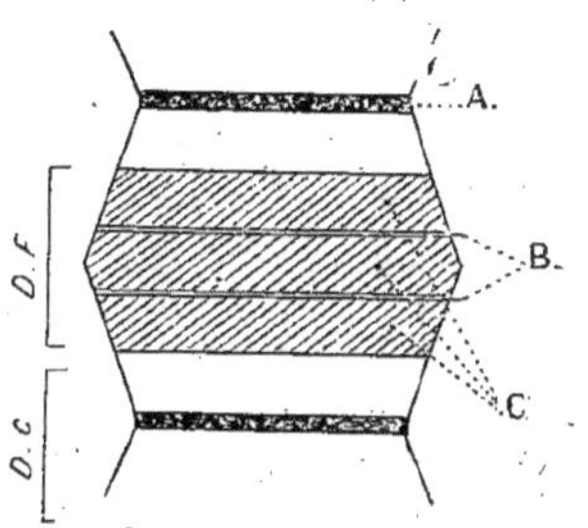

FIG. 231. — A. Disque mince, ou strie d'Amici. — B. Bande claire, unique ou double (strie de Hensen). — C. Disque épais divisé en 2 ou 3 parties par la strie de Hensen. — D. C. Disque clair. — D. F. Disque foncé.

Carnoy et Van Gehuchten, au contraire de tous les précédents histologistes, regardent la fibre musculaire comme simplement constituée par un système de trabécules, les unes longitudinales, les autres transversales, qui forment un réseau dont les mailles sont remplies de suc musculaire (enchylème myosique). Le réseau serait l'élément contractile, le liquide restant passif.

Quant au mode de terminaison des conducteurs de l'excitation, c'est-à-dire des nerfs sur la fibre musculaire, voici ce que nous révèle l'histologie.

Sur chaque fibre musculaire, un filet nerveux à myéline issu des plexus terminaux dont les mailles enserrent les faisceaux de fibres, filet nerveux probablement unique pour chacune d'elles, vient se terminer par une formation spéciale qu'on appelle les plaques motrices de Rouget.

Cette plaque motrice est probablement située sous le myolemme (Ranvier, *contrà* : Krause, Retzius).

La plaque se compose d'une substance granuleuse qui doit être une formation plasmique de la cellule musculaire. Dans cette substance granuleuse le filet

nerveux, dépourvu de sa myéline, s'épanouit en une « arborisation terminale »
dont chaque brin va se perdre sur les fibrilles élémentaires contractiles ;
l'histologie ne peut révéler s'il y a continuité entre les deux tissus, quoique
l'embryologie le laisse prévoir, le plasma de la partie motrice de la cellule
étant primitivement en continuité avec le plasma du corps cellulaire.

385. — Étude du phénomène de la contraction. — Ces considérations
montrent donc qu'un certain doute plane encore sur la constitution même
de l'élément musculaire strié, aussi le phénomène de la contraction est-il
loin d'être expliqué.

Certains auteurs font des segments clairs la partie vraiment active dans le
phénomène de contraction; les disques sombres sont alors inertes. Cette hypothèse est généralement rejetée. On regarde habituellement les éléments
sombres comme l'agent direct du phénomène, soit qu'à ce moment il y ait
absorption du liquide clair par les segments sombres (Engelmann), soit qu'il
y ait exode de liquide clair par expression hors des segments contractés en
boule (Ranvier), soit qu'il y ait contraction particulière des trabécules du
réseau sombre dans la théorie de Carnoy et Van Gehuchten,

Malgré ces incertitudes sur le mécanisme intime de la contraction, il ressort
de cette étude que, dans les muscles striés, l'évolution des cellules contractiles
a eu pour effet de différencier, dans le plasma, des éléments plus spécialement
contractiles (probablement disques sombres, peut-être trabécules des réseaux
sombres dans l'hypothèse de Carnoy et de Van Gehuchten) ; ces éléments
sont en relation avec les conducteurs de l'influx nerveux ; le reste du plasma
cellulaire n'a plus qu'un rôle de nutrition ou de remplissage [plasma granuleux
des plaques de Rouget, suc musculaire, segments clairs (hypothèse des disques),
enchylème myosique (hypothèse du réseau)].

386. Étude de l'architecture du muscle lisse. — Le muscle lisse est
plus simple de structure. Il est constitué par des fibres mesurant en moyenne
100 à 200 μ de long sur 4 à 6 μ de diamètre. Ces fibres ne présentent pas de
stries transversales, mais elle sont fréquemment striées longitudinalement.
Les stries longitudinales résultent de la structure fibrillaire du plasma. Les
fibrilles sont réparties à la périphérie et occupent toute la longueur de la
fibre, le centre étant occupé par du plasma qui n'a qu'un rôle passif ou un
rôle de nutrition (sarcoplasma).

Dans les fibres lisses striées longitudinalement on voit donc qu'il s'est opéré
une différenciation du plasma en une partie plus spécialement contractile,
les fibrilles, et une partie passive, le sarcoplasma. Les filets nerveux moteurs
réduits au prolongement cellulifuge du neurone (cylindraxe) se terminent
dans la région moyenne de la fibre, dans la « tache motrice » (Ranvier).

**387. Explications fournies au phénomène de la contraction par les
notions de la tension superficielle** (d'Arsonval, Imbert). — On a vu (§ 378)
comment le professeur d'Arsonval explique par les modifications de la tension
superficielle les manifestations électriques de l'organisme. De la même façon
il explique le mécanisme de la contraction musculaire. Toute modification
électrique tend à détruire l'équilibre mécanique résultant, pour les particules
semi-liquides du muscle, de la combinaison des forces de tension superficielle

et des autres forces sollicitant l'organe, puisque cette modification change la tension superficielle. Voici comment M. Imbert précise les phénomènes intimes de la contraction musculaire d'après cette théorie.

α) *Contraction des muscles lisses.* — Les fibrilles sont constituées, au point de vue électrique, par une substance semi-fluide baignant au milieu d'un plasma fluide. Leur forme d'équilibre est la sphère. Les changements de la tension superficielle ne pourraient changer leur forme si, au moment où ils s'effectuent, les fibrilles étaient à cet état sphérique d'équilibre ; mais si elles ont été préalablement déformées, l'influx nerveux agissant comme l'influx électrique tend à les ramener à leur forme sphérique.

β) *Contraction des muscles striés.* — L'explication de la contraction des muscles striés est appuyée sur les faits précédents et sur la remarque faite par Ranvier qu'il y a exsudat de liquide hors des segments sombres au moment de la contraction. Au moment de l'influx nerveux, les forces d'équilibre au contact des segments clairs et des sombres se trouvent modifiées, et ces segments changent de forme.

L'interprétation de MM. d'Arsonval et Imbert tend à faire supposer que l'énergie électrique serait l'intermédiaire entre l'impression plasmique transmise (influx nerveux) et la réaction motrice. L'influx nerveux déclencherait en un mot un phénomène réactionnel d'ordre électrique comme une allumette déclenche une réaction explosive ou comme un catalyseur en chimie déclenche une réaction dans un système en état de faux équilibre. L'énergie électrique ainsi déclenchée serait d'ailleurs fournie par le chimisme musculaire et n'aurait bien entendu rien à voir avec l'énergie minime transportée par la propagation de l'influx nerveux.

II. — *ACTIONS DES ÉTATS VARIABLES DE FERMETURE ET D'OUVERTURE DU COURANT CONTINU*

388. Généralités. — Nous allons d'abord nous occuper des états variables de fermeture et d'ouverture du courant continu.

Rappelons ici la forme de ces deux périodes d'état variable par un graphique dans lequel les temps sont portés en abscisses et les intensités en ordonnées (*fig.* 232).

Il est bien entendu qu'il s'agit du cas où l'on n'emploie pas de résistance graduée pour faire passer progressivement le courant du 0 au max., soit qu'on applique brusquement l'électrode en circuit sur les téguments, soit qu'on ferme le circuit une fois l'électrode appliquée (ce qui est préférable) au moyen

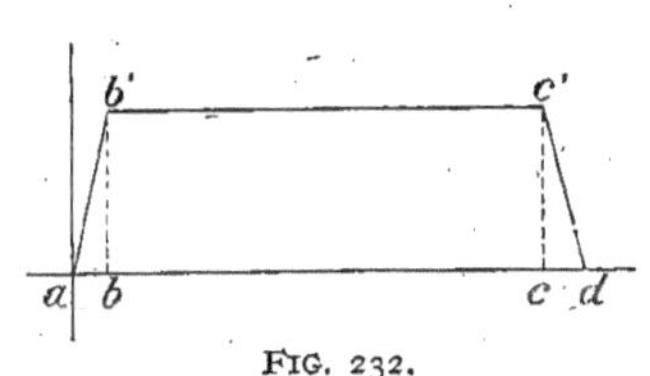

FIG. 232.

d'une clef de contact. Au moment même où le circuit est fermé, il a sa valeur ohmique effective. De même, à l'ouverture, la rupture du circuit est instantanée, soit par le jeu de la clef, soir par l'enlèvement brusque de l'électrode.

Pendant la période *ab* (fermeture), d'ailleurs très courte, le courant augmente rapidement pour prendre en *b'* sa valeur maxima. L'intensité est alors représentée par la valeur *bb'*. Pendant la période *cd* (ouverture) le courant décroît rapidement pour atteindre la valeur nulle en *d*. Nous ne connaissons pas exactement la forme de chacune de ces lignes *ab'*, *c'd*. Aussi, pratiquement, ne pouvons-nous qu'étudier les effets de fermeture et d'ouverture sans tenir compte de ces données et en prenant seulement en considération l'intensité maxima et la durée totale de la période d'excitation.

389. Relations générales entre l'excitation et la réponse musculaire.

— Du Bois-Reymond a formulé une loi simple qui a longtemps été considérée comme générale. D'après cette loi, l'excitation est une fonction de la vitesse avec laquelle varie la densité du courant.

Ainsi, si l'on appelle Δ la densité du courant et $d\Delta$ sa variation pendant un temps infiniment petit dt, on aura pour expression de l'excitation élémentaire ε correspondante : $\varepsilon = f\left(\dfrac{d\Delta}{dt}\right).$

Dès lors, plus la courbe de fermeture est inclinée sur l'axe des temps, par exemple à cause de la self du circuit dans les secousses de fermeture, ou à cause de l'emploi de rhéostat à résistance décroissante, plus l'excitation sera faible. C'est-à-dire que, pour provoquer la même excitation, il faudra une variation d'intensité d'autant plus grande que le temps mis à produire cette variation aura été plus grand. Nous supposons pour le moment ici, avec du Bois-Reymond, que l'excitation totale est la sommation intégrale des excitations élémentaires ε.

Fick [1] s'était déjà inscrit en faux contre cette loi en montrant qu'elle n'est plus vraie lorsque la courbe de fermeture est très inclinée sur l'axe des temps ou bien lorsqu'elle est presque normale à cet axe.

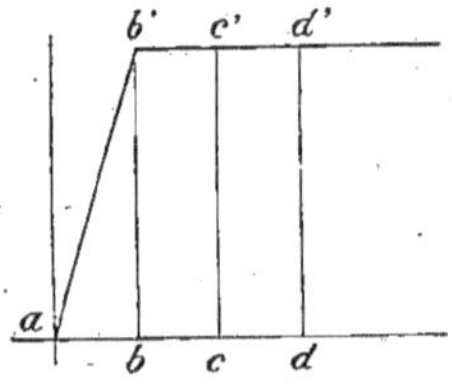

Dans ce dernier cas, en particulier, il avait montré que si *ab'* est presque verticale (*fig.* 233), c'est-à-dire si le temps *ab* est presque nul, la durée de passage du courant dans sa phase continue *b' c' d'* a une influence sur la grandeur de l'excitation. Or. d'après la loi de du Bois-Reymond, la courbe *ab'* seule devrait être à considérer. La période *b' c' d'*, etc.,

FIG. 233.

pendant laquelle la densité Δ du courant ne change pas et durant laquelle, par conséquent, ε, fonction de $\dfrac{d\Delta}{dt}$ est nul, devrait n'avoir aucune influence sur la valeur de l'excitation.

M. Weiss a repris cette question. Ses expériences infirment aussi la loi de du Bois-Reymond en ce qui concerne les ondes de très courte durée (inférieure à $0'',003$). L'importance de ses travaux nécessite la description de son dispositif espérimental.

390. Expériences de M. Weiss : 1re Loi.

— Voici comment a procédé M. Weiss : les deux points A et B (*fig.* 234) sont reliés à un distributeur de potentiel. L'emploi E qui ici est un nerf de grenouille, est relié d'une part à B, d'autre part à un point D qui, par l'intermédiaire d'un fil CD, communique

[1] FICK, *Beitrage zur vergleichende Physiologie der irritabelen Substanzen*, 1863, Braunschweig. Cf. WEISS, *Arch. italiennes de Biologie de Mosso*, 1901, t. XXXV, fasc. III.

par CA avec A, les points A et B sont réunis par un fil AB de résistance pratiquement nulle. On comprend que lorsque les fils AB et CD sont en place, tout le courant passe par AB en court-circuit et rien par l'emploi ; si l'on coupe AB, tout le courant passe par l'emploi ; si l'on coupe ensuite CD, plus rien ne passe. Le courant ne passe donc dans l'emploi que dans l'intervalle des ruptures AB et CD. Cette rupture est produite dans les expériences de M. Weiss par une carabine à acide carbonique liquide donnant une vitesse toujours la même de 130 mètres à la seconde, de telle sorte que chaque centimètre d'écartement des fils AB et CD corresponde à une durée de 0″,000077. La première question qui se posait était de savoir au bout de combien de temps après la rupture du 1er fil commençait la période d'état permanent, c'est-à-dire au bout de combien de temps le courant prenait sa valeur. En fermant le circuit sur un galvanomètre de Thomson à self très élevée, M. Weiss constata en expérimentant avec divers écartements des fils que la période d'état variable de fermeture est tout à fait négligeable, même avec cette self retardant l'établissement du courant.

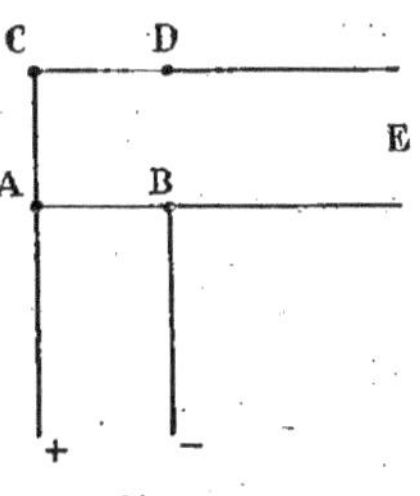

FIG. 234.

Dès lors que nous savons la période d'état variable négligeable, il est facile de concevoir que par la comparaison des effets physiologiques obtenus avec divers écartements des fils AB, CD (*fig.* 234), on puisse savoir l'influence de la durée à l'état permanent sur la réponse de l'organisme.

Cependant, ici, il est une difficulté qu'avait aussi énoncée Fick : on ne peut arrêter un état permanent, sans avoir une courbe d'ouverture immédiatement après la rupture du 2e fil. Quelle va être, dès lors, l'influence de cette courbe d'état variable sur la précédente?

C'est pour élucider cette question que M. Weiss fit une autre série d'expériences, déterminant l'influence des ondes successives les unes sur les autres au point de vue de la réponse qu'elles provoquent.

Pour cela il imagina un dispositif où les connexions AB et CD de la figure 234 sont quadruples ; grâce à l'introduction en circuit de plusieurs résistances convenablement disposées et graduées, il obtint deux ondes successives telles que AEFG, HIKD (*fig.* 235), au lieu d'une onde unique ABCD, et il put produire ces deux ondes successives dans le même temps AD. Cette expérience est d'une haute portée. M. Weiss remarqua que toute lacune produite dans une onde ABCD diminue l'excitation, et que pour arriver à produire une secousse, pour arriver en un mot au seuil de l'excitation, il faut forcer l'intensité et avoir par exemple un plateau EF, IK, plus élevé que BC. Mais ce qu'il y a de plus remarquable, c'est que la quantité totale d'électricité nécessaire pour arriver au seuil de l'excitation, quantité représentée dans le 1er cas par l'aire ABCD, dans le 2e par les aires AEFG + HIKD, reste la même.

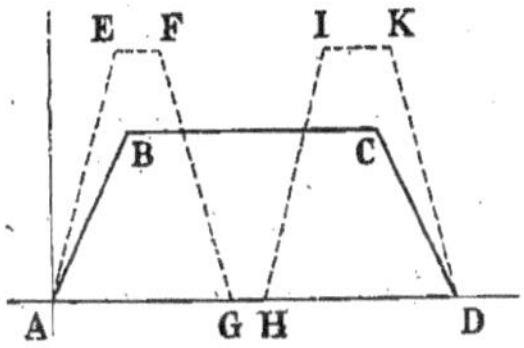

FIG. 235.

M. Weiss a donc pu poser cette loi : « Quand les excitations électriques

« ont la même durée, il faut, pour arriver au seuil de l'excitation, mettre en
« jeu la même quantité d'électricité. »

391. Expériences de M. Weiss : 2ᵉ Loi. — Si la durée de l'excitation
électrique varie, la quantité d'électricité nécessaire pour arriver au seuil
de l'excitation physiologique varie aussi, et M. Weiss a pu déterminer la loi
de cette variation. En changeant l'écartement des fils de son dispositif expé-
rimental de manière à modifier la durée totale des ondes uniques ou multiples,
il remarqua que dans ces différents cas la quantité Q d'électricité nécessaire
pour arriver au seuil de l'excitation physiologique est composée d'une quantité
fixe a augmentée d'une quantité variable suivant le temps bt :

$$Q = a + bt$$

(t étant la durée de la décharge).

Quant à la valeur des coefficients a et b, elle dépend des conditions de l'expérience. Le rapport $\dfrac{a}{b}$ varie suivant l'animal étudié.

De là l'énoncé de cette 2ᵉ loi : « Quand pour produire la réponse minima,
« on porte une excitation électrique sur un nerf ou un muscle, cette excitation
« doit mettre en jeu une quantité d'électricité constante plus une quantité
« proportionnelle à la durée de la décharge. »

Tout se passe, ajoute M. Weiss, « comme s'il fallait pour exciter un nerf une
quantité constante d'électricité, mais qu'il faille en plus, pendant toute l'opération, combattre sans cesse un processus de retour à l'état premier, à l'aide
d'une autre quantité d'électricité proportionnelle à la durée de l'action ».

Les coefficients a et b sont d'ailleurs faciles à déterminer en faisant deux
expériences successives dans lesquelles on fait varier le temps d'excitation
t' t'. On a :

$$Q = a + bt$$
$$Q' = a + bt'$$

égalités qui permettent d'obtenir a et b.

Les travaux de Weiss montrent donc, comme d'ailleurs aussi ceux de Dubois
de Berne et de Hoorweg dont la formule diffère peu de celle-ci, que l'excitation
n'est pas une fonction de la vitesse de variation du courant pour les courtes
longueurs d'onde, mais que la durée de passage à l'état permanent est à considérer du moins pendant un temps : $t = \dfrac{a}{I - b}$ (tiré de la formule Q (ou It)
$= a + bt$) que l'expérience montre à peu près égal à la période latente.
Cette dernière remarque laisserait croire, ajoute M. Weiss, que l'excitation
n'a lieu que pendant la période latente, et qu'ensuite l'organe se trouve dans
une sorte de phase réfractaire.

On voit toute l'importance de ces déductions tirées de l'étude de l'action
des ondes successives de même sens. M. Weiss, par une série d'autres expériences, a déterminé l'action réciproque des ondes de sens contraire. Ses
conclusions sont les suivantes : lorsqu'une onde produisant, isolée, le seuil
de l'excitation, est précédée ou suivie d'une onde de sens contraire et moindre,
cette onde de sens contraire diminue l'efficacité de la première, mais cet

effet est indépendant de la valeur de l'onde supplémentaire qui par conséquent ne peut pas être considérée comme soustractive. Il semble se produire seulement une perturbation au moment du renversement de courant.

392. Importance et signification du rapport de Weiss $\frac{a}{b}$; chronaxie

ou caractéristique d'excitabilité. — Dans le rapport de Weiss $\frac{a}{b}$, a repré-

sente une quantité d'électricité, une quantité de coulombs. C'est en effet la quantité d'électricité nécessaire pour produire le seuil de l'excitation quand la durée de l'onde excitatrice est supposée nulle. C'est, si l'on veut, la quantité liminaire vers laquelle tendent les ondes de plus en plus brèves, quand leur durée t se rapproche de zéro. La formule $Q = a + bt$ se réduit en effet à cette limite, inaccessible en pratique, à $Q = a$.

b représente au contraire une intensité mesurée en ampères et bt produit de cette intensité par la durée de l'onde est une quantité.

a étant une quantité et b une intensité, le rapport $\frac{a}{b}$ représente un temps en seconde.

Ainsi le rapport de Weiss $\frac{a}{b}$, qui a été dénommé *chronaxie* par Lapicque, et que d'autres auteurs avec Cluzet appellent *caractéristique d'excitabilité*, doit être numériquement exprimé en fraction de secondes.

Pour ceux qui n'ont pas l'habitude de manier les unités électriques et les grandeurs électriques, je vais prendre une comparaison qui fixera dans l'esprit une représentation claire du rapport $\frac{a}{b}$.

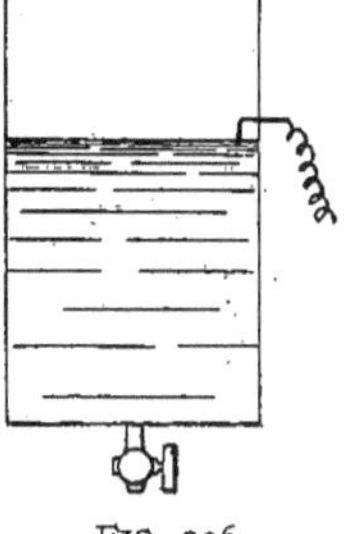

Prenons un vase A muni d'un robinet R à sa partie inférieure (*fig.* 236).

Fermons d'abord ce robinet.

Prenons ensuite un broc d'eau et versons de l'eau jusqu'au niveau N de manière que la quantité d'eau A soit de 1 litre. Marquons ce niveau ou mieux disposons à ce niveau un avertisseur, une sonnerie qui nous préviendra chaque

FIG. 236.

fois que nous l'atteindrons au cours de nos expériences.

Cela fait, vidons le vase A et ouvrons un peu le robinet R. Puis avec notre broc recommençons l'opération et emplissons notre vase jusqu'en N. Il nous faudra une quantité Q d'eau plus grande qu'un litre pour atteindre ce niveau, car il faudra pendant le cours du remplissage compenser la fuite. Si le débit est b par seconde, et si le remplissage dure un temps t, il faudra verser en plus du litre une quantité bt compensatrice : $Q = a + bt$.

Si nous allions très vite, *infiniment* vite, dans notre remplissage, t serait nul et 1 litre suffirait, mais cela ne peut être réellement.

Ainsi a représente la quantité d'eau nécessaire pour faire sonner l'avertisseur quand il n'y a pas de fuite ou quand le temps du remplissage est nul et b représente le débit de la fuite ou la quantité d'eau qui se perd durant chaque seconde.

On voit que $\frac{a}{b}$ représenterait le temps que mettrait la quantité liminaire a à passer par la fuite.

On conçoit qu'on puisse avoir affaire à des réservoirs très variés présentant des orifices de fuite non moins variés.

On peut avoir par exemple un réservoir de faible section et de grande fuite. Pour élever le niveau jusqu'à l'avertisseur sans la fuite, il suffirait d'une petite fraction de litre, je veux dire d'une quantité a très petite ; mais pour compenser la fuite, il faudra un gros débit b. La caractéristique de ces réservoirs sera une fraction $\frac{a}{b}$ très petite.

On peut avoir un réservoir de large section et de faible fuite. Pour élever le niveau jusqu'à l'avertisseur sans la fuite, il faudrait 5 litres, 10 litres d'eau, c'est-à-dire un a très élevé. Par contre, un faible débit b suffira à compenser la fuite. La caractéristique $\frac{a}{b}$ sera très grande.

Nous verrons que le muscle strié normal à contraction rapide est analogue au premier réservoir : faible section, grande fuite, tandis que le muscle sarcoplastique, peu différencié, à contraction lente, ou encore le muscle dégénéré est analogue au deuxième : grande section, petite fuite.

393. Mesure pratique du rapport de Weiss, caractéristique d'excitabilité ou chronaxie. Un aperçu des résultats. — Le procédé qui tend de plus en plus à se généraliser à la suite des travaux de Bourguignon est le procédé du double voltage employé d'abord par Lapicque.

Voici en quoi il consiste : on cherche l'intensité produisant le seuil de l'excitation avec le courant continu fermé à la main. On prend cette intensité comme valeur de b. Lapicque l'appelle la rhéobase. Et en effet si dans la formule $Q = a + bt$ on divise chaque terme par t, il vient $I = \frac{a}{t} + b$. Comme alors t est relativement grand, le terme $\frac{a}{t}$ s'efface devant b et l'on a $I = b$.

Cela fait on prend un courant d'intensité double. Ainsi lorsque b est un courant de 3 milliampères, on prend un courant de 6 milliampères et l'on cherche la durée de passage minima de ce courant nécessaire pour produire le seuil de la contraction. Ce choix d'un courant double est justifié. En effet quand $I = 2b$, on a :

$$2b = \frac{a}{t} + b, \qquad \text{ou} \qquad b = \frac{a}{t}, \qquad \text{ou enfin} \qquad t = \frac{a}{b}.$$

Ainsi t durée du courant excitateur double de la rhéobase est précisément le rapport $\frac{a}{b}$.

Où commence la difficulté, c'est quand il s'agit de mesurer t. On ne peut y arriver que difficilement en pratique avec le courant continu. Les courants de décharge des condensateurs au contraire rendent cette mesure facile.

On détermine b avec le courant continu. On lit le voltage. On le double.

On charge une batterie de condensateur à capacité croissante avec ce voltage double. On cherche la capacité minima donnant le seuil, soit C cette capacité et R la résistance du circuit. Dans ces conditions, le calcul montre, comme nous le verrons plus loin, en étudiant les effets physiologiques de là décharge des condensateurs, que :

$$t = 0,31 \, RC.$$

Pour le moment, nous ne faisons qu'indiquer sommairement ce manuel opératoire pour ne pas sortir de notre étude du courant galvanique.

Complétons seulement ces indications en disant que par ce procédé, on trouve des chronaxies variant de $0''$,0001 à $0''$,0007 dans les muscles normaux. Les longues et patientes recherches de Bourguignon sur tous les muscles de la vie de relation ont mis en lumière ce fait capital. Les muscles concourant à la même fonction, aux mêmes mouvements habituels ont la même chronaxie. Ex. : le groupe des extenseurs d'un segment de membre, le groupe des fléchisseurs de ce même segment, etc. La chronaxie est d'autant plus courte que les mouvements habituels exécutés par ce groupe musculaire sont plus rapides.

394. Effets moteurs de l'état variable du courant galvanique sur les muscles striés en particulier. — L'étude des secousses musculaires paraît assez complexe, si l'on ne prend soin d'éliminer certains phénomènes, tels que celui de la polarisation des tissus, qui viennent modifier les résultats.

Nous aurons surtout en vue les effets de l'état variable du courant galvanique sur un nerf ou un muscle non polarisé et nous dirons accessoirement les changements apportés par la polarisation à ces effets.

Remarquons en outre ici que le muscle est excitable directement sans que l'excitation ait besoin de passer par le tronc nerveux moteur. Chez les animaux curarisés, alors que le nerf est inexcitable, le muscle se contracte directement sous les chocs induits. Après la mort, le muscle reste excitable alors que le nerf ne l'est plus. Enfin le phénomène de contraction idiomusculaire de Schiff est une autre preuve de l'auto-excitabilité du muscle. Quand on frappe un muscle par un choc localisé, on obtient une contraction localisée qui forme une sorte de bourrelet persistant de la substance musculaire.

Les avis sont partagés sur le rôle que jouent les filets nerveux terminaux dans l'excitation du muscle à son point d'élection, c'est-à-dire au point où le rameau nerveux aborde le muscle et le pénètre. M. Doumer, et avec lui un grand nombre d'électriciens, pensent que lorsqu'on excite électriquement un nerf à son point d'élection, la réaction musculaire est due à l'excitation du filet nerveux qui l'innerve, les anomalies des réactions pathologiques pouvant être expliquées par des anomalies de réactions des filets nerveux terminaux. *Contrà :* Huet.

395. Étude générale du mode suivant lequel le muscle répond à l'excitation de l'état variable du courant galvanique. — Lorsqu'on excite le muscle ou le nerf moteur de ce muscle par un changement de courant instantané, tel que celui produit par la fermeture ou la rupture brusques d'un circuit de piles, il se produit un mouvement contractif rapide dans le muscle, appelé secousse musculaire. La contraction volontaire, si rapide qu'elle soit, ne peut jamais atteindre à cette brièveté.

Voici la figure classique représentant le graphique de la secousse (*fig.* 237).

La ligne du bas indique le signal électrique *e* de l'excitation ; le ligne du milieu est le tracé du diapason chronographe , la ligne supérieure est le graphique de la secousse.

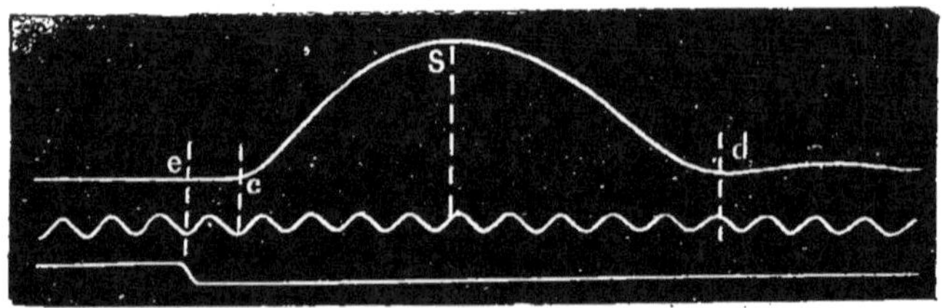

FIG. 237.

On voit que le muscle n'entre en contraction qu'un certain temps *ec* après l'excitation. L'oscillation du diapason marquant un centième de seconde, on peut évaluer ici à un centième de seconde la durée de la période séparant l'excitation du début de la secousse. On l'appelle période d'*excitation latente* ou *temps perdu du muscle*.

On sait que c'est pendant la période d'excitation latente que se produit la variation négative du courant d'action.

A cette période succède la *période d'énergie croissante* de la contraction dont la durée peut être évaluée à 0″05.

Elle est elle-même suivie de la *période d'énergie décroissante* un peu plus longue (0″055).

D'ailleurs ces chiffres n'ont rien d'absolu. La durée des secousses varie avec le froid, la chaleur, la fatigue musculaire.

La figure 238 empruntée à Marey montre la différence d'aspect des secousses

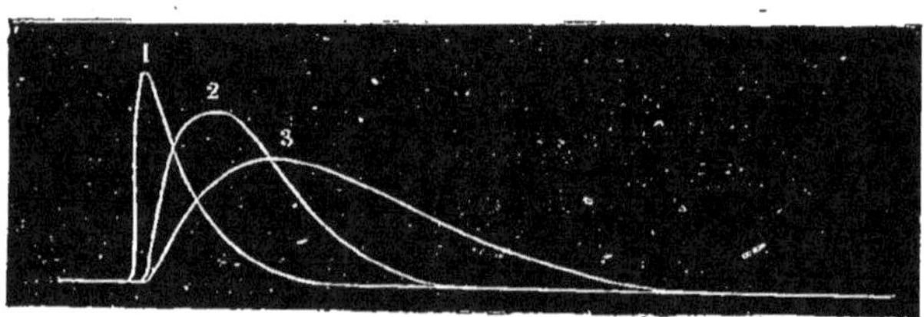

FIG. 238.

lorsque le muscle est fatigué. Le graphique 1 est celui du muscle normal, les graphiques 2 et 3 représentent un muscle de plus en plus fatigué. On voit qu'à mesure que le muscle se fatigue, la contraction devient plus molle et plus tardive.

Il faut savoir aussi que plus le muscle a à vaincre une résistance mécanique considérable, c'est-à-dire plus l'inertie de la masse à mobiliser est grande, et plus la période d'excitation latente est grande, comme le temps de démarrage d'un train remorqué par une locomotive est d'autant plus grand que la masse des wagons est plus considérable.

396. Lois des secousses motrices. — L'ordre d'apparition des secousses de fermeture et d'ouverture varie suivant le pôle actif, suivant que le muscle est polarisé ou non. Voici la loi fondamentale qu'il faut retenir :

Une électrode indifférente étant appliquée sur une région quelconque du corps, et l'électrode active étant appliquée sur la zone d'excitation favorable du muscle ou du nerf moteur, le circuit étant d'ailleurs muni d'un inverseur permettant de faire l'électrode active soit +, soit —, les secousses apparaissent dans l'ordre suivant à mesure qu'on élève l'intensité du courant :

Secousse de fermeture quand l'électrode active est cathode............ CaFeS
Secousse de fermeture quand l'électrode active est anode .... AnFeS
Secousse d'ouverture quand l'électrode active est anode.......... AnOS
Secousse d'ouverture quand l'électrode active est cathode .... CaOS

(Erb).

Ainsi prenons par exemple un courant de $0^{mA},5$, rien ne se produira ni à la fermeture, ni à l'ouverture, quel que soit le pôle actif.

Augmentons à 0.6, la CaFeS pourra se produire, alors que nous n'obtiendrons rien à la fermeture avec l'anode active, et rien à l'ouverture, quel que soit le pôle actif.

Augmentons à 1 milliampère, nous aurons une CaFeS forte, une AnFeS qui pourra être très appréciable, et une AnOS ébauchée.

Il faudra augmenter encore l'intensité pour voir apparaître enfin la CaOS, et alors la CaFeS sera très forte, l'AnFeS et l'AnOS seront fortes.

397. Modifications apportées à la loi des secousses par la polarisation. — En général on peut dire que, sous l'effet de la polarisation, les FeS (secousses à la fermeture) diminuent. Les OS (secousses à l'ouverture) augmentent d'intensité. Autrement dit les OS tendent à devenir plus précoces, les FeS plus tardives dans l'ordre de leur apparition lorsqu'on augmente l'intensité du courant.

Les lois de Chauveau et de Boudet montrent en outre que successivement, à mesure qu'on augmente l'intensité du courant tout en polarisant les tissus, la CaFeS après avoir été supérieure à la AnFeS lui devient égale, puis inférieure, puis de nouveau égale, puis supérieure.

398. Effets sensitifs de l'état variable. — Les effets sensitifs suivent la loi générale des effets moteurs. Avec une électrode de 12 centimètres carrés environ, Bordier a trouvé les résultats moyens suivants :

CaFeσ.................................. $0^{mA},9$
AnFeσ .... $1 \quad ,1$
AnOσ................................... $1 \quad ,2$
CaOσ 2

résultats qui ne concordent pas tout à fait avec ceux de Erb qui place AnOσ avant AnFeσ.

399. Effets moteurs produits par plusieurs périodes d'état variable successives. — Voyons d'abord le résultat de deux secousses successives.

Si la deuxième secousse arrive alors que le muscle est en période d'énergie croissante, la courbe de contraction est plus élevée mais unique ; autrement dit, il n'y a qu'une secousse, mais plus forte que s'il y avait eu une seule excitation.

Si la deuxième secousse arrive alors que le muscle est en période d'énergie décroissante, la courbe descendante se relève, et dépasse le niveau de la première. Autrement dit, on voit nettement deux secousses à peine séparées, la deuxième plus forte que la première.

Si la deuxième secousse a lieu quand la première est terminée, ces deux secousses sont indépendantes, mais la deuxième est plus forte que la première quoique l'excitation soit égale.

Ce dernier phénomène ou phénomène de la « sommation » est très important. Si on soumet le muscle à une série d'excitations successives égales, les secousses produites sont de plus en plus fortes jusqu'à un maximum. C'est-à-dire que les effets s'ajoutent ; si bien qu'avec un courant incapable de faire contracter le muscle à la première fermeture, on arrive à produire des secousses après plusieurs excitations infructueuses.

Lorsqu'on soumet le muscle à une série d'excitations rapprochées de telle sorte qu'une secousse surprenne le muscle dans le période d'énergie croissante de la précédente, il reste en contraction permanente ; cette contraction quoique permanente est faite de secousses successives, on peut s'en rendre compte en auscultant le muscle qui rend alors le bruit de roue ou bruit musculaire. Plus les secousses sont rapprochées, plus la contraction paraît permanente. Cependant on ne peut multiplier les secousses que jusqu'à une certaine limite (1.100 à 1.200 par seconde); le muscle ne répond plus à l'excitation quand il y a plus de 10.000 interruptions ou inversions (V. Courants de haute fréquence).

Lorsque la contraction paraît permanente, on dit que le muscle est en état de tétanos. Chez les oiseaux il faut, pour produire le tétanos, environ 100 excitations par seconde, 60 chez le cobaye, 40 chez l'homme, 15 à 30 chez la grenouille, 3 pour la tortue (Richet).

Le muscle volontairement contracté est en état de tétanos physiologique, fait de secousses successives, avec le bruit rotatoire indiquant 36 à 40 vibrations par seconde (Helmholtz).

400. Action de l'état variable sur les muscles lisses. — Les muscles lisses présentent certaines particularités. La lenteur des contractions fait que les chocs de l'état variable doivent être beaucoup plus espacés pour produire le tétanos. On remarque, en outre, que la AnFeS prime la CaFeS.

Avec les courants galvaniques rythmés on obtient assez facilement des contractions péristaltiques des organes digestifs et des contractions des différents organes à fibres lisses, tel que la vessie, la vésicule bilaire.

Il faut d'ailleurs remarquer que les muscles lisses se contractent aussi sous l'influence du courant continu indépendamment de toute période d'état variable.

Les phénomènes vaso-moteurs qui se produisent sous les électrodes, quand on applique le courant continu ou les variations de courants, sont une manifestation de l'excitabilité des fibres lisses des petits vaisseaux.

401. Action de l'état variable sur les centres nerveux. — On a cru longtemps les centres nerveux inexcitables directement et incapables de recevoir une impression transformable en secousses motrices à la périphérie. Pourtant Brown-Séquard avait dès 1860 constaté des accès épileptiformes consécutifs à des excitations opératoires portées accidentellement sur les centres nerveux des animaux. Mais c'est Fritsch et Hitzig qui les premiers essayèrent de porter directement une secousse électrique (fermeture et état permanent du courant galvanique) sur la substance corticale des hémisphères cérébraux. Les résultats de leurs expériences battaient en brèche les idées jusque-là admises : ils trouvèrent que l'excitation du cerveau provoquait des contractions dans certains groupes musculaires et remarquèrent des contractions généralisées et des crises épileptoïdes au cours de leurs travaux. Vulpian n'admit pas l'excitabilité de la substance corticale et comme preuve à l'appui apporta ce fait que l'excitation faradique de la substance blanche (après ablation de l'écorce) pouvait déterminer des accès d'épilepsie (1885). Ferrier et Albertoni confirmèrent leurs expériences et définirent des zones plus spécialement épileptogènes. François Franck et Pitres de Bordeaux (1883) donnèrent un travail d'ensemble sur la question. De leurs conclusions il ressort que toute la zone motrice est épileptogène sans localisation spéciale comme l'avait cru Albértoni.

L'excitation de la substance blanche ne peut en général pas donner lieu à l'accès épileptique. Le chloral et la réfrigération par les pulvérisations d'éther empêchent l'apparition des crises. Depuis lors la question fut un peu oubliée si l'on en excepte quelques expériences de Laborde sur la grenouille (1891). Elle a été reprise récemment (1902) par Leduc de Nantes Avec le courant voltaïque intermittent de basse tension Leduc provoque à travers la boîte crânienne ce qu'il appelle l'*inhibition cérébrale ou narcose électrique*. C'est un sommeil tranquille accompagné d'une anesthésie générale et complète et sans trouble de la respiration ni de la circulation. Pour le provoquer on place une petite cathode sur la tête rasée et une grande anode sur le dos. On fait passer le courant interrompu périodiquement en augmentant progressivement son intensité jusqu'à ce que l'effet soit produit.

Zimmern et Dimier ont repris en 1903 ces expériences et regardent le sommeil obtenu comme relevant du syndrome de l'épilepsie vraie. Si on soumet l'animal à un courant intermittent, mathématiquement rythmé, d'intensité croissante, on produit le sommeil (coma) ; si l'on agit brusquement ou s'il s'il se produit des irrégularités, on a des phénomènes moteurs et souvent un véritable accès épileptoïde, comme l'a vu Leduc.

Battelli, à la suite de ces communications, fit remarquer que le courant appliqué suivant la méthode de Leduc, mais en donnant tout de suite l'intensité maximale de manière à produire l'épilepsie, agit comme les courants industriels qui provoquent, on le sait, des attaques épileptoïdes. Les expériences faites par cet auteur avec l'alternatif à 45 périodes, appliqué brusquement durant 1/20, 1/10, 1/5 de seconde, lui ont donné chez le chien la crise épileptique avec sa phase de convulsions toniques et raideur, sa seconde phase de convulsions cloniques avec mouvements rapides et une troisième phase d'agitation ou de coma ; suivant la durée de l'application le coma se produit au bout de 1 à 2 secondes.

Les expériences de Ninosamaja et de Gouin ne font que confirmer ces travaux. Ninosamaja conclut que la zone corticale motrice est le centre exclusif des convulsions cloniques chez les mammifères élevés ; chez les animaux de moins en moins élevés dans l'échelle des êtres, ce centre descendrait vers le bulbe (cobaye, lapin) et la moelle (grenouille verte).

Les expériences de Gouin montrent que c'est le chloral qui est la substance la plus propre à empêcher les accès de se produire, le chloroforme et la cocaïne sont bien moins efficaces. D'après les travaux de Leduc et de Gouin, le courant le plus convenable pour provoquer l'inhibition est un courant interrompu 100 fois par seconde et dont chaque période a une durée de 1/1000 de seconde.

III. — *ACTIONS PHYSIOLOGIQUES DU COURANT FARADIQUE*

402. Généralités. — Les lois des secousses de l'état variable d'ouverture et de fermeture donnent la clef des différentes manifestations des courants alternatifs de toute nature. Nous allons voir les particularités spéciales à chacune des catégories.

Tout d'abord considérons le courant faradique. La forme des deux ondes induites est, on le sait, donnée par le graphique de la figure 239 dans laquelle

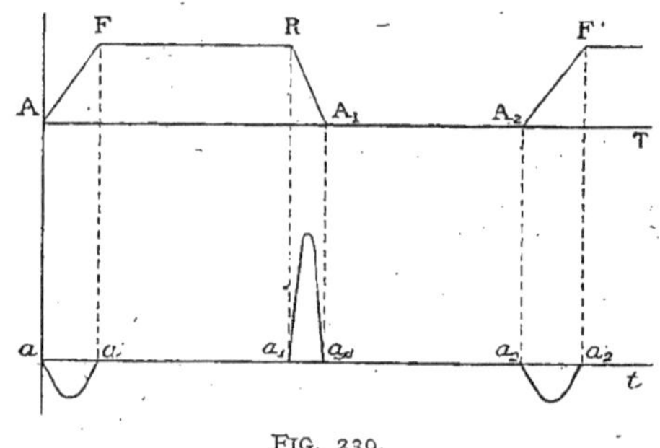

FIG. 239.

les temps sont portés en abscisses, les intensités en ordonnées positives (B), quand le courant est de même sens que le courant primaire ; négatives (A), quand il est de sens contraire. L'onde induite A est l'onde de fermeture ; elle est produite dans le secondaire au moment où l'on ferme le circuit primaire. L'onde induite B, de voltage beaucoup plus élevé, est l'onde d'ouverture ou rupture. Elle est produite dans le secondaire au moment où l'on rompt le circuit primaire.

La durée de chacune de ces ondes induites est égale à la durée d'état variable de fermeture et d'ouverture du primaire. C'est dire que l'onde de fermeture est plus longue et par conséquent plus étalée que l'onde d'ouverture, à cause de la durée plus grande de l'état variable de fermeture, durée d'autant plus prolongée qu'il y a plus de self au primaire.

403. Analyse des effets de l'onde induite d'ouverture. — L'onde induite d'ouverture B est celle qui a le plus d'effet physiologique. En effet la quantité d'électricité totale de chacune des ondes est la même ainsi qu'on peut s'en rendre compte à l'aide d'un galvanomètre balistique, et comme d'ailleurs la théorie le fait prévoir, mais l'onde d'ouverture gagne en potentiel ce qu'elle perd en durée. Que l'on fasse entrer les effets physiologiques de ces deux ondes dans la formule de du Bois-Reymond, qui fait de l'excitation élémentaire une fonction de la vitesse de variation de l'intensité $\dfrac{d\Delta}{dt}$ ou bien dans celle de M. Weiss : $Q = a + bt$, on voit que pour que les deux ondes aient le même effet, il faudrait augmenter la quantité Q de l'onde étalée, pour la rendre physiologiquement égale à l'onde d'ouverture, ce qui ne peut avoir lieu puisque les deux ondes sont égales en quantité.

L'onde induite B d'ouverture se compose d'une période d'ascension durant laquelle le potentiel d'excitation augmente rapidement, puis d'une courte période durant laquelle il est stationnaire, et enfin d'une 3ᵉ période où il diminue rapidement.

La période d'ascension analogue à la période d'état variable de fermeture du courant continu produit la contraction du muscle, la CaFeS ou l'AnFeS suivant le pôle employé. La période de décroissance analogue à la période d'état variable d'ouverture produirait, si elle était seule, une CaOS ou une AnOS.

404. Analyse des effets de l'onde induite de fermeture. — La hauteur de cette onde est plus faible, sa durée plus considérable, double raison pour que son action physiologique s'efface devant celle de l'onde d'ouverture qui, avec la même quantité totale d'électricité, a une intensité maxima beaucoup plus grande et une durée beaucoup plus petite.

L'onde de fermeture a les mêmes effets que l'onde d'ouverture, mais beaucoup plus faibles.

L'onde de fermeture, dans la faradisation, s'efface donc devant l'onde d'ouverture, de sorte qu'on pourra dire qu'on fait de la faradisation positive lorsqu'on emploie l'onde de rupture + (pôle + de la bobine) et de la faradisation négative lorsqu'on emploie l'onde de rupture — (pôle — de la bobine).

405. Effets physiologiques de la faradisation, c'est-à-dire effets produits par une succession de chocs induits — Nous devons à présent nous demander quels sont les effets produits lorsqu'on soumet l'organisme à une succession de chocs induits. C'est la question qui intéresse avant tout le médecin électricien, puisque la faradisation, cette branche si importante de l'électrothérapie, consiste dans l'application au corps humain d'une série d'ondes induites.

Rappelons ce que nous avons dit (§ 399) sur les effets d'une succession d'états variables :

1º Si les secousses surprennent le muscle en période d'énergie croissante, ou au commencement de la période d'énergie décroissante de la secousse précédente, il y a tétanos ;

2º En vertu du phénomène de la sommation des effets, une première excitation peut ne pas produire de contraction et les excitations consécutives agir de plus en plus efficacement.

Lorsqu'on a tétanisé un muscle et qu'on continue assez longtemps à l'exciter, il finit par se relâcher. C'est le résultat de la fatigue musculaire.

Les résultats physiologiques de la faradisation ont été étudiés et formulés en particulier par Debédat [1]. Ils se résument en ceci : la faradisation produit sur le muscle l'effet d'une gymnastique locale amenant le développement normal de ses éléments.

Debédat opérait avec le courant faradique rythmé, c'est-à-dire périodiquement suspendu pour éviter la fatigue tétanique. Au bout de 20 applications de 4 minutes sur les fémoraux postérieurs gauches de lapins, il put constater une prépondérance de poids du côté traité sur l'autre d'environ moitié en plus de la valeur primitive. L'examen histologique a prouvé que le développement porte bien sur le tissu musculaire actif et non sur les tissus interstitiels.

Par contre, le même expérimentateur a montré que la tétanisation, prolongée jusqu'à la fatigue, produisait juste l'opposé et amenait la diminution de poids du muscle, comme le fait aussi d'ailleurs la fatigue physiologique.

L'examen des éléments musculaires montre en ce cas l'atrophie de la fibre elle-même, qui peut subir parfois la dégénérescence granuleuse.

On voit par là toute l'importance qu'il y a à savoir manier le courant faradique. Autant on peut obtenir de beaux résultats avec un entraînement bien entendu, tel que le produit la faradisation rythmée, autant on peut nuire avec une excitation soutenue et la tétanisation allant jusqu'à la fatigue. De là, certains dispositifs, tels que celui de Bergonié, décrit au paragraphe 117.

406. Phénomènes sensitifs provoqués par l'application des courants faradiques. — Sous l'électrode active se produisent des sensations spéciales de picotement et chatouillement, sans parler de la sensation de chaleur due à la vaso-dilatation, et de la sensation de contraction musculaire.

Les sensations faradiques sont d'autant plus intenses que le fil induit est plus fin. Aussi, pour produire de bonnes contractions musculaires sans faire souffrir, doit-on choisir un induit à gros fil.

IV. — *COURANTS GALVANO-FARADIQUES*

407. Généralités sur l'action physiologique de ces courants. — Leur caractéristique d'excitation. — Les courants galvano-faradiques ou courants de Watteville sont obtenus par la combinaison de l'état permanent avec les chocs induits.

Le montage consiste, comme on l'a vu (§ 118) dans la partie technique, à mettre l'induit en série avec la pile, c'est-à-dire à mettre le pôle + de la pile (ou source galvanique quelconque) en relation avec le pôle — de l'induit, et le pôle + de l'induit avec le pôle — de la pile, le sujet étant mis dans le circuit ainsi formé soit en amont, soit en aval de l'induit.

Certains expérimentateurs ont employé le montage en opposition, pôle + de la pile en relation avec le pôle + de l'induit.

Lewandowski monte la pile et la bobine en quantité sur l'emploi, c'est-

---

[1] *Arch. d'élect. méd.*, 1894, p. 69.

à-dire qu'il relie une électrode au pôle + de la bobine et au pôle + de la source galvanique et l'autre électrode aux pôles —. Mais il est évident qu'alors le générateur de courant galvanique se trouve monté en dérivation sur l'induit par rapport à l'emploi, et l'induit forme de même une dérivation au courant galvanique : il est presque impossible de définir exactement la courbe d'excitation en ce cas.

L'action physiologique de ces courants est plus difficile à analyser qu'on pourrait le croire au premier abord. Cela tient à plusieurs raisons : la valeur absolue de l'intensité des ondes faradiques est modifiée, les ondes de même sens que le sens du courant étant augmentées de l'intensité propre de ce courant, et les ondes de sens contraire étant diminuées. En second lieu, les phénomènes électrotoniques modifient l'excitabilité : l'anélectrotonus diminue l'excitabilité, le cathélectrotonus l'augmente. Enfin les effets ioniques du courant continu s'ajoutent aux effets du courant induit.

Les travaux de MM. Leduc [1], Bordier [2], Cluzet [3], ont jeté un nouveau jour sur la question. Nous nous bornerons à constater ici l'action physiologique du courant de Watteville.

408. Action du courant de Watteville sur les muscles striés. — Si l'induit et le générateur galvanique sont en série, deux cas peuvent se présenter :

α) L'électrode active est l'anode (anode de l'induit et anode galvanique), alors la secousse qui se produit à chaque choc induit est plus forte que si le courant faradique agit seul (Leduc).

β) L'électrode active est la cathode (cathode de l'induit et cathode galvanique), la secousse est également plus forte que si le courant faradique agit seul (*Id.*).

Dans le 2e cas (β), on explique facilement l'augmentation de l'effet produit par l'augmentation de l'excitabilité du nerf due au cathélectrotonus. Dans le 1er cas (α), M. Leduc considère qu'il y a cathélectrotonus dans la région péripolaire où se produit une cathode virtuelle par rapport à l'électrode anodique.

Les modifications dans la valeur absolue de l'intensité peuvent aussi rendre compte (par l'augmentation de la grandeur de l'excitation ?) d'une partie du phénomène, comme aussi de la diminution de l'excitabilité lorsque l'on monte l'induit et le générateur galvanique en opposition : ici, en effet, les secousses sont très atténuées par l'action du courant continu.

Retenons seulement que, quel que soit le pôle employé, dans le montage en série, les secousses sont plus fortes que lorsque le faradique agit seul.

Dans le montage en opposition elles sont diminuées.

409. Action du courant de Watteville sur les muscles lisses. — Ce que nous avons dit du muscle strié s'applique au muscle lisse, sauf que le muscle lisse est plus sensible à la AnFeS qu'à la CaFeS (Laquerrière et Delherm, Bordier et Cluzet).

Mais ce qui fait le grand avantage du courant de Watteville ici, c'est que

[1] *Arch. d'élect. méd.*, 1900.
[2] *Arch. d'élect. méd.*, 1902.
[3] *Arch. d'élect. méd.*, 1902.

le faradique seul agit peu sur la fibre lisse, lorsqu'on emploie une bobine à gros fil ; il faut presque toujours avoir recours à la bobine à fil fin pour exciter les organes à fibres lisses. Au contraire, avec la galvano-faradisation, ainsi qu'il résulte des travaux de Cluzet et Bordier, la bobine à gros fil produit des contractions aussi fortes que la bobine à fil fin employée seule. Cette considération est très importante en électrothérapie en raison de la douleur causée par l'emploi de la bobine à fil fin.

410. Action du courant de Watteville sur la sensibilité. — Les modifications apportées à la sensibilité faradique par la mise en circuit d'une source galvanique sont les mêmes que celles apportées aux secousses motrices. Il est facile de voir la sensation diminuer très rapidement lorsque, dans le montage en opposition, on augmente l'intensité de la source galvanique.

411. Résultats physiologiques de l'emploi du courant de Watteville. — Le résultat le plus frappant du courant de Watteville est la rapidité avec laquelle il développe le muscle. Bordier, employant le courant galvano-faradique rythmé (c'est-à-dire interrompu périodiquement par un métronome ou un interrupteur périodique du genre de celui de M. Bergonié (§ 117), a constaté après deux mois de traitement (séance de 10 minutes, 3 fois par semaine), une énorme augmentation de volume des muscles du bras et de l'avant-bras. De là les heureux effets de ce courant dans le traitement des paralysies, des myopathies, des atonies d'organes à fibres lisses, etc.

V. — *ACTION PHYSIOLOGIQUE DES COURANTS SINUSOÏDAUX*

412. Caractères distinctifs des courants sinusoïdaux en physiologie. — Les courants sinusoïdaux dont la définition a été donnée (§ 120) et dont nous rappelons ici la forme (*fig.* 240, 241) sont caractérisés physiquement par

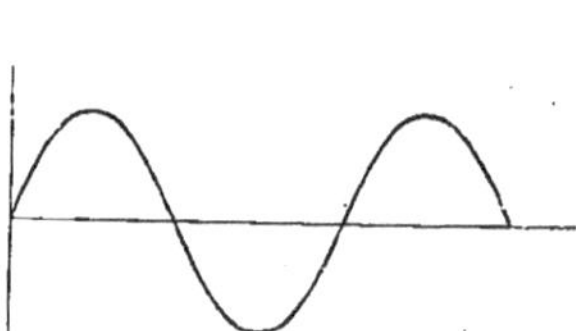

FIG. 240. — Courant sinusoïdal.

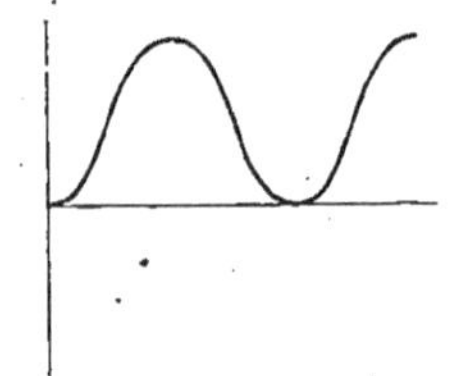

FIG. 241. — Courant ondulatoire.

ce fait que l'accroissement et la décroissance de l'intensité se font graduellement et non brusquement comme dans les formes précédentes de l'état variable.

Les effets moteurs sur les muscles striés sont très faibles lorsque la fréquence est peu considérable, c'est-à-dire quand les ondes sont très étalées. Ils vont en augmentant à mesure que la fréquence augmente, à intensité égale.

A côté de l'action de ces courants agissant en tant que courants d'état variable, il est une autre action qui les rapproche des courants continus. Ils sont capables de produire des effets électrolytiques appréciables.

L'étude physiologique des courants sinusoïdaux présente donc à considérer :

1° Leur action sur les muscles striés et sur les muscles lisses ;

2° Leur action électrolytique ;

3° Les résultats physiologiques de leur application prolongée à l'organisme.

413. Actions des courants sinusoïdaux sur les muscles striés et sur les muscles lisses. — La caractéristique d'excitation des courants sinusoïdaux est définie par deux facteurs : la fréquence et l'ordonnée maxima dont la mesure a été indiquée (§ 120 ssq).

Pour arriver au seuil de l'excitation avec un courant sinusoïdal d'intensité maxima donnée, il faut atteindre une certaine fréquence. Au-dessous de cette fréquence il n'y a pas de contraction. Si l'on augmente la fréquence, on augmente la réponse musculaire.

Cependant l'excitation motrice cesse de s'accroître lorsqu'on dépasse 1.000 à 2.000 alternances par seconde, puis elle diminue et cesse vers 10.000 ; c'est à ce moment que commencent des phénomènes nouveaux qui sont du domaine de la haute fréquence.

En se tenant dans les limites des basses fréquences, on peut dire qu'on obtient les excitations motrices dans les conditions optima avec des fréquences variant de 20 à 150 périodes. Déjà les fréquences de 20 par seconde suffisent pour que les secousses fusionnées mettent le muscle en état de tétanos; mais avec des intensités moindres, on arrive plus facilement à ce résultat en augmentant la fréquence.

Les muscles lisses répondent tout particulièrement à l'excitation sinusoïdale. De là une série d'applications thérapeutiques. Ces courants paraissent aussi avoir une action toute spéciale sur les nerfs sensitifs. On verra dans la partie médicale qu'ils conviennent au traitement de certaines névralgies.

414. Transport des ions par les courants sinusoïdaux. — On serait tenté de croire *a priori*, qu'à raison du renversement rapide du sens du courant, il ne peut y avoir aucun transport électrolytique, vu la lenteur du mouvement des ions. Il n'en est rien et une série d'expériences physiques ou physiologiques ont démontré les actions électrolytiques de ces courants (Ayrton, Perry, Maneuvrier, Chapuis, Labatut).

Ces expériences ont prouvé d'ailleurs qu'à intensité égale, les actions ioniques étaient d'autant plus grandes que la fréquence était plus faible. Labatut a montré la pénétration de l'ion pilocarpine aux deux électrodes, ce qui permet de supposer que dans l'intimité des tissus se font des échanges ioniques comparables à ceux produits par le courant continu. Ces phénomènes rendent compte dans une certaine mesure de l'action physiologique générale des courants sinusoïdaux bien établie par M. d'Arsonval.

415. Action physiologique générale des courants sinusoïdaux. — Lorsqu'on soumet le corps entier à l'action des courants sinusoïdaux, il se produit une accélération dans les échanges nutritifs. La capacité respiratoire du sang est accrue ainsi que l'ont prouvé les expériences de M. d'Arsonval : les globules sanguins absorbent 20 p. 100 d'oxygène de plus que normalement.

L'examen des urines prouve aussi la suractivité des échanges organiques. La circulation est mécaniquement accélérée, ce qui pourrait être en relation avec l'action spéciale du courant sinusoïdal sur la fibre lisse.

416. Courant ondulatoire sinusoïdal. — On peut considérer, au point de vue physiologique, le courant ondulatoire comme la combinaison du courant sinusoïdal avec le courant continu. C'est une combinaison analogue à celle de Watteville pour le faradique et le continu (V. *fig.* 232).

La particularité la plus saillante, au point de vue physiologique, est l'action électrolytique du courant continu surajouté. Il faudrait y joindre évidemment, au point de vue des excitations de l'état variable, les mêmes considérations que pour le courant de Watteville.

VI. — *ACTIONS PHYSIOLOGIQUES DES COURANTS DE DÉCHARGE DES CONDENSATEURS*

417. Généralités. — Nous avons vu au chapitre VI du premier livre consacré à l'étude physique de l'électricité qu'on utilise en médecine, de deux façons différentes, les condensateurs pour l'excitation directe de l'organisme. La première qui s'emploie depuis longtemps, est la méthode de Morton. Les condensateurs sont chargés par une source de haut potentiel : la machine électrostatique. La deuxième, qui est restée jusqu'à ces derniers temps un procédé de laboratoire mais qui entre définitivement dans la pratique aujourd'hui, est l'emploi du courant de décharge des condensateurs chargés par une source de courant galvanique. Nous allons commencer par étudier cette deuxième forme qui est de beaucoup la plus importante au point de vue physiologique.

418. Actions physiologiques des courants de décharge des condensateurs chargés par une source galvanique. — Alors que la bobine d'induction est par excellence l'appareil ennemi de toutes les mesures, un condensateur d'une capacité connue, chargé à un potentiel connu, constitue une source de courants dont les effets sont toujours semblables à eux-mêmes et toujours comparables. Lors même qu'on emploie le courant induit dans une bobine secondaire, par l'onde de décharge circulant dans une bobine primaire, la constance et la régularité de cette onde secondaire rendent ce dispositif bien supérieur au dispositif faradique. Mais pour ne pas compliquer cette étude, nous nous bornerons ici à considérer l'onde de décharge elle-même employée directement et non l'onde induite.

Les premières recherches expérimentales de Chauveau, Morey, Tiegel et les travaux de d'Arsonval qui étudia les lois d'excitation des nerfs et des muscles par ce procédé, ont ouvert un vaste champ à l'expérimentation physiologique. Plus récemment Dubois de Berne, Wertheim-Salomonson, Hoorweg, Cybulski et Zanietowski, Waller, Weiss ont repris ces travaux et ont essayé d'établir une formule donnant les relations entre l'excitation et la réponse musculaire.

Si les résultats de ces auteurs sont parfois contradictoires en apparence, tels ceux de Dubois, de Hoorweg, de Cybulski et Zanietowski, on arrive assez facilement à les rapprocher, comme l'a montré Dubois au Congrès d'électrologie et de radiologie de Paris (1900), et à dégager de ces travaux, comme l'a fait Dubois, les conclusions suivantes :

1° Pour produire la contraction musculaire à l'aide d'un condensateur chargé à la pile, il faut tout d'abord un certain potentiel de charge. S'il n'est pas atteint, quelle que soit la capacité du condensateur et par conséquent la quantité mise en jeu, il n'y a pas de contraction ;

2° La contraction minima peut être obtenue avec des condensateurs de capacité de moins en moins grande à mesure que le potentiel de charge augmente. La capacité nécessaire diminue plus vite que n'augmente le potentiel de charge.

Mais la question a été tout à fait mise au point par Cluzet qui a montré que la formule de Weiss déjà indiquée pour l'état variable (§ 391), trouvait ici aussi son application ; et jusqu'à nouvel ordre, c'est cette formule Weiss-Cluzet que nous adopterons comme l'expression la plus parfaite de la relation qui unit la réponse musculaire aux différents facteurs définissant la décharge.

419. Formules exprimant la loi d'excitation par les condensateurs. — Plusieurs formules ont été proposées pour exprimer les relations entre l'excitation et la réponse musculaire. Voici celle de Hoorweg :

$$V = AR + \frac{B}{C}$$

dans laquelle V est le potentiel de charge, R la résistance du circuit et C la capacité du condensateur, A et B étant des constantes dépendant des conditions de l'expérience. Cette formule implique que toute la décharge est employée à l'excitation, et ne met pas en jeu la question temps. Elle est moins générale que celle de Weiss dans laquelle elle peut rentrer d'ailleurs.

La formule de Weiss : $Q = a + bt$ trouve son application complète ici, ainsi que l'a montré Cluzet et ainsi qu'il l'a vérifié expérimentalement.

Je vais tâcher de le faire comprendre.

Si l'on se rappelle les données exposées (§ 205), on sait :

1° Que la courbe de décharge d'un condensateur est une exponentielle, ce qui signifie que si durant un temps t le potentiel initial V_0 ou la charge initiale Q_0 sont réduits à moitié de leur valeur, durant un second espace de temps t^1 égal à t la réduction est encore la moitié du reste (ou le $1/4$ des valeurs initiales) et ainsi de suite.

2° Que le temps t nécessaire pour réduire V_0 ou Q_0 à moitié de leur valeur est d'autant plus grand, dans un circuit de résistance sans self R réunissant les deux armatures d'un condensateur de capacité C, que R et C sont plus grands. Plus précisément $t = 0,69$ RC.

A ces données il faut ajouter la suivante :

3° Quand on excite les muscles et les nerfs par la décharge des condensateurs, toute la décharge n'est pas employée à l'excitation. Il paraît établi que dans la décharge il faut considérer deux parties, la première O H (*fig.* 242) qui s'étend depuis le début jusqu'au moment où l'intensité est tombée à la valeur b (intensité liminaire du courant continu fermé à la main) et qui est seule active, la deuxième HX qui comprend toute la queue de la décharge et qui s'étend depuis le moment où l'intensité a la valeur b jusqu'à la fin. De fait un condensateur, de capacité si grande qu'elle soit, chargé au potentiel bR [1]

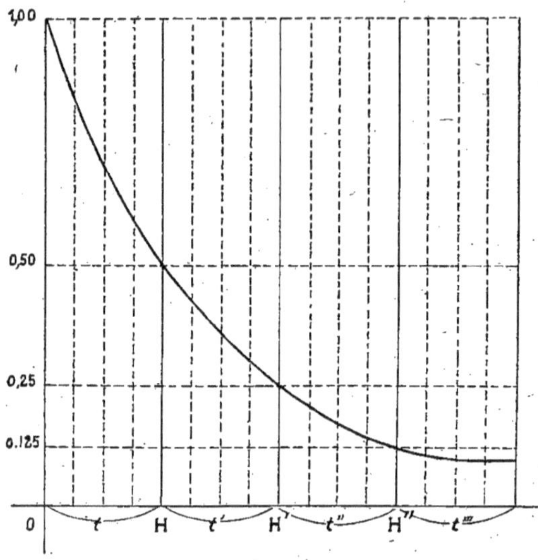

FIG. 242.

c'est-à-dire à un potentiel tel que l'intensité du courant initial soit rigoureusement égale à b, ne donne jamais de contraction. Il faudrait, pour qu'il donne une contraction, que sa capacité soit infinie, c'est-à-dire qu'on ait affaire à une source de courant continu.

Cette dernière proposition fait voir que le temps utile t de la décharge est égal [2] à R C $\log_e \dfrac{V_0}{b\mathrm{R}}$ (dans le cas particulier ou $V_0 = 2\,b\,$R on a $t =$ R C $\log_e 2 = 0{,}69$ R C).

La formule de Weiss $Q = a + bt$ devient ainsi :

$$Q = a + b\,\mathrm{RC}\,\log_e \frac{V_0}{b\mathrm{R}} \quad \text{(Cluzet).}$$

Dans le cas particulier où $V_0 = 2\,b\,$R elle devient (§ 205) :

$$Q = a + 0{,}69\,b\,\mathrm{RC}.$$

---

[1] On sait que dans tout circuit la différence de potentiel V est égale au produit de l'intensité I par la résistance R (loi d'Ohm) V = IR. La différence de potentiel bR est la différence de potentiel liminaire pour le courant continu,

[2] En effet, en appelant t le temps utile ou temps au bout duquel V_0, différence de potentiel initiale, est réduite à bR, on a :

$$b\mathrm{R} = \mathrm{V}_0.e^{-\frac{t}{\mathrm{RC}}}, \text{ d'où } = \frac{V_0}{b\mathrm{R}} = e^{\frac{t}{\mathrm{RC}}} \text{ et } \log_e \frac{V_0}{b\mathrm{R}} = \frac{t}{\mathrm{RC}}; \text{ d'où } t = \mathrm{RC}\,\log_e \frac{V_0}{b\mathrm{R}}.$$

420. Mesure du rapport de Weiss $\frac{a}{b}$ ou chronaxie. — La mesure du rapport $\frac{a}{b}$ par le procédé Lapicque-Bourguignon se fait, nous l'avons dit, par l'emploi des condensateurs.

On cherche la rhéobase b ou intensité liminaire avec le courant continu, ce qui donne le voltage b R. On double ce voltage. On charge un condensateur réglable au potentiel $V_o = 2\,bR$. On cherche la capacité liminaire C. On a alors $\frac{a}{b} = 0{,}31$ RC. Voici pourquoi.

Regardons la figure 242. La quantité efficace est celle qui est dépensée pendant le temps t, c'est-à-dire la différence entre la charge initiale (au moment O) et la charge au moment H. Cette quantité est égale à bRC car la quantité totale ou charge initiale est CV_o (ou $2\,bR \times C$) et la quantité de queue inefficace ou charge au moment H est CbR. En retranchant cette quantité de queue de la quantité totale, il reste CbR.

Écrivons donc la formule de Weiss :

$$CbR = a + bt.$$

Il vient :

$$RC = \frac{a}{b} + t.$$

Mais $t = 0{,}69$ RC.
Donc

$$\frac{a}{b} = RC\,(1 - 0{,}69) = 0{,}31\,RC.$$

421. Quelques difficultés dans la mesure du rapport de Weiss $\frac{a}{b}$ par le procédé Lapicque-Bourguignon. — Quelques objections peuvent venir à l'esprit à la lecture des paragraphes qui précèdent. Nous allons nous arrêter aux deux principales.

Tout d'abord, comme il s'agit de mesurer des courants de quelques dix millièmes de seconde de durée, il faut renoncer à mesurer les intensités, car il n'y a pas de milliampèremètre qui puisse donner instantanément l'intensité d'ondes aussi brèves. On doit donc recourir à la mesure du voltage.

Il n'y aurait à cela aucun inconvénient si la résistance du corps était une résistance métallique et si cette résistance était rigoureusement constante quel que soit le voltage. Alors en effet on pourrait regarder les différences de potentiel comme proportionnelles aux intensités conformément à la loi d'Ohm.

Malheureusement nous avons affaire à une résistance électrolytique et la résistance du corps, comme les résistances électrolytiques en général, varie avec le voltage.

Si donc il nous faut 30 volts pour obtenir par exemple 4 milliampères intensité liminaire, nous n'avons pas le droit de conclure à un courant de 8 milliampères quand nous doublons le voltage à 60 volts. On arrive à atténuer cette cause d'erreur jusqu'à la rendre presque négligeable en noyant pour ainsi dire la résistance variable du corps dans une résistance métallique invariable bien supérieure, 10.000 ohms par exemple et montée en série avec elle. L'intensité est alors à peu près proportionnelle au voltage, la résistance totale ne variant que d'une fraction faible quand varie la résistance du corps. On met habituellement une seconde résistance en dérivation sur le corps.

Ainsi en ne s'astreignant pas à une trop grande rigueur de précision, on peut admettre que l'intensité est vraiment double quand le voltage est doublé.

La seconde difficulté est la suivante. Par définition, la caractéristique d'excitabilité désigne le rapport $\frac{a}{b}$ d'une quantité liminaire instantanée à une compensation d'intensité de fuite quand le courant est continu. Il n'apparaît pas clairement à l'esprit que ce rapport soit le même et ait la même valeur quand du courant continu on passe au courant de décharge des condensateurs.

Or, la seconde mesure, c'est-à-dire la mesure de $t = \frac{a}{b}$ se fait avec le courant de décharge des condensateurs. Ce courant de décharge a une courbe toute différente de celle du courant continu.

Son intensité décroît rapidement avec le temps suivant la formule exponentielle

Mais M. Weiss a démontré expérimentalement que si l'on accidente l'onde excitatrice de durée t, si on modifie sa courbe, si on l'interrompt, etc., elle continue à produire le seuil de l'excitation à condition que la quantité d'électricité mise en jeu reste la même et que cette quantité continue bien de répondre à la formule $Q = a + bt$, d'où cette loi formulée par lui. Quand les excitations électriques ont la même durée, il faut pour arriver au seuil de l'excitation, mettre en jeu la même quantité d'électricité, quelle que soit la forme de l'onde.

Nous sommes donc autorisés à utiliser le procédé mixte et à nous servir du voltmètre. Seule peut rester discutable la rigueur absolue du coefficient et son invariabilité suivant la forme de la queue de décharge inactive. Mais nous n'entrerons pas ici dans cette discussion.

422. Quelques autres procédés de mesures. — Pour éviter d'avoir à doubler le voltage, Lapicque a proposé de substituer à la notion de la chronaxie celle du temps utile, ou mesure du temps nécessaire pour que le courant continu liminaire produise le seuil de la réponse quand on diminue de plus en plus sa durée de passage. Cette mesure est faite par lui à l'aide du chronaximètre, appareil rotatif qui ferme et rompt le courant dans des temps très courts. Ainsi le voltage reste constant et l'on n'a à tenir compte que des variations de la résistance du corps à voltage constant avec le temps, résistance qui, on le sait, va en diminuant, abstraction faite des phénomènes de polarisation

Mais le temps utile de Lapicque, outre son inconvénient de ne pas avoir une valeur physiologique aussi significative que le rapport $\frac{a}{b}$, a le défaut de ne pouvoir être déterminé de façon aussi rigoureuse.

Cluzet a proposé de mesurer la caractéristique d'excitabilité par un procédé un peu différent. Le calcul montre que l'onde de décharge des condensateurs qui donne le seuil avec le minimum d'énergie $\frac{1}{2}$ QV ou $\frac{1}{2}$ CV² a une durée

efficace égale à $\frac{a}{b}$. Cette durée est 1,26 RC. Il suffit dès lors de déterminer le voltage qui produit le seuil de l'excitation avec des capacités mesurées en microfarads de 0,01, 0,02, 0,03, etc... On calcule dans chaque cas l'énergie dépensée en effectuant le produit C × V²; on voit quel est le produit minimum.

On n'a plus qu'à effectuer le calcul $\frac{a}{b} = 1.26$ RC, la capacité C étant celle du condensateur qui a donné cet optimum. Cluzet a expérimenté cette méthode sur une large échelle pendant la guerre (*Paris médical*, 31 mars, 1917).

423. Actions physiologiques des courants de décharge des condensateurs. — En principe l'action de ces décharges est la même que celle des ondes faradiques à quantité d'électricité égale et à durée égale. Les décharges isolées produisent une contraction dès que la quantité mise en jeu atteint la valeur liminaire $a + bt$. Une série de décharges de plus en plus rapprochées tendent à produire le tétanos physiologique.

Jusqu'ici on a peu employé les condensateurs de grande capacité chargés à faible tension pour l'excitation du système neuro-moteur. Au contraire on s'est beaucoup servi des condensateurs de faible capacité chargés à haut voltage, en particulier sous la forme de courants de Morton.

L'expérience paraît avoir démontré que l'effet moteur de ces courants peut atteindre une grande puissance sans provoquer de douleur, et cet effet se manifesterait aussi bien sur les muscles à fibres lisses que sur les muscles à fibres striées. Toutefois des expériences comparatives sérieuses seraient nécessaires pour juger ces dernières conclusions, car les ondes très courtes comme celles-ci (V_o élevé, C faible, t faible) doivent d'une façon générale être regardées comme l'excitant rationnel de la fibre striée tandis que les ondes étalées (V_o faible, C élevée, t long) conviennent aux fibres lisses. Il n'en est pas moins vrai que les courants de Morton paraissent donner d'excellents résultats dans les atonies gastro-intestinales, comme nous le verrons dans la troisième partie de cet ouvrage.

CHAPITRE III

ACTION PHYSIOLOGIQUE
DES COURANTS DE HAUTE FRÉQUENCE

424. Généralités sur l'action physiologique des courants de haute fréquence. — Rappelons tout d'abord que les courants de haute fréquence sont constitués par des oscillations isochrones et rapidement amorties comme l'indique le diagramme de la figure 243.

On peut les appliquer de différentes manières à l'organisme :

1º Directement, au moyen de deux électrodes prises en dérivation sur l'hélice du dispositif de d'Arsonval, ou, en général, sur un circuit doué d'une certaine self, réunissant en court-circuit les armatures externes des condensateurs ;

2º On peut soumettre les sujets à une application générale par auto-conduction ou encore par le procédé du lit condensateur ;

3º Enfin pour obtenir des effets surtout locaux, on peut se servir du rayonnement électrique, effluve, étincelle, sous leurs différentes formes.

Qu'on applique le courant directement, qu'on soumette le sujet à l'auto-conduction, ou même qu'on le soumette simplement au rayonnement élec-

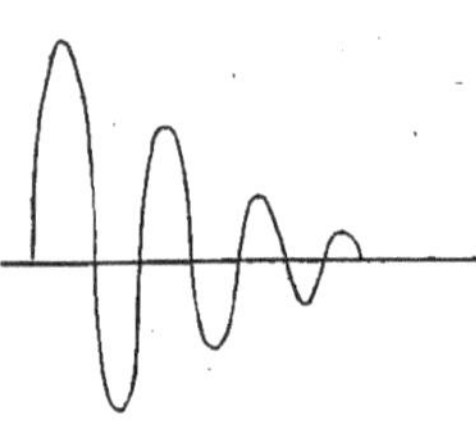

trique, tout son corps se trouve être (soit par action directe, soit par influence), le siège de différences de potentiels oscillants excessivement élevées. Dans tous les cas le premier phénomène qui frappe le physiologiste, c'est que malgré la grande intensité et la très haute tension des courants qui traversent le corps, le système neuro-musculaire et le système neuro-sensitif ne répondent pas à leur excitation ; en un mot le muscle ne se contracte pas, et le sujet ne ressent rien

FIG. 243.

Aussi formerons-nous un premier groupe de ces faits d'inexcitabilité

Un second fait, c'est que, sous leur influence, les nerfs sensitifs subissent une action inhibitoire particulière, d'où anesthésie. A cette même catégorie se rattache le relâchement des fibres lisses de l'appareil vaso-moteur, d'où : congestion, sudation, modification de la tension artérielle.

Un troisième groupe de phénomènes comprendra les modifications physiologiques résultant d'une action prolongée : ce sera le groupe des actions sur la nutrition générale, sur la vie cellulaire, sur les fonctions de la cellule. A ce groupe se rattachent les actions sur les microbes, les toxines.

Nous réserverons une quatrième division pour l'étude de l'action locale de l'effluve ou de l'étincelle sur les téguments, au lieu même de l'application.

425. 1º Le système neuro-musculaire et le système neuro-sensitif ne répondent pas à l'excitation des courants de haute fréquence. — Lorsqu'on soumet le corps à l'application directe des courants de haute fréquence, ou à l'auto-conduction, ou au rayonnement localisé sous forme d'effluves par exemple, il est le siège de courants directs ou induits d'une puissance qui peut atteindre une valeur considérable. On peut mettre en lumière ces courants par des expériences frappantes devenues classiques depuis les communications faites par M. d'Arsonval à plusieurs sociétés savantes. On sait qu'en plaçant un ou plusieurs sujets dans un circuit pris en dérivation sur les extrémités de l'hélice de self du dispositif d'Arsonval, ces sujets sont traversés par un courant capable d'allumer une lampe de 100 bougies 110 volts, intercalée dans le circuit, par exemple entre une main de l'un d'eux et une main de l'autre. On sait aussi que lorsqu'un sujet est placé dans un champ d'auto-conduction puissant il peut, en arrondissant les bras, allumer une lampe dont il tient les pôles par l'intermédiaire de deux bains de solution saturée de chlorhydrate d'ammoniaque légèrement alcaline, dans lesquels il plonge les mains, grâce aux courants d'auto-conduction dont il est le siège.

On sait enfin que lorsqu'une partie du corps est arrosée d'effluves de haute fréquence, on peut tirer des étincelles de tous les points des téguments, ce qui prouve que tout le corps est soumis aux potentiels oscillants.

Or dans ces différents cas où la puissance des courants qui traversent le corps est manifeste, il n'y a ni secousse musculaire, ni secousse sensitive, si toutefois on met de côté les secousses de basse fréquence dues au choc initial d'une étincelle ou à différentes causes liées en particulier à de mauvaises conditions expérimentales (détonateur mal réglé comme distance explosible ; boules déformées ou mal polies ; étincelle insuffisamment soufflée ; mauvais contact ou petite interruption dans les circuits ; armatures du condensateur mal appliquées sur le diélectrique ; capacité ou self trop grandes ; mauvais fonctionnement de l'interrupteur (d'Arsonval).

Tel est le fait, il faut l'expliquer.

426. Pourquoi les systèmes neuro-musculaire et neuro-sensitif ne répondent-ils pas aux courants de haute fréquence ? — M. d'Arsonval a, dès le début, écarté l'hypothèse qu'on a encore émise depuis, que ces courants affectaient la surface du corps sans le pénétrer. Dans les conducteurs métalliques en effet, à mesure que la fréquence augmente, le courant tend à se localiser à leur surface. Mais cette loi n'est vraie que pour les corps à conductibilité métallique. Au contraire, pour les corps à conductibilité électrolytique, le courant pénètre la masse même du corps, d'autant plus que sa résistivité est plus élevée. Expérimentalement M. d'Arsonval a établi cette pénétration au moyen d'un cylindre d'eau salée à 7 0/00.

En soumettant ce volume d'eau salée au passage d'un courant de haute fréquence, il a constaté que l'intensité dans les parties centrales et dans les parties périphériques ne diffère pas sensiblement. Une expérience de Maragliano confirme ces faits : on voit devenir incandescente une lampe électrique placée dans la cavité thoracique d'un chien, les pôles de cette lampe étant en relation avec deux petites plaques métalliques appliquées des deux côtés opposés de la plèvre pariétale (Cf. *Arch. d'élec. méd.*, 1901, 750).

D'ailleurs si cette hypothèse était vraie, il serait impossible d'expliquer les actions profondes qu'exercent les courants de haute fréquence sur les fonctions de nutrition en particulier.

La deuxième explication qu'il en a donnée, explication généralement acceptée aujourd'hui, est la suivante :

De même que le nerf optique ne répond qu'aux excitations dont la période est inférieure à 728 billions par seconde (violet) et supérieure à 497 billions (rouge), de même que le nerf acoustique ne répond aussi qu'à des vibrations comprises entre 32 et 60.000 environ par seconde, de même les nerfs de la sensibilité générale et les nerfs moteurs ne répondent qu'à des excitations dont la période est inférieure à 10.000 environ par seconde. Ce serait donc simplement par suite d'un défaut d'adaptation à une période donnée que la réponse des systèmes neuro-moteur ou neuro-sensitif n'aurait pas lieu.

A mon avis, la formule d'excitation des nerfs et des muscles de M. Weiss suffit à elle seule à la compréhension de ce phénomène à première vue paradoxal, et qui serait incompréhensible si l'on admettait la formule de du Bois-Reymond. Je vais insister sur ce point.

427. Analyse de ce phénomène d'inexcitabilité par l'application de la formule de Weiss. — Les expériences de M. Weiss prouvent qu'une onde d'une certaine hauteur ne provoque de contraction qu'à la condition d'avoir une certaine durée. Si, après la courbe ascendante de fermeture d'un courant continu, il y a un plateau d'une certaine durée, d'une durée telle qu'on arrive au seuil de l'excitation, on sera certain de tomber au-dessous du seuil de l'excitation si l'on diminue ce plateau ou si on l'accidente par des interruptions. Pour retrouver le seuil de l'excitation avec la nouvelle forme d'onde, il faudrait augmenter l'intensité. Supposons que l'accident en question ait été une chute à o puis une onde inverse, la

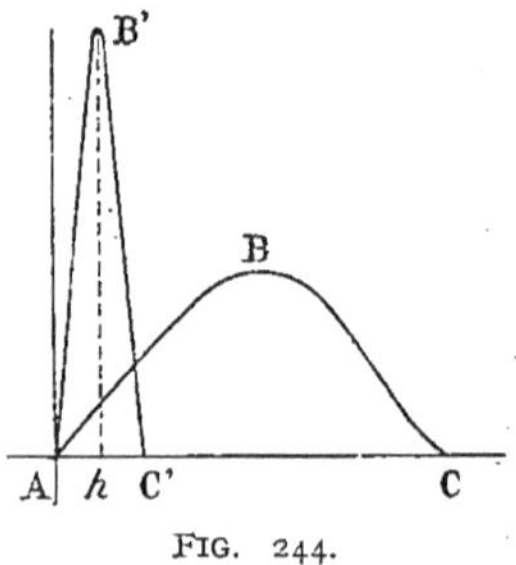

FIG. 244.

perturbation survenue au moment du renversement aggravera encore la difficulté d'atteindre le seuil de l'excitation. On forcera encore l'intensité. En multipliant les accidents et les inversions, il arrivera un moment où quelle que soit la durée totale des ondes successives alternatives et quelle que soit la quantité totale d'électricité mise en jeu (total arithmétique) il n'y aura jamais excitation.

Pour que le seuil soit atteint, il faudrait que l'une au moins des ondes, la première dans notre cas particulier, atteigne la quantité requise.

Soit cette onde ABC (*fig.* 244) (en abscisses les temps, en ordonnées les intensités). Pour qu'elle produise une contraction, il faudrait que la quantité mise en jeu (aire de la figure ABC) soit au moins égale à $a + bt$.

Si l'on diminue le temps t indéfiniment, c'est-à-dire si on opère avec des ondes de plus en plus courtes, avec des ondes de 1/1000 et 1/10.000 de seconde, évidemment, à mesure que la durée de l'onde diminue, la quantité Q nécessaire pour l'excitation diminuera aussi, le terme bt devenant de plus en plus petit, presque nul. Mais la quantité fixe, égale à a, reste toujours nécessaire, et cette quantité demande, pour être obtenue, une hauteur de l'onde progressivement croissante au fur et à mesure que l'onde devient plus rapide. A mesure que les branches AB' et B'C' de la courbe se rapprocheront, la hauteur B'h de la courbe devra s'élever pour que la quantité représentée par l'aire AB'C' reste égale au moins à a, et l'on conçoit, par ce raisonnement encore, qu'il viendra un moment où, si élevé que soit B', on ne pourra atteindre la quantité Q nécessaire à provoquer la réponse.

Donc, ni avec une onde isolée, ni avec une succession d'ondes, chaque onde inverse affaiblissant l'effet de la précédente dans ces temps très courts, on ne peut atteindre le seuil de l'excitation en appliquant purement la formule de M. Weiss à l'étude des phénomènes de haute fréquence.

Si, par contre, on supprimait toutes les ondes d'un même signe pour ne conserver que celles de signe contraire, on arriverait au seuil par la sommation algébrique des ondes sucessives dès que cette somme serait égale à $a + bt$.

Je crois avoir démontré cette proposition en montrant les effets moteurs des courants de haute fréquence triés par les soupapes à vide (§ 160).

Quand on applique directement sur un point moteur une électrode reliée au pôle d'effluvation d'un résonateur avec interposition d'une soupape de Villard, une autre région du corps étant réunie au même pôle avec interposition d'une soupape montée en sens inverse, on voit se produire de puissantes contractions.

428. 2° **Effets anesthésiques des courants de haute fréquence. Action inhibitoire. — Action sur les fibres lisses du sytème vasculaire** (d'Arsonval). — Dès le début de ses travaux sur les courants de haute fréquence, M. d'Arsonval a fait remarquer l'action particulière des courants de haute fréquence sur le système neuro-musculaire, action désignée par Brown Sequard sous le nom d'inhibition. Sous les électrodes, les tissus deviennent rapidement moins excitables. Ainsi il faut augmenter l'intensité des secousses d'ouverture ou de fermeture d'un courant continu, de même que l'intensité du courant faradique, pour atteindre le seuil de l'excitation après une application des courants de haute fréquence sur une région. Cette diminution de l'excitabilité peut aller jusqu'à l'analgésie.

L'inhibition qui frappe le système vaso-moteur explique l'abaissement de la tension artérielle chez les animaux soumis à la haute fréquence. Ainsi si l'on place un manomètre à mercure dans la carotide d'un chien, on constate dès les premiers moments de l'électrisation, une diminution de pression de plusieurs centimètres de mercure. A la même cause se rattache le phénomène de la dilatation des vaisseaux de l'oreille chez le lapin en expérience, comme aussi la sudation généralisée chez les sujets soumis à l'auto-conduction.

Par contre l'étincelle provoque une contraction spasmodique du système musculaire lisse, d'où anémie des tissus et phénomène de la chair de poule. A cette anémie spasmodique correspond une augmentation de la pression artérielle, surtout manifeste si l'on arrose d'étincelles le rachis. Moutier estimait que la pression artérielle pouvait s'élever de 4 à 8 centimètres, en arrosant d'étincelles la colonne vertébrale de haut en bas.

D'ailleurs les phénomènes de vaso-dilatation signalés tout à l'heure ne persistent pas. Ils sont suivis d'une vaso-constriction énergique avec relèvement de la tension artérielle qui persiste assez longtemps après l'expérience.

Lorsqu'on soumet un point du corps à l'effluvation il se produit de même, après la fin de l'expérience, une réaction en sens inverse suivie de plusieurs oscillations en dessus et en dessous de la valeur de la pression artérielle normale. (Oudin, expériences faites avec le sphygmo-manomètre de Laulanié)

429. 3° Modifications physiologiques résultant de l'action prolongée des courants de haute fréquence. — Les actions physiologiques générales résultant de l'application prolongée des courants de haute fréquence sont multiples. Elles peuvent se répartir ainsi :

α) Actions sur les échanges respiratoires.

β) Action sur la thermogénèse animale.

γ) Action sur la sécrétion urinaire.

δ) Actions sur la vie cellulaire individuelle, sur les microbes, leurs fonctions, les toxines.

Nous devons étudier successivement ces différents groupes qui montrent l'action profonde des courants de haute fréquence sur la nutrition et le fonctionnement des tissus et des cellules

430. α) Action sur les échanges respiratoires. — Cette action étudiée dès le début de ses travaux sur les hautes fréquences par M. d'Arsonval, se manifeste extérieurement par l'augmentation du nombre et de l'amplitude des mouvements respiratoires.

Le dosage des gaz expirés indique une augmentation d'acide carbonique. M. d'Arsonval a constaté que chez lui-même la quantité de CO^2 éliminé en une heure passait de 17 à 37 litres sous l'influence de l'auto-conduction.

On observe en même temps une diminution du poids du sujet en expérience beaucoup plus grand que la perte à l'état normal (30 grammes au lieu de 6 grammes en 16 heures pour un cobaye, 48 au lieu de 23 pour un lapin). M. d'Arsonval a remarqué en outre qu'après la fin de l'expérience l'animal reprenait du poids, ce qui prouve qu'il y a alors plus d'oxygène absorbé qu'il n'y a de CO^2 éliminé. Cette expérience doit être rapprochée de celle de M. Bouchard, qui a constaté une augmentation du poids du corps pendant la période où le corps, n'ingérant rien, semblerait à première vue devoir perdre plus qu'il n'assimile, comme aussi de celles de Regnault et Reizet sur les animaux pendant le sommeil.

Ces résultats ont été contredits par Querton. Mais cet expérimentateur s'est servi d'un solénoïde de 72 spires, alors que celui de d'Arsonval n'en possède que quelques-unes, de telle sorte que la self énorme du dispositif de Querton a pu modifier considérablement les données de l'expérience. D'ailleurs les travaux de Querton [1] ont prouvé combien les moindres changements dans les conditions extérieures, renouvellement de l'air, température, heure du jour, etc., influaient sur les résultats.

M. d'Arsonval fait observer que « pour ses expériences Querton laissait les animaux dans une atmosphère confinée qui se saturait de plus en plus de

---

[1] V. *Annales d'électrobiologie*, janvier-février 1900 et *Courants de haute fréquence de Dénoyès*, Montpellier, 1902.

CO^2, en raison du renouvellement insuffisant de l'air, et que, chez un animal placé dans ces conditions,le taux des échanges nutritifs baissait notablement ; que par conséquent le fait d'avoir trouvé le même poids d'acide carbonique, au lieu d'une diminution, prouvait que la haute fréquence avait, dans une certaine mesure, compensé les résultats dus aux défectuosités de l'expérience». (Doumer et Oudin, *Ann. d'électrobiol.*, sept.-oct. 1900).

Enfin, des expériences de Tripet [1] et de Guillaume [2], il résulte que les courants de haute fréquence augmentent l'activité de réduction de l'oxyhémoglobine surtout chez les malades à nutrition ralentie, tandis qu'ils la diminueraient chez les sujets à activité de réduction exagérée (Cf. Dénoyès).

431. β) Action sur la thermogenèse animale. — Des expériences de d'Arsonval faites au moyen de l'anémo-calorimètre, il résulte que la quantité de chaleur dégagée par le corps atteint presque le double de la valeur normale sous l'influence des courants de haute fréquence développés par auto-conduction.

Ces conclusions ont été confirmées par Bordier et Lecomte ; Bonniot est arrivé aux mêmes résultats par l'emploi du lit condensateur.

432. γ) Action sur la sécrétion urinaire. — Les courants de haute fréquence, d'après les expériences faites sous la direction de M. d'Arsonval dans le service de M. Charrin, augmentent l'élimination des matières extractives (urée en particulier) et la toxicité urinaire. Il y a en même temps diminution du soufre neutre ou non complètement oxydé (Réale et de Renzi : expériences sur le dosage de l'acide oxyprotéïque). Apostoli et Berlioz concluent d'une série d'expériences cliniques que, sous l'action de la haute fréquence, le rapport de l'acide urique à l'urée tend à se rapprocher de la normale 1/40, et que l'acide phosphorique et l'acide urique conservent sensiblement le même rapport.

Le traitement par le lit condensateur paraît donner des résultats plus rapides que le traitement par l'auto-conduction. Morton, opérant sur les rhumatisants chroniques, constate une augmentation du taux de l'urée et une diminution du taux de l'acide urique.

L'augmentation, chez les sujets normaux, de l'acide urique et de l'acide phosphorique qui conservent leur même rapport, explique d'après Réale et de Renzi l'action favorable des courants de haute fréquence chez les diabétiques. Cette augmentation simultanée indiquerait en effet l'action de ces courants sur la nucléine, source probable du sucre.

Dénoyès, Martre et Rouvière ont repris ces expériences et ont effectué trois séries de recherches :

α) Dosages chimiques.
β) Épreuves de toxicité.
γ) Détermination du point de congélation.

De ces expériences très importantes (*C. R. Ac. Sc.*, juillet 1901), dont la description se trouve consignée complètement dans le traité de Dénoyès, il résulte que :

1° Sous l'influence des courants de haute fréquence il y a augmentation

---

[1] *C. R. Ac. Sc.*, 25 juin 1900.
[2] *Annales d'électrobiologie*, mai-juin 1900.

du volume d'urine, de l'urée, de l'acide urique, de l'azote total, du rapport azoturique, des phosphates, des sulfates et des chlorures éliminés;

2° Il y a une augmentation du coefficient urotoxique et diminution du nombre de molécules élaborées moyennes nécessaires pour tuer un kilogramme d'animal (¹). Cette dernière observation a une grande importance puisqu'elle montre que l'augmentation de la toxicité est due, en partie du moins, à une augmentation de la qualité toxique de la molécule, et non à une augmentation du nombre des molécules toxiques.

Ces conclusions ont été confirmées par une série d'autres travaux de Dénoyès, basés sur l'étude cryoscopique de l'urine des sujets traités suivant la méthode de M. Bouchard.

Les modifications se maintiennent quelques jours.

433. δ) Action sur la vie cellulaire individuelle, sur les microbes, leurs fonctions, les toxines, etc. — Les courants de haute fréquence ont une influence aussi sur la vie cellulaire. Ils paraissent agir, par exemple, sur la germination des plantes, sur la vie des microorganismes.

Les expériences relatives à leur action sur les microbes et les toxines (d'Arsonval et Charrin, sur le B. pyocyanique et la toxine diphtérique ; Bonome, Viola et Casciani, Dubois, sur la toxine streptococcique ; d'Arsonval et Phisalix, sur le venin de cobra) convergent à peu près toutes malgré de notables différences de résultats vers cette conclusion : que certaines toxines paraissent atténuées par les courants de haute fréquence surtout sous la forme autoconduction, la plus appropriée à agir sur les éléments infiniment petits des préparations soumises à leur action (d'Arsonval).

L'action directe sur le corps cellulaire des microbes paraît plus douteuse. Ainsi des B. pyocyaniques conservent leurs fonctions chromogène et pathogène après avoir été soumis à la haute fréquence, alors que la coloration de la culture pendant l'expérience était altérée (d'Arsonval et Charrin). Cependant, dans certains cas, le bacille semble se reproduire moins vite (expériences des mêmes auteurs).

Marmier a opposé aux conclusions des précédents expérimentateurs que l'élévation thermique pouvait à elle seule expliquer les différents effets observés. Mais de nouvelles expériences faites par d'Arsonval en se mettant à l'abri de toute élévation de température ont donné des résultats comparables à ceux déjà obtenus.

434. Effets physiologiques locaux des effluves, étincelles. — Si nous laissons de côté les effets généraux résultant de l'effluvation localisée, effets qui sont les mêmes (mais plus faibles) que ceux des autres procédés, nous avons peu de chose à dire de l'action de l'effluve et de l'étincelle sur les téguments sains. Une vaso-constriction énergique se produit à l'endroit où une étincelle ou bien une aigrette puissante frappe la peau. Si la durée de l'expérience se prolonge, on provoque des troubles se manifestant par l'apparition de phlyctènes, et le processus d'altération des téguments peut être parfois très intense et très profond. L'action de l'effluvation sur les tissus morbides constitue un chapitre important de l'électrothérapie.

L'effluve paraît sans action sur les toxines (Doumer et Oudin).

______

(¹) Cf. à ce sujet, BOUCHARD, Troubles préalables de la nutrition, *Tr. de pathologie*, t. III.

ACTION PHYSIOLOGIQUE DE L'ÉLECTRICITÉ PRODUITE PAR LES MACHINES ÉLECTROSTATIQUES

435. Généralités. — On peut se représenter l'état d'un corps chargé à un potentiel donné comme le résultat d'un changement apporté à son équilibre dynamique. Si la charge qui a été communiquée à ce corps une fois pour toutes ne se perd pas, autrement dit si le corps est parfaitement isolé, le changement est stable ; un équilibre nouveau s'est établi, qui persistera indéfiniment sans dépense d'énergie.

Ce bain statique idéal ne saurait être réalisé parce qu'il est impossible d'isoler complètement un corps, et que pour maintenir ce corps à un potentiel donné, il faut apporter de nouvelles charges au fur et à mesure que des charges se perdent.

On obtient ainsi un état d'équilibre puisque le potentiel est constant, mais c'est un équilibre *fait de mouvement*, nécessitant une dépense d'énergie, et non un *équilibre de repos*.

En un mot, quand on met en relation un corps avec une machine électrostatique, on soumet ce corps à un courant de haut potentiel. Il se produit là absolument le même phénomène que lorsqu'on fait passer un courant galvanique par un conducteur : si l'on considère une section de ce conducteur au moment où elle subit la perturbation de fermeture du circuit, instantanément elle tend à reprendre l'état neutre primitif en transmettant cette perturbation à la section voisine. Mais cette tendance au retour à l'état neutre est immédiatement combattue par une nouvelle perturbation élémentaire transmise comme la première, et le retour à l'état neutre de chaque élément du conducteur est ainsi empêché par la fusion d'une série ininterrompue de perturbations élémentaires sans cesse renouvelées à mesure qu'elles sont transmises.

On voit qu'il n'y a aucun rapport entre ces deux équilibres, et, au point de vue physiologique, il y aurait une différence fondamentale à établir entre l'étude du bain statique idéal, équilibre de repos d'un organisme porté une fois pour toutes à un potentiel donné, et l'étude de l'électrisation par courant constant, que ce soit un courant de basse tension comme le courant galvanique, ou que ce soit un courant de haut potentiel comme le courant produit par les machines électrostatiques.

En réalité le bain statique idéal n'existe pas pour nous et notre tâche se borne à constater tout simplement les effets physiologiques obtenus, lorsqu'on soumet un organisme aux diverses modalités des courants de haut potentiel débités par les machines électrostatiques. Ces modalités sont les suivantes : bain électrique, souffle, étincelles, aigrettes, frictions, chocs.

436. Classification des modes d'application de l'énergie fournie par les machines électrostatiques.

— Avec les machines bipolaires que nous employons actuellement, voici comment on peut synthétiser les différents effets utilisés en médecine. Fermons le circuit sur le sujet en mettant le corps en relation directement avec les deux pôles. Alors il sera traversé par un courant de très faible débit. L'énergie absorbée par le corps sera très minime, les effets à peu près négligeables. Partons de là pour classer les modes d'emploi des machines électrostatiques.

α) Produisons une interruption dans le circuit, sur le trajet d'un conducteur Si nous écartons un peu les deux extrémités de ce conducteur coupé, des étincelles éclateront entre ces deux pôles de la coupure, donnant lieu à des variations de potentiel dans tout le circuit au moment de la décharge : c'est à cette forme d'excitation que M. Tripier demande de consacrer le nom d'excitation médiate. Si l'on écarte encore les pôles de la coupure et qu'on les munisse de pointes, on a un écoulement continu d'électricité à travers une diélectrique de résistance élevée : l'air. On réalise ainsi un dispositif auquel Albert Weill donne le nom de rhéostat, parce qu'il introduit dans un circuit, primitivement fermé sur des résistances négligeables, une résistance gazeuse très grande qui, en électrostatique, produit des effets comparables à ceux d'un fil de ferronickel mis dans le circuit d'une pile primitivement fermée en court-circuit. Les maximums des différences de potentiels se trouvent aux deux pôles du rhéostat.

β) Au lieu de produire l'interruption sur le trajet d'un conducteur, produisons-la entre la surface des téguments et l'électrode d'un des conducteurs.

Lorsque cette électrode est peu éloignée, il se produit une série d'étincelles arrosant le peau. On peut tamiser cette étincelle en lui faisant traverser une ou plusieurs épaisseurs de drap, c'est alors la friction électrique.

Si cette électrode est éloignée davantage et terminée en pointe, on produit une aigrette, des effluves, un souffle dont la douche est une modalité.

La décharge disruptive ici se produit au contact des téguments, et comme c'est au niveau de cette décharge disruptive que se fait la chute du potentiel et que siège l'action capitale de la franklinisation, toute la catégorie β des effets électrostatiques constitue la « franklinisation immédiate ».

Le bain électrique n'est qu'une forme de franklinisation immédiate, l'électrode séparée du corps, reculée très loin, tout à fait supprimée, est mise ou non à la terre. Le sujet se décharge par toutes les aspérités des téguments dans l'air ambiant.

N. B. — Dans tous les cas, on peut d'ailleurs varier les conditions expérimentales en mettant à la terre soit le sujet, soit l'électrode active. Quand l'opérateur, à la terre, tire des étincelles du sujet, l'ancienne terminologie dit qu'on fait de l'exhaustion; si, au contraire, le sujet est à la terre et reçoit des étincelles, c'est l'irroration.

L'excitation médiate, consistant avant tout dans la production de variations brusques de potentiel dans tout le circuit au moment où se produit l'étincelle à l'interruption du circuit, a surtout de l'intérêt en physiologie et en médecine par ses effets moteurs. Il est une autre modalité d'emploi des machines électrostatiques qui vient naturellement se placer à côté d'elle, c'est le courant de Morton, nous avons parlé de cette forme de courant, dont les effets sont essentiellement moteurs, en étudiant l'état variable.

Nous allons voir maintenant les propriétés physiologiques de ces divers modes d'application.

437. 1° Bain électrostatique. — Le sujet isolé est mis en communication avec un pôle de la machine; l'autre pôle est, en général, mis à la terre. L'électricité s'échappe par toute la surface des téguments, donnant la sensation d'un frôlement de gaze légère. Le corps est ainsi parcouru par un courant de haute tension à l'*état permanent.*

Les effets physiologiques du bain électrostatique d'ailleurs assez controversés sont les suivants :

α) Une augmentation de la fréquence du pouls qui peut se maintenir une huitaine de jours après la fin d'une série de séances (Truchot).

β) Une augmentation de la tension artérielle reconnue par presque tous les expérimentateurs malgré la contradiction avec l'effet α.

γ) Une légère augmentation de la température centrale (Vigouroux), surtout d'après certains auteurs avec le bain positif (Damian), et persistant quelque temps après un traitement de plusieurs séances (Truchot). D'après ce dernier auteur il y aurait aussi une augmentation de la force musculaire, immédiatement après le bain.

δ) Une augmentation des combustions respiratoires (d'Arsonval) due en partie à la production d'ozone, l'oxygène ozonisé étant plus facilement fixé par les globules sanguins que l'oxygène de l'air (Cf. Bordier).

ε) La sécrétion urinaire est puissamment modifiée (Truchot). Le rapport de l'urée à l'azote total est, d'après cet auteur, très augmenté, ce qui prouve que l'oxydation est très activée, l'urée étant le terme final de l'oxydation des produits azotés. Cet effet s'inverse si l'on rapproche les séances ; ce qui a fait dire à Truchot que, dans ce cas, l'organisme brûlant trop vite brûle mal et donne des produits de la combustion incomplètement oxydés.

Les effets physiologiques du bain négatif en particulier sur la sécrétion urinaire ont été étudiés par Martre et Florence à la suite des travaux d'Yvon à ce sujet. Ils constatent une diminution des phosphates, de l'acide urique, du rapport du carbone total au carbone des matières albuminoïdes, ce qui correspond à une diminution du poids de la molécule élaborée moyenne. Le bain statique négatif agirait donc dans le même sens que les courants de haute fréquence, mais à un degré beaucoup plus faible.

ς) Certains effets généraux sont à constater aussi : tels que l'accélération des fonctions digestives, la tendance au sommeil.

438. Souffle électrostatique. — Douche, effluvation. — Le souffle électrique, dû au courant de molécules gazeuses électrisées, produit localement une sensation de fraîcheur qui abaisse la température locale en facilitant l'évaporation cutanée d'une part, et d'autre part, par le contact des molécules gazeuses froides avec les téguments. Bordier a montré que le souffle négatif produit un abaissement plus grand que le positif et que cet abaissement, dans tous les cas, se prolonge après la fin de l'opération, ce qui prouve la profondeur de l'action.

La densité électrostatique est plus faible avec le souffle $+$ qu'avec le souffle $-$. Une expérience de Bordier met parfaitement ce fait en lumière.

« Si l'on prend comme réactif du papier ioduré amidonné qui brunit sous l'action de l'ozone formé, on constate que dans les mêmes conditions le souffle négatif produit une teinte moins large mais plus foncée que le souffle positif. » Le même expérimentateur mesurant avec une sorte d'anémomètre l'intensité du vent a établi que le « vent négatif souffle plus fortement que le vent positif ».

L'angle de la pointe a aussi une grande importance. Des recherches de Bordier il résulte que la surface impressionnée est d'autant plus grande que l'angle de la pointe est plus grand. L'effet optimum est obtenu avec un angle de 90° ou un peu supérieur (Cf. Bordier, *Précis d'électrothérapie*).

Le souffle statique produit aussi un effet sédatif et calmant sur la douleur. Il paraît agir en outre comme stimulant de la vitalité des tissus. Il est probable qu'alors il y a action sur les nerfs trophiques. C'est probablement aussi en agissant sur l'élément nerveux qu'il produit, ainsi qu'on l'a plusieurs fois signalé, un effet favorable sur la voix des chanteurs (§ 648).

439. Étincelle électrostatique. — Friction électrique. — Lorsqu'on fait éclater une étincelle entre l'excitateur et la peau, il se produit divers effets :

α) Des effets sur les nerfs de la sensibilité générale ou sur les nerfs sensoriels dans les régions appropriées.

β) Des effets sur les nerfs vaso-moteurs.

γ) Des effets moteurs.

δ) Des effets généraux.

440. α) Effets sensitifs ou sensoriels de l'étincelle. — L'impression perçue est celle d'une piqûre si l'étincelle est petite et maigre, d'une piqûre et d'un choc si elle est plus forte. Au niveau des nerfs sensoriels tels que le nerf optique, l'étincelle produit les effets des autres excitants de ces nerfs.

441. β) Effets vaso-moteurs de l'étincelle. — Lorsqu'une région est soumise à une pluie d'étincelles, il y a d'abord vaso-constriction : d'où pâleur des téguments ; puis paralysie des vaso-moteurs, relâchement des petits vaisseaux, d'où élévation de la température locale avec rougeur de la peau.

Ces effets, comme l'ont prouvé des expériences de Bordier où les causes d'erreur dues notamment à l'échauffement direct par l'étincelle étaient soigneusement évitées, sont plus accusés avec le pôle $+$ qu'avec le pôle $-$.

Ils varient d'ailleurs d'intensité suivant les sujets et les états pathologiques ; chez les malades atteints de goitre exophtalmique ils atteignent un degré remarquable (dermographisme électrique) (Cf. Bordier, *Arch. d'élect. méd.*, 1898, p. 506 et *Précis d'électroth.*).

442. γ) Effets moteurs de l'étincelle — La sensation de choc profond qui, accompagne l'étincelle est corrélative d'une contraction musculaire. Si au lieu de faire éclater l'étincelle entre l'excitateur et la peau (excitation immédiate), on la fait éclater à un autre point du circuit (excitation médiate), la sensation de piqûre qui accompagne l'étincelle est supprimée, il ne reste que celle du choc, et l'on est alors placé dans les meilleures conditions pour étudier les actions motrices. Les remarquables expériences de Bordier à ce sujet, faites à l'aide du myographe de Marey, montrent que la contraction de l'excitation médiate, lorsque le pôle actif est le pôle positif, est moins brusque moins élevée que celle du pôle négatif, ce qui rapproche ces actions de celles des périodes de fermeture du courant galvanique.

De ses expériences sur la contraction musculaire avec des étincelles médiates de différentes longueurs, le même auteur a pu tirer cette loi que « la grandeur de la contraction musculaire est directement proportionnelle au carré de la longueur des étincelles ».

Si l'on excite le muscle par une étincelle médiate d'une longueur donnée en se servant comme excitateur de sphères métalliques de diamètres progressivement croissants, on peut voir que plus la sphère est grosse, plus la secousse est forte. Les autres conditions de l'expérience restant les mêmes, Bordier a constaté expérimentalement la proportionnalité de la grandeur de la secousse au diamètre de l'excitateur.

Il a montré aussi par le même procédé l'influence de la densité électrique sur la contraction musculaire. Il prend un excitateur médiat dont la boule qui doit être appliquée sur la peau est interchangeable, c'est-à-dire qu'on peut employer une série de boules de différents diamètres. Plus la boule est petite, plus la densité électrostatique est grande, la surface de contact étant d'autant plus petite que la boule est plus petite. Ses expériences ont prouvé le fait, prévu par la théorie, que plus la densité est grande, plus la secousse est forte. On obtient donc des effets d'autant plus grands que l'on emploie des excitateurs plus petits ; le maximum est obtenu avec la pointe dans l'excitation médiate. Il serait plus grand encore, à égalité d'énergie, si l'on excitait immédiatement le sujet, la densité étant alors maxima en raison de la section excessivement petite de l'étincelle comparée même à celle de la pointe.

443. δ) Effets généraux et autres effets de l'étincelle. — Friction électrique. — Les effets de l'étincelle sont plus profonds qu'on ne pourrait le supposer d'abord. Les excitations motrices prouvent en effet que les variations de potentiel au moment de la décharge affectent les couches souscutanées. Ces effets sont rendus plus manifestes encore par l'étude des phénomènes moteurs de la franklinisation hertzienne.

La friction électrique, qui n'est qu'un arrosage par une étincelle divisée, produit aussi des actions éloignées dont le résultat est un effet sédatif (Vigouroux).

Prolongée et localisée en un même endroit, la pluie d'étincelles amène la formation de phlyctènes. On peut faire une sorte de franklinisation immédiate avec le dispositif de Morton, en se servant d'un excitateur tenu à une petite distance de la peau. Les effets de l'étincelle sont alors comparables à ceux de l'étincelle de haute fréquence et de l'étincelle électrostatique. Il en est de même de ceux de l'effluve.

La véritable application des courants de Morton consiste à placer l'électrode active directement sur les téguments, le sujet étant à la terre ainsi que l'armature externe de l'autre condensateur. Alors à chaque étincelle, le sujet est soumis à une variation brusque de potentiel suivie d'oscillations isochrones et rapidement amorties, caractéristiques de la décharge de condensateurs dans certaines conditions.

ACTIONS PHYSIOLOGIQUES DES DIVERSES RADIATIONS. —LUMIÈRE. — CHALEUR. —RAYONS X. — RADIATIONS ET ÉMANATION DES CORPS RADIOACTIFS.

444. Généralités. — L'étude synthétique des différentes radiations devrait comprendre en réalité l'étude des radiations hertziennes, des rayons caloriques, infra-rouges, lumineux, ultra-violets, et de ces multiples rayonnements nouveaux qui, sous le nom de rayons X, rayons secondaires, rayons cathodiques, rayons des substances radioactives, etc., viennent prendre place dans la gamme des longueurs d'onde, ou bien se révèlent comme des émissions de particules élémentaires de matière.

Cette étude synthétique n'est pas encore possible aujourd'hui.

En outre, pour l'embrasser tout entière, il faudrait sortir du cadre de cet ouvrage qui s'adresse avant tout au médecin électricien.

Toute la partie inférieure de la gamme des vibrations transversales de l'éther constituant les ondulations hertziennes, se trouve étudiée dans le bloc des effets de la haute fréquence, nous n'en parlerons donc pas ici.

Dans le groupe des radiations caloriques nous devrons nous borner à une étude très limitée de la chaleur provenant de la transformation de l'énergie électrique, sans quoi ce serait la physiologie générale de la chaleur qu'il faudrait écrire et aussi l'histoire des brûlures et des gelures, qui constitue un chapitre spécial de tous les traités de pathologie. Par contre, nous devrons dire un mot de la galvanocaustique qui y trouve sa place naturelle.

Nous devrons aussi limiter l'étude physiologique de la lumière dont le champ est si vaste, et nous restreindre aux notions nécessaires à la compréhension de la méthode Finsen dont on verra l'emploi dans la partie thérapeutique.

A. — ACTIONS DE LA CHALEUR

445. Action de la chaleur radiante de source électrique sur l'organisme. — Un certain degré de chaleur moyenne est indispensable à l'organisme. La physiologie générale enseigne par quels procédés de régulation les êtres se maintiennent à une température constante malgré les variations de la température extérieure.

Néanmoins ces variations de température extérieure produisent certains effets physiologiques et, par suite, sont susceptibles d'applications thérapeutiques.

En raison des différences d'actions physiologiques et par suite curatives, on distingue trois modes différents d'application de la chaleur.

1° La chaleur humide (bain chaud, cataplasme, fomentation, bains d'air saturé de vapeur, etc.) dont nous ne nous occuperons pas ici. Disons seulement que le bain de vapeur devient dangereux au-dessus de 45° (vertiges, syncopes, congestions, hémorragies) à cause du défaut d'évaporation à la surface des téguments, ou dans les voies respiratoires si la tête y est comprise.

2° La chaleur sèche (son, sable chaud, thermophore électrique de Cerruti, bain d'air chaud sec). Il faut savoir que si l'on peut élever la température d'un bain d'air sec plus que celle d'un bain humide, il est imprudent de dépasser 80°. Le thermophore électrique est une étoffe légère incombustible dans laquelle circulent des fils résistants, isolés soigneusement. Le passage du courant échauffe le tissu qu'on peut appliquer directement sur la peau (ou bien avec l'intermédiaire d'une compresse mouillée pour obtenir le bain humide ou cataplasme).

Le bain d'air chaud sec, s'il n'y a pas ventilation, se transforme vite en bain de vapeur et le danger des températures élevées augmente avec le degré hygrométrique. En ventilant soigneusement, on pourrait monter jusqu'à 140° d'après Tallerman.

3° La troisième catégorie, celle qui nous intéresse surtout ici, comprend les applications de la chaleur radiante, qui est en même temps lumineuse.

Ce n'est plus ici le contact du milieu ambiant élevé à une température de 50 à 80° qui vient exciter les téguments, mais c'est le rayonnement provenant d'une source plus ou moins éloignée qui se transmet à travers l'air sans élever beaucoup sa température et qui vient frapper le corps placé sur le trajet des rayons. Un thermomètre placé dans un faisceau de chaleur radiante peut s'élever jusqu'à 240° sans que l'organisme qui reçoit ce faisceau soit incommodé. Le corps peut être soumis à un bain général de chaleur radiante portant le thermomètre à 205° sans aucun danger, pourvu que l'air soit renouvelé et que ce bain ne se transforme pas en un bain de chaleur de contact humide. Tonta, de Milan, a combiné un dispositif dans lequel la ventilation est méthodiquement pratiquée et l'état hygrométrique de l'air à chaque instant indiqué (¹).

Quant aux effets de ces bains de chaleur électrique, ils ne diffèrent pas de ceux de la chaleur en général. La circulation superficielle est augmentée, les vaisseaux lymphatiques eux-mêmes sont dilatés (Kowolski). Il y a bien entendu en même temps abaissement de la pression artérielle avec augmentation de fréquence du pouls.

L'action sédative de la chaleur humide, sèche ou radiante est connue depuis que la médecine existe.

Il est utile de dire en terminant que l'on a un peu trop tendance à employer comme procédés curatifs des moyens qui, sous le couvert d'appareils luxueux, n'ont rien apporté de nouveau à la médecine. On ne saurait trop mettre le praticien et le malade lui-même en garde contre ce mouvement qui peut porter à l'un et à l'autre le plus grand préjudice.

____

(¹) Congrès de Berne, 1902.

446. Galvano-caustique. — Au point de vue des effets produits il n'y a pas de différence fondamentale entre l'action sur les tissus d'un métal chauffé par un brasier comme les vieux cautères, par l'essence comme les thermo-cautères, ou par l'électricité comme les galvano-cautères. Seulement la commodité de ces derniers pour éviter le rayonnement en raison de leur faible masse, et pour travailler dans les régions profondes, fait que tout médecin, même s'il n'est pas électricien, a recours à ce procédé.

Le galvano-cautère et en particulier l'anse galvanique permettent de sectionner les tissus à blanc, c'est-à-dire sans hémorragie.

Cette hémostase est due d'une part à l'oblitération des petits vaisseaux par l'action desséchante de la chaleur, et, d'autre part, à son action coagulante sur le sang.

Pour produire l'hémostase, il ne faut pas que la température soit trop élevée. Aucun procédé de mesure ne vaut l'habitude qu'on a de se servir d'un même cautère ou d'une même anse dans les mêmes cas donnés. L'intensité nécessaire pour porter un cautère au rouge sombre ou au rouge vif varie suivant le milieu où se trouve le cautère. Un cautère qui rougit à blanc par 8 ampères dans l'air peut exiger 20 ampères pour sectionner rapidement du tissu musculaire par exemple, alors qu'il ne demandera que 12 ampères dans d'autres cas. L'ampèremètre mis en circuit est néanmoins très utile; par exemple, si l'on opère avec l'anse dans une région où l'on ne voit pas la partie libre du fil, l'ampèremètre nous dira si nous nous rapprochons trop de l'intensité provoquant la fusion dans l'air..

B. — *ACTION DE LA LUMIÈRE*

447. Action de la lumière de source électrique sur l'organisme. — Généralités. — Nous devons, pour rester dans le cadre de cet ouvrage, nous borner à étudier les notions de physiologie des rayons lumineux qui intéressent spécialement le médecin électricien. Sans cela un volume ne suffirait pas pour réunir toutes les expériences montrant l'influence de la lumière sur l'évolution des êtres. Il est certain que tout rayon lumineux, de quelque source qu'il soit, a la même vertu. Ce qui différencie les rayons lumineux les uns des autres, c'est uniquement leur longueur d'onde.

La gamme lumineuse, c'est-à-dire la gamme des rayons impressionnant la rétine, commence à la longueur d'onde 698 μμ et va jusqu'à 392 μμ ; et l'œil les perçoit différemment à mesure qu'on s'élève dans la progression des longueurs d'onde.

Le tableau suivant montre quelles sont les sensations lumineuses correspondant aux diverses longueurs d'onde.

Violet	392	à	428 μμ
Indigo	434	à	449
Bleu	457	à	500
Vert	500	à	544
Jaune	562	à	583
Orangé	600	à	660
Rouge	663	à	698

En deçà de 392μμ c'est l'ultra-violet, au delà de 698μμ c'est l'infra-rouge non perceptible pour la rétine.

Quoique non perceptibles pour la rétine, ces radiations en deça et au delà ne font pas moins partie des conditions extérieures qui ont présidé à l'évolution des êtres sur la terre, surtout celles de longueur d'onde supérieure à 698μμ (dans lesquelles prennent place les caloriques). L'atmosphère absorbe la plus grande partie des radiations de longueurs d'onde plus courtes que le violet, aussi l'ultra-violet n'a-t-il eu qu'un rôle minime dans cette évolution.

Il faut bien se pénétrer de cela quand on veut comprendre l'action des lumières monochromatiques sur les êtres qui ont évolué dans le champ d'irradiation solaire. On pourra expérimenter de deux façons différentes : ou bien soumettre pendant un temps donné un organisme à l'action d'un faisceau de rayons d'une certaine longueur d'onde, beaucoup plus intense que les rayons du spectre normal on fera alors ce qu'en thérapeutique on appelle la *photothérapie positive*. Ou bien priver pendant un temps donné un organisme de certaines radiations ; c'est alors de la *photothérapie négative*. C'est ce qu'ont fait la plupart des expérimentateurs, hors de la sphère électro-médicale qui nous intéresse ici, pour étudier l'action du vert, du rouge, du bleu sur l'évolution des animaux et des plantes. Ils les ont fait vivre dans une lumière tamisée par des écrans opaques pour certaines longueurs d'onde.

Dans ce cas encore, il faut toujours avoir présent à l'esprit que l'organisme en expérience n'est pas soustrait à toute la gamme des vibrations transversales de l'éther, mais seulement à certaines longueurs d'onde de la gamme lumineuse. Ainsi dans toutes ces expériences il est en général sous l'influence des radiations caloriques, car les écrans opaques pour tout ou partie de la gamme lumineuse sont le plus souvent diathermanes.

Certaines préparations telles qu'une solution d'alun sont diaphanes, mais athermanes. D'autres. telles que le sel gemme enfumé ou une solution d'iode dans le sulfure de carbone, sont diathermanes, mais opaques. Lors donc qu'on fait évoluer des organismes dans une lumière monochromatique, il faut bien avoir présent à l'esprit qu'on se propose surtout d'éliminer cette petite partie de la gamme des vibrations transversales de l'éther qui, en dessous ou en dessus de la couleur étudiée, impressionnent la rétine. Ceci dit, on s'étonnera moins des nombreuses contradictions qui existent entre les conclusions des divers expérimentateurs. On peut en effet facilement concevoir que la suppression des longueurs d'onde de 340 μμ à 700 μμ puisse ne pas produire les mêmes effets suivant que l'organisme se trouvera soumis à des radiations invisibles de longueurs d'onde supérieures plus ou moins intenses.

Une autre cause d'erreur, c'est qu'en général les écrans employés pour obtenir une lumière monochromatique laissent tamiser d'autres rayons lumineux, variables suivant la nature de l'écran.

Enfin il faut savoir que dans les différentes expériences qui ont été faites, on n'a pas toujours assez tenu compte de la difficulté qu'il y a à comparer les intensités d'éclairement des lumières monochromatiques et de la lumière blanche.

Quoi qu'il en soit, nous indiquerons dans un premier paragraphe certains résultats de la photo-expérimentation négative sur les organismes, résultats utiles à connaître pour le photo-thérapeute.

Puis nous traiterons ensuite les résultats de la photo-expérimentation positive, qu'elle consiste en une exposition prolongée de l'organisme à une lumière mono ou polychromatique surajoutée et d'une intensité moyenne, ou bien en une exposition à des rayons très intenses comme on le fait avec la méthode de Finsen en électrothérapie.

448. Expériences de physiologie pouvant documenter la photothérapie négative. — Malgré de nombreuses contradictions entre les conclusions des divers expérimentateurs, il est quelques résultats qui paraissent solidement établis.

Le bleu, le violet, en un mot les radiations de courte longueur d'onde paraissent nécessaires à l'évolution des œufs des larves. Elles semblent activer leur développement plus que la lumière blanche. Et par contre le vert, souvent le rouge semblent le retarder (expériences de Béclard sur les œufs de Musca carnaria, 1858 ; Schnetzler, sur les œufs de grenouille, 1874 ; Yung, qui classe ainsi l'action accélérante des radiations, violet, bleu, jaune, blanc, rouge, vert, classification qui diffère peu de celle de Béclard, sauf pour le rouge qu'il considère comme plus actif que le jaune et le blanc).

L'absence de tout rayon lumineux retarde l'évolution, diminue l'activité des échanges nutritifs d'après certains expérimentateurs. Ainsi le chien, la tourterelle, la poule exhalent moins de CO_2 dans l'obscurité, et ce serait dans le jaune qu'ils en exhaleraient le plus (Selmi et Piacentini) ; de même Pott (1875) trouve que le jaune et le vert activent l'élimination du CO_2, Fubini confirme les résultats de Selmi et Piacentini, pour les grenouilles même aveuglées (1877), quoique alors la différence soit moins sensible, et en 1891, opérant sur les animaux hibernants (loirs, chauves-souris, etc.), il constate les mêmes phénomènes, ce qui prouve bien que la suractivité des échanges dans la lumière n'est pas due à la contraction musculaire de l'état de veille.

Les expériences entreprises plus récemment par Mme Rogovine au laboratoire de M. Richer sur l'évolution du ferment lactique tendent aussi à prouver que ce sont les rayons bleus, violets et ultra-violets qui activent le plus le développement de ce ferment, tandis que les rayons verts le retardent.

En résumé on peut dire que les rayons chimiques ont une action accélérante sur la vie élémentaire, c'est le résultat le plus constant des diverses expériences. Le vert agit dans le sens opposé, les radiations rouges paraissent en général agir comme le vert.

La suppression des rayons chimiques pourra dans certains cas trouver des applications en thérapeutique. Le traitement intensif par une lumière monochromatique composée de radiations chimiques pourra en trouver d'autres, et c'est dans la photo-expérimentation négative qu'on devra chercher les éléments d'explications de ces phénomènes.

449. Action de la photo-expérimentation positive sur les organismes et les tissus. — Un élément cellulaire, un organisme, un tissu, dont l'évolution habituelle se fait dans le champ d'irradiation solaire peut être influencé non seulement par la privation de certaines radiations du spectre, mais aussi par l'exagération d'intensité du champ ou de tels ou tels rayons de ce champ. De même aussi un organisme évoluant dans un milieu soustrait partiellement ou totalement à ce champ peut être incapable de s'adapter à la vie dans un champ lumineux. C'est ce qui arrive en particulier pour les micro-organismes. La photo-expérimentation positive prouve que la lumière a sur les zymases ou ferments solubles une action délétère (Downes et Blunt). Il suffit même pour la sucrase de quelques heures d'exposition pour voir diminuer son activité Dans ce cas d'ailleurs l'action de l'oxygène paraît certaine, car le phénomène ne se produit pas dans le vide.

Si des zymases qui ne possèdent aucune individualité vivante nous passons aux plastides, qui, comme on le sait, sont les protozoaires les plus simples, il en est qui manifestent des mouvements répulsifs en présence des rayons lumineux, d'autres paraissent attirés : c'est ce qu'on appelle le phototaxisme positif ou négatif. Quant aux microbes et bactéries l'insolation leur est en général fatale et elle est nocive surtout à cause des rayons chimiques. Quelques heures d'insolation suffisent pour tuer des cultures de B. anthracis (Arloing et Roux). Le B. pyocyanique (d'Arsonval et Charrin) perd rapidement de son pouvoir chromogène sous l'influence des rayons chimiques de la lumière solaire.

La lumière peut être considérée comme le meilleur agent d'assainissement (Duclaux).

Si on remarque que les téguments sont perméables aux rayons lumineux, comme on peut s'en rendre compte en renouvelant l'expérience de Gebhard (impression d'une plaque photographique à travers une main dont les interstices interdigitaux et les bords ont été plâtrés), on comprendra quelles espérances a pu donner à la thérapeutique l'action nocive de la lumière sur les microbes. Ces espérances n'ont pas été déçues, puisque le lupus est aujourd'hui justiciable de la finsenthérapie.

Il faut donc connaître en premier lieu l'action physiologique sur les téguments des grandes intensités lumineuses telles qu'on les emploie en photothérapie. Nocive même à faible dose dans certains cas (variole, rougeole, etc.), la lumière devait exercer une action considérable sur la peau avec les puissants éclairements de la nouvelle méthode.

En effet, après une séance de photothérapie suivant le procédé de Finsen sur une peau saine, la peau est rouge, tuméfiée ; l'inflammation atteint son maximum 10 à 12 heures après la séance, quelquefois 24 heures. C'est d'ailleurs là un caractère commun à toutes les radiations chimiques de ne pas produire instantanément les phénomènes réactionnels, au contraire des rayons caloriques. Et cette particularité des rayons de courte longueur d'onde trouve sa parfaite réalisation dans les radiodermites röntgéniques qui se manifestent 5, 10, 15 jours après l'application. Dans le cas qui nous occupe en ce moment les phénomènes inflammatoires disparaissent 4 à 8 jours après la séance, puis sont suivis de desquamation et de pigmentation de la peau qui s'effacent à la longue.

Il faut savoir en second lieu, que la part qui revient aux rayons de diverses longueurs d'onde dans la production de ces effets n'est pas la même. Ainsi dans l'irradiation solaire, ce qui produit le coup de soleil ce ne sont pas les rayons à grande longueur d'onde, les rayons caloriques, mais bien les rayons chimiques, les rayons voisins du violet. Le coup de soleil des glaciers en est une preuve frappante (Bouchard).

A une époque où l'on ne parlait pas de photothérapie, M. Bouchard a étudié l'action sur les téguments des différents faisceaux du spectre.

En exposant son bras pendant 30 secondes au foyer d'une lentille placée sur les divers faisceaux du spectre décomposé par un prisme, il observa les phénomènes suivants :

Les rayons rouges ne produisent aucun effet.

Les rayons jaunes produisent une légère cuisson.

Les rayons verts, un érythème léger.

Les rayons bleus, de la cuisson et de l'érythème.

Les rayons violets, une vraie phlyctène.

Sous l'action de ces lésions, sous l'action du coup de soleil en particulier, la peau se vascularise et se pigmente.

La vascularisation n'est pas seulement un phénomène passager comme cela a lieu sous l'action des rayons caloriques, c'est un phénomène durable qui peut persister plusieurs mois. La pigmentation peut être regardée comme un mode de défense de l'organisme, contre les radiations chimiques. L'épiderme pigmenté absorbant les radiations chimiques protège les tissus sous-jacents.

C. — *ACTIONS PHYSIOLOGIQUES DES RAYONS X*

450. Généralités. — A une époque où les rayons X n'apparaissaient encore que comme un agent nouveau exclusivement utilisable pour le diagnostic de certaines affections, on eut quelque surprise à constater certains accidents cutanés consécutifs à leur emploi. On commença par attribuer ces accidents au champ électrostatique environnant l'ampoule, puis force fut bien de reconnaître que la radiation elle-même avait une action nocive et cette action nocive fut le premier effet physiologique connu.

L'expérimentation est venue confirmer l'observation clinique ; aux troubles trophiques causés aux téguments sont venus s'ajouter des altérations particulières aux glandes, aux cellules du sang, aux organes lymphoïdes, aux cellules reproductrices, etc. Aujourd'hui on connaît toute une série d'éléments organiques particulièrement sensibles aux nouveaux rayons. Nous allons les passer successivement en revue.

Ce qui résulte de l'ensemble des observations faites jusqu'à ce jour, c'est que ce sont les cellules les moins différenciées, surtout celles qui se divisent le plus activement, qui montrent le plus de susceptibilité, d'une façon générale tout au moins. De là le retard apporté à l'évolution des œufs, même après une courte période d'irradiation ; de là les formations tératologiques. De là aussi le retard et l'arrêt de réparation chez les animaux inférieurs tels que les planaires qui, on le sait, jouissent de la propriété, lorsqu'ils sont amputés d'une partie de leur corps, de refaire leurs tissus et même des membres entiers. De là la stérilité dont sont frappés les animaux supérieurs lorsque les régions génitales sont irradiées assez longtemps ; la diminution des globules blancs dans le sang, l'arrêt d'évolution des tumeurs, etc., etc.

451. Les deux principes fondamentaux qui dominent l'étude de l'action biologique des rayons X. — Deux principes dominent l'X-Radiobiologie :

1º L'inégalité de fragilité cellulaire. Ce que nous venons de dire montre assez que les cellules vivantes sont plus ou moins frappées suivant les espèces. Mais il faut ajouter à cela que la même espèce cellulaire, le même tissu, est inégalement radiosensible, suivant les sujets et peut-être suivant les conditions physiologiques dans lesquelles il se trouve. Il y a donc une idiosynchrasie cellulaire des cellules de même espèce à côté de la radiosensibilité différente des cellules d'espèces différentes. Nombreuses sont les observations cliniques qui ont permis de constater des réactions différentes des téguments exposés au même rayonnement dans les mêmes conditions ;

2° Le deuxième principe peut être énoncé ainsi : A des doses égales d'énergie X fixée par un élément cellulaire d'espèce donnée correspondent des effets réactionnels égaux, quelle que soit la qualité des rayons X employés et quelles que soient, par conséquent, les doses incidentes nécessaires pour fixer ces quantités égales.

Ce deuxième principe déjà énoncé plus haut dans l'étude de la quantitométrie demande quelques explications complémentaires.

452. Le principe de l'égalité des réactions pour des doses d'énergie de rayons X fixées égales.

— J'ai montré que la quantitométrie pratiquée à l'aide d'un réactif quelconque est, quand il s'agit d'un rayonnement complexe, comme le rayonnement X ou la lumière, relative à ce réactif. Cela signifie que quand nous mesurons les doses fixées par une couche de tissu à l'aide de ce réactif, nous mesurons en réalité la chute de la puissance d'action du rayonnement sur ce réactif à travers la couche considérée et non la chute d'énergie globale du rayonnement, d'où la nécessité des barèmes.

Mais admettons un moment que nous ayons un réactif mesurant la chute d'énergie globale, ce réactif nous permettra de parler des *doses fixées* par les tissus, il nous permettra de distribuer des doses fixées égales avec des λ différentes en choisissant convenablement les quantités incidentes. Si alors on voit que ces doses fixées égales produisent des effets biologiques semblables, on pourra conclure à l'égalité de la réaction sous les mêmes doses absorbées, quelles que soient les λ.

Or, c'est ce qui arrive avec le réactif fluorométrique. Quand nous disons : une absorption de 35M par une couche millimétrique du plasma cellulaire située au niveau de la couche de Malpighi donne le premier degré de réaction, quelle que soit la qualité du rayonnement incident et quelle que soit la quantité incidente nécessaire pour obtenir ces 35M, cela doit s'interpréter : 35M d'énergie de rayons X fixées par cette couche millimétrique produisent toujours la même réaction, quelle que soit la qualité employée.

La seule objection qu'on ait pu faire à cette formule aujourd'hui admise à peu près par tous les radiologues est que l'aspect d'une radiodermite est différent pour un même degré réactionnel suivant la qualité.

Mais la réponse est facile. Une réaction organique, une radiodermite en particulier, est faite de la réaction de cellules d'espèces variées situées à des profondeurs variées (cellules de Malpighi, cellules des endotheliums vasculaires, cellules glandulaires, etc.). Or, suivant la qualité du rayonnement, quand on donne 35M fixées à la troisième couche millimétrique, la dose absorbée par la première, la deuxième ou par la quatrième, la cinquième est plus ou moins considérable. Donc l'aspect total de la réaction variera suivant la qualité quoique la réaction des cellules de la couche visée soit la même.

Quand nous disons : à égalité de doses fixées, égalité d'effets produits, quelles que soient les λ, nous ne parlons pas bien entendu de la réaction complexe d'un tissu organisé, d'un organe de grande épaisseur mais d'un élément cellulaire.

Cette loi d'égalité a été surtout tirée au début de l'observation de phénomènes propres à la cellule végétale, les observations et les statistiques ont permis de l'étendre aux cellules faisant partie des tissus de l'organisme à travers la complexité des réactions.

La même loi me paraît pouvoir être étendue au rayonnement γ du radium et même au rayonnement β.

Signalons en passant que quelques auteurs ont cru pouvoir avancer l'hypothèse que les rayons X et les rayons γ n'agissent pas directement sur l'organisme, mais qu'ils agissent par les rayons β qu'ils y font naître secondairement.

Nous allons voir successivement l'action des rayons X sur la peau, sur les organes reproducteurs, sur les œufs et cellules primordiales, sur le sang et les organes lymphoïdes, sur le système nerveux, sur l'œil.

453. Action des rayons X sur les téguments. — Nous renverrons pour l'étude complète des radiodermites à l'excellent article de M. Oudin dans le *Traité de Radiologie* du professeur Bouchard et nous nous bornerons ici à en donner un aperçu.

α) Une exposition prolongée à une source puissante de rayons X, surtout si l'ampoule est molle (rayons peu pénétrants), produit une altération particulière de la peau connue sous le nom de radiodermite aiguë. C'est le coup de soleil des rayons X, comparable au coup de soleil des puissantes lampes à arc électrique où agissent seulement les rayons chimiques. Ce qui le caractérise avant tout, c'est la lenteur de l'apparition et de l'évolution des lésions. Les brûlures thermiques sont instantanées ; les rayons chimiques provoquent des lésions progressives ; les rayons X, des lésions très tardives. Les radiodermites aiguës sont constituées par un érythème (24 heures à 15 jours ou plus après l'exposition), qui après être resté plusieurs jours indolore, passe au rouge vif, violacé et au bout de 10 à 25 jours devient douloureux, se couvre de vésicules remplies de sérosité, puis de bulles et phlyctènes qui en crevant laissent à découvert un fond ulcéré. En même temps autour des lésions apparaît une pigmentation spéciale plus intense que celle des rayons chimiques et généralement les poils tombent dans ces régions. Cependant dans les régions voisines peu exposées, la papille pilaire au lieu d'être « sidérée » peut être seulement excitée, et les poils poussent plus forts et plus drus (Cf. art. Pelade, § 624). Cette période très douloureuse aboutit à la formation d'une large ulcération superficielle suppurant, et qui est suivie, si la réparation ne se fait pas alors, de la période d'escarrification caractérisée par l'apparition d'îlots jaunes au fond de la plaie. Il se produit alors des douleurs tellement violentes que le sujet peut devenir cachectique. L'escarre se détache avec une lenteur désespérante, quelquefois pour faire place à des escarres plus profondes. La cicatrisation se fait lentement, et s'accompagne de la formation de tissu cicatriciel comparable à celui de toutes les brûlures profondes. Cette évolution rapproche la radiodermite aiguë des brûlures par les acides violents.

β) Des expositions répétées à une source moins puissante ou plus éloignée, produisent des altérations des téguments connues sous le nom de radiodermite chronique. La peau est d'abord rouge violacé, le derme s'épaissit, devient moins souple, l'épiderme hypertrophié se fendille ; on voit souvent se produire des crevasses profondes et rebelles à tout traitement. Les ongles sont altérés, les poils tombent souvent. Les tissus profonds sont aussi atteints, les articulations sont épaissies. Il y a parfois ankylose.

Si les lésions cutanées s'arrêtaient là, ce serait peu de chose; malheureusement le chapitre des radiodermites chroniques s'allonge chaque année, et depuis qu'a été écrite la première édition de cet ouvrage, il nous faut enregistrer des complications mortelles dont la pathogénie ne fait plus aucun doute.

Des foyers épithéliomateux se développent fréquemment sur les lésions ulcéreuses.

Quand une lésion ulcéreuse subit ce processus, on arrive à l'enrayer par des applications de radiumthérapie ou de radiothérapie.

Nombreux sont aujourd'hui les exemples d'ulcération chronique guéris par ce procédé. Malheureusement, nombreux aussi sont les cas où s'est produite la généralisation néoplasmique.

On a beaucoup discuté pour savoir si les rayons X, guérisseurs du cancer, peuvent donner le cancer. La controverse n'est pas close; ce qu'il y a de certain, c'est que l'ulcération X prédispose singulièrement à l'invasion néoplasique et que histologiquement il est difficile de dire le moment précis où l'on commence à avoir affaire à des éléments cancéreux.

Le traitement des ulcérations consiste soit dans la cryothérapie par l'acide carbonique neigeux, soit dans l'excision chirurgicale, soit dans la radio ou radiumthérapie. Les cas bénins se traitent par les emplâtres adhésifs, les pommades occlusives. Quand elles siègent sur les articulations des doigts il y a intérêt à immobiliser les articulations par des doigtiers métalliques.

454. Action des rayons X sur les cellules et les glandes reproductrices. — L'irradiation par des rayons très pénétrants et très filtrés des régions des glandes sexuelles chez les animaux des deux sexes produit la stérilité sans perte de l'instinct sexuel et sans lésions nécessaires des téguments. C'est-à-dire que les cellules des éléments reproducteurs présentent une susceptibilité particulièrement remarquable aux rayons X, puisque la plus grande partie du rayonnement, absorbée par les téguments, ne suffit pas à léser ces derniers alors que la plus faible partie du rayonnement, celle qui vient impressionner le tissu des glandes, suffit à y produire des actions nocives irrémédiables.

Albers Schönberg le premier remarqua chez les cobayes et les lapins mâles l'oligonécrospermie avec 195 minutes d'irradiation et l'azoospermie avec 377. En une seule séance de 4H environ de rayon n° 6, Bergonié et Tribondeau ont produit l'aspermatogénèse complète chez le rat. Cependant: d'après les expériences de ces derniers auteurs, les spermatozoïdes hors de l'organisme ne paraissent pas avoir à souffrir de l'irradiation.

Halberstaedter ayant irradié sur une seule moitié du ventre des lapines dont l'autre côté était protégé par une plaque de plomb et ayant ainsi fait agir 6 à 8 H trouva l'ovaire irradié diminué de volume, le nombre des follicules de Graaf plus faible le 10e jour. Le 15e jour, il ne restait plus de follicules de Graaf. Mais les follicules et ovules primordiaux n'étaient pas détruits, l'ovaire aurait donc pu récupérer ses fonctions. Une irradiation plus prolongée rend la stérilité définitive. Bergonié, Tribondeau et Récamier ont confirmé ces résultats.

Villemin en 1906 a repris ces diverses expériences et est arrivé aux mêmes conclusions. Il conclut que, puisque la glande interstitielle est respectée et que l'instinct sexuel persiste, l'instinct est fonction de l'intégrité de la glande interstitielle et non de l'épithélium séminal.

Foveau de Courmelle a le premier signalé quelques cas d'états morbides liés à des troubles de la fonction ovarienne vers la période de retour qui auraient paru influencés par la radiothérapie.

455. Action des rayons X sur les œufs et les cellules primordiales. — On peut tirer, des nombreuses expériences faites dès le début de la radiologie, cette conclusion : les rayons X retardent l'évolution des œufs et des cellules primordiales en général, ils ont en outre une action tératogène. Citons parmi les premiers travaux relatifs à ces effets ceux de Perthes (1904) qui constata le retard apporté par l'irradiation X à l'évolution des œufs d'Ascaris megalocephala du cheval. D'après Gilman et Bactjer (1904) il y aurait au début une action accélérante, puis bientôt après retardante sur le développement des œufs de poule. Il semble d'ailleurs que, dans certains cas au moins, à faible dose les rayons X aient une action excitante sur les éléments qu'ils détruisent à dose plus forte. C'est peut-être pour cela qu'à dose faible on obtiendrait des résultats heureux dans la pelade, pour exciter la pousse des cheveux, et que, à haute dose, on épile les teigneux.

Bordier et Galimard ont soumis des œufs de poule à 14 séances de chacune 15 unités H de rayons n° 7, séances à peu près quotidiennes, la première antérieure à l'incubation, les autres au cours de l'incubation. Tous les œufs ont dès le début subi un arrêt de développement. Si l'on commence les séances au cours de l'incubation seulement, c'est à ce moment que se manifeste l'arrêt.

On peut donc conclure avec Bordier qu'une dose de 15H de n° 7 arrête l'évolution de l'embryon de poulet ou l'empêche de se produire.

L'influence de doses plus faibles sur l'évolution du ver à soie est non moins nette (Bordier).

D'autre part, Récamier a montré en irradiant la moitié du corps de jeunes animaux, qu'il y avait ralentissement d'évolution du squelette de ce côté (A. F. A. S., 1905, *Arch. Él.*, de Bergonié, mars 1906). D'une série d'observations il conclut que ce ralentissement d'évolution de l'os et des cartilages chez les animaux tout jeunes, en voie de croissance, ne s'accompagne d'aucune modification notable dans la structure de ces tissus.

456. Action des rayons X sur le sang et les organes lymphoïdes. — A la suite de l'observation faite par Senn d'une amélioration chez un leucémique soumis aux rayons X, Heineke de Leipsig, puis après lui plusieurs autres expérimentateurs cherchèrent à déterminer l'action des rayons X sur le sang et les organes lymphoïdes. Ayant obtenu la mort de souris blanches et de cobayes exposés quelques heures seulement à une irradiation générale, sauf la tête protégée par une feuille de plomb, il trouva à l'autopsie la rate petite, brune, avec augmentation du pigment, disparition des cellules de Malpighi, raréfaction des éléments cellulaires de la pulpe splénique. C'était là la lésion capitale, et les recherches d'Aubertin et Beaujard confirmèrent entièrement ces conclusions

L'examen de la moelle osseuse montre cette moelle dégénérée, remplie de débris d'hématies et peu de leucocytes, quelques mononucléaires, aucun polynucléaire ni myélocyte (Heineke, Milchner et Moose, Aubertin et Beaujard).

Dans le sang le phénomène capital est la disparition progressive des leucocytes ; à la suite de nouvelles expériences, Helber et Linser, confirmant les travaux des auteurs précédents, conclurent que ce sont les petits lymphocytes qui disparaissent les premiers. Il est facile d'arriver à la leucocytose complète chez le rat qui constitue un réactif particulièrement sensible à ce point de vue. Mais à cette période la rate et la moelle osseuse contiennent encore beaucoup de leucocytes intacts. Les globules blancs seraient donc détruits dans la circulation même. Par un traitement prolongé le nombre des globules rouges diminue aussi et par suite la teneur du sang en hémoglobine. Il y a parfois néphrite aiguë et la mort peut même être attribuée à cette néphrite. Ce fait n'est pas en contradiction avec un autre fait que nous verrons à l'article leucémie : chez les leucémiques en voie d'amélioration le nombre des globules rouges et la teneur en hémoglobine augmentent vers la fin du traitement, mais il ne faut pas oublier qu'il s'agissait de sujets malades, chez lesquels le nombre de globules rouges était morbidement diminué et qui au fur et à mesure qu'ils guérissent récupèrent le nombre normal, la dose de rayons absorbés n'étant pas assez forte pour devenir à son tour nocive. Quoi qu'il en soit on voit qu'ici comme dans tous les cas pathologiques justiciables de la radiothérapie on ne saurait être trop prudent dans le dosage.

457. Action des rayons X sur le système nerveux et sur l'état général. — L'irradiation de la région médullaire peut, lorsqu'elle est intensive, donner lieu à des altérations de méningomyélite, ainsi que plusieurs auteurs l'ont constaté chez les animaux (Rodet, Bertin-Sans, Jutassy, Oudin, etc.). D'après Colombo, c'est dans cette action sur les centres nerveux qu'il faut chercher l'explication des phénomènes généraux (nausées, céphalée, délire nocturne, crampes, anesthésies, avortement, tachycardie, etc.) signalés à la suite d'expositions prolongées aux rayons X. D'autre part les actions curatives bien établies telles que les actions analgésiques contre les douleurs d'origine périphérique, les cas de syringomyélie peut-être guéris (Raymond à la Salpêtrière, Pescarbo et Gramegua, etc.), les succès obtenus dans l'épilepsie (Brauth, etc.), montrent que, par des mécanismes variés, les rayons X peuvent agir sur les cellules intéressant le fonctionnement des centres.

458. Action des rayons X sur l'œil. — Je n'insisterai pas sur le caractère d'invisibilité des rayons X. Les milieux de l'œil sont très transparents. Le cristallin est le moins transparent de ces milieux. Lorsque l'œil est exposé à une irradiation supérieure à la dose thérapeutique, les premières lésions que l'on constate sont les blépharites, conjonctivites avec chute des poils. Les expériences de Birsch-Hirschfeld sur l'œil du lapin lui ont montré que les fortes doses ont une influence nette sur l'œil. Outre la blépharite, la conjonctivite, la kératite et l'iritis, on peut constater plusieurs semaines après l'irradiation une atrophie de la papille visible à l'ophtalmoscope.

Les doses ordinairement utilisées en thérapeutique n'ont pas d'effets nocifs sur l'œil de l'adulte.

D. — *ACTION DES RADIATIONS DES CORPS RADIOACTIFS ET DE LEUR ÉMANATION*

459. Généralités. — La radioactivité est un fait beaucoup plus répandu qu'on ne le suppose. L'air est faiblement radioactif : il doit au sol cette radioactivité. Beaucoup d'eaux minérales possèdent un pouvoir radioactif considérable. Il ne faut donc pas regarder les radiations nouvelles comme une énergie étrangère à l'évolution normale des êtres, mais nous possédons, depuis la dé couverte des corps radioactifs, des sources de radiations d'une puissance qui défie toute comparaison avec la radioactivité répandue dans la nature..

La cellule vivante est un réactif si délicat aux variations énergétiques du milieu que l'expérimentation pour être complète devrait ici, comme pour l'étude de la lumière, être d'abord une radioexpérimentation négative et ensuite une radioexpérimentation positive avec ses modalités variées. Il faudrait en un mot pouvoir faire croître des êtres dans un milieu privé de toute radioactivité pendant une série de générations, ce serait la radioexpérimentation négative ; et, d'autre part, soumettre des êtres croissant dans le milieu normal aux diverses modalités plus ou moins intensives des radiations nouvelles, ce qui constitue la radioexpérimentation positive.

Nous ne connaissons encore que grossièrement quelques révélations de cette dernière.

460. Principaux effets des radiations des corps radioactifs. — Pour donner un aperçu des effets physiologiques que nous allons étudier dans les paragraphes suivants, je vais raconter une expérience déjà ancienne de E.-S. London de Saint-Pétersbourg.

Le 12 mai 1904 London enferma 2 lapins et une lapine dans une cage de $43 \times 41 \times 31$ centimètres. Au milieu du toit de la cage il plaça une boîte contenant $0^{gr},25$ de bromure de radium. Cette boîte resta là en permanence pendant 14 mois, sauf durant quelques périodes, d'ailleurs assez courtes. Voici ce qui arriva après la première quinzaine, période durant laquelle les lapins n'accusèrent aucun trouble. La peau fut d'abord atteinte. Les oreilles rougirent. Des radiodermites apparurent sur divers points, les poils tombèrent, des ulcérations et des croûtes se formèrent, et au bout des quatorze mois le dos et la tête étaient absolument dépourvus de poils et recouverts du museau à la queue de plaies et de grosses croûtes. Dès le deuxième mois d'exposition, le système nerveux accusa quelques troubles : les animaux devinrent plus lents, apathiques et London fait observer que si ces troubles peuvent être attribués aux lésions cutanées, il ne saurait en être de même d'une paraplégie progressive qui alla jusqu'à les faire ramper sur le ventre. Des troubles oculaires allèrent s'aggravant aussi (rétinite centrale, et chez l'un des animaux, neurite centrale). Pendant les premiers mois les fonctions sexuelles restèrent normales, la femelle eut trois portées, mais l'instinct sexuel s'affaiblit peu à peu et disparut. Le poids ne baissa qu'à partir du huitième mois, ils moururent tous les trois dans l'espace de deux mois à partir du quatorzième mois.

L'examen anatomo-pathologique est des plus intéressants. La peau présente les lésions de radiodermites profondes que l'on connaît. Le foie est diminué de volume, les cellules y ont subi une dégénérescence graisseuse. La rate est 4 ou 5 fois plus petite que la normale, le nombre des follicules est diminué, la pulpe raréfiée, le nombre des polynucléaires est très diminué, les cellules géantes sont atrophiées et difficiles à trouver. Par contre il y a grande augmentation du pigment. On observe la même diminution du nombre de lymphocytes dans les ganglions lymphatiques. Les glandes sexuelles sont diminuées de volume. Les follicules et les vésicules de Graaf sont fortement dégénérés dans l'ovaire. Dans les testicules les éléments épithéliaux de tous les canalicules ont disparu. Les cellules nerveuses de la moelle ont subi des altérations atrophiques.

Tel est le bilan des effets physiologiques dus à une exposition prolongée. Nous allons revenir sur chacun de ces points (¹) dans les paragraphes suivants.

Notons encore que Giesel a vu jaunir les feuilles exposées au radium. Matout a constaté la disparition des facultés germinatives des graines de cresson en 8 jours. J'ai essayé moi-même de faire croître des graines de radis ou navet irradiées et j'ai observé dans tous les cas un retard et même un arrêt de développement comme l'a vu Nathanson. Les cellules jeunes des plantes paraissent d'une susceptibilité comparable aux cellules jeunes des tissus animaux.

461. Effets des rayons des corps radioactifs sur la peau. — Ces effets (produits dans les conditions expérimentales ordinaires par les rayons β et les rayons γ à cause de la grande rapidité d'absorption des rayons α) sont très analogues à ceux des rayons X. Halkin qui a étudié sur la peau du porc les différentes phases de la radiodermite consécutive à une exposition de 2 heures, a constaté entre le 3e et le 5e jour une dilatation des vaisseaux et des capillaires sans infiltration périphérique. Le 7e jour les cellules endothéliales sont gonflées et plus volumineuses que normalement. L'épithélium ne présente encore aucune altération. Du 12e au 20e jour les lésions s'accusent. Les cellules endothéliales subissent une dégénérescence par vacuolisation. Le derme est légèrement infiltré et montre la même dégénérescence des cellules. Au 22e jour le centre s'ulcère. Les rayons agissent donc à la fois sur les vaisseaux, sur les cellules conjonctives et les cellules épithéliales, mais ce sont les lésions vasculaires qui paraissent être les premières en date. Et il s'agit là d'un phénomène de dégénérescence des cellules endothéliales et non d'un processus inflammatoire réactionnel. Il faut remarquer en outre que parmi les cellules épithéliales, les premières atteintes sont celles de la couche en palissade, c'est-à-dire les plus jeunes. Scholtz a cru pouvoir affirmer que l'érythème des rayons de Becquerel est plus précoce, toutes choses égales d'ailleurs, que celui des rayons X.

Nous savons aujourd'hui que cela n'est vrai que p ur le rayonnement complexe où les β moyens prédominent. Au contraire pour les γ filtrés la réaction est plus tardive.

Lorsqu'on emploie le rayonnement filtré et lorsqu'on le dose par la méthode fluoroscopique, on constate par le calcul des doses fixées que les effets réactionnels d'un élément cellulaire donné sont sensiblement les mêmes pour les mêmes doses, soit qu'on emploie les rayons X, soit qu'on emploie les rayons γ et β supérieurs du radium.

462. Action des rayons du radium sur les cellules et les glandes re-

---

(¹) Congres de Liége, *Ionisation et radiologie*, 1905.

Guilleminot. — Électrologie et Radiologie. 26

productrices. — De même que les rayons X, les rayons de Becquerel sont nocifs pour les cellules et les glandes reproductrices.

Bohn a vu sous son influence les mouvements des spermatozoïdes de l'oursin s'affaiblir assez rapidement ; et par contre, ces rayons favorisent le développement parthénogénique des ovules d'oursin non fécondés. Parthes et Bohn ont observé un retard dans l'évolution des ovules fécondés d'oursin et d'Ascaris megalocephala avec production de monstruosités. Les expériences de Jean Tur sur les œufs de poule ont montré que l'action tératogène s'exerçait surtout sur les parties centrales de l'embryon. Les protovertèbres font défaut ([1]). Bohn a observé au cours de ses expériences qu'une exposition courte pouvait impressionner d'une façon latente les cellules primordiales (action probable sur la chromatine) et les modifications imprimées ne se révèlent qu'au cours du développement ultérieur. Ce qui le porte à croire qu'ils agissent surtout sur la chromatine du noyau, c'est qu'une courte exposition détruit le spermatozoïde (amas de chromatine nue) mais excite la chromatine de l'ovule protégée par du protoplasma (d'où développement parthénogénique), tandis qu'une exposition plus longue tue aussi l'ovule ([2]). Toutefois il faut rapprocher de ces faits ceux que nous avons relatés tout à l'heure à propos des rayons X. Bergonié et Tribondeau n'ont pas observé d'action nocive bien spéciale sur les spermatozoïdes hors de l'organisme. Bien que l'on puisse alléguer la différence d s agents, il ne faut pas trop se hâter de conclure à l'action élective sur la chromatine.

Ces diverses observations prouvent que nous devons nous défendre d'autant plus contre les rayons du radium, qu'ils sont plus « silencieux » que les rayons X et que de petites doses souvent répétées peuvent amener des résultats irrémédiables.

463. Action sur le sang, les organes lymphoïdes, le système nerveux, etc. — L'action du radium est ici comparable à celle des rayons X : diminution du nombre de globules blancs, atrophie de la rate avec ses lésions caractéristiques déjà décrites, augmentation du pigment. D'après Hardy les globules rouges irradiés se montreraient moins résistants aux solutions non isotoniques, la globuline augmenterait de solubilité, et d'après V. Henri et A. Meyer l'hémoglobine se transformerait en méthémoglobine tandis que l'hémoglobine oxycarbonée resterait intacte. Ces mêmes auteurs ont fait voir ce fait prévu et très intéressant que les rayons β précipitent les colloïdes positifs (en raison de leurs charges négatives).

Nous ne dirons qu'un mot de l'action des rayons de Becquerel sur les centres nerveux. Elle est à peu près la même que celle des rayons X. London, Danysz, etc., ont montré que le radium placé au voisinage des centres nerveux amène la paralysie et la mort. Les cellules de la moelle ont été trouvées atrophiées chez les lapins paraplégiques de London.

464. Action du radium sur l'oeil. — Giesel le premier observa que lorsqu'on passe un sel de radium devant l'œil (que les paupières soient ouvertes

---

([1]) *Arch. d'élect. méd.*, 25 octobre 1904.
([2]) Bohn, *C. R. Ac. Sc.*, mai 1903.

ou fermées), il y a sensation de lumière (Giesel, Javal, Himstedt et Nagel, Curie, London, etc.). Cela tient à la phosphorescence des divers milieux de l'œil sous l'action de ces rayons, contrairement à ce qui a lieu pour les rayons X. Si le globe de l'œil a été enlevé, ou si le nerf optique est atrophié, il n'y a aucune sensation visuelle. Si la rétine est partiellement malade, la sensation visuelle n'est perçue que sur les régions saines, d'où l'aspect de croissant, de demi-lune que prennent parfois les images lumineuses dans ces cas (London).

S'il y a cataracte unilatérale, l'œil atteint perçoit mieux la sensation lumineuse, à cause de la plus grande transparence du cristallin malade aux rayons du radium (London). D'après London, l'excitation directe des centres visuels donnerait aussi une sensation lumineuse.

L'action nocive des rayons de Becquerel sur l'œil est à peu près la même que celle des rayons X.

465. Action du radium sur les microorganismes et les bactéries. — Le pouvoir bactéricide des radiations des corps radioactifs est assez discuté.

Tandis que Pacinotti et Porcelli croient pouvoir conclure à une action bactéricide certaine des rayons uraniques *in vitro* et *in vivo*, notamment sur le staphylocoque, Freund arrive à des résultats contradictoires. Cependant Strebel, d'une part, Aschkinass et Caspari opérant sur le B. anthracis, d'autre part, puis Pfeiffer et Friedberger opérant sur le B. typhique et le B. du choléra, Dixon sur le B. pyocyanique, prodigiosus, et anthracis, Hoffmann sur le staphylocoque, et d'autres expérimentateurs, obtiennent des résultats positifs. Scholtz a obtenu la mort de staphylocoques et de B. typhiques cultivés sur plaques d'agar après 3 à 10 heures d'exposition, mais il estime que l'action bactéricide des rayons de Becquerel est inférieure à celle des rayons de l'arc électrique et bien supérieure à celle des rayons X, ces derniers étant presque dénués de toute action bactéricide. Goldberg, à la suite de travaux faits au laboratoire de London, conclut aussi à l'action nettement bactéricide et montre que :

1° Le pouvoir bactéricide d'une préparation est en rapport direct avec sa quantité ;

2° Le pouvoir bactéricide est plus intense pour les rayons α, ensuite viennent les rayons β, et en dernière ligne les rayons γ.

J. Dauphin a montré que les rayons du radium provoquent seulement un arrêt de croissance sans destruction sur les spores des champignons inférieurs.

L'action sur les ferments, toxines, antitoxines, est également controversée. D'après Danysz, London, Goldberg, Henri et Mayer, Philasix, certains ferments sont ralentis (invertine, émulsine, venin de serpent, hémolysine, etc.) ; d'autres accélérés (trypsine) ; d'autres ne réagissent pas (pepsine, etc.).

La toxine diphtérique ne paraît pas amoindrie (Goldberg).

D'après Tizzoni de Bologne, le *virus* rabique est détruit *in vitro* et *in vivo* par les rayons du radium. Ces travaux sont confirmés par Jirnov. Ce sont d'après lui les rayons β et les rayons α qui auraient le plus d'influence.

D'autres auteurs ont essayé sans succès de reproduire ces expériences.

Depuis ces premiers travaux beaucoup d'autres ont été poursuivis et leurs résultats ont été souvent contradictoires. La raison de ces contradictions réside surtout dans ce fait que le rayonnement employé n'a pas été le même. Comme je l'ai dit plus haut, la dosimétrie du rayonnement du radium se fait soit par la pesée du sel employé évalué en $RaBr^22H^2O$, soit par la mesure en émanation détruite, c'est-à-dire toujours par la mesure de la puissance de la source employée, mesure analogue à celle de la lumière en violles ou en bougies décimales. Mais le rayonnement qui agit sur le réactif vivant en expérience est le rayonnement produit par cette source filtrée par les parois des boîtes, tubes, milieu de cultures servant aux applications, et cette filtration a pour effet d'éliminer les α et les β mous, de réduire plus ou moins les β moyens et légèrement les β durs et les γ. Or, on sait que le coefficient d'absorbabilité global varie dans des proportions considérables suivant la composition. Ce qui doit être mesuré c'est le rayonnement agissant, c'est-à-dire l'éclairement du réactif vivant, et le coefficient d'absorbabilité de ce rayonnement. Récemment Cluzet vient d'entrer dans cette voie au cours d'études sur l'action des rayons γ. Si ses expériences ont été négatives, si Cluzet a pu en conclure que même en ralentissant par le froid ses cultures, il n'arrivait pas à produire un effet nocif avec les quantités de sel dont il disposait quand le rayonnement était réduit aux seuls rayons γ; si, d'autre part, toutes les expériences faites jusqu'ici à l'aide des rayons X sur les cultures microbiennes ont aussi donné des résultats négatifs, ce serait à mon avis une très grosse erreur que de conclure de là à l'innocuité de ces deux rayonnements pour les microbes.

Si l'on songe à la résistance des microbes et à la petitesse des doses fixées par les cultures exposées aux rayons X filtrés ou aux rayons γ, il n'y a rien d'étonnant dans les résultats obtenus, comparés à ceux que donnent les β mous et les ultra-violets. Il serait prématuré certes d'étendre la loi d'*égalité de réaction à égalité de doses fixées* jusqu'à l'U. V., mais il serait non moins faux de juger les différences d'action sur les apparences et de se laisser impressionner par l'action abiotique puissante de l'U. V. Tant qu'on n'aura pas rapporté les effets produits aux doses d'énergie radiante *vraiment fixées*, aucune opposition, aucun antagonisme ne pourra être affirmé dans la gamme des radiations actiniques.

466. Actions physiologiques de l'émanation. — Rappelons ici que l'émanation du radium en vase clos diminue de moitié en 4 jours, des 3/4 en 8 jours, des 7/8 en 12 jours. Celle du thorium disparaît beaucoup plus rapidement.

Les expériences de London montrent que des grenouilles placées dans des émanations de radium deviennent faibles, indolentes au bout de 5 à 6 jours. Elles présentent des troubles respiratoires à partir du 9e et 10e jour et meurent du 12e au 14e jour. Tous les organes sont alors radioactivés, surtout ceux qui sont en contact avec l'air.

Les souris sont particulièrement sensibles. Un séjour, même peu prolongé, dans une enceinte close renfermant l'émanation suffit pour provoquer de graves désordres et même la mort par étouffement (London, *Comptes rendus de l'Académie des sciences*, 1904).

En même temps que London faisait ces expériences avec les grenouilles et les souris, Bouchard, Curie et Balthazard faisaient des expériences analogues avec les cobayes et les souris ; les résultats ont été communiqués à quelques jours d'intervalle à l'Académie des sciences, 1904 (séance du 6 juin.)

Au bout d'une à plusieurs heures ils ont pu observer chez ces animaux une respiration saccadée, l'expiration brève. La mort survint après une période de torpeur et refroidissement. La rapidité de la mort est en rapport avec le nombre de grammes-heures d'émanation. (Cette unité est la quantité d'émanation émise, en une heure, par 1 gramme de bromure de radium en solution.)

Les lésions observées étaient surtout la congestion pulmonaire et la diminution dés leucocytes du sang. Tous les organes étaient radioactifs, mais surtout les poils, les poumons et les capsules surrénales.

Dorn, Baumann et Valentiner ont constaté que l'émanation avait une action bactéricide sur les B. typhiques, du choléra et de la diphtérie. Bouchard et Balthazard ont montré qu'elle ne modifie pas le pouvoir chromogène des bactéries qui sécrètent une matière colorante restant adhérente à leur propre substance comme le Micrococeus prodigiosus, mais qu'elle a une influence manifeste sur le pouvoir chromogène de celles qui, comme le Bacillus fluorescens ou pyocyanique, donnent naissance à des pigments diffusant dans le milieu de culture.

Des doses très faibles d'émanation (émanation émise en une heure par 3/1000 de milligramme de radium) suffisent pour empêcher toute coloration d'une culture de B. fluorescens au bout de 3 à 4 jours.

Les expériences de Bouchard et Balthazard prouvent en outre que l'introduction d'émanation dans la cavité péritonéale de cobayes peut les préserver de l'infection pyocyanique quand elle est faite au moment de l'inoculation ou peu après.

L'émanation fait perdre complètement ses propriétés toxiques au venin de vipère, d'après Phisalix (*Ac. des Sc.*, février 1905).

Aujourd'hui on se sert de l'émanation enfermée en tube comme on se servirait du radium, mais en tenant compte de sa chute d'activité exponentielle avec le temps.

On connaît heure par heure l'activité des tubes employés.

CHAPITRE VI

ACTIONS PHYSIOLOGIQUES DE L'OZONE

467. Généralités. — L'action de l'ozone sur l'organisme est considérable C'est un gaz, qui, mêlé à l'air dans une proportion supérieure à 8/10 de milligramme par litre d'air, est capable de provoquer les accidents les plus sérieux et même la mort par œdème aigu du poumon. A la dose de $0^{mg},1$ par litre, il constitue un puissant agent thérapeutique.

La question de dose, comme pour tout agent très actif ou tout médicament énergique, est donc de la plus haute importance ; malheureusement les procédés du dosage sont des procédés de laboratoire que nous ne pouvons appliquer couramment dans les cabinets d'électrothérapie. Néanmoins les expériences quantitatives faites par différents auteurs nous disent dans quelles conditions nous devons nous placer pour produire l'ozone à dose thérapeutique, et c'est déjà un grand point.

Les procédés de dosage reposent presque tous sur la propriété dont jouit l'ozone de décomposer l'iodure de potassium en libérant l'iode. On peut doser l'iode libéré au moyen de l'hyposulfite de soude en présence de l'amidon, ou bien ajouter à la solution de KI de l'acide arsénieux que l'iode transforme en acide arsénique ; le dosage de l'acide arsénieux avant et après le passage donne la proportion d'iode libéré.

Une autre question se pose très importante aussi, c'est celle de savoir si l'ozone n'est pas accompagné de produits nitreux. Un moyen rigoureux de s'en assurer, moyen employé par Bordier dans ses expériences que nous verrons tout à l'heure, c'est de faire barboter l'air ozonisé dans une solution de métaphénylène diamine ; lorsqu'il y a des produits nitreux mélangés à l'ozone, le liquide prend une coloration brune. On peut aussi faire barboter cet air dans une solution de potasse examinée ensuite avec les réactifs des nitrates et nitrites, procédés de contrôle qu'a aussi utilisés Bordier.

Nous étudierons l'action de l'ozone sur le sang, sur les animaux supérieurs, sur les microbes.

468. Action de l'ozone sur le sang. — L'hémoglobine, au contact de l'air dans les alvéoles pulmonaires, se transforme en oxyhémoglobine et l'oxyhémoglobine va porter l'oxygène aux tissus de l'organisme en repassant à l'état d'hémoglobine. D'après les expériences de Labbé, l'ozone augmente la quantité d'oxyhémoglobine du sang dans des proportions très appréciables chez les sujets qui en présentent une quantité inférieure à la moyenne physiologique.

Le chiffre des globules rouges augmente proportionnellement à l'augmentation du taux de l'oxyhémoglobine chez les sujets soumis aux inhalations, tandis que les globules blancs sont en nombre décroissant (Cf. Labbé, A. F. A. S., Paris, 1900).

Bordier, opérant *in vitro* sur du sang défibriné tiré de la carotide d'un chien, a prouvé en outre que l'ozone ne transforme pas, ainsi qu'on l'a prétendu, l'oxyhémoglobine en un produit oxygéné plus stable et par conséquent moins propre aux fonctions physiologiques : la méthémoglobine. En effet, ayant fait barboter 132 litres d'air renfermant au total 83 milligrammes d'ozone dans ce sang, il a constaté l'existence des deux bandes d'absorption de l'oxyhémoglobine alors que celle de la méthémoglobine dans le rouge n'existait pas.

L'ozone augmente l'activité de réduction de l'oxyhémoglobine dans le sang (Henocque). C'est-à-dire que chez les animaux ozonisés l'oxyhémoglobine disparaît plus vite que chez les animaux non ozonisés (expériences faites avec le spectroscope à vision directe sur la surface unguéale du pouce, le pouce étant lié).

Labbé et Lagrange ont constaté à la suite des séances d'ozonisation une augmentation du nombre des pulsations et une progression concomitante de la pression artérielle.

Enfin, comme il était naturel de le prévoir, le taux de l'urée augmente dans l'urine (Peyrou).

Ces effets de l'ozone sur l'activité des échanges intra-organiques expliquent l'augmentation de poids et d'appétit chez les sujets traités. Ainsi les expériences faites sur le sang *in vitro* ou *in vivo* concordent à démontrer et à expliquer en même temps que l'ozone est un puissant modificateur de la nutrition et des combustions organiques. Nous devons voir à présent quels sont les effets locaux et généraux que ce gaz produit chez les sujets traités.

469. Action de l'ozone sur les animaux. — Les expériences de Bordier ont montré que l'ozone à la dose de $0^{mg},8$ par litre peut produire les accidents les plus graves chez les cobayes, les oiseaux ou l'homme. Au bout de 10 minutes de séjour dans une cloche parcourue par un courant d'air ozonisé à ce taux, un cobaye présente du larmoiement, de l'agitation ; au bout de 20 minutes le nombre des mouvements respiratoires est passé de 116 à 160, l'animal se frotte le nez avec les pattes comme pour débarrasser les voies respiratoires d'un obstacle, il se couche et au bout de 30 minutes la mort survient. Un oiseau placé dans les mêmes conditions est mort en une heure cinq, après avoir présenté les mêmes symptômes.

Si l'on arrête l'expérience quand l'animal commence à présenter des symptômes alarmants, et qu'on renouvelle l'expérience le lendemain, l'animal survit quelque temps et meurt. Un cobaye de 235 grammes exposé 12 minutes un jour, 6 minutes le lendemain, est mort le surlendemain.

M. Bordier a pu doser la quantité d'ozone absorbée par l'animal en mesurant la quantité de ce gaz au sortir de la cloche où respire le cobaye, et d'autre part en mesurant cette quantité par une contre-expérience, lorsque la cloche est vide. Il a pu voir ainsi qu'un cobaye de 308 grammes ayant absorbé $14^{mg},4$ d'ozone en 10 minutes par le passage de 35 litres d'air ozonisé à $0^{mg},88$, meurt 1 h. 1/2 après l'expérience.

Dans tous ces cas les lésions constatées ont été les mêmes : les poumons sont volumineux, rose pâle, décolorés, les bronches sont remplies d'une sérosité spumeuse, cause de l'asphyxie, le sang des grosses artères est noir. Il s'agit donc là d'un œdème aigu du poumon suivi de mort par asphyxie.

Si l'on diminue le titre de l'ozone à $0^{mg},5$ par litre d'air, ou bien que l'on réduise la durée des séances, on ne provoque pas la mort, les accidents sont à peine marqués, et dans les intervalles des séances l'augmentation de poids considérable des animaux prouve la puissance de cet agent lorsque la dose reste en deçà du seuil de la toxicité. Les expériences de Bordier donnent comme maximum $0^{mg},5$. Labbé estime qu'on ne doit pas dépasser $0^{mg},1$.

On ne saurait donc être trop prudent lorsqu'on se propose d'employer l'ozone dans un but thérapeutique et l'on doit avant tout savoir comment fonctionnent les appareils employés dans le cas de rendement maximum.

En dehors de l'ozonothérapie, il est pour le médecin un autre danger : l'effluve de haute fréquence produit des quantités d'ozone relativement considérables. Pour peu que la pièce de traitement soit vaste, le taux est inférieur au taux dangereux, et le malade n'en est pas incommodé, parfois même il en tire grand profit. Mais le médecin qui passe ses journées dans cette atmosphère ordinairement mal ventilée, est exposé à des accidents bronchiques qui, dans certains cas, tel que celui de Bordier observé sur lui-même, peuvent présenter une grande acuité et une certaine gravité.

Aussi ne saurait-on trop recommander de veiller à l'aération de la pièce et de disposer les appareils de telle sorte que, pour les séances prolongées, l'opérateur puisse s'absenter, en utilisant par exemple les supports à pied de verre pour maintenir les excitateurs à effluves devant la région à effluver sans nécessiter sa présence.

470. Action de l'ozone sur les microbes. — Action antiseptique. — On a cru tout d'abord pouvoir fonder de grandes espérances sur l'action bactéricide de l'ozone, puis des expériences contradictoires sont venues jeter un doute dans l'esprit. On peut dire qu'en général les cultures sont atténuées lorsqu'elles sont soumises à l'air ozonisé à plus de 0,5 p. 1000. A dose thérapeutique 0,1 p. 1000 les cultures conservent la même vitalité. D'après les expériences de Labbé, pour enrayer la putréfaction commencée d'une substance organique, un courant d'air chargé de 9 à 10 milligrammes par litre ne suffit pas. Et il suffit à peine pour enrayer la prolifération d'une culture en voie de développement dans un bouillon où barbote cet air. D'autre part, il faut savoir que l'air ozonisé à 2 milligrammes par litre suffit pour stériliser presque complètement des eaux contaminées.

De ces faits, il résulte que ce serait une erreur de fonder quelque espérance en thérapeutique sur le pouvoir bactéricide de l'air ozonisé. Les doses employées, c'est-à-dire les doses non toxiques pour l'organisme, seraient tout à fait insuffisantes pour nuire à la prolifération bacillaire. Il faudra donc se borner en thérapeutique à agir sur le terrain et non à viser directement le microbe.

CHAPITRE VII

AIMANTS. — CHAMPS MAGNÉTIQUES

**471. Ce que l'on sait de l'action physiologique d'un champ magné-
tique constant.** — De tous les phénomènes électriques, le magnétisme est
l'un des plus anciens et des plus connus. Aussi voyons-nous l'aimant mentionné
de vieille date comme agent thérapeutique (Th. Priscianus, ive siècle, etc.).
Paracelse au xvie siècle le préconisait contre l'hystérie. A la fin du xviiie siècle,
Andry et Thouret furent chargés par l'Académie de médecine de Paris d'étudier les effets physiologiques du magnétisme. Il faut arriver jusqu'à notre
époque pour voir la question reprise d'une façon rigoureusement scientifique.

Ce sont les expériences de Charcot à la Salpêtrière qui, en 1870, donnèrent
un nouvel élan à cette branche spéciale de la médecine. Ses expériences furent
reproduites à l'étranger (Seppilli et Maragliano à la clinique de Reggio Emilia,
Schiff, Benedikt, Maggiorani père et fils qui croient pouvoir affirmer une action retardante sur l'évolution des œufs, en même temps qu'une action térato-
logique, Lombroso, Ottolenghi, etc.). Féré qui étudia l'influence de l'aimant
sur le travail musculaire conclut à une action dépressive. Par contre Dubois et
Verwoorn concluent que le magnétisme ne manifeste aucune action sur la matière vivante. D'Arsonval a reconnu (*Soc. de Biologie*, 22 avril 1882) qu'un
champ magnétique retarde la fermentation alcoolique et agit sur les premiers
stades de développement des embryons (d'Arsonval, Dubois, Michaelis). Cheneveau et Bohn admettent une action certaine sur l'évolution des infusoires.

Ces faits sont à retenir, car en thérapeutique on se sert surtout des aimants
pour agir sur certaines manifestations hystériques, et l'on est trop porté à
croire que la seule action produite est due à la suggestion. La suggestion joue
son rôle dans beaucoup de cas, mais ce serait s'exposer à de grandes erreurs
que de nier une action réelle physique, cachée souvent par l'action suggestive,
et encore trop peu étudiée (Cf. à ce sujet Colombo, *Annales d'électrobiologie*, 1905).

472. Action physiologique des champs magnétiques ondulatoires. —
Lorsqu'on soumet l'organisme à un champ magnétique produit par un électro
puissant dans lequel circule un courant sinusoïdal à 50 ou 60 périodes par seconde, on constate quelques phénomènes récemment signalés et qui méritent
d'être étudiés. C'est d'abord le *phénomène optique :* si l'on regarde une source
lumineuse assez puissante et qu'on passe la tête à travers un champ magnétique oscillant, on perçoit une vibration spéciale dans le champ visuel (Frankenhauser, Berthold, Beer).

Il y aurait en second lieu une *augmentation de l'hémoglobine et de l'oxygène du sang*, d'après les expériences de Kuznitsky de Fribourg et, d'après Carl Vogt, une *augmentation de la résistance ohmique du corps*.

Les expérimentateurs qui ont essayé l'action thérapeutique de ces champs oscillants, leur reconnaissent une action sédative et calmante sur le système nerveux central et les nerfs périphériques (Eulenburg, von Sarbö (Budapest,) Rodari (Zurich), Nicolet (Bruxelles). Le sujet est encore neuf : il demande à être étudié.

Les contradictions entre les auteurs qui ont travaillé cette question doivent mettre en garde contre des conclusions trop hâtives tirées d'observations trop peu nombreuses. Le professeur Colombo expérimentant sur les infusoires, les œufs, les organismes inférieurs, dans des conditions particulièrement intéressantes, puisqu'il se servait de l'électro alternant de Muller avec 35 à 40 ampères à l'excitation, n'a pu constater aucune action biologique certaine des champs oscillants, et a vu seulement des mouvements ondulatoires indiscutables chez les infusoires. Ces conclusions sont contraires à celles de Grenet qui avait cru trouver une action nocive aux champs oscillants chez les paramécies. Lui-même n'avait trouvé aucune action des champs continus sur les paramécies, contrairement à Cheneveau et Bohn.

J'ai insisté sur ces contradictions pour mettre en garde les expérimentateurs contre leurs propres conclusions.

TROISIÈME PARTIE

PARTIE MÉDICALE

473. Division générale. — Les applications de l'électricité sous ses différentes formes au diagnostic et au traitement des maladies se sont tellement étendues qu'il devient impossible de dissocier la partie électro ou radiodiagnostique de la partie thérapeutique comme on le fait ordinairement.

Un nombre de plus en plus grand de cas variés ont aujourd'hui leur chapitre de diagnostic du ressort du médecin électricien : il est logique pour chacun de ces cas, sous la rubrique de chacune des maladies ou de chacun des groupes de maladies, de traiter toutes les interventions possibles du médecin électricien, soit pour éclairer la nature du mal, soit pour le guérir.

Un chapitre général d'électro et de radiodiagnostic serait des plus hétérogènes: il faudrait y grouper une série de faits sans lien entre eux, et par contre dissocier de l'étude de chaque maladie les notions qui ne sont pas exclusivement thérapeutiques, au grand détriment de la commodité et de la rapidité des recherches.

Nous placerons donc l'ancien chapitre d'électrodiagnostic, réservé surtout à l'étude des réactions neuro-musculaires et sensitives anormales, comme une section spéciale de l'étude électrologique des affections des systèmes neuro-musculaire et sensitif, et ensuite pour chaque maladie, nous traiterons, toutes les fois qu'il y aura lieu, la question électro ou radiodiagnostique en particulier.

CHAPITRE PREMIER

SYSTÈME NEURO-MUSCULAIRE ET NEURO-SENSITIF

————

I. — *GÉNÉRALITÉS*

474. Considérations générales sur les affections du système neuro-musculaire intéressant le médecin électricien. — Si l'on se reporte à ce que nous avons dit de la constitution générale du système neuro-musculaire et de la conception du neurone, on pourra grouper méthodiquement les affections de ces systèmes de la façon suivante :

α) Le muscle peut être seul atteint par une cause propre ou encore par une cause ayant son siège dans le système nerveux auquel il est lié, mais cette dernière cause ne se révélant par aucune lésion organique des nerfs ou des centres nerveux ; ce sont les myopathies sous leurs diverses formes.

β) Le neurone moteur périphérique peut être atteint soit dans ses conducteurs (névrites, polynévrites) soit dans ses corps cellulaires, cellules des cornes antérieures de la moelle (poliomyélites) ou des noyaux qui les prolongent en haut (paralysies labio-glosso-laryngées, ophtalmoplégies).

γ) Les centres nerveux peuvent être frappés de deux façons différentes : ou bien ce sont les conducteurs des arcs cérébelleux ou cérébraux qui sont lésés, soit dans leur partie médullaire (leucomyélites, ataxie locomotrice, etc.) soit plus haut, ou bien ce sont les corps des neurones centraux (ramollissement cérébral, etc.).

D'ailleurs une même lésion peut intéresser à la fois les conducteurs et les corps cellulaires, que ces lésions soient des scléroses, des inflammations aiguës, des lésions traumatiques ou hémorragiques, etc.

δ) Enfin, dans un nombre très grand de cas variés, il n'y a aucune lésion appréciable comme cela se voit dans les psychoses, les névroses, etc.

L'électrodiagnostic trouve ses applications dans tous les cas où, soit par lésion primitive, soit par lésion névritique, soit par lésion des centres, la contractilité musculaire est anormale.

L'électrothérapeutique, elle, s'appliquera aux cas les plus divers, tantôt étant le procédé curatif de choix, tantôt ne pouvant compter que comme adjuvant, tantôt enfin n'étant qu'un procédé d'exception auquel on aura recours quand les divers autres traitements auront échoué. Dans la thérapeutique des maladies du système nerveux central plus que partout ailleurs, on a pu mettre les heureux effets de l'électricité sur le compte de la suggestion ;

il est vrai que chez certains malades la suggestion peut avoir une grande part, comme d'ailleurs elle a une grande part aussi dans l'action bienfaisante de certaines médications de la médecine ordinaire dont les vertus curatives sont plus que discutables. Les cas où la suggestion seule est en cause ne sauraient trouver place dans le cadre de cet ouvrage. Il appartient au médecin, suivant chaque cas particulier, d'apprécier s'il fera œuvre utile en essayant alors un traitement non justifié par la physiologie et la thérapeutique expérimentales. Ces considérations sont du cadre de la déontologie plus que du cadre d'un traité d'électricité médicale, il était utile d'en dire un mot pour les en exclure, en raison des appréciations parfois défavorables que les médecins peu versés dans les notions de physique biologique portent sur l'électrologie tout entière.

475. Division. — En raison de l'importance de l'étude des réactions neuromusculaires aux excitations de l'état variable, nous placerons en tête de ce chapitre l'étude de l'électrodiagnostic. Dans cette même partie, nous placerons un paragraphe de technique, commun au diagnostic et au traitement : c'est la notion des points moteurs des nerfs et des muscles. — Ensuite nous passerons à l'étude de chaque cas particulier en suivant le plan tracé dans les considérations générales :

Affections propres aux muscles ;

Affections propres aux nerfs (pouvant d'ailleurs retentir sur les muscles et y déterminer des lésions organiques) ;

Affections des centres (pouvant retentir sur les nerfs et les muscles) ;

Névroses et affections dont la cause organique est inconnue.

II. — *QUESTIONS D'ÉLECTRODIAGNOSTIC ET DE TECHNIQUE INTÉRESSANT LA PLUPART DES AFFECTIONS NEUROMUSCULAIRES. — RÉACTIONS ANORMALES. — POINTS MOTEURS.*

476. Généralités sur la recherche des réactions anormales. — Quel que soit le dispositif employé comme appareillage on doit, lorsqu'on veut faire commodément un examen électrodiagnostic, disposer d'un tableau qui permette, sans avoir à détacher les fils conducteurs des bornes d'emploi, d'explorer alternativement les réactions faradiques et galvaniques.

Aujourd'hui même on peut exiger plus et il est à souhaiter que chaque tableau permette en outre de déterminer le rapport de Weiss (ou chronaxie) à l'aide de manipulations aussi simples.

L'électrode indifférente, nous le savons, est constituée par une plaque rectangulaire feutrée et recouverte de peau de chamois ou par une couche d'ouate hydrophile enveloppée de gaze sur laquelle on applique une plaque ordinaire, ce qui permet de changer d'électrode pour chaque sujet. Elle doit mesurer de 100 à 200 centimètres carrés.

L'électrode exploratrice est un tampon de 2 à 3 centimètres de diamètre muni d'un manche interrupteur (celui de M. Bergonié est très pratique).

Appareillage spécial à l'exploration faradique des nerfs et des muscles :

α) Il est bon de pouvoir comparer la résistance faradique des points explorés à droite et à gauche ; en effet, aucun milliampèremètre ne donne ici la mesure du courant, et il pourrait se faire qu'une différence de résistance soit la cause d'une différence de réaction, les autres conditions de l'expérience restant les mêmes. On peut se servir, pour l'apprécier, du procédé indiqué par M. Bergonié ou du pont de Wheatstone (§ 116).

β) Notons en second lieu que l'exploration faradique exige que la bobine soit alimentée par une source variant peu du début à la fin de l'expérience, ce qui rend l'emploi des piles défectueux. L'emploi d'un accumulateur ou du secteur de ville est préférable. Le réglage peut se faire soit par le système à chariot, soit par un rhéostat placé dans le circuit secondaire.

Appareillage spécial à l'exploration galvanique des nerfs et des muscles.

α) Comme ici on compare les réactions à droite et à gauche au moyen du milliampèremètre, il n'y a pas à se préoccuper de la résistance. Mais on pourra, pendant l'examen, se faire une idée de cette résistance à droite et à gauche en remarquant la position de la manette du réducteur pour des intensités égales. De cette façon on verra s'il y a intérêt à explorer la résistance d'une façon plus précise.

β) Le milliampèremètre devra être très sensible et marquer les dixièmes de milliampère de 0 à 25 milliampères.

γ) Le courant doit être gradué par un rhéostat ou mieux par un réducteur de potentiel, mais jamais par un collecteur qui augmente trop brusquement de voltage quand on passe d'un plot à l'autre.

Appareillage spécial à la mesure du rapport de Weiss. (Chronaximètres.)

L'instrumentation, ici, est encore à l'étude, les uns employant avec Cluzet la méthode de l'énergie minima, les autres avec Bourguignon la méthode du double voltage, d'autres préférant avec Lapicque mesurer le temps utile.

Bourguignon vient de mettre au point un chronaximètre à 200 volts d'un maniement facile.

J'ai construit moi-même un chronaximètre à 110 volts dans lequel la charge des condensateurs se fait en batterie de 2 groupes et la décharge en cascade [1].

Quel que soit l'appareil adopté, on conçoit qu'il puisse être combiné avec l'appareil galvanique et le faradique sur le même tableau.

477. Mode opératoire pour la recherche des réactions nerveuses et musculaires. — Placer le sujet de préférence dans le décubitus, ou dans un fauteuil où il ait le dos bien appuyé. Lui recommander de ne pas se contracter et de rester dans la position du repos complet pour obtenir une détente générale des muscles.

Placer l'électrode indifférente bien imbibée d'eau tiède dans le dos, soit à la nuque (position de choix pour les membres supérieurs et la partie supérieure du corps), soit à la région lombaire. Veiller avec soin à ce que son axe soit bien sur la ligne médiane, pour l'exploration des points symétriques et qu'elle soit uniformément et fortement appliquée, soit par le poids du corps, soit par une bande élastique. Protéger les vêtements par un feutre, une serviette éponge ou du papier recouvrant l'électrode.

Se placer soi-même à proximité du tableau et du sujet.

[1] *Soc. Elect. et Radiol.*, 25 octobre 1921

Nous recommandons beaucoup, pour la facilité de ces explorations, les tableaux mobiles.

L'électrode exploratrice elle-même, imbibée d'eau tiède, est appliquée sur les points moteurs des nerfs ou des muscles à étudier, et on commence alors les manipulations de l'exploration qui consistent en ceci :

478. Manipulations de l'exploration communes au nerf et au muscle.

— Il y a un certain nombre de règles fixes qu'on aura tout avantage à suivre pour mener à bien une exploration :

1º On devra commencer par le courant faradique : on évite ainsi de polariser les tissus dès le début ; en outre on a tout de suite une donnée générale sur l'état du nerf ou du muscle, car si la contractilité faradique est normale, il y a toute chance pour que la contractilité galvanique le soit aussi ; enfin, on peut facilement, avec l'explorateur téléphonique, comparer instantanément la résistance à droite et à gauche ;

2º L'exploration faradique se fera en reliant l'électrode active au pôle — de l'induit. La comparaison de l'action du pôle + et du pôle — n'a pas de portée médicale définie ;

3º Les manipulations propres au réglage dans l'exploration faradique consistent à faire glisser le chariot de l'induit progressivement de manière à recouvrir de plus en plus l'inducteur (appareil à chariot), jusqu'à ce que se produise le seuil de l'excitation.

On note la division millimétrique de la course du chariot au moment où apparaît la contraction.

L'exploration, s'il y a un côté sain et un côté malade, doit commencer par le côté sain. On y détermine exactement, par tâtonnement, la situation du point moteur ;

4º Dans certains cas, on verra qu'il arrive parfois que ce mode opératoire ne suffit pas à nous fixer sur la contractilité d'un muscle, les muscles voisins se contractant et cachant l'excitabilité du muscle exploré. On a alors recours à un procédé d'exception qui consiste à appliquer deux tampons (électrodes différentes toutes deux) aux deux extrémités du muscle (méthode de Duchenne) ;

5º On passera ensuite à la recherche de l'excitation galvanique. Il s'agit de déterminer d'abord si les secousses musculaires, avec une intensité croissante, apparaissent bien dans leur ordre physiologique :

$$CaFeS, \quad AnFeS, \quad AnOS, \quad CaOS.$$

On place donc d'abord l'inverseur dans la position telle que l'électrode différente soit négative et on augmente l'intensité progressivement en même temps qu'on agit sur l'interrupteur du manche, en réduisant au minimum possible, 2 secondes environ, le temps de chaque passage. On inverse de temps en temps pour voir si la AnFeS n'apparaît pas avant la CaFeS.

On note la première secousse apparue et l'intensité correspondante, puis les autres ; par exemple on mettra, tronc du facial :

$$CaFeS \; — \; 2^{mA}.$$
$$AnFeS \; — \; 3^{mA},5.$$
$$AnOS \; — \; 4^{mA},7.$$
$$CaOS \; — \; 5^{mA},5.$$

En manœuvrant ainsi l'inverseur, en même temps qu'on augmente l'intensité, on évite de faire 4 expériences successives en ramenant chaque fois le courant à o ;

6° Cas particulier au muscle Recherche de la *réaction longitudinale*. Si l'on ne peut provoquer l'excitation galvanique du muscle même avec un courant d'une quinzaine de milliampères (courant maximum qu'on puisse employer en général avec une électrode de 2 à 3 centimètres, si l'on veut éviter la sensation douloureuse et quelquefois les brûlures), on a alors recours à l'essai de *la réaction longitudinale* en plaçant le tampon actif sur le tendon inférieur du muscle et en procédant comme précédemment. On verra plus loin la signification de la réaction ;ongitudinale; qu'il nou suffise ici de dire que, lorsqu'un muscle ne répond pas à l'excitdtion de son point moteur, excitation qui, de l'avis de presque tous les physiologistes, est indirecte et a lieu par l'intermédiaire des filets nerveux, on a encore chance de produire la contraction en masse en excitant le tendon inférieur.

La recherche de la réaction longitudinale, encore appelée *réaction à distance*, est donc un complément de l'examen galvanique du muscle, comme la méthode bipolaire de Duchenne est un complément de l'exploration faradique ;

7° Si l'on dispose d'un chronaximètre on mesurera le rapport de Weiss suivant la technique indiquée (§ 393).

479. Points moteurs. — Les planches ci-après donnent la topographie des points moteurs d'après les travaux d'Eichhorst et de Castex, en groupant dans chaque territoire tous les points moteurs à quelque tronc nerveux qu'ils appartiennent, mais en donnant à chaque groupe musculaire, c'est-à-dire à l'ensemble des muscles dépendant d'un même tronc nerveux, un signe particulier. A la seule inspection d'une figure on peut voir ainsi d'une part, comme dans les figures de Castex, tous les points moteurs qu'on doit rechercher ou éviter; d'autre part, comme dans les figures d'Eichhorst, les points qu'on a à interroger lorsqu'on sait que tel tronc nerveux est atteint. En effet, Eichhorst a publié en planches séparées les points moteurs propres à chaque tronc nerveux ; il en résulte une grande clarté, mais aussi un inconvénient : c'est qu'on ne voit pas toujours les rapports d'un point moteur, donné par une planche, avec un point moteur donné par une planche voisine.

Les nerfs sont figurés dans leurs zones accessibles, par des traits pointillés

480. Innervation sensitive. — Nous complétons ces planches en donnant la vue des territoires cutanés innervés par les nerfs sensitifs des membres supérieurs et inférieurs (d'après Testut). Voir à la fin de l'ouvrage.

481. Réactions anormales. — Leur signification. — Nous avons vu jusqu'ici le mode opératoire pour rechercher les réactions électriques et les points d'élection propres à l'examen de chaque muscle et de chaque nerf. Nous devons voir à présent :

1° Comment répondent les nerfs et les muscles lorsqu'ils ne répondent pas normalement à l'excitation électrique ;

2° Ce que signifient pathologiquement les anomalies de réponse, et comment se groupent les diverses anomalies dans chaque cas morbide

Cette étude portera donc d'abord sur les anomalies de contractilité faradique, puis sur les anomalies de contractilité galvanique, qui sont constituées d'une part, par la lenteur des contractions ou leur modification quantitative, d'autre part, par l'inversion de la formule CaFeS > AnEeS > AnOS > CaOS, c'est-à-dire par l'anomalie dans l'ordre d'apparition des secousses, et par le déplacement du point moteur, réaction longitudinale.; enfin par les modifications de la chronaxie.

Les groupements variés de ces anomalies constituent les syndromes électriques dont le plus important est le syndrome de dégénérescence.

482. Anomalies de la contractilité faradique. — Quelques auteurs ont attribué une certaine valeur à la comparaison du mode de contraction des nerfs et des muscles suivant qu'on relie l'électrode active au pôle + ou au pôle — de l'induit. Cette comparaison ne semble pas avoir une grande importance et ne paraît pas devoir donner de renseignements cliniques précis.

Les anomalies les plus importantes à considérer sont les suivantes :

1º L'hyperexcitabilité faradique : elle se rencontre dans la plupart des cas où il y a exagération des réflexes tendineux ; on la constate, par exemple, dans le tétanos, les paralysies cérébrales récentes, l'hémichorée, l'athétose, les crampes professionnelles, où elle est associée d'ailleurs à l'hyperexcitabilité galvanique ;

2º L'hypoexcitabilité faradique : elle s'accompagne ordinairement d'une fatigue rapide du muscle qui après plusieurs excitations faradiques rapprochées ne se contracte plus à moins que l'on augmente l'intensité (réaction d'épuisement).

On constate cette anomalie par exemple dans les paralysies cérébrales anciennes, les paralysies hystériques anciennes, le tabes ancien, les myopathies primitives où elle est associée à l'hypoexcitabilité galvanique. On la constate aussi dans les maladies caractérisées par le syndrome de dégénérescence où les réactions faradiques et galvaniques ne sont pas du tout connexes, les dernières pouvant être exagérées tandis que les premières sont nulles ;

3º Le tétanos physiologique, dans certains cas, ne peut être soutenu que quelques secondes. Le muscle se relâche presque immédiatement *dans la détente par fatigue*. On dit alors qu'il y a *réaction d'épuisement* ou réaction myasthénique (Bénédik, Joly) ;

4º Dans d'autres cas le tétanos physiologique persiste après la cessation du courant. Ce signe fait partie du syndrome myotonique. On peut l'appeler le *tonus faradique prolongé*.

483. Anomalies quantitatives de la contractilité galvanique. — **Lenteur des secousses.** — On rencontre surtout les anomalies suivantes :

1º L'hyperexcitabilité galvanique, qui se voit dans certains cas où les reflexes tendineux sont exagérés (il y a généralement alors hyperexcitabilité faradique), et aussi dans d'autres cas où il n'y a pas hyperexcitabilité faradique et où la contractilité faradique peut même être abolie (syndrome de dégénérescence) ;

2º L'hypoexcitabilité galvanique, qui se rencontre dans une série de cas où l'excitabilité faradique est aussi plus faible ou abolie. Elle est caractéristique des phases terminales de dégénérescence des nerfs et des muscles ;

3° La fatigabilité exagérée, que l'on constate en provoquant des secousses rapides de fermetures et ruptures successives, constatation d'ailleurs plus difficile que quand on emploie le courant faradique ;

4° Des réponses *myotoniques*, qui sont de deux ordres : α) ou bien il s'agit d'une prolongation de la contraction de fermeture ou d'ouverture en l'absence de tout courant, analogue au tonus faradique prolongé ; on peut l'appeler le tonus galvanique prolongé (syndrome myotonique) ; β) ou bien il s'agit d'un galvanotonus exagéré, c'est-à-dire que la secousse de fermeture se prolonge durant la période de passage à l'état permanent avec des courants faibles (2 à 6 milliampères) alors que normalement on ne l'obtient qu'avec des courants forts (20 milliampères et plus). On trouve le galvanotonus exagéré dans certaines myopathies, dans la maladie de Thomsen, et au cours de la RD ;

5° La lenteur des secousses (réaction de Remak), qui a une importance considérable en électrodiagnostic : elle est caractérisée par ce fait que le *temps perdu*, habituellement inappréciable, devient très sensible, et les courbes d'ascension et de descente de la secousse sont lentes, traînantes. Cette anomalie est l'une des plus importantes du syndrome de dégénérescence, mais on la rencontre aussi dans certaines myopathies et il faut savoir qu'on l'obtient en refroidissant artificiellement le muscle.

Il est une particularité, signalée par Guilloz, dans le muscle qui est resté longtemps inactif et qui est importante à connaître. Si, examinant un muscle normal, on note avec soin l'intensité minima nécessaire pour produire la première contraction, puis qu'après une série de secousses on mesure l'intensité minima nécessaire pour produire une nouvelle contraction, on voit à ce moment que cette intensité minima est un peu inférieure à celle de la première secousse ; mais la différence est peu sensible. Au contraire s'il s'agit d'un muscle (malade ou non) qui n'a pas fonctionné depuis longtemps, le courant nécessaire pour provoquer la secousse après exercice est de 20 à 30 0/0 plus faible que le courant nécessaire pour provoquer la première secousse.

Cette différence est notable au sortir des appareils plâtrés par exemple.

484. Anomalies dans l'ordre d'apparition des secousses. — Inversion totale ou partielle. — Réaction de Rich. — On sait que physiologiquement l'ordre d'apparition des secousses est caractérisé par la formule :

$$CaFeS > AnFeS > AnOS > CaOS,$$

un assez grand intervalle séparant AnFeS de AnOS.

Cet ordre peut être altéré dans certains états pathologiques. Ces altérations sont ordinairement les suivantes :

α) La secousse de fermeture à l'anode apparaît avant la secousse de fermeture à la cathode :

AnFeS > CaFeS > AnOS > CaOS. C'est l'inversion partielle de la formule.

β) L'inversion totale a pour caractéristique :

AnFeS > CaeFS > CaOS > AnOS.

γ) Dans certains cas il y a simplement rapprochement de AnFeS et de AnOS qui apparaissent presque avec la même intensité et qui peuvent même s'inverser. C'est la réaction de Rich ou de Geigel caractérisée par la formule :

$$CaFeS > AnFeS \gtrless AnOS > CaOS.$$

δ) Hirtz a signalé une anomalie particulière : c'est l'espacement exagéré des fermetures. Si normalement on obtient la AnFeS avec 1 ou 2 milliampères de plus que la CaFeS, il y a des cas où il faut augmenter beaucoup plus l'intensité pour avoir le seuil positif.

Telles sont, brièvement résumées, les anomalies qui, en électrodiagnostic, ont donné lieu à tant de controverses.

Parmi ces anomalies, l'inversion de la formule d'excitation est certainement celle qui a soulevé le plus de discussions. Nous allons nous y arrêter un moment.

485. Interprétation du phénomène d'inversion de la formule d'excitation pour les nerfs ou pour les muscles. — Les muscles lisses à l'état normal, au lieu de présenter successivement, avec une intensité croissante du courant, les secousses de CaFe, AnFe, AnO, et CaO, se contractent d'abord par la AnFe ; en un mot, ils présentent l'inversion de la formule. Cette inversion, physiologique pour les muscles lisses, est plus apparente que réelle. Avec Biedermann on l'attribue généralement à la formation d'une cathode virtuelle dans la région péripolaire à l'anode. Voici les raisons qui ont conduit ce physiologiste à formuler sa théorie. Il a constaté, en excitant les fibres circulaires lisses de l'intestin au moyen d'une petite électrode effilée, reliée au pôle négatif, qu'une petite élévation se produisait immédiatement sous cette cathode, tandis que la zone péripolaire formait une plaine de dépression où l'on ne pouvait voir aucune contraction. A l'anode, au contraire, une très petite zone polaire est inerte, tandis que la plaine péripolaire présente la formation d'un bourrelet de contraction très apparent, si apparent qu'il domine la scène et que seul il est appréciable à première vue.

Les travaux de Wiener, May, Cluzet, semblent bien établir que l'inversion de la formule pour les muscles striés, excités à leur point moteur ou, dans certains cas, le long du tronc nerveux dont ils dépendent, est aussi une inversion plus apparente que réelle. L'inversion pathologique serait due à ce fait que sous l'électrode active se trouve une zone hypoexcitable, par rapport à la zone péripolaire normalement excitable. Cette zone péripolaire joue le rôle d'une anode par rapport à la zone polaire cathodique ou, inversement, elle constitue une cathode virtuelle quand la zone polaire est anodique.

Telle est dans ses grandes lignes la théorie qui tend à s'implanter aujourd'hui. Nous allons voir comment il faut la comprendre, soit qu'il s'agisse du nerf, soit qu'il s'agisse du muscle.

486. Explication de l'inversion observée sur les troncs nerveux (Cf. Cluzet, A. F. A. S., 1903). — L'inversion est rarement observée sur les troncs nerveux en clinique, parce que sa durée est éphémère au cours de la maladie (Cluzet).

Expérimentalement elle est assez facile à constater. Il suffit, après avoir sectionné un sciatique de grenouille, de placer une *électrode indifférente à l'extrémité du membre*, l'électrode active étant placée un peu en dessous de la section. L'inversion s'établit peu de temps après la section du nerf ; d'après Cluzet l'explication de ce phénomène est la suivante : « L'excitabilité, plus considérable au début près de la section, devient peu à peu égale, puis inférieure à celle des parties du nerf plus rapprochées du muscle. Dans ces conditions, le courant ascendant, agissant comme sur un nerf frais, cesse de produire des secousses, soit par suppression de l'excitation elle-même sur une région hypoexcitable, soit par l'obstacle opposé par la région inférieure, anélectrotonisée, au transport de cette excitation jusqu'au muscle. Le courant descendant, au contraire, produit des secousses, non par l'excitation au point d'entrée du courant voisin de la section et où se trouve l'électrode active, mais par l'excitation aux points de la sortie du courant situés plus bas et qui sont hyperexcitables par rapport au premier.

« En d'autres termes, si la CaFe ne produit plus de secousse pour des intensités faibles, cela tient à ce que la partie du nerf située plus bas que l'électrode active est plus excitable que la partie en contact avec cette électrode, la première partie s'anélectrotonisant alors suffisamment par le passage du courant pour arrêter l'excitation produite par la seconde, dans le cas où malgré l'hypoexcitabilité, cette excitation viendrait à se produire.

« Si la AnFe, au contraire, paraît donner une secousse, cela tient à ce qu'il se produit une excitation, non plus à l'anode appliquée sur une partie hypoexcitable, mais plus bas, sur une partie hyperexcitable où se fait, en réalité, une cathode virtuelle.

« Une preuve de l'exactitude de cette explication résulte de l'étude parallèle des modifications électrotoniques de l'excitabilité d'une part, et de l'inversion de la loi des secousses d'autre part ; par les différences d'excitabilité des diverses parties du nerf, on peut, en effet, expliquer toutes les anomalies qui se produisent, soit de la loi des actions polaires, soit de la loi de l'électrotonus. Il est à remarquer, en outre, que, dans le cas d'excitation médiate du nerf, *in situ*, l'inversion peut ne pas apparaître après la section, alors qu'elle apparaît au même moment si l'on excite le nerf directement.

« La différence d'excitabilité entre la partie voisine de la section et la partie inférieure du nerf n'est pas alors suffisante pour faire apparaître le renversement des actions polaires à l'excitation médiate.

« L'apparition de l'inversion exige, en effet, que la différence d'excitabilité soit assez grande pour compenser la différence de densité de courant créée dans l'excitation médiate par la diffusion du courant dans les tissus.

« Si, en clinique, on n'observe que rarement l'inversion de la formule des secousses à l'excitation du tronc nerveux, cela tient sans doute, soit à ce que l'examen n'est pas fait au moment propice, les différents degrés d'excitabilité des diverses parties du nerf disparaissant en général très rapidement, soit à ce que la position donnée aux électrodes n'est pas celle qui pourrait mettre en évidence la différence d'excitabilité nécessaire à l'apparition de l'inversion, soit enfin à ce que les différences de densité du courant compensent les différences d'excitabilité. »

487. Explication de l'inversion observée sur les muscles. — Les travaux de Wiener tendent à prouver que l'explication de l'inversion observée sur le muscle dégénéré est la même que celle de l'inversion observée sur les troncs nerveux. En étudiant des muscles expérimentalement dégénérés (par dégénérescence wallérienne des nerfs moteurs) au moyen d'une électrode très fine impolarisable, appliquée sur le muscle, l'autre étant placée à distance. cet auteur constata que le point optimum d'excitation n'était pas, comme dans le muscle normal, le point d'entrée du filet nerveux, mais bien les deux extrémités du muscle. Donc quand on applique une cathode active au point moteur, on se trouve dans une région hypoexcitable par rapport aux zones périphériques. Dès lors, la question d'inversion de la formule se ramène à ceci : l'excitation cathodique polaire, produite par une cathode active dans la zone polaire hypoexcitable, où sont concentrées les lignes de flux, sera-t-elle supérieure, égale ou inférieure à l'excitation cathodique péripolaire produite par une cathode virtuelle dans la zone péripolaire, zone normalement excitable, mais où les lignes du flux sont moins denses? Dans le premier cas il n'y aura pas inversion puisque ce sont les phénomènes polaires qui primeront la scène, d'où contraction par une cathode active. Dans le dernier cas, il y aura inversion, puisque ce sont les phénomènes péripolaires qui domineront, d'où contraction par une cathode virtuelle péripolaire, alors que l'électrode d'excitation est une anode.

Les observations de May, qui a remarqué que le muscle dégénéré réagit absolument comme les muscles lisses dans les expériences de Biedermann (§ 485), confirment cette théorie.

Mais il reste à expliquer pourquoi le muscle privé de son conducteur nerveux subit ces modifications d'excitabilité qui le rapprochent du muscle lisse. Différentes hypothèses ont été émises à ce sujet.

L'une des plus accréditées est celle de Bottazzi. Appuyée sur les travaux de Grützner, Bierfreund, Bollet, et sur les recherches personnelles de son auteur, elle a été surtout développée par Mlle Joteyko. Voici ses données essentielles :

Dans un muscle il y a deux éléments : la fibre striée et le sarcoplasme. Tous les deux sont contractiles. Mais la contraction rapide est propre à la fibre striée, tandis que la contraction lente est la contraction sarcoplastique. Plus un muscle est riche en sarcoplasme, moins il est excitable par les ondes de courte durée. Le véritable agent de contraction pour le sarcoplasme est le courant continu.

Or le muscle dégénéré présente un retour vers l'état embryonnaire, diminution de l'élément fibrillaire, augmentation de l'élément sarcoplastique. Le protoplasma remplit presque à lui seul la gaine de sarcolemme (Babinski). En un mot le muscle dégénéré acquiert les caractères morphologiques du muscle lisse ; l'inversion serait donc pour le muscle strié la réaction sarcoplastique. On reproche à la théorie de Bottazzi de n'être pas suffisamment étayée par l'histologie pathologique. Puis on fait remarquer que le muscle lisse normal répond surtout à la période d'état permanent, tandis que la contraction du muscle dégénéré est liée en grande partie à la période d'état variable (Delherm et Laquerrière), la réponse initiale étant prolongée par un galvanotonus exagéré. Aussi a-t-on proposé d'autres explications :

Pour Strümpell et Wertheim-Salomonsohn, ce qui donne au muscle strié ses caractères réactionnels : secousses brèves, prédominance de la CaFeS, tétanisation par les ondes rapides, c'est la multiplicité des ramifications nerveuses répartissant immédiatement le phénomène irritatif à tous les petits éléments contractiles différenciés. Si l'on supprime ces ramifications jusque dans leurs divisions les plus fines, le muscle perd ses caractéristiques dues aux organes de conductilité irritative.

Reiss envisageant la question sous un jour très voisin et se basant sur le fait bien connu que certains poisons provoquent à peu près le syndrome de RD dans des muscles normaux, admet que les caractères propres au muscle strié dépendent de leur état fonctionnel. Si l'on trouble cet état fonctionnel en altérant par exemple la conductibilité irritative des dernières ramifications nerveuses, on provoque un autre état fonctionnel voisin de celui du muscle lisse et répondant à celui du muscle dégénéré. Babinski, Cluzet et Delherm paraissent se rallier plutôt à cette manière de voir. Deux faits semblent l'étayer. Le premier, c'est que très peu de temps après la mort, les muscles présentent la lenteur de la secousse. Le second, c'est que le refroidissement d'une région du corps provoque cette même lenteur dans le territoire refroidi.

488. Réaction longitudinale ou déplacement du point moteur. — A mesure que la dégénérescence s'accentue, le point d'élection pour exciter le muscle se déplace et gagne l'extrémité excentrique par rapport au tronc sur lequel est placée l'électrode indifférente.

Ce phénomène n'est pas sans relation avec l'inversion de la formule. A mesure que l'hypoexcitabilité au point d'élection s'accentue, l'excitation en bloc de la masse du muscle prime l'excitation au point moteur : le meilleur moyen d'agir sur la masse entière du muscle est de le faire traverser dans son ensemble par les lignes de flux. La réaction longitudinale est donc une réaction propre aux phases avancées de dégénérescence.

489. Modification du rapport de Weiss ou chronaxie dans les cas pathologiques. — Suivant la nature de l'affection, on trouve la chronaxie normale ou modifiée. La modification consiste toujours en un accroissement plus ou moins considérable. Ainsi dans les myopathies sans lésions du neurone périphérique, on constate fréquemment un accroissement de la chronaxie comme dans les névrites ou les poliomyélites.

490. Comment se rencontrent ces divers symptômes en clinique. — Nous venons de voir une série de réactions anormales propres aux organes malades : hyper ou hypoexcitabilité faradique ; hyper ou hypoexcitabilité galvanique, inversion plus ou moins complète de la formule normale : CaFeS > AnFeS > AnOS > CaOS ; réaction longitudinale, etc.

Nous savons déjà à peu près ce que signifient ces anomalies de réaction.

Il nous reste à savoir comment elles se groupent dans les principaux cas pathologiques.

Chacun des groupements forme ce que l'on appelle un syndrome électrique parce qu'il est caractérisé par un ensemble de réactions élémentaires anormales toujours les mêmes et toujours associées de même façon.

Les principaux syndromes sont les suivants :

1º Syndrome hypoexcitabilité ;

2º Syndrome hyperexcitabilité ;

3º Syndrome de dégénérescence désigné par abréviation par les lettres RD (réaction de dégénérescence).

On peut ajouter à ces trois syndromes qui sont les principaux :

4º Le syndrome myasthénique de Jolly-Benedik ;

5º Le syndrome myotonique de Thomsen ;

6º Le syndrome de Rich ;

7º Le syndrome de Babinski et Froment ;

8º Un syndrome que Hirtz caractérise surtout par la réaction d'espacement des fermetures.

491. Syndrome hypoexcitabilité galvanique et faradique. On trouve fréquemment associées l'hypoexcitabilité galvanique et l'hypoexcitabilité faradique. Il y a alors en général aussi hypoexcitabilité aux autres agents d'excitation. En même temps on constate que la réponse du muscle conserve son caractère normal de brièveté, et que le tétanos physiologique peut être obtenu à peu près avec les mêmes fréquences que normalement. La fatigabilité est ou égale ou supérieure à celle du muscle sain.

L'excitabilité du nerf est d'ailleurs normale.

Ce syndrome se trouve dans les lésions centrales anciennes, dans les myopathies, dans les vieilles affections névropathiques accompagnées d'atrophies musculaires sans lésions du neurone moteur périphérique.

492. Syndrome hyperexcitabilité galvanique et faradique. — L'hyperexcitabilité galvanique et faradique avec intégrité de l'excitabilité du conducteur nerveux, brièveté des secousses et tétanisation plus facile, se rencontre dans la plupart des cas où il y a exagération des réflexes tendineux comme dans le tétanos, les paralysies hystériques, la maladie de Little, etc.

On rencontre parfois cette double hyperexcitabilité dans un autre syndrome tout différent où il y a lenteur de la secousse musculaire : dans le syndrome de Babinski et Froment. Nous verrons que ce signe y fait du reste souvent défaut et qu'il y a tout aussi fréquemment hypoexcitabilité, mais il était utile de signaler le fait ici pour mettre en garde contre l'idée de névropathie évoquée tout de suite par la constatation de la double hyperexcitabilité.

493. Syndrome de dégénérescence RD. — La réaction ou syndrome de dégénérescence ou simplement la RD est constituée par un groupement d'anomalies des réactions électriques caractéristiques d'états morbides bien déterminés et d'ailleurs variables suivant les phases de ces états morbides

L'expression *syndrome* de dégénérescence est donc bien, on le voit, préférable à celle de *réaction* de dégénérescence puisque la RD est un ensemble de réactions anormales. Quoi qu'il en soit, l'abréviation RD étant passée dans les mœurs, il n'y a aucun inconvénient à la conserver, tout en se rappelant qu'elle désigne non pas une réaction anormale en particulier, mais un ensemble de réactions, ou, si l'on veut, le mode réactionnel de l'organisme aux diverses formes de l'excitation électrique. Les Allemands l'appellent EaR (Entartungs reaktion).

Voici comment se présente la RD dans les phases successives d'un processus de dégénérescence tel que celui de la dégénérescence wallérienne par exemple. On sait qu'on appelle dégénérescence wallérienne l'ensemble des phénomènes qui se passent dans un nerf et les muscles de son territoire après la section du tronc nerveux.

Après la section on constate les phénomènes suivants :

L'excitabilité galvanique et faradique du nerf augmente progressivement durant un temps relativement court après la section, puis diminue, repasse par la normale, continue de décroître jusque vers le dixième jour environ où elle disparaît

L'excitabilité faradique du muscle diminue régulièrement pour disparaître vers la fin de la deuxième semaine.

L'excitabilité galvanique du muscle diminue durant la première semaine, puis se relève, dépasse la normale au cours de la deuxième semaine, et persiste seule, avec son caractère d'exagération, alors que toutes les autres réactions sont abolies. A ce moment on voit que la contraction musculaire est traînante. La contraction galvanotonique est obtenue plus facilement que sur un muscle normal (Erb). En même temps on constate de l'hyperexcitabilité mécanique. Bientôt on assiste, sur la fin de la deuxième semaine, au phénomène d'inversion de la formule. La AnFeS devient plus précoce que la CaFeS. Peu après la CaOS devient plus précoce que la AnOS ; l'inversion est complète.

Ce stade, durant lequel on constate par conséquent (avec l'abolition de toute excitabilité du nerf et de l'excitabilité faradique du muscle) l'hyperexcitabilité galvanique du muscle, et l'inversion complète de la formule, ce stade, dis-je, peut durer plusieurs semaines.

Puis l'excitabilité galvanique diminue elle-même, on ne peut plus obtenir la AnOS, puis la CaOS, puis la CaFeS. La AnFeS seule persiste. En même temps on peut obtenir facilement la réaction longitudinale avec une cathode appliquée sur le tendon excentrique et avec un courant qui n'a pas besoin d'être aussi intense que pour provoquer la AnFeS au point moteur.

Enfin, aux derniers stades, la AnFeS, puis plus tard la réaction longitudinale disparaissent toutes deux.

Le tableau ci-joint indique la marche de la RD suivant les stades.

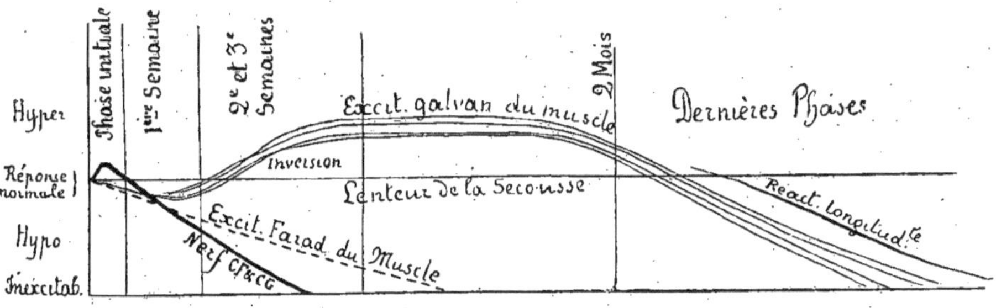

FIG. 245.

Il a l'avantage de montrer d'emblée, à une période donnée, de quoi est composé le syndrome. Ainsi au 2e jour on constate hyperexcitabilité galvanique et faradique pour le nerf, l'inverse pour le muscle : c'est la première phase de la RD.

Au 8e jour il y a hypoexcitabilité générale, surtout pour le faradique : c'est la deuxième phase.

Au 10e ou 12e jour, l'excitabilité du nerf est abolie, l'excitabilité faradique du muscle est presque abolie, son excitabilité galvanique est exagérée, la formule commence à s'inverser : c'est la troisième phase.

Puis arrive la phase de RD complète ; le muscle seul réagit, et au courant galvanique seul, mais il réagit anormalement, l'inversion est complète, la secousse traînante.

Enfin arrive la phase finale, avec la réaction longitudinale, et l'hypoexcitabilité croissante au point moteur même pour la AnFeS qui disparaît.

494. Sens pathologique de la RD. — La RD se rencontre dans les affections telles que les poliomyélites antérieures, la paralysie labio-glosso-laryngée, l'ophtalmoplégie, où les cellules des cornes antérieures ou des noyaux bulbo-protubérantiels sont atteintes, et dans les névrites et polynévrites où le conducteur nerveux paraît primitivement atteint. On verra quelles sont les particularités du syndrome dans l'étude de chaque cas spécial et en outre sa valeur pronostique, très variable suivant la maladie.

Au contraire on ne constate pas la RD dans les maladies cérébrales sans lésion des cornes antérieures ou des noyaux bulbo-protubérantiels, ni dans les myopathies essentielles.

495. Syndrome myasthénique de Jolly-Benedik. — Le relâchement de fatigue se produit rapidement quel que soit le courant tétanisant employé. Caractéristique de la myasthénie grave pseudo-paralytique, ce syndrome se trouve ébauché dans certains cas où l'activité nutritive du muscle est diminuée (anémie d'un membre par la bande d'Esmarch ou hyperémie par la méthode de Bier). C'est ce qui explique qu'il se manifeste dans certaines séquelles de blessures où l'irrigation du membre intéressé est compromise et où l'on constate de l'hyperémie ou de l'asphyxie ; mais il n'est jamais aussi net que dans la myasthénie grave.

496. Syndrome myotonique. — Il y a ici hyperexcitabilité galvanique et faradique surtout sous le pôle positif, d'où inversion possible de la formule avec prolongement de la secousse après l'excitation. La conductilité du nerf est d'ailleurs intacte. Ce syndrome est pathognomonique de la maladie de Thomsen. Ne pas confondre avec le galvanotonus ou continuation de la contraction pendant le passage du courant continu à l'état permanent

497. Syndrome de Rich et syndrome de Hirtz. — Nous avons dit que la réaction de Rich consiste dans l'inversion des deux termes moyens de la formule. Cela implique un rapprochement de CaFeS et CaOS, les deux termes extrêmes, et c'est en effet par ce caractère qu'on la définit souvent. Les auteurs qui ne reconnaissent d'excitabilité que par CaFeS et par AnOS pourront aussi y voir un rapprochement de ces deux secousses. Pratiquement il est facile de déceler la réaction de Rich avec l'excitation négative seule puisque la fermeture et l'ouverture du courant produisent une secousse avec presque la même intensité.

Le nerf conserve sa conductibilité. Les secousses ont à peu près l'aspect normal. On trouve ce syndrome toutes les fois que le membre intéressé est comprimé et il est probable qu'il est dû à des troubles de l'irrigation sanguine du nerf (Bordier)

Le syndrome de Hirtz caractérisé avant tout par l'espacement des secousses de fermeture et par l'exagération du reflexe rotulien se rencontrerait dans certains états d'irritation médullaire et en particulier dans les polynévrites d'origine infectieuse sans RD, dans les névrites traumatiques et dans certains traumatismes des centres nerveux. Il faut savoir d'ailleurs que chez les sujets normaux la distance des fermetures est variable. Pour les auteurs qui n'admettent de réponses réelles que CaFeS et AnOS, seul l'espacement de ces deux termes a de l'importance.

498. Syndrome de Babinski et Froment. — Ce syndrome se rencontre dans bon nombre de séquelles de guerre ou d'accidents du travail où l'on constate des contractures ou des paralysies ou des parésies sans lésion du système nerveux central ni du neurone périphérique. L'atrophie musculaire est constante. Les réflexes tendineux sont exagérés. Les réflexes cutanés sont diminués. Fréquemment il y a hypothermie, sudation locale, troubles trophiques et vasomoteurs. Électriquement, on constate souvent l'hyperexcitabilité galvanique et faradique, mais parfois l'hypoexcitabilité. Dans les deux cas, la secousse est lente, ce qui à première vue pourrait faire penser à la RD. La conservation de la conductibilité nerveuse enlève tous les doutes. Babinski et Froment donnent à ces états morbides le nom d'accidents physiopathiques pour bien les différencier des manifestations névropathiques. La méconnaissance de ce syndrome a donné lieu à de nombreuses erreurs thérapeutiques dans les centres neurologiques ou physiothérapiques durant la dernière guerre.

III. — *ÉTUDE DE CHAQUE MALADIE EN PARTICULIER AU POINT DE VUE DU DIAGNOSTIC ET DU TRAITEMENT*

A. — Maladies propres au muscle

Myopathies primitives. — Atrophies d'origine traumatique chirurgicale ou articulaire. — Myalgies. — Lombago, Rhumatisme musculaire.

499. — Myopathies primitives. — Notions cliniques. — Il y a deux types principaux de myopathies primitives, c'est-à-dire de myopathies non consécutives à une lésion apparente du système nerveux. Ce sont :

1º La paralysie pseudo-hypertrophique (type Duchenne), maladie de la première enfance, débutant par les membres inférieurs, caractérisée par une hypertrophie apparente des muscles dont la fibre, l'élément contractile, est en réalité atrophié, tandis que le tissu conjonctif interstitiel est hyperplasié, avec envahissement de tissu adipeux, ce qui donne à l'enfant un aspect de puissance musculaire qui contraste avec sa faiblesse progressive.

2º La myopathie atrophique progressive (type Landouzy-Déjerine), maladie surtout propre à la seconde enfance, débutant par la face où elle reste longtemps localisée, puis envahissant la ceinture scapulo-humérale, les bras, les jambes.

Quelquefois l'atrophie débute par les membres inférieurs (type Leyden-Möbius).

Quand au type Charcot-Marie, il se rattache très probablement aux myopathies liées aux affections plus ou moins décelables du système nerveux.

Électrodiagnostic. — Ce qui caractérise avant tout les myopathies primitives, c'est l'absence de la RD sauf dans le type Charcot-Marie.

Il y a constamment diminution de l'excitabilité faradique (réaction de Duchenne) et de l'excitabilité galvanique. Quelquefois dans les cas avancés il y a inexcitabilité.

Au début on constate peu d'hypoexcitabilité, mais les muscles présentent la réaction d'épuisement (§ 482).

ÉLECTROTHÉRAPEUTIQUE. — Le rôle du médecin électricien est ici de combattre l'atrophie de l'élément contractile par l'exercice : il faut forcer le muscle à travailler méthodiquement. Le meilleur procédé est la galvano-faradisation rythmée.

Procédé de choix. — La galvano-faradisation rythmée consiste, comme on le sait, à exciter le muscle par un courant continu ayant dans son circuit une bobine faradique en tension et un rythmeur (métronome, ou rythmeur Bergonié). Ce dernier rythmeur fait périodiquement et graduellement passer le courant par un maximum et une valeur nulle, de manière qu'on se rapproche autant que possible de la contraction physiologique (§ 118).

Toutes les fois qu'un muscle présente la réaction d'épuisement, comme c'est le cas ici, il faut éviter la fatigue résultant d'un tétanos soutenu. C'est pourquoi la période de repos laissée par le rythmeur entre chaque contraction est indispensable.

Mode opératoire. — Mettre la grande électrode indifférente dans le dos (nuque ou lombes). La relier au pôle + de la source. L'électrode active, tampon de 4 à 5 centimètres de diamètre est relié au pôle — (qui est le pôle négatif de la bobine et le pôle négatif de la source galvanique).

Séances tous les jours ou tous les deux jours. Durée 2 minutes environ sur chaque point moteur. Intensité galvanique et faradique graduée par tâtonnement de manière à arriver à une contraction appréciable. On doit choisir une bobine faradique à gros fil (qui donne plus de quantité et moins de tension). Interruptions lentes.

Autres procédés. — Si l'on est impuissant à obtenir la contraction avec le courant galvano-faradique on emploiera les périodes variables d'ouverture et de fermeture du courant continu (Métronome ou appareils interrupteurs divers). Un procédé excellent recommandé par Bordier est l'emploi des alternatives voltiennes (renverseur monté sur l'axe d'un moteur à 40 tours par seconde : le courant galvanique employé passe par ce renverseur et est ensuite employé à l'aide du métronome comme un courant ordinaire.)

Si l'on ne possède aucun de ces appareils on pourra avoir recours, pour les cas où la contractilité faradique est conservée, au courant faradique simple, qu'on aura soin d'appliquer rythmiquement, c'est-à-dire qu'on le fera passer juste le temps nécessaire pour donner une contraction soutenue, mais pas assez pour produire la fatigue. On recommence une série de fois après un court repos.

Certains auteurs conseillent l'emploi du courant continu (pédiluve ou manuluve — et grande électrode dorsale +, 15 à 20 mA ; durée 10 minutes. — Pour la face : 5 à 8 mA. Castex). D'autres conseillent le bain hydro-électrique à courant sinusoïdal, séances 3 fois par semaine, 10 à 20 minutes (Larat).

Résultats du traitement électrique : On ne fait que retarder l'atrophie.

500. Atrophies musculaires d'origine traumatique, chirurgicale ou articulaire. — NOTIONS CLINIQUES. — Les contusions, luxations, fractures peuvent produire l'atrophie musculaire ; le nerf est parfois intéressé.

Les affections articulaires peuvent produire aussi une atrophie de certains muscles (deltoïde dans les affections de l'épaule, triceps brachial dans celles du coude, triceps fémoral dans celles du genou, jambier antérieur dans celles de la tibio-tarsienne) que certains auteurs (Vulpian) attribuent à une action réflexe sur les centres trophiques médullaires.

ÉLECTRODIAGNOSTIC. — On rencontre constamment l'hypoexcitabilité galvanique et faradique, jamais la RD, à moins que le nerf soit concurremment atteint. Le degré d'hypoexcitabilité fixe sur la durée du traitement. 15 *jours* suffiront pour les cas bénins où il y a seulement un peu d'hypoexcitabilité faradique, lorsque, bien entendu, la cause a disparu, et que l'atrophie est à la période d'état.

Pour les cas de grande hypoexcitabilité il faudra *plusieurs mois* de traitement.

Lorsqu'il s'agit d'une atrophie de cause articulaire, on complétera le diagnostic par l'examen radiologique de l'articulation.

ÉLECTROTHÉRAPEUTIQUE. — Le traitement est le même pour toutes ces affections et consiste dans la faradisation ou mieux la galvano-faradisation rythmée des muscles atteints. En outre, dans les atrophies d'origine articulaire, on devra faire de la galvanisation.

Mode opératoire. — Galvano-faradisation et faradisation : même mode opératoire que pour les myopathies primitives (§ 499). La durée pourra être d'emblée plus longue, 2 à 5 minutes, sur chaque muscle. — Galvanisation : grande anode à la nuque ou à la région lombaire. Grande cathode de 50 à 150 centimètres carrés sur l'extrémité excentrique des muscles malades. Courant de 8 à 12 mA tous les jours ou tous les deux jours pendant 5 à 10 minutes.

On peut faire en même temps de la gymnastique mécanique du muscle, en évitant, quand il y a lieu, de nuire à l'articulation.

Résultats : presque toujours satisfaisants après une durée de 15 jours à 3 mois, qui peut être en partie prévue par l'électrodiagnostic et l'étiologie

501. — Cas particulier. — Parésie du long péronier latéral. — Pied plat. — Pied creux. — La parésie du long péronier latéral mérite une mention spéciale, parce qu'elle est la cause habituelle du pied plat douloureux (Duchenne de Boulogne).

Lorsque le pied plat reconnait bien cette origine et lorsque par suite on observe un certain degré de varus (pied tourné en dedans), on traite les péroniers par la galvano-faradisation rythmée ou la simple faradisation rythmée (mode opératoire du paragraphe 499).

On aura intérêt a y adjoindre la galvanisation : grande anode indifférente lombaire ; grande cathode ou pédiluve négatif en bas ; courant de 8 à 12 mA, durée 10 à 15 minutes, tous les deux jours. Repos du membre.

Souvent le pied est en valgus (tourné en dehors) et cela s'observe en général à la 2e phase de la maladie, il y a alors contracture du court péronier, des extenseurs, et quelquefois du long péronier. En ce cas, on ne fera que la galvanisation, 8 à 12 mA, 15 à 20 minutes tous les deux jours.

Même traitement pour le pied creux : le muscle parésié est ici le triceps sural (creux talus), quelquefois il y a contracture des fléchisseurs et péroniers (creux en griffe).

502. Myalgies. — Lombago. — Torticolis. — Pleurodynie. — Rhumatisme musculaire en général. — *Notions cliniques.* — Les myalgies sont des douleurs rhumastimales musculaires. Nous avons surtout à nous occuper du lombago et du torticolis, c'est-à-dire des myalgies localisées aux muscles de la région lombaire ou de la région cervicale (trapèze, sterno-cléido-mastoïdien).

ÉLECTRODIAGNOSTIC. — En général la question électrodiagnostique ne se pose pas Elle peut cependant avoir de l'intérêt dans les formes atrophiques (type scapulaire atrophique par exemple), où elle permet d'apprécier le degré des lésions (par myosite et névrite).

ÉLECTROTHÉRAPEUTIQUE. — En général le traitement des myalgies, quelles qu'elles soient, consiste à galvaniser les régions malades, surtout au début. Le transport d'ions médicamenteux joue un rôle important dans la thérapeutique locale de cette affection. La faradisation et surtout la galvano-faradisation seront employées soit contre la myalgie elle-même, soit surtout pour combattre les atrophies consécutives. La voltaïsation sinusoïdale, la franklinisation, la haute fréquence ont été aussi très recommandées. Voici la conduite à tenir dans chaque cas particulier.

Lombago : 1º Appliquer le courant continu avec une grande anode (¹), de 100 centimètres carrés sur la région douloureuse et une grande cathode indifférente de 400 à 500 centimètres carrés sur l'abdomen.

Intensité : 15 à 50 mA. — Durée des séances : 20 à 30 minutes. — Séances tous les jours ou tous les deux jours.

Dans les cas où l'on croit pouvoir espérer un bon résultat de la médicamentation salicylée, c'est-à-dire lorsqu'il s'agit non pas, comme le dit Widal, de la courbature des muscles lombo-iliaques et des gouttières vertébrales survenant à la suite d'une fatigue ou *a frigore*, mais bien du rhumatisme vrai, l'électrode différente de 100 centimètres carrés sera trempée dans une solution de salicylate de soude à 1 p. 100 et sera reliée au pôle négatif. Si la médicamentation iodurée paraît préférable, on trempera la cathode différente dans une solution d'iodure de potassium à 1 p. 100. Le reste du mode opératoire sera le même.

2º Dans les cas aigus où l'on a la chance de pouvoir traiter dès le début : étincelles statiques sur la région douloureuse ; durée 10 à 15 minutes ; séances tous les jours. On doit arriver à la guérison en quelques séances. Sinon appliquer le courant continu. Les étincelles statiques peuvent être remplacées par les étincelles de haute fréquence.

3º Si l'on échoue, on aura recours si possible à la voltaïsation sinusoïdale appliquée dans un bain hydrique à 36º. On appliquera une électrode sur la région lombaire, et plusieurs autres, couplées ensemble et reliées à l'autre pôle, sont suspendues à la baignoire (dont les parois sont en matière isolante). Le patient doit ressentir une tétanisation légère de tous les muscles.

4º Lorsqu'il y a atrophie des muscles consécutive à la crise aiguë de lombago, on emploie la galvano-faradisation rythmée ou la faradisation simple rythmée comme dans les cas d'atrophie musculaire (§ 500).

Torticolis. — Le traitement sera le même. On placera l'anode active soit sur le trapèze, soit sur le sterno-cléido-mastoïdien suivant les cas. L'électrode devant être plus petite, en raison de la forme de la région, on se bornera en général à employer un courant continu de 10 à 20 mA. La galvanisation labile, pratiquée avec le rouleau positif sur la région douloureuse, donne d'excellents résultats (5 à 10 mA). Comme dans le lombago, on aura recours au besoin

______

(¹) On doit employer l'anode comme électrode active parce qu'elle diminue l'excitabilité du nerf.

aux étincelles de haute fréquence (électrode condensatrice : le traitement est plus supportable qu'avec le pinceau ou le balai), et au courant faradique ou galvano-faradique.

B. — MALADIES DES NERFS

Névrites. — Polynévrites. — Paralysies d'origine périphérique. — Névralgies.

503. Polynévrites. — NOTIONS CLINIQUES. — Les névrites en général sont dues à une altération destructive des prolongements cylindraxiles cellulifuges ou cellulipètes des nerfs et de leur gaîne de myéline. Les lésions se localisent surtout dans les nerfs les plus petits. Elles sont causées par les agents toxiques ou infectieux, par le froid. Les principaux types sont la polynévrite saturnine, la polynévrite alcoolique, la polynévrite diphtérique.

La polynévrite saturnine, qui se manifeste par une paralysie rapide et progressive suivie d'atrophie musculaire, présente beaucoup d'analogie avec la poliomyélite. La polynévrite alcoolique qui se manifeste par de l'incoordination des mouvements et des troubles oculaires, présente beaucoup d'analogie avec le tabes. Il est donc très important de préciser le diagnostic.

ÉLECTRODIAGNOSTIC. — Les névrites en général sont caractérisées par la RD plus ou moins complète ; très précoce et complète dans la polynévrite saturnine, elle est incomplète dans la polynévrite alcoolique ; elle fait défaut dans la polynévrite diphtérique, mais cette dernière est tellement spéciale qu'on doit lui réserver une place à part. Voici les caractères propres à chacun de ces groupes.

Polynévrite saturnine. — Cette polynévrite surtout motrice et peu sensitive s'accompagne d'atrophie musculaire précoce avec RD précoce et complète. On constate la RD en interrogeant des groupes de muscles différents suivant les cas. Dans le type antibrachial ce sont les extenseurs des doigts, les radiaux qui sont frappés. Le long supinateur ne l'est pas, contrairement à ce qui a lieu dans la paralysie radiale. L'anconé est aussi épargné. Dans le type brachial c'est le deltoïde, le biceps, le brachial antérieur, le long supinateur. Dans le type inférieur, ce sont les extenseurs des orteils, les péroniers, le jambier antérieur.

Polynévrite alcoolique. — La polynévrite alcoolique est mixte, elle est sensitive même avant d'être motrice. La RD s'y observe plus tardive et moins complète. On la rencontre surtout dans le groupe des extenseurs : extenseurs communs des orteils, extenseur propre du gros orteil, péroniers, jambier antérieur, muscles du pied. On peut aussi voir cette polynévrite frapper les membres supérieurs et alors on constate la RD partielle principalement sur le groupe des extenseurs.

Polynévrite diphtérique. — Dans la polynévrite diphtérique, qui porte surtout sur le voile du palais et le pharynx et plus rarement sur les membres et le diaphragme, il est à remarquer que l'on ne trouve jamais la RD, mais seulement l'hypoexcitabilité. D'ailleurs on sait que l'on n'est pas absolument fixé sur la nature des ces accidents postdiphtériques qui paraissent intéresser tantôt plus spécialement les muscles, tantôt les nerfs, tantôt les cellules des cornes antérieures et souvent ne laissent voir aux autopsies aucune trace de lésion.

L'exploration électrique a non seulement une valeur diagnostique importante, mais elle est aussi un élément capital de pronostic. En général on peut dire que le pronostic est grave si l'on trouve la RD complète avec la réaction longitudinale. La RD partielle, si la maladie est à la période d'état, doit bien faire augurer de la terminaison. On verra au contraire que dans les névrites *a frigore* par exemple, la RD complète peut s'observer sans que le pronostic soit grave.

Dans tous les cas où il y a RD, on constate en même temps une augmentation de la chronaxie.

Électrothérapeutique. — *Principes communs à toutes les polynévrites.* — Ne traiter que quand la cause a cessé d'agir. Le traitement le plus actif consiste dans l'emploi du courant continu. Grande électrode indifférente sur la région des racines du nerf ou le plus près possible de cette région : grande électrode active ([1]) sur les régions périphériques. Puis traiter les atrophies par la faradisation, ou mieux par la galvano-faradisation rythmée.

S'il y a réaction de dégénérescence et inversion de la formule, on remplace la faradisation par l'emploi du courant galvanique rythmiquement interrompu par le métronome réglé à un choc à la seconde environ (pôle + actif aux points moteurs).

La voltaïsation sinusoïdale a donné de bons résultats à plusieurs expérimentateurs (Régnier, Bordier).

Mode opératoire particulier à chaque cas. — Polynévrite saturnine. — 1° Galvaniser les nerfs atteints. Dans le type antibrachial, cathode de 30 à 40 centimètres carrés recouvrant toute la face dorsale de la main. Dans le type brachial, cathode appliquée sur la face antérieure et inférieure du bras, 100 centimètres carrés environ. Dans le type inférieur, cathode appliquée sur la face dorsale du pied, du cou-de-pied, et antéro-externe du bas de la jambe, 100 centimètres carrés environ. On choisit ici la cathode comme électrode active parce que la polynévrite saturnine est surtout motrice et non sensitive ([1]). L'électrode indifférente +, de 200 centimètres carrés au *moins*, est appliquée sur la nuque dans les deux premiers, cas, sur la région lombaire dans le dernier. Séances de 10 à 15 minutes pour chaque membre tous les jours, puis tous les deux jours, intensité 10 mA avec les cathodes de 20 centimètres carrés et 15, 20, 30 mA si la région permet d'employer des cathodes plus grandes.

2° Galvano-faradiser les muscles atrophiés. Suivant la loi générale appliquer l'électrode active (reliée au pôle négatif du système source galvanique et bobine) sur le point moteur de chaque muscle atrophié. Si l'appareil dont on se sert n'a pas de rythmeur interrompant périodiquement le courant, faire ces interruptions à la main pour ne pas fatiguer les muscles par une contraction trop

---

([1]) *Choix de l'électrode active en général.* — Voici quelles règles doivent guider le choix de l'électrode active dans le traitement des affections du système nerveux.

Le pôle — est résolutif pour les inflammations chroniques et en particulier pour les névrites, il entrave le processus cicatriciel et l'évolution scléreuse, ce qui sera important pour l'électrothérapie cérébrale et médullaire. En outre il augmente l'excitabilité du nerf (cathelectrotonus) et par conséquent tend à s'opposer au symptôme paralysie.

Le pôle + au contraire diminue l'excitabilité du nerf. Il est calmant et dépressif (Leduc).

Or, il y a, dans les manifestations des maladies qui vont nous occuper, deux grands symptômes opposés : la paralysie, la douleur. Toutes les fois qu'il faudra combattre la paralysie et l'inflammation, on emploiera la cathode. Toutes les fois qu'il faudra combattre la douleur, l'anode.

soutenue et prolongée, ce qui produirait l'effet contraire au résultat cherché. Séances tous les jours ou tous les deux jours.

Si le muscle ne réagit pas au courant galvano-faradique, employer le courant galvanique interrompu par le métronome battant la seconde. Comme ici il y a inversion de la formule et que la AnFeS apparaît avant la CaFeS, il y a intérêt à relier l'électrode active au pôle + de la source. Si l'on échoue encore avec ce moyen après avoir augmenté l'intensité jusqu'à la limite de tolérance sensitive, on excitera le muscle en appliquant l'électrode dans la région de son extrémité excentrique (réaction longitudinale) et on la reliera au pôle — de la source. On peut employer pour ce traitement du muscle une électrode assez grande pour recouvrir les points moteurs de plusieurs muscles formant un groupe malade. On les fait ainsi se contracter synergiquement.

3° On a signalé l'effet utile de la forme statique (étincelles médiates, excitateur de Bergonié), et de haute fréquence (étincelles immédiates). Le traitement est toujours long (plusieurs mois).

Polynévrite alcoolique : 1° galvanisation : anode (si les douleurs sont vives), cathode (si les troubles paralytiques dominent la scène) de 60 à 100 centimètres carrés appliquée sur la région dorsale du pied, du cou-de-pied et sur la région antéroexterne de la jambe. Électrode indifférente, 200 centimètres carrés *au moins*, sur la région lombaire. Quand les extenseurs des bras sont pris, même technique que pour la névrite saturnine du même type.

Durée et nombre des séances comme pour la névrite saturnine.

2° Galvano-faradisation rythmée : comme pour la névrite saturnine.

3° On pourra aussi essayer des étincelles médiates statiques et des étincelles de haute fréquence.

Le traitement est long ; il faut compter sur un minimum de six semaines à deux mois, souvent beaucoup plus.

Polynévrite diphtérique. — Le meilleur traitement consiste dans l'emploi de la faradisation (Duchenne, Erb). En raison de l'inconstance des lésions névritiques, la galvanisation est moins utile et d'ailleurs elle est plus difficile à appliquer. La paralysie du voile du palais semble très améliorée par une faradisation générale ne portant pas spécialement sur les organes atteints.

Larat conseille de préférence le courant sinusoïdal.

Voici le mode opératoire convenant à la faradisation. Appliquer une des électrodes (anode faradique de 100 centimètres carrés environ sur la nuque) ; l'autre électrode sera constituée par un manuluve ou un pédiluve relié au pôle négatif de la bobine. Durée : 1/4 d'heure. Intensité limitée par la sensation douloureuse. Séance tous les jours ou tous les deux jours. La durée totale du traitement est variable suivant les cas. Il faut compter sur un mois dans les cas ordinaires bénins.

On pourra faradiser le nerf phrénique (électrode active sur le bord externe du sterno-mastoïdien juste au-dessus de la clavicule) (Rockwell) pour éviter la paralysie du diaphragme. Cf. aussi § 509 pour le voile du palais.

504. Névrites Isolées. — NOTIONS CLINIQUE. — Les névrites intéressant un tronc nerveux isolé reconnaissent ordinairement comme cause : un traumatisme (piqûre, coupure, contusion, fracture, etc.), une tumeur, un refroidissement, ou une maladie générale qui ne donne pas toujours lieu à une polynévrite.

Les névrites sont accompagnées de troubles moteurs (paralysie) ou sensitifs (anesthésie ou hyperesthésie), suivant le nerf atteint ou la gravité de la lésion.

ÉLECTRODIAGNOSTIC. — Même remarque que pour les polynévrites. Le degré de la RD n'est pas, d'une façon absolue, en rapport avec la gravité du pronostic. Ainsi une névrite traumatique peut présenter la RD complète et se guérir rapidement. La notion de la cause, en un mot, doit entrer en ligne de compte à côté des résultats de l'électrodiagnostic pour établir le pronostic de l'affection.

ÉLECTROTHÉRAPEUTIQUE. — Toute névrite isolée comporte les deux indications signalées au début de l'étude des polynévrites : traiter le nerf par la galvanisation ; traiter le muscle par la faradisation ou la galvano-faradisation rythmée, ou les périodes d'état variable, en se rappelant qu'on doit toujours éviter pour le muscle une excitation prolongée, fatigante ; de là l'utilité du rythmeur.

Nous prendrons ici à titre d'exemple la *névrite isolée du nerf sciatique :*

1° *Galvanisation* du nerf : appliquer une grande cathode indifférente de 200 centimètres carrés *au moins* sur la région lombaire. L'anode sera constituée par un pédiluve ou une grande électrode d'ouate enveloppée de gaze appliquée autour de la région malléolaire et inféro-postérieure de la jambe. Intensité 10 à 30 mA. Durée 10 à 15 minutes. Séances tous les jours ou tous les deux jours.

2° *Faradisation* ou mieux *galvano-faradisation* des muscles atteints. Appliquer la cathode sur chaque point moteur, faire contracter rythmiquement chaque muscle au moyen du rythmeur, ou, si le tableau n'en possède pas, par des interruptions systématiques du courant produites périodiquement par l'opérateur. Séances tous les jours ou tous les deux jours.

Si les muscles ne réagissent pas au courant faradique ou galvano-faradique, employer le courant galvanique interrompu par le métronome (anode active s'il y a inversion de la formule). On peut traiter à la fois tout un groupe de muscles.

Autres procédés : Dénoyès et Bordier conseillent l'emploi des courants de haute fréquence en application directe avec une plaque métallique (plomb ou étain) sur la région lombaire, et une autre sur le bas de la jambe, en dessous du mollet. Les électrodes sont reliées aux extrémités de l'hélice de self de d'Arsonval. Durée 10 minutes. Séances tous les deux jours.

Toutes les fois qu'au cours du traitement d'une névrite on voit des phénomènes de contracture se produire, il faut immédiatement cesser l'emploi de l'état variable ([1]).

505. Zona. — Le zona pourra être traité dans certains cas de longue durée par la galvanisation. On placera une grande anode rachidienne au niveau de la racine des nerfs intéressés et une ou plusieurs cathodes dans les intervalles de peau saine de la région malade. I = 5 à 15 mA.

Durée : 10 minutes tous les jours ou tous les deux jours.

La radiothérapie dont les bons résultats avaient déjà été signalés par Bergonié en 1905 est aujourd'hui couramment employée soit à la période aiguë, soit à la période de réparation. 700 à 800 M de n° 7-8 B. filtré par 3 m/m d'Al. tous les 10 jours. 4 à 6 ou même 8 séances.

([1]) Voir pour les névrites sensitives § 518.

506. Paralysies périphériques en général. — Les paralysies d'origine périphérique sont souvent dues à des névrites. On devrait, si l'on voulait s'en tenir à la classification pathogénique que nous avons adoptée, étudier à l'occasion de chaque névrite en particulier le symptôme paralysie. Cependant comme il y a des paralysies d'origine périphérique qui ne sont pas nécessairement fonction d'un processus névritique, nous réunissons dans les paragraphes suivants les paralysies d'origine périphérique qui, par leur fréquence, intéressent le plus le médecin électricien. Pour chacune d'elles nous pourrons ainsi, quand il y aura lieu, rappeler les causes centrales ou générales capables de produire le même symptôme et éviter les erreurs de diagnostic et les fautes de traitement.

507. Paralysie faciale. — NOTIONS CLINIQUES. — Quand un sujet se présente à nous avec un côté de la face paralysé, nous devons, avant de traiter, nous poser plusieurs questions. Tout d'abord nous aurons soin de ne pas prendre pour une paralysie d'un côté la contracture du côté opposé, contracture qui donne au côté sain, par contraste, un aspect flasque, paralytique.

En second lieu, nous nous demanderons quelle est la cause de cette paralysie. La paralysie faciale peut être :

α) *D'origine périphérique* (*a frigore* surtout chez les rhumatisants, traumatique, résultant de compression par le forceps chez les nouveau-nés, ou par une tumeur parotidienne, syphilitique). Il y a souvent alors névrite légère, ou grave et l'on devra avant de lire ce paragraphe se reporter au paragraphe 504 qui traite des névrites isolées en général.

β) *D'origine intra-temporale* (fracture, otite, périostose syphilitique, carie tuberculeuse du rocher, *a frigore*) ; il y a alors des troubles de l'ouïe et du goût (amertume) et diminution de la sécrétion salivaire.

γ) *D'origine bulbo-protubérantielle;* si la lésion siège en dessous du point d'entre-croisement des fibres du facial et au-dessus du point d'entre-croisement des faisceaux pyramidaux, on a une hémiplégie alterne, c'est-à-dire directe pour la face, croisée pour les membres.

δ) Enfin il reste une 4ᵉ catégorie, ce sont les *paralysies faciales d'origine cérébrale* étudiées à l'occasion de l'hémorragie et du ramollissement cérébral, et dont nous n'aurons pas non plus à parler ici. Il faut seulement se rappeler que dans ce cas l'orbiculaire des paupières est en général respecté, ce qui s'expliquerait probablement par des anastomoses commissurales entre les noyaux droit et gauche des nerfs moteurs correspondants.

ÉLECTRODIAGNOSTIC. — D'après ces notions cliniques et d'après l'étude qui a été faite antérieurement des réactions électriques dans les lésions nerveuses, médullaires, centrales, il suffira de rappeler ici que :

1° Dans les *paralysies faciales d'origine centrale* on observe seulement une modification quantitative de l'excitabilité galvanique et faradique en plus ou moins suivant la phase et le degré de l'affection ;

2° Dans les *paralysies d'origine névritique* on peut observer au contraire la RD du 6ᵉ au 10ᵉ jour après le début de la paralysie.

Quand du 6ᵉ au 10ᵉ jour on ne constate pas la RD, la guérison surviendra rapidement (2 ou 3 semaines). Quand, à cette même période, l'excitabilité faradique diminue, tandis que l'excitabilité galvanique augmente sans RD, la guérison surviendra de la 6ᵉ à la 12ᵉ semaine. Enfin s'il y a RD, suivant son degré, la paralysie guérira en 3, 6, 8 mois ou ne guérira jamais complètement (RD complète).

ÉLECTROTHÉRAPEUTIQUE. — Lorsque la paralysie est d'origine centrale, le traitement se fera suivant les règles indiquées pour l'hémiplégie.

Lorsqu'elle est d'origine périphérique, on devra d'une part traiter le nerf plus ou moins atteint de névrite et d'autre part traiter les muscles. On sait que le traitement du nerf se fait par l'emploi du courant continu. Grande anode indifférente de 200 centimètres carrés sur la nuque, cathode active recouvrant la moitié de la face comme dans la névralgie faciale (appuyer fortement sur le tronc du facial la partie de l'électrode appliquée en dessous de l'oreille), I = 10 à 15 mA. Durée 10 minutes ; séances tous les deux jours (ou tous les jours au commencement du traitement). Au bout d'une dizaine de jours on commencera à galvano-faradiser les muscles en appliquant une petite électrode de 3 à 5 centimètres carrés sur chaque point moteur. On se servira pour appliquer ces courants du rythmeur, et ici plus que jamais, il faudra éviter la fatigue musculaire en faisant des séances courtes et très prudentes.

Si la contracture se produit, il faudra cesser le courant faradique. Il y aura intérêt à continuer l'application du courant galvanique avec de faibles intensités et en se servant du pôle positif comme pôle actif.

Dans certains cas, mais de façon inconstante, on a obtenu de bons résultats de l'action des rayons X et des rayons pénétrants du radium appliqués sur la région du trou stylo-mastoïdien et sur le trajet des branches du facial. Les cas favorables sont à retenir et autorisent les essais.

508. Paralysie de la branche motrice du trijumeau. — Assez rare, cette paralysie est grave parce que ses causes habituelles sont des lésions intra-crâniennes, tumeurs, gommes, etc. Elle se manifeste par l'abolition des mouvements de la mastication, la mâchoire se dévie du côté paralysé (paralysie des ptérygoïdiens). Elle peut être suivie de contracture. On s'inspirera, pour le traitement, de la pathogénie de l'affection. La radiologie peut trouver ses indications dans le cas de tumeur intra-crânienne. Dans les autres lésions intra-crâniennes, certains auteurs emploient systématiquement la galvanisation bilatérale du crâne. On a intérêt dans tous les cas à galvaniser le nerf et à pratiquer la gymnastique électrique des muscles suivant la technique générale des paralysies.

509. Paralysie du spinal. — **Paralysie de la branche externe.** — **Paralysie du voile du palais.** — Le spinal a deux branches, l'une externe destinée au sterno-cléido-mastoïdien et au trapèze, l'autre interne destinée au voile du palais.

La paralysie de la branche externe, caractérisée par l'impotence du sterno-cléido-mastoïdien et du trapèze est due habituellement aux refroidissements, traumatismes, tumeurs et abcès du cou ou affections de la colonne cervicale. Le traitement consistera dans la galvanisation du nerf, en appliquant une anode derrière le cou et une cathode sur la région antéro-latérale du côté malade, puis dans la faradisation des muscles intéressés.

En cas de lésion centrale, on pourra, ici encore, songer à la radiothérapie ou à la galvanisation bilatérale.

La paralysie de la branche interne, ou paralysie du voile du palais, nécessite une technique un peu spéciale.

Tout d'abord on traitera directement l'organe au moyen de l'électrode courbe conseillée par Bordier, en doublant son extrémité d'ouate mouillée recouverte de gaze. L'électrode indifférente est placée à la nuque. On commencera par une séance de quelques minutes de courant galvanique, pôle négatif sur le voile, et on terminera par une ou deux minutes d'excitation faradique ou galvano-faradique en interrompant les applications autant de fois qu'il est nécessaire. On pourra aussi arriver à un résultat en excitant la branche externe du spinal (branche du sterno-cléido-mastoïdien et du trapèze) : l'excitation se transmet à la branche interne, et bien souvent c'est tout ce qu'on peut faire en raison de l'âge ou de la pusillanimité du sujet.

510. Paralysie radiale. — Notions cliniques. — Les causes ordinaires de la paralysie radiale sont le froid, la compression, les traumatismes. C'est une paralysie mixte qui se manifeste par de l'anesthésie (non constante) et de la paralysie motrice intéressant le triceps brachial, les supinateurs (long et court), le 1er et le 2e radial externe, l'extenseur commun des doigts, l'extenseur propre du petit doigt, le cubital postérieur, l'anconé, le long abducteur du pouce, le long et court extenseur du pouce, l'extenseur propre de l'index (voir les planches).

Les territoires sensitifs correspondant aux filets du radial sont représentés dans les planches.

On reconnaîtra facilement cette paralysie en plaçant le bras horizontalement; la main se fléchit en demi-pronation et l'extension des doigts et de la main est impossible.

Électrodiagnostic. — L'électrodiagnostic donne à peu près les mêmes résultats que dans la paralysie faciale, mais la RD est rare ; ainsi dans le type par compression, notamment dans la paralysie survenue pendant le sommeil, on n'observe que de légères modifications quantitatives et la guérison est rapide ; d'ailleurs, dans cette forme, il faut se rappeler que, la compression portant généralement sur le point où le nerf contourne l'humérus, le triceps brachial est indemne, le filet moteur de ce muscle se détachant plus haut. Il faut se rappeler aussi que dans la paralysie radiale périphérique, le muscle long supinateur est intéressé, tandis qu'il ne l'est pas dans la paralysie saturnine des extenseurs. Pour voir cette différence, placer l'avant-bras dans une position intermédiaire à la pronation et à la supination et dire au malade de fléchir énergiquement l'avant-bras pendant qu'on s'oppose au mouvement ; le long supinateur, s'il n'est pas paralysé, forme un relief très apparent.

Électrothérapeutique. — On commencera par galvaniser le nerf. Anode indifférente de 200 centimètres carrés au moins sur la nuque, cathode formée soit par un manuluve, soit par une électrode souple de 100 centimètres carrés appliquée sur la région postéro-externe de l'avant-bras et du poignet. Courant de 20 à 40 mA. Durée 10 minutes. Séances tous les jours ou tous les deux jours. Ensuite on galvano-faradisera les muscles à leur point moteur en se servant du rythmeur, quelques minutes seulement.

Dans les séquelles de guerre et d'accidents du travail on a intérêt à essayer la radiothérapie profonde quand on soupçonne une compression cicatricielle du nerf. Les statistiques des centres de neurologie et de physiothérapie, durant la dernière guerre, montrent l'efficacité du rayonnement X dans de nombreux cas (800 M n° 7-8 filtré par 3 m/m d'Al. tous les 10 jours).

511. Paralysie du nerf médian. — Cette paralysie assez rare en dehors des blessures de guerre et des accidents du travail résulte ordinairement de luxation de compression par cal exubérant, ou de traumatisme. Son aspect clinique varie suivant la hauteur de la lésion sur le tronc nerveux.

Les planches indiquent les points moteurs utiles à connaître pour le traitement.

Ce traitement sera le même que celui de la paralysie radiale. Galvanisation du nerf et galvano-faradisation des muscles en leurs points moteurs, suivant la technique indiquée au paragraphe 510. Radiothérapie profonde si l'on soupçonne la compression cicatricielle.

512. Paralysie du cubital. — Nous en dirons autant de la paralysie du cubital, ordinairement d'origine traumatique et intéressant surtout les muscles de l'éminence hypothénar, les muscles interosseux et les 3e et 4e lombricaux. Dans les formes graves avec troubles trophiques prononcés, la main prend un aspect spécial (main en griffe). Le traitement est le même que celui de la paralysie radiale (§ 510).

513. Paralysies associées des nerfs du bras ou paralysies radiculaires. — Lorsque la lésion siège dans le voisinage de l'origine des troncs nerveux, elle détermine des paralysies variées localisées à tel ou tel groupe musculaire. On en observe trois types principaux : 1° la paralysie radiculaire totale ; alors l'excitation du plexus au point susclaviculaire (Point d'Erb) ne donne aucune réponse ; 2° la paralysie partielle supérieure limitée au deltoïde, au biceps brachial, au brachial antérieur et au long supinateur ; 3° la paralysie partielle inférieure, d'ailleurs rare, intéressant la sphère du cubital. Dans ces différents cas, très variables d'aspect, suivant la lésion causale et suivant le degré de névrite et d'atrophie musculaire, il faudra toujours combiner les deux traitements galvanique et galvano-faradique rythmé, en suivant le mode opératoire de la paralysie radiale (Cf. pl. V et VI pour la *recherche des points* moteurs). Suivant la cause, chute, traumatisme obstétrical, cal vicieux, mal de Pott, hypertrophie ou tumeur ganglionnaire, on pourra en outre s'il y a lieu employer la radiothérapie, efficace en particulier dans les affections ganglionnaires et même dans le mal de Pott (voir ces affections).

514. Paralysie du diaphragme. — La paralysie du diaphragme qu'on peut observer au cours des pleurésies ou des péritonites et aussi dans les névrites du phrénique, telles que la névrite diphtérique et quelquefois la névrite saturnine, peut être totale ou partielle. Elle est en général paroxystique, c'est-à-dire que la dyspnée s'observe surtout à l'occasion des respirations forcées ou du moindre effort.

RADIODIAGNOSTIC. — L'examen radioscopique des sujets présentant de la paralysie du diaphragme sera des plus précieux pour le diagnostic et pour l'étude de la marche de l'affection. En effet le diaphragme, au lieu de s'abaisser pendant l'inspiration, s'élève au contraire légèrement sous l'appel du vide thoracique lorsque la paralysie est complète. On peut donc dire que l'incursion diaphragmatique normale est de plus en plus faible avec les progrès de la maladie et qu'elle devient inverse dans la paralysie confirmée et complète.

L'examen de l'incursion diaphragmatique se fera de la façon suivante : on place le malade en plan frontal devant le châssis porte-ampoule disposé comme pour l'orthodiagraphie du cœur (Cf. § 320); l'écran étant placé parallèlement au plan d'examen frontal, c'est-à-dire au plan du châssis, on amène le rayon normal au niveau du milieu de la moitié droite du diaphragme et on l'abaisse jusqu'à la limite inférieure de l'incursion diaphragmatique, le sujet respirant normalement; on marque au crayon Faber sur le verre de l'écran, par un trait horizontal, la hauteur de cette ligne ; on marque de même la limite supérieure de l'incursion en déplaçant en haut le rayon normal. Puis on marque en pointillé les limites d'incursion correspondant aux respirations forcées. On opère de même pour le côté gauche. Le décalque est fait sur une feuille orthodiagraphique ; on a eu soin de repérer le point médian du bord supérieur de la fourchette sternale. — L'examen des mouvements du diaphragme par ce procédé que j'ai indiqué au Congrès de Paris 1900 et dont j'ai montré la facilité en 1899 (¹) grâce à l'emploi du support à ampoule mobile, bien avant que l'orthodiagraphie ait conquis droit de cité en clinique médicale, cet examen pourra, je le crois, rendre de grands services non seulement dans les paralysies vraies du diaphragme, mais dans une foule de cas où le fonctionnement de ce muscle est intéressé soit par voie réflexe, soit par névrose, soit pour d'autres causes. L'emploi des orthodiagraphes à bras de levier articulés tels qu'on les construit depuis 1901 en Allemagne pour la mesure de l'aire du cœur ne sont pas très pratiques pour cet examen, parce qu'ils ne donnent pas aussi bien la vue d'ensemble de l'image thoracique,

ÉLECTROTHÉRAPEUTIQUE. — On traitera d'abord le nerf phrénique par le courant continu : on peut soit placer une petite cathode sur le tronc du phrénique entre les deux faisceaux du sterno-cléido-mastoïdien et une grande anode sur la nuque, soit une petite anode sur le phrénique et une grande cathode sur l'épigastre et l'hypochondre, 5 à 10 mA. On terminera par l'excitation d'état variable ou l'emploi du courant faradique : la contraction du diaphragme s'accompagne de pénétration bruyante de l'air dans les voies respiratoires.

515. Paralysie du nerf crural. — Ce sont surtout les muscles psoas-iliaque, couturier et triceps qui sont intéressés, et fréquemment ils s'atrophient secondairement. L'électrodiagnostic et le traitement sont les mêmes que ceux de la paralysie radiale prise comme type. Il faut seulement savoir que le nerf crural n'est accessible qu'immédiatement au-dessous du ligament de Poupart (Voir pour les points moteurs les planches VII et VIII).

516. Paralysie du nerf sciatique. — NOTIONS CLINIQUES. — Paralysie assez fréquente, la paralysie sciatique résulte des traumatismes, de la compression, de la névrite vraie, du froid, etc. Voici les caractères propres à chaque forme suivant la partie du nerf intéressée.

(¹) *Arch. d'électr. méd.*, mai 1899.

Lorsque la cause de la paralysie intéresse le nerf près de son origine, il peut se faire que les premières collatérales soient atteintes, d'où l'impotence des muscles obturateur interne, jumeaux, carré crural, demi-tendineux, demi-membraneux. L'adduction de la cuisse est à peu près impossible, de même que la flexion de la jambe sur la cuisse.

Au contraire, lorsque la paralysie porte sur le sciatique poplité externe, l'une des branches terminales du nerf, ce sont les muscles suivants qui sont le plus intéressés, le tibial antérieur (extension et adduction du pied), le long extenseur commun des orteils et le long extenseur propre du gros orteil, le péronier antérieur, les long et court péroniers latéraux, le court extenseur commun des orteils et le court extenseur propre du gros orteil. On voit d'après cela que le pied se place en varus équin (abaissement de la pointe et du bord externe).

Cette paralysie a été l'une des plus fréquemment observées dans les hopitaux militaires durant la dernière campagne. Il semble que n'importe à quelle hauteur le nerf sciatique soit lésé, les fibres les plus traumatisables sont celles du sciatique poplité externe.

Si la paralysie porte sur le sciatique poplité interne seul, ce sont les muscles suivants qui sont surtout frappés : les jumeaux, le soléaire, le plantaire grêle, le poplité, le jambier postérieur, les fléchisseurs des orteils. Aussi le pied se place-t-il en talus valgus, ayant son extrémité relevée ainsi que son bord externe.

L'électrodiagnostic se fera suivant les règles exposées à l'occasion de la paralysie faciale et radiale.

Le traitement consistera aussi dans l'application du courant continu selon les mêmes règles avec pédiluve ou électrode active inférieure négative et anode indifférente sur la région lombaire, puis dans l'excitation de chaque muscle à son point d'élection par le courant galvano-faradique rythmé ou les états variables.

517. Autres paralysies. — Telles sont les paralysies d'origine périphérique le plus couramment rencontrées; il en est d'autres qui intéressent plus spécialement des organes ayant une fonction déterminée, par exemple, la paralysie des récurrents, celle des sphincters, de la vessie, nous les étudierons à l'occasion du traitement des maladies de ces organes. Ainsi, dans l'étude des maladies du larynx, de la gorge et du nez qui fait, au point de vue pratique, un tout bien défini, on trouvera les paralysies des récurrents (§ 646). Dans celle des affections des voies urinaires on trouvera la paralysie vésicale et les incontinences par paralysie du sphincter (§§ 600 et 601).

La parésie du sphincter anal sera étudiée dans le chapitre des voies digestives (§ 682), etc.

518. Névralgies. — NOTIONS CLINIQUES. — La névralgie peut apparaître aussi comme symptôme des névrites. Elle existe souvent sans qu'il y ait de névrite et sa pathogénie est alors en général très obscure. Elle est consécutive à des traumatismes, au refroidissement, ou bien dépend de causes générales : rhumatisme, goutte, diabète, syphilis, maladies infectieuses telles que le paludisme, les intoxications, les névroses. Souvent l'étiologie reste inconnue, et dans ces cas on peut la rattacher à la diathèse arthritique, dont elle serait l'unique manifestation.

Il n'y a pas de question d'électrodiagnostic propre au symptôme névralgie. Quand il y a atrophie musculaire, cette atrophie reconnaît en général une cause organique (névrite surtout), qui est aussi cause de la névralgie. C'est à cette cause organique que se rattache la question d'électrodiagnostic.

ÉLECTROTHÉRAPEUTIQUE. — *Principes généraux.* — Suivant que la cause de la névralgie est générale ou locale, le traitement varie. S'il y a une cause générale, il faut d'abord s'adresser à la thérapeutique ordinaire pour combattre cette cause, en même temps qu'on applique le traitement électrique. Dans la névralgie de cause purement locale, la galvanisation, et en second lieu la faradisation, la révulsion électrique, donnent les meilleurs résultats. La faradisation générale, la statique, le bain hydro-électrique, la haute fréquence et surtout les rayons X sont employés avec succès dans les névralgies de cause générale ; d'ailleurs pour chaque névralgie en particulier la marche à suivre sera indiquée. Ici nous ne donnons que les principes généraux :

1° *Courant continu.* — Le courant continu, qui est l'agent curatif de choix dans la plupart des cas, doit être appliqué avec de grandes électrodes permettant d'atteindre de grandes intensités.

On emploie généralement des intensités telles que la densité soit de $0^{mA},1$ à 1 mA par centimètre carré.

On rencontre parfois de l'intolérance chez certains sujets pour $0^{mA},05$ par centimètre carré. Bergonié, et après lui Bordier, Guilloz, Vernay (de Vienne) et la plupart des praticiens emploient des intensités élevées, de telle sorte que la densité se rapproche de 1 mA par centimètre carré ; Guilloz va jusqu'à 3 mA même pour la face. L'intensité n'est limitée que par la douleur et les risques d'altérer les téguments.

Il faut veiller ici, plus que jamais, à l'état des électrodes. On a tout intérêt à faire pour chaque malade une électrode d'ouate entourée de gaze, appropriée à la région. Cette électrode sera très épaisse. On est à peu près sûr ainsi que la densité du courant est la même partout, ce qui n'arriverait pas avec une électrode à feutre mince inégalement appliquée en tous ses points ou inégalement oxydée.

Nogier recommande avec raison de ne pas exagérer le mouillage des électrodes, sans quoi l'eau, s'amassant dans les parties déclives, y donnerait une densité de courant plus considérable.

Leuilleux employait des électrodes d'amiante.

Le choix du métal est aussi très important. L'étain s'oxyde vite avec les grandes intensités utiles au traitement des névralgies ; l'aluminium et le cuivre platiné donnent d'excellents résultats (Bordier). On choisit en général le pôle + comme pôle actif. Ce pôle diminue l'excitabilité des nerfs sensitifs et moteurs (Eulenburg, Erb, de Watteville, Waller, Leduc ; chez la grenouille : Pflüger), mais cette action n'est pas durable. D'autres auteurs emploient le pôle négatif et obtiennent de bons résultats. On peut dire que le choix du pôle n'est pas absolument exclusif, mais nous conseillons vivement d'accepter comme principe la règle exposée (note p. 432) et par conséquent d'employer ici le pôle positif.

La durée des séances doit être longue. Le procédé de traitement par les courtes séances de faible intensité est de plus en plus abandonné. On fera tous les jours, ou tous les deux jours, une séance de 1/2 heure, 1 heure, 1 heure 1/4 suivant les cas. Quelquefois il faudra deux séances par jour (Vernay). Le courant galvanique donne surtout d'excellents résultats dans les névralgies essentielles et dans les névralgies rhumatismales. Il est beaucoup moins efficace dans les névralgies relevant d'une cause générale.

A côté de ce traitement des névralgies par le courant continu se place le traitement par l'ionisation médicamenteuse des tissus, préconisé par Leduc en particulier. On peut employer l'ion salicylique, l'ion quinine, l'ion antipyrine l'ion cocaïne, ou même l'ion radium (Haret, Delherm et Laquerrière. Solution de 10 microgrammes pour 60 grammes d'eau).

Au courant continu qui a plutôt une action sédative, on peut adjoindre l'air chaud en boîtes de Bier, la douche non percutante d'air chaud, la lumière blanche ou bleue appliquée prudemment au début (10 à 15 minutes), l'effluvation de H.F. ou le souffle statique sans étincelles, et enfin la diathermie.

2° *Applications électriques ayant pour but d'exciter ou de faire révulsion.* — *Faradisation.* — Rockwell conseille d'utiliser d'emblée le courant faradique quand la pression sur le nerf calme la douleur, et au contraire le courant galvanique, précédemment étudié, quand la pression l'exaspère.

Avec Delherm et Chassard, on admet en général que les procédés révulsifs ne doivent pas être employés à la période aiguë des névralgies. Il faut d'ailleurs observer qu'à la période aiguë, il y a ordinairement hypersensibilité cutanée s'accompagnant fréquemment de douleurs à la pression.

Suivant le procédé de Duchenne, on peut pratiquer la faradisation au moyen du pinceau métallique relié au pôle négatif de la bobine d'induction, l'électrode indifférente étant placée dans une région quelconque. Il faut que la peau soit sèche ; Duchenne la frictionnait avec une poudre absorbante (amidon ou lycopode) ; on peut aussi la vaseliner.

L'expérience a montré à divers opérateurs et notamment à Duchenne l'importance de cette précaution. En voici la raison : quand un circuit est composé de segments hétérogènes, de résistances très différentes, les plus grandes différences de potentiel se trouvent entre les points séparés par les plus grandes résistances. Si la partie du circuit comprenant le fil d'arrivée, l'électrode indifférente humide, et le corps, d'une part, et, d'autre part, la partie du circuit comprenant l'autre fil et le pinceau, ont à elles deux une résistance négligeable par rapport à l'énorme obstacle apporté au passage du courant par l'épiderme desséché, au niveau des extrémités très ténues du pinceau métallique, il est évident que l'énergie dépensée (fonction de la différence de potentiel dans un même circuit) se trouvera concentrée tout entière aux points de contact du pinceau et de la peau. La densité du courant y sera maxima à cause de l'exiguïté de la zone de contact, l'extrémité des poils métalliques du pinceau concentrant l'énergie électrique sur des surfaces excessivement réduites. Il ne faut donc pas s'étonner de la puissance de ce procédé comparé aux autres procédés de révulsion (pointes de feu, vésicatoire, etc.). L'effet est parfois remarquable, le sujet étant tout à fait soulagé au bout de quelques minutes d'application.

On peut aussi employer le procédé de la main électrique ; le courant faradique, amené au bras de l'expérimentateur, est transmis au sujet par l'intermédiaire de sa main passée sur les régions douloureuses. Ce procédé est bien inférieur au précédent, mais convient aux sujets pusillanimes.

3º *Autres procédés révulsifs.* — *Courants de Morton.* — *Statique.* — *Haute fréquence.* — Les courants de Morton ont donné de bons résultats à l'auteur de la méthode, en les appliquant au moyen d'une électrode métallique. A. Weill a obtenu aussi de bons effets de ces courants, il met l'armature externe + au sol et l'armature externe — en relation avec l'excitateur par l'intermédiaire de son rhéostat.

L'excitateur est placé à 1 ou 2 centimètres de la peau sur le trajet du nerf. Bishop (Washington) recommande ce procédé même dans les cas de névrite.

La friction statique agit comme révulsif énergique.

Les courants de haute fréquence appliqués soit avec une électrode condensatrice, soit avec un pinceau métallique, soit avec un tampon de charbon promené sur la peau, agissent de même façon. Ils m'ont aussi souvent donné d'excellents résultats. -

Lorsqu'on emploie l'étincelle statique ou l'étincelle de haute fréquence, on dessèche la peau comme il a été dit pour l'application de la révulsion faradique. Comme adjuvant de ces procédés qui sont des procédés révulsifs, on peut utiliser la douche percutante d'air chaud.

4º *Rayons X.* — *Radium.* — On se sert couramment aujourd'hui des rayons X et des rayons du radium pour le traitement des névralgies. Depuis les premières observations de Foveau de Courmelles (1902), Barcat et Delamarre (1902), Darier (1903) pour le radium, Imbert, Bergonié sur l'action sédative des séances de radiodiagnostic prolongées, de Beclère, Haret sur des névralgies symptomatiques atténuées par la radiothérapie de tumeurs causales, ce mode de traitement s'est peu à peu généralisé.

Voici comment Delherm et Chassard en précisent les indications :

1º La radiothérapie doit être employée avant tout autre traitement physique quand la névralgie a une origine médullaire, para-médullaire ou radiculaire. (Exemple : sciatique avec exagération des réflexes, trépidation épileptoïde, etc., spondylose rhizomélique, métastase cancéreuse au niveau des vertèbres, etc.). Dans ces cas on fait l'irradiation radiculaire ou rachidienne sans s'occuper du trajet du nerf.

2º Elle doit être employée dès le début et concurremment avec les traitements électriques quand on se trouve en présence d'une névralgie très violente (névralgie faciale et sciatique en particulier) en raison de son action souvent très rapide. Alors on fera à la fois l'irradiation radiculaire et l'irradiation du trajet surtout au niveau des régions douloureuses. Tous les auteurs ne sont pas d'accord sur l'emploi simultané de l'électricité et des rayons X. Zimmern proscrit radicalement le courant galvanique aussi bien que les modalités révulsives, quand on emploie la radiothérapie dans le traitement des sciatiques en particulier.

3º Dans les névralgies rebelles aux traitements électriques et thermiques, elle doit être essayée systématiquement avant d'abandonner le malade.

En somme, on peut dire que si nous laissons de côté la première catégorie, il y a intérêt dans tous les autres cas (sauf peut-être dans les cas légers, qu'on estime devoir être guéris rapidement par les procédés courants) à employer la radiothérapie, au début si possible, et après échec des autres traitements, s'ils ont été pratiqués.

Quant à la technique, elle est assez variable suivant les auteurs, mais il semble que de plus en plus l'accord se fasse sur l'emploi des petites doses répétées à courts intervalles dès le début. Pour mon compte, je me suis bien trouvé des doses de 300 à 400 M (répétées tous les 5 jours jusqu'à six environ) de rayon n° 7-8 filtrés par 3 m/m d'aluminium. Dans tous les cas employer les rayons durs et filtrés. On a aussi employé avec succès dans les névralgies rebelles les boues radioactives.

519. Névralgie faciale en particulier (Névralgie du trijumeau). — NOTIONS CLINIQUES. — *Points de Valleix.* — On sait que le trijumeau, en sortant du ganglion de Gasser, se divise en trois branches (ophtalmique, maxillaire supérieur, maxillaire inférieur). Dans la névralgie faciale, on rencontre des points particulièrement douloureux correspondant aux points d'émergence des nerfs sortant des trous osseux, ou sortant d'un muscle pour entrer dans la peau, où à certaines zones des téguments où ils s'épanouissent. Ainsi :

1° Dans la névralgie de l'OPHTALMIQUE, on trouve le point *palpébral*, point d'émergence du lacrymal (1re branche de l'ophtalmique) à la partie externe de la paupière supérieure ; le point *sus-orbitaire*, point d'émergence du frontal (2e branche de l'ophtalmique), au niveau du trou sus-orbitaire ; le point *nasal*, point d'émergence de la branche externe du nasal (3e branche de l'ophtalmique), au niveau de l'angle interne de l'œil ; le point *naso-lobaire* correspondant à l'épanouissement du filet lobaire de la branche interne du même nerf nasal dans le lobule du nez.

2° Dans la névralgie du nerf MAXILLAIRE SUPÉRIEUR on trouve le point *sous-orbitaire* (trou sous-orbitaire), le point *malaire* (épanouissement du temporo-malaire dans la joue) ; les points *dentaires*.

3° Dans la névralgie du MAXILLAIRE INFÉRIEUR : le point *auriculo-temporal*, point où le nerf auriculo-temporal, après avoir contourné le col du condyle, se divise pour se répartir au pavillon de l'oreille et à la tempe ; le point *mentonnier* où le nerf dentaire émerge, les points *dentaires*, et le point *lingual* (nerf lingual). Cf. pl. II.

On peut distinguer une forme légère de névralgie faciale souvent localisée à quelques filets de l'ophtalmique et une forme grave, rebelle, s'accompagnant parfois de mouvements spasmodiques (tics douloureux). Cette forme grave, névralgie épileptiforme de Trousseau, affecte souvent les branches maxillaire supérieure et maxillaire inférieure.

ÉLECTROTHÉRAPEUTIQUE. — Il ne faut pas négliger, lorsque la névralgie se rattache à une cause générale telle que le paludisme, ce qui est très fréquent, la syphilis, le diabète, l'hystérie, de traiter en même temps cette cause générale, sans quoi ce serait courir à un échec certain.

Le traitement électrique de choix pour la névralgie faciale est le courant continu. Bien après lui viennent accessoirement les différentes formes de courants que nous avons examinés dans l'étude générale des névralgies (§ 518).

Mode opératoire (méthode de Bergonié). — Grande cathode indifférente de 300 à 500 centimètres carrés à la nuque. Grande anode active recouvrant la moitié de la face avec une échancrure pour l'œil et la bouche (Bergonié) (*fig. 246*).

Guilloz prend comme électrode active un tampon de 3 centimètres de diamètre ; il l'applique sur chaque point douloureux, suivant en cela les méthodes anciennes, avec cette différence qu'il atteint des densités considérablement plus élevées. Ce mode opératoire est assurément plus rationnel pour atteindre chaque nerf malade; mais, d'autre part, il faut savoir que le tissu nerveux, en raison de sa grande conductibilité, concentre les lignes de flux dans l'espace interpolaire alors même que la zone d'application est étendue, et cela a lieu ici plus que partout ailleurs à cause de la présence des os du crâne. Les trous du crâne, comme le fait observer M. Bergonié, constituent pour le courant des orifices de moindre résistance qui resserrent, sur le trajet nerveux, l'écheveau des lignes de flux.

On devra avec un soin particulier veiller à la bonne application de l'électrode. L'intensité sera de 15 à 40 et même 80 mA. Durée des séances: 3/4 d'heure à 1 heure ; séances tous les jours, puis tous les deux jours lorsque les crises paroxystiques ont à peu près cessé. Il faut continuer le traitement avec des intensités un peu moins élevées après que toute douleur a disparu

Résultats. Même dans la forme grave, le tic douloureux, le succès du traitement par les courants de haute intensité et de longue durée, place l'électricité au premier rang des moyens thérapeutiques employés contre la névralgie faciale. L'électricité agit ici non -seulement comme calmant, mais comme agent curatif.

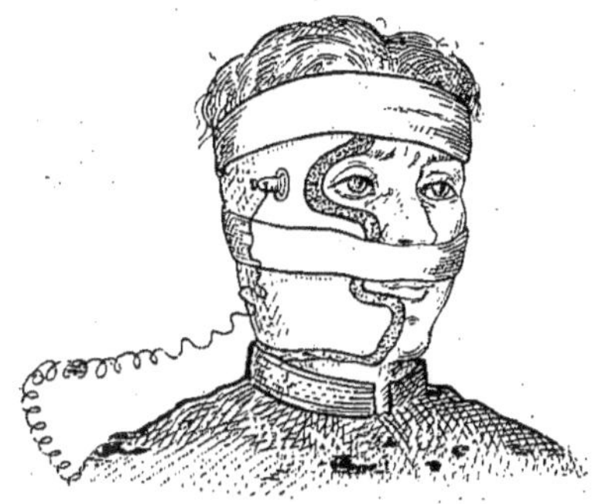

FIG. 246. — Électrode faciale de Bergonié.

Suivant les principes généraux donnés ci-dessus pour le traitement des névralgies, on pourra d'ailleurs adjoindre à la galvanisation soit les agents sédatifs, air chaud, lumière, effluves de haute fréquence, souffle statique, soit les agents révulsifs, friction faradique, étincelles de haute fréquence, etc.

Radiothérapie. La radiothérapie et la radiumthérapie ont aujourd'hui pris une place de premier plan dans le traitement de la névralgie faciale. Il y a intérêt à les employer systématiquement dès le début suivant la technique exposée au paragraphe précédent.

520. Névralgie sciatique en particulier. —Notions cliniques.—Le nerf sciatique sort du bassin par la grande échancrure sciatique : il repose là sur l'épine sciatique où on peut le comprimer à travers le fessier (point fessier), puis il chemine à mi-distance du bord postérieur du grand trochanter et de l'ischion (point trochantérien). On trouve un troisième point (point poplité) à l'endroit où, dans le creux poplité, il se divise en poplité interne et poplité externe, et un point plantaire.

La névralgie sciatique, souvent due à la névrite, peut alors s'accompagner d'atrophie musculaire. Elle peut causer de la scoliose croisée, si le corps est incliné du côté opposé ; homologue, ce qui est rare, s'il est incliné du même côté. Ceci a une importance pour le médecin électricien, car si la scoliose est croisée, c'est qu'il y a simplement *contraction* instinctive des muscles du côté sain, ce qui porte le poids du corps sur le côté sain ; s'il y a scoliose homologue, c'est qu'il y a *contracture* des muscles du côté malade.

Comme la névralgie faciale, la sciatique peut être due à une cause banale, refroidissement, etc., et cette forme, bénigne en général, guérira facilement. Ou bien elle est due à des lésions névritiques, médullaires, rachidiennes ou à des causes générales : goutte, syphilis, diabète, blennorrhagie, tuberculose. Il est certain qu'on perdrait un temps précieux si l'on traitait seulement par l'électricité une sciatique causée par la compression d'une tumeur de voisinage, ou si l'on omettait de traiter en même temps la syphilis dans les cas de sciatique syphilitique.

ÉLECTRODIAGNOSTIC. — L'électrodiagnostic peut se poser fréquemment dans la sciatique atrophique, mais alors il y a généralement névrite ; on se reportera aux paragraphes 503, 504.

ÉLECTROTHÉRAPEUTIQUE.— On placera en première ligne la galvanisation grande cathode indifférente de 200 à 500 centimètres carrés sur la région lombaire ou sous le siège (le malade s'asseoit dessus), anode de 150 à 200 centimètres carrés sur le mollet ou le cou-de-pied, ou pédiluve. Intensité 20 à 80 mA. Durée des séances 1/2 heure à 1 heure tous les jours puis tous les deux jours.

En seconde ligne se placent les procédés révulsifs énumérés au paragraphe 518. Pour la faradisation on pourra faire mettre les pieds sur la plaque indifférente et promener le pinceau sur le trajet du nerf ; ce procédé remplace avantageusement les pulvérisations de chlorure de méthyle. Les séances sont faites tous les deux jours (Plicque).

On mettra d'autre part en œuvre les autres agents physiques révulsifs ou sédatifs selon les règles indiquées ci-dessus.

Les atrophies musculaires se traiteront comme il est dit (§ 500) surtout par le courant galvano-faradique ; les contractures, par le courant galvanique.

Radiothérapie. — C'est peut-être dans la névralgie sciatique que la radiothérapie des névralgies compte les plus beaux succès. Il semble que le plus habituellement dans les sciatiques dites essentielles la cause de la douleur a son siège à l'émergence des racines (dernière paire lombaire et premières sacrées) ; l'irradiation portera avant tout sur cette région. Zimmern et Cottenot attribuent l'effet rapide et durable des rayons X à leur action décompressive par décongestion des enveloppes des racines à l'origine des nerfs. La technique est variable suivant les auteurs. Nous conseillons 300 à 400 M de n° 7-8 filtré par 3 millimètres d'aluminium tous les 5 jours jusqu'à six séances environ.

521. Névralgies cervico-occipitales, cervico-brachiales, intercostales. — Les mêmes règles seront suivies pour les diverses autres névralgies. Le courant continu avec ses adjuvants sédatifs est l'agent thérapeutique de choix parmi les procédés électriques. Les agents révulsifs ont des indications moins étendues.

Dans les névralgies cervico-occipitales, cervico-brachiales intercostales, l'anode active d'une surface de 50 à 200 centimètres carrés suivant la région, se placera sur la zone la plus douloureuse, la cathode indifférente de 200 à 500 centimètres carrés se placera à la nuque ou sur la région lombaire. Ainsi dans le cas de névralgie cervico-occipitale, l'anode active recouvrira la nuque et la partie latérale malade, la cathode indifférente sera placée sur la région lombaire. Intensité 20 à 80 mA ; séances de 1/2 heure à 1 heure, tous les jours ou tous les deux jours. Le résultat est presque toujours, dans tous ces cas, très rapidement favorable

La radiothérapie prend une place de plus en plus considérable à côté de la galvanisation et, pour ces cas particuliers comme pour les précédents, il y a avantage à y recourir d'emblée suivant la technique générale : 300 à 400 M de n° 7-8 filtré par 3 millimètres d'Al. tous les 5 jours jusqu'à six séances environ.

522. Névralgie de l'ovaire, du testicule. — La névralgie de l'ovaire, surtout fréquente chez les femmes nerveuses, est constituée par des crises paroxystiques au cours desquelles la malade est obligée de se courber en avant, de se comprimer l'hypochondre. La douleur s'irradie vers les reins. Elle tend fréquemment à la chronicité.

Cette névralgie du sympathique ovarien guérit rapidement, dans la plupart des cas, par l'application du courant continu. Anode active de 60 à 100 centimètres carrés sur la région ovarienne douloureuse. Grande cathode indifférente de 200 à 500 centimètres carrés dans le dos à la région lombaire. Intensité = 40 à 80 mA. Durée : 1 heure. Séances tous les jours ou tous les deux jours.

La névralgie du testicule se traite de même façon en mettant une anode ouatée sur la région testiculaire, la cathode étant placée comme précédemment sur la région lombaire. Intensité = 20 à 30 mA. Durée, 1/2 heure ou plus, Séances tous les jours ou tous les deux jours.

La radiothérapie peut être indiquée dans certains cas qu'il serait superflu de discuter ici, mais en général, en raison de l'action nocive des rayons X et des rayons du radium sur les glandes génitales, elle doit être proscrite.

523. Méralgie paresthésique. — Le nerf fémoro-cutané est le principal intéressé. La région antéro-externe de la cuisse est le siège d'engourdissement suivi de fourmillement. La peau est violacée, chaude et insensible. Dans beaucoup de cas il semble qu'il y ait névrite.

La galvanisation peut être employée avec anode de 100 à 200 centimètres carrés sur la région douloureuse ; cathode indifférente de 200 à 500 centimètres carrés sur la région lombaire.

Intensité 20 à 60 mA. Durée, 1/4 d'heure à 3/4 d'heure. Séances tous les deux jours.

Cependant Bordier, qui a eu l'occasion de traiter trois cas de méralgie paresthésique, conclut à l'emploi des courants de haute fréquence, au moyen d'un excitateur composé de quelques lames de clinquant reliées à un résonateur, de manière à produire de petites étincelles ; 2 à 3 séances par semaine.

La radiothérapie donne des succès plus rapides et plus certains. (Même technique que ci-dessus.)

524. Migraine. — NOTIONS CLINIQUES. — Manifestation de la diathèse arthritique et souvent fonction de l'état dyspeptique et dysménorrhéique, la migraine est « un état douloureux cranien unilatéral ou bilatéral, ressenti dans « la zone des branches supérieures du trijumeau ou de l'occipital, avec parti- « cipation des nerfs ciliaires, avec participation fréquente des nerfs optiques « et acoustiques, avec participation très fréquente du pneumogastrique, le « tout compliqué d'encéphalopathie, et accompagné accessoirement de spasme « ou de paralysie du sympathique cervical » (Bouchard). C'est dire que si nous plaçons cette maladie à la suite des névralgies, c'est parce que, pour nous, électriciens, elle présentera avec les névralgies quelques analogies de traitement ; c'est aussi parce que les névralgies dites idiopathiques sont souvent, comme la migraine, de nature rhumatismale ou arthritique et que cela établit un lien entre ces deux groupes d'affections ; mais il faudra s'attendre à voir à côté de ces analogies de profondes différences, dont la plus grande est que le courant continu, l'agent curatif par excellence des névralgies, n'est applicable que dans un petit nombre de cas.

ÉLECTRODIAGNOSTIC. — On a signalé une augmentation de la résistance de la tête, une inégalité de résistance à droite et à gauche. Ces particularités, s'il est constant qu'elles soient bien établies, n'offrent qu'un intérêt secondaire.

ÉLECTROTHÉRAPEUTIQUE. — Le traitement de choix de la migraine idiopathique consiste dans l'emploi de l'électricité statique. Placer le malade sur le tabouret à pieds de verre. Le mettre en relation avec le pôle positif de la machine qui, d'ailleurs, doit être très puissante. L'autre pôle est mis à la terre. On dirige une pointe sur les points les plus douloureux et on place l'araignée de Truchot sur la tête. La pointe et l'araignée sont mises à la terre. Durée, 20 à 30 minutes tous les jours ou tous les deux jours.

Le courant galvanique si l'on se décide à l'employer pourra être appliqué suivant la méthode de Müller : la cathode est placée dans la région du ganglion sympathique cervical supérieur, au niveau du bord antérieur du sterno-mastoïdien, l'anode est fixée à la nuque. Dans les cas où la migraine s'accompagne de pâleur du visage, de dilatation pupillaire, Müller fait tous les jours une séance de 3 minutes seulement avec une intensité de 2 mA. Dans les cas où il y a rougeur du visage, contracture pupillaire, il fait les séances de 30 à 40 secondes avec 1 mA. Nous donnons ces chiffres conformément au mode opératoire de Müller, mais seulement à titre d'indication.

La faradisation de l'estomac a donné de bons résultats à Larat dans la migraine dyspeptique.

525. Lésions nerveuses des blessures de guerre et accidents du travail et leurs séquelles. — Si nous ouvrons un paragraphe spécial aux lésions des nerfs par blessure de guerre et accidents du travail et à leurs séquelles, c'est que ces lésions et séquelles offrent en général un aspect très spécial et que la thérapeutique ne doit pas être hésitante. On peut les résumer en quelques mots : Toutes les fois qu'un nerf est intéressé par une blessure, lésé par un processus inflammatoire, comprimé par un processus cicatriciel, enclavé dans du tissu fibreux, la parole est à la chirurgie d'abord. Mais quand, après intervention chirurgicale, il persiste des phénomènes de névrite, ou des douleurs, ou des troubles circulatoires et trophiques, ou des parésies, ou des contractures, il faut tout de suite songer à des phénomènes compressifs que le bistouri est parfois impuissant à atteindre et mettre en œuvre les rayons X ou les rayons pénétrants du radium. Les statistiques des centres militaires de physiothérapie sont assez imposantes pour que l'on puisse aujourd'hui affirmer l'efficacité de ce traitement. On peut juger de cette efficacité non seulement par l'amélioration des symptômes fonctionnels ou cliniques, mais par celle des réactions électriques, même lorsque la RD a été constatée. Tantôt ce sont les troubles fonctionnels qui s'améliorent les premiers avant les anomalies électriques, tantôt au contraire, c'est le retour aux réactions électriques normales qui annonce l'évolution vers la guérison. La technique ici sera non pas celle de la névralgie, mais celle de la radiothérapie profonde des tumeurs, qui consiste à faire absorber le maximum de rayonnement aux tissus morbides sans lésion des téguments. Des doses de 800 M de n° 7-8 filtré par 3 millimètres d'aluminium tous les 10 jours pendant deux mois permettront d'obtenir ce résultat en restant en dessous du seuil de l'action nocive. On adjoindra à la radiothérapie les traitements électriques que l'on jugera utiles suivant les symptômes dominants et en se reportant aux règles indiquées dans les paragraphes précédents[1].

C. — MALADIES DE LA MOELLE

Myélites chroniques. — Scléroses. — Myélytes aiguës

526. Généralités sur les maladies de la moelle du ressort du médecin électricien. — L'électricité médicale trouve des applications dans les maladies de la moelle qui ont un retentissement sur le système moteur périphérique : le traitement du muscle paralysé ou atteint par des troubles fonctionnels quelconques est du ressort de l'électrothérapie. A côté de cela l'électricité constitue parfois un adjuvant utile pour le traitement de la cause elle-même. La radiothérapie trouve des applications plus étendues dans tous les cas de lésions centrales où l'on peut soupçonner la présence de tissu néoformé, d'épaississements conjonctivaux, de cicatrices exubérantes, etc.

Les maladies qui nous intéressent le plus ici sont :

Parmi les lésions médullaires chroniques : le tabes, affection à localisation médullo-cérébrale que l'on ne doit guère espérer guérir, mais dont on peut améliorer certains symptômes.

La maladie de Friedreich, affection à localisation médullo-cérébelleuse, dont on peut aussi améliorer certains symptômes.

Les maladies dans lesquelles une lésion chronique des cellules des cornes antérieures de la moelle détermine une atrophie musculaire, et parmi elles le type bien connu : l'atrophie musculaire progressive d'Aran-Duchenne.

La syringomyélie (σύριγξ, canal), dont les symptômes atrophiques musculaires ou anesthésiques cutanés peuvent être traités par l'électricité et la lésion causale par les rayons X ou les rayons du radium.

La maladie de Little, dans laquelle l'électricité peut, quelquefois, être utile, en aidant la gymnastique rationnelle à l'éducation de certains mouvements.

Parmi les lésions médullaires aiguës, toutes les poliomyélites intéressant les centres trophiques des muscles (cornes antérieures) sont du ressort de l'électricité médicale ; les deux types les plus communs sont : la poliomyélite aiguë de l'enfance ; la poliomyélite aiguë antérieure de l'adulte.

Cette énumération n'est pas exclusive. On sait combien sont peu nettement délimités les cadres nosologiques en pathologie médullaire. En dehors des maladies que nous venons de citer, il en est (telles que les scléroses en plaques, les scléroses systématisées, combinées, etc.), qui revêtent des aspects cliniques

---

(1) .Voir à ce sujet : GUILLEMINOT, DURET, DAUSSET *Séquelles]des blessures de guerre et acci. dents du travail. Physiothérapie.* [Collection Villaret, Mouchet, etc. (Baillière, Édit.)]

variés, et dans lesquelles l'électrothérapie ou la radiothérapie pourront trouver leurs applications.

Nous dirons seulement quelques mots des types que nous avons choisis pour guider le médecin électricien dans la conduite qu'il aura à tenir suivant les symptômes observés et suivant la nature de l'affection causale.

527. Tabes dorsal ou ataxie locomotrice progressive. — Notions cliniques. — On a trop tendance à regarder le tabes comme une maladie contre laquelle toute thérapeutique et, en particulier, la thérapeutique électrique, est impuissante. Le tabes n'est pas toujours fatal. En outre, il faut savoir que si l'on ne peut agir sur le tissu sclérosé, il est une phase de la maladie où les lésions semblent porter seulement sur les capillaires, et même lorsque le tissu conjonctif ou lamineux a envahi les cordons postérieurs, les cylindraxes persistent longtemps encore indemnes (Bouchard) ; l'électricité peut être alors un agent des plus efficaces (Onimus). Même quand la maladie suit son cours fatal, il est des processus successifs, des envahissements secondaires, des névrites consécutives qui peuvent être enrayés par un traitement bien dirigé. Il ne faut donc pas considérer le tabétique comme un malade auquel l'électrothérapeute n'apporte que l'espoir passager, et vite déçu, d'un soulagement. A toutes les phases, mais surtout au début, son intervention peut être utile.

Nous devons renvoyer aux traités de pathologie pour l'étude de cette maladie dont la nature et les modalités si variées doivent être parfaitement connues, si l'on veut appliquer rationnellement le traitement approprié. Nous devons seulement insister ici sur quelques faits qui ont un intérêt spécial pour l'électrothérapeute.

Il faut savoir d'abord qu'à la première période du tabes, la lésion fondamentale porte sur le prolongement médullaire des racines postérieures des nerfs rachidiens, prolongements qui, avec les fibres commissurales, unissant les étages successifs des cornes postérieures de la moelle, constituent le cordon de Burdach. En dehors de cette sclérose, d'ailleurs plus particulièrement localisée à la région lombaire, on trouve accessoirement des lésions du cordon de Goll composé de fibres commissurales ; et plus haut dans le névraxe, sous le plancher du 4ᵉ ventricule, faisant suite à la sclérose du faisceau de Burdach, des lésions intéressant les noyaux sensitifs des nerfs mixtes, la racine ascendante du trijumeau, les noyaux des corps restiformes, etc. C'est aux lésions médullaires primitives qu'il faut rattacher les douleurs fulgurantes des membres inférieurs, en particulier dans la première période, l'abolition des réflexes, etc., et c'est pour cela que le courant continu peut donner de bons résultats parce que la douleur résulte d'un processus irritatif au niveau des racines postérieures dans leur trajet médullaire, rappelant le processus initial de la névrite. Un fait très important aussi pour le médecin électricien est que certains symptômes de la première période du tabes se rattachent à de véritables phénomènes névritiques : par exemple les douleurs viscérales, les paralysies passagères qui au début frappent le globe de l'œil dans la sphère des 3ᵉ, 4ᵉ et 6ᵉ paires, suivant l'opinion de Dejerine (il n'est pas question ici des paralysies définitives, véritable ophtalmoplégie externe complète des périodes plus avancées, dues, elles, à des lésions des noyaux bulbo-protubérantiels) ; de même l'ictus laryngé et le spasme de la glotte, dus à la névrite des nerfs laryngés et pneumogastriques. L'atrophie du nerf optique, aboutissant à la cécité, est aussi une névrite. Un autre fait important est que certaines manifestations précoces du tabes sont sous la dépendance du processus envahissant les filets radiculaires médullaires du grand sympathique ; cela explique les bons résultats qu'a pu donner, dans certains cas seulement, la galvanisation du grand sympathique au cou (Onimus)

Il faut savoir enfin que, dans la première période, les cornes antérieures de la moelle et le système neuro-moteur ne sont pas intéressés et que les muscles conservent leur force intégrale ; ils sont même dans un état d'activité constant, d'hyperactivité, qu'Onimus définit par le mot de « contracturie ». Il suffit pour s'en rendre compte de voir comment le tabétique exécute un mouvement : il l'exécute en déployant beaucoup plus d'énergie qu'il ne le faut, mais il l'exécute sans mesure, sans coordination. Ce serait donc un contresens absolu, une faute thérapeutique grave, si l'on cherchait à fortifier par l'excitation le système musculaire, sous prétexte, par exemple, que le malade ne peut rester debout. Plus tard, quand les cornes antérieures elles-mêmes seront atteintes, quand il y aura véritable atrophie musculaire, notamment à la période cachectique, on pourra s'autoriser le luxe, mais combien peu utile ! de faradiser les muscles atrophiés, mais alors seulement, et en toute connaissance de cause.

ÉLECTRO ET RADIODIAGNOSTIC — L'électrodiagnostic a peu d'intérêt dans le tabes. Ce n'est que lorsque les cellules des cornes antérieures sont atteintes, et que le système neuro-moteur est secondairement frappé, qu'on constate la RD dans les territoires intéressés.

Le radiodiagnostic renseigne sur l'état du système osseux et articulaire. Dans certains cas, il y a raréfaction et disparition du tissu osseux des extrémités osseuses en même temps que se forment des ostéophytes envahissant les régions articulaires et péri-articulaires. La destruction osseuse peut aussi gagner la diaphyse. A l'examen radiologique, on constate surtout des ombres articulaires anormales, dues aux néoformations osseuses.

ÉLECTROTHÉRAPEUTIQUE. — A côté de statistiques très heureuses, comme celles de Lewandowski, on trouve des bilans très décevants. A côté d'auteurs convaincus de l'efficacité du traitement, comme Onimus, on en trouve beaucoup de sceptiques.

Ce que nous avons dit dans les notions cliniques explique ces contradictions.

L'électricité ne peut guérir que certaines lésions du début et les symptômes qui s'y rattachent, ou bien des lésions secondaires commençantes telles que les névrites dans certains cas particuliers qu'on ne peut pas toujours préciser, parce que l'anatomie pathologique de chaque manifestation morbide n'est pas parfaitement connue.

Le traitement électrique le plus employé consiste avant tout dans la galvanisation de la moelle épinière. Onimus, après avoir essayé la galvanisation des membres, un réophore étant appliqué sur le dos, a renoncé à ce procédé, pour localiser l'action du courant sur la moelle.

Il attachait une grande importance au sens du courant, mais la plupart des auteurs se servent indifféremment du courant ascendant ou du courant descendant (Tessier, de Lyon).

Voici, en principe, la conduite à tenir dans le tabes. Au début, lorsqu'il y a des douleurs fulgurantes dans les membres inférieurs : appliquer une grande anode indifférente de 300 à 400 centimètres carrés à la nuque, placer sur chaque jambe (sous la cuisse ou sur le mollet) une grande cathode de 100 à 150 centimètres carrés, la cathode droite et la cathode gauche réunies ensemble. Faire passer un courant de 10 à 40 mA pendant 10 minutes.

Puis on galvanisera la moelle pendant 5 à 10 minutes en mettant la cathode sur la région sacrée : même intensité. On terminera par la galvanisation du ganglion sympathique cervical, la cathode active, de 10 centimètres carrés environ, étant appliquée *sur le bord du sterno-mastoïdien*, l'intensité n'excédant pas 10 mA pendant 5 minutes. Suivant que le tabes sera plus spécialement un tabes supérieur ou inférieur on insistera plus ou moins sur telle ou telle partie. Ce qui m'a déterminé, malgré le conseil d'Onimus à galvaniser les membres inférieurs en même temps que la moelle, c'est que, dans deux cas traités d'abord sans succès par la galvanisation médullaire seule, j'ai obtenu une amélioration appréciable en plaçant les cathodes sous les cuisses.

Lorsqu'il y a des douleurs viscérales ou précordiales, on mettra une grande cathode sur la région des plexus, l'anode indifférente restant placée à la nuque.

D'ailleurs, dans un traitement aussi long que l'est celui du tabes, on pourra modifier, par tâtonnements successifs, le mode opératoire.

A la période d'atrophie musculaire, on galvano-faradisera les muscles atteints comme dans les myopathies. Mais je place de préférence l'anode indifférente à la racine des membres plutôt que sur les régions de la nuque ou des lombes. Nous avons dit plus haut ce qu'il faut penser de ce traitement de la période ultime.

Les rayons X et les rayons du radium peuvent être dans certains cas utilisés contre le symptôme douleur. MM. Raymond et Zimmern ont obtenu des résultats par l'application du radium et ont éliminé l'hypothèse d'une action suggestive en essayant des tubes vides de sels actifs chez les mêmes sujets : il n'y avait alors aucune diminution des phénomènes douloureux.

528. Maladie de Friedreich. — On sait que cette maladie, apanage du jeune âge, présente des analogies avec le tabes, tant par son anatomie pathologique (sclérose des cordons de Goll et de Burdach), que par certains de ses symptômes (incoordination de la marche). Elle en diffère parce que, plus haut, ce sont les faisceaux cérébelleux qui sont atteints : la démarche lourde, irrégulière, n'est pas la démarche tabétique. On n'a que rarement à s'occuper des douleurs. Ce sont surtout les tremblements, les mouvements choréiformes, les troubles de la parole et de la musculature des yeux qui dominent la scène. Les atrophies musculaires sont rares.

Le traitement rationnel consiste dans l'emploi du courant continu appliqué comme dans l'ataxie locomotrice (§ 527).

529. Atrophie musculaire progressive (Type Aran-Duchenne). — Dans les atrophies musculaires liées à une affection médullaire et en particulier à une lésion progressive des cellules des cornes antérieures, l'électricité et les radiations nouvelles n'ont qu'une action minime.

Qu'il s'agisse de l'ancien type Aran-Duchenne (atrophie du court abducteur du pouce, puis des muscles de la main, du bras, du tronc et plus tard des muscles de la respiration, de la déglutition, etc.), ou bien du type scapulo-huméral de Vulpian (début par les muscles de l'épaule), on ne peut espérer aucune action curative. Il en est de même quand ce sont les noyaux bulbo-protubérantiels faisant suite aux cornes antérieures qui sont atteints (paralysie labio-glosso-laryngée, ophtalmoplégie externe).

ÉLECTRODIAGNOSTIC — La réaction de dégénérescence est caractéristique, nous l'avons vu, de toutes les affections où la myopathie est sous la dépendance d'une lésion nerveuse ou médullaire, comme les névrites les myélites aiguës, les scléroses médullaires. On ne l'observe pas dans les myopathies primitives, ni dans les myopathies d'origine cérébrale sans participation médullaire.

Si donc on hésite sur la nature de la myopathie dans un cas présentant les caractères cliniques de l'atrophie musculaire progressive. il y aura lieu de rechercher la RD dans les territoires intéressés. La RD est d'ailleurs précoce. Elle précède l'atrophie prononcée. Elle est toujours caractérisée, ici plus que partout ailleurs, par une lenteur très marquée de la secousse musculaire. Il faut noter en outre que, dans les myopathies d'origine médullaire, la résistance est augmentée. contrairement à ce qui arrive dans les myopathies primitives.

ÉLECTROTHÉRAPEUTIQUE. — Quoiqu'il ne faille pas compter ici sur l'efficacité curative du traitement, comme nous l'avons dit, l'électricité constitue un adjuvant utile, ne serait-ce que pour retarder l'atrophie par la gymnastique musculaire.

On galvanisera la moelle, comme dans le tabes, par un courant ascendant appliqué avec de larges électrodes, l'une à la nuque l'autre sur la région sacrée : I = 10 à 40 milliampères. Durée 10 minutes, séances tous les deux jours. On aura intérêt à galvaniser aussi les nerfs en plaçant une grande anode à la main et une grande cathode sur le rachis dans la région dorsale supérieure : I = 10 à 40 mA. Durée 10 minutes. Pour le traitement de l'atrophie musculaire, il est préférable d'éviter d'exciter la moelle par des courants d'état variable. Il s'agit seulement ici de faire de la gymnastique du muscle. Aussi vaut-il mieux placer une grande électrode indifférente sur le bras ou l'avant-bras et galvano-faradiser les muscles à leur point moteur ou au point tendineux inférieur (point de la réaction longitudinale). S'ils ne répondent pas à l'excitation, on a recours au métronome.

530. Syringomyélie. — NOTIONS CLINIQUES. — Affection due soit à un gliome de la région postérieure de la moelle aboutissant à la formation d'une cavité, soit à une myélite périépendymaire, soit à une malformation de la moelle (Charcot), la syringomyélie est très variable dans son aspect clinique, mais elle est caractérisée avant tout par des zones d'anesthésie, surtout de thermo-anesthésie et d'anesthésie à la douleur, alors que les sensations tactiles sont conservées ; elle est caractérisée en second lieu par des troubles de la motilité analogues à ceux de l'atrophie musculaire progressive, mais ayant diverses localisations suivant le siège de la lésion.

ÉLECTRODIAGNOSTIC ET RADIODIAGNOSTIC — La question d'électrodiagnostic ne se pose que pour explorer les muscles qui commencent à subir l'atrophie. La constatation de la RD peut être parfois utile, quoique le diagnostic de la syringomyélie soit difficile à poser si les troubles caractéristiques de la sensibilité n'existent pas.

Les rayons X renseigneront sur l'état du système osseux et articulaire. On voit dans certains cas se produire une destruction progressive des extrémités osseuses avec disparition de l'articulation : épaule, coude, etc.

ÉLECTROTHÉRAPEUTIQUE. — La conduite à tenir sera la même que dans l'atrophie musculaire progressive. Bordier conseille d'employer, pour la galvanisation de la moelle, de 60 à 100 milliampères.

Radiothérapie. — Les rayons X et les rayons pénétrants du radium ont trouvé une application inattendue dans le traitement de la syringomyélie. L'irradiation de la région médullaire intéressée se fera suivant la technique de la radiothérapie profonde (rayons X : avec les postes moyens : 800 M de n° 7-8 filtré par 3 millimètres d'aluminium tous les 10 jours. Radium : appareils plats avec filtres appliqués soit en deux ou trois séances de longues durées, soit en séances courtes répétées tous les jours (Fabre et Touchard).

Dans tous les cas l'axe du cône d'irradiation sera dirigé obliquement vers le canal médullaire à partir des gouttières vertébrales, ce qui permet, en X-radiologie en particulier, d'appliquer à l'aide d'un localiseur approprié la méthode des feux croisés par deux portes d'entrée symétriques.

531. Maladie de Little. — La maladie de Little dont la cause est le plus souvent un arrêt de développement des faisceaux pyramidaux et dont l'aspect clinique est celui d'une pseudo-paralysie spasmodique sans atrophie musculaire, se caractérise, à l'exploration électrique des muscles, par l'intégrité des réactions et quelquefois l'exagération tétanique de la contractilité.

Les avis sont assez partagés sur l'opportunité du traitement électrique et sur la modalité à employer, comme dans tous les cas où son efficacité est inconstante et problématique. Quand l'élément spasmodique domine, le courant galvanique seul est indiqué ; quand il faut faire de la rééducation motrice, s'il n'y a pas tendance à la contracture, on pourra être autorisé à s'aider de la rééducation faradique.

532. Myélites diffuses aiguës. — Myélites aiguës systématisées. — Poliomyélite aiguë de l'enfance. — Poliomyélite antérieure aiguë de l'adulte. — Complication de la méningite cérébro-spinale. — NOTIONS CLINIQUES. — Les myélites aiguës peuvent être diffuses ou systématisées.

Nous ne nous arrêterons pas aux myélites aiguës diffuses dont quelques-unes seulement rentrent dans le domaine de l'électrothérapie : celles qui, n'ayant pas une marche fatale, laissent après elles des paraplégies, des paralysies, des atrophies musculaires, dont le traitement sera variable suivant les cas.

Les myélites aiguës systématisées nous offrent deux types particulièrement intéressants. C'est la poliomyélite aiguë de l'enfance ou paralysie spinale infantile, et la poliomyélite aiguë de l'adulte, toutes deux caractérisées par une lésion aiguë des cornes antérieures de la moelle.

La poliomyélite aiguë de l'enfance est fréquente. Le médecin électricien sera souvent appelé à donner son avis sur l'opportunité du traitement ; aussi nous servira-t-elle de type pour l'étude thérapeutique de tout ce groupe d'affections.

On sait que c'est une maladie du premier âge (1 an à 3 ans). — Après une période fébrile souvent très éphémère, accompagnée quelquefois de contracture, on voit survenir de la paralysie qui frappe d'emblée tous les muscles qui devront être atteints, et qui régresse ensuite pour se localiser au bout de 4 à 6 mois à certains muscles tels que l'extenseur commun des orteils, les péroniers latéraux, le jambier antérieur, le triceps, ou, en haut, le deltoïde. Puis les muscles paralysés s'atrophient ; de là les attitudes vicieuses auxquelles participe aussi le système osseux, et dont la plus accentuée est celle du cul-de-jatte.

La poliomyélite aiguë de l'adulte, bien que constituant une entité morbide moins définie, présente à peu près le même aspect clinique.

La méningite cérébro-spinale laisse parfois à sa suite des complications qui se traduisent par des troubles moteurs analogues à ceux de la poliomyélite. Les lésions paraissent porter soit sur les cellules des cornes antérieures, soit sur les racines des nerfs.

ÉLECTRODIAGNOSTIC — Dans les poliomyélites antérieures aiguës, la question électrodiagnostique s'impose parce que l'exploration électrique des muscles seule peut éclairer le pronostic de l'affection d'une façon certaine. Il faut attendre le 15e jour après l'accident aigu pour faire l'exploration, car les résultats sont peu certains si on la pratique avant ce délai.

Lorsqu'on examine un muscle paralysé, il se peut que l'on constate seulement un affaiblissement de l'excitabilité faradique sans inversion de la formule galvanique, qui présente tout au plus un rapprochement de la CaFeS et de la AnFeS ; en ce cas, on peut affirmer la curabilité du muscle atteint, à bref délai : 3 à 5 semaines environ.

Il se peut que l'on constate une abolition complète de l'excitabilité faradique avec inversion partielle de la formule AnFeS > CaFeS, et lenteur des secousses; le pronostic, en ce cas, est plus grave, mais on peut cependant espérer un bon résultat surtout avec un traitement électrique bien dirigé. La guérison surviendra en 3 à 6 mois. Si le muscle présente la RD complète ou seulement la réaction longitudinale, l'atrophie est fatale.

Il faut aussi noter que, dans les paralysies spinales aiguës, il y a une grande augmentation de la résistance, mais cette résistance se modifie rapidement par le passage du courant. Il faut rapprocher ce fait de l'abaissement de la température du membre malade, non pas que la température elle-même, pas plus que l'état d'hyperémie des téguments puissent faire varier directement dans des proportions considérables la résistance des téguments, comme le prouvent les expériences de Leduc, mais parce que dans une peau devenue progressivement chaude et hyperémiée sous l'action du courant, les phénomènes ioniques s'accomplissent avec une activité croissante.

Enfin le radiodiagnostic pourra aussi être utile ici ; les os subissent des actions trophiques, ils sont plus petits; les extrémités articulaires sont plus arrondies dans la forme infantile.

ÉLECTROTHÉRAPEUTIQUE. — Le traitement électrique est très utile dans la paralysie spinale, ainsi qu'on a pu maintes fois le constater au cours de paralysies spinales aiguës infantiles à l'état épidémique. Les petits malades traités fournissent un contingent de cas guéris ou très améliorés toujours de beaucoup supérieur à ceux qu'on abandonne à eux-mêmes.

Une règle commune à toutes les myélites aiguës, c'est de ne commencer le traitement qu'après la période fébrile ; mais il est inutile d'attendre plusieurs semaines pour appliquer la galvanisation continue.

On commencera donc, aussitôt la paralysie constatée, à traiter, et le traitement du début sera la galvanisation continue. On appliquera une grande cathode de 100 à 200 centimètres carrés sur la région médullaire intéressée et une anode de 40 à 100 centimètres carrés suivant la région sur les groupes musculaires atteints. Intensité : 10 à 25 milliampères (Larat emploie un courant descendant de 8 à 12 milliampères). Durée 10 minutes. Séances tous les jours ou tous les deux jours.

Au bout de 2 à 3 semaines après la fin de la période pyrétique, on adjoindra à ce traitement l'excitation des muscles atteints. Quand le muscle réagit au courant faradique le courant de choix sera le galvano-faradique rythmé. Sinon on aura recours au courant continu interrompu à l'aide du métronome. L'électrode active sera placée au point moteur du muscle, ou, si l'on se trouve en présence du déplacement du point moteur (réaction longitudinale de Remak-Doumer), sur le point tendineux ; cette électrode sera reliée au pôle le plus actif. Je place habituellement l'électrode indifférente à la racine du membre plutôt que sur la moelle pour cette partie du traitement où le but est seulement d'exciter la fibre musculaire. Les séances seront courtes, surtout au début. Il faut éviter de fatiguer le muscle. On ne devra pas exciter plus de 3 à 5 minutes chaque groupe musculaire.

Au bout de peu de temps on constate une amélioration fonctionnelle très appréciable. En outre on voit la température du membre se relever et se rapprocher de la normale. La durée du traitement est variable suivant les cas, comme on l'a vu dans l'étude électrodiagnostique. Elle peut être de plusieurs années dans les cas graves. On espace les séances, la seconde année on ne fait que deux séances par semaine avec période de repos.

Les règles sont les mêmes pour la poliomyélite antérieure aiguë de l'adulte et pour les séquelles de méningite cérébro-spinale.

D. — Maladies du bulbe, de la protubérance et du cervelet

533. Généralités sur les maladies du bulbe et de la protubérance du ressort du médecin électricien. — Nous n'aurons pas à nous arrêter beaucoup à ce groupe d'affections. Souvent les syndromes bulbo-protubérantiels ne sont dus qu'à une propagation des myélites ou des scléroses systématisées de la moelle. Les deux maladies autonomes les plus fréquentes sont la paralysie glosso-labio-laryngée et l'ophtalmoplégie nucléaire dues à des lésions chroniques des noyaux bulbo-protubérantiels faisant suite aux cornes antérieures de la moelle.

Peut-être, dans quelques cas particuliers, le médecin électricien pourra-t-il intervenir. Jusqu'à présent les statistiques ne nous permettent pas de conclure à un résultat efficace du traitement. Il faut seulement savoir que ces affections chroniques, analogues à l'atrophie musculaire progressive, appartiennent à ce groupe d'affections où l'électricité et les radiations peuvent être appelées à jouer leur rôle, mais où elles sont, jusqu'à présent, restées à la phase d'essai.

Nous ne dirons rien non plus des affections cérébelleuses.

E. — Maladies de l'encéphale

534. Généralités sur les maladies de l'encéphale du ressort du médecin électricien. — Parmi les maladies qui peuvent frapper l'encéphale : congestion, hémorragie, ramollissement, inflammation, tumeurs, il n'en est pas jusqu'à présent, sauf peut-être l'hémorragie, qui puisse tirer profit de l'action locale de l'électricité. L'électricité ne s'adresse donc qu'aux symptômes et non à la lésion.

Par contre les radiations nouvelles ont trouvé leur application dans certains cas de tumeurs, de séquelles de blessures du crâne et de lésions centrales, ce qui étend considérablement de ce côté le domaine de la physiothérapie.

535. Hémorragie cérébrale. — Hémiplégie. — Notions cliniques. — L'hémorragie cérébrale est due presque toujours à la rupture d'anévrismes *miliaires* (Bouchard), dont l'existence est liée à une cause héréditaire et qui sont souvent sous la dépendance de certains états pathologiques tels que l'alcoolisme, la goutte, le diabète, le brightisme, la syphilis. L'athérome ne joue donc qu'un rôle secondaire dans sa genèse, l'anévrisme résultant de lésions de périartérite avec atrophie de la musculeuse des petits vaisseaux, tandis que les lésions athéromateuses sont endartéritiques. Suivant le siège de l'hémorragie, l'aspect clinique de la maladie est varié. L'inondation ventriculaire produit l'*apoplexie*, qui peut résulter aussi d'une sorte d'ictus réflexe.

Comme phénomène immédiat, on observe aussi parfois de la *contracture* musculaire. Cette contracture précoce, bien différente de la contracture secondaire par sclérose, n'est justiciable d'aucun traitement et disparaît d'elle-même. A côté de l'apoplexie, symptôme pas très fréquent, et de la contracture précoce, symptôme assez rare, prend place, au premier rang des phénomènes du début, l'*hémiplégie* ou paralysie de la moitié du corps, qui constitue la manifestation constante, habituelle de l'hémorragie cérébrale, et pour laquelle le médecin électricien aura à intervenir. L'hémiplégie est toujours du côté opposé à la lésion cérébrale. Quand c'est le côté gauche qui est paralysé, c'est l'hémisphère cérébral droit qui est atteint, et inversement. Si l'on constate une hémiplégie alterne (face paralysée d'un côté, membres de l'autre), c'est qu'il s'agit d'une lésion bulbo-protubérantielle. Ces notions sont utiles à rappeler au médecin électricien, qui aura à traiter le siège de la lésion en même temps que la paralysie. Enfin, il est utile de rappeler aussi que l'orbiculaire des paupières est habituellement respecté dans les paralysies hémifaciales d'origine hémorragique, tandis qu'il ne l'est pas dans les paralysies périphériques du nerf facial.

L'hémianesthésie est rare dans l'hémorragie et ne nécessitera aucune intervention en général.

Tels sont les symptômes précoces de l'hémorragie cérébrale. Il est des symptômes secondaires d'une importance capitale pour le médecin électricien, je veux parler des contractures. On accuse souvent le traitement électrique de l'hémiplégie de provoquer une contracture incurable ; aussi n'est-ce pas superflu de rappeler la genèse de ces contractures et nous devrons toujours avoir présente à l'esprit la possibilité de leur apparition pour ne pas risquer de la favoriser par un traitement mal dirigé. Au début, les parois du foyer hémorragique sont constituées par la substance cérébrale normale déchirée et refoulée, mais plus tard elles se sclérosent. Or, il suffit que la sclérose intéresse, en un point quelconque de son trajet, le faisceau pyramidal pour qu'il se produise une sclérose descendante de ce faisceau : c'est là la cause immédiate de la contracture. Que le médecin électricien qui soigne une hémiplégie signale donc toujours à la famille la possibilité d'une contracture, et qu'il sache la dépister, même avant qu'elle soit apparente, en interrogeant les réflexes. Toutes les fois que, deux ou trois semaines après l'ictus, on constate de l'exagération des réflexes, c'est que la contracture est imminente, et on ne tardera pas à la constater aux fléchisseurs du membre supérieur qui sont en général les premiers atteints. Qu'on n'oublie pas, lorsque la face est contracturée, que le côté opposé paraît flasque, et qu'un examen superficiel pourrait faire croire en raison de la déviation des traits vers le côté malade à une paralysie du côté opposé. — Les muscles contracturés sont fréquemment le siège de mouvements choréiformes ou de tremblements provoqués seulement à l'occasion des mouvements volontaires.

La sclérose peut ne pas s'arrêter là. Les cellules des cornes antérieures de la moelle peuvent être atteintes. Alors, surviennent, comme dans l'atrophie musculaire progressive, des atrophies qui, ici, sont réparties irrégulièrement sur tel ou tel groupe de muscles, atrophies souvent difficiles à voir en raison de l'impotence du membre et de l'adiposité des tissus.

ÉLECTRODIAGNOSTIC. — La question électrodiagnostique n'a que peu d'importance. Il faut seulement savoir que l'on observe presque toujours au début une exagération de l'excitabilité galvanique et faradique, et surtout de l'excitabilité faradique. Cette hyperexcitabilité qui persiste longtemps et qu'on trouve très souvent en particulier vers la 2e ou 3e semaine n'a pas, au point de vue des contractures secondaires, le sens de l'exagération des réflexes constatée à cette même période, exagération qui, on le sait, peut faire prévoir presque à coup sûr la sclérose secondaire du faisceau pyramidal.

A une période très avancée, il y a une hypoexcitabilité galvanique et faradique, alors même qu'il n'y a pas atrophie musculaire.

ÉLECTROTHÉRAPEUTIQUE. — α) Ne commencer le traitement qu'un mois après l'ictus. Duchenne attendait 6 mois.

β) Si à ce moment on constate de la contracture, ne jamais intervenir par le courant faradique ou les excitations d'état variable. La galvanisation prudente peut être employée.

γ) Si au contraire on constate une paralysie flasque, intervenir simultanément de deux façons : en galvanisant le cerveau ; en excitant localement les muscles atteints.

1° *Galvanisation du cerveau.* — On a cru longtemps à tort que les lignes de flux ne pénétraient pas la boîte cranienne.

Les expériences de Erb (patte galvanoscopique appliquée sur la substance cérébrale à travers un orifice de trépanation pendant la galvanisation), de Burckhardt, de V. Ziemssen, de Leduc, prouvent la pénétration du courant : et d'ailleurs, suivant la remarque de Leduc, qui a exécuté de nombreuses expériences à ce sujet, la résistance de la boîte cranienne, imprégnée de ses liquides organiques, est bien moins grande qu'on ne pourrait le croire. On connaît aussi les sensations de vertige éprouvées pendant la galvanisation cérébrale ; au moment de la fermeture, en particulier dans la galvanisation bilatérale, le sujet ou l'animal se penche ou tombe toujours du côté de l'anode. Zimmern et Battelli ont expérimentalement produit l'épilepsie par l'électrisation cérébrale. Schnyder a montré qu'un courant de 5 milliampères circulant du front à la nuque ou inversement augmente la résistance à la fatigue.

Cela posé, le courant électrique peut-il provoquer directement la résorption du caillot? C'est peu probable, à moins d'employer des intensités qui auraient de grandes chances de faire plus de mal que de bien aux malades (Dignat). La galvanisation cérébrale doit-elle donc être regardée comme inutile? Non, car la vitalité des cellules nerveuses peut être augmentée sous son action, l'activité des échanges nutritifs sous l'influence des phénomènes ioniques est accrue ici ; ces actions aident au travail de réparation. Enfin, à côté de ces raisons théoriques, il y a les résultats de l'expérience qu'il ne faut pas oublier, et la plupart des auteurs s'accordent à constater, quoique la constatation soit difficile, les statistiques ne pouvant être faites, que la galvanisation cérébrale a une influence heureuse sur l'évolution des phénomènes postérieurs à l'ictus.

Mode opératoire. — Cathode ([1]) indifférente 100 à 200 centimètres carrés sur la nuque. Anode de 50 à 100 centimètres carrés sur l'hémisphère lésé. Intensité 5 à 10 milliampères. Durée, 5 à 10 minutes. Établir et rompre le courant très progressivement, très lentement. Séances tous les deux jours.

Radiothérapie. — On a parlé aussi de l'emploi des rayons X qui hâteraient la résorption des foyers. Il ne semble pas que l'on puisse faire autre chose en pathologie nerveuse que de s'opposer au développement de tissus de néoformation quand il y en a. De même qu'on lutte efficacement contre les épaississements méningés, il se peut que dans certains cas une action favorable de la radiothérapie s'explique par quelques processus de ce genre dans les régions limitant le foyer. Mais il serait téméraire tout au moins dans l'état actuel des statistiques d'admettre que l'on s'oppose aux lésions secondaires souvent consécutives à l'ictus, et en particulier à la dégénérescence du faisceau pyramidal.

2° *Électrisation des muscles atteints.* — Le traitement périphérique des membres hémiplégiés s'adresse :

α) A la raideur articulaire causée par l'immobilité (gymnastique passive).

β) A l'atrophie musculaire et à la mauvaise circulation des membres, d'où l'œdème et la teinte violacée. Ici il faut distinguer deux cas : s'il n'y a aucune trace de contracture, on devra d'une part exciter le muscle par les courants faradiques, galvano-faradiques, ou les états variables d'ouverture et de fermeture, et d'autre part favoriser la circulation et la résorption des œdèmes par la galvanisation. — S'il y a menace de contracture, il faudra tout au plus se borner à employer le courant continu. — Reprenons ces deux cas :   -

La galvanisation se fait suivant le mode opératoire habituel : appliquer une grande électrode de 200 à 300 centimètres carrés sur la nuque ou sur la région lombaire ; l'autre électrode sera constituée par un pédiluve, un manuluve, ou une plaque de 50 à 150 centimètres carrés environ appliquée sur la face ou l'extrémité des membres. Le sens du courant n'a qu'une valeur secondaire, on relie habituellement l'électrode indifférente au pôle +. Intensité : 10 à 20 milliampères. Durée : 5 à 8 minutes pour chaque membre.

C'est toujours par ce mode de traitement qu'on doit commencer lorsque, 3 à 6 semaines après l'ictus, on se décide à traiter. C'est à lui seul qu'on aura recours, s'il y a menace de contracture. Si au contraire il n'y a pas menace de contracture, si la paralysie reste flasque, on ajoutera à ce traitement la faradisation des muscles atteints. C'est le second cas à considérer.

La faradisation rythmée, ou mieux la galvano-faradisation rythmée des muscles chez les hémiplégiques se fait aussi suivant les lois générales. On appliquera l'électrode indifférente, reliée au pôle positif du générateur, sur la nuque ou la région lombaire ; la cathode active formée par un tampon de 3 à 5 centi-

---

([1]) Se rappeler ici que l'anode est calmante et dépressive ; la cathode, résolutive pour les processus inflammatoires, et excitante.

mètres de diamètre est appliquée sur les points moteurs. Il ne faut pas exciter plus de 2 à 4 minutes chaque membre. On pourra remplacer ce mode d'excitation par l'emploi du rouleau faradique promené 2 à 3 minutes sur chaque membre.

Si les muscles sont inexcitables au courant faradique, on emploiera le courant galvanique interrompu par le métronome.

Si, à un moment quelconque du traitement, apparaissent quelques signes de contracture, supprimer immédiatement toute excitation pour ne continuer à faire que la galvanisation.

Les résultats du traitement doivent être obtenus au bout d'un mois à six semaines, en faisant une séance tous les deux jours.

536. Ramollissement cérébral. — Hémiplégie par ramollissement.

— NOTIONS CLINIQUES. — Le ramollissement cérébral consécutif à divers processus morbides tels que la thrombose, l'embolie, l'athérome, etc., résulte de la nécrobiose d'un territoire où la circulation ne se fait plus. Il entraîne à sa suite des scléroses descendantes secondaires, comme l'hémorragie. Le ramollissement peut se manifester brusquement par un cortège symptomatique analogue à celui de l'hémorragie, c'est-à-dire l'apoplexie, l'hémiplégie (embolie, quelquefois thrombose) ; ou bien il se manifeste progressivement (athérome, artérite oblitérante syphilitique). On sait que l'aphasie est une des manifestations fréquentes de cette affection.

ÉLECTRODIAGNOSTIC ET ÉLECTROTHÉRAPEUTIQUE. — L'électricité n'intervient que d'une façon bien accessoire dans le traitement de l'hémiplégie par ramollissement. L'électrodiagnostic n'a que peu d'intérêt pour renseigner sur l'état des muscles atteints.

Le traitement local du cerveau est inutile, Il n'y a que le traitement local des muscles qui peut être efficace.

Les règles sont les mêmes que pour l'hémiplégie par hémorragie.

537. Tumeurs cérébrales.

— Je n'ouvre un paragraphe spécial au traitement des tumeurs cérébrales que pour mentionner, dans le cadre de la pathologie nerveuse, l'utilité de la radiothérapie. Différents auteurs ayant rapporté des succès qui ne paraissent pas douteux, il ne faudra jamais, dans ces cas où la thérapeutique ancienne est impuissante, négliger l'emploi de la méthode nouvelle. Nous renvoyons pour la technique aux paragraphes 703 ssq réservés au traitement des tumeurs en général.

538. Séquelles de blessures de guerre et d'accidents liées à une lésion des centres nerveux.

— Toute hypertrophie osseuse, toute néoformation ou hyperplasie méningo-encéphalique consécutive à un traumatisme cérébral, tout corps étranger, toute esquille osseuse intéressant la matière cérébrale peuvent un jour ou l'autre déterminer des accidents graves.

Les rayons X sont d'un secours précieux soit pour le diagnostic, soit pour le traitement de certains de ces accidents.

La radiographie en effet pourra nous fixer sur les hypertrophies osseuses, sur la présence d'esquilles, ou de corps étrangers et l'on ne saurait trop répéter que ce diagnostic est souvent délicat, qu'il faut multiplier les poses, comparer les deux côtés par des incidences symétriques, quand il s'agit de déterminer si un os est normal.

Quant à la radiothérapie, on limitera son emploi aux cas où, la chirurgie n'étant pas indiquée, on peut espérer s'opposer à un processus hyperplasique, cause des accidents. D'ailleurs ce que nous disons ici s'applique non seulement aux lésions intracraniennes, mais aux lésions rachidiennes. Bonnus, Chartier, Rose, P. Descomps, Villaret, Lacaille, etc., ont rapporté de nombreux cas d'épilepsie jacksonienne, de phénomènes consécutifs à une lésion dure-mérienne, de paralysie spasmodique par lésion cérébrale superficielle où l'influence de la radiothérapie paraît indéniable. La technique à employer est celle de la radiothérapie profonde Après avoir choisi les portes d'entrée les plus favorables et aussi nombreuses que possible, on fera 800 M. de n° 7-8 filtré par 3 millimètres d'aluminium tous les 10 jours, ou l'on emploiera la radiothérapie ultra-profonde si l'on dispose des appareils nécessaires.

F. — NÉVROSES.

Chorée. — Crampes professionnelles. — Myoclonies. — Hystérie. — Neurasthénie, — Maladie de Parkinson. — Somnambulisme. — Goitre exophtalmique.

539. Chorée ou danse de Saint-Guy. —NOTIONS CLINIQUES. —L'aspect clinique de la maladie est très variable et l'intervention pourra être différente suivant les cas ; on sait qu'à côté de la chorée typique, surtout fréquente chez les petites filles, il y a des cas où elle paraît être seulement un épiphénomène d'un état rhumatismal, où l'endocardite est fréquente, et dont le pronostic peut être sérieux ; il y a d'autres cas où l'hystérie semble en être la cause essentielle et unique ; il ne faut pas s'étonner alors de constater de l'anesthésie or de l'hyperesthésie ; il y en a d'autres où les muscles au lieu d'être agités de secousses involontaires sont dans le relâchement complet, en état de paralysie flasque, ce sont les chorées molles ; il faut savoir enfin qu'il y a des chorées particulièrement graves, mortelles même, qui sont l'apanage de l'adolescence et qui s'accompagnent toujours de troubles psychiques sérieux.

Avant d'appliquer le traitement électrique et de prévoir sa durée approximative, il faudra donc penser à ces considérations et, lorsqu'on soupçonne que l'hystérie est franchement en cause, faire des réserves pour l'évolution de l'affection, qui pourra guérir beaucoup plus vite ou beaucoup plus lentement qu'on ne le suppose ; il ne faudra pas non plus confondre avec la chorée vraie l'hémichorée symptomatique d'une lésion centrale, ni la chorée rythmique hystérique (chorée à mouvements cadencés), ni enfin la chorée électrique

ÉLECTRODIAGNOSTIC. — Les réactions de la chorée sont normales, et cela a son importance dans les cas où l'on peut hésiter entre la chorée et l'hémichorée, cette dernière affection étant caractérisée par de l'hyperexcitabilité galvanique et faradique. On ne constate jamais la RD dans la chorée molle.

ÉLECTROTHÉRAPEUTIQUE. — La forme préférable est ici la forme statique. En cas d'échec on pourra avoir recours au courant galvanique, qui a donné de bons résultats, en particulier à A. Weill. Dans la chorée molle on emploiera la galvano-faradisation rythmée.

Mode opératoire. — Forme statique. Placer le malade dans le bain statique pendant 1/4 d'heure à 20 minutes (§§197 et 437). Terminer par une douche statique de 5 minutes. Séances tous les deux jours.

Le résultat est souvent rapide. Habituellement il faut compter sur 15 ou 20 séances.

Courant galvanique : A. Weill place une cathode de 180 centimètres carrés sur la nuque et les pieds dans un pédiluve +. Intensité = 20 à 30 milliampères. Durée, 20 minutes. Séances trois fois par semaines.

Dans la chorée molle on électrise chaque groupe musculaire par un courant galvano-faradique rythmé. Anode indifférente sur la nuque, cathode de 3 à 5 centimètres de diamètre sur les points moteurs, ou rouleau faradique.

540. Myoclonies. — Tics. — On réunit sous le nom de myoclonies différents états morbides caractérisés par des mouvements convulsifs cloniques dont le plus bénin est le tic vulgaire et le clignement involontaire des paupières, et qui comprend la chorée électrique, la maladie des tics, etc.

On peut employer comme traitement la franklinisation, même mode opératoire que pour la chorée.

Les tics de la face se traiteront de préférence par le courant continu : grande cathode de 100 à 200 centimètres carrés à la nuque, anode de dimension et forme variables suivant la région. Intensité variable suivant la superficie de l'électrode active $0^{mA},1$ à 1 milliampère par centimètre carré d'anode suivant la tolérance du sujet. Durée, 1/4 d'heure. Séances tous les deux jours.

541. Crampes professionnelles. — Le meilleur traitement des crampes professionnelles (crampe des écrivains, des télégraphistes, des violonistes) paraît être le bain statique. Durée 15 minutes. Séances tous les jours ou tous les deux jours.

On pourra aussi avoir recours au courant continu, l'anode étant appliquée sur les muscles atteints, la cathode à la nuque. On emploie en général de faibles intensités et la durée des séances n'est que de quelques minutes. Ces règles ne sont pas absolues. On a aussi recours à la galvanisation cérébrale qui a paru donner quelques résultats (électrodes de chaque côté de la tête).

· Le traitement électrique est le seul qui convienne à ces affections, mais son résultat n'en est pas moins incertain.

542. Hystérie. — Notions Cliniques. — État morbide se manifestant par une série de symptômes des plus variés, l'hystérie doit être envisagée comme justiciable d'un traitement général et d'un traitement symptomatique.

Le traitement général s'adressera, si je puis ainsi dire, au tempérament hystérique, qui se révèle parfois longtemps à l'avance, chez les petites filles en particulier, par certains phénomènes isolés, tels que les suffocations, les palpitations, les caprices d'appétit, ou de caractère, etc., et qu'il ne faut pas perdre de vue dans l'hystérie confirmée quelle que soit sa forme : hystérie convulsive épileptiforme avec ses grandes attaques, hystérie convulsive ordinaire, hystérie non convulsive avec son cortège symptomatique si varié, ses paralysies, ses contractures, ses anesthésies, ses troubles trophiques, etc.

Le traitement symptomatique s'adressera aux manifestations de l'hystérie, manifestations dont quelques-unes doivent être bien connues du médecin élec-

tricien, car il aura le plus souvent à intervenir dans un diagnostic parfois difficile. Parmi ces manifestations, ce sont les paralysies, les contractures et les
troubles trophiques qu'il importe le plus de considérer.

Les paralysies hystériques, l'hémiplégie en particulier, peuvent dans certains
cas en imposer pour des paralysies organiques, on les voit rarement intéresser
la face.

Quelquefois certains muscles d'un côté de la face présentent un léger degré
de contracture ; plus que jamais dans ces cas il faut éviter de diagnostiquer
alors une paralysie du côté opposé, erreur qu'on est porté à faire en raison de
l'aspect particulier de la figure et de l'apparente flaccidité du côté sain. Ces paralysies, d'après certains auteurs, seraient dues à une augmentation de la résistance des conducteurs nerveux à l'influx nerveux aux extrémités des neurones contigus (Lépine). Les contractures hystériques, si l'on n'a pas assisté à
leur début presque toujours brusque, au contraire des contractures organiques, ou si l'on n'a pas essayé de les réduire sous le chloroforme, peuvent donner
donner lieu à des erreurs d'interprétation. Dans certains cas douteux, le
transfert de ces contractures par l'aimant d'un côté à l'autre fixe le diagnostic.

Les troubles trophiques surtout sont d'un diagnostic extrêmement difficile.
Sans parler de l'œdème spécial des hystériques (œdème bleu) ou de phénomènes tels que le sein douloureux, qui peuvent en imposer pour d'autres lésions, il faut surtout noter que l'hystérie peut donner lieu à des atrophies musculaires. Ces atrophies sont parfois vite guéries par un traitement électrique
approprié ; et si le diagnostic de leur cause n'avait pas été soigneusement établi
par avance, on serait tenté de porter à l'actif des succès électrothérapeutiques
dans les affections médullaires, des cas qui ne relèvent absolument que de
l'hystérie. Cliniquement, ces atrophies diffèrent des atrophies myélopathiques
en ce qu'elles n'atteignent jamais le degré de ces dernières et qu'elles s'accompagnent rarement de secousses fibrillaires ; on verra tout à l'heure que l'électrodiagnostic donne des renseignements autrement précis sur leur nature.

ÉLECTRODIAGNOSTIC. — La résistance électrique est augmentée dans l'hystérie, surtout dans l'hystérie avec aliénation mentale (Vigouroux, Charcot,
d'Arman, etc.). Cette particularité n'a que peu d'utilité diagnostique, elle ne
permet pas de différencier la grande hystérie de l'épilepsie, car dans l'épilepsie
on observe la même augmentation de résistance surtout manifeste aussi quand
il y a aliénation mentale.

Les paralysies hystériques ont ceci de particulier qu'elles n'entraînent jamais
la RD.

Les contractures et les zones d'anesthésie se déplacent fréquemment sous
l'action de l'aimant. Ces phénomènes de transfert sont un précieux élément de
diagnostic.

Le courant continu produit d'ailleurs généralement le même transfert qu'on
peut aussi obtenir par l'application de plaques métalliques, phénomènes in-
constants et inexpliqués, qu'il suffit d'énumérer pour que le praticien puisse au
besoin en tirer profit dans les cas douteux.

Les atrophies sont caractérisées par ce fait que l'excitabilité galvanique et
faradique est diminuée en raison de l'atrophie, mais il n'y a jamais réaction de
dégénérescence, à part quelques cas tout à fait spéciaux où l'on peut se demander s'il n'y a pas de lésions médullaires surajoutées à l'hystérie.

ÉLECTROTHÉRAPEUTIQUE. — 1º Le *traitement général* de l'hystérie, qu'il s'agisse de candidats à l'hystérie ou d'hystériques à un degré quelconque de la maladie, consiste à soumettre les sujets au bain statique. La durée de chaque séance sera élevée progressivement de 5 minutes à 20 minutes et les séances seront quotidiennes. Suivant les cas et suivant les sujets, l'action est variable. La suggestion, surtout si le médecin sait imposer au malade sa conviction et sa confiance, joue certainement un rôle dans la cure, comme aussi elle a son rôle dans la thérapeutique ordinaire de l'hystérie. Mais à côté de cette heureuse action morale curative, il y a aussi une action physique rationnelle, dont le résultat se manifeste à l'insu du malade, dans beaucoup de cas du moins. — Le bain statique agit sur la sensibilité et la motilité. Il agit aussi sur le sommeil ce qui est d'une utilité capitale pour le traitement général. Sous son influence les fonctions digestives se régularisent.

Si l'on doit faire suivre un traitement hydrothérapique aux malades, il vaut mieux (Castex) le faire alterner avec l'électrisation pour éviter la fatigue.

Lorsque la statique échoue comme traitement général, on aura peu à compter sur la haute fréquence ou sur les autres modes d'électrisation.

2º Le *traitement symptomatique* variera naturellement suivant les cas. — Les anesthésies étendues se traiteront par le bain statique, on dirigera une pointe sur les zones anesthésiées. Quelquefois le retour à l'état normal est très rapide, mais habituellement il ne se maintient pas longtemps après les premières séances; il faut pour obtenir une guérison définitive un traitement assez long. Quelquefois, il s'opère un transfert du côté opposé au bout de quelques minutes. Si l'on échoue on emploiera le pinceau faradique négatif avec de faibles intensités. On pourra aussi avoir recours à la friction rapide et légère ou à la haute fréquence appliquée avec l'électrode à manchon de verre.

Les paralysies, et en particulier l'hémiplégie, se traiteront comme l'anesthésie, d'ailleurs il est fréquent de voir la paralysie hystérique être comme une fonction de l'anesthésie coexistante et disparaître avec elle. Le pinceau faradique négatif donne en général d'excellents résultats. Il faut en même temps faire la rééducation des mouvements et rapprendre au sujet à faire des mouvements, simples d'abord, puis de plus en plus compliqués.

Dès lors que le malade prend confiance, la cause est à moitié gagnée.

Les contractures hystériques, à l'encontre des contractures organiques, se traitent avec succès par l'excitation directe des groupes musculaires atteints, faradisation, frictions électriques, étincelles statiques ou de haute fréquence. Laquerrière et Delherm emploient avec succès la faradisation énergique des muscles antagonistes. Le courant continu appliqué durant une heure avec de très faibles intensités donne aussi de bons résultats. Il en est de même de l'effluvation statique, de l'action de l'aimant.

Les hyperesthésies cutanées, comme celles des zones hystérogènes, la boule hystérique, et les différentes algies se traiteront par la galvanisation positive avec de faibles intensités.

Les vomissements incoercibles de l'hystérie seront parfois heureusement combattus par la galvanisation du pneumogastrique (Decroly).

La variété des traitements, le nombre des succès et des échecs qu'on obtient avec chacun d'eux prouvent que l'on ne saurait préciser de règles fixes pour la cure de l'hystérie. Selon les sujets et les cas on décidera de la conduite à tenir.

543. Neurasthénie. —Notions cliniques— Névrose nettement caractérisée parmi les états névropathiques dont beaucoup restent inclassés, la maladie de Béard est justiciable du traitement électrique. Seulement nous nous exposerons à des mécomptes si nous acceptons de traiter comme neurasthéniques tous les malades qui nous sont adressés sous cette épithète dont le sens est des plus vagues pour le public et, il faut le dire, pour beaucoup de médecins. Forcé de mettre un nom à beaucoup d'états nerveux indéfinis, on prend volontiers l'habitude, pour la satisfaction des malades et de leur entourage, de qualifier de neurasthénie des états morbides différents de la maladie de Béard, et nous voyons fréquemment venir à nous ces prétendus neurasthéniques, que leurs médecins, lassés d'eux, ont envoyés successivement à la douche, à la mer, à la montagne, aux eaux et enfin, en désespoir de cause, au médecin électricien. Le vrai neurasthénique présente, plus ou moins, de l'asthénie cérébrale (tristesse, fatigue intellectuelle, etc.), de l'asthénie musculaire, de l'insomnie, de la dyspepsie, des algies diverses, céphalée, rachialgie, du vertige, des troubles nervo-cardiaques, des troubles génitaux (impuissance ou hyperexcitabilité) ; généralement sa pression artérielle est inférieure à la normale ; il y a cependant une forme de neurasthénie où elle est supérieure à la normale et alors le traitement en est différent. Il serait d'ailleurs préférable de faire rentrer cette forme dans le groupe des pseudo-neurasthénies ; il y a aussi une neurasthénie héréditaire contre laquelle tout traitement reste habituellement inefficace.

Nous ne parlerons pas de l'électrodiagnostic relatif à la neurasthénie ; la diminution de la résistance électrique, qu'on a signalée, ne paraît pas constante.

ÉLECTROTHÉRAPEUTIQUE. — Le traitement varie suivant le symptôme qui prédomine. Le premier traitement à instituer est l'emploi du bain statique dont l'intensité et la durée seront progressivement élevées suivant la susceptibilité ou la pusillanimité du sujet. L'insomnie provoquée par le traitement est le critérium qui permet de juger si l'on dépasse la dose utile. On pourra commencer par 5 minutes et monter jusqu'à 45 minutes.

On emploie en général le bain négatif, mais s'il y a insomnie on donnera la préférence au bain positif, le sujet étant mis en relation avec le pôle + de la machine. Le traitement statique est contre-indiqué chez la femme neurasthénique s'il y a ménorrhagie.

A côté de ce traitement général, il faut noter que certains auteurs, considérant la neurasthénie comme le résultat d'un trouble du grand sympathique, conseillent, suivant le mode opératoire établi par Betton Massey, de galvaniser le plexus solaire et les filets sympathiques qui en dérivent. On place une grande anode de 250 centimètres carrés sur l'abdomen, et une grande cathode, de 250 centimètres carrés, sur la région lombaire. Intensité = 50 à 250 milliampères : Durée 1/4 d'heure. Séance tous les deux jours environ.

Dans les cas où l'hypotension prédomine, s'il n'y a pas trop de tendance à l'insomnie, j'ai obtenu de très bons résultats de l'emploi des courants de haute fréquence. Je place le malade assis entre deux spirales de haute fréquence montées de manière à produire l'effluvation bipolaire, c'est-à-dire enroulées en sens contraire et couplées de manière que l'excitation soit inverse dans l'une et dans l'autre (§ 158) ; il a le dos tourné vers l'une d'elles et est en relation avec cette spirale par une électrode métallique appliquée sur la nuque. L'autre spirale placée devant lui est munie d'une pointe multiple dirigée à l'aide du bras mobile sur la région abdominale assez loin pour éviter les étincelles. Albert Weill a obtenu aussi d'excellents résultats de ce mode d'électrisation qu'il a antérieurement employé avec des résonateurs différents. On fera une séance de 10 minutes à 1/4 d'heure tous les deux jours environ.

Larat, dans certains cas où le bain statique avait échoué, a employé avec succès le bain hydro-électrique à courants sinusoïdaux. Il donne un jour le bain statique et un jour le bain hydro-électrique, alternativement. La durée du bain est de 20 à 25 minutes et son intensité est portée jusqu'à la légère tétanisation des muscles.

Tels sont les procédés de traitement général. Voyons maintenant le mode de traitement particulier à chacun des symptômes.

La *céphalée* et l'asthénie cérébrale se traiteront par la douche statique donnée avec l'araignée de Truchot ou avec les excitateurs non métalliques. Dans certains cas le courant continu paraît donner de meilleurs résultats : on applique une anode de 100 centimètres carrés à la nuque et une cathode de 50 centimètres carrés sur le front. Intensité = 20 milliampères. Durée 10 minutes (Castex). Quand il y a des douleurs névralgiformes, l'emploi de l'anode active est préférable. J'ai obtenu dans d'autres cas, où l'asthénie cérébrale paraissait surtout dominer, d'excellents résultats de l'emploi de la douche de haute fréquence. On peut pour cela se servir de la coupe à effluves, fixée à une spirale suspendue, ou à une spirale supportée sur son pied et munie de son bras flexible, ou enfin de la coupe suspendue comme l'araignée de Truchot et reliée à un résonateur quelconque. Lorsqu'on traite un neurasthénique par le procédé général que j'ai indiqué ci-dessus (effluvation bipolaire au niveau du plexus solaire), on terminera la séance, s'il y a céphalée et asthénie cérébrale, en remplaçant la pointe abdominale par l'électrode métallique appliquée sur l'abdomen, et la coupe à effluves sera montée sur la spirale dorsale avec le bras mobile, pour être placée au-dessus de la tête du sujet.

La rachialgie se traitera par la galvanisation continue positive comme le lombago ou par la révulsion (électrode à manchon de verre reliée à un résonateur de haute fréquence, ou électrode nue, pinceau ou boule, suivant la tolérance du sujet). Le pinceau faradique peut aussi donner de bons résultats.

L'hypotension peut être améliorée rapidement par les étincelles ou l'effluve de haute fréquence sur le rachis et aussi par les étincelles frankliniennes ou la simple friction. Les séances seront courtes. Il suffit de passer l'excitateur trois ou quatre fois sur le rachis pour avoir une élévation très appréciable au sphygmomanomètre (Moutier). La durée et l'intensité des séances sont limitées par la tendance à l'insomnie, parfois réveillée par ce traitement.

A côté de l'hypotension il faut faire ici mention du traitement symptomatique proposé contre l'hypertension (Moutier) : l'auto-conduction abaisse ordinairement la tension artérielle.

La tachycardie sera combattue par la galvanisation du pneumogastrique : grande cathode sur l'épigastre, anode de 20 centimètres carrés au moins sur la carotide gauche. Intensité = 8 milliampères. Durée 10 minutes.

Contre l'impuissance sexuelle on fera la galvanisation négative de la région inguinale et du périnée avec une électrode de 20 centimètres carrés promenée de place en place. Intensité = 2 milliampères à 10 milliampères; durée, 10 à 15 minutes. Séances tous les deux jours. S'il y a excitabilité, le même traitement conviendra avec anode active.

A côté de ce traitement on voit des neurasthéniques rapidement améliorés par l'emploi du tabouret vibrant (vibrothérapie) comme ils le sont par les voyages en chemin de fer, et, il faut le dire, par toutes les choses nouvelles, par toute impression violente.

C'est peut-être de cette façon aussi qu'il faut comprendre les résultats rapides obtenus par Hirtz au moyen de la galvano-faradisation intense des membres inférieurs.

544. Goitre exophtalmique. (Maladie de Graves ou de Basedow). — Notions cliniques — Le goitre exophtalmique a été le triomphe de l'électricité, il est aujourd'hui le triomphe de la radiothérapie. On sait le peu de succès des traitements médicaux, puisqu'on a été jusqu'à essayer des interventions chirurgicales en sectionnant le sympathique cervical ou en enlevant la glande thyroïde, essais qui ont coûté la vie plus d'une fois à des sujets dans toute la force de l'âge. En présence du danger de ces interventions, et de l'inefficacité habituelle du traitement médicamenteux, c'est l'électricité judicieusement appliquée qui est restée longtemps la médication rationnelle du goitre exophtalmique, les résultats acquis par la galvanisation du corps tyroïde n'étant pas équivoques. Certains succès de l'opothérapie ont plus récemment diminué l'importance de l'électrothérapie. Mais on sait combien ses échecs sont nombreux et l'inconstance de ses résultats a fait que la radiothérapie, dès qu'elle a donné ses preuves, a été accueillie sans réserve par tous les médecins.

Le goitre exophtalmique paraît dû à un trouble de sécrétion interne de la glande thyroïde, trouble d'ordre très particulier qui ne correspond pas du tout à l'athyroïdie, et qui n'équivaut pas tout à fait à l'hyperthyroïdie. Ce trouble sécrétoire retentit sur les centres bulbaires (paralysie nucléaire du pneumogastrique, paralysie des centres vaso-moteurs, etc.) et sur le système sympathique, sans lésions matérielles apparentes.

En somme, c'est une névrose bulbaire dont la cause première paraît être un trouble de sécrétion interne de la glande thyroïde et qui se manifeste par les symptômes suivants : *Tachycardie* sous la dépendance des troubles du pneumogastrique, sans arythmie, mais quelquefois avec hypertrophie due à la suractivité de l'organe, ou à des insuffisances valvulaires par dilatation. — *Dyspnée*, due à la même cause. — *Exophtalmie* accompagnée parfois de paralysie de la musculature externe (ophtalmoplégie). — *Hypertrophie* du corps thyroïde. — *Tremblement*, quelquefois *mouvements choréiformes*. — *Paralysies*, telles que la paraplégie, paraplégie tout à fait spéciale qui ne s'accompagne pas de troubles vésicaux ni viscéraux, au contraire des paralysies d'origine médullaire, et pour laquelle la question électrodiagnostique pourra se poser. Troubles nerveux et psychiques, élévation de la température périphérique, aménorrhée, impuissance, etc.

Il ne faut pas oublier lorsqu'on entreprend de traiter un basedowien que la maladie peut être grave, fatale dans 20 0/0 des cas, et qu'au cours de son évolution peuvent survenir des accidents mortels à l'occasion d'un paroxysme, d'une hémorragie, etc. Il est bon que la famille du patient soit prévenue, car on a toujours trop tendance à rejeter sur le traitement des accidents qui ne sont que les résultats des états morbides eux-mêmes.

Électrodiagnostic. — α) *Résistance électrique*. — Elle est très diminuée chez les basedowiens, ce qui est vraisemblablement dû aux troubles vasomoteurs et à la transpiration. On peut chez un sujet sain abaisser considérablement la résistance, presque à l'égal de ce qu'elle est chez les basedowiens, en le plaçant dans un bain de vapeurs chaudes.

β) Dans les cas où il y a hypertrophie cardiaque, le mensuration du cœur par l'orthodiagraphie donnera de précieux renseignements sur la marche de l'affection (V. § 552).

γ) Dans les cas de paraplégie, il pourra être utile d'explorer les muscles. L'absence de RD écarte l'hypothèse d'affection médullaire.

ÉLECTROTHÉRAPEUTIQUE. — Rockwell, Vigouroux, Deléage, Bordier, Larat, Sollier, Régnier, etc., ont publié des observations ou des statistiques qui ne laissent aucun doute sur l'efficacité du traitement, admise d'ailleurs par des médecins qui, d'une façon générale, ne considèrent l'électricité que comme un moyen thérapeutique d'exception.

De l'avis du professeur Joffroy, lorsqu'on emploie de fortes intensités galvaniques, lorsqu'on opère suivant une technique rationnelle, on compte une proportion de succès qui laisse loin derrière elle celle des autres procédés thérapeutiques.

Voici comment il faudra opérer :

α) Le traitement de choix sera la galvanisation. — Appliquer une cathode (¹) de 60 à 100 centimètres carrés sur le goitre et sur toute la région cervicale environnante ; une large anode de 200 centimètres carrés au moins sur la nuque. Bien veiller à la parfaite application de l'électrode active. Je fais cette électrode avec de l'ouate hydrophile renfermée entre deux feuilles de gaze et j'applique par-dessus une électrode ordinaire concave. — Intensité 15 à 40 milliampères. Durée, 15 minutes. Séances tous les jours ou tous les deux jours.

β) En plus de ce traitement fondamental, on faradisera l'orbiculaire des paupières, dont le point moteur se trouve à l'angle externe de l'œil, au moyen d'une petite électrode olivaire (Vigouroux) en laissant l'électrode indifférente à la nuque. — Durée, 1 minute. — On faradisera aussi la branche supérieure du facial, dont le point moteur se trouve un peu plus en dehors que le précédent, et le ganglion sympathique cervical en plaçant l'électrode en dedans de l'angle de la mâchoire inférieure entre l'os hyoïde et le sterno-mastoïdien ; on sent nettement les battements de la carotide, d'ailleurs exagérés chez les basedowiens, pour peu qu'on fasse incliner la tête du côté traité et qu'on déprime les téguments avec l'électrode. Pour chacune de ces applications la durée sera de 1 minute à droite et à gauche environ. — Enfin on faradisera la région précordiale en plaçant l'électrode active (de préférence l'anode) dans le troisième espace intercostal, à deux centimètres environ du bord gauche du sternum ; durée deux à trois minutes.

Vigouroux a obtenu de bons effets de la faradisation même du goitre, à l'exclusion de la galvanisation.

La durée du traitement de la maladie de Basedow est de 3 mois environ. Le résultat est en général très heureux. Le goitre diminue dès le début ; le tremblement et la tachycardie s'améliorent ensuite. L'exophtalmie est modifiée la dernière.

Suivant que le goitre exophtalmique est plus ou moins associé avec d'autres névroses, ce qui est fréquent, on emploiera en outre le traitement approprié.

Radiothérapie. — Les rayons X et les rayons pénétrants des corps radio-

---

(¹) A cause du ramollissement causé par l'emploi du pôle négatif.

aotifs donnent dans le traitement de la maladie de Basedow des résultats très supérieurs à ceux de l'électrothérapie et par suite de toutes les autres méthodes thérapeutiques. Les observations de Beclère, Belot, Clunet, Ledoux-Lebard, Pfahler, Simpson, Seymour, etc., ont enlevé toute hésitation à cet égard. La technique à employer est celle de la radiothérapie profonde, mais il n'y a pas lieu ici de poursuivre le maximum d'absorption comme dans les tumeurs, les fibromes, etc. Au contraire, comme dans le traitement des névralgies, il semble que de petites doses soient aussi salutaires. Il n'y a pas lieu non plus de chercher à produire une action rapide par une dose initiale massive. Il semble que des doses modérées, judicieusement espacées, donnent de meilleurs résultats, quoique certains auteurs, tels que Nordentoft, préconisent une seule séance massive. Enfin il faut savoir que les fortes doses ont un risque : celui de produire l'athyroïdie avec le syndrome du myxœdème.

Ces notions générales sont fortement appuyées par les observations des radiumlogistes. En effet si Abbé de New-York qui, d'après Barcat, serait le premier à avoir utilisé (1905) le radium contre la maladie de Basedow, obtint des résultats heureux par l'introduction chirurgicale d'un tube de radium de 10 centigrammes de sel 15 0/0 laissé en place 24 heures dans le lobe médian, et si Wickham et Degrais, l'année suivante, confirmèrent ses résultats par l'application de fortes doses sur les deux côtés du cou, Dominici constata des résultats non moins heureux par l'emploi de doses faibles telles que celles que donnent les toiles radifères. Ces remarques nous dispenseront d'indiquer les différentes méthodes proposées, depuis l'ionisation par l'ion radium (Haret), jusqu'à l'emploi des doses maxima compatibles avec l'intégrité des tissus. D'après les statistiques et d'après mon expérience personnelle, je crois pouvoir conseiller l'emploi de 400 à 500 M de n° 7-8 filtré par 3 millimètres d'Aluminium tous les dix jours avec suspension du traitement si quelques symptômes de myxœdème se révélaient et arrêt au bout de six à huit séances environ. On se guidera d'ailleurs surtout sur les modifications du pouls pour juger de la durée du traitement. On suspendra le traitement dès que le pouls se rapprochera du rythme normal, même si les autres symptômes ne sont pas améliorés.

D'autre part, il ne faut pas oublier que l'hypertrophie du thymus joue parfois son rôle dans le syndrome basedowien. D'où l'utilité de la radioscopie pour préciser ce diagnostic et l'utilité d'irradier le thymus dans les cas positifs.

545. Maladie de Parkinson. — La paralysie agitante ou maladie de Parkinson, n'est justiciable jusqu'à présent d'aucune thérapeutique. J'ai cependant vu, dans un cas, le tremblement diminuer d'une façon appréciable sous l'influence de la galvanisation. On pourra donc, concurremment avec un traitement médical approprié, faire tous les deux jours une séance de courant continu. Manuluve positif, cathode à la nuque, I = 20 milliampères environ. — Séances de 1/4 d'heure à 1/2 heure. On a parlé dans quelques cas isolés des bons résultats de la radiothérapie.

546. Somnambulisme. — Le traitement le plus favorable sera le bain statique, suivi d'une douche statique. Bordier cite un cas dont le résultat est des plus encourageants.

547. Autres troubles nerveux. — Il est d'autres troubles nerveux, tels

que le hoquet, les vomissements incoercibles, les aphonies nerveuses, l'œsophagisme, le vaginisme, les bourdonnements nerveux d'oreilles, etc., qui constituent de véritables cas morbides, pour lesquels l'électricité peut être d'un
grand secours. Nous ne faisons que les signaler ici, renvoyant pour leur étude
à d'autres chapitres où ils se trouveront mieux à leur place suivant les organes
ou les régions qu'ils affectent :

V. pour le hoquet, (§ 660) ;
Les vomissements nerveux, (§ 590) ;
Les aphonies nerveuses, (§ 647) ;
L'œsophagisme, (§ 663) ;
Le vaginisme, (§ 588) ;
Les bourdonnements nerveux, etc., (§ 650).

G. — QUELQUES TROUBLES TROPHIQUES D'ORIGINE NERVEUSE

**548. Maladie de Raynaud (Asphyxie locale des extrémités. — Gan-
grène sénile).** — Parmi les nombreux troubles trophiques d'origine nerveuse,
la plupart se trouvent classés naturellement avec les organes ou tissus qu'ils
intéressent, tels que la sclérodermie (§ 618) avec les affections de la peau, etc.
Nous ne parlerons ici que de la maladie de Raynaud et du mal perforant plantaire et palmaire.

La maladie de Raynaud, résultat d'un spasme vasculaire local, ayant quelque rapport avec les engelures, au point de vue pathogénique, se traite localement par la galvanisation.

Raynaud employait un courant de 7 à 8 milliampères (durée, 10 minutes)
avec l'anode indifférente à la nuque et un manuluve négatif.

Peter, et à son exemple Bordier, ont utilisé le courant ascendant (15 à
30 milliampères).

Chez les hystériques et les neurasthéniques, on emploiera en outre l'effluve
statique (Plicque).

La douche d'air chaud est un adjuvant des plus utiles. Une heure, deux fois
par jour (Dausset). On emploiera la douche cautérisante pour sécher la gangrène et séparer les parties sphacélées.

Il se peut aussi que les rayons X et les rayons du radium donnent des résultats en modifiant l'état des nerfs trophiques (Barcat).

549. Mal perforant plantaire. — Siégeant au gros orteil ou sous le pied,
cette affection, qu'elle ait pour cause une lésion centrale ou médullaire (ataxie)
ou bien périphérique (lésion du sciatique), n'a aucune tendance naturelle à la
guérison.

L'électricité constitue ici un procédé curatif radical.

Le traitement consiste à faradiser le nerf tibial postérieur (Crocq, Hann) ; on
fera tous les deux jours une séance de 10 minutes en appliquant un tampon sur
le nerf tibial postérieur derrière la malléole interne, et un autre, relié au pôle
négatif, au niveau de l'ulcération, du côté de l'extrémité du pied.

La douche d'air chaud trouve ici son application et comme dans la maladie
de Raynaud la radiothérapie peut avoir son intérêt.

H. — LES ANESTHÉSIES

550. Traitement électrique des anesthésies en général. — Le symptôme anesthésie est un symptôme commun à une foule d'affections des nerfs ou des centres, et aux névroses. Comme le traitement électrique du symptôme en lui-même varie peu, nous pouvons l'indiquer d'une façon générale :

Tout d'abord on se rappellera que dans certains cas il peut y avoir intérêt à poser la question d'électrodiagnostic galvanique et faradique ; l'exploration se fera comme celle de l'excitabilité motrice. Bordier a déterminé la topographie de la sensibilité normale de la peau à l'aide du courant galvanique.

Le meilleur traitement de l'anesthésie est celui préconisé par Duchenne de Boulogne. On emploie pour cela le pinceau faradique relié au pôle négatif d'un induit à fil fin. L'application peut se faire suivant trois méthodes, ainsi que l'a indiqué cet auteur :

1° La faradisation transcurrente : le pinceau est simplement promené sur les régions intéressées ;

2° La fustigation électrique : la peau est frappée avec l'extrémité du pinceau ;

3° Le moxa électrique : le pinceau est laissé en place pendant quelques instants, ce procédé est très douloureux.

Dans certains cas on peut obtenir aussi de bons résultats du pinceau galvanique (le pinceau est relié au pôle négatif), mais on a toujours à craindre les escarres.

Le procédé du pinceau est de beaucoup supérieur à celui des tampons. On sait toutefois que les anesthésies hystériques se guérissent par les applications galvaniques faites avec de larges électrodes, ou par les plaques métalliques simples.

Ce traitement symptomatique n'exclut pas bien entendu le traitement électrique ou radiologique de la cause suivant qu'on peut incriminer une lésion névritique, médullaire, etc.

CHAPITRE II

SYSTÈME CARDIO-VASCULAIRE ET LYMPHATIQUE

551. Affections du cœur, des gros vaisseaux de la base et des organes voisins. —. La radiologie a apporté à la clinique des renseignements d'une importance considérable pour le diagnostic de ces affections. L'électrocardiographie trouve aussi son application dans quelques cas particuliers. Nous allons nous occuper ici du radiodiagnostic et nous mentionnerons à l'occasion les renseignements donnés par l'électrocardiographie dont la technique a été décrite plus haut.

Je supposerai pour ce qui va suivre que l'on est muni d'un châssis porte-ampoule avec tube de Crookes mobile.

Le sujet est placé verticalement devant le châssis porte-ampoule, en plan frontal, c'est-à-dire le plan frontal de son corps étant parallèle au plan du châssis, puis successivement en position oblique antérieure droite, oblique antérieure gauche, oblique postérieure droite et oblique postérieure gauche.

Tout examen commencera en plan frontal par l'étude du médiastin irradié symétriquement. Pour cela, on placera le tube juste derrière le rachis ou le sternum, ce qui signifie qu'on amènera le rayon normal dans le plan antéropostérieur ou sterno-rachidien. Alors l'ombre du rachis et l'ombre du sternum se superposent. Débordant l'ombre droite sterno-rachidienne, on voit l'oreillette droite dont les battements sont perceptibles et dont la saillie augmente durant l'inspiration (Bouchard) et l'ombre droite des gros vaisseaux de la base qui peut dépasser l'ombre du sternum ou avoir les mêmes limites qu'elle. Débordant l'ombre gauche, on voit le cœur dans sa portion ventriculaire et au-dessus de lui le bord gauche de l'artère pulmonaire et la crosse de l'aorte. Si l'on abaisse le tube de Crookes au niveau de la limite inférieure du cœur, on voit nettement chez certains sujets un espace clair en dessous de cet organe pendant les grandes inspirations.

En portant le tube de Crookes à droite et à gauche du rachis, ou mieux, en faisant pivoter le sujet sur lui-même, on a la vue oblique de la région et l'on fait saillir l'ombre médiastinale à droite ou à gauche de l'ombre du sternum ou du rachis. Il faut s'habituer à voir l'aspect exact du médiastin normal examiné de ces différents points de vue, soit quand l'incidence est antérieure (vue postérieure), soit quand l'incidence est postérieure (vue antérieure) ; l'étude que nous ferons tout à l'heure des orthodiagrammes montrera tous les renseignements qu'on peut en tirer.

On jugera ainsi approximativement de la surface de l'ombre cardiaque, du volume de l'aorte ; on verra si sa première portion est animée de battements ; on verra aussi si le cœur et le médiastin en général ne sont pas déplacés.

L'examen latéral (le sujet étant placé en plan sagittal) a beaucoup moins d'utilité. Chez les sujets corpulents, il ne donne que des silhouettes vagues.

On ne manquera pas, après cet examen général de la forme et de la situation de l'organe, d'observer sa cinématique. Le cœur modifie peu sa situation et sa forme au cours des mouvements respiratoires moyens. Durant les grandes inspirations il s'abaisse, le diamètre longitudinal augmente légèrement, le diamètre horizontal diminue légèrement malgré l'expansion de l'oreillette droite, surtout à cause de l'abaissement de la pointe et du redressement qui en résulte. Ces caractéristiques peuvent être modifiées dans les états pathologiques.

Quant aux variations de forme du cœur au cours de ses propres mouvements la clinique n'a pas encore pu tirer parti de leur étude, car si la cinématoradiographie du cœur a été réalisée en partie, les difficultés de l'opération ne permettent pas son emploi courant.

Cet examen qualitatif général sera suivi, toutes les fois qu'une anomalie de forme ou de dimension est suspectée, d'une mensuration orthodiagraphique. Nous avons vu ci-dessus le manuel opératoire et l'instrumentation propres à l'orthodiagraphie, nous allons ici donner ses applications les plus importantes d'abord pour le cœur, ensuite pour les gros vaisseaux de la base.

La téléradiographie qui donne les silhouettes en grandeur presque vraie, peut être aussi employée dans certains cas.

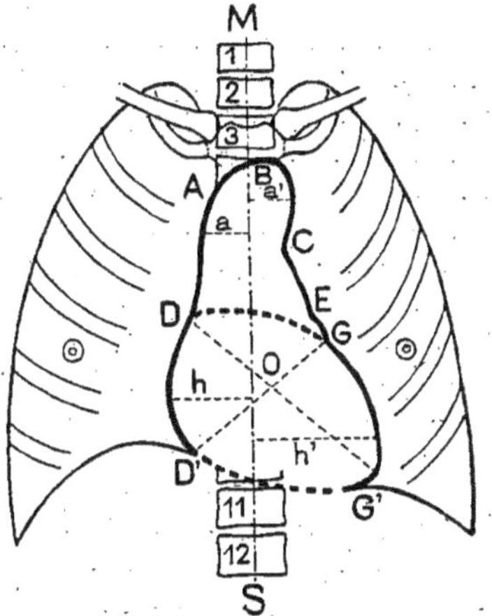

FIG. 247. — La silhouette du cœur.

DD', Oreillette droite ;
DA, Bord droit sternum et aorte ;
BC, Arc aortique ;
CG, Artère pulmonaire ;
EG, marquant l'auricule gauche ;
CG', Ventricule gauche ;
DG', Diamètre longitudinal ;
D'G, Diamètre transversal ;
$h + h'$, Diamètre horizontal.

552. Étude du cœur en position frontale. — Orthodiagramme normal. — Aire moyenne. — Diamètres moyens. — Opérant avec un châssis vertical à ampoule mobile, nous plaçons le sujet debout en position frontale. C'est la position de choix pour l'examen du cœur. Dans certains cas, il sera bon de comparer la silhouette orthogonale du décubitus avec celle de la station verticale, mais, en règle générale, on peut se contenter de l'examen vertical.

On promène donc le rayon normal autour de la masse opaque médiastinale en dessinant ses contours.

A droite rien n'est plus facile que de tracer la ligne DD' (*fig.* 247) qui correspond au bord de l'oreillette droite.

Bien observer la région inférieure D'. Ordinairement on n'y voit aucun battement ventriculaire. Quand on aperçoit là un battement décalé par rapport aux mouvements de l'oreillette, c'est que le bord ventriculaire droit s'élève un peu plus haut que le sommet D′ de l'angle cardio-diaphragmatique. Cela indique ou une augmentation de volume ventriculaire ou un redressement de l'axe longitudinal du cœur vers la verticale. Il est tout à fait exceptionnel de voir ce battement ventriculaire chez les sujets normaux (Vaquez et Bordet).

La partie D′G′ du tracé est dessinée au jugé, le tube étant centré en D′ puis en G′. On profite des mouvements respiratoires pour se rendre compte des limites du cœur et on marque le contour quand on a sa forme certaine « dans l'œil ». C'est là le grand avantage des orthodiagraphes où le médecin dessine lui-même la silhouette. Avec les orthodiagraphes à déplacements simultanés du crayon, du tube et de l'écran percé, on se trouve souvent très embarrassé quand on arrive au milieu de la ligne D′G′.

D′G′ représente les limites du ventricule droit.

G′G, très facile à dessiner, marque le bord ventriculaire gauche.

Les points G et D ont une importance considérable sur laquelle ont insisté MM. Vaquez et Bordet. On ne peut que difficilement déterminer ces points sur une téléradiographie. Au contraire le tracé orthodiagraphique permet de les marquer avec précision.

En effet, au point G se termine l'ombre ventriculaire et là expirent les battements systoliques. Au-dessus la ligne GC correspond à l'artère pulmonaire dont l'expansion suit immédiatement la systole de GG′, et on distingue même une petite zone EG, qui ne bat pas, et qui correspond à l'auricule gauche. C'est au bas de cette zone qu'on marque le point G (Bordet).

Le point D est plus facile à déterminer par le simple aspect des courbures. Il est d'autant plus précis que la convexité de l'oreillette droite est plus saillante. Il marque d'ailleurs la ligne de séparation entre les contractions présystoliques de l'oreillette et l'expansion postsystolique de l'aorte.

Quand les points D et G sont correctement marqués, on trace au jugé la ligne DG qui délimite le cœur en haut.

Il y a intérêt à faire en même temps le tracé de la projection orthogonale de la cage thoracique, des deux coupoles diaphragmatiques de la fourchette sternale.

On décalque sur une feuille centimétrique.

Ce décalque effectué, on a tous les éléments pour déterminer : 1º la surface orthogonale de l'aire cardiaque ; 2º les diamètres utiles en clinique.

1º *Surface.* — On mesure les surfaces au moyen du planimètre d'Amsler qui donne immédiatement la surface du cœur en suivant ses contours dans le sens des aiguilles d'une montre. Certains auteurs n'ayant pas de planimètre à leur disposition comptent les millimètres carrés des feuilles de décalque. D'autres pèsent des feuilles de métal laminé coupées suivant les contours. D'autres emploient des procédés géométriques plus ou moins complexes (l'un des plus simples est celui de Mazérès). On ne saurait trop conseiller la simplification. Quand il existe un appareil de mesure aussi simple que le planimètre, on ne peut considérer les autres procédés que comme jeux de patience.

La surface du cœur chez les sujets normaux varie avec l'âge, la taille, le poids, le sexe, etc.

Le professeur Moritz a trouvé les moyennes suivantes :

Taille :

153 à 157 centimètres....................	98 cm^2
161 à 169 —	102 —
171 à 178 —	109 —

D'une façon générale les statistiques allemandes donnent les chiffres de 100 centimètres carrés chez l'homme moyen et 90 centimètres carrés chez la femme moyenne.

Le tableau suivant indique les chiffres moyens trouvés par MM. Bouchard et Balthazard avec les rapports de ces chiffres à la taille des sujets H, à la surface de section frontale du thorax T (déterminée par le produit de sa largeur au niveau de la pointe multipliée par la distance de la fourchette sternale au diaphragme), au poids du corps P et au poids de l'albumine fixe A_n.

	S	$\dfrac{S}{H}$	$\dfrac{S}{T}$	$\dfrac{S}{P}$	$\dfrac{S}{A_n}$
Hommes	89,5	5,34	0,199	1,53	9,84
Femmes	76	4,92	0,213	1,48	9,49

N.-B. Le rapport $\dfrac{S}{A_n}$ est le plus important à connaître. Pour déterminer avec une approximation suffisante le poids de l'albumine fixe, voici d'après les règles établies par M. Bouchard comment on peut procéder :

1° Mesurer avec la toise la taille du sujet ;

2° Déterminer le poids normal moyen correspondant à cette taille d'après la table dressée par M. Bouchard. Les limites de cet ouvrage ne me permettent pas de la reproduire ici, mais voici un moyen rapide d'arriver à peu près à cette détermination, je l'ai tiré de l'étude de la table de M. Bouchard.

Multiplier la taille en décimètres par le chiffre 8 et retrancher du nombre obtenu le nombre constant 66. Ce procédé est suffisamment exact pour les tailles de 1^m,40 jusqu'à 1^m,80 ou 1^m,82. Au-dessus on retranchera 67 jusqu'à 1^m,86 ; puis 68 pour les plus hautes tailles. — Exemple : soit un sujet de 1^m,55, son poids normal sera 15,5 × 8 — 66 = 58 kilogrammes (on trouve 58,6 dans les tables de Bouchard). Un sujet de 1 m. 70 pèsera 17 × 8 — 66 = 70 kilogrammes (on trouve 70,6 dans les tables). Un sujet de 1 m. 40 pèsera 46 kilogrammes (on trouve 45,8 dans les tables), etc.

3° Établir les corrections relatives à l'âge, à la complexion, et à la musculature. Pour cela on multipliera le poids normal moyen correspondant à la taille par les coefficients d'âge, de complexion et de musculature, chiffres déterminés par M. Bouchard, et qui compensent les erreurs dues à l'âge, à la robustesse du squelette et à la masse musculaire.

COEFFICIENTS D'AGE		COEFFICIENTS	
		DE COMPLEXION (On apprécie à l'œil le degré de complexion)	DE MUSCULATURE
13 ans	0,694		
15 —	0,743	Très forte	1,12	Très forte	1,24
17 —	0,796	Forte	1,08	Forte	1,12
19 —	0,849	Un peu forte	1,04	Un peu forte	1,05
21 —	0,888	Moyenne	1,00	Moyenne	1,00
23 —	0,923	Un peu grêle	0,96	Faible	0,95
25 —	0,953	Grêle	0,93	Très faible	0,91
27 —	0,974	Très grêle	0,90	
29 —	0,992	(BOUCHARD.)		

4° Pour avoir le poids de l'albumine fixe chez le sujet dont la taille, l'âge, la complexion et la musculature sont déterminés, et dont le poids normal a été déduit de là, comme il vient d'être dit, on se rappellera que l'albumine fixe représente les 148/1000 en moyenne de ce poids normal. Mais, ici encore, il faut tenir compte du degré de la musculature :

Pour une musculature *très forte* la fraction sera			0,1581.
—	forte	—	0,1552.
—	un peu forte	—	0,1505.
—	moyenne	—	0,148.
—	faible	—	0,1457.
—	très faible	—	0,1431.

Avant d'aller plus loin, prenons un exemple : soit un homme de 32 ans, de complexion et de musculature un peu fortes, mesurant $1^m,70$, nous aurons :

Poids normal $= 17 \times 8 - 66 = 70$ kilogrammes.

Correction de complexion et de musculature $= 70 \times 1,04 \times 1,05 = 76^{kg},4.$

Pas de correction d'âge.

Nous aurons pour poids de l'albumine fixe, en admettant toujours qu'il soit normalement constitué :

$$76,4 \times 0,1505 = 11^{kg},50.$$

5° Nous avons obtenu ainsi le poids de l'albumine fixe qu'aurait le sujet s'il était normal. Mais est-il normal? La balance va nous le dire. Si son poids est supérieur au poids trouvé (76,4 dans l'exemple ci-dessus), le surplus sera dû à la graisse; le poids de l'albumine fixe sera toujours 11,50. Si le poids est inférieur, on se rappellera qu'un amaigrissement de 1 kilogramme correspond à une perte de $0^{kg},140$ d'albumine fixe. On diminuera donc du poids de l'albumine fixe 11,50 le produit de $0^{kg},140$ par le déficit de poids. Si le sujet pesait 63 kilogrammes on déduirait $0,140 \times 13,4 = 1.876.$

soit :

$$11,50 - 1,876 = 9,62$$

D'après les statistiques françaises, il semble que la moyenne chez l'homme puisse être considérée comme voisine de 90 centimètres carrés et chez la femme de 80 centimètres carrés.

Les orthodiagrammes pris dans le décubitus horizontal donnent une surface souvent un peu supérieure à celle des orthodiagrammes verticaux. D'après les mesures faites par Dausset, cette différence qui est nulle ou très peu importante chez les sujets normaux, devient très notable chez les affaiblis, les hypotoniques, les insuffisants respiratoires. Cet étalement apparent de l'organe est dû d'ailleurs en grande partie au changement de statique (ascension, rotation, etc.), qui modifie la surface silhouettique frontale et qui est d'autant plus accusée que la musculature est plus faible. Cluzet et Dausset ont montré d'autre part chacun de leur côté que le cœur diminue de surface par un exercice violent, en particulier chez les athlètes après une séance d'entraînement.

2° *Diamètres utiles à considérer en clinique.* — Le choix des diamètres varie suivant les auteurs. Avec Claytor et Merrill, Vaquez et Bordet, et la plupart des auteurs, nous pouvons regarder comme surtout utile à considérer le diamètre longitudinal DG' allant du point D à la pointe du cœur, et le diamètre transversal, distance entre les deux verticales tangentes à la silhouette à droite et à gauche, ou encore somme des lignes h et h' perpendiculaires maxima abaissées des sommets de courbure sur l'axe médio-sternal MS.

Des statistiques des auteurs susnommés et de celles de divers autres praticiens, il résulte que l'on peut prendre comme moyennes :

POIDS DU SUJET	DIAMÈTRE hh'	DIAMÈTRE DG'
kilogrammes	centimètres	
45 à 50	10,3	12
50 à 60	10,8	12,2
60 à 70	11,4	12,7
70 à 80	11,7	12,9

Dans le décubitus les deux diamètres tendent à devenir égaux par augmentation du diamètre hh' (Vaquez et Bordet).

Enfin, il est un 3e diamètre qui présente de l'intérêt dans certains cas, c'est le diamètre D'G défini par ses lettres terminales sur la figure 247. Il mesure la largeur du cœur à la base des ventricules et de plus il coupe le diamètre longitudinal plus ou moins haut suivant le volume relatif des ventricules et des oreillettes. Le rapport DO/OG' étudié spécialement par Zwaluwenburg et Warren serait en moyenne de 0,534 à 0,704. Il pourrait atteindre 1 dans la sténose mitrale et tomber à 0,280 dans les néphrites.

553. Étude du cœur en position oblique. — Ordinairement on se contente pour examiner le sujet en position oblique de le placer approximativement à 45° à droite ou à gauche, c'est-à-dire à faire tourner son plan frontal autour de l'axe vertical du corps d'un demi-angle droit à partir de la position frontale initiale.

Delherm et Laquerrière ont précisé l'angle de déviation au moyen d'une plate-forme tournante. Le sujet prend point d'appui contre un panneau vertical qui détermine le plan frontal. Ce plan est d'abord placé perpendiculairement au rayon normal. Puis à l'aide de la plate-forme tournante qui entraîne dans sa rotation le panneau d'appui et le sujet, on fait faire à ce plan un angle quelconque, mesuré par un goniomètre, avec sa position initiale.

Vaquez et Bordet faisant pivoter le sujet autour de la verticale passant par l'une des épaules se contentent de mesurer par un goniomètre l'angle fait par le plan de l'écran (en position normale dans le châssis d'examen) et par le plan dorsal du sujet apprécié par une branche du goniomètre.

Il est toujours utile d'examiner le cœur sous une série d'incidences variées, à 15°, 30°, 45°, 60° ..., etc. Les difficultés cliniques sont d'autant mieux résolues que le radiographe se représente mieux dans l'espace la position du cœur et la situation respective de ses quatre cavités, mais pour donner une idée des résultats, nous aurons surtout en vue dans la suite deux positions types qui sont d'ailleurs les plus importantes, l'oblique antérieure droite à 45 ou 50° (écran appuyé sur le côté antérieur droit du thorax) par abréviation OAD et l'oblique antérieure gauche à 50 ou 55° ou OAG. Ces positions donnent en orthodiagraphie exactement les mêmes silhouettes (à l'inversion près) que l'oblique postérieure gauche OPG et l'oblique postérieure droite OPD.

Quand on observe les sujets en projection conique, c'est-à-dire par l'image radioscopique, les positions OAD et OPG d'une part: OAG et OPD d'autre part, ne sont pas exactement superposables, puisque les contours silhouettiques sont ceux d'un plan-limite plus postérieur dans les projections antérieures et plus antérieur dans les projections postérieures.

On trouve assez facilement par tâtonnement l'angle optimum qui correspond à la position où l'espace clair rétro-médiastinal commence à apparaître nettement. Cet angle est un peu plus grand dans la position OAG que dans la position OAD.

Les trois graphiques de la figure 248 font voir que la position OAG (ou OPD) est la position de choix pour voir le ventricule gauche et l'oreillette gauche qui

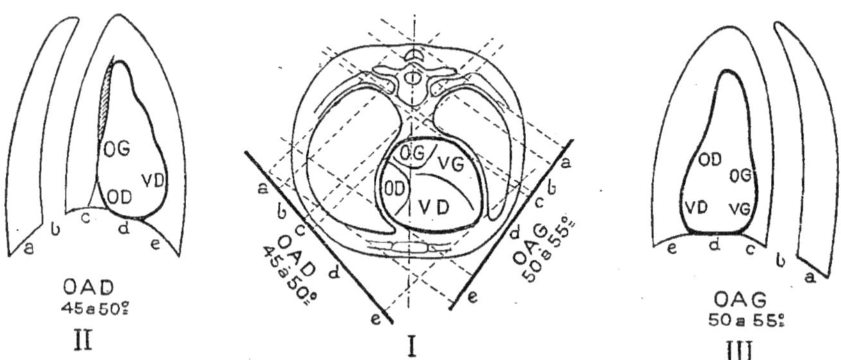

FIG. 248. — Vue oblique du cœur.

se profilent sur l'espace clair rétro-médiastinal. En position OAD (ou OPG) on voit, soit le contour de l'oreillette droite, soit celui de l'oreillette gauche suivant l'angle d'examen.

Vaquez et Bordet ont ajouté aux renseignements donnés par les orthodiagrammes deux mesures très importantes dans certains cas : celle de l'angle de disparition de la pointe et celle de la profondeur de la pointe.

1º Mesure de l'angle de disparition de la pointe. Mettre le sujet en position frontale postérieure ou en OPD avec un angle faible. Le faire pivoter autour de son axe vertical (ou d'un axe vertical passant par son épaule droite) de manière à s'éloigner de la position frontale et à se rapprocher de la position transverse. L'ombre de la colonne vertébrale se déplace vers la gauche, l'ombre de la pointe vers la droite. Il vient un moment où l'ombre de la pointe disparaît derrière l'ombre du rachis. Chez les sujets normaux en projection orthodiagraphique l'angle de rotation est alors 25 à 30º. S'il y a hypertrophie ventriculaire, il atteint 40, 45º et plus. MM. Josué, Delherm et Laquerrière font cette mensuration à l'aide de leur cadre à plate-forme goniométrique.

2º Mesure de l'indice de développement du ventricule gauche en profondeur. Par une triangulation analogue à celle qu'on emploie couramment pour le repérage des projectiles, Bordet détermine la profondeur de la pointe sous la paroi thoracique. L'écran est à 60 centimètres de l'anticathode. Mettre le sujet en position frontale antérieure. Amener le rayon normal au niveau de la pointe du cœur, marquer le point sur l'écran. Décaler le tube de 10 centimètres, marquer la projection de la pointe. Mesurer la distance des deux projections. Plus la pointe est éloignée, plus le décalage est grand. Chez les sujets normaux, il est en moyenne de 10 millimètres. D'ailleurs il faut tenir compte de toutes les variables qui éloignent la pointe de l'écran en dehors de l'hypertrophie des ventricules.

554. Le cœur et le péricarde à l'état pathologique. — RADIODIAGNOSTIC. — L'hypertrophie cardiaque se révèle par une augmentation de l'aire et des diamètres.

Si l'hypertrophie porte sur les ventricules, la pointe est abaissée, elle s'enfonce dans le diaphragme. Le diamètre longitudinal DG' qui mesure normalement 12 à 13 centimètres, peut atteindre 18, 20 et plus. Le diamètre horizontal est augmenté surtout à gauche. L'angle de disparition de la pointe qui normalement est de 25 à 30° peut atteindre 40, 45° et plus.

Quand l'hypertrophie porte surtout sur le ventricule gauche, on voit, en position frontale, la courbure gauche exagérée, la pointe reportée en dehors et en bas et en OAG et OPD on voit nettement la saillie ventriculaire dans l'espace clair postérieur.

Quand l'hypertrophie porte sur le ventricule droit on perçoit fréquemment les battements systoliques à la partie inférieure du bord droit en position frontale (région D' du schéma 247). En OAG et OPD, on voit la saillie ventriculaire dans l'espace clair antérieur (*fig.* 248). L'angle de disparition de la pointe est voisin de la normale.

Quand l'hypertrophie porte sur l'oreillette gauche, on voit sa saillie en OAG et OPD dans l'espace clair postérieur, et, quand elle porte sur l'oreillette droite, la position frontale fait voir l'exagération de la courbure droite de l'ombre cardiaque, et l'OPG montre la saillie de l'oreillette dans l'espace clair postérieur.

Ces différentes modalités de l'hypertrophie se rencontrent plus ou moins associées, comme on le sait, dans les affections valvulaires.

Nous ne pouvons que renvoyer à l'excellent ouvrage de Vaquez et Bordet [1] pour l'étude particulière de chacun des syndromes caractéristiques de ces lésions.

Les affections péricardiques ont bénéficié largement aussi de l'introduction de la radiologie dans la clinique. Les épanchements et les adhérences sont décelables par l'examen radioscopique.

1° ÉPANCHEMENTS. — Quatre signes cardinaux les distinguent :

α) Augmentation de l'ombre cardiaque avec allongement du diamètre *hh'* notablement plus considérable que celui du diamètre longitudinal.

β) Altération de la forme de l'ombre surtout élargie en bas, ce qui lui donne l'aspect triangulaire.

γ) Disparition ou grande atténuation des battements des bords silhouettiques, une mince couche liquide suffisant pour que les battements soient notablement diminués.

δ) Variation dans le temps de la silhouette, suivant l'accroissement ou la

---

[1] VAQUEZ et BORDET, *Le cœur et l'aorte.* Baillière, éditeur.

résorption de l'épanchement, ce qui permet dans les cas rares où la forme glo-
buleuse du péricarde entraînerait une confusion, de différencier la péricardite
de la myocardite.

2° Adhérences et symphyse péricardique). — Deux signes principaux
permettent de les diagnostiquer :

α) la vue sur l'écran (ou sur le cliché radiographique qui trouve ici son utilité) d'ombres correspondant aux épaississements fibreux. Ce signe fait souvent
défaut.

β) les modifications de la cinétique de l'organe, modifications variables suivant le siège des adhérences : ainsi quand les adhérences sont latérales le cœur
se déplace moins dans les déc.bitus latéraux. Quand elles sont inférieures, les
sinus cardio-diaphragmatiques s'ouvrent moins ou ne s'ouvrent pas durant les
grandes inspirations. Il y a souvent en plus immobilisation d'un hémi-dia-
phragme.

555. Le cœur à l'état pathologique.—Électrodiagnostic. — Nous savons qu'à l'état normal, les électrocardiogrammes ordinairement pris par dérivation *main droite, main gauche* représentent une courbe caractérisée par les
trois accidents principaux PRT et les deux ondes accessoires QS, mais avec de
nombreuses variantes dans leur forme (*fig. 224*). Chez les sujets qui présentent
la même orientation des axes cardiaques, on peut considérer qu'en général si
la puissance du muscle cardiaque est égale, les ondes PRT ont respectivement
la même hauteur. S'il y a exagération des ondes RT, c'est que la contraction
ventriculaire est plus forte. S'il y a exagération de l'onde P, c'est que la contraction auriculaire est plus forte.

Habituellement l'hypertrophie de l'oreillette gauche, telle qu'on la voit dans
le retrécissement mitral s'accompagne, en principe, d'une augmentation de P,
mais il y a des cas rares ou P disparaît, ce serait un signe de paralysie de l'oreillette dans cette affection.

L'hypertrophie ventriculaire telle qu'on la trouve dans l'insuffisance mitrale donne l'exagération de R et souvent de T, mais il semble que ce soit
surtout l'hypertrophie du ventricule droit qui donne l'exagération de R,
celle du ventricule gauche pouvant l'abaisser et l'inverser au-dessous de la
ligne d'équilibre ; de fait on constate souvent l'inversion dans l'insuffisance
aortique. Au contraire les altérations du ventricule droit entraînant hypo-
systole donnent ordinairement un abaissement de R avec élévation de S et
de T, et celle du ventricule gauche, un étalement de R constaté surtout dans
les expériences de physiologie.

Mais ces variétés électrocardiographiques ne sauraient être regardées comme
suffisamment pathognomoniques pour asseoir un diagnostic.

Dans les arythmies l'électrocardiographie complète heureusement les résultats donnés par la sphygmographie.

Mais c'est surtout pour le diagnostic de la dissociation auriculo-ventriculaire
que l'électrocardiographie est utile. Aucune méthode ne permet aussi précisément de déterminer le degré d'indépendance des battements auriculaires et
des battements ventriculaires dans le syndrome de Stokes-Adams. Tous les
auteurs qui ont travaillé avec l'appareil de Einthoven possèdent des électrocardiogrammes où l'on voit les ondes P d'une part et le couple RT d'autre part
se répartir de façon indépendante. On trouvera par exemple 27 ondes RT et

72 ondes A (cas de Stokes-Adams avec block auriculaire observé par Einthoven, rapporté par Collilieux-Cluzet. Thèse de Lyon).

556. L'aorte et les gros vaisseaux de la base. — Orthodiagraphie de l'aorte normale. — I. — En position frontale les gros vaisseaux de la base donnent la projection indiquée par la figure 247. Le contour d'ombre DA repré-

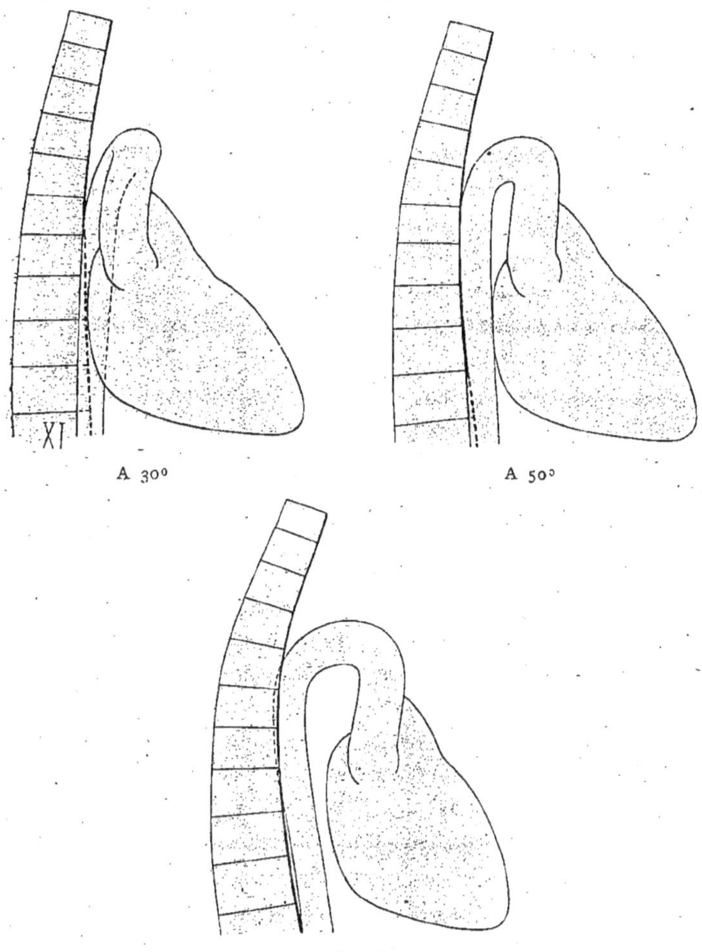

FIG. 249 à 251.— Examen oblique antérieur droit sous diverses obliquités

sente tantôt la limite de la silhouette sterno-rachidienne, tantôt le bord droit de l'aorte ascendante, tantôt celui de la veine cave supérieure. Avec l'âge l'aorte tend de plus en plus à déborder; ses battements se voient plus nettement.

AB est la partie supérieure de la crosse. Le point B est à 2 à 3 centimètres en dessous de l'articulation sterno-claviculaire. Cette distance diminue avec l'âge, elle varie avec la forme du thorax. Elle peut être réduite à zéro dans l'ectasie aortique et l'aorte peut même dépasser l'articulation.

BC marque la courbure gauche de la crosse qui se continue par l'aorte descendante. La distance BC (ou corde sous-tendant l'arc aortique gauche) varie avec l'âge et les états pathologiques. Elle constitue l'un des diamètres importants à considérer dans les affections aortiques. L'arc BC laisse voir généralement des battements nets.

La largeur totale de l'ombre des gros vaisseaux de la base ou somme des droites horizontales $a + a'$ est un second diamètre important.

II. — Parmi les positions obliques la position OAD (*fig.* 248) est l'une des plus utiles à considérer. Suivant l'angle de rotation du corps la partie ascendante de la crosse se superpose à la partie descendante ou s'en sépare. Mais au fur et à mesure que, partant de la position frontale antérieure, on fait pivoter le sujet de manière à tendre vers la vue axillaire droite, l'aorte descendante, toujours accolée au rachis, se dégage en arrière et, dès que l'espace clair rétro-médiastinal se dessine, il sépare l'aorte ascendante de la descendante.

On ne voit qu'exceptionnellement la partie supérieure de l'aorte qui, en haut, traverse cet espace clair ; ce qui a fait admettre longtemps par la plupart des radiologistes que dans la position OAD ordinaire, c'est-à-dire à 45 ou 50°, l'aorte descendante se trouvait en avant de l'espace clair, derrière l'aorte ascendante. Cerné, l'un des premiers, a montré cette erreur. Les figures schématiques 249, 250, 251, qu'il a données de la silhouette de l'aorte en OAD à 30°, 50° et 70° montrent clairement cette séparation des ombres de l'aorte ascendante et de la descendante par l'espace clair. On voit cependant (*fig.* 248, II) en arrière de la silhouette aortique et accolée directement avec elle, l'ombre d'un autre vaisseau que nous avons marqué par des hachures. Cette ombre prise d'abord pour l'aorte descendante est celle de la veine cave. On arrive généralement assez bien avec une bonne adaptation à délimiter le bord de l'aorte.

La mesure la plus exacte qui puisse être faite du diamètre de l'aorte ascendante est, comme l'ont bien montré Delherm et Thoyer-Rozat, la position OAD à 30° environ alors que l'aorte ascendante et la descendante se recouvrent à peu près.

Les positions OAG permettent de dissocier plus largement les parties verticales de la crosse.

III. — Voici les caractéristiques numériques qu'on peut prendre comme moyennes, d'après Vaquez et Bordet, dans l'examen de l'aorte chez l'homme en position debout.

AGE	DIAMÈTRE FRONTAL $a + a'$	CORDE de l'arc aortique en position frontale	DIAMÈTRE de l'aorte ascendante en OAD 30°
16 à 20 ans	4 à 5 cm.	< 2,5	1,5 à 2
20 à 30 —	5	2,5	2
30 à 40 —	5 à 6	2,5 à 3,3	2 à 2,5
40 à 50 —	5,5 à 7	2,8 à 3,5	2,5 à 2,8
50 à 60 —	6 à 7	3 à 3,7	2,5 à 3
au delà de 60	6 à 8	3 à 4	3

(Vaquez et Bordet.)

557. L'aorte pathologique. — Les anévrismes se révèlent, à quelque segment qu'ils appartiennent, par les signes suivants :

1° Saillie interrompant la courbure régulière de la silhouette du vaisseau ;

2° Homogénéité de l'ombre et netteté des contours qui se profilent suivant une courbe régulière, contrairement à ce qui a lieu pour les ombres ganglionnaires par exemple ;

3° Ces contours sont animés de battements, mais il faut faire attention que les battements peuvent être observés dans d'autres cas comme dans les tumeurs dures accolées au vaisseau : ce sont alors des battements transmis.

Les lésions athéromateuses se révèlent par une opacité plus grande de l'ombre marquant les foyers d'infiltration calcaire. Souvent des ganglions calcifiés accolés à l'aorte pourraient faire conclure à des lésions athéromateuses, si l'on n'examinait pas sous toutes les incidences possibles. Le diagnostic est d'ailleurs parfois délicat.

Toute augmentation du calibre de l'aorte dans les aortites se révèlera à la radioscopie mieux qu'à la percussion, en particulier pour la crosse, par les trois mesures indiquées.

Dans aucun cas l'examen radiologique ne permet à lui seul de faire un diagnostic. Ici plus que jamais il faut répéter qu'il n'apporte qu'un élément de diagnostic au clinicien.

558 Anévrismes. — Nous venons de voir l'utilité des rayons X pour le diagnostic des anévrismes de l'aorte. La thérapeutique de cette affection a aussi bénéficié de l'emploi de l'énergie électrique. Il faut dire toutefois que le traitement électrique n'est qu'un palliatif, et ce n'est qu'exceptionnellement qu'on arrive à une guérison définitive ; aussi doit-on laisser à la chirurgie tous ses droits lorsque l'anévrisme est opérable.

Par contre, quand l'anévrisme n'est pas opérable et que de plus il est accessible à la galvanoponcture, on peut intervenir électriquement. C'est là une intervention rare d'ailleurs et que nous ne conseillons que sous toute réserve.

La seule intervention électrique possible dans la thérapeutique des anévrismes est la galvanoponcture positive dont l'utilité a été établie par Pravaz et Guérard (1831), Pétrequin (1845, artère temporale), Ciniselli (aorte), et la technique définitivement formulée par Dujardin-Beaumetz, en 1877.

MODE OPÉRATOIRE DE LA GALVANOPONCTURE POSITIVE DANS LE TRAITEMENT DES ANÉVRISMES. — Une aiguille en fer ou en platine recouverte de

gomme laque jusqu'aux environs de la pointe (à 1/2 centimètre ou 1 centimètre) est enfoncée dans la poche anévrismale de 1, 2 ou 3 centimètres. Elle
est reliée au pôle positif de la source galvanique, une cathode indifférente de
150 à 200 centimètres carrés étant placée en une région quelconque.

Un courant de 30 milliampères environ est établi pendant 30, 45 ou 60
minutes. Les séances sont répétées tous les dix ou quinze jours.

Telle est la technique du traitement brièvement exposée. Mais pour une intervention aussi grave que celle de la galvanoponcture, il convient de revenir
sur chaque point de cette technique. Une faute opératoire pouvant avoir des
conséquences fatales :

1° La *galvanoponcture* doit être *positive*. Nous ne saurions trop recommander
de bien vérifier la polarité des électrodes avant d'opérer. On n'est jamais assez
sûr que les signes + et — des boîtes galvaniques ou des bornes de tableaux
correspondent bien aux pôles positif et négatif de la source ; un ouvrier peut
avoir commis une erreur au cours d'une réparation récente, un inverseur peut
avoir été placé par mégarde dans la position renversée, autant d'incidents qui,
en électrothérapie courante, n'ont aucun résultat fâcheux, mais qui, ici, peuvent causer la mort par hémorragie. Que l'on ait donc toujours avec soi un papier révélateur de pôle, ou que l'on exécute avec deux éprouvettes pleines d'eau
renversées sur un verre d'eau, l'expérience du voltamètre, l'hydrogène se déga-
gera abondamment au pôle négatif tandis que le fil relié au pôle positif s'oxy-
dera.

Voici la raison de cette règle capitale : le caillot positif, caillot du chlore, est
dur, adhérent aux parois du vaisseau et à l'aiguille, avec, tout autour, des cail-
lots s'étendant assez loin du point d'application ; lorsqu'on retire l'aiguille il
n'y a pas d'hémorragie. Le caillot négatif au contraire, caillot de la soude et
des bases, est mou, bulleux ; les parois vasculaires peuvent être altérées au
niveau de la piqûre quoique l'aiguille soit isolée ; au moment où l'on retire l'aiguille, il se produit une hémorragie.

2° *Choix de l'aiguille.* — Dujardin-Beaumetz conseille l'emploi des aiguilles
en fer, parce que le chlore du NaCl transporté vers l'électrode positive, forme,
avec le métal de l'électrode, du $FeCl^3$ dont les propriétés hémostatiques
s'ajoutent à celle du pôle positif lui-même. Larat préfère le platine parce que
l'aiguille une fois attaquée devient rugueuse et qu'on risque de blesser la paroi
du vaisseau en la retirant. L'aiguille doit avoir environ 6 ^{cm}, 1/2 de long sur
0 ^{mm}. 6 de diamètre.

3° L'aiguille doit être soigneusement isolée à la gomme laque sur toute sa
longueur, sauf au voisinage de sa pointe. Elle doit présenter seulement
1/2 centimètre à 1 centimètre de métal nu. On doit veiller à cet isolement de
l'aiguille autant qu'à la polarité des électrodes pour éviter de provoquer l'escarrification des parois du vaisseau, d'où hémorragie consécutive.

4° *Mise en place de l'aiguille.* — Elle est enfoncée à l'aide de l'enfonce-ai-
guille de Dujardin-Beaumetz ou de manches porte-aiguilles variant suivant
les constructeurs. On s'assure de sa bonne position en observant si sa partie
libre est bien animée de battements rythmiques.

5° L'*intensité* sera d'environ 30 mA. ; quelques opérateurs vont jusqu'à
50 mA. Mais on voit souvent au-dessus de 30 milliampères apparaître une douleur angoissante qu'il est inutile de provoquer. On peut employer plusieurs
aiguilles reliées en quantité au pôle +.

Résultats de l'opération. — Durant 24 heures environ après la séance, il se produit une réaction (gonflement, sensibilité) ; au bout de 3, 5, 8 séances, les battements deviennent moins apparents, la paroi du vaisseau semble s'épaissir. Quant à l'explication de cette réaction, elle n'est pas parfaitement établie. Il est certain que la coagulation de la fibrine entre en ligne de compte, mais comme le fait remarquer Larat, on ne saurait interpréter ce qui se passe dans un vaisseau, où le sang circule continuellement, comme ce qui a lieu *in vitro*, quand on travaille sur une masse de sang immobile. Il est probable, suivant l'opinion de ce même auteur, que l'électrolyse agit sur la paroi interne du sac où elle détermine une « endartérite curative par le dépôt de couches successives de fibrine ». Les anévrismes les plus favorables au point de vue de la galvano-poncture d'après les auteurs qui ont pratiqué cette méthode de traitement sont ceux qui affectent la paroi accessible d'un vaisseau comme l'anévrisme de l'aorte faisant saillie sous la peau.

559. Hypertension artérielle. — Hypotension. — Les auteurs sont très partagés aujourd'hui sur l'action de la d'Arsonvalisation (autoconduction par la grande hélice ou les spirales) dans l'hypertension artérielle. Depuis 1899 où le Dr Moutier a publié ses premières observations d'abaissement de la pression artérielle par l'autoconduction, de nombreux faits sont venus les confirmer. Cependant comme les vérifications expérimentales chez les animaux n'ont pu être faites avec succès et que plusieurs électriciens des plus autorisés ont obtenu des résultats contradictoires, nous devons nous tenir sur la réserve pour le moment.

Mon expérience personnelle me permet de donner les conclusions suivantes :

Quand on soumet un hypertendu à l'autoconduction en le plaçant trois fois par semaine, durant 20 minutes, entre les deux spirales, on observe en général à la fin d'un traitement de un mois environ que les moyennes des pressions, prises à des moments différents et dans des conditions physiologiques variées, sont plus basses qu'au début.

Cette différence peut se constater aussi de façon simple en prenant la pression avant et après le traitement, plusieurs jours de suite, toujours à la même heure et après 20 minutes de repos. Il faut tenir compte pour apprécier la part de l'auto-conduction dans cet abaissement, de ce fait que très souvent les malades suivent plus scrupuleusement leurs prescriptions d'hygiène durant les périodes où ils se soignent par les moyens physiques. Les cas les plus favorables sont ceux où l'hypertension est plus particulièrement sous la dépendance du spasme des artérioles périphériques. L'effet paraît plus indécis chez les vieux scléreux.

Chaque séance considérée isolément donne soit un abaissement, soit rien, soit plus rarement une augmentation de pression. Il est entendu qu'il faut faire la part du repos ; et, si l'on mettait systématiquement en traitement le malade arrivant chez le spécialiste fatigué par la marche ou les montées d'escaliers, on trouverait presque toujours abaissement durant la séance, mais on trouverait un abaissement non moins fréquent en faisant asseoir le sujet dans un fauteuil ordinaire.

En somme, on peut dire que l'effet de chaque séance est dans plus d'un tiers des cas l'abaissement et que l'effet d'un traitement complet est ordinairement un effet favorable. Si l'on ajoute à cela que l'on a affaire ordinairement à des arthritiques et que la haute fréquence active chez eux les échanges nutritifs et la désassimilation, la conclusion est en faveur de l'opportunité du traitement.

Certains auteurs préfèrent à l'autoconduction les applications directes, allant parfois jusqu'aux intensités de la diathermie, ou le lit condensateur.

Le symptôme hypotension peut aussi parfois bénéficier du traitement électrique. La douche d'étincelles de haute fréquence sur la colonne vertébrale et les bains électrostatiques élèvent momentanément la pression et il semble que, dans certains cas, l'action soit durable.

560. Angiomes. — Nævi vasculaires. — Les angiomes peuvent être divisés en deux grandes classes : les angiomes plans ou légèrement saillants (angiomes simples), où il y a tout au plus multiplication des petits vaisseaux sans dilatation ; et les angiomes graves ou lacunaires.

Il n'y a entre eux qu'une différence de degré, c'est pourquoi on trouve tant de divisions et de définitions différentes dans les ouvrages spéciaux. On peut ranger dans la première catégorie ce que l'on trouve décrit sous les noms de *nævi materni*, nævi vasculaires, taches de feu, taches de vin (envies), télangiectasie de Hébra ; et dans la seconde les nœvi tubéreux, les angiomes proéminents ou caverneux, les tumeurs vasculaires, érectiles, les anévrismes spongieux, les télangiectasies veineuses de Schuh.

Nous disposons de deux traitements : le traitement électrique, seul employé jusqu'au commencement de ce siècle, et le traitement radiothérapique qui, aujourd'hui, a toute la vogue.

1° *Traitement électrique.* — En général les angiomes se traitent par l'électrolyse bipolaire suivant le mode opératoire conseillé par M. Bergonié. On enfonce obliquement dans la tumeur deux aiguilles maintenues parallèlement par un manche spécial (porte-aiguille de Bergonié). Les aiguilles, qui ont $0^{mm}.5$ à $0^{mm},8$ de diamètre, sont recouvertes de vernis à la gomme laque. On les décape dans les environs de la pointe. Elles peuvent prendre un écartement de 2 à 12 millimètres.

L'intensité variera de 20 à 40 milliampères [48 milliampères pour les angiomes graves (Bergonié)]. Durée 3 à 5 minutes.

Cette technique est commune aux angiomes simples et aux angiomes graves ou lacunaires dans lesquels il y a de véritables lacs sanguins analogues à ceux des tissus érectiles. Toutefois, dans ces derniers cas, il faudra veiller à ne pas escarrifier les parois, et à éloigner autant que possible d'elles la partie dénudée de l'aiguille négative. Mais il n'y a pas lieu ici de faire exclusivement de l'électrolyse monopolaire positive comme dans les anévrismes. Il faut seulement surveiller les téguments aux points d'implantation ; s'ils changent de couleur, c'est qu'il y a un défaut d'isolement des aiguilles, il faut immédiatement interrompre et piquer plus loin avec une autre aiguille. On recommencera environ tous les quinze jours.

L'électrolyse donne surtout de bons résultats dans les angiomes graves, ou les angiomes simples saillants et très vasculaires. Mais dans les simples taches il n'y a pas toujours avantage à remplacer le tissu rouge par du tissu de cicatrice. Cependant en employant des courants faibles, de 5 à 10 milliampères, la méthode bipolaire, prudemment appliquée (15″ à 30″ pour chaque implantation), peut donner d'excellents résultats.

Bergonié a employé récemment contre ces taches angiomateuses un traitement bien plus facile : c'est l'application de l'aigrette de haute fréquence mêlée de petites étincelles au moyen de l'électrode nue reliée à un résonateur.

Le tissu violacé blanchit aussitôt, « il se fait une réaction inflammatoire plus ou moins intense et une guérison sous-cutanée avec épiderme plus ou moins décoloré ». La durée et l'intensité des séances varient suivant les sujets. Guilloz a aussi obtenu de bons résultats de ce traitement dans la couperose ou acné rosacée. J'ai vu moi-même un cas d'acné rosacée très rebelle céder à ce traitement, mais il y a eu récidive depuis.

L'angiokératome, dilatation des vaisseaux sans néoformation vasculaire, se traite aussi par l'électrolyse.

2º *Traitement radiothérapique.* — Les rayons X et les rayons du radium ont une action curative sur les angiomes et sur les nævi quels qu'ils soient. Ils agissent d'autant mieux que l'on s'éloigne du type plan, et d'autant mieux aussi que le sujet est plus jeune. Chez les bébés, les taches de vin disparaissent avec des doses incomparablement plus faibles que chez les adultes. Leur efficacité est favorisée par la prédominance de certains types cellulaires : ainsi dans les angiomes à néoformation capillaire où dominent les cellules du type embryonnaire, l'action est très rapide.

Le rayonnement choisi sera le rayonnement peu pénétrant.

Si l'on se sert des rayons X, on emploiera le nº 5 B (250 à 500 M suivant l'âge et suivant qu'on veut éviter ou atteindre le seuil de la réaction. 3 séances espacées de 15 jours, 20 jours chez les bébés).

Si l'on doit agir sur une certaine épaisseur, faire la radiothérapie mi-superficielle nº 6 filtré par 0,2, 0,5, 1 millimètre d'Al. ou plus. Dans tous les cas, on ne doit pas dépasser la réaction de l'érythème.

Si l'on emploie le radium, on aura recours aux rayons β et γ presque totaux : appareils à vernis et filtre mince de mica ou de caoutchouc. Avec un disque de 2 centigrammes d'activité 500.000, donnant une intensité de 2 M à 2 M 1/2 à la distance d'application, une heure est largement suffisante (une demi-heure chez les bébés). La dose incidente est alors 60 à 75 M pour les bébés, 120 à 150 M pour les enfants plus âgés et les adultes. La dose millimétrique absorbée est, il est vrai, en ce cas, plus élevée que celle donnée par les rayons X suivant la technique ci-dessus, variant entre 10 et 25 M.

Quand les angiomes revêtent la forme de tumeurs volumineuses, il y a intérêt à recourir à un rayonnement plus pénétrant en limitant toujours pour l'adulte la dose de rayons X à une absorption millimétrique de 25 à 30 M pour une séance isolée et 15 à 18 M pour un bébé. Dans ces cas, Dominici, Barcat, Wickam, Degrais, etc., ont employé avec succès le rayonnement très pénétrant du radium.

En résumé :

1º Traiter, chez l'enfant, aussitôt que possible ;

2º Rayons peu pénétrants dans les formes superficielles et planes. Rayons pénétrants dans les angiomes volumineux ;

3º Séances légères, surtout chez les bébés, et espacées pour voir venir la réaction ;

4º Ajoutons enfin que parfois, surtout dans les nævi plans, il y a intérêt à combiner le traitement électrothérapique et le traitement radiothérapique.

561. Varices. — Ulcères variqueux. — Phlébites. — L'emploi du bain hydro-électrique à courants sinusoïdaux a donné de bons résultats à Larat dans le traitement des varices, probablement en excitant la circulation veineuse par la contraction musculaire généralisée imprimée au corps tout entier.

Quand il y a ulcération le traitement de choix est l'effluvation statique ou de haute fréquence, cette dernière est beaucoup plus efficace pour amener la rapide cicatrisation.

Éffluvation statique. — Placer le malade sur le tabouret à pieds de verre relié au pôle —. Mettre la pointe à effluves, supportée sur son pied et reliée au pôle + en regard de la région ulcérée assez loin pour qu'il ne se produise aucune étincelle. Durée 10 à 15 minutes. Séances tous les deux jours.

Éffluvation de haute fréquence. — Régler le résonateur pour obtenir de longs effluves. Le malade non isolé est assis. L'électrode à effluves, isolée sur son pied, est reliée par le fil souple au résonateur. Durée 10 à 15 minutes. Séances tous les deux jours.

Plusieurs interprétations peuvent être invoquées pour expliquer la rapidité d'action de cette thérapeutique, surtout de l'effluvation de haute fréquence : l'ozonisation, l'action de l'électricité sur les nerfs trophiques, ou des rayons ultra-violets et de l'effluve sur la nutrition des tissus.

La douche d'air chaud à 60° appliquée quotidiennement est un procédé des plus efficaces pour la guérison des ulcères variqueux. On peut la combiner avec l'effluvation électrique. Ces deux agents physiques, loin de se contrarier‘ paraissent cumuler leurs effets.

Boudet de Paris a obtenu de bons résultats de la galvanisation.

Les hémorroïdes sont aussi rapidement améliorées ou guéries par une application locale de courants de haute fréquence comme on le verra (§ 683).

Contre la phlébite, M. A. Cleaves préconise la galvanisation labile négative du trajet veineux, 8 à 20 milliampères, puis l'emploi du courant sinusoïdal.

562. Œdèmes éléphantiasiques. — On obtient de bons résultats de la galvanisation négative, une grande cathode active enveloppant la jambe, une électrode indifférente étant placée dans le dos. A. Weill, employant ce mode opératoire avec une intensité moyenne de 50 milliampères, a vu un cas amélioré rapidement.

563. Lymphangiomes. — Les lymphangiomes et la macroglossie, qui n'en est qu'une variété localisée à la langue, se traitent comme les angiomes, par l'électrolyse bipolaire (procédé de Bergonié) au moyen de deux aiguilles de platine iridié montées dans le manche spécial de Bergonié (Cf. § 560). L'intensité sera de 20 à 40 milliampères sauf pour la langue où l'on ne peut guère dépasser 10 milliampères.

564. Adénites chroniques. — Adénopathies. — L'électrothérapie (galvanisation) a compté des succès dans le traitement des adénopathies, mais depuis les brillantes statistiques apportées par les radiothérapeutes, tous autres agents physiques s'effacent devant les rayons X et les rayons du radium.

Nous prendrons comme type l'adénite tuberculeuse. Mais la radiothérapie peut être employée avec succès contre les autres adénopathies, et même contre les adénopathies cancéreuses. Il y a peu d'intérêt à l'appliquer contre les adénites syphilitiques.

Localiser le rayonnement sur tout le groupe ganglionnaire où se trouve le ganglion hypertrophié.

Suivre la technique de la radiothérapie profonde : avec les postes ordinaires, rayons n° 7-8 filtrés par 3 à 5 millimètres d'aluminium, 700 à 800 M tous les 10 jours ou 1.000 M tous les 15 jours. Doses un peu plus faibles chez les enfants : 600 M tous les 15 jours.

Les formes les moins favorables sont les polyadénites en chapelet ; les petits ganglions durs qui les forment diminuent peu de volume.

Les gros ganglions uniques ou multiples sont rapidement améliorés. Souvent dans les masses à ganglions multiples, on perçoit la segmentation de la masse et la dissociation de chaque élément puis la réduction progressive.

La suppuration où l'imminence de la suppuration ne contre-indique pas la radiothérapie, mais il y a intérêt dans ce dernier cas à ponctionner d'abord le foyer et à irradier ensuite. L'opinion contraire a assez longtemps prévalu. Barret et Redard, parmi les premiers, ont noté d'excellents résultats dans les adénites suppurées une fois la suppuration établie pour activer le processus cicatriciel. Aujourd'hui l'accord est fait sur l'opportunité du traitement dans tous les cas. (V. Thèse de Mad. Jollès, Paris, 1921).

565. Leucémie. — NOTIONS CLINIQUES — La leucémie (leucocythémie, lymphadénie) est un processus morbide caractérisé par la prolifération exagérée du tissu adénoïde dans toute l'économie (ganglions lymphatiques, rate, etc.) et la multiplication anormale des globules blancs dans le sang. On sait qu'on trouve dans le sang environ 7.000 globules blancs par millimètre cube, soit un globule blanc pour 600 rouges. Ces globules blancs se répartissent ainsi :

2 o/o de lymphocytes, petites cellules à gros noyau unique pas plus grosse que les globules rouges, très nombreuses dans les ganglions lymphatiques ;

36 o/o de grands leucocytes mononucléaires, quelques-uns montrant un noyau en voie de division ;

60 o/o de grands leucocytes polynucléaires ;

1 à 2 o/o de leucocytes à grains éosinophiles ainsi dénommés parce que leur plasma renferme des granulations se colorant à l'éosine.

L'augmentation du nombre des globules blancs n'est pas particulière à la leucémie. Toutes les maladies aiguës entraînent une augmentation portant surtout sur les polynucléaires.

Il y a deux sortes de leucémie et il est important de les distinguer ici, car le traitement radiothérapique, si important aujourd'hui, n'agit pas identiquement dans les deux cas :

1° La lymphocythémie ou leucémie lymphocytaire est caractérisée par une augmentation considérable des lymphocytes qui peuvent atteindre 90 o/o, 95 o/o ;

2° La leucémie myélogène ou myélocythémie, présente une augmentation de l'ensemble des globules blancs avec apparition d'éléments nouveaux dans le sang, les myélocytes venus de la moelle osseuse.

Dans l'un et l'autre cas, le pronostic est fatal si la maladie est abandonnée à elle-même.

RADIODIAGNOSTIC. — La radioscopie de la cage thoracique peut fixer sur l'état des ganglions médiastinaux.

RADIOTHÉRAPEUTIQUE. — La thérapeutique était à peu près désarmée contre la leucémie avant la découverte des rayons X. Aujourd'hui nous pouvons dire que nous avons en main un agent curateur dans les rayons X. Le premier, vers 1903, Senn (¹) avait publié un cas de leucémie guérie par la radiothérapie. Il avait irradié la rate, le sternum, les épiphyses des os longs. C'est cette observation qui a donné lieu aux recherches physiologiques que nous avons mentionnées (§ 456) et notamment à celles de Heinecke, les premières en date, et à celles d'Aubertin et Beaujard en France. Depuis lors les observations se sont multipliées, Brown, Copps, Smith, Bryant, Pusey, etc., à l'étranger ; Guilloz et Spillmann, Béclère, Aubertin et Beaujard, etc., en France, ont apporté des résultats positifs.

Les statistiques, dès l'année 1906, pouvaient à elles seules enlever toute hésitation, puisque au moment du Congrès de Lyon, août 1906, Barjon, chargé d'un rapport sur la question, avait relevé 200 cas traités avec des conclusions indiscutables. Depuis quelques années, certains médicaments tels que le benzol ont donné des résultats heureux dans le traitement des leucémies. Leur toxicité, souvent nuisible, les laisse au second rang dans les méthodes thérapeutiques.

Mode opératoire. — Dans la leucémie myéloïde, qui est la forme la plus habituelle, le traitement consiste à irradier la région splénique et accessoirement les os riches en moelle osseuse, sternum, épiphyses des os longs, genou, coude.

Dans la leucémie lymphocitaire, suivant que l'on est en présence de la forme purement splénique, de la forme ganglionnaire, ou de la forme ganglionnaire et splénique, on irradiera soit la rate seule, soit en plus les masses ganglionnaires individuellement.

La rate, suivant son volume, sera divisée en deux, trois, quatre régions ou plus. On les irradiera successivement.

Dans tous les cas, on emploiera les rayons durs et filtrés. Avec les postes ordinaires, on utilisera le 7-8 Benoist filtré par 3 à 5 millimètres d'aluminium, 800 M par porte d'entrée et par séance. Les séances seront faites toutes les 3 semaines environ sur la même région quand les zones d'application sont nombreuses. Dix jours suffiront si l'on n'irradie que la rate et si cette rate n'est pas très volumineuse. On fera 2 à 4 zones à chaque séance, chaque zone tous les 10 jours, si la totalité est faite chaque fois ; chaque zone tous les 15 jours si l'on divise la surface en deux groupes, un groupe tous les 8 jours ; ou encore, chaque zone tous les 18 à 21 jours si l'on divise en trois groupes, un groupe tous les 6 à 7 jours.

Au début, on pourra rapprocher un peu les séances à moins que les malades accusent une grande sensation de fatigue, ce qui arrive assez souvent.

EFFETS DE TRAITEMENT — 1° *Leucémie myélogène.* — La leucémie myélogène est la plus fréquente et la plus souvent traitée. Le premier phénomène observé est la *modification du nombre des globules blancs*. Aubertin et Beaujard ont constaté, et la plupart des autres auteurs ont vérifié depuis, que la diminution du nombre des globules blancs se fait en crémaillère. C'est-à-dire qu'à la suite de chaque séance il y a une augmentation, considérable au

---

(¹) SENN, *Med. Record*, 22 août 1903.

début, du nombre de ces globules blancs, puis progressivement se produit une diminution durant plusieurs jours. Ce n'est qu'après une série d'oscillations qu'on arrive au chiffre normal. Les élévations suivant chaque séance vont en diminuant avec le nombre des séances ; à la fin du traitement on ne constate plus d'élévation. La diminution progressive est le seul phénomène à noter.

Au cours des séances, on voit aussi se produire des modifications qualitatives de la formule leucocytaire. Les myélocytes disparaissent petit à petit, les polynucléaires remontent au chiffre normal. A la longue, on voit aussi le nombre des globules rouges du sang augmenter ainsi que le taux de l'hémoglobine.

La *rate*, très hypertrophiée, comme on le sait, et capable d'atteindre 3, 4 et même 7 kilogrammes, diminue de volume. Elle devient moins dure, moins épaisse, mobilisable. Les ganglions diminuent parallèlement dans la plupart des cas et l'état général se relève.

Le nombre des globules rouges se relève plus ou moins rapidement après une baisse initiale passagère déjà signalée par Vaquez en 1906.

2° *Leucémie lymphocytaire.* — Ici la diminution des globules blancs se fait progressivement, sans crochets comme dans la chute en crémaillère des myélogènes (Aubertin et Beaujard). La formule leucocytaire n'est changée que vers la fin du traitement. Jusque-là les lymphocytes conservent leur taux élevé. Il faut quelquefois aller jusqu'à la leucopénie pour voir la modification de la formule.

Les résultats sont bons dans la forme chronique ordinaire, douteux dans la forme subaiguë, presque nuls dans la forme aiguë. Dans certains cas le résultat paraît durable. Mais trop souvent la récidive se produit à plus ou moins longue échéance.

566. Pseudo-leucémies. — On peut grouper sous le nom de pseudo-leucémies les affections dans lesquelles on trouve un des gros symptômes de la leucémie vraie : splénomégalie, adénopathies, anémie. Ces maladies sont souvent assez mal déterminées. Il y a lieu dans la plupart de ces cas d'essayer la radiothérapie, mais il faut savoir que dans un grand nombre de splénomégalies d'origine plus ou moins obscure les échecs sont fréquents comme aussi dans bon nombre de polyadénopathies pseudo-leucémiques. Lorsque, dans ces cas on réussit, on peut se demander s'il ne s'agissait pas d'une leucémie vraie car avec Béclère nous pouvons considérer le traitement radiothérapique comme la pierre de touche de la leucémie. Quant à l'anémie pernicieuse, malgré quelques succès, on ne saurait mettre beaucoup d'espoir dans ce traitement.

CHAPITRE III

OS ET ARTICULATIONS

567. Fractures. RADIODIAGNOSTIC. — *Utilité de l'examen radiologique.*
— On sait combien il est difficile souvent de diagnostiquer une fracture, en
particulier quand la région est œdématiée, quand il y a épanchement, ou quand
les signes cliniques cardinaux font défaut comme cela arrive parfois dans
les fractures du carpe, de l'avant tarse, du bassin, du rachis (apophyses vertébrales), des côtes, etc. Dans ces cas surtout la radioscopie ou la radiographie peuvent éviter de grosses erreurs thérapeutiques Mais même lorsque la
clinique suffit à affirmer la fracture, le contrôle radiologique est utile pour
préciser l'état des fragments, l'étendue des traits de fracture, leur forme,
pour guider la réduction, pour vérifier cette réduction après pose des appareils plâtrés, etc.

Radioscopie et radiographie. — La radioscopie et la radiographie ont chacune leurs indications.

La radioscopie qui doit toujours être employée la première permet un examen rapide de toute la région traumatisée et évite de laisser passer parfois des
fractures multiples. Maintes fois dans les services hospitaliers, nous recevons
par exemple des blessés avec l'indication : « Radiographie de l'extrémité inférieure de la jambe, fracture du tibia ». Examinons tout le membre blessé, nous
trouvons une fracture double : la fracture du péroné siège souvent au *tiers
supérieur*. La radiographie sur plaque 18/24 ou 24/30 n'aurait renseigné qu'incomplètement le chirurgien.

La radioscopie, quand il y a déplacement des fragments, permet de voir sous
quelle incidence il y a avantage à les examiner; elle révèle parfois des fissures
sous un certain angle, quand on se trouve dans le plan de cette fissure, tandis
que, sous les autres incidences, en l'absence de déplacement, la fissure n'est pas
perceptible.

Elle permet enfin de pratiquer sous le contrôle de l'écran les manœuvres de
réduction et de vérifier, aussi souvent qu'il est nécessaire, le maintien en bonne
position des fragments.

Mais il ne faut pas, quand on ne découvre pas de fractures par la radioscopie,
se contenter de cet examen si la clinique est hésitante. Lorsqu'il n'y a pas de
déplacement des fragments, lorsqu'il y a engrainement sans désaxation, lorsqu'il n'y a que fêlure, très souvent la radioscopie est impuissante à rien
déceler. Ainsi sont passées inaperçues, par exemple, bon nombre de fractures de l'extrémité inférieure du radius.

Aussi peut-on dire que dans presque tous les cas de fracture, la radiographie après la radioscopie est indispensable.

Mode opératoire. — La radiographie doit être faite d'après les premières indications fournies par la radioscopie, c'est-à-dire que les positions et incidences choisies résulteront des données de l'examen radioscopique.

Quand il n'y a pas d'indications spéciales, le mieux est de faire une radiographie frontale et une transversale avec incidence normale sur le centre de la fracture.

Il peut être intéressant dans certains cas de choisir des incidences très différentes et de pouvoir expliquer en un langage clair au chirurgien comment on a opéré. Le plus simple, pour les membres en particulier, est de définir les positions par :

α) *frontale, vue antérieure ou postérieure ;*

β) *sagittale ou transverse, vue droite ou gauche ;*

γ) *vue oblique antérieure droite, ou gauche ; vue oblique postérieure droite ou gauche,* dénominations qui impliquent que le membre repose sur la plaque dans une position intermédiaire entre face et profil et que l'incidence est normale sur le centre de la fracture.

Quand on a recours à une autre incidence, ce qu'on ne fait guère que dans les positions classiques frontales ou transverses, on définit ordinairement l'incidence par le point où tombe le rayon normal (rayon perpendiculaire à la plaque et à la table sur laquelle on opère). Ainsi quand on voit un avantage à prendre une fracture du tiers moyen du fémur en position frontale, mais avec une incidence oblique de bas en haut, on dira par exemple : *tube à 60 centimètres de la plaque, rayon normal passant par le bord supérieur de la rotule.*

Presque toujours ces indications suffisent. Exceptionnellement il peut être utile de préciser géométriquement l'incidence pour mettre en lumière plusieurs fois de suite, à intervalles donnés, une anomalie dont on veut suivre l'évolution. Alors on peut recourir à des définitions rigoureuses.

Voici, résumé en quelques mots, un système dont on pourra trouver l'exposé complet dans le traité de radiologie du professeur Bouchard et dans mes premières éditions. 1° On choisit un point d'incidence. On le définit. Tout point de la surface des téguments éloignés de repères anatomiques précis se définit par rapport à l'axe médian antérieur du membre ou du tronc, ou ligne longitudinale marquant le milieu de la face antérieure. (Ex. : axe passant par le milieu du pli du coude, du pli du poignet, du médius, etc.). On mesure la distance (abscisse) droite ou gauche de ce point à l'axe en abaissant une perpendiculaire sur cet axe. On mesure d'autre part la distance (ordonnée) du pied de cette perpendiculaire à l'origine de l'axe pour le segment du membre considéré ou à la fourchette sternale pour le tronc.

2° Le rayon qui tombe sur ce point peut être normal (perpendiculaire à la plaque) ou oblique. S'il est oblique on définit son obliquité à l'aide d'un goniomètre qui décompose son angle d'obliquité en un angle dans le plan longitudinal et un angle dans le plan transversal. Ce radiogoniomètre donne les degrés d'obliquité longitudinale vers la tête ou vers les pieds (obliquité longitudinale céphalique ou podalique), et les degrés d'obliquité transversale à droite ou à gauche (obliquité transversale droite ou gauche).

Il ne faut pas se dissimuler d'ailleurs que parfois on doit employer des incidences et positions qui se prêtent peu à la définition géométrique rigoureuse.

Comme Laquerrière et Pierquin l'ont montré, le mode opératoire ordinaire est impuissant à déceler certaines lésions : par exemple l'épitrochlée, la gouttière épitrochléenne, la pointe de l'olécrane ne se voient nettement que par une incidence tangentielle, l'avant-bras sur la plaque, le coude très fléchi, le tube en haut et en arrière de l'épaule. La face postérieure des condyles fémoraux ne se voit que si l'on met le sujet à genou sur la plaque, anticathode sur la bissectrice de l'angle de flexion, etc., (¹). L'examen latéral de la partie supérieure du fémur exige une technique très spéciale (Arcelin) (²). Le sternum n'est vu en position oblique que si l'on a recours à un mode opératoire bien déterminé (Delherm et Chaperon)(³), etc., etc.

Étude des silhouettes. — En général le trait de fracture apparaît en clair, Quand il y a engrainement ou pénétration partielle des fragments, il n'y a pas d'espace clair, mais zone plus obscure, parfois peu visible.

Il ne faut pas prendre pour une fracture les lignes épiphysaires qui séparent, durant la jeunesse, l'épiphyse de la diaphyse des os longs. L'épiphyse radiale supérieure, l'acromion, la tubérosité tibiale, etc., peuvent apparaître à première vue comme des fragments séparés par fractures. Les sésamoïdes ou leurs subdivisions, l'os trigone de l'astragale quand il existe, les concrétions calcaires des bourses séreuses, des tendons, peuvent éveiller l'idée de fractures. Dans quelques-uns de ces cas la radiographie comparée du côté sain enlève tous les doutes.

Certaines régions comme le rachis offrent des difficultés d'interprétation dont l'expérience et l'étude anatomique approfondie de la région seules peuvent avoir raison. Ainsi les fractures indirectes des corps vertébraux dans la région dorso-lombaire, des lames dans la région cervicale, ne se décèlent qu'avec difficulté et en variant les incidences dans les positions directes ou obliques. La base du crâne est une région plus difficile encore.

Toutes les fois que le diagnostic radiologique reste hésitant, il faut se borner à indiquer le *pour* et le *contre* d'une interprétation positive, et ces résultats prennent place à côté des signes cliniques dont ils ne sauraient en aucun cas être séparés.

L'examen du cal de réparation a le plus souvent un grand intérêt. Au début il se révèle sous forme d'un léger nuage. La calcification fait une tache sombre dès qu'elle apparaît. En général, quand le cal présente la même opacité que l'os, la réparation est complète (fin du deuxième mois). Cependant, il faut savoir que parfois, même à ce stade, il est encore en évolution, l'examen clinique le montrant douloureux.

Les cals de fractures de guerre sont ordinairement beaucoup plus exubérants, plus rapidement ossifiés, plus envahissants comme l'ont bien décrit Belot et Filhoulaud (⁴). Avec raison, ils attribuent la production d'aiguilles osseuses, de trabécules aberrants, de proliférations variées, aux lambeaux de périoste projetés çà et là dans les tissus voisins. Comme tous les foyers voisins d'ossification se réunissent souvent en un cal volumineux et solide, il ne faut pas, concluent-ils de leurs observations, se hâter de décider une intervention

---

(¹) Laquerrière et Pierquin, *Journal de Radiologie*, t. III, 146.
(²) Arcelin, *Journal de Radiologie*, t. IV, 12.
(³) Delherm et Chaperon, *Journal de Radiologie*, t. IV, 227.
(⁴) Belot et Filhoulaud, *Journal de Radiologie*, mars-avril 1916.

chirurgicale pour les fragments séparés, mais pas trop isolés. Ces fragments en effet peuvent entrer dans la constitution d'un cal unique.

568. Périostite. — La périostite se caractérise par un renflement fusiforme plus clair que le tissu osseux et souvent séparé des parties molles environnantes par un liseré plus foncé produit par des sels calcaires. Ces opacités sont ordinairement plus accusées quand la périostite est d'origine syphilitique.

569. Ostéomyélite. — L'ostéomyélite n'est pas décelable, au début, par les rayons X. Il peut y avoir déjà du pus sans que le radiodiagnostic puisse rien révéler sur l'opportunité d'une intervention, d'autant plus utile cependant qu'elle est plus précoce. On constate nettement plus tard des taches claires correspondant aux destructions du tissu osseux avec épaississements périostiques, et sans décalcifications étendues loin du foyer morbide, signes importants différenciant l'ostéomyélite de la tuberculose, où la réaction périostée est peu considérable et la décalcification au contraire très étendue et souvent même (carpe, tarse) généralisée aux os voisins. Le radiodiagnostic sera très utile à la période de formation des séquestres, dont on pourra déterminer la position exacte.

570. Tuberculose osseuse. — 1° DIAGNOSTIC. — La tuberculose qui frappe surtout les régions spongieuses de l'os, les zones articulaires (tumeurs blanches) est apparente à l'examen radiologique parce que le tissu osseux altéré est plus transparent que le tissu sain. Il faut toutefois savoir que l'on peut méconnaître une lésion tuberculeuse déjà avancée : on cite des cas où des masses caséeuses du volume d'une noisette n'étaient pas différenciables du tissu voisin.

L'os, dans le voisinage du foyer, même avant tout autre signe, est plus transparent, ce qui tient à la décalcification qui précède l'invasion tuberculeuse. Cette décalcification n'est d'ailleurs pas pathognomonique de la tuberculose osseuse, elle se rencontre dans une foule d'états morbides, en particulier dans les arthrites de toute nature, et à la suite des traumatismes, mais elle présente dans la tuberculose une précocité et une étendue remarquables. C'est à cette forme surtout qu'on peut appliquer le nom d'*atrophie osseuse aiguë* sous laquelle on la décrit.

Par contre la périostite est limitée.

La tuberculose osseuse s'accompagne presque toujours d'atrophie musculaire et de troubles trophiques du membre.

La tuberculose du rachis, *mal de Pott, mal sous-occipital*, mérite une mention spéciale à cause de ses caractères particuliers et des difficultés de son diagnostic radiologique. Au début du mal de Pott, on constate une diminution, un pincement du disque intervertébral, soit dans les radiographies de face, soit dans les radiographies de profil. L'affaissement d'un corps vertébral vient ensuite. Les luxations latérales se voient dans les radiographies frontales et les obliques. Pour la radiographie frontale (dorsale ou lombaire) il est indispensable d'employer un diaphragme longitudinal : une ouverture de 25 centimètres de long sur 5 de large est pratiquée dans une feuille de plomb de 2 millimètres qu'on place sur un support spécial à quelques centimètres en avant du corps, le sujet reposant en décubitus dorsal.

Dans le mal sous-occipital, dès le début, il y a arthrite des articulations de l'atlas, se manifestant par une inclinaison de l'atlas. L'arc postérieur de l'atlas « forme avec l'apophyse épineuse de l'axis un angle aigu ouvert en arrière. C'est le signe du baillement postérieur inter-atlo-axoïdien » (Ménard et Galland). Les grosses lésions, glissements de l'atlas en avant, désaxation, écrasements, abaissement de l'atlas par rapport à l'odontoïde, apparaissent ensuite.

Les radiographies transverses s'obtiennent facilement, mais la radiographie de face exige que l'on opère en décubitus dorsal, le rayon passant par la bouche ouverte, ou mieux traversant les fosses nasales.

2° THÉRAPIE. — Dès 1898 on connaissait quelques succès donnés par les rayons X dans le traitement de la tuberculose osseuse (Kirmisson, Bazy, Krouchkoll). Aujourd'hui la röntgenthérapie et la curiethérapie, à *côté de l'héliothérapie,* peuvent être regardées comme les traitements classiques de l'ostéite et de l'ostéo-arthrite tuberculeuse.

Tout d'abord, si je cite l'héliothérapie, bien que nous ne nous occupions dans ce volume que de la lumière de source électrique, c'est précisément par ce que nous devons opposer ici les deux traitements : héliothérapie et luminothérapie artificielle. Alors que l'héliothérapie donne d'excellents résultats, la lumière électrique et la chaleur lumineuse ne donnent que des effets incertains et ne sauraient être systématiquement employées (Dausset, Durey). L'ultraviolet prend cependant une place à part parmi les nouveaux agents thérapeutiques et Gunsett est même d'avis que dans les cas où il y a en même temps tuberculose pulmonaire à forme congestive, l'U. V. doit être préféré à la cure solaire. Mais soit que l'on emploie les rayons solaires, soit que l'on emploie l'U. V., il paraît indiscutable que l'irradiation agit plus sur l'ensemble de l'organisme que localement, et que par suite l'irradiation doit être générale et non limitée à la région atteinte.

Comme agent thérapeutique local nous ne parlerons donc que de la radiothérapie proprement dite.

Les rayons X ont surtout été employés contre la tuberculose des os courts et il est à remarquer que l'on n'a jamais cité d'arrêt de croissance des épiphyses chez les enfants soumis à des irradiations répétées sur la région du cou-de-pied et du poignet en particulier. Même quand il y a suppuration, la radiothérapie reste indiquée (Belot, Nahan, Chavasse, Cottenot, etc.,). Les ostéo-arthrites tuberculeuses, sauf la coxalgie, sont toutes sensibles à l'action des rayons X. Iselin en particulier a fourni de copieuses statistiques de guérisons. Cottenot applique systématiquement le traitement à travers des fenêtres pratiquées dans l'appareil plâtré.

TECHNIQUE. — C'est la technique de la radiothérapie profonde. Avec les postes ordinaires, on emploiera le n° 7-8 filtré par 3 millimètres à 8 millimètres d'aluminium 800 à 1.200 M par séance et par porte d'entrée, la même porte d'entrée étant reprise tous les 15 jours. La radiothérapie ultra-profonde sera bien entendu préférée, si l'on possède l'appareillage nécessaire (Voir les barèmes § 312). Les rayons pénétrants du radium peuvent être également employés dans les mêmes conditions.

L'électrothérapie n'a d'indication que pour combattre les atrophies musculaires quand la période inflammatoire est terminée.

571. Syphilis des os. — Les gommes syphilitiques des os apparaissent sous forme de taches claires.

Presque toujours on remarque en même temps sur la diaphyse des os longs des néoformations périostiques qui donnent à l'os syphilitique un aspect particulier. On sait que la périostite syphilitique est le plus souvent une périostite ossifiante ; de là les déformations et hypertrophies partielles fréquemment observées chez les syphilitiques.

572. Troubles de nutrition des os, malformations, acromégalie, gigantisme, etc. — Nodosités de Bouchard, d'Héberden. — Décalcification, etc. — Les rayons X ont apporté un nouvel élément d'étude à une série d'affections que nous ne ferons que signaler ; telles que la maladie de Paget, l'acromégalie, le rachitisme, le crétinisme, les lésions osseuses myxœdémateuses, l'ostéomalacie, les déformations dues à des troubles gastriques (dilatation d'estomac) ou nodosités de Bouchard, constituées par une saillie des tubercules osseux de l'articulation des premières avec les deuxièmes phalanges, les nodosités d'Héberden, les ostéo-arthropathies hypertrophiantes pneumiques de Marie, les arthropathies nerveuses du tabes, de la syringomyélie, les infiltrations goutteuses des épiphyses plus transparentes que l'os normal à cause de la perméabilité plus grande de l'urate de soude, etc.

Nous avons mentionné à l'occasion des fractures, de l'ostéomyélite, de la tuberculose, etc., le processus aigu ou chronique de décalcification qu'on observe si fréquemment.

Cette énumération, forcément incomplète, montre combien est vaste le champ d'exploration clinique du système osseux dans une foule d'affections ou d'états morbides où ils sont intéressés.

La connaissance clinique de chaque affection guidera le spécialiste sur la nature de l'examen qu'il aura à pratiquer. On n'oubliera pas par exemple dans l'acromégalie de radiographier les sinus de la face, les sinus frontaux en position frontale et transverse, la selle turcique en position transverse avec incidence temporale, les épiphyses des os longs pour préciser l'état des cartilages épiphysaires, la croissance se poursuivant tant qu'ils persistent, etc., etc.

573. Scolioses.. — Notions cliniques. — Les scolioses sont le plus ordinairement la conséquence d'une évolution rachitique des os liée à la décalcification (d'où plus grande transparence du système osseux). Même les scolioses qu'on appelle *habituelles* (scolioses par habitudes vicieuses), celles que nous avons le plus souvent à traiter et qui surviennent à l'adolescence, surtout chez les jeunes filles, sont regardées par beaucoup d'auteurs, notamment par Kirmisson, comme une conséquence ordinaire du rachitisme. Quelle que soit la part que prenne la mauvaise évolution osseuse dans la genèse des scolioses, il n'en est pas moins vrai que le rôle du système musculaire est considérable, et que l'on en éviterait ou que l'on en guérirait beaucoup si l'on pouvait immédiatement donner aux muscles antagonistes de la déviation la force et la tonicité nécessaires.

Électrodiagnostic et radiodiagnostic. — Le rôle que joue le système musculaire dans les affections orthopédiques en général est très important et il est utile de pratiquer l'examen électrique des muscles avant de traiter. Bergonié conseille comme de rigueur, toutes les fois qu'on nous amène un scoliotique, d'explorer tout d'abord l'état des muscles du dos, de la paroi thoracique, de la nuque (¹). Si l'excitabilité faradique est complètement perdue, le traitement électrique aura peu de chance de succès.

L'exploration par les rayons X tient aussi une place importante ici. On apprécie d'autant mieux une scoliose que les muscles sont plus relâchés : le décubitus dorsal des radiographies est particulièrement favorable à cette mesure, au contraire de la station debout habituelle aux examens cliniques. Dans certains cas, il sera utile de remplir d'ouate les régions concaves qui n'appuient pas sur la plaque, pour assurer la stabilité.

La radiographie permet d'apprécier l'état des os (soudure des vertèbres, néoformations osseuses), les déviations et les torsions du rachis, ces dernières se manifestant par un déplacement, à droite ou à gauche de la ligne épineuse, par rapport à l'axe médian du corps des vertèbres. Toutes les fois qu'il y a scoliose on aura d'ailleurs intérêt à examiner à l'aide des rayons X l'état du système osseux en général. Les os longs rachitiques sont ordinairement plus grêles au milieu de la diaphyse, tandis que les extrémités sont élargies. Le degré de décalcification s'apprécie par la plus grande transparence.

ÉLECTROTHÉRAPEUTIQUE. —La technique du traitement des scolioses a été formulée d'une façon précise par M. Bergonié. Ayant en main une bonne source de courant faradique rythmiquement interrompu, on la relie à de grandes électrodes de 100 centimètres carrés en étain, recouvertes de plusieurs couches de gaze hydrophile, ou en général à des électrodes du genre de celles qu'on emploie pour la galvanisation, de forme rectangulaire. C'est sur la question du point d'application surtout que nous devons insister. M. Bergonié compare, à juste raison, la colonne vertébrale à un arc ; si l'on fait contracter les muscles des gouttières vertébrales du côté concave, on tend la corde de l'arc et on augmente l'incurvation. C'est donc le côté convexe qui doit être traité. Il faut surtout s'attacher à faire contracter les muscles de la masse commune en cherchant par tâtonnements le meilleur effet produit et sans trop s'attacher aux points moteurs. En plaçant les électrodes parallèlement l'une à l'autre et normalement au rachis de part et d'autre de la convexité, on arrive vite à la position de choix.

Il y a tout avantage, avec le courant faradique rythmé, à faire des séances longues, car le muscle ne se fatigue pas. On peut aller jusqu'à une heure. Mais il faut pour cela que le sujet soit confortablement installé, les électrodes fixées avec des bandes de caoutchouc, et que l'on ait réussi, s'il s'agit d'un enfant, à vaincre complètement sa frayeur. On fera une séance tous les deux jours, tous les jours ou même deux fois par jour suivant les cas.

Contre-indications du traitement faradique : Ostéite, arthrite rachidienne.

On a aussi conseillé comme traitement général du rachitisme le courant sinusoïdal en bain hydro-électrique (Sagretti, Gautier et Larat, Springer), 3 bains par semaine, de 20 minutes chacun. — Intensité = 20 milliampères (Larat). Enfin la galvanisation du rachis est préconisée par quelques auteurs (A. Weill, etc.).

574. Arthrites. — RADIODIAGNOSTIC. — α) *Technique.* — Ordinairement pour le poignet, le coude, la cheville, le genou, les articulations des phalanges, etc., le mieux est de prendre deux radiographies, une frontale, une transverse avec incidence normale sur la région de l'interligne. Une technique spéciale est nécessaire pour voir certains interlignes articulaires; nous

---

¹) BERGONIÉ, *Arch. d'élect. méd.*, 15 janvier 1902.

en avons eu un exemple dans l'étude des articulations de l'atlas et de l'axis. Ces procédés sont trop particuliers pour être décrits ici.

β) *Aspect normal.* — En général les articulations, si nous prenons pour types les diarthroses, apparaissent sous forme d'une bande claire (interligne) séparant les extrémités osseuses. Cette bande claire correspond à la transparence des cartilages articulaires et aux tissus mous. Les surfaces osseuses sont lisses, nettes, clairement limitées sur l'espace clair. La largeur de la bande claire varie suivant les articulations, mais une largeur moyenne caractérise chaque articulation. Chaque radiographe doit se constituer un atlas des aspects normaux, des articulations aux différents âges pour compléter les atlas existants. La vue des types normaux est préférable aux descriptions et aux chiffres.

Certains praticiens après Werndorf et Robinsohn insufflent de l'oxygène ou un gaz stérile et inerte dans l'articulation pour éclaircir sa cavité, délimiter la capsule, chercher les adhérences, rendre plus nets les contours osseux. Sauf dans des cas exceptionnels, cette pratique à mon avis doit être déconseillée comme tant d'autres, telles que l'injection de liquides opaques dans les uretères, l'introduction de pâtes opaques dans les cavités et trajets fistuleux d'où l'on ne pourra les extraire, le pneumo-péritoine, etc. Toutes les fois qu'un procédé d'exploration présente des risques, le spécialiste doit se demander avant tout si le profit que tirera le malade de son emploi doit compenser largement ces risques. Dans la plupart des cas, cela n'est pas.

γ) *Aspects pathologiques.* — Quand il y a arthrite, l'interligne articulaire est ordinairement plus obscur à cause des exsudats mais on discerne néanmoins les contours osseux. Si l'on suit l'évolution des arthrites, en particulier des arthrites traumatiques par blessures de guerre, on constate tantôt le retour à l'aspect normal, tantôt un processus qui conduit à l'ankylose. Ce processus est double. En effet, dans certains cas, l'opacité augmente sans diminution de largeur de l'interligne ; les cartilages s'infiltrent de sels calcaires ; des travées osseuses s'établissent entre les extrémités osseuses ; tandis que, dans d'autres cas, les cartilages se résorbent, les surfaces osseuses viennent au contact et la suture osseuse se produit directement.

Les arthrites chroniques se caractérisent par des déformations des surfaces osseuses souvent aplaties et élargies (forme hypertrophiante) avec ou sans production ostéophytiques, d'autres fois avec décalcification ou atrophie osseuse (arthrites consécutives aux maladies infectieuses, rhumatismes, gonococcie, etc., à la goutte, au tabes, etc.).

Les arthrites tuberculeuses ne se différencient pas de façon certaine des autres arthrites tant qu'elles restent localisées aux tissus mous. Au début il est impossible au radiologiste de dire si le flou articulaire observé, le manque de netteté des surfaces osseuses, correspondent à une arthrite séreuse ou à une évolution tuberculeuse.

Dès qu'il y a participation de l'os au contraire, le diagnostic se précise, les foyers tuberculeux donnent des vides clairs dans les extrémités épiphysaires et des irrégularités caractéristiques des surfaces. Si la tumeur blanche du genou est en général facile à diagnostiquer à ce stade, il faut être plus réservé pour la coxalgie ; la comparaison des deux articulations droite et gauche sous diverses incidences ne doit jamais être négligée quand le diagnostic est hésitant.

ÉLECTROTHÉRAPEUTIQUE. — Les arthrites peuvent, dans certains cas, bénéficier du traitement électrique, quoique l'on ne puisse ériger en méthode générale le mode opératoire préconisé par différents auteurs. L'arthrite blennorragique a été combattue avec succès par des applications biquotidiennes de 1 heure au début, 1/4 d'heure ensuite, de courant continu : 40 à 60 milliampères (Delherm), ou par des applications de haute fréquence (Dénoyès).

Dans certaines formes d'arthrites aiguës, l'ionisation par la lithine (bain positif à 2 0/0 de chlorure de lithium alcalinisé avec de la lithine caustique au 1/2.000, Bordier) donne de bons résultats. Elle doit être employée dans les formes subaiguës ou chroniques toutes les fois que l'on se propose de transformer l'urate de soude peu soluble 1/19.000 en urate de lithium beaucoup plus soluble (1/116).

Selon le conseil d'Apostoli, Berlioz, Laquerrière, Dénoyès, on doit s'abstenir de toute application de haute fréquence dans les arthrites aiguës pyrétiques, rhumatismales.

Les travaux du Prof. Bouchard sur l'action des injections de salicylate de soude faites au niveau des localisations du rhumatisme ont donné l'idée à beaucoup d'expérimentateurs, et notamment à MM. Bergonié et Roques, de faire pénétrer l'ion salicylique au niveau des articulations malades par le courant électrique. J'ai eu souvent l'occasion de recourir à ce mode de traitement et je n'ai eu qu'à m'en louer.

Le mode opératoire le meilleur pour pratiquer l'ionisation consiste, s'il s'agit d'une extrémité (main ou pied), à mettre cette extrémité dans un bain tiède renfermant l'électrolyte et relié soit au pôle positif, s'il s'agit de faire pénétrer les ions descendants (lithine), soit au pôle négatif, s'il s'agit de faire pénétrer les ions ascendants (acides, salicylion). S'il s'agit d'une articulation telle que le genou, l'épaule, etc., on la recouvrira d'une large électrode d'ouate trempée dans le bain actif, modérément exprimée et bien appuyée sur les téguments qu'on aura préalablement savonnés et passés à l'alcool.

Le courant sera variable suivant la tolérance du malade et suivant l'ion employé. Les densités de 0^{mA}, 2 à 0^{mA},7 et même 1 milliampère par centimètre carré d'électrode sont généralement bien supportées. De sorte qu'on n'aura aucune difficulté, avec une électrode de 200 centimètres carrés, à faire passer 40 à 120 milliampères. La durée variera de 1/4 d'heure à 3/4 d'heure ou 1 heure suivant l'intensité. — Les séances seront faites tous les deux jours.

Delherm a employé le courant continu dans toutes les formes d'arthrites aiguës et a constaté d'excellents résultats (Cf. Th. Vigroux. 1903, Paris).

Les atrophies musculaires se traitent par la faradisation rythmée ou la galvano-faradisation rythmée suivant la technique générale quand la période inflammatoire est terminée.

RADIOTHÉRAPIE. — Les rayons X paraissent avoir une action utile dans la plupart des arthrites. Tantôt ils sont employés seuls, tantôt ils sont employés concurremment avec le traitement électrique (Hirtz). On suivra ici la technique de la radiothérapie profonde, 800 M de rayons n° 7-8 filtrés par 3 millimètres d'aluminium tous les 10 jours. Si l'on dispose de plus de deux portes d'entrée, 1.000 M tous les 15 jours sur chaque porte d'entrée avec séance tous les 8 jours, les portes d'entrée étant divisées en deux groupes. Radiothérapie ultra-profonde si possible.

La radiothérapie est le traitement de choix des arthrites tuberculeuses comme nous l'avons vu au paragraphe traitant de la tuberculose osseuse. Que l'arthrite s'accompagne ou non de foyers osseux, le traitement est le même. On compte de nombreux succès dans la tumeur blanche du genou. Jusqu'ici la coxalgie a été peu améliorée par la radiothérapie. Les boues radioactives sont employées avec succès aussi, en particulier dans les arthrites gonococciques : 2 semaines d'applications quotidiennes de 7 heures (Octave Claude).

THERMO ET LUMINOTHÉRAPIE — Dans les arthrites subaiguës d'origine infectieuse, le bain de lumière ou d'air chaud convient spécialement, mais on doit s'en abstenir dans les arthrites tuberculeuses (Dausset).

Toutes les formes d'arthrites blennorragiques sont justiciables de ce traitement (Dausset, Bier) et il doit être commencé le plus tôt possible dès la période aiguë. Loin du début, il y a avantage, d'après Dausset, à employer la diathermie (600 milliampères à 1 ampère entre électrodes entourant l'articulation) et la douche d'air chaud.

Le rhumatisme déformant sera traité par les boues radioactives qui diminuent les douleurs et aident à la mobilisation. Le bain d'air chaud, la galvanisation, la radiothérapie dans les formes très douloureuses trouvent aussi leurs applications.

575. Raideurs articulaires. — Ankyloses.

— Les enraidissements articulaires peuvent au point de vue qui nous intéresse être divisés en 4 groupes : 1º enraidissement de cause centrale et de nature fibreuse ; 2º enraidissement de cause centrale et de nature osseuse (ankylose centrale) ; 3º enraidissement de cause périphérique et de nature fibreuse (rétraction fibro-tendineuse périphérique) ; 4º enraidissement de cause périphérique et de nature osseuse (ankylose osseuse périphérique, ostéophytes périarticulaires sans travées osseuses entre les surfaces articulaires proprement dites).

La radiologie est indispensable pour le diagnostic de ces quatre catégories *dont le traitement est tout différent*. L'électrothérapie et la radiothérapie ne s'adressent en effet qu'au premier et au troisième groupe.

1º *Radiodiagnostic*. — Lorsqu'une arthrite tend vers l'ankylose osseuse qui sera alors une ankylose osseuse centrale, nous savons qu'on observe la disparition progressive des cartilages soit par envahissement calcaire, soit par résorption, mais on n'a le droit d'affirmer l'ankylose irréductible que lorsqu'on constate la disparition totale ou partielle de l'interligne avec travées osseuses traversant cet interligne. Lorsqu'un traumatisme articulaire ou une affection périarticulaire (synovites tendineuses calcifiantes, hygromas, myosites) entraîne la formation de ponts osseux ou même de manchons osseux périarticulaires, il y a ankylose osseuse périphérique ou limitation des mouvements articulaires. C'est encore la radiographie qui doit fixer sur la topographie de l'ankylose et c'est elle qui dictera la marche à suivre. Les blessures de guerre nous ont offert de remarquables exemples de productions ostéophytiques périarticulaires.

2º *Électrothérapie et radiothérapie*. — Tout traitement physique est contre-indiqué dans l'ankylose osseuse confirmée, centrale ou périphérique. Dans l'enraidissement fibreux, même s'il est en voie de transformation osseuse, on doit agir énergiquement par la radiothérapie et l'électrothérapie, en même temps qu'on emploie la mobilisation, le massage et tous les procédés physiques indiqués par les lois de la mécanomorphose. Le traitement à appliquer ici est celui de la cause menant à l'ankylose, c'est-à-dire de l'arthrite (§ 574). Il ne faut pas oublier que dans tous les cas où la douleur est un facteur d'immobilisation, les rayons X ont une action sédative souvent très rapide.

576. Spondyloses. — L'ankylose des vertèbres mérite une mention spéciale à cause des difficultés du diagnostic. Avec Jaugeas, nous pouvons diviser les spondyloses pour les besoins du radiodiagnostic, en spondylose déformante (arthrite déformante), spondylose type Bechterew (cyphose hérédo-traumatique), et spondylose rhizomélique. Le premier groupe est caractérisée par : α) l'amincissement du cartilage inter vertébral ; β) des exostoses pouvant réunir les corps vertébraux ; γ) de l'atrophie osseuse. Le deuxième, par : α) la déformation cyphotique ; β) l'absence d'atrophie osseuse (opacité des corps vertébraux normale) (inconstant) ; γ) l'ossification partielle des ligaments interépineux. qui donne une ombre longitudinale accusée de la ligne épineuse. Le troisième, par : α) l'ossification des disques intervertébraux ; β) l'absence d'atrophie osseuse et de déformation du corps vertébral comme dans le type Bechterew. (L'atrophie est inconstante.)

577. Synovites tendineuses chroniques simples. — La galvanisation négative est très efficace contre cette affection (Bordier). On appliquera une cathode active proportionnée à la région avec une intensité telle que la densité soit de 0 ^{mA}. 5 à 0 ^{mA}. 7 par centimètre carré.

578. Hydarthrose. — Même traitement que pour les synovites tendineuses. On applique une grande électrode négative sur la région malade. La résorption du liquide est ainsi très activée. On pourra dans des cas où la galvanisation échoue avoir recours à la haute fréquence en application directe ; une lame d'étain, recouvrant l'articulation et appliquée directement sur la peau, est reliée à une extrémité de l'hélice de self : l'autre électrode, reliée à l'autre extrémité, est appliquée en un point quelconque. Durée 10 minutes. Séances tous les deux jours. Hirtz a employé avec succès la radiothérapie associée avec la galvanisation intensive.

579. Corps mobiles articulaires. — RADIODIAGNOSTIC. — Je ne parlerai des corps mobiles articulaires que pour mettre en garde contre deux erreurs : l'une, c'est de méconnaître la présence d'un corps mobile, quoique pas exclusivement cartilagineux, d'un corps mobile osseux, parce que l'on n'a pas pu se placer dans des conditions telles que son ombre ne soit pas confondue avec la masse des os voisins et qu'elle soit projetée dans un espace clair de l'image ; en effet le corps mobile osseux, toujours plus clair que le tissu des os voisins, est en général tout à fait invisible à travers l'ombre de ces os.

La deuxième, c'est de croire à un corps mobile quand, en réalité, il ne s'agit que de concrétions osseuses ou d'os sésamoïdes développés dans les tendons ou les ligaments.

CHAPITRE IV

AFFECTIONS GYNÉCOLOGIQUES ET OBSTÉTRICALES

580. Métrites. — Notions cliniques. — Nous diviserons les métrites en
métrites aiguës et métrites chroniques. Cette division est un peu surannée et
artificielle, mais elle a sa raison d'être ici parce que d'une façon générale les
métrites aiguës sont celles qui contre-indiquent le traitement électrique ([1]),
tandis que les métrites chroniques ou tendant à la chronicité sont en partie
justiciables d'une intervention. Les notions cliniques que nous allons rappeler
auront pour but de spécifier les métrites qu'on doit traiter, et celles qu'on
ne doit pas traiter.

Quand nous disons que les métrites aiguës excluent toute intervention,
il faut s'entendre : la métrite aiguë, franchement infectieuse, gonococcique
ou streptococcique, accompagnée d'une forte réaction de l'organisme, contre-
indique l'électrisation qui ne pourrait être que néfaste ; mais il n'y a pas
de limites nettes entre la métrite infectieuse et la congestion utérine, qu'on a
eu trop de tendance à regarder comme de nature purement microbienne.
C'est ainsi que les congestions utérines, souvent accompagnées de ménorragies ou de métrorragies chez les jeunes filles, congestions parfois liées
à une atrésie du col ou à un vice de conformation de l'organe, occasionnées
par les refroidissements, les fatigues, les sports, l'afflux menstruel, les excitations de toute nature, ont été qualifiées de métrites aiguës ; et la constatation,
relativement assez fréquente, du gonocoque dans la métrite virginale n'était
pas faite pour jeter le discrédit sur cette manière de voir. C'est ainsi que les
hémorragies de la ménopause ont été, elles aussi, rattachées à la métrite,
alors qu'en réalité l'élément infectieux est ici tout à fait au second plan et
que les poussées les plus aiguës s'accompagnent à peine de réaction fébrile.
Nous en dirons autant de la métrite hémorragique du post partum, due à
un arrêt d'involution utérine (subinvolution). Dans tous ces cas où la cause
infectieuse est effacée, l'intervention électrique pourra être des plus utiles.
Nous ne nous occuperons pas spécialement de ces cas de pseudo-métrites,
parce que le symptôme dominant, celui qui nécessite un traitement spécial,
est l'hémorragie : l'étude en sera faite dans un des paragraphes suivants
(§ 582).

([1]) Les courants de haute fréquence, d'après les observations de Doumer, en application intra-
utérine, conviendraient parfaitement au traitement de la métrite aiguë, qui dès lors entrerait dans
le cadre des maladies que nous pouvons traiter.

Nous dirons donc, pour conclure, que la métrite aiguë vraie, infectieuse, avec réaction fébrile, douleur plus ou moins vive, accompagnée fréquemment de retentissement péritonéal, doit être diagnostiquée dans le seul but d'exclure le traitement électrique ; mais que les pseudo-métrites congestives et certaines métrites vraies, où l'élément congestif prime l'élément infectieux et où le symptôme hémorragie domine la scène, sont justiciables de l'électrothérapie, comme on le verrra au paragraphe 582.

La métrite chronique est le plus souvent consécutive à des poussées aiguës. Elle est d'abord localisée à la muqueuse (endométrite), qui s'épaissit, présente des granulations, des végétations souvent très vascularisées (d'où la forme endométrite chronique hémorragique), parfois pédiculisées (polypes muqueux), des érosions, des ulcérations, des glandes kystiques (au niveau du col : œufs de Naboth) ; puis elle envahit le parenchyme, il y a hypertrophie du tissu conjonctif interstitiel (métrite chronique hypertrophique).

Quel que soit le symptôme clinique qui domine, douleur, leucorrhée, dysménorrhée, dysménorrhée membraneuse, hémorragie, l'électricité trouve son application dans le traitement de la métrite chronique.

Cependant il est une contre-indication formelle au traitement électrique : c'est le mauvais état des annexes, qui souvent n'est pas révélé par l'examen clinique, mais que l'électrodiagnostic établit d'une façon précise. C'est ce que nous allons voir à présent.

ÉLECTRODIAGNOSTIC. — Le but de l'électrodiagnostic est de nous fixer sur l'état des annexes. Une électrode indifférente étant placée sur le ventre et l'hystéromètre de platine étant introduit dans l'utérus et relié à l'autre pôle d'une source de courant continu, on interroge l'organe en faisant passer un courant de 50 milliampères. S'il y a intolérance, c'est que les annexes sont suspectes, il en est de même s'il y a réaction inflammatoire après la séance. Si au contraire on peut monter à 100, 150 milliampères sans provoquer de grandes douleurs ni de réaction inflammatoire, c'est que les annexes sont en bon état et le traitement électrique sera possible (Apostoli).

Si l'intolérance se manifeste au cours du traitement et s'accentue, c'est qu'il y a une lésion annexielle contre-indiquant ce traitement. Si, au contraire, une intolérance légère du début s'atténue, c'est qu'il s'agissait d'une hystérique ou encore qu'il y avait une lésion annexielle en voie de régression (Apostoli).

Il est des cas où le courant faradique, lui aussi, peut servir à l'électro-diagnostic. C'est quand il y a douleur ovarienne dont la nature ne peut être fixée. S'il s'agit d'une douleur ovarienne hystérique, elle cède très rapidement en général à la faradisation.

ÉLECTROTHÉRAPEUTIQUE. — Lorsqu'il n'y a pas de contre-indication, on appliquera donc le traitement électrique qui ici sera la galvanisation intra-utérine.

Elle se pratique de deux façons :

1° Au moyen d'un hystéromètre électrique inattaquable par les produits polaires : platine, charbon ;

2° Au moyen d'électrodes attaquables (dites solubles).

Cette électrode active sera positive. Plusieurs auteurs, Nogier en particulier, emploient cependant le pôle négatif quand il n'y a pas hémorragie.

Dans les deux cas l'électrode indifférente est constituée par une grande plaque abdominale de 200 centimètres carrés au moins.

La malade est placée dans la position gynécologique. Le spéculum est introduit. Le col est nettoyé avec un tampon trempé dans l'eau bouillie, procédé d'asepsie plus efficace que les grandes injections préalables ou qui tout au moins doit les compléter, étant donné que l'hystéromètre ne touchera rien autre chose que les lèvres de l'orifice du col et qu'il importe seulement de ne pas refouler dans la cavité utérine les produits de la flore vaginale et vulvaire.

1º *Électrodes inattaquables.* — L'introduction des électrodes de charbon d'Apostoli est plus difficile que celle de l'hystéromètre de platine. Il faut procéder par torsion dans le même sens jusqu'à ce qu'on arrive au fond de l'utérus. Ces électrodes s'appliquent mieux contre toute l'étendue des parois internes de l'organe. Bergonié a fait construire une électrode de platine, formée de deux branches en forme de cuillers à convexité externe pouvant s'écarter pour s'appliquer exactement sur les faces opposées de l'endomètre. Si l'on emploie l'hystéromètre de platine on aura soin de le tourner en avant, en arrière, à droite, puis à gauche pour être sûr de prendre contact successivement avec toutes les parois internes.

On élève progressivement l'intensité de o à 50, 100 et même 150 milliampères. On laisse alors le courant agir pendant 5 minutes (électrode de charbon) ou 8 minutes (hystéromètre de platine, 2 minutes pour chaque position). Je ne dépasse ordinairement pas 80 milliampères et Zimmern conseille aussi de se tenir entre 50, et 70 ou 80 milliampères dans la métrite hémorragique en particulier. Les raisons qu'il en donne dans ce cas sont les suivantes : ce n'est pas tant la destruction de la muqueuse qu'on vise, que d'une part l'action coagulante des produits polaires, et d'autre part une certaine excitation produite sur le muscle utérin ; quelques auteurs ont été jusqu'à affirmer que dans le curettage chirurgical ce n'était pas tant l'ablation de la muqueuse qui était l'agent curatif que la puissante excitation portée sur les tissus sous-muqueux.

L'un des grands reproches adressés au *curettage électrique* est que l'on ne peut « limiter l'action destructive. Rien n'indique à quel moment la muqueuse est détruite, à quel moment la cautérisation va aborder les couches musculaires superficielles : on s'exposera donc à agir trop, c'est-à-dire à substituer à la muqueuse un tissu de cicatrice, ou trop peu, c'est-à-dire à voir la métrite récidiver » (Delbet). Retenons de ceci que l'action destructive joue certainement son rôle dans le traitement de la métrite, mais qu'à côté de cela il y a d'autres actions et notamment l'excitation du muscle utérin tout spécialement sensible au courant continu. L'expérience est là pour montrer l'efficacité du procédé, et je crois qu'on peut conseiller aussi bien pour la métrite non hémorragique que pour la métrite hémorragique de ne pas dépasser, sauf dans certains cas rebelles et déjà traités, une intensité de 80 milliampères. Il faut d'ailleurs tenir compte de la surface active de l'électrode. Avec une grosse électrode de charbon on pourra monter plus haut qu'avec l'hystéromètre de platine.

2º *Électrodes solubles.* — Comme électrodes solubles on emploie généralement le cuivre rouge (Gautier, Cleaves, Gœlet) ou l'argent (Boisseau du Rocher, Stouffs.) Leuilleux recommande le cadmium ; Popyalkowski, le zinc ; Debédat, l'aluminium.

Cette électrode étant reliée au pôle positif, il se forme au contact du chlore fourni par le NaCl des liquides organiques : un oxychlorure de Cu, d'Ag, etc., dans l'épaisseur même de la muqueuse. Intensité = 40 à 60 milliampères. Durée = 15 à 20 minutes.

On imprimera de temps en temps de petits mouvements à l'électrode pour éviter qu'elle adhère aux parois.

Ce procédé convient surtout aux métrites blennorragiques.

Après la séance, qu'elle soit faite avec l'électrode de platine ou charbon, ou avec l'électrode soluble, on appliquera sur le col un tampon d'ouate ou de gaze antiseptique trempée dans de la glycérine anglaise salolée. La malade doit rester une heure ou deux allongée et garder le repos absolu le reste de la journée.

On fera une ou deux séances par semaine, Après chaque séance il y a écoulement séro-sanguinolent, puis séreux. La malade retire le tampon le lendemain et prend des injections antiseptiques.

Lorsque, dans la métrite, il y a prédominance des phénomènes douloureux, on devra commencer par faradiser l'utérus. Pour cela, on se sert de l'électrode bipolaire d'Apostoli. C'est un hystéromètre en matière isolante présentant à son extrémité une bague métallique reliée à une borne du manche, et à une petite distance de cette extrémité, une seconde bague métallique reliée à une autre borne. Chacune de ces bornes étant mise en communication avec le secondaire, les lignes de force se répartissent surtout dans les zones de la muqueuse contiguë aux deux bagues et interposées entre elles.

Si la métrite est liée à l'atrésie du col ou à une malformation de l'organe, il faudra, bien entendu, s'attaquer avant tout à la cause.

Notons pour terminer que la métrite hémorragique au moment de la ménopause peut se traiter avec succès par la radiothérapie suivant la technique de la radiothérapie des fibromes de petit volume.

581. Fibromes utérins. — NOTIONS CLINIQUES. — On sait que les fibromes ou fibromyomes peuvent être développés soit dans l'épaisseur du tissu utérin (fibromes interstitiels), soit en saillie sous le péritoine et pouvant alors être pédiculés (fibromes sous-péritonéaux), soit en saillie sous la muqueuse et pouvant aussi alors être pédiculés (fibromes sous-muqueux et polypes fibreux).

Les fibromes interstitiels et sous-muqueux causent fréquemment de l'inflammation de la muqueuse (métrite symptomatique), ou des hémorragies.

Il faut, avant de poser le diagnostic de fibrome, penser à plusieurs causes d'erreur : la grossesse, parfois dissimulée, souvent ignorée de la malade ; le kyste de l'ovaire et les tumeurs kystiques utérines ; les tumeurs cancéreuses. L'intervention dans le premier cas est une de ces fautes lourdes qu'on ne pardonne pas au médecin électricien, moins encore qu'au chirurgien. Dans le second cas elle est inutile. Dans le troisième, la radiothérapie trouve ses indications ; l'électrothérapie intra-utérine serait néfaste.

ÉLECTROTHÉRAPIE ET RADIOTHÉRAPIE. — La radiothérapie a pris une telle place dans le traitement du fibrome, elle s'est tellement imposée comme le traitement de choix, et ce traitement est devenu si classique que nous pourrions presque rayer le chapitre « Électrothérapie du fibrome » si le courant galvanique ne conservait certaines indications. Ces indications concernent les cas où les hémorragies résistent au traitement radiothérapique à cause sans doute d'un certain degré de métrite hémorragique surajouté ou de la présence de petits polypes intra-utérins. Alors on aura intérêt à faire la cure électrique selon la technique indiquée ci-dessus.-

C'est donc la radiothérapie seule que nous allons avoir en vue.

, De grosses controverses ont été soulevées récemment à la Société de Chirurgie en particulier. Intervention chirurgicale ou radiothérapie ? Radium ou rayons X ? Tous ceux qui s'intéressent à cette question devront lire l'analyse des discussions qui ont eu lieu dans le tome IV du *Journal de Radiologie* (Beclère, p. 81, 174, 218, 295). Je ne puis entrer ici dans le détail de ces controverses, mais je crois exprimer la pensée de la plupart des radiologistes et *des chirurgiens qui connaissent les résultats de la radiothérapie et son mode d'action* en posant les règles suivantes :

1º La radiothérapie est indiquée dans tous les cas sauf dans ceux où l'intervention chirurgicale s'impose (mortification gangréneuse par exemple) ou ceux dans lesquels l'ablation semble plus indiquée qu'un traitement lent (fibrome pédiculé dont on craint la torsion dans la cavité péritonéale, fibrome sous-muqueux qu'on peut enlever par la voie vaginale),

2º La radiothérapie est préférable à la radiumthérapie toutes les fois qu'on veut atteindre le plus également possible toute la masse du fibrome et les ovaires, ce qui est la règle générale. Exceptionnellement, quand on désire agir surtout sur les parois de la cavité utérine et dans leur voisinage, on recourra à la radiumthérapie, au moyen du tube introduit après dilatation du col. La combinaison des deux traitements a ses indications.

3º L'âge ne donne lieu à aucune contre-indication formelle surtout en raison de ce fait qu'on ne supprime pas fatalement la fonction ovarienne chez les sujets jeunes. Peut-être pourrait-on trouver une indication de la radiumthérapie intra-utérine dans ces cas où l'on désire atteindre le moins possible l'ovaire.

4º L'évolution cancéreuse se produisant au cours d'un traitement radiothérapique ne résulte pas de ce traitement, mais dès qu'elle est reconnue, elle exige que soit posée la question d'intervention. Si, pour une raison quelconque, l'intervention chirurgicale est rejetée. le traitement radio ou radiumthérapique reste le traitement de choix.

5º Dans le cas où la persistance des hémorragies est imputable à l'état de la muqueuse utérine (métrite hémorragique, etc). un curettage chirurgical ou électrique peut être un adjuvant précieux du traitement. :

Technique de la radiothérapie : C'est celle des tumeurs en général. Suivant le volume du fibrome, choisir deux, trois, quatre, six portes d'entrée abdominales et, si l'on dispose d'un poste moyen, faire sur chaque zone 1.000 M de nº 7-8 filtré par 3 millimètres à 5 millimètres d'aluminium tous les 15 jours. 3 portes d'entrée en moyenne chaque fois. Si toutes sont faites à chaque séance, on peut employer 800 M tous les 10 jours.

Si l'on possède un poste de radiothérapie profonde, suivre la même technique en se rapportant aux doses du barème, § 312 sans dépasser 20 à 25 M d'absorption millimètrique à l'incidence par porte d'entrée par séance, et 60 à 75 M par mois.

On peut aussi choisir 2 ou 3 portes d'entrée postérieures qu'on fait alterner avec les portes d'entrée abdominales.

Il y a toujours intérêt à irradier tout la masse utérine et non pas seulement les ovaires dont il est difficile souvent de déterminer la position.

Dans les cas de petits fibromes, diriger l'axe du cône d'irradiation obliquement en bas de manière à pénétrer derrière le pubis par deux portes d'entrée sus-pubiennes droite et gauche.

Si l'on emploie le radium en tube intra-utérin on utilisera les rayons ultra-pénétrants pour ménager autant que possible la muqueuse utérine en prenant toutes les précautions d'antisepsie nécessaire. Le radium a été employé aussi en applications externes (rayons ultra-pénétrants) mais ce procédé n'est pas à conseiller, en raison de l'écart des doses superficielles et profondes dû à la proximité du foyer radiant sur les téguments.

582. Hémorragies utérines. — NOTIONS CLINIQUES — Le symptôme hémorragie est commun à beaucoup d'affections utérines. Il relève avant tout des fibromes et des métrites. Trop imbu des idées microbiennes on a eu tendance à rattacher à la métrite toutes les hémorragies qui n'avaient pas pour cause une tumeur ou un trauma ; la métrite aurait été l'intermédiaire indispensable entre les causes générales ou locales quelles qu'elles soient et le symptôme hémorragie.

Aujourd'hui, le rôle du microbe est remis à sa véritable place, et nous ne pouvons plus, dans le chapitre des métrites, faire rentrer toutes les hémorragies non attribuables aux tumeurs ou au trauma : il est nécessaire de faire de ce symptôme une étude d'ensemble comme nous avons dû faire une étude d'ensemble du symptôme paralysie, dans les affections nerveuses, parce que c'est généralement le symptôme hémorragie, comme le symptôme paralysie, qui amène à nous beaucoup de malades.

Avec Zimmern (Th. de Paris, 1901), nous reconnaîtrons à l'hémorragie les causes suivantes :

Les *causes à distance :* troubles circulatoires, lésions mitrales dont elles peuvent être un signe précurseur ; lésions hépatiques, rénales, etc. ; état infectieux général, grippe, paludisme, tuberculose, sans qu'il soit nécessaire que l'agent infectieux pullule dans la muqueuse de l'utérus ; affection générale, chlorose, neurasthénie, etc.

La *congestion sans métrite :* pseudo-métrite des vierges, de la ménopause, pseudo-métrite reconnaissant pour cause une déviation ou une malformation utérine; il faut aussi rattacher à ce groupe certaines hémorragies du post partum dues à un arrêt d'involution sans infection, sans métrite septique.

Les *tumeurs cancéreuses* qui provoquent souvent, au début, de la métrite subaiguë, d'où les hémorragies franches prémonitoires, bientôt suivies des hémorragies typiques du cancer, écoulement séro-sanguinolent et séreux, et, aux dernières phases, des hémorragies d'ulcération.

Les *fibromes,* étudiés plus haut.

Les *métrites vraies,* étudiées aussi.

Les *inflammations et affections annexielles,* qui causent plus souvent des ménorragies que des métrorragies.

ÉLECTRODIAGNOSTIC — Quand une malade se présente avec le symptôme hémorragie utérine, il faut donc commencer par établir le diagnostic de la cause d'après ce que nous venons de dire. On devra compléter ce diagnostic, dans les cas où il n'est pas absolument certain que les annexes soient indemnes, par l'électrodiagnostic exposé au paragraphe 580. Alors seulement, quand le diagnostic sera certain et les contre-indications écartées, on devra se prononcer sur l'opportunité ou la non-opportunité du traitement.

Il ne sera pas superflu ici de rappeler certains conseils pratiques dont les débutants en électrothérapie pourront tirer profit.

Lorsqu'on nous amène une petite fille perdant du sang par le vagin, on doit penser, à part quelques cas de traumatismes rares, à une menstruation précoce et se garder de tout examen gynécologique et de toute intervention électrothérapeutique.

S'il s'agit d'une jeune fille, avant de procéder à aucune exploration locale, ne pas oublier que très souvent la ménorragie est le premier signe d'une lésion mitrale. Penser aux causes générales : chlorose, etc. ; puis aux congestions accidentelles. On sera souvent bien plus utile en refusant l'intervention et même l'exploration immédiate, car avec un traitement approprié tout pourra rentrer dans l'ordre au bout de quelques mois.

Il faudra penser à là métrite gonococcique, qui n'est pas exceptionnelle même chez les vierges, les causes d'infections étant des plus variées, et comme alors notre intervention est des plus efficaces, en établir le diagnostic précis.

Chez les jeunes femmes, il faudra toujours penser à la possibilité d'un avortement embryonnaire, quelquefois ignoré, quelquefois dissimulé, et ne pas risquer, en traitant, de laisser le mal s'aggraver s'il y a rétention de membranes, alors qu'un curettage chirurgical s'impose.

Il faudra surtout éviter de traiter un utérus gravide : on peut avoir établi un diagnostic précis, avoir conclu à l'opportunité du traitement mûrement réfléchie, et avoir omis de penser à un début de grossesse surajoutée et à laquelle on ne songe même pas, étant donné la persistance des règles ou des ménorragies. L'expectation sera toujours utile dans les cas douteux.

A peine est-il utile de recommander la prudence, surtout lorsqu'une malade, déjà électrisée il y a trois mois, six mois, nous revient pour « continuer son traitement ».

A l'approche de la ménopause, il faudra toujours aussi penser, d'une part, à une grossesse tardive, d'autre part, à un cancer en évolution qui, comme on va le voir, contre-indiquerait le traitement.

Enfin il est une autre erreur sur laquelle insiste Zimmern, erreur non plus de diagnostic, mais de traitement ; c'est celle qui consiste, en présence de ménorragies, ou métrorragies bénignes, de nature neurasthénique, à perdre de vue le symptôme pour traiter électriquement l'état général. Que l'on soumette au traitement statique ces malades, les hémorragies augmenteront fatalement, la statique et la haute fréquence ayant une action toute spéciale sur la congestion cataméniale.

ÉLECTROTHÉRAPEUTIQUE. — Le traitement électrique est *contre-indiqué :*

1º Dans les hémorragies de la ménopause de cause cardiaque, hépatique, ou chez les obèses, les pléthoriques. Ces hémorragies sont salutaires ;

2º Dans les hémorragies du post-partum, quand il y a rétention des membranes ;

3º Dans les métrites franches aiguës ;

4º Dans le cancer ;

5º Quand il y a inflammation des annexes ;

6º Il est inférieur au curettage dans les vieilles endométrites fongueuses, polypeuses. Le polype peut même être regardé comme une contre-indication.

La *galvanisation* est indiquée dans les cas suivants :

1° Dans les métrites hémorragiques, en se reportant à ce qui est dit au paragraphe 580 ;

2° Dans les fibromes hémorragipares, déjà soumis à la radiothérapie mais continuant à provoquer des hémorragies ;

3° Dans les hémorragies du post-partum dues à la subinvolution utérine sans métrite septique, sans rétention. Nous insisterons tout à l'heure sur ce cas. On emploie aussi la faradisation :

4° Dans les hémorragies congestives de cause locale où elle marche de pair avec la faradisation. Nous insisterons tout à l'heure aussi sur ce cas.

La *faradisation* trouve ses indications toutes les fois qu'il faut exciter les contractions du muscle utérin ou relever sa tonicité, c'est-à-dire :

Hémorragies du post-partum par subinvolution ;

Hémorragies par congestion virginale ;

Hémorragies de la ménopause lorsqu'il n'y a ni métrite vraie, ni tumeur ;

Hémorragies des pseudo-métrites et métrites subaiguës où l'infection est au second plan.

L'étude que nous avons à faire ici du symptôme hémorragie se résume à ces seuls cas où il n'y a ni métrite vraie, ni tumeur, ces affections étant étudiées ailleurs, et où l'on peut agir sur le muscle utérin soit par le courant galvanique, soit par le courant faradique.

Technique et choix du courant. — Les avis sont assez partagés sur le choix du courant galvanique ou faradique qui tous deux réveillent la tonicité musculaire ; il n'y a aucun inconvénient à combiner les deux formes. Dans certains cas on peut, avec Zimmern, accorder la préférence au courant faradique, c'est par exemple dans les cinq premiers jours du post-partum, lorsqu'il faut réveiller les contractions physiologiques ; tandis que le courant galvanique sera le traitement de choix quand il s'agit de traiter à la fois la muqueuse et la musculature (hémorragies des congestions pseudo-métritiques anciennes, etc.).

Le traitement faradique consistera à faire passer le courant de la bobine à gros fil, dont le trembleur est réglé pour 30 à 50 interruptions seulement par minute, soit de la région sus-pubienne à la région sacrée (une plaque sus-pubienne, une plaque sur la région sacrée) ; soit de l'une de ces deux régions à l'intérieur de l'utérus (hystéromètre électrique dans la cavité utérine) ; soit de la région sus-pubienne au cul-de-sac postérieur du vagin (plaque sus-pubienne et tampon placé dans le cul-de-sac) ; soit enfin en se servant de l'hystéromètre bipolaire d'Apostoli. Les séances seront courtes (5 à 10 minutes) et rapprochées, tous les jours ou tous les deux jours. On peut substituer au courant faradique le courant sinusoïdal ou le courant ondulatoire. Le courant galvanique interrompu périodiquement par le métronome donne des résultats comparables. Le galvano-faradique positif peut aussi être employé.

Le traitement galvanique se fera par l'emploi de l'hystéromètre électrique de platine ou de charbon relié au pôle + de la source, la cathode indifférente étant placée sous le ventre ou sur la région sacrée. On peut aussi placer un tampon + dans le cul-de-sac postérieur et placer la cathode indifférente sur le ventre.

Voici, pour terminer, les indications particulières à chaque cas :

Dans l'hémorragie par congestion virginale on commencera par essayer la faradisation lombo-sus-pubienne, 3 à 7 séances par semaine. Si l'on échoue, on se résignera à faire la galvanisation vagino-abdominale (cul-de-sac postérieur +), ou hystéro-abdominale. Intensité = 10 à 60 milliampères. Durée, 10 minutes à 1/4 d'heure. Séances tous les deux à cinq jours suivant l'intensité de la réaction. On fera suivre chaque séance de quelques chocs d'état variable ou d'une séance de faradisation.

Les règles sont les mêmes pour les hémorragies de la ménopause, sauf que d'emblée on commencera par la méthode utéro ou vagino-abdominale.

Les hémorragies du post-partum dues à la subinvolution, qu'il y ait ou non pseudo-metrite concomitante, ne cèdent que difficilement au curettage chirurgical, tandis que l'électricité peut en avoir rapidement raison, à cause de son action sur le muscle utérin. La faradisation est spécialement indiquée dans les cinq jours qui suivent l'accouchement (Zimmern). Tripier allait jusqu'à faire systématiquement la faradisation sacro-sus-pubienne chez toutes ses accouchées pour activer la marche de l'involution et les laissait se lever le 6e jour ! — Apostoli appliquait le courant faradique à l'aide de son électrode bipolaire. Doléris recommande soit la méthode bipolaire, soit la méthode vagino-abdominale employée aussi par Zimmern.

Après les cinq premiers jours du post-partum le courant continu sera employé de préférence (électrode de platine + intra-utérine. Intensité, 10 à 40 mA, durée, 5 à 20 minutes. Séances tous les deux, trois, quatre jours suivant la réaction). La rapidité des résultats est remarquable. Au bout de quelques séances tout rentre parfois dans l'ordre.

583. Cancer de l'utérus. — *Radio et radiumthérapie.* — Le traitement du cancer utérin n'est qu'un cas particulier du traitement des tumeurs en général. Sa technique présente cependant des particularités qui nous obligent à lui consacrer un paragraphe spécial. En présence d'un cancer utérin deux traitements sont possibles, l'opération chirurgicale et la radiothérapie par les rayons X et le radium. Jusqu'ici on considère que toutes les fois que l'opération est jugée possible elle doit être préférée. Mais les succès récents de la radiothérapie profonde pourront peut-être dans l'avenir modifier cette règle. Aujourd'hui la radiothérapie sera donc réservée aux cas non opérables et à ceux où l'opération est refusée.

Ici, contrairement à ce qui a lieu pour le fibrome, il faut d'emblée atteindre une dose absorbée très élevée si l'on veut avoir des chances de succès. La radiosensibilité des éléments cancéreux, si l'on s'en rapporte aux travaux de Seitz et Wintz [1], est légèrement supérieure à la dose de la première réaction cutanée, tandis que celle des cellules ovariennes en est le $1/3$ et celle du sarcome les $2/3$. Si nous traduisons cela en unités M, nous dirons qu'il faut une absorption millimétrique de 30 à 35 M pour détruire la cellule cancéreuse, alors qu'il faut de 10 à 12 M pour stériliser l'ovaire et 20 à 23 M pour frapper le sarcome. Si nous prenons ce chiffre de 30 à 35 M comme une moyenne convenant à toutes les formes du cancer (quoique en réalité, comme le fait remarquer M. Beclère, la radiosensibilité ne soit certainement pas la même pour les diverses espèces histologiques tels que les épitheliomas baso-cellulaires et spino-

[1] BECLÈRE, *Journal de Radiologie*, t. IV, n° 12 et t. V, n° 1.

cellulaires) et si nous remarquons qu'il faut traverser approximativement en moyenne 7 à 10 centimètres de tissu sain pour aborder la tumeur de quelque côté qu'on l'attaque, cela représenterait pour une seule porte d'entrée une dose incidente de 8.000 à 9.000 M environ pour les rayons pénétrants des postes moyens (N° 7-8 filtré par 3 millimètres à 5 millimètres) et 7.000 à 7500 M pour les rayons ultra-pénétrants (¹). La nocivité pour la peau serait pour les premiers 5 fois plus grande que la dose de l'érythème et pour les seconds 3 fois et demie à 4 fois.

Ces données numériques impliquent qu'il faut recourir à 6 ou 7 portes d'entrée avec les postes moyens, à 5 au moins avec les postes ultra pénétrants. Mais il ne faut pas oublier qu'en opérant ainsi avec les doses limites les réactions générales, fatigue, altération de la formule globulaire, etc., sont parfois très marquées durant 3 jours environ. En conséquence voici la technique que je crois devoir conseiller. Choisir 4 à 5 portes d'entrée antérieures, 3 à 4 postérieures. En irradier 3, le premier jour, avec une dose correspondant à une absorption millimètrique cutanée de 25 M. Deux à trois jours après, si l'état général le permet, irradier 4 autres portes d'entrée avec la même dose. Si l'état général est mauvais, 2 à 3 seulement. Trois jours après prendre les portes d'entrée restantes dans les mêmes conditions. Recommencer 15 jours à 3 semaines après.

Le radium (rayons ultra-pénétrants) appliqué dans la cavité utérine est un complément des plus utiles du traitement, bien que l'action rapidement décroissante à cause du carré de la distance soit très inégalement répartie, elle se concentre surtout dans les régions où les rayons X agissent le moins. Une dose millimètrique absorbée de 35 à 40 M de rayons γ peut être regardée comme le but à atteindre.

Que peut-on espérer du traitement radiothérapique ? Qu'il nous suffise de dire qu'il y a des guérisons constatées. Il y a des guérisons qui n'ont depuis un an environ été suivies d'aucune récidive. L'avenir dira si l'on peut généraliser la méthode.

584. Atrésie du canal utérin. — La dilatation du canal utérin se fait par l'électrolyse suivant une technique analogue à celle des rétrécissements de l'urètre. On se sert pour cela de l'hystéromètre électrique de platine recouvert de son manchon isolant jusque vers son extrémité et relié au pôle négatif, la plaque indifférente étant placée sur le ventre. Je me suis bien trouvé dans certains cas de l'emploi des olives de Newmann montées sur un hystéromètre isolé jusqu'à l'olive. Intensité, 10 à 30 mA.

Durée 5 à 10 minutes. Séances répétées à 8 jours d'intervalle.

585. Troubles de la menstruation chez les jeunes filles. — NOTIONS CLINIQUES. — Des affections variées peuvent amener des troubles de la menstruation, aménorrhée, hypo ou hyperménorrhée, dysménorrhée.

ÉLECTROTHÉRAPEUTIQUE — 1° L'aménorrhée ou l'hypoménorrhée par utérus infantile peut être améliorée, s'il y a arrêt peu marqué du développement, par le bain statique général qui a une action congestive sur les organes du

---

(¹) Pour atteindre le centre d'une tumeur placée à 12 ou 13 centimètres de la peau, il faudrait avec du rayonnement pur de K = 0,906.000 M incidents. La dose millimètrique absorbée par cette région centrale serait de 30 à 35 M.

petit bassin (20 minutes tous les jours). On terminera la séance en soumettant aux fortes étincelles les régions ovariennes et lombo-sacrées. En mettant le sujet à la terre, les étincelles des puissantes machines statiques sont en général bien supportées. Si l'on ne pouvait arriver à appliquer ce traitement on aurait recours aux étincelles de haute fréquence, moins excitantes pour le système nerveux et aussi efficaces comme tonique nervin et excitant local. Ce traitement sera continué pendant un mois. Il est fréquent de voir apparaître les règles au bout de ce mois ; dans les cas légers on recommencera à raison de trois séances par semaines les mois suivants. Si l'utérus présente tout à fait le type infantile, on a conseillé d'employer en outre la faradisation intra-utérine (hystéromètre de platine relié au pôle —, plaque indifférente sur l'abdomen, bobine à gros fil), ou abdomino-sacrée. Avec de la patience, on arrive assez facilement, sans défloration complète, après une ou deux séances blanches à introduire l'hystéromètre, convenablement courbé, et guidé par le doigt dans le col utérin,

Séances tous les deux jours, 5 minutes à 1/4 d'heure.

2° *Le traitement de l'aménorrhée ou de l'hypoménorrhée sans utérus infantile* est le même que le précédent, moins la faradisation intra-utérine. Presque toujours les règles apparaissent après un mois de traitement. Il ne faut pas oublier de traiter électriquement l'état général quand il y a lieu et en tout cas de prescrire l'hygiène thérapeutique convenable. C'est dans ces cas que la mécanothérapie, la sismothérapie pourront aussi rendre des services.

Chez les jeunes filles très nerveuses et très susceptibles pour ce mode de traitement, on pourra, suivant le conseil de Bigelow, employer la galvanisation générale, un pôle à la nuque, l'autre dans un pédiluve salé (Pozzi) ; commencer le traitement quelques jours avant l'époque présumée des règles et continuer jusqu'à l'apparition.

3° *Hyperménorrhée ou ménorragie* (Cf. hémorragie par congestion virginale, § 582).

4° *Dysménorrhée.* — Les causes de la dysménorrhée étant des plus variées, le traitement est aussi des plus délicats.

Si l'on soupçonne un retard de développement de l'utérus, on pratiquera si possible le toucher pour établir le diagnostic et l'on traitera comme on vient de le voir par la faradisation utéro-abdominale ou sacro-abdominale. Le bain statique et les étincelles statiques seront employés concurremment.

Dans ces cas, où les phénomènes congestifs doivent être atténués, le bain hydrique à courant sinusoïdal paraît donner d'excellents résultats (Larat), bain de 20 minutes, électrodes disposées à la tête et aux pieds, pendant 1/4 d'heure, puis pendant 5 minutes l'électrode des pieds placée sur la région hypogastrique, l'autre restant à la tête de la baignoire (dos de la malade).

Lorsque la dysménorrée a pour cause l'atrésie du canal cervical, ou une déviation, on arrivera à un résultat rapide en pratiquant la galvanisation négative (§ 584).

S'il y a pseudo-métrite, congestion, états d'où résultent souvent les déviations de l'organe, on sait quelle est alors l'efficacité des traitements galvaniques ou faradiques. Dans la dysménorrée membraneuse, on galvanise l'utérus.

Dans les cas où l'on ne constate aucune cause apparente, on aura intérêt à essayer successivement durant un mois le traitement statique (bains, étines) et durant un mois le traitement faradique ou le bain à courants sinusoïdaux. Ces deux modes de traitement paraissent avoir une action très différente suivant les cas. Toutes les fois qu'il y a insuffisance de flux menstruel, c'est le premier qui devra avoir la priorité ; quand il y a hyperménorrhée, c'est le second.

586. Troubles de la menstruation chez la femme. — L'activité sexuelle peut faire disparaître certains troubles de la menstruation propres à la jeune fille; par contre elle peut en amener d'autres liés aux métrites infectieuses, aux suites de grossesse et d'accouchement. La plupart de ces troubles ayant été étudiés à l'occasion des métrites, des métrorragies, et ménorragies, nous ne parlerons ici que de quelques cas particuliers.

La dysménorrhée par sténose du col, suites de couches (déchirures, escarres, cicatrices) se traitera par l'électrolyse négative (§ 584).

L'aménorrhée et l'hypoménorrhée, plus rares chez la femme que chez la jeune fille, ne présentent rien ici de particulier, sinon qu'on aura parfois à traiter l'hyperinvolution du muscle utérin, suites de couches. On s'adressera aux courants continus et faradiques localement. On donnera en même temps le bain statique dont l'effet congestionnant sur les organes du petit bassin est des plus utiles.

On s'abstiendra d'intervenir dans l'aménorrhée ou autres troubles menstruels qui surviennent parfois lors des premiers rapports sexuels ; on se bornera à prescrire les règles d'hygiène en restant dans l'expectative, pour n'intervenir qu'au bout de plusieurs mois si l'on reconnaît à ces troubles une cause durable et justiciable du traitement électrique.

587. Névralgies, douleurs des organes du petit bassin. — Pour la névralgie de l'ovaire, se reporter au paragraphe 522.

Les névralgies pelviennes se traiteront, s'il n'y a pas ménorragie, par le bain statique ou par les courants de haute fréquence procédé du lit condensateur avec dérivation des courants sur les régions douloureuses, ou par les courants faradiques, bobine à fil fin, procédé sacro-abdominal, utéro-abdominal, vagino-abdominal, utéro-sacré, ou méthode intra-utérine bipolaire d'Apostoli, ou enfin par la galvanisation positive. Les causes et le siège de ces douleurs étant variables, on arrêtera son choix sur l'un ou l'autre de ces procédés suivant le cas.

Les rayons X pourront être essayés, mais en toute connaissance de cause, étant donné leur action nocive sur les ovaires.

588. Affections du vagin. — Vaginisme. — Parmi les affections du vagin, celle qui nous intéresse le plus est le vaginisme. On la traite par le courant faradique à fil fin, appliqué à l'aide de l'électrode bipolaire vaginale d'Apostoli de préférence. C'est un mandrin isolant cylindrique sur lequel sont fixées deux bagues en relation avec les deux pôles de l'induit. On prolongera les séances progressivement jusqu'à une demi-heure. On peut aussi faire la faradisation vagino-abdominale. Les courants de haute fréquence appliqués à l'aide de mandrins dilatateurs donnent aussi de bons résultats. Dans le même sens agit la sismothérapie, plus délicate à appliquer.

589. Affections de la vulve. — Prurit. — Végétations. — Le prurit vulvaire se traitera suivant la technique indiquée plus loin au chapitre des maladies de peau par l'effluvation de haute fréquence ou la radiothérapie Les végétations seront justiciables, suivant les cas, du galvano-cautère ou de l'électrolyse par aiguilles de platine comme les tumeurs vasculaires (§ 560).

590. Vomissements incoercibles de la grossesse. — Alors que tous les procédés médicaux échouent le plus souvent, l'électricité convenablement appliquée suffit très souvent à arrêter les vomissements incoercibles. On appliquera une cathode de 150 centimètres carrés au moins, sur la région épigastrique, et deux anodes de 20 à 40 centimètres carrés couplées ensemble sur le trajet des pneumogastriques au cou, c'est-à-dire au niveau de l'espace compris entre les deux faisceaux du sterno-cléido-mastoïdien au-dessus de la clavicule. Les séances seront faites au moment même du repas ; l'intensité sera portée à 10 milliampères ou 15 milliampères environ. Cette technique a donné d'excellents résultats à Bordier. Le courant est brusquement établi chaque fois qu'il y a menace de vomissements. On le laisse passer quelques instants, puis on ramène lentement à zéro. On les conjure au bout de quelques séances, puis peu à peu, ils deviennent plus rares et disparaissent.

591. Radiodiagnostic en obstétrique. - Radiopelvimétrie. — L'examen clinique suffit pour déterminer le diamètre promonto-pubien ; les rayons X seuls peuvent permettre la mensuration du diamètre transverse du détroit supérieur ou des diamètres obliques. Nous renverrons pour cette question au *Traité de radiologie* du professeur Bouchard, où M. Fabre l'a longuement développée, et nous nous bornerons ici à en donner un aperçu.

A) *Le procédé de Contremoulins* consiste à prendre deux épreuves successives sans changer la position du sujet et du plan de projection (une plaque est substituée à l'autre quand la première épreuve est prise, et mise exactement à la même place), mais en modifiant celle de l'ampoule de manière à avoir deux points de vue. On a eu soin de marquer sur chaque cliché le point d'incidence normale. On connaît la hauteur du cône d'émission : on peut ainsi, après avoir pris le décalque des points intéressant les deux épreuves (contour du détroit supérieur) et les avoir reportés sur une feuille de zinc rigide, reconstituer dans l'espace les deux positions de l'ampoule. On réunit par des fils chaque point marqué au sommet correspondant des cônes d'émission. Les points d'intersection des fils figurent le détroit supérieur dont on peut prendre le contour avec un conformateur spécial.

B) *Méthode stéréoscopique de Marie et Ribaut.* — La radio-pelvimétrie n'est que l'application d'une méthode générale imaginée par M. Marie. Deux épreuves ayant été prises de manière à pouvoir donner la vue en relief de l'objet, on peut à l'aide du stéréomètre mesurer une distance quelconque entre deux points de cet objet reconstitué. C'est là un procédé élégant et précis qui nécessite seulement l'appareillage spécial pour la radio-stéréoscopie.

C) *Procédé de Varnier.* — Le procédé de Varnier, le premier en date, a l'avantage de ne nécessiter aucun outillage spécial. Il consiste à comparer la radiographie du bassin à mesurer et celles de bassins secs étalons dont les dimensions vraies sont connues et dont les projections radiographiques constituent une sorte d'échelle.

On rapproche donc de ces radiographies-types l'épreuve obtenue et Varnier a montré que les erreurs d'appréciation étaient assez minimes pour que l'on puisse tirer de ce rapprochement des données suffisamment précises en clinique obstétricale. — La condition indispensable à cette méthode de comparaison est que le bassin soit toujours placé de la même façon par rapport à la plaque, que le rayon normal frappe toujours le même point du bassin, et que la distance de l'ampoule soit toujours la même. Varnier faisait tomber le rayon normal sur le milieu de la ligne, joignant les deux épines iliaques antérieure et supérieure, et il plaçait l'ampoule à 50 centimètres.

Le point faible de la méthode est que l'inclinaison du bassin n'est pas la même chez toutes les femmes. D'ailleurs plus l'ampoule est rapprochée, plus les écarts provenant des différences individuelles sont considérables. Varnier a plus tard obvié en partie à ces inconvénients en plaçant l'ampoule à 2^m,50 (Radiographie à longue portée).

Les récents perfectionnements apportés à l'appareillage permettent d'opérer à cette distance sans trop prolonger le temps de pose.

D) *Procédé de Fabre, Fochier et Destot. — Radiographie métrique.* — Voici le principe de la méthode : en même temps que le bassin, on radiographie un cadre rectangulaire de 32 centimètres sur 16 centimètres, constitué par quatre règles métalliques dentées de centimètre en centimètre, et placé autant que possible dans le plan du détroit supérieur. Ce cadre et sa division centimétrique subissent les mêmes déformations que le détroit supérieur. Sur l'épreuve on établit un quadrillage centimétrique en joignant les dents opposées par des traits. Ce quadrillage est, bien entendu, déformé. On transporte alors, sur une feuille à quadrillage centimétrique normal, le dessin du détroit supérieur, en se servant du procédé bien connu du décalque par quadrillage. Le détroit supérieur se trouve ainsi reconstruit en grandeur vraie.

La meilleure position pour la patiente est la position frontale. avec incidence postérieure.

Pour mettre le cadre dans le plan du détroit supérieur, quand on emploie le décubitus dorsal, on trace sur le corps en arrière une ligne horizontale unissant les fossettes qui forment les angles latéraux du losange de Michaëlis, et on prolonge cette ligne latéralement ; on prend alors le cadre centimétrique, on enlève la règle antérieure de manière à pouvoir le placer autour du corps, on amène la règle postérieure en coïncidence avec la ligne tracée, on replace la règle antérieure que l'on amène en contact avec le bord supérieur du pubis. Le tube est placé, si l'incidence est antérieure, à 65 centimètres de hauteur, sur la verticale passant par la ligne médiane à 20 centimètres au-dessus de la règle postérieure, c'est-à-dire à 20 centimètres du côté de la tête. Si l'incidence est postérieure, il est placé à 65 centimètres sur la verticale passant par la ligne médiane à 20 centimètres plus bas que la règle pubienne

Dans le décubitus ventral le mode opératoire est le même, mais c'est la règle pubienne qu'on place la première, en ayant eu soin au préalable de tracer une ligne sus-pubienne prolongée de part et d'autre sur les cuisses.

Au Laboratoire de l'Hôtel-Dieu, nous avons monté le cadre Fabre sur l'antidiffuseur Mazo avec quelques modifications des constantes, ce qui nous a permis d'arriver à d'excellents résultats. Haret a modifié le cadre de Fabre spécialement en vue d'opérer sur les bassins très larges.

Autres procédés. — D'autres procédés ont été employés aussi pour la mensuration du bassin (Bouchacourt, Morin, Carlos Santos, etc.). Nous renvoyons, pour leur description, au travail de M. Fabre (*Tr. de Rad. méd.* du Prof. Bouchard).

592. Électricité et allaitement. — Il est à peine besoin ici de parler de la formation du mamelon par le massage pneumatique dont les résultats rapides sont connus. Ce massage est pratiqué avec un tire-lait mis en relation avec un corps de pompe qui fait rythmiquement appel d'air à la manière de la succion. L'électricité ne joue ici que le rôle de moteur de l'appareil pneumatique, et l'on peut s'en passer. Signalons, cependant, l'ingénieux dispositif que beaucoup de constructeurs adaptent aujourd'hui au moteur sismothérapique C'est une petite pompe à air permettant de faire le vide, la compression ou le massage pneumatique à volonté.

En dehors de la grossesse, il y aura lieu de traiter par ce procédé la difformité connue sous le nom de mamelon ombiliqué. Le mamelon est enfoncé dans l'aréole et, si la difformité persistait, ce serait un obstacle absolu à l'allaitement.

La franklinisation paraît constituer en outre un excitant énergique de la fonction glandulaire. On emploie pour cela le souffle, puis l'aigrette statique dirigés sur le mamelon. On fera une séance de 10 minutes tous les jours ou tous les deux jours dans les cas où la sécrétion lactée devient insuffisante. Si la susceptibilité de la femme le permet, on peut aller jusqu'à tirer des étincelles.

CHAPITRE V

ANDROLOGIE

593. Rétrécissement de l'urètre. — Que le rétrécissement soit inflammatoire ou cicatriciel, il est justiciable du traitement électrique, quoique, dans ce dernier cas, le résultat soit moins brillant (Desnos). On peut employer deux modes de traitement : l'électrolyse circulaire (Tripier et Mallez, 1863, puis Newmann) et l'électrolyse linéaire (Jardin, puis Fort), tous deux d'une efficacité incontestée.

Quant aux rétrécissements spasmodiques, non organiques, ils sont en partie justiciables de la faradisation.

Certains auteurs conseillent de ne pas traiter les rétrécissements accompagnés d'hémorragie ou d'écoulements (Newmann). Ce n'est pas l'avis de la plupart des électrothérapeutes.

594. Cure des rétrécissements par la méthode linéaire. — Employée d'abord par Jardin, puis par Fort, qui l'a vulgarisée, cette méthode consiste à introduire jusqu'au niveau du rétrécissement une électrode ressemblant assez à l'urétrotome de Maisonneuve, dont tout serait isolé, sauf la lame qui d'ailleurs ici est mousse. Différentes modifications ont été apportées à sa construction. Les modèles les plus connus sont ceux de Jardin, de Gaiffe, de Lavaux et de Bergonié-Débédat, ce dernier ayant une lame à saillie variable, maniable de l'extérieur, et à action rétrograde.

L'électrolyseur est relié au pôle négatif. Une anode indifférente est placée sur l'abdomen ou ailleurs. On introduit l'appareil, la lame en haut, jusqu'au niveau du rétrécissement; puis on fait passer un courant de 10, 15, 30 et même 40 milliampères dans certains cas. Ordinairement un courant de 15 milliampères suffit à sectionner le rétrécissement. Il faut, en effet, se rendre compte qu'en raison de la faible surface de la lame en contact avec la muqueuse, la densité du courant est très élevée. On ne doit passer qu'une fois l'électrolyseur.

Les avis sont assez partagés sur la valeur de ce procédé. Ses adversaires reprochent à la plaie créée par la section de s'infecter facilement et de donner lieu à une nouvelle cicatrice, cause d'un rétrécissement ultérieur.

Ils reprochent aussi à la section d'être aveugle, c'est-à-dire de s'effectuer souvent en plein tissu sain, le rétrécissement occupant la face opposée du canal.

L'avenir d'un rétrécissement électrolysé par ce procédé est variable, voilà ce qui est certain, et si les résultats sont rapides, il est incontestable qu'ils ne sont pas toujours durables.

595. Cure des rétrécissements par la méthode circulaire. — Employée par Tripier et Mallez d'abord (1863), puis par Newmann, et à sa suite une série d'autres auteurs, la méthode circulaire tend à être regardée de plus en plus comme la méthode de choix. Elle consiste à introduire une olive ou une bague métallique jusqu'au niveau du rétrécissement, et à faire passer le courant entre cette partie métallique, reliée au pôle négatif, et une anode indifférente placée sur le ventre ou ailleurs.

Voici les principaux types d'électrodes employées pour l'électrolyse circulaire :

α) *Olives de Newmann.* — L'électrode du genre Newmann est constituée par des olives métalliques du type ovoïde pour les cas ordinaires. L'olive est vissée à l'extrémité d'un conducteur isolé. Ce conducteur est rigide dans le modèle de Newmann, souple dans celui de Gaillard ou de Bordier. Elle est munie ou non à son extrémité antérieure d'une bougie directrice filiforme. — Lorsque le rétrécissement siège à la portion antérieure de l'urètre, l'olive présentant la forme d'un gland est préférée par certains auteurs. Les olives sont calibrées comme les bougies dilatatrices.

Le mode opératoire, avec les olives de Newmann, consiste, après avoir soigneusement déterminé la topographie du rétrécissement, à introduire jusqu'à son niveau une olive supérieure de 2 ou 3 numéros au calibre du canal à cet endroit ; on fait alors passer le courant progressivement, et l'on sent peu à peu, sous une très légère pression, l'instrument avancer et franchir sans effort la zone rétrécie. On ramène alors le courant à o et on retire l'électrode. — L'intensité à employer est de 5 à 10 ou 15 milliampères suivant la grosseur de l'olive (plus l'olive est grosse, plus la densité est petite à intensité égale), et suivant la résistance mécanique des tissus.

β) *Olives de Débédat.* — Elles diffèrent des olives de Newmann en ce que leur grosse extrémité seule est métallique, la partie antérieure étant non conductrice (ivoire).

Le mode opératoire consiste à faire franchir le rétrécissement sans faire passer le courant, et à le traiter en revenant en arrière.

Ce procédé est utile dans les rétrécissements en valvules à concavité vers la vessie. Mais il est peu pratique dans les cas ordinaires, où l'on n'arrive à franchir la zone atrésiée que sous l'action du courant.

γ) *Olives de Vernay.* — C'est le contraire de celles de Débédat. La partie conductrice est en avant.

δ) *Bougies à bague de Bergonié et Bordier.* — M. Bergonié a construit tout d'abord une bougie électrolytique à anneau : un fil métallique enroulé sur la bougie à quelques centimètres de son extrémité est en relation par un conducteur central avec la source. L'anneau métallique est à moitié noyé dans les parois.

M. Bordier a remplacé l'anneau par une bague en saillie sur la bougie. Les bords sont émoussés. Une broche traverse la bague de part en part pour la fixer, et la met en relation avec le conducteur central.

M. Bergonié a modifié la bague en lui donnant la forme d'un barillet, de sorte que son équateur a un diamètre plus grand que celui des extrémités.

Le mode opératoire est le même qu'avec les olives. Une fois que la bague ou le barillet a pris contact avec le rétrécissement, on établit le courant que l'on porte progressivement à 5 ou 8 milliampères. Sous son action, la bougie passe facilement. Il ne faut pas plus d'une minute. On la passe plusieurs fois dans les deux sens, au niveau du rétrécissement seulement, sans interrompre le courant.

Les séances d'électrolyse circulaire ont lieu tous les trois à cinq jours. On peut s'arrêter au n° 20 de la filière Charrière (Bergonié, Ravarit).

Après avoir essayé ces divers systèmes j'ai adopté exclusivement la bougie de Bergonié parce que :

1° La bague est toujours dans l'axe du canal, l'extrémité de la bougie jouant le rôle de directrice ;

2° L'appareil est souple, robuste, et l'on ne craint pas de retirer sa bougie conductrice sans l'olive restée dans les profondeurs de l'urètre, accident rare heureusement quand les bougies sont neuves et bien construites, mais dont on cite néanmoins des exemples. Je me rappelle moi-même qu'un jour, travaillant avec une olive n° 12 montée sur un conducteur souple, et ayant franchi sans difficulté un rétrécissement, je rencontrai une résistance inattendue à la sortie. Confiant dans les propriétés du pôle négatif, j'insistai durant plus de dix minutes en faisant passer un courant de 5 à 15 milliampères et en tirant doucement, très doucement, sur l'instrument qui finit par revenir en arrière. Je me félicite de n'avoir pas eu entre les mains, ce jour-là, une olive à partie postérieure en ivoire, ou une bougie conductrice usée au niveau de ses articulations. Il suffit d'un exemple personnel comme celui-là pour faire d'emblée préférer les bougies à bagues.

Mode opératoire conseillé. — Voici, après une longue expérimentation des diverses méthodes, le mode opératoire auquel je me suis arrêté et que j'ai présenté sous le nom de procédé mixte, mécanique et électrolytique, au Congrès de l'A. F. A. S. de 1906. Il consiste, à introduire la bougie électrolytique maxima admise par le canal, faire passer le courant suivant les règles ordinaires, puis tout de suite après, introduire les deux numéros suivants en gomme (non électrolytique). A la séance suivante on passe le dernier numéro de gomme admis, puis le numéro suivant électrolytique. Ainsi supposons un urètre admettant le 8 de gomme. On passera le 9 électrolytique (n° 3 de Bergonié) puis le 10 et 11 gomme. A la séance suivante après avoir introduit le 11, ou, à défaut, le 10 de gomme, on passera le 12 électrolytique (n° 4 Bergonié) et ainsi de suite. Il est bon de laisser en place quelques minutes les bougies de gomme après l'électrolyse. J'ai eu l'occasion de traiter ainsi avec succès des rétrécissements urétrotomisés et récidivants regardés comme incurables par la dilatation mécanique seule ou par l'électrolyse olivaire seule.

Théorie de l'électrolyse circulaire dans la cure des rétrécissements. — Si, dans l'électrolyse linéaire, il y a destruction des tissus, grâce à la grande densité du courant, ici la raison de la dilatation n'est plus la même. Pour Newmann et Bordier, sous l'influence de la soude libérée au pôle négatif, il se produit des actions chimiques (actions tertiaires de Bergonié) qui transforment chimiquement les tissus de la région atrésiée et en amènent la résorption. Pour Bergonié, il s'agit d'une « dilatation électrolytique ». Sous l'influence de la soude libérée, les tissus deviennent plus souples, plus onctueux, c'est-à-dire plus aptes à se laisser dilater. Les expériences de Bergonié et de

Ravarit prouvent en effet que le pôle positif a une action constrictive sur les conduits organiques, tandis que le pôle négatif agit comme un dilatateur. Il est possible que ces deux interprétations soient justes, et que, sous l'influence de l'ion Na, il se produise, d'une part, ce phénomène d'ordre physique, la souplesse, la dilatation et l'onctuosité immédiate facilitant le passage de la bougie, et, d'autre part, ce phénomène d'ordre chimique invoqué par Bordier et Newmann, et qui consiste dans une résorption par actions tertiaires.

596. Prostatites. —Hypertrophie de la prostate. — Divers procédés ont été employés avec succès contre la prostatite et l'hypertrophie de la prostate.

1º *Application intra-rectale des courants de haute fréquence* (Doumer). — Même technique que pour la fissure anale. Les résultats sont bons dans l'hypertrophie de la prostate comme aussi dans la prostatite d'origine gono-coccique, par exemple. On fera des séances de 5 minutes environ trois fois par semaine.

2º *Galvanisation.* — Électrolyse négative circulaire intra-urétrale avec anode indifférente de préférence sur le périnée ou intra-rectale. Intensité, 10 milliampères; durée, 5 minutes. Certains auteurs atteignent des intensités beaucoup plus élevées. On a construit des électrodes spéciales n'agissant que sur la paroi postérieure de l'urètre.

3º *Faradisation ou voltaïsation sinusoïdale.* — Même technique que pour la galvanisation; l'amélioration est souvent très rapide. Larat emploie le mode opératoire suivant : il place une électrode olivaire dans l'anus, au niveau de la prostate et met l'autre électrode sur l'abdomen. Il soumet la région au courant sinusoïdal dont l'intensité est portée jusqu'aux limites de la tolérance. Les résultats sont très encourageants.

4º *Rayons X et rayons du radium.* — En raison de l'action des rayons X et des rayons du radium sur les organes glandulaires, on a eu l'idée de traiter par la radiothérapie l'hypertrophie de la prostate et dès les premiers essais les résultats ont été encourageants (Luraschi, Moskowicz, Stegmann, Haret, etc.)

Le traitement le plus sûr est le suivant : Rayons X par la voie périnéale. Rayonnement ultra-pénétrant du radium par la voie rectale.

La radiothérapie périnéale à elle seule suffit pour amener des regressions incontestées. La technique est d'ailleurs celle de la radiothérapie profonde. Le sujet peut être simplement placé en position gynécologique ce qui facilite beaucoup l'approche du localiseur contre le périnée.

597. Orchite. — Doumer a obtenu de bons résultats de l'effluvation de haute fréquence. Picot, Dubois (de Rouen), Boyland ont employé avec succès le courant continu (anode appropriée sous le testicule, cathode sur le cordon testiculaire au pli de l'aine 6, 10, 15 et 20 milliampères, suivant la tolérance. Séance de 10 minutes tous les jours ou tous les deux jours). Dubois s'est bien trouvé de l'ionisation par le KI (solution d'iodure à 2 p. 100).

Le rayonnement pénétrant du radium a donné de bons résultats à Barcat et à Tausard dans l'orchite blénorragique. Les phénomènes douloureux seraient rapidement calmés. Il ne faut pas oublier, toutes les fois qu'on utilise les rayons X ou les rayons du radium, la fragilité toute spéciale de la lignée spermatique vis-à-vis de ces rayonnements.

598. Impuissance. — Si elle est de cause morale, c'est plutôt en agissant sur l'état général qu'on arrivera à un résultat. J'ai eu plusieurs exemples de l'influence heureuse des étincelles de haute fréquence sur le rachis; mais comme le conseille Larat, « il faut ne pas se cantonner dans une seule modalité électrique, mais au contraire les passer rapidement en revue, et s'arrêter sur celle qui semble agir ». La cause est à moitié gagnée quand, sous l'influence du traitement, le malade s'aperçoit qu'il peut « reprendre confiance en soi-même ».

599. Pertes séminales. — Traitement variable suivant la cause. Le procédé généralement adopté est la galvanisation : anode sur le périnée, cathode sur la région lombaire I = 15 à 20 milliampères. Durée, 10 minutes. S'il y a spermatorrhée due à l'atonie de l'appareil éjaculateur, Castex conseille d'employer le mode opératoire propre à la prostatite, en mettant une olive ou bague intra-urétrale au niveau de la prostate, et une électrode périnéale. On fait passer un courant galvanique, rythmiquement renversé toutes les quatre secondes. Intensité, 6 à 8 milliampères. Durée, 5 minutes.

Denis Courtade conseille la faradisation (fil fin) avec cathode sur le périnée et anode sur la région dorso-lombaire ; si l'on échoue, il recommande la faradisation directe des vésicules. L'anode étant placée comme précédemment sur la région dorso-lombaire, il introduit dans le rectum, contre la face postérieure des vésicules, une électrode de charbon. Mais alors il est préférable d'employer la bobine à gros fil et le trembleur lent. Il complète par du courant continu, 10 à 15 milliampères avec intermittences fréquentes. Durée totale, 10 minutes. Trois séances par semaine.

CHAPITRE VI

AFFECTIONS DU REIN, DE LA VESSIE
ET DES VOIES URINAIRES

600. Incontinence d'urine. — Nous n'avons en vue ici que l'incontinence vraie et non l'incontinence par regorgement ; nous ne parlerons pas non plus de l'incontinence vraie due à une cause chirurgicale, calcul, tumeur, etc., au niveau du col de la vessie.

Les incontinences vraies justiciables du traitement électrique peuvent se répartir en deux groupes :

1° Les incontinences infantiles ordinairement nocturnes, que les uns attribuent à un défaut de coordination entre les centres lombaires automatiques et les centres cérébraux, défaut de coordination dont le résultat est l'absence de contrôle cérébral du réflexe lombo-vésical (Lewis Jones) (¹) ; et que d'autres attribuent à une irritabilité spéciale de la vessie.

2° Les incontinences par faiblesse du sphincter, ordinairement diurnes et nocturnes à la fois, et qu'on rencontre le plus souvent chez l'adulte ; l'enfant ne présente qu'exceptionnellement l'insuffisance du sphincter. Ces incontinences sont souvent liées à une lésion médullaire.

Iᵉʳ. GROUPE. — *Incontinence nocturne infantile.* — Quoique partant de théories pathogéniques différentes (défaut de contrôle cérébral des centres lombaires ou irritabilité de la vessie), les auteurs qui se sont occupés du traitement électrique de cette affection sont presque tous arrivés à la même conclusion pratique et aux mêmes modes opératoires.

L'électrisation intra-urétrale n'est regardée que comme un moyen d'exception, étant donné la difficulté du cathétérisme chez l'enfant.

Le meilleur procédé consiste à arroser les régions lombaires et sus-pubiennes de puissantes étincelles statiques ou de haute fréquence, 2 à 4 minutes; il est inutile de faire plus de 12 séances.

On pourra aussi employer le courant faradique ou galvano-faradique rythmé avec une électrode lombaire et une électrode périnéale, ou vulvaire, ou sus-pubienne. Durée, 6 à 7 minutes.

2ᵉ GROUPE. — *Incontinence par faiblesse du sphincter (nocturne et diurne.* — Cette incontinence, rare chez l'enfant, se traitera par la faradisation intra-urétrale (Guyon). On introduit dans le canal une olive, telle que celles em-

(¹) Cf. *Arch. d'Elect. méd.*, 15 novembre 1899.

ployées pour l'électrolyse circulaire jusqu'au niveau du sphincter, qu'on reconnaît à la résistance éprouvée par l'opérateur et à la sensation accusée par le malade. Cette olive est mise en relation avec le pôle négatif de la bobine, l'anode indifférente étant placée sur le ventre ou les lombes ; on élève l'intensité du courant jusqu'à ce que se produisent des contractions des muscles abdominaux. Durée, 2 à 4 minutes. Séances tous les jours ou tous les deux jours.

En 10 ou 15 séances le résultat est acquis Quelquefois l'amélioration se manifeste dès les premières séances. Le procédé convient aux deux sexes.

On peut aussi employer les courants de Morton au lieu des courants faradiques en suivant le même mode opératoire (Bordier, Claus, etc.). Le malade est placé sur un lit non isolé, la chaîne d'un des condensateurs traîne à terre, la chaîne du second condensateur est reliée à la sonde. Les pôles de la machine étant préalablement au contact, on les écarte très doucement jusqu'à avoir 7 à 10 étincelles par seconde. Durée, 5 minutes, séances biquotidiennes ou quotidiennes.

601. Paralysie de la vessie. — Notions cliniques. — Le plexus vésical a deux origines, l'une sympathique, l'autre médullaire (sacrée). La fermeture du sphincter est sous la dépendance du plexus sympathique ; la contraction de la vessie est sous la dépendance du plexus sacré. Lorsqu'on électrise le col dans les cas où il y a à la fois paralysie du corps de la vessie (p. sacré), et paralysie du col (p. sympathique), on voit parfois, à l'incontinence par paralysie du col, succéder la rétention par paralysie du corps, parce que la paralysie du corps est beaucoup plus rebelle que celle du col à l'action de l'électricité (¹).

Électro-thérapeutique. — En outre du traitement possible de la cause, on faradisera la vessie. Pour cela, on y introduit de l'eau boriquée ou salée à 7 p. 1000 au moyen d'une sonde, ou par pression sans sonde, suivant la technique employée par Lavaux pour ses lavages.

La sonde intra-vésicale, munie à son intérieur d'un conducteur, est reliée au pôle négatif d'une bobine à gros fil. L'anode indifférente est placée sur la région lombaire. Durée, 5 minutes. On peut aussi employer le courant galvanique rythmé — 10 à 15 milliampères.

Dans les cas de paralysees dues à des lésions des centres nerveux, Courtade conseille la galvanisation médullaire avec un pôle fixe sur le périnée et une électrode labile sur la région dorso-lombaire ; 15 à 25 milliampères ; courant ascendant et descendant ; et la faradisation labile négative de la région dorso-lombaire et abdomino-crurale, le pôle + étant sur le périnée.

602. Calculs des voies urinaires. — La radiographie est aujourd'hui le procédé d'exploration le plus sûr pour diagnostiquer les calculs des voies urinaires. Mais il ne faut pas croire que cette exploration soit facile, non pas à cause des difficultés inhérentes à l'obtention de bons clichés, on arrive toujours avec une bonne technique à avoir des contrastes suffisants, mais en raison des erreurs auxquelles expose l'interprétation des images.

Technique de la radiographie. — La technique de la radiographie des calculs

(¹) Cf. Courtade, *Congrès d'Urologie*, 1899, in *Arch. d'Electr. méd.*, 15 janvier 1900.

des voies urinaires, comporte ordinairement la prise de 5 clichés : deux pour les reins droit et gauche, deux pour les uretères, un pour la vessie. Il est indispensable en effet pour éviter le voile des rayons secondaires de limiter à une faible ouverture le cône incident ce qui interdit la prise sur un seul cliché de plus du tiers environ en hauteur de la région intéressante.

Le malade aura été purgé la veille.

Ces radiographies seront prises dans le décubitus dorsal, genoux fléchis par chevalet, à l'aide du cône compresseur ou du cylindre compresseur qui s'adapte au support de cupule. Ce dispositif a pour objet, d'une part, de limiter le cône d'irradiation et d'autre part, de déprimer les téguments par le ballon de caoutchouc qui les termine, ce qui écarte les organes mobiles et anémie dans une certaine mesure les tissus mous interposés. Le ballon de caoutchouc se gonfle par une poire ou une pompe à valve après qu'on a mis le compresseur en position convenable et qu'on a réuni par une bande de toile le bras horizontal du pied porte-ampoule au lit. Cette dernière précaution est indispensable surtout avec les pieds légers qui basculeraient sous la pression.

Employer les rayons n° 5-6. Quantité : autant d'M à la plaque que le corps mesure de centimètres d'épaisseur en forçant un peu (1/4 en plus environ ; exemple : 25 M pour 20 centimètres). Certains radiographes emploient avec le contact tournant le n° 5 faible. On obtient ainsi une netteté de détails remarquable.

La première radiographie, celle du rein, sera prise de la façon suivante : l'axe du compresseur étant vertical, on fera passer cet axe (rayon normal) très légèrement au-dessous de la 12e côte, à 6 centimètres environ de la ligne épineuse. Comme on éprouve une certaine difficulté à juger de la direction par ce repère postérieur, on peut choisir un repère antérieur à peu près correspondant : bord inférieur des fausses côtes un peu en dehors de la ligne du mamelon. Le pôle supérieur du rein est en effet à hauteur du bord supérieur de la 11e côte en arrière et de la 7e en avant (ligne du mamelon), le pôle inférieur à hauteur de la 2e ou 3e vertèbre lombaire. Le bassinet donne sa silhouette sous la 12e côte, le centre de cette silhouette se trouvant à 5 ou 6 centimètres de la ligne épineuse, à hauteur de l'apophyse transverse de la première lombaire. La compression ici pourra être négligée, le bord des fausses côtes la rendant presque inefficace. Dans certains cas, il y a intérêt à prendre une incidence un peu oblique en « fouillant » avec le compresseur sous les fausses côtes, on conserve toujours le point de visée postérieure de la 12e côte, mais l'axe du cône frappe en avant un point situé à trois travers de doigt au moins au-dessous des fausses côtes, le compresseur touchant tangentiellement le dernier bord costal. Bon nombre de radiographes emploient systématiquement ce procédé. Maingot choisit l'obliquité de 70°.

La deuxième radiographie est prise de telle façon que l'axe du cône passe un peu plus bas que le milieu de l'uretère dont la longueur peut être évaluée en moyenne à 27 centimètres, c'est-à-dire que l'appareil sera centré à 15 centimètres environ plus bas que la première fois. L'uretère se trouve là à 4 centimètres environ de la ligne médiane.

Nogier qui, l'un des premiers, a précisé la technique de la radiographie des voies urinaires, prend même ce deuxième cliché un peu plus haut que le milieu de l'uretère ; cette technique, excellente à cause de la fine localisation du rayonnement incident, oblige dans la plupart des cas à prendre

7 épreuves. La figure 252 fera voir sa technique mieux que toute explication.

La troisième radiographie est prise de telle façon que le bord du cône s'appuie sur la symphyse et que son axe coupe la ligne médiane de l'abdomen. Elle donne la silhouette de la région vésicale et de la partie pelvienne des uretères qui ne se trouvent plus qu'à 1 centimètre de la ligne médiane quand ils débouchent dans la vessie. La compression, inefficace sur la symphyse, doit être modérée. Ici comme pour le rein, il y a intérêt dans certains cas à prendre une incidence oblique, le bord du compresseur touchant le bord supérieur de la symphyse.

Examen des clichés :

Un cliché peut être regardé comme suffisant lorsqu'il montre nettement les apophyses transverses des vertèbres lombaires, la 11e et la 12e côte, le bord du psoas. Il est très bon quand la structure osseuse apparaît nette.

Ces bons clichés montrent-ils toujours le contour du rein ? Belot, qui compte à son actif un nombre imposant d'excellentes radiographies rénales, estime, avec Pasteau, que le rein est visible dans 3/4 des cas, tandis que la plupart des auteurs n'escomptent cette visibilité que dans 1/3 des cas, moyenne statistique donnée par Arcelin, dont les clichés comptent cependant parmi les meilleurs. Les discussions soulevées par le problème de la visibilité des contours du rein ont naturellement mis en cause la qualité du rayonnement employé et il est remarquable de voir à quelles contradictions sont arrivés les meilleurs opérateurs ; les uns conseillent les rayons mous n° 5, les autres les rayons durs n° 7, d'autres les rayons moyens ou 6 faibles.

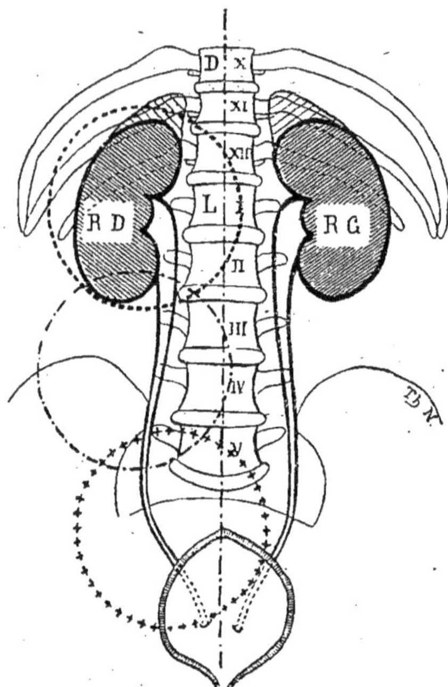

FIG. 252. — Radiographie des voies urinaires.
Technique de Nogier.

Ce que nous avons dit des contrastes a suffisamment établi que les contrastes sont d'autant meilleurs que le rayonnement utilisé est plus mou pour nous dispenser d'entrer dans ces controverses. La raison des divergences de vues des opérateurs réside certainement dans ce fait que l'on s'est borné à indiquer la qualité moyenne (numéro de Benoist) et que l'on n'a pas tenu compte de l'hétérogénéité. Un n° 6 de bobine sur poste moyen n'a guère comme rayons utiles en radiographie rénale que ses composantes supérieures de $K = 0{,}86$ à $0{,}88$, tandis qu'un n° 7 de contact tournant à grand débit a un spectre suffisamment dense en $K = 0{,}80$ à $0{,}85$ pour donner de meilleurs contrastes.

Les calculs des voies urinaires se voient plus ou moins nettement suivant leur composition. Les calculs d'acide urique ($C^5 H^4 Az^4 O^3$) sont très transparents et n'offrent aucun contraste avec les parties molles. Au contraire les calculs riches en sels de chaux, phosphates, carbonates, oxalates, etc., sont opaques à cause du poids atomique élevé du calcium (40).

La netteté d'un calcul peut être détruite par le moindre mouvement produit au cours de la radiographie. Les mouvements respiratoires en particulier sont néfastes. D'où la grande supériorité de la radiographie instantanée qui, à qualité de rayon égale, paraît toujours donner des contrastes meilleurs. Nous avons dit dans la partie physique qu'il faut soigneusement distinguer les facteurs de bons contrastes et les facteurs de netteté des images.

Plaçons-nous maintenant en présence d'un cliché montrant dans la région du rein, sur le trajet de l'uretère, ou au niveau de la vessie, une tache ayant l'apparence d'un calcul.

Quelles sont les causes d'erreurs possibles ?

Les causes les plus communes sont 1º les taches de cliché (prendre un cliché de contrôle ; si l'on se sert d'écran renforçateur changer d'écran ou l'inverser) ; 2º les calculs biliaires, [apprécier la profondeur par décalage de l'ampoule, ou par incidence postérieure, le calcul, s'il est biliaire, devient plus petit, s'il est rénal devient plus gros (loi des distances) ; 3º les calculs intestinaux, prostatiques, phlébolithes, (varier l'incidence) ; 4º les myomes calcifiés ; 5º les noyaux d'ossification des cartilages costaux, les dépôts calcaires des ligaments sacro-iliaques, 6º les scybales, les noyaux de fruits, les pilules (exceptionnels après purgation) etc., etc.

Il est parfois difficile de trancher la difficulté, d'où certains procédés d'exploration (tels que l'introduction d'une sonde opaque dans l'uretère, l'injection de collargol dans l'uretère et le bassinet, l'injection d'oxygène ou de collargol dans la vessie, etc.) Ces procédés qui ne doivent être employés qu'avec le concours de l'urologiste ont donné parfois d'excellents résultats (Belot, Arcelin, Nogier, Maingot, etc.), en permettant de situer une ombre suspecte par rapport au trajet des voies urinaires. Comme ils ne sont pas sans danger pour le patient, on ne doit y recourir que si l'urgence d'une décision chirurgicale l'exige. L'injection de collargol a trouvé son application dans l'étude des affections du bassinet. Enfin, ajoutons pour terminer que l'absence d'ombre suspecte, même dans les bonnes radiographies, ne permet pas d'affirmer l'absence de calculs, surtout en raison de la grande transparence de l'acide urique.

CHAPITRE VII

MALADIES DE LA PEAU

603. Eczéma. — NOTIONS CLINIQUES. — Quelque variés que soient les eczémas, on peut les rattacher à la classe des dermatoses autotoxiques, c'est-à-dire aux dermatoses dont la source est dans les produits toxiques élaborés par l'individu, soit à l'occasion d'une faute alimentaire, soit indépendamment du régime. C'est dire que la manifestation locale n'est qu'un épiphénomène, et qu'on s'exposerait aux pires désillusions si l'on se contentait de traiter la lésion locale. Alors même que sa longue durée, sa localisation fixe semblent devoir donner au traitement local la prépondérance, il ne faudra donc pas négliger la thérapeutique générale de l'affection.

Il faut distinguer pratiquement deux formes d'eczéma, qui ont d'ailleurs entre elles une série d'intermédiaires : la forme aiguë et la forme chronique. Toutes deux sont justiciables de la physiothérapie, mais c'est presque toujours à la forme chronique que nous avons affaire.

ÉLECTROTHÉRAPIE. — Les modalités électriques à employer sont la haute fréquence et la statique. Dans certains cas, on pourra avoir recours aux courants sinusoïdaux (bains hydro-électriques).

α) La *Franklinisation* (Doumer, Leloir, Monell de New-York), etc., (donne de bons résultats. Le malade est placé sur le tabouret à pieds de verre et relié à l'un des pôles de la machine ; Bordier conseille le pôle négatif. Comme électrode reliée à l'autre pôle, on se sert, soit d'une pointe unique ou multiple, soit plutôt d'un balai de chiendent. La durée des séances sera variable suivant l'étendue des lésions, mais un minimum de 10 minutes sur chaque zone est nécessaire. La durée totale de chaque séance sera de 20 minutes à 3/4 d'heure ; on recommencera tous les jours ou tous les deux jours. Dès les premières séances, on voit souvent les vésicules se dessécher.

La statique ne paraît pas devoir donner de résultats bien certains dans les eczémas séborrhéiques vrais (Brocq), qui, par contre, semblent céder assez rapidement à la haute fréquence.

β) Les *courants de haute fréquence* seront appliqués au moyen du balai à effluves ou de l'électrode condensatrice de Oudin. Leur action est très rapide. En faisant 3 fois par semaine une séance de 10 minutes environ sur chaque zone malade, on constate vite un changement d'aspect des lésions. D'ailleurs cette forme de l'énergie électrique convient tout spécialement à la cure de cette affection parce que, outre son action locale, elle a une action générale manifeste, augmentant en particulier d'une façon appréciable les combustions organiques.

Cependant les expériences de Oudin prouvent que, si les applications générales de la haute fréquence, telle que l'auto-conduction, sont utiles dans les eczémas des arthritiques en particulier, elles ne suffisent pas et doivent être regardées seulement comme une partie du traitement. L'action locale se manifeste par une vaso-dilatation énergique allant jusqu'à faire perler des gouttes de sueur dans toute la zone traitée, une réaction inflammatoire plus ou moins violente, la cessation du prurit. Ces manifestations sont dues probablement non seulement à l'action de la haute fréquence sur la cellule organique, sur les terminaisons nerveuses, mais peut-être aussi à une atténuation des toxines, que les expériences de d'Arsonval et Charrin ont mises en lumière *in vitro*. Quelle que soit d'ailleurs l'interprétation du phénomène, il paraît certain que la haute fréquence est un agent curatif général et local ; nous avons tous vu au cours du traitement de certaines zones d'eczéma, des plaques non traitées disparaître par suite de l'action à distance, de l'action générale, alors que jusque-là elles étaient rebelles. Je soumets systématiquement mes malades atteints d'eczéma de nature arthritique à l'auto-conduction, en les plaçant entre les deux spirales disposées comme il est dit paragraphe 152 avant de procéder au traitement local.

γ) Les bains hydro-électriques à courants sinuso daux ont donné de bons résultats à Gautier et Larat dans des cas d'eczéma prurigineux des plus rebelles, de même qu'à Guimbail, qui a obtenu des cures remarquables. Brocq est plutôt réservé sur leur efficacité.

δ) Les bains d'air chaud et les insufflations d'air chaud ont été aussi employés.

RADIOTHÉRAPIE—Depuis les travaux de Hahn, Albers Schönberg, Scholtz, Williams, Freund, Schiff, Grunmach, Pusey, etc., pour les rayons X, de Lassor, Blaschko, Wickam et Degrais, Barcat, etc., pour le radium, la radiothérapie est regardée comme l'un des procédés les plus efficaces dans la cure de l'eczéma.

La technique est celle de la radiothérapie superficielle, doses D.O. du barème avec n° 5 sans filtre, ou avec filtre mince si l'on veut agir plus profondément (Séances tous les 10 jours). Si l'on emploie le radium, utiliser le rayonnement global des appareils en surface; durée variable suivant l'activité.

Toutes les formes peuvent être traitées.

Les rayons X sont plus pratiques dans les formes étendues, dans l'eczéma suintant. D'après Barcat, le radium réussit assez souvent après échec des rayons X dans les formes chroniques répondant aux types du lichen simplex, de la névrodermite ; il est vraisemblable que les rayons X très mous donneraient les mêmes résultats en atteignant une dose voisine de celle de l'érythème. Dans les formes sèches, on peut aussi employer les toiles radifères ou les pommades. Voici une formule qui a donné à Barcat de bons résultats :

Oxyde de zinc................................	} āā 20 grammes.
Talc	
Lanoline anhydre	30 —
Solution de bromure de radium à 1^{mg}	
pour 1.000^{cms}	5 à 10^{cms}.
Vaseline....	30 grammes.

604. Urticaire. — Dans l'urticaire chronique, où la part de l'élément nerveux et celle de l'auto-intoxication est assez difficile à définir, l'électrothérapie trouve ses applications. Les formes les plus employées sont la statique et la haute fréquence suivant le mode opératoire que nous allons décrire en étudiant les prurits (§ 605). Gautier, Larat et Guimbail ont d'autre part obtenu de beaux résultats en soumettant les malades au traitement des bains hydro-électriques à courants sinusoïdaux. Les rayons X et le radium peuvent aussi être essayés.

605. Prurits. — *Névrodermies et névrodermites. Prurigo.* — Les prurits dits essentiels (névrodermie de Brocq), symptomatiques d'une auto-intoxication, et sous la dépendance d'un état nerveux spécial, localisés ou généralisés sont le plus souvent justiciables du traitement électrique. Les agents les plus efficaces sont la statique, la haute fréquence, et les rayons X.

α) *Statique.* — Leloir et Doumer ont traité une série de cas de prurit vulvaire, anal, des extrémités, et aussi certains cas de prurit généralisé. Les résultats du bain et de l'effluvation statiques ont été des plus encourageants surtout dans les prurits localisés. Brocq et Bisserié ont aussi traité par la statique avec succès beaucoup de prurits, même dans certains cas où la névrodermie côtoie les limites de la névrodermite.

On commencera par donner un bain statique général de 5 à 8 minutes, puis, avec une pointe ou un balai de chiendent tenu à 20 centimètres de la peau et relié de préférence au pôle négatif, on effluvera les régions malades pendant 5 à 10 minutes, suivant leur étendue. La technique doit d'ailleurs varier suivant la susceptibilité des malades ; on pourra parfois aller jusqu'aux étincelles. Les séances auront lieu tous les jours ou tous les deux jours. Le succès est souvent rapide.

β) *Haute fréquence.* — L'emploi des courants de haute fréquence a ici une double raison d'être.

En effet, d'une part, ils agissent sur l'organisme tout entier, toutes les fois qu'il y a arthritisme, ralentissement de la nutrition, et l'on sait que les prurits sont souvent sous la dépendance de cet état général. D'autre part, ils agissent localement, et plus efficacement que la statique, dans beaucoup de cas.

Les nombreuses observations de Oudin, dans certains cas de névrodermies et névrodermites, ne laissent aucun doute sur leur efficacité. Pour répondre à la double indication que je viens de signaler, on aura intérêt à soumettre le malade à la fois à l'auto-conduction et à l'effluvation. On fera une séance d'auto-conduction de 15 minutes, suivie d'une effluvation de 5 à 15 minutes sur chaque zone malade, tous les deux jours ou tous les jours [1].

γ) *Rayons X. Radium.* — Les rayons X amènent souvent une rémission rapide du prurit appliqués à la dose de 400 à 500 M du n° 4 ou 5 B. Depuis les premières observations de Pennington, Delherm, Laquerrière, Oudin, consignées dans la thèse de Belot, le traitement radiothérapique est devenu classique et aujourd'hui on l'emploie souvent d'emblée de préférence à la haute fréquence et à la statique. Le radium (appareils à sels collés sur disques) donne d'aussi bons résultats et surtout dans les régions formant sillon profond (prurit anal, etc.). Barcat recommande dans les prurits étendus les

---

[1] Voir pour le traitement des prurits par l'électricité ,la thèse de Legros, Paris, 1899, faite sous les auspices de MM. Brocq et Bissérié.

toiles faibles à sels collés, portant « par centimètre carré 1 centigramme de sel d'activité au titre 1/2.000 », et les pommades radifères.

Le prurigo est justiciable des mêmes traitements électriques et radiologiques. Des résultats favorables ont été obtenus souvent depuis les premières observations de Brocq et Bissérié (statique) et de Belot (Prurigo de Hébra, rayons X)

606. Psoriasis. — Les essais de traitement par l'effluvation statique n'ont donné aucun résultat à MM. Brocq et Bissérié. Par contre, la haute fréquence, dont M. Oudin a précisé la technique pour cette affection, paraît d'une efficacité incontestable. Il promène pendant quelques secondes sur chaque plaque le pinceau métallique relié à l'extrémité du résonateur, de manière à obtenir un maximum d'effet révulsif. L'étincelle s'étale à la surface des squames.

A la suite de l'application il se produit, après une phase passagère de vaso-constriction, de la rougeur diffuse accompagnée d'une sensation de chaleur et de cuisson. Mais s'il y avait prurit, ce prurit disparaît souvent dès la première séance. Les séances ont lieu tous les deux jours.

Les plaques récentes disparaissent en quelques séances, les plaques anciennes demandent plusieurs mois de traitement

Certains auteurs ont conseillé les bains de lumière à arc (Margaret A. Cleaves).

Les rayons X, d'abord employés par Albers Schönberg, sont aujourd'hui rangés parmi les agents curatifs les plus efficaces.

La technique telle que l'a précisée Belot en 1904 est celle qu'emploient tous les radiothérapeutes : rayons n° 5, 4 à 6 H (500 à 750 M) en une ou deux séances rapprochées.

Peu après le traitement, la coloration rouge de la plaque se modifie, à la périphérie la peau saine devient brunâtre ; 15 à 20 jours après, les squames tombent, laissant une surface rosée, un peu hyperémiée, qui bientôt devient pigmentée. On applique alors une pommade légère à l'ichthyol, à l'oxyde jaune de mercure ou au goudron (¹), ou un emplâtre à la chrysarobine (Scholtz).

Lorsque les plaques sont épaisses, il y a intérêt à employer la technique de la radiothérapie mi-superficielle (dose de l'érythème).

Le radium donne des résultats comparables. Barcat conseille de filtrer le rayonnement des appareils de surface par 1/10 de millimètre de Pb quand les plaques sont épaisses. Quel que soit le traitement employé, les récidives sont fréquentes.

607. Lupus érythémateux (Lupus de Cazenave). — NOTIONS CLINIQUES. — Affection caractérisée par des rougeurs, des squames, le lupus érythémateux ou lupus de Cazenave présente deux aspects tout différents : il est important de les connaître au point de vue du traitement : le *lupus érythémateux aberrant* toujours symétrique, localisé aux deux joues, à la face dorsale du nez, aux oreilles, se caractérise par une marche des plus capricieuses, disparaissant pour reparaître avec rapidité ou lenteur, parfois en plein traitement ; et le *lupus érythémateux fixe* qui peut se localiser à un point quelconque de la face et qui présente une grande analogie avec le

(¹) BELOT, *loc. cit.*

lupus tuberculeux, à supposer qu'il ne soit pas tuberculeux lui-même (Brocq).

ÉLECTRO ET RADIOTHÉRAPIE. — De l'avis de tous les auteurs qui ont fourni des statistiques suffisantes, la photothérapie donne de moins bons résultats dans le lupus érythémateux que dans le lupus tuberculeux [Forchhammer (statistique de Finsen), Sabouraud, Leredde et Pautrier]. Cependant c'est ici que la distinction s'impose entre les deux formes du lupus érythémateux que nous avons indiquées. Le lupus érythémateux fixe paraît devoir être systématiquement traité comme le lupus tuberculeux, c'est-à-dire par la finsenthérapie ou la radiothérapie, tandis que le lupus aberrant symétrique paraît justiciable avant tout de la haute fréquence, comme l'ont établi, il y a longtemps déjà, les statistiques de Brocq exposées dans la thèse de Jacquot (Paris, 1901).

Voici donc la ligne de conduite à suivre lorsqu'on se trouve en présence du lupus de Cazenave :

1º S'agit-il d'un lupus érythémateux fixe : d'emblée on emploiera la finsenthérapie ou la radiothérapie par les rayons X ou les rayons du radium (dose de l'érythème) avec la technique de la thérapie superficielle ou mi-superficielle suivant l'épaisseur du placard ;

2º S'agit-il d'un lupus érythémateux symétrique aberrant, on aura recours à la haute fréquence. On se servira pour cela de l'électrode à manchon de verre. On peut régler l'intensité des effets, soit par le réglage du résonateur, soit au moyen de l'électrode réglable de Bissérié qui établit une dérivation à la terre pour une longueur d'étincelle plus ou moins grande. La première application sera très modérée. On fera la seconde cinq jours après, et l'on augmentera l'intensité si la réaction a été peu intense. Il ne faut pas oublier, en appliquant ce traitement, que le lupus aberrant est avant tout centrifuge, c'est-à-dire que le centre de la zone malade a tendance à se guérir pendant que l'affection gagne vers la périphérie. On doit donc toujours dépasser les limites de la zone atteinte. On fera les séances une, deux ou trois fois par semaine, suivant la tolérance ou l'intensité de la réaction. On sera quelquefois obligé de mettre des intervalles de 15 jours, pour laisser la réaction se faire quand elle est violente. Ces interruptions ne nuisent pas à la cure. La durée de l'application sur chaque placard sera de une à trois minutes.

L'effet du traitement consiste dans une rougeur souvent très intense, indice de la réaction, et qui doit être considérée comme de bon augure. Les parties traitées se recouvrent d'une légère croutelle qui tombe peu à peu, laissant à sa place une surface rouge luisante. La croûtelle se reforme plusieurs fois. A la fin le tissu sain se substitue au tissu malade. Les approches de la guérison sont indiquées par ce fait que la formation de croûtelles n'a plus lieu et qu'il y a simplement dessiccation des régions traitées. On diminue alors l'intensité et la fréquence des séances. Il faut en moyenne 25 à 70 applications (Brocq, Bissérié, Jacquot).

608. Lupus tuberculeux. — NOTIONS CLINIQUES. — Le lupus est constitué par des tubercules, petites nodosités miliaires de la grosseur d'une tête d'épingle, ou moins, tantôt agglomérées, tantôt disséminées, tantôt évoluant vers l'ulcération, tantôt vers la formation de tissu cicatriciel, d'où les aspects cliniques si variés de l'affection. Les lupomes font, en général, peu de saillie à la surface, mais on les met en évidence facilement en écrasant la peau avec une lame de verre. On les voit alors se dessiner avec leur couleur sucre d'orge caractéristique. On se rend compte de la difficulté qu'il y avait de traiter le lupus avant la découverte des nouveaux procédés, étant donnée la profondeur à laquelle se trouvent les lupomes dans le tissu sous-dermique. L'ablation, le curettage, les caustiques sont des procédés qui laissent après eux des cicatrices difformes, aussi repoussantes que la lésion, et qui ne mettent à l'abri ni des récidives, ni des complications. Aussi aujourd'hui, l'emploi des agents physiques, chaleur, froid, électricité, radiations, a-t-il prévalu dans presque tous les cas.

L'électrolyse négative, seul procédé électrique direct à retenir donne d'assez bons résultats dans les nodules isolés et déjà anciens.

La galvano-cautérisation est parfois utile, mais surtout comme méthode de complément. La douche cautérisante d'air chaud, le froid (air liquide, mélange neigeux, etc.) donnent des succès remarquables.

Mais c'est surtout la Finsenthérapie, la Röntgenthérapie et la Curiéthérapie qui doivent retenir notre attention, tant à cause de leur efficacité que du résultat esthétique de leur emploi.

α) *Photothérapie.* — La photothérapie sera appliquée à l'aide de la lampe de Finsen ou des appareils construits depuis ou à l'aide des lampes à vapeur de mercure.

La durée des séances peut être évaluée à 20 minutes, 1/2 heure, 1 heure, avec les appareils Lortet et Genoud ou Marie, à 1 heure au moins avec l'appareil Finsen. Quelques heures après, quelquefois 12, 24, 48 heures après, apparaissent les phénomènes réactionnels : rougeur, tuméfaction, œdème, puis suintement séreux et formation de croûtes. La durée de cette réaction est d'environ 8 jours. Elle est nécessaire, et, quand elle se produit, elle doit donner confiance dans l'efficacité ultérieure du traitement. Il est à remarquer que la réaction est en général d'autant plus tardive que la séance a été plus prolongée.

La durée d'exposition à l'U. V. varie suivant les dispositifs employés.

La photothérapie agit en donnant lieu à un processus sclérogène de la peau : cette évolution fibro-scléreuse se fait régulièrement, uniformément, et non par foyers isolés comme à la suite des scarifications ou des galvano-cautérisations.

On fera une séance tous les huit jours sur chaque point différent.

On devra donner certains soins à la peau durant la réaction. Les premiers jours on appliquera la pommade :

Lanoline............................	10 grammes.
Vaseline............................	5
Eau de chaux........................	10
	(LEREDDE)

Dès qu'il y aura suintement, il faudra se mettre en garde contre l'infection (érysipèle, etc.). On fera des lavages avec de l'eau bouillie ou une solution de biborate de soude à 3 o/o. Quand les croûtes sont tombées, on applique la pommade :

Oxyde de zinc....................	
Amidon..........................	āā 10 grammes.
Laloline.........................	
Vaseline	

qui empêche la formation de nouvelles croûtes et hâte la décongestion (Leredde).

D'ailleurs il faut savoir que les croûtes sont un obstacle à l'efficacité des séances. On doit les enlever au préalable par des pansements humides ou par un lavage au savon noir (Leredde). Il faut savoir aussi que les traitements antérieurs nuisent à la photothérapie, probablement en raison des brides cicatricielles qu'ils ont déterminées.

β) *X-Radiothérapie.* — Depuis les premières observations de Schiff, Kümmel et Freund, un nombre considérable de cas traités avec succès a été publié. Au début, les uns comme Schiff, A. Schönberg, Hahn, Kümmel, Williams, Oudin, évitaient soigneusement les dermatites en faisant des séances courtes et répétées deux ou trois fois par semaine ou tous les jours. D'autres, au moyen de séances espacées provoquaient le 1er degré de la radiodermite. Belot employait 4 à 5 H de rayons n° 5 déterminant l'érythème et le gonflement sur le tissu lupique ou 8 à 9 H provoquant l'ulcération superficielle. D'autres ne craignaient pas d'aller jusqu'à la radiodermite intense en une ou plusieurs séances, de manière à obtenir une nécrose superficielle (Lion, Scholtz). Broca a été jusqu'à la dose de 20 H.

Aujourd'hui on peut suivre la règle suivante :

Si l'on emploie les rayons X on ne doit pas utiliser les rayonnements mous et non filtrés de la radiothérapie superficielle, car on arriverait à la dose de l'érythème comptée au niveau de la couche de Malpighi bien avant d'avoir atteint la dose efficace contre les lupomes plus ou moins profonds. On n'emploiera pas non plus les rayonnements durs et filtrés de la radiothérapie profonde, car il faudrait des doses incidentes très élevées pour atteindre la dose absorbée efficace contre les lupomes et on se trouverait ainsi entraîné à faire absorber une dose nocive aux éléments sous jacents des tissus normaux. C'est donc à la radiothérapie mi-superficielle qu'on s'adressera (rayons n° 5 ou n° 5-6, filtré par 0,5 à 1 millimètre d'aluminium). On atteindra au moins la dose de l'érythème. Suivant la réaction on donnera une dose plus ou moins forte 3 semaines après. Un mois et deux mois après, une troisième et une quatrième applications peuvent être faites.

γ *Radiumthérapie.* — Ce que nous venons de dire de la X-radiothérapie s'applique à la Curiethérapie. Employé d'abord par Danlos, le radium donne des résultats comparables à ceux des rayons X plus commodes qu'eux dans les sillons et dans certaines régions, moins pratiques dans les lésions étendues en surface. Mais comme Barcat l'a bien précisé ([1]) il faut, si l'on veut réussir, n'employer ni le rayonnement global trop mou et trop nocif pour les éléments superficiels, ni le rayonnement ultra-pénétrant qui nécessiterait des doses incidentes beaucoup trop élevées pour donner l'absorption nécessaire au niveau des lupomes. Un rayonnement filtré par 1/10 de millimètre de plomb convient particulièrement.

La Finsenthérapie, la Röntgenthérapie et la Curiethérapie demeurent donc les procédés de choix dans le traitement du lupus. Leur efficactié relative varie suivant la forme du lupus. D'après les statistiques de Belot et Nahan, la Finsenthérapie est préférable dans le lupus plan fermé, tandis que l'on peut d'emblée employer la radiothérapie dans le lupus ulcéré, le lupus serpigineux non

---

([1]) BARCAT, *Précis de Radiumthérapie*, Maloine, éditeur.

ulcéré, le lupus vorax exedens (avec scarifications), le lupus des orifices. La radiothérapie seule ne suffit pas contre le lupus des muqueuses. Rappelons que la radiothérapie des cavités (langue, gencives, voile du palais) doit se pratiquer surtout par le radium.

609. Acné. — On désigne sous le nom d'acné toutes les lésions et troubles fonctionnels du système sébacéo-pilaire. Nous parlerons surtout ici de l'acné rosée (ou acné rosacée, ou couperose), de l'acné hypertrophique qui, pour certains auteurs, n'est que la forme ultime de la couperose, et accessoirement de l'acné ponctuée (comédons). — Cependant nous devons dire que, dans presque toutes les formes d'acné et en particulier dans l'acné simple telle qu'on l'observe à la puberté, les rayons X ont donné de remarquables succès (Gautier, 1897, Ullmann, Schiff et Freund, Scholtz, Pusey, etc.).

610. Acné rosée ou couperose. — La couperose ne se présente pas toujours sous le même aspect ; tantôt c'est l'élément angiomateux (dilatation des vaisseaux capillaires, acné télangiectasique) qui domine, tantôt c'est l'élément inflammatoire (acné inflammatoire accompagnée de phénomènes séborrhéiques). Si les phénomènes inflammatoires amènent une hypertrophie considérable de la peau, on arrive à l'acné hypertrophique.

On a donné plusieurs modes d'intervention contre la couperose.

Électrolyse. — Quand la région couperosée présente des télangiectasies, c'est-à-dire des vaisseaux dilatés faisant saillie, on les électrolyse suivant la technique instituée par Brocq. On introduit une aiguille électrolytique dans la tumeur, parallèlement au vaisseau, le plus loin possible, et on électrolyse négativement. On pourrait aussi employer la méthode bipolaire (V. nævi, § 560). Avec un courant de 1 à 5 milliampères et une durée d'application variable suivant la tolérance et la lésion, on arrive en quelques séances à faire blanchir les régions les plus télangiectasiées. Vasticar préconise un système particulier d'électrolyse combinée avec la scarification. Les lames du scarificateur sont elles-mêmes reliées au pôle négatif de la source ([1]).

Rayons X et radium. — La Röntgenthérapie et la Curiethérapie rendent de grands services dans le traitement de la couperose. On va jusqu'à la dose de l'érythème qu'on peut renouveler au bout de 3 semaines à un mois quand on utilise la technique superficielle. Si l'on emploie la technique mi-superficielle, ce qui est préférable, on peut rester légèrement en dessous de cette dose. « La peau pèle légèrement, l'acné pâlit, les vaisseaux sont moins visibles. On voit apparaître plus tard entre les boutons et les plaques de couperose des traînées blanches, enfin les tissus se décolorent ». (Larat et Gautier.)

Haute fréquence. — Même technique que pour le lupus érythémateux. C'est un procédé qui mérite d'être employé, étant donné la facilité de son application et son efficacité quelquefois très rapide (Oudin). Guilloz a obtenu de très bons résultats de l'emploi de l'aigrette et des petites étincelles. La statique ne paraît pas aussi efficace.

Photothérapie. — Déjà employée par Finsen dans la couperose, la photothérapie a donné des résultats très satisfaisants à Leredde ([2]). On suivra la tech-

---

([1]) VASTICAR, *Premier Congrès international d'électrologie et de radiologie médicales.* Paris, 1900, p. 672.

([2]) LEREDDE, *C. R. Ac. Med.*, mars 1903.

nique exposée pour le lupus. Leredde regarde cette méthode comme la méthode de choix dans les formes anciennes. Il n'a pas eu d'insuccès sur neuf cas traités.

611. Acné hypertrophique. — Rhinophyma.

— L'acné hypertrophique est souvent la phase ultime de la couperose, quand l'élément inflammatoire a déterminé l'hypertrophie de la peau. On sait qu'elle siège surtout sur le nez qui augmente de volume et présente des bosselures caractéristiques avec un petit cratère au centre, orifice des glandes sébacées.

Si l'acné hypertrophique s'accompagne de télangiectasies, on suivra la technique indiquée pour la télangiectasie des couperoses.

Si elle s'accompagne de comédons, on suivra la technique décrite à l'étude de l'acné ponctuée.

Ce qu'il faut surtout traiter ici, c'est l'hypertrophie glandulaire et l'hyperplasie du tissu fibreux. Toutes deux sont justiciables de la radiothérapie.

L'hypertrophie glandulaire se traite aussi par l'électrolyse suivant la technique employée pour les comédons. L'hyperplasie du tissu fibreux est de même améliorée par les galvano-cautérisations qui ne sont pas acceptées volontiers par les malades, ou par l'électrolyse : aiguille négative, 5 à 6 milliampères pendant 8 à 15 secondes. La douche cautérisante d'air chaud a donné de bons résultats à quelques auteurs.

612. Acné ponctuée. — Comédons.

— Constituée par un semis de points noirs formés par la matière sébacée des glandes, l'acné ponctuée siège surtout aux ailes du nez, au front, aux tempes. Elle peut nécessiter l'intervention de l'électrothérapie quand elle est trop disgracieuse et rebelle au traitement banal de l'ablation des comédons par pression.

On introduit la pointe d'une aiguille électrolytique dans l'orifice glandulaire où se trouve le comédon, on relie cette aiguille au pôle négatif et l'on fait passer un courant de 2 à 3 milliampères, pendant quelques secondes. Le comédon s'évacue et la glande subit la transformation fibro-cicatricielle.

Les rayons X ont été aussi employés avec succès dans cette affection.

613. Nævi non vasculaires.

— Les nævi vasculaires ont été étudiés au chapitre des maladies des vaisseaux, nous ne parlerons ici que des nævi non vasculaires, c'est-à-dire des nævi pigmentaires, qui peuvent être pileux, hypertrophiques ou lisses (Brocq).

Les *nævi pileux* se traitent : 1º par l'électrolyse suivant le mode opératoire indiqué pour l'hypertrichose. Quand le poil a été traité, sa base s'affaisse progressivement, le nævus s'aplanit, mais il reste en général un peu de pigmentation ;

2º par la radiothérapie X ou la Curiethérapie (dose voisine de l'érythème) qui font tomber les poils et diminuent la pigmentation.

Les *nævi hypertrophiques* se traitent aussi par l'électrolyse, en introduisant une aiguille électrolytique négative dans sa base qu'on traverse de part en part On fait passer un courant de 2 à 3 milliampères, jusqu'à ce qu'on sente l'aiguille libre. On fait 2 ou 3 piqûres, dans les petits nævi. Dans les gros, on fait une série de piqûres parallèles à 5 millimètres de distance, puis une autre série perpendiculaire. On recommence au bout de 15 jours. Après chaque séance, lotions à l'alcool camphré. M. Brocq, dont la technique vient d'être exposée ici, laisse la partie traitée à l'air libre et ne fait pas de pansements occlusifs. Il n'a jamais en d'accidents.

La tumeur subit une augmentation passagère pour se réduire ensuite.

Quel que soit le succès de cette méthode, Brocq estime que la galvano-cautérisation reste le plus souvent la méthode de choix, et pour les gros nævi il préfère l'ablation chirurgicale.

Les *nævi pigmentaires* lisses ne tirent pas grand bénéfice du traitement, car l'électrolyse agit peu contre l'élément pigmentaire, qui est ici le seul à considérer.

Ces deux classes de nævi sont traitées aujourd'hui avec un succès variable par les rayons X et le radium (traitement mi-superficiel, dose de l'érythème après localisation rigoureuse). Tandis que parfois on réduit rapidement soit le volume, soit la pigmentation, dans beaucoup de cas on n'obtient que des changements inappréciables. Peut-être, suivant l'opinion de Dominici et Barcat, la radio-sensibilité est-elle liée à l'origine des nævi qui seraient tantôt d'origine épithéliale, pilaire ou sébacée, tantôt d'origine conjonctive vasculaire.

614. Sycosis. — Le traitement de choix est la Röntgenthérapie employée soit suivant le mode superficiel (premiers stades) soit suivant le mode mi-superficiel ou même profond lorsqu'on arrive aux stades de dermite hypertrophique. Dans tous les cas on doit atteindre la dose de l'érythème et renouveler deux ou trois fois à un mois d'intervalle.

La radiumthérapie sera employée suivant les mêmes principes. Barcat conseille même le rayonnement γ ultra-pénétrant aux dernières phases, mais considère que la X-radiothérapie est plus certaine.

La photothérapie a donné de bons résultats à Leredde et Pautrier; la galvano-cautérisation à Brocq. La haute fréquence a été conseillée aussi.

615. Chéloïdes. — **Tissus cicatriciels.** — Les modes de traitement qui ont été les plus employés contre les chéloïdes sont : l'électrolyse (Hardaway, 1886, Brocq, 1887), les étincelles statiques ou de haute fréquence, les rayons X et les rayons du radium.

Nous ne parlerons que de l'électrolyse et des procédés radiothérapeutiques nouveaux qui sont les plus efficaces.

Électrolyse. — D'après la technique de Brocq, on détermine la longueur de la partie de l'aiguille qui doit pénétrer dans la chéloïde, on met un index en cire à cacheter à ce niveau. Une anode indifférente ayant été placée en un point quelconque du corps, on introduit l'aiguille reliée au pôle négatif de la source. Puis on fait passer le courant qu'on amène progressivement jusqu'à 6 milliampères environ et qu'on maintient à cette intensité durant 8 à 15 secondes. «Quelques secondes après le début du passage du courant, l'aiguille s'entoure d'une petite zone blanchâtre, puis on voit se produire des sortes d'éclatement des tissus, sous la forme d'irradiations d'un blanc mat, jaunâtre, qui partent en rayonnant autour de l'aiguille. Quand ces traînées atteignent 4 à 5 millimètres de longueur et que l'on sent l'aiguille jouer librement dans la piqûre, il faut cesser de faire passer le courant. Puis on fait une nouvelle piqûre à la distance voulue pour que la zone blanchâtre qui se formera au niveau de cette seconde piqûre devienne tangente à celle qui résulte de la première, sans empiéter sur elle. On larde ainsi toute la surface de la chéloïde quand elle n'est pas trop étendue, jusqu'à ce qu'elle soit en quelque sorte couverte de ces taches blanches confluentes. On la recouvre alors de bandelettes imbriquées d'un des emplâtres que l'on sait actifs contre les chéloïdes, tels que l'emplâtre de Vigo, l'emplâtre rouge de E. Vidal, ou même à la rigueur l'emplâtre faible à l'acide chrysophanique, dont l'effet résolutif s'ajoute à celui de l'électrolyse [1]. »

Avec Brocq, on doit déconseiller l'emploi des aiguilles multiples qui empêchent d'agir avec précision, alors que l'opération nécessite les soins les plus minutieux.

Les séances sont répétées tous les huit jours.

On continue le traitement jusqu'à ce que la régression s'arrête et que la lésion reste stationnaire.

D'ailleurs, comme le fait observer Brocq, le résultat n'est pas la disparition complète du tissu chéloïdien, mais bien plutôt un arrêt définitif dans son évolution avec une légère rétraction.

Quand l'électrolyse a épuisé son action, Brocq conseille de compléter le traitement par d'autres procédés tels que les scarifications linéaires quadrillées, combinées avec les applications d'emplâtres hydrargyriques ou chrysophaniques.

Radiothérapie. — La première observation favorable est celle de Herschell Harris (Williams, The Rontgen Rays, in *Medicine and Surgery*).

Puis viennent celles de Barney, Fordyce, Fox, Varney, Williams, L'Heeve, Taylor, Bissérié, Belot. La technique varie suivant les auteurs, mais comme ici il faut éviter de léser la peau et que d'autre part il est nécessaire d'agir à une certaine profondeur, le traitement le plus rationnel est celui de la radiothérapie profonde (n° 7-8 filtré par 1 à 3 millimètres d'aluminium doses ordinaires D. O. du barème).

Radiumthérapie. — Depuis les premières observations de Williams, Werner et Hirscher, 1904, puis Wickham et Degrais, Barcat, etc., le radium, comme les rayons X, a été employé systématiquement dans la cure des chéloïdes. Rayonnement global pour les chéloïdes superficielles, filtration par 1/10 de millimètre de plomb pour les chéloïdes épaisses, et même dans certains cas, rayonnement ultra-pénétrant.

A côté du traitement des chéloïdes se place celui *des tissus scléreux et cicatriciels.* M. Leduc (de Nantes) a insisté sur les bons effets du courant continu pour la réduction des cicatrices intéressant la peau et les tissus sous-cutanés. Des cicatrices difformes, entraînant l'incapacité fonctionnelle d'un membre, et contre lesquelles tous les autres traitements avaient échoué, ont pu ainsi être rapidement améliorées. Pour cela on applique sur la cicatrice une cathode appropriée à la forme de la région et assez grande pour faire supporter un courant de 15 à 25 milliampères. L'anode indifférente est placée sur le dos ou ailleurs. Durée : 1/4 d'heure. Séances tous les deux ou trois jours. Il y a avantage, d'après les observations de Leduc, à employer dans ce cas des électrodes trempées dans une solution de NaCl.

Les blessures de guerre ont fourni un vaste champ d'expériences aux traitements des cicatrices vicieuses. Les rayons X et les rayons du radium (technique

---

[1] Brocq, *Traitement des dermatoses*, p. 203.

mi-superficielle ou plus généralement profonde) ont occupé dans les statistiques des centres militaires de physiothérapie une place de plus en plus grande à partir de 1915 et de fait on obtient des résultats parfois surprenants. Mais il ne faut pas se dissimuler que nombreux aussi sont les échecs. La radiothérapie est à essayer, elle doit être essayée, mais ses résultats ne doivent pas être escomptés comme toujours positifs.

616. Xanthomes. — Constituée par des taches jaunâtres plates ou saillantes qu'on observe sur différentes parties du corps (xanthélasma des paupières, etc.), cette affection se traite par l'électrolyse négative, d'après la même technique que les chéloïdes. Bordier a ainsi obtenu plusieurs succès sans récidive. Les rayons X et les rayons du radium seront à essayer aussi. Barcat a eu de beaux succès avec le radium en allant jusqu'à la dose de l'érythème.

617. Éphélides. — Taches grises ou brunes disséminées sur la peau et résultant d'une pigmentation anormale provoquée par la lumière solaire, les éphélides seraient justiciables de la photothérapie négative si le traitement était applicable. Mais tandis que pour une maladie aiguë, comme la variole, on peut soustraire le patient à l'action des rayons lumineux, pendant tout le temps que dure l'éruption, on ne peut pour les éphélides que conseiller les ombrelles rouges et voilettes rouges. D'ailleurs l'hiver, alors que les rayons solaires sont moins actifs, les éphélides s'atténuent et disparaissent même chez beaucoup de sujets. Il semble, d'autre part, que dans quelques cas la photothérapie rouge ait donné de bons résultats.

618. Sclérodermie. — Affection caractérisée par une induration de la peau suivie souvent d'atrophie de ses éléments, la sclérodermie est d'origine trophonévrotique. Elle peut être généralisée ou partielle (morphée, sclérodermie en plaques ou en bandes, sclérodactylie). C'est une maladie très grave quand elle est généralisée et progressive, et les traitements médicaux n'ont que peu d'action sur elle.

Si l'on a la curiosité d'explorer la résistance électrique au niveau des plaques de sclérodermie, on la trouvera toujours augmentée, surtout où la température locale est le plus abaissée.

On emploie contre la sclérodermie le courant galvanique, la franklinisation et les radiations nouvelles.

Emploi du courant continu. —Erb préconise la galvanisation de la moelle et du sympathique au cou, puis il promène une cathode appropriée (rouleau) sur les régions atteintes. Hallopeau a employé avec succès la même méthode. C'est d'ailleurs la plus facile. On pourra systématiquement l'essayer au début.

Brocq emploie le courant continu sous une autre forme et seulement dans les sclérodermies circonscrites : il les traite par le même procédé que les chéloïdes. — Voici son mode opératoire :

Une aiguille en platine iridié, munie d'un arrêt en cire à cacheter placé à la hauteur voulue, est reliée au pôle négatif et introduite au milieu des tissus sclérosés. Il ne faut pas dépasser les limites du tissu malade, sans quoi on provoquerait la formation d'indurations persistantes ; aussi faut-il procéder avec beaucoup de soins. Si la lésion est profonde, on piquera les tissus perpendiculairement à la surface de la peau, après avoir mis l'arrêt à une distance de la pointe telle que l'on ne dépasse pas les couches profondes sclérosées. Si au contraire la lésion est superficielle, on enfoncera l'aiguille parallèlement à la surface de la peau.

L'anode indifférente est placée sur une région quelconque.

L'intensité varie de 0^{mA}, 5 à 10 milliampères, suivant la tolérance. On interrompt le courant dès qu'on voit se former autour de l'aiguille de la mousse blanche et un petit halo brunâtre. On fait plusieurs piqûres de manière que les cercles blanchâtres deviennent tangents sans se recouvrir ; la distance moyenne entre deux piqûres voisines est 8 à 12 millimètres.

Après la séance, on fait une lotion avec l'alcool camphré ou avec l'alcool renfermant 1/500 de sublimé, puis on applique l'emplâtre rouge de Vidal ou l'emplâtre de Vigo qu'on change toutes les vingt-quatre heures (Brocq, *Traitement des dermatoses*).

Séances tous les huit jours environ. Dès la 2e ou la 3e séance, l'extension de la sclérodermie est enrayée.

Emploi de la statique. — L'effluvation statique donne parfois des résultats remarquables. Boisseau du Rocher en cite un cas. Je connais personnellement un cas de sclérodermie radicalement guérie chez un de nos confrères, par la seule intervention de la statique. Mais, par contre, j'ai vu un échec avec cette méthode. Il est vrai que la machine employée au domicile du malade était peu puissante.

Rayons X. — On emploie aussi les rayons X avec succès contre la sclérodermie en plaques. Barney, Belot ont, dès le début de l'introduction des rayons X en médecine, signalé d'heureux résultats. Selon la technique de Belot, on devrait donner tous les 20 jours la dose de l'érythème, en allant jusqu'à 6 ou 8 séances. Les réactions sont d'ailleurs moins vives que pour la peau saine. Les résultats ne sont pas constants mais ils valent ceux de l'électrolyse.

619. Verrues. — *Électrothérapie.* — Bissérié a obtenu des résultats très satisfaisants de l'emploi des courants de haute fréquence contre les verrues planes confluentes du visage ; mais le traitement le plus sûr consiste dans l'emploi de l'électrolyse par galvano poncture.

Une anode indifférente étant placée en un point quelconque du corps, on introduit dans la verrue une aiguille d'acier ou de platine reliée au pôle négatif, puis on amène l'intensité à 4 milliampères environ. Au bout de quelques secondes la verrue blanchit, et après 1 à 3 minutes prend l'aspect bulleux. On arrête alors le courant. Il est bon de laver avec l'alcool camphré après l'application. Les jours suivants, la verrue devient brune, puis noire, elle tombe du 8e au 12e jour sans laisser de cicatrice.

Radiothérapie. — La Röntgenthérapie et la Curiethérapie constituent le traitement de choix des verrues et cornes cutanées (Sjöngren et Sederholm, Scholtz, Varney, Belot, etc.).

Belot, parmi les premiers, a rapporté des cas de verrues planes du visage ayant disparu après une séance de 4H ; des cas de cornes du nez ayant cédé à deux séances, la première de 10 H de rayons n° 6, et la seconde de 3 H, 15 jours après ; des cas de verrues multiples des mains, même chez des enfants, ayant cédé à 3 séances de 8 H, 7 H et 4 H ; les parties saines étaient soigneusement protégées et un intervalle de 12 à 15 jours séparait les séances.

D'après Belot et Gouin quand on traite la verrue mère (première en date) les autres disparaissent le plus souvent. Ce fait n'est d'ailleurs pas particulier à la cure par les rayons X.

Le radium a été employé d'abord par Abbé et Boikoff.

Qu'on emploie les rayons X ou les rayons du radium, les verrues vulgaires exigent des doses élevées, (dépassant la dose de l'érythème). Les verrues planes disparaissent avec les doses ordinaires. Le rayonnement choisi sera celui de la radiothérapie mi-superficielle. Pour les verrues vulgaires, Mme Laborde préfère le rayonnement filtré par 1 millimètre de platine (20 milligrammes de radium élément pendant 15 heures) au rayonnement global.

Dans les cas où les verrues planes sont très nombreuses, on se bornera à en traiter une partie ; les autres disparaissent le plus souvent. Belot et Barcat attribuent ce fait à une résorption d'anticorps qui se produirait au niveau des verrues traitées et qui amènerait la disparition des autres. Si cette explication est juste, on ne voit pas parfaitement pourquoi la verrue mère aurait une action prépondérante quand elle disparaît.

620. Mycosis fongoïde. — Affection très grave, de nature lymphadénomateuse ou lymphosarcomateuse, le mycosis fongoïde débute par des rougeurs en plaques, restant rouges sous la pression du doigt, accompagnées de prurit souvent violent, et prenant par la suite un aspect lichénoïde. C'est le stade eczémateux. Puis ces plaques lichénoïdes deviennent verruqueuses, forment des tumeurs parfois très volumineuses, s'œdématient. La terminaison est la cachexie et la mort. Tous les traitements médicaux sont vains.

La radiothérapie a fait faire un pas énorme à la thérapeutique de cette maladie. Scholtz, Hyde, Marsh, Jamieson, A.-E. Carrier, Scholtz et Riehl, Morelle, Belot et Civatte pour la radiothérapie, de Beurmann, Domicini et Rubens-Duval pour le radium, ont parmi les premiers expérimentateurs obtenu des résultats favorables.

Toutefois, il faut savoir que les succès sont relatifs en raison de la tendance constante de cette affection à la multiplication des métastases et à l'envahissement ganglionnaire.

On emploiera ici la technique mi-superficielle avec la dose de l'érythème qu'on répète ordinairement deux, trois, quatre fois à intervalles de 20 jours.

621. Hypertrichose. — Épilation. — L'hypertrichose qui, par elle-même, ne constitue pas une maladie, ne doit cependant pas être traitée avec dédain par le médecin, d'une part, en raison des difformités réelles qu'elle entraîne chez la femme ; d'autre part, à cause de l'état mental qui peut en résulter, cette difformité devenant un objet perpétuel de préoccupation, une cause de mélancolie et de phobie du monde dont la gravité peut devenir tout à fait disproportionnée avec l'anomalie, souvent légère, qui en a été le point de départ.

L'opportunité de l'intervention devra être mûrement réfléchie, et l'on s'inspirera, pour la décision à prendre, aussi bien des raisons extra-médicales qui poussent le sujet à se faire opérer, que des conditions mêmes de la difformité.

Voici à peu près les règles que nous devons suivre, règles inspirées en grande partie des conclusions formulées par Brocq.

Opportunité de l'intervention. — C'est surtout chez la jeune fille, en seconde ligne chez la jeune femme, que l'intervention doit être ou approuvée ou conseillée. Le même cas, la même difformité, qui dictera l'abstention chez la femme de 45 ans, nécessitera souvent l'opération chez la jeune fille. Chez la femme de 45 ans, l'intervention ne sera acceptée que dans l'hypertrichose tout à fait disgracieuse. Chez l'homme, ce n'est qu'exceptionnellement qu'on opérera. Nous allons insister sur chacun de ces cas :

Chez *la jeune fille ou la jeune femme* placée dans des conditions sociales telles qu'il faille supprimer absolument la difformité ou l'empêcher de se développer, la prévoir, on devra observer la conduite suivante :

1º S'il s'agit de duvets n'ayant pas tendance à se transformer en poils, et disgracieux seulement par leur nombre et leur couleur foncée chez les brunes, on déconseillera l'intervention, on se bornera à prescrire des poudres siccatives (amidon et acide salicylique par exemple), qui empêchent dans une certaine mesure l'évolution du duvet, ou l'eau oxygénée, qui en fait baisser le ton, et l'on interdira les dépilatoires, flambages, etc. En effet l'électrolyse est une opération trop sérieuse pour une difformité aussi insignifiante ; puis l'on observe parfois une pousse plus abondante des duvets avoisinant le duvet opéré, de sorte que, quand on commence une cure, on ne sait jamais jusqu'où l'on se trouvera entraîné.

Quant aux rayons X, sauf en ce qui concerne l'épilation temporaire, on ne peut en recommander l'emploi qu'avec la plus grande réserve. Beaucoup d'opérateurs vont jusqu'à la radiodermite et ne s'effraient pas de l'atrophie consécutive de la peau. C'est à ce prix d'après eux qu'on obtiendrait la chute définitive.

2º S'il s'agit de duvets qui ont tendance à se transformer en poils ou qui augmentent en nombre de semaine en semaine, il n'y a pas à hésiter, on doit conseiller l'opération toutes les fois que la difformité siège à la face ou sur la poitrine et les seins. En effet, il est à prévoir que cette transformation du duvet en poil ira chaque jour crescendo, et plus on attendra, plus on se trouvera dans de mauvaises conditions pour opérer, le duvet n'exigeant qu'un traitement électrolytique des plus légers comparativement aux poils. L'intervention de choix sera l'électrolyse ; seulement on devra avertir la patiente que le traitement sera très long, car il faut attaquer résolument tous les duvets puisque tous sont susceptibles d'évoluer en poils, d'autant plus que l'excitation électrique de voisinage aura servi de stimulant ; on observe parfois des pousses rapides après les premières séances.

3º S'il s'agit de poils, on se laissera guider par le degré de difformité et le nombre des poils. On déconseillera l'opération quand il n'y a pas de raison esthétique absolument contraire ; on électrolysera si les poils sont assez clairsemés ; on pourra recourir aux rayons X si les poils sont drus ou rebelles à l'électrolyse.

Chez *les femmes de plus de 45 ans*, en principe, on déconseillera toujours l'intervention et l'on n'opérera que sur leur demande expresse.

Chez *l'homme*, on refusera d'opérer, sauf bien entendu s'il y a une maladie de peau nécessitant la chute des poils comme moyen thérapeutique ; sauf aussi certains cas exceptionnels, tels que l'hypertrichose de la face dorsale du nez ou de l'espace inter-sourcilier. On ne cédera jamais au désir des sujets qui voudraient supprimer les cheveux descendant trop bas sur le front, les poils sur le pommettes, le cou, les oreilles, etc.

Telles sont les indications générales de l'intervention. — Voyons maintenant la technique :

TECHNIQUE. — 1° *Courant continu.* — D'abord employée par Michel (de Saint-Louis) (1875), puis par Hardaway en Amérique, et en France par Baratoux (1886), puis Brocq, cette méthode de traitement est devenue la plus généralement adoptée.

En voici le manuel opératoire, tel qu'il a été formulé par Brocq :

Une anode indifférente étant placée en un point quelconque du corps (dans la main par exemple), on introduit une aiguille reliée au pôle négatif, *le long du poil et en suivant rigoureusement sa direction.* Le petit doigt étant appuyé sur les téguments et l'aiguille saisie entre le pouce et l'index, le *cathétérisme de l'infundibulum pilaire* est facile. On enfonce l'aiguille jusqu'à ce qu'on éprouve une petite résistance et l'on fait alors passer le courant en manœuvrant le réduc-teur de potentiel. Pour toutes ces opérations, où l'on doit pouvoir avoir tous ses appareils sous la main, je ne saurais trop conseiller l'emploi des petits tableaux por-tatifs ; je me sers toujours de tableaux en forme de pupitre de musicien, montés sur un pied à roulettes parfaitement stable, et qu'on peut avoir à portée de la main n'importe où l'on se trouve. Le choix de l'aiguille n'est pas in-différent. Il faut avant tout adopter un système et se servir toujours du même ; Brocq recom-mande les aiguilles en or ou en pla-tine iridié de 20 à 22 millimètres, montées sur un cylindre à facettes servant à fixer le conducteur et faisant office de manche. Il existe

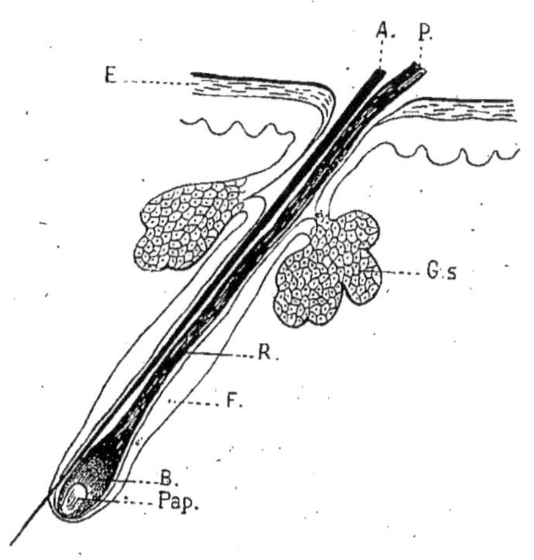

FIG. 253.

dans le commerce des manches très légers qu'on peut aussi employer. L'aiguille sera coudée à 45°, selon le conseil de Brocq, à 6 millimètres environ de la pointe. L'angle facilite beaucoup l'introduction et sert en même temps de point de repère pour juger de la profondeur de l'introduction.

La pointe de l'aiguille sera mousse sans quoi l'on est exposé à faire des fausses routes en cathétérisant le canal pilaire.

Lorsqu'on a éprouvé la résistance caractéristique donnée par l'infundibu-lum, on fait donc passer le courant puis on agit encore sur l'aiguille de manière à la faire arriver au contact de la papille pileuse et à la lui faire dépasser légè-rement, d'un millimètre environ (*fig.* 253). En procédant ainsi, on ne risque pas les fausses routes : si l'on est en bonne direction, si l'aiguille chemine bien le long du poil, on n'éprouve aucune résistance ; si l'on fait fausse route, on s'en aperçoit tout de suite. Au contraire en faisant passer le courant avant l'intro-duction, on peut, sans résistance, pénétrer en plein derme.

La durée nécessaire pour la destruction de chaque papille ne peut être fixée rigoureusement. Il y a là une question d'habitude ; on s'aperçoit que la papille est détruite quand le poil cède à une très faible traction, mais quelquefois ce n'est que 10 minutes après la fin de l'électrolyse que le poil cède avec facilité (actions tertiaires), et cependant la séance a été assez intense et assez longue pour détruire complètement la papille. On se laissera guider par certains petits phénomènes accessoires, dont le plus important est la formation de mousse au niveau de l'orifice avec, à l'entour, un petit halo brun clair caractéristique. Dès que la mousse apparaît, on laissera le courant passer encore quelques secondes, puis on arrêtera.

Voici en moyenne la durée et l'intensité ordinaire pour chaque espèce de poils (Brocq) :

Pour un duvet, 1 ^{mA}. 1/2 ; 5 à 10 secondes.

Pour un poil moyen, 2 à 3 milliampères ; 5 à 10 secondes.

Pour un gros poil, 4 à 5 milliampères ; 10, 15, 20 secondes.

Après l'opération, chaque piqûre présente une petite vésicule claire, et la région est un peu tuméfiée. Brocq recommande de les toucher matin et soir avec l'alcool camphré, jusqu'à complète cicatrisation. Il se forme ensuite de petites croûtelles, puis au bout de 6 à 8 jours on ne voit plus que des taches rougeâtres qui disparaissent peu à peu.

Chez certaines personnes très nerveuses la question peut se poser d'avoir à insensibiliser la peau. On sera parfois forcé d'avoir recours au chlorure d'éthyle, à la cocaïne ou aux courants de haute fréquence en applications directes. Voici, tel que l'a indiqué Brocq, l'ordre de sensibilité des différentes régions pour l'épilation : partie médiane de la lèvre supérieure, sous-cloison, pourtour des paupières, lèvre inférieure, cou, parties latérales de la lèvre supérieure, nez, bout des seins, etc. La susceptibilité est d'ailleurs variable d'un sujet à l'autre.

Il arrive parfois quelques petits accidents : une gouttellette de sang peut apparaître au sortir de l'aiguille. Il peut aussi se produire de petites hémorragies dermiques. Si l'on a été trop loin en intensité et en durée, on risque l'inflammation : appliquer alors des cataplasmes de fécule.

L'accident ultérieur le plus désagréable est la cicatrice (point blanc, dépression ou petite induration). Une mauvaise technique pourrait conduire aux cicatrices vicieuses et parfois aux chéloïdes.

On se mettra, dans la mesure du possible, à l'abri des cicatrices, en ne dépassant pas la durée et l'intensité nécessaires et en n'opérant pas dans une même séance des poils trop rapprochés. On ne peut guère opérer que 30 à 40 gros poils, 35 à 60 poils moyens, 50 à 100 duvets, par séance de 20 à 25 minutes (Brocq). On pourra faire une séance tous les jours, tous les deux jours, ou deux séances par jour, mais il ne faut jamais traiter deux poils voisins à moins de deux jours d'intervalle.

Parmi les poils opérés, il faut compter sur une repousse de 10 à 20 0/0. On voit sur le menton jusqu'à 4 à 5 repousses. Il faut faire revenir la malade tous les deux mois.

D'après cela on voit toute l'étendue du travail qu'on entreprend quand on s'attaque à une hypertrichose. Si l'on compte que pour le menton on trouve de 1.000 à 9.000 poils et environ 1.000 pour la lèvre supérieure, on voit que la patiente et le médecin doivent s'armer de courage et de bonne volonté ; suivant le conseil de Brocq, il ne faut jamais manquer, au début de l'opération, de dire à l'opérée ce à quoi elle doit s'attendre et en particulier la longueur du traitement, la douleur de l'opération, la repousse partielle. Il ne faut pas oublier non plus que la région ne peut changer d'aspect que quand l'épilation est presque totale : on ne s'aperçoit pas de la suppression des poils traités tant qu'il en reste d'autres.

2° *Rayons X.* — Les premiers essais de radiothérapie ont produit un mouvement enthousiaste en faveur de cette nouvelle méthode. Schiff et Freund, qui les premiers ont épilé avec les rayons X dans un but thérapeutique, la donnent comme la méthode de choix ; Freund employait des tubes durs, faisant des séances courtes et répétées, la chute des cheveux commençant à la 20e ou 25e séance. Six à huit semaines après, les poils repoussaient. Il faisait alors une ou deux séances supplémentaires de quatre en quatre semaines pendant 12 à 18 mois. Il conseillait comme de rigueur de ne pas aller jusqu'à la réaction de la peau, mais cependant de déterminer la chute naturelle du poil. Beaucoup d'auteurs ont suivi la méthode de Schiff et Freund et ont obtenu des succès ; à côté de cela ils ont signalé quelques désagréments (sans parler de radiodermites), tels que télangiectasies, pigmentation de la peau, etc. Kienböck en particulier trouve qu'en raison de l'atrophie cutanée, des télangiectasies et des anomalies pigmentaires qui surviennent parfois, on doit réserver ce traitement aux cas tout à fait disgracieux. Bordier va jusqu'à une réaction intense.

En somme, l'idéal serait toujours d'arriver à produire l'atrophie de la papille sans produire celle de la peau, sans donner lieu à aucune lésion.

C'est là une question de dosage des plus délicates, d'autant plus délicate que les doses ne sont pas les mêmes pour toutes les régions, pour tous les âges, pour toutes les peaux. Il faut savoir qu'une dose modérée de rayons X peut exciter l'activité de la papille et favoriser la pousse : on tire parti de cette propriété pour le traitement de la pelade, mais on peut en être très gêné dans celui de l'hypertrichose.

Voici la technique opératoire formulée par Belot (travail du service de Brocq) :

On devra faire plusieurs séries de séances à deux mois d'intervalle environ.

1re SÉRIE. Qualité : rayons n° 5 du radiochromomètre de Benoist. Quantité : 3 à 4 H (375 à 500M) en une seule ou en plusieurs séances. Distance de l'ampoule en moyenne 15 centimètres, sauf dans les régions très convexes ou l'on devra éloigner l'ampoule pour avoir l'égalité approximative des effets et l'incidence peu oblique dans les régions périphériques.

2e SÉRIE. Quand, au bout de 30 à 40 jours, les poils repoussent, on recommence avec les rayons n°s 5 et 3 à 4 H ; puis de deux en deux mois avec ces mêmes rayons n° 5 et 2 H. En deux ans on obtient la guérison dans les cas heureux.

Regaud et Nogier préfèrent les rayons filtrés par plusieurs millimètres d'aluminium. Cette technique est rationnelle puisqu'elle égalise autant que possible les doses superficielles et les doses frappant la papille.

622. Teignes cryptogamiques et maladies pour le traitement desquelles l'épilation totale est nécessaire. — L'emploi des rayons X a fait faire un pas énorme à la thérapeutique de ces affections, jusqu'ici si inaccessibles à tous les agents externes, car les parasites siègent à la racine même du cheveu. Si l'on épile mécaniquement, le cheveu casse en son point faible, et la pullulation des cryptogames continue.

La radiothérapie de la teigne a été pratiquée d'abord par Freund, 1896, Schiff, 1900, et en France Oudin et Barthélemy, Gastou, Vieira et Nicoulau, Brocq, Bissérié, Belot et Sabouraud.

Chaque plaque de teigne étant encadrée convenablement par un écran en plomb protecteur pour les parties saines, de 1/2 à 1 millimètre d'épaisseur, tout en laissant autour de la plaque une zone saine qui devra être exposée aux rayons X, on pourra se conformer à la technique suivante :

Placer la plaque de teigne à une distance de 15 centimètres du centre de l'ampoule.

Employer les rayons n°s 4 à 5 du radiochromomètre de Benoist.

Doses incidentes : 500 M à 600 M et 700 M (4 à 5 H et même 6 H).

On obtient d'ailleurs les mêmes résultats avec des rayons plus durs et filtrés en allant jusqu'à la dose de l'érythème.

Voici ce qui se passe après le traitement. Un érythème fugace se produit vers le 7e jour sur la région irradiée. Le 15e jour les cheveux tombent sans effort, on peut en activer la chute par des savonnages quotidiens ou une friction quotidienne de teinture d'iode étendue de 5 fois son volume d'alcool.

Quand la repousse se produit, on sait que les cellules épithéliales infectées de la première gaine ne prennent pas part à la formation du bourgeon épithélial nouveau qui va reformer la papille, et le cheveu croît en terrain sain. Aussi, dès la première repousse, est-il fréquent de voir une plaque de teigne complètement guérie. La repousse s'opère entre la dixième et la douzième semaine après l'opération.

Kienböck, puis Gouin, quand la teigne intéresse tout le cuir chevelu, ne procèdent pas par zone limitée. Ils divisent la tête en 5 zones sans localisation. La première centrée sur le point médian de la droite allant du milieu du front au milieu de la nuque (limites des cheveux). Les deuxième et troisième à 10 centimètres en avant et 10 centimètres en arrière de ce point sur la même ligne. Les quatrième et cinquième sur la perpendiculaire passant par le premier point à 10 centimètres à droite et à gauche.

Toutes les régions reçoivent ainsi à peu près la même dose par recouvrement des parties obliques. C'est la méthode « des feux croisés en surface ».

623. Favus. — Le favus est justiciable du même traitement radiothérapique que la trichophytie. Ce serait une erreur de croire que, les cheveux n'étant pas cassés comme dans cette dernière affection, l'épilation mécanique est aussi efficace. L'achorion envahit les parois folliculaires et il est utile de suspendre l'activité de la papille pendant un certain temps.

On emploie le même mode opératoire que pour la cure des teignes.

624. Pelade. — *Haute fréquence.* — C'est surtout Bordier qui a contribué à établir l'heureux effet des courants de haute fréquence sur cette maladie dont la véritable nature n'est pas encore tout à fait établie. Les succès qu'il a obtenus par l'application des courants de haute fréquence sont très encourageants

Bordier traite chaque plaque de pelade en promenant sur elle l'électrode à manchon de verre d'Oudin reliée à l'extrémité d'un résonateur, jusqu'à ce que des réactions vasomotrices intenses se manifestent (4 à 5 minutes). Une rubéfaction apparaît après la séance et une légère croûtelle se forme les jours suivants ; on attend qu'elle tombe, puis on procède à une deuxième séance. La durée du traitement varie de un mois à un mois et demi.

Les cheveux poussent décolorés d'abord, puis de plus en plus foncés (*Arch. d'Élect. méd.*, 15 avril 1901).

Rayons X. — Les rayons X, agent dépilant quand ils sont employés à assez fortes doses, paraissent être au contraire des excitants pour la fonction de la papille lorsqu'on les emploie à faible dose. Aussi conviennent-ils particulièrement pour le traitement de la pelade et de certaines alopécies. Ils ont été employés dans ce but, pour la première fois par Kienböck (1900), puis par Holzknecht.

Belot donne comme règle d'employer les rayons n°s 4 à 5 de Benoist, à la dose de 3 à 4 H. — Séances espacées de 15 jours. Cette dose est d'ailleurs variable suivant les régions.

On peut conseiller d'une façon générale la technique des traitements mi-superficiels, avec des doses un peu inférieures aux doses ordinaires (D.O.) du barème.

Il semble d'après les observations de Holzknecht que la papille peladique entre plus vite en activité que la papille saine sous l'action des rayons X.

Il faut savoir que beaucoup de pelades guérissent sans traitement et que l'on ne peut dresser que difficilement des statistiques.

La *photothérapie* est aussi regardée par certains auteurs comme un traitement actif de la pelade.

625. Engelures. — Les engelures sont rapidement améliorées par l'effluvation statique (Thiellé, Doumer, etc.). J'ai obtenu des résultats non moins rapides par l'effluvation de haute fréquence. Tripier a observé aussi les bons effets des courants faradiques.

626. Rides. — Le rouleau faradique (bobine à fil fin), en excitant la vitalité des éléments de la peau est efficace contre la formation des rides et peut amener leur disparition. Mais il faut répéter indéfiniment le traitement qui fait partie des soins de toilette (Larat). Le massage vibratoire peut être concurremment employé.

627. Hyperhydrose. — L'hyperhydrose axillaire est améliorée par la radiothérapie (Pusey, etc.), probablement grâce aux processus atrophiques qui frappent les glandes irradiées. Suivant les régions la dose variera. On emploiera la technique mi-superficielle avec doses ordinaires répétées à 15 jours d'intervalles.

628. Ichtyose. — Quelques résultats heureux obtenus par certains auteurs et en particulier par Leduc dans l'ichtyose peuvent faire conseiller les rayons X en raison du peu de succès donné par tous les autres procédés. J'ai cependant vu un cas légèrement amélioré par les courants de haute fréquence.

N.-B. — Le cancer cutané sera étudié avec les tumeurs cancéreuses en général.

CHAPITRE VIII

MALADIES PAR RALENTISSEMENT DE LA NUTRITION

629. Généralités sur le rôle de l'électricité dans la diathèse constituée par la nutrition retardante. — « La vie d'une cellule c'est l'instabilité et la mobilité de la matière qui la compose; c'est un incessant mouvement de pénétration et d'expulsion de matière, de métamorphose assimilatrice, et de transformation désassimilatrice; c'est un tourbillon dont la rapidité peut osciller à l'état normal, dans des limites déterminées, mais dont l'intensité ne peut être exagérée ou réduite sans qu'il en résulte un trouble physiologique. » Ce trouble nutritif qui retentit sur la constitution des humeurs peut ne pas se manifester pendant toute une période de l'existence, mais du jour où il se manifestera par une modalité morbide, « il imposera à cette maladie la chronicité à la façon de toutes les causes permanentes ».

C'est ainsi que le professeur Bouchard définit la diathèse qui se révèle à un certain moment de la vie sous des aspects morbides variés, dont il a pu établir solidement les liens pathogéniques.

La goutte, la lithiase, l'obésité, le diabète, la migraine, etc., sont des exemples de ces états pathologiques qui relèvent du ralentissement de la nutrition.

Les forces dont la science électrique nouvelle a enrichi notre arsenal thérapeutique sont-elles impuissantes à modifier cette diathèse, à prévoir ses manifestations ? sont-elles impuissantes à améliorer ou à guérir les maladies confirmées qui procèdent d'elles ? Les faits sont nombreux aujourd'hui qui nous permettent d'affirmer l'efficacité de l'électrothérapie dans ces cas. D'ailleurs ce que l'expérimentation a établi, la théorie l'imposait *a priori*.

On sait depuis longtemps que les modifications du milieu, de l'hygiène, en un mot des conditions extérieures de la vie entraînent des changements dans la constitution et dans le tempérament des êtres ; dans la *constitution*, qui est la caractéristique statique de l'individu (Bouchard), c'est-à-dire la caractéristique de l'architecture, de la structure de son corps ; dans le *tempérament*, qui est sa caractéristique dynamique (Bouchard), c'est-à-dire la caractéristique de l'activité nutritive et fonctionnelle de sa vie.

Parmi ces conditions extérieures, il en est qui ont présidé depuis l'origine à la genèse des êtres, comme les radiations du spectre solaire, la chaleur ambiante moyenne, etc. Il en est d'autres qui sont des facteurs non moins essentiels de la vie et qui affectent les relations des éléments organiques avec le milieu intérieur : la physique biologique nous les a révélées ; qu'il nous suffise de citer les phénomènes électro-capillaires, tous ces phénomènes électriques qui accompagnent l'osmose, qui sont liés aux conditions de tension superficielle, à l'imbibition, à l'évaporation, à la diffusion, aux oxydations, etc.

Plus nous avançons dans la connaissance de la biologie, plus nous voyons le rôle énorme joué par l'électricité dans les phénomènes vitaux, soit comme cause, soit comme effet (§ 340 ssq.), et ce rôle nous apparaît bien plus vaste et plus général, si, avec Maxwell, nous admettons que toutes les radiations transmises par les oscillations transversales de l'éther sont des manifestations électriques.

On conçoit dès lors que, tout changement dans les conditions normales de l'existence amenant une perturbation durable dans la vie des éléments du corps, imprime à ces éléments un mode de nutrition, un habitus, qui puisse persister chez l'individu, et être transmis chez ses descendants, soit à titre temporaire tant que persistera la cause perturbatrice, soit à titre définitif, créant ainsi un type nouveau dont l'avenir dépendra de la plus ou moins bonne adaptation de son tempérament modifié aux conditions extérieures de son milieu.

Une hygiène bien entendue pourrait, lorsqu'un être naît avec une constitution, avec un tempérament ainsi modifiés, lui faire remonter les étapes parcourues par ses ancêtres et prévoir dans une certaine mesure les manifestations ultérieures de sa diathèse ; mais cette hygiène est ordinairement impossible en raison des conditions sociales qui poussent en général l'individu toujours plus loin dans l'acheminement morbide créé par ses antédécents. Dès lors ce n'est plus à l'hygiène habituelle qu'il faut s'adresser, mais à la thérapeutique intermittente, et l'on conçoit que parmi les agents les plus efficaces se place au premier rang l'électricité qui est de l'essence même de tous les phénomènes vitaux. On conçoit qu'un individu qui, par sa vie ordinaire, est soustrait à l'influence du rayonnement solaire utile à la vie normale, puisse, étant soumis périodiquement à une irradiation intensive, plus intensive que dans les conditions normales, subir de ce fait certaines modifications dans la vie élémentaire de ses tissus, modifications temporaires d'abord, et que l'habitude pourra rendre permanentes. Et l'on sait de quelles immenses ressources nous disposons aujourd'hui puisque nous pouvons soumettre l'organisme aux radiations les plus variées : les unes de très courte longueur d'onde, affectant ses éléments profonds aussi bien que ses éléments superficiels, les autres localisant plus spécialement leur action à la superficie des téguments ; d'autres enfin, à mesure qu'on se rapproche des grandes longueurs d'onde, déterminant surtout soit des effets d'ordre thermique (infra-rouge) soit des effets électriques (champs hertziens).

On conçoit en second lieu que les phénomènes électro-capillaires intra-organiques n'auraient pas de meilleur agent modificateur que le courant électrique, si ce courant pouvait être convenablement appliqué. Nous l'appliquons grossièrement, c'est entendu ; mais quand les faits nous donnent parfois raison, comme cela a lieu dans l'obésité, la goutte, nous ne devons pas hésiter à tirer le parti le plus étendu possible de son emploi.

On conçoit enfin que la gymnastique passive du système musculaire lisse ou strié, provoquée par les courants d'état variable ou les moyens accessoires de masso ou mécanothérapie, puisse en réveillant, en stimulant des activités insuffisantes, aider l'organisme à revenir vers le fonctionnement normal. Cette tendance d'ailleurs est naturelle ; elle constitue toujours la meilleure raison pour laquelle nous frappons juste lorsque nous soumettons l'organisme aux excitations thérapeutiques forcément aveugles dont nous disposons.

Nous sommes donc puissamment armés contre la diathèse de nutrition retardée et contre ses manifestations; nous devons chercher avec conviction quelles sont les modalités thérapeutiques convenant le mieux à tel ou tel cas particulier, et ne pas nous laisser décourager par des insuccès souvent plus apparents que réels, ni par le scepticisme des malades, quand ils ne constatent pas de résultats tangibles. De temps en temps il nous arrivera d'obtenir des succès remarquables, qui nous surprendront nous-mêmes, et qui nous prouveront que nous avons en mains des ressources thérapeutiques précieuses, dont les effets deviendront de plus en plus constants à mesure que nous saurons mieux les employer.

630. Goutte. — RADIODIAGNOSTIC. — Le tophus constitué par l'urate de chaux et soude est transparent aux rayons X. L'aspect d'une radiographie de main goutteuse contraste singulièrement avec celui de la photographie. Les os apparaissent normaux avec seulement de place en place des taches blanches correspondant aux tophi. Ce n'est qu'aux périodes avancées de la maladie qu'on trouve les articulations altérées, par suite des pertes de substance osseuse, qui se font surtout au niveau du tissu spongieux des épiphyses.

Le traitement de la goutte par les agents physiques est général ou local, électrothérapique ou radiothérapique.

ÉLECTROTHÉRAPEUTIQUE — Le traitement général de la goutte consistera à activer les échanges nutritifs par l'auto-conduction, ou par le courant continu à haute intensité (Guilloz), ou par la franklinisation, les courants sinusoïdaux.

Le traitement local des manifestations locales consistera notamment à dissoudre les déchets uratiques par l'ionisation lithinée.

I. — *Traitement général par l'auto-conduction.* — L'auto-conduction consiste à placer le malade, soit au milieu du grand solénoïde de d'Arsonval, soit entre deux spirales plates montées de manière que l'enroulement soit dans le même sens et l'excitation homologue avec 8 à 12 spires en circuit. On fera une séance de 20 à 40 minutes tous les jours ou tous les deux jours.

II. — *Traitement général et local par la galvanisation et l'ionisation lithinée.* — La galvanisation à haute intensité consiste à soumettre le malade à un courant puissant, qui pourra en même temps être utilisé pour l'ionisation lithinée locale (Guilloz).

Pour cela on choisira comme anode active, pour les régions où se trouvent des concrétions uratiques, un bain composé d'une solution de carbonate de lithine, ou de chlorure de lithium à 2 0/0 additionnée de lithine caustique à 0,5 p. 1000, la cathode indifférente étant une grande plaque de 400 à 500 centimètres carrés, placée le plus loin possible de l'anode, de manière que le courant affecte la plus grande partie possible du corps. — Intensité : 50 à 200 milliampères.

Durée des séances : 30 à 45 minutes ; une séance tous les jours.

Indépendamment de toute action locale du lithium, M. Guilloz a montré que le courant continu ainsi appliqué augmente l'activité nutritive, et cette augmentation porte sur les graisses, les hydrocarbonés, et non sur les matières azotées, comme le prouve l'examen des déchets.

Localement, l'ion lithium pénétrant jusqu'au niveau des concrétions uratiques, transforme les urates de soude en urate de lithium beaucoup plus solubles, et désagrège ainsi les tophi. On a raison assez rapidement des accès aigus, et dans la forme chronique avec empâtements articulaires, on arrive à un résultat en un nombre variable de séances, qui excède rarement 25 ou 30.

III. — Larat préconise comme traitement général le *bain hydrique à courants sinusoïdaux.*

On emploie aussi la douche statique, l'effluvation de haute fréquence, le lit condensateur. Gautier et Larat ont conseillé contre la goutte, l'air chaud et les bains de lumière qui sont avant tout, nous le savons, des bains de chaleur.

Suivant la thérapeutique formulée par Guilloz, on peut prendre comme règle générale du traitement de la goutte :

1º Soumettre le malade à la galvanisation intensive avec transport de l'ion lithium toutes les fois qu'il y a une manifestation locale ;

2º Terminer par une séance d'auto-conduction.

RADIOTHÉRAPIE. — C'est le radium surtout qui, ici, a donné des résultats inattendus, tant pour le traitement général que pour le traitement local.

Traitement général. — L'émanation dissoute dans les eaux minérales joue certainement son rôle dans l'action d'un grand nombre de stations thermales. L'émanation ingérée s'élimine surtout par les voies respiratoires. Durant la traversée de l'organisme, elle provoque une leucocytose temporaire (polynucléose), suivie d'une leucopénie durable, due surtout à la diminution des mononucléaires, elle produit en même temps une activation des ferments uricolytiques, l'acide urique diminue rapidement dans le sang des goutteux. Les tophi diminuent de volume. Mais il ne faut pas s'étonner si les douleurs augmentent parfois quelques jours après le traitement. L'absorption de l'émanation se fait, soit par inhalation dans des *emanatoria*, les doses absorbées étant voisines de 0,8 à 1,5 millimicrocuries (procédé des petites doses) ; et allant jusqu'à 100 à 150 millimicrocuries par litre (doses fortes) ; soit par ingestion, les eaux radioactives renfermant moins de 30 millimicrocuries par litre, et les eaux rendues artificiellement radioactives pouvant renfermer jusqu'à 750 millimicrocuries (Mᵐᵉ Laborde).

Le *traitement local* consiste surtout dans l'application des boues radioactives.

631. Lithiases. — RADIODIAGNOSTIC. — L'étude des calculs urinaires ayant été faite dans le chapitre des voies urinaires, je n'y reviendrai pas ici. Les calculs biliaires, qu'ils soient formés dans la vésicule biliaire, dans les gros canaux biliaires, ou dans le tissu du foie, sont difficiles à distinguer par les rayons X, en raison de l'opacité de la région d'une part, et d'autre part en raison de leur transparence, la cholestérine étant peu opaque aux rayons X.

Les calculs arrivés dans l'intestin peuvent se revêtir de phosphates et carbonates de chaux, ce qui les rend alors plus facilement perceptibles ; mais l'intérêt de leur recherche est alors bien moins grand. Nous étudierons la technique du radiodiagnostic des calculs des voies biliaires à l'article Foie.

ÉLECTROTHÉRAPEUTIQUE. — Les indications sont à peu près les mêmes que celles de la goutte. On s'adressera à l'auto-conduction et à la galvanisation à haute intensité.

Sous l'influence de ce traitement, le taux de l'urée, de l'acide urique et de l'acide phosphorique s'élève dans l'urine, la radiation calorique du corps est augmentée, il y a donc accroissement dans l'intensité des combustions organiques.

On appliquera le courant continu à l'aide du procédé de Guilloz pour le traitement de l'obésité par les hautes intensités (Cf. § 632).

Quant à l'auto-conduction, on l'appliquera soit à l'aide du grand solénoïde de d'Arsonval, soit en plaçant le malade entre deux spirales. La durée des séances sera de 20 à 40 minutes tous les jours ou tous les deux jours.

Larat conseille en outre, en particulier dans la gravelle urique le bain hydro-électrique à courants sinusoïdaux; son action diurétique, dit-il, est comparable à celle des eaux de Vittel et Contrexéville et il y a abondante expulsion de gravier.

632. Obésité. — Notions cliniques— Un individu ayant une constitution et un tempérament normaux présente un rapport constant entre les divers éléments constitutifs de son corps. Voici la composition normale moyenne du kilogramme (Von Noorden, Bouchard) :

Albumine fixe	148
— circulante	12
Graisse	130
Eau	660
Matières minérales	50
	1.000

Mais la composition du kilogramme moyen varie suivant la constitution. Un sujet qui a la charpente osseuse très développée (forte complexion), les autres parties du corps restant ordinaires, aura un kilogramme moyen renfermant moins d'albumine, moins de graisse. Un sujet qui aura une puissante musculature, les autres éléments restant ordinaires, aura une proportion d'albumine fixe supérieure. Un sujet qui, avec une complexion et une musculature moyennes pèse plus que le poids normal, a une adiposité supérieure à la normale. M. Bouchard a précisé le sens du mot adiposité en le définissant numériquement par le rapport du poids réel de la graisse d'un sujet au poids de la graisse que ce sujet devrait avoir normalement. On arrive à connaître ce rapport de la façon suivante :

1° Mesurer la taille du sujet au moyen de la toise ;

2° Lire dans la table des poids dressée par M. Bouchard, le poids qu'il devrait avoir s'il était normal. Si l'on ne possède pas cette table, on arrivera à un résultat approché en utilisant le procédé que j'ai indiqué ci-dessus (§ 552) : on multiplie le chiffre de la taille en décimètres par 8, et on retranche 66.

3° On apprécie à l'œil la complexion de la charpente, et on multiplie le poids normal par le coefficient correspondant.

On apprécie de même la musculature, et on multiplie encore le poids normal par le coefficient correspondant des tables de Bouchard. Enfin, si le sujet a moins de 30 ans, il y a une dernière correction à faire pour l'âge, en multipliant par un troisième coefficient inférieur à 1.

Je rappelle ici la série des coefficients de complexion, de musculature et d'âge :

Coefficients de complexion	Coefficients de musculature	Coefficients d'âge
Complexion :	Musculature :	13 ans..... 0,694
très forte... 1,12	très forte... 1,24	15 — 0,743
forte....... 1,08	forte........ 1,12	17 — 0,796
un peu forte 1,04	un peu forte 1,05	19 — 0,849
moyenne ... 1	moyenne ... 1	21 — 0,888
un peu grêle 0,96	faible 0,95	23 — ,.... 0,923
grêle 0,93	très faible .. 0,90	25 — 0,953
très grêle ... 0,90		27 — 0,974
		29 — 0,992

Prenons un exemple : voici un sujet de 32 ans mesurant $1^m,70$, ayant une complexion et une musculature fortes. Son poids devrait être, s'il avait une complexion et une musculature moyennes, 70 kilogrammes ($1.70 \times 8 - 66$ 70 kilogrammes).Étant donné sa complexion et sa musculature, son poids normal serait :

$$70 \times 1,08 \times 1,12 = 84^k,6.$$

4° Peser le sujet et comparer son poids avec le poids normal ainsi déterminé. S'il est supérieur, la différence est due à la graisse seule.

S'il est inférieur, il y a amaigrissement, et il faut savoir que, pour 1 kilogramme d'amaigrissement, on doit compter $0^g,210$ de graisse perdue.

5° Voici comment, ceci étant fait, on déterminera le degré d'adiposité :

On sait qu'un sujet moyen normal renferme les $\dfrac{13}{100}$ de son poids de graisse.

Le poids normal de graisse sera donc donné par la formule $\dfrac{13}{100}$ P soit ici $\dfrac{13}{100}$ de 70 ou $9^{kg},1$ ($9^{kg},19$ dans les tables).

On ajoute à ces $9^{kg},1$ la différence du poids normal, calculé après l'introduction des divers coefficients, avec le poids réel, si le sujet pèse plus que le poids normal. Ainsi s'il pèse 90 kilogrammes on ajoutera $5^{kg},4$ puisque son poids normal devrait être $84^{kg}.6$ et l'on aura pour poids total de sa graisse :

$$9^k,1 + 5,4 = 14^k,5.$$

Si au contraire il pèse moins que la normale, on retranchera de 9 kilogrammes les $\dfrac{21}{100}$ de la différence, parce que l'on sait que pour 1 kilogramme d'amaigrissement, il y a 0,210 de graisse perdue. Ainsi supposons qu'il pèse $74^{kg},6$, on retranchera les $\dfrac{21}{100}$ de 10 kilogrammes, soit $2^{kg},1$, et le poids total de la graisse sera :

$$9^k,1 - 2^k,1 = 7 \text{ kg.}$$

Le degré d'adiposité est le rapport du poids de la graisse réelle à la graisse normale : $\dfrac{14,5}{9,1}$, $\dfrac{7}{9,1}$ ..., etc.

Ce rapport peut descendre à 0,05 et monter à 12. Ainsi ce sujet de $1^m,70$ que nous avons pris pour exemple peut tomber à 0^{kg},445 de graisse et monter à 109 kilogrammes de graisse (ce qui porterait son poids total à 184^{kg},5) si, comme nous l'avons supposé, il a une complexion et une musculature fortes.

On voit d'après cela que l'adiposité n'est pas du tout la corpulence. La corpulence est le quotient du poids par la taille. Elle varie suivant le degré de musculature, de complexion et d'adiposité. En général, adiposité et corpulence varient parallèlement, mais on ne doit pas les confondre.

Si j'ai insisté sur cette définition de l'adiposité. c'est, d'une part, pour que nous puissions partir de données certaines pour traiter électriquement cette maladie. C'est, d'autre part, pour montrer que le point délicat de la méthode est la juste appréciation des coefficients de complexion et de musculature. Or ces appréciations sont tout à fait du ressort de la physique biologique : qu'il s'agisse des rayons X pour le squelette, des mensurations pour les muscles, la sagacité des praticiens qui s'occupent de ces nouvelles branches de la médecine, est sollicitée pour arriver à des résultats numériques précis.

ÉLECTROTHÉRAPIE DE L'OBÉSITÉ. —1° *Traitement de l'obésité par le courant continu* (Guilloz). — Appliquer de grandes électrodes d'ouate ou de feutre bien humectées d'eau chaude sur l'abdomen, les cuisses, les fesses, les lombes. Les électrodes reliées au pôle négatif devront avoir une surface totale un peu supérieure à celles reliées au pôle positif. On porte l'intensité progressivement jusqu'à 150 milliampères. Séances quotidiennes d'une demi-heure puis d'une heure.

Plus tard on ajoutera à ce traitement la faradisation des masses musculaires de l'abdomen, des fesses et des cuisses, en n'oubliant pas que, chez ces malades, il y a souvent des cardiopathies qui peuvent contre-indiquer pendant toute la première période du traitement la gymnastique musculaire.

On arrive à faire perdre 8 à 15 kilogrammes en un mois.

Il ne faut pas oublier, si l'on veut éviter des déconvenues, de tenir le malade en observation un certain temps, avant de commencer le traitement, pour voir s'il est en période d'obésité croissante. Le moment où l'on doit intervenir est celui où un régime convenable et durable étant établi, le poids reste depuis quelque temps stationnaire.

2° *Courants de haute fréquence.* — Tandis que le courant continu est généralement bien supporté par tous les malades, les autres formes de l'énergie électrique sont souvent mal tolérées. Même les courants de haute fréquence appliqués sous forme d'auto-conduction, produiraient parfois de l'accélération du pouls et de l'angoisse, surtout s'il y a dégénérescence graisseuse du myocarde.

3° *Procédés ayant pour effet de produire la gymnastique musculaire. Technique de Bergonié.* — Larat emploie systématiquement contre l'obésité le bain hydrique à courants sinusoïdaux. Il commence par un bain de 1/4 d'heure et va en augmentant jusqu'à 40 minutes, mais il considère comme une contre-indication formelle les troubles circulatoires éprouvés par les malades.

La faradisation a été employée par différents auteurs comme complément de la cure galvanique. Mais elle ne donne vraiment tout ce qu'elle peut rendre que si l'on adopte une technique spéciale telle que la technique formulée par Bergonié.

Le sujet est placé dans un fauteuil spécial dont le siège et le dossier sont doublés d'électrodes paires. Des coussins de tissu hydrophile sont placés sur ces électrodes et sont ainsi interposés entre chaque électrode et la région correspondante du sujet. D'autres électrodes sont placées sur les bras, les avant-bras, les cuisses, les jambes. On peut à volonté par le jeu de commutateurs et de rhéostats mettre chaque électrode sur tel ou tel pôle, et régler l'excitation suivant la tolérance du groupe de muscles excité. Le courant est formé par la machine à ondes aiguës de Bergonié (§ 119). Il est rythmé et inversé à la seconde par un dispositif adjoint. Le courant est amené progressivement à l'intensité nécessaire pour produire une contraction puissante, mais indolore, dans chaque groupe musculaire. Peu à peu, pour augmenter le travail, on charge le sujet de sacs de sable. Ainsi les muscles exercent leur effort sur des résistances croissantes. Sous l'action de ce traitement les muscles se développent, la circulation générale et locale s'accroît, les fonctions cutanées et respiratoires sont hyperactivées, la température centrale s'élève. Le traitement convient donc d'une façon générale à presque toutes les maladies par ralentissement de la nutrition. Mais si l'on vise spécialement l'obésité, il faut en même temps réduire la ration alimentaire et il est remarquable de constater que cette ration peut être diminuée davantage pendant le traitement électrique qu'avant sa mise en œuvre.

Les massages, les mouvements passifs seront des compléments de la cure, dont on usera suivant les circonstances.

Adiposités locales. — Le traitement sera, en principe, le même : galvanisation par les grandes électrodes, faradisation, gymnastique active et passive locale.

Les rayons X ont donné de bons résultats à quelques opérateurs dans le traitement des lipomes [maladie de Dercum (Bordet, Nogier, Barjon 1905-1906)].

633. Diabète. — Nous ne sommes pas encore en mesure de nous prononcer d'une façon certaine sur l'efficacité de l'électrothérapie dans le diabète. MM. d'Arsonval et Charrin, puis MM. Apostoli et Berlioz, ont publié des résultats très encourageants de l'auto-conduction dans cette affection.

J'ai observé moi-même plusieurs cas d'amélioration remarquables et même de disparition de la glycosurie en soumettant le malade à l'auto-conduction entre deux spirales, pendant 20 minutes à une demi-heure tous les deux jours.

En présence des résultats contradictoires de divers auteurs, nous devons être assez réservés sur l'issue du traitement. Néanmoins un résultat constant sera le relèvement des forces et l'amélioration de l'état général.

Le bain statique a donné aussi d'heureux succès à quelques auteurs.

634. Rhumatisme chronique. — Tandis que le rhumatisme articulaire aigu et les pseudo-rhumatismes infectieux, tels que le rhumatisme blennorragique, procèdent d'agents infectieux définis, le rhumatisme chronique est beaucoup moins facile à classer dans le cadre nosologique, d'autant plus qu'il succède assez souvent aux arthrites infectieuses aiguës. Quoi qu'il en soit, les affinités morbides du rhumatisme chronique en faisant avant tout, comme l'a démontré le professeur Bouchard, une maladie arthritique, nous ne devrons pas perdre de vue le traitement de la diathèse en traitant les manifestations locales.

RADIODIAGNOSTIC. — Quand le rhumatisme chronique porte sur les articulations, l'examen radiologique est utile : on peut observer soit l'absence de l'interligne clair articulaire, soit des déformations des épiphyses avec ou sans productions ostéophytiques. Plus tard on voit les os apparaître plus transparents, à cause de la décalcification qu'ils subissent.

ÉLECTROTHÉRAPIE. — Deux indications sont à remplir ici :

1º Traiter l'état général, la diathèse arthritique ;

2º Traiter localement ses manifestations.

α) *Traitement général.* — Le traitement général consiste à soumettre le malade à l'auto-conduction ou à la gymnastique électrique passive (courants de Bergonié, bains sinusoïdaux, etc.), et à l'action des émanations radioactives, selon la même technique que les goutteux.

β) Quant au *traitement local*, ce sera surtout au courant continu et à l'ionisation salicylée qu'il faudra s'adresser. La technique de ces opérations a déjà été exposée à l'article arthrite (§ 574). On se reportera aussi à l'article « Torticolis, lombago, rhumatisme musculaire, myalgie » (§ 502).

CHAPITRE IX

QUELQUES MALADIES DUES
A UN TROUBLE DE FONCTIONNEMENT
DES GLANDES A SÉCRÉTION INTERNE

635. Glandes à sécrétion interne et radiothérapie. — Thyroïde. — Thymus. — Hypophyse. — Surrénales. — Nous avons vu déjà que la *maladie de Basedow* est toujours améliorée, souvent guérie par l'irradiation de la thyroïde.

L'*hypertrophie du thymus* cause, tant par les phénomènes compressifs qu'elle détermine que par l'hyperfonctionnement glandulaire, des phénomènes parfois d'une gravité fatale chez les enfants. Les symptômes dominants étant des phénomènes respiratoires et asphyxiques, cette affection sera étudiée au paragraphe 658 dans le cadre des maladies de l'appareil respiratoire et nous verrons que la radiothérapie est le procédé le plus simple et le plus efficace que nous possédions pour sa cure rapide.

L'*acromégalie et le gigantisme* paraissent dus à un hyperfonctionnement de l'hypophyse. Le syndrome hypophysaire est d'ailleurs assez complexe, c'est pourquoi nous allons sous la rubrique ci-dessus réserver un paragraphe spécial à la radiothérapie de l'hypophyse.

L'*hyperfonctionnement des surrénales* donne un syndrome, complexe aussi, auquel on rattache certains cas d'hypertension artérielle; et même l'évolution athéromateuse, d'après Josué, serait sous sa dépendance. En raison de la complexité du syndrome surrénal, nous allons aussi réserver un paragraphe à la radiothérapie de la glande surrénale.

636. Radiothérapie de l'hypophyse. — Béclère, le premier en France, à la suite d'une observation de Gramégna, a apporté des résultats encourageants de la radiothérapie contre le syndrome hypophysaire (Congrès de Berlin 1913), alors que la chirurgie reculait à juste raison contre la gravité d'une intervention dans une région aussi difficile à aborder. La disparition de la céphalée, du vertige, de l'état nauséeux, des vomissements, des troubles visuels, la diminution de l'adiposité dans certains cas, des symptômes d'infantilisme dans d'autres, ne laissent aucun doute sur l'efficacité du traitement.

Seulement, il faut bien préciser les indications de la radiothérapie. Avec Béclère, on peut répartir les symptômes dus aux tumeurs et hypertrophies hypophysaires en trois catégories : 1° Symptômes compressifs (forme ophtalmique en particulier); les rayons X sont toujours indiqués et toujours efficaces surtout si l'on agit de bonne heure, sauf dans les tumeurs syphilitiques ; 2º Symptômes hyperfonctionnels de la première phase des hypertrophies glandulaires : la radiothérapie est toujours indiquée et toujours efficace ; 3º Symptômes hypofonctionnels de la dernière phase : la radiothérapie est contre-indiquée.

La radiothérapie se pratique suivant la technique de la radiothérapie profonde en choisissant deux portes d'entrée frontale et deux temporales convergeant vers l'hypophyse et une cinquième intra-buccale recommandée par Gramégna pour atteindre l'hypophyse à travers le voile du palais et le sphénoïde.

637. Radiothérapie des surrénales. —- La radiothérapie des surrénales introduite dans la pratique électrologique par Zimmern et Cottenot dans les cas d'hypertension artérielle pure, c'est-à-dire quand les lésions rénales et artérielles sont réduites à un minimum négligeable se fait suivant la technique ci-après. Le sujet est assis ou couché sur le ventre. Le rayonnement est dirigé un peu obliquement en dedans et en avant de part et d'autre de la colonne vertébrale, et centré sur la 12ᵉ côte. La porte d'entrée est constituée par un cercle de 10 centimètres de diamètre ayant son centre sur la 12ᵉ côte et tangent à la ligne médiane (Cottenot).

Les auteurs de la méthode emploient 8 à 10 H de rayons durs filtrés par 4 millimètres d'aluminium en une séance ou en plusieurs jours consécutifs. (*Doses maxima* des barèmes en unités M variables suivant filtration).

CHAPITRE X

MALADIES DE LA BOUCHE, DE LA GORGE, DU NEZ, DU LARYNX ET DES OREILLES

I. — *LE NEZ, LES FOSSES NASALES*

638. Déviations et éperons de la cloison du nez. — ÉLECTROLYSE (Miot Voltolini, Garel, Bergonié et Moure, Cheval, Schall, etc.). On emploie contre les déviations et éperons cartilagineux ou osseux avec épaississement l'électrolyse bipolaire.

On enfonce pour cela, au moyen du spéculum de nez, deux aiguilles d'acier parallèlement. Le plan qu'elles déterminent sera parallèle à la cloison du nez. Ces aiguilles d'acier mesurent $0^{mm},5$ à 1 millimètre de diamètre sur 7 centimètres à 10 centimètres de long. On les isole sur la partie de leur longueur qui ne doit pas pénétrer dans les tissus, au moyen d'un tube de caoutchouc mince. E. Castex conseille, pour les introduire, de se servir d'une pince spéciale qui a l'avantage de bien dégager la vue du champ opératoire. Quand les aiguilles sont mises en place, on retire le spéculum et on les relie respectivement à un pôle de la source. Puis on fait passer un courant de 20 à 30 milliampères pendant 3 à 5 minutes. On ramène le courant progressivement à zéro, on l'inverse pendant 30 à 60 secondes, jusqu'à 20 milliampères environ, on ramène de nouveau à zéro, puis on retire les aiguilles.

L'aiguille positive, grâce à l'inversion qui a été opérée, n'adhère pas aux tissus. On peut insensibiliser la muqueuse avec la cocaïne. Une séance, deux au plus, sont généralement suffisantes.

Il faut rejeter pour cette opération l'électrolyse monopolaire, qui ne localise pas d'une façon aussi précise l'action électrique, bien délimitée entre les deux aiguilles, grâce à la méthode bipolaire.

L'escarre s'élimine 8 ou 10 jours après.

639. Polypes nasopharyngiens. — Le traitement électrique des polypes nasopharyngiens, d'abord employé par Nélaton, consiste à les détruire par l'électrolyse bipolaire. On introduit dans le polype deux aiguilles de 1 millimètre à $1^{mm},5$ de diamètre courbées après avoir été détrempées, puis retrempées et recouvertes jusque vers la pointe d'un tube de caoutchouc mince ou de ruban isolant. On fait passer un courant de 20 à 40 milliampères pendant

5 à 10 minutes. On ramène progressivement le courant à zéro et on l'inverse 30 à 60 secondes jusqu'à 20 milliampères environ. L'aiguille positive est ainsi retirée facilement et sans perte de sang. Il faut ordinairement un très petit nombre de séances espacées de 15 jours. On peut terminer avec l'électrolyse monopolaire, quand il ne reste plus que quelques parcelles de la tumeur. Ce traitement est le traitement de choix quand l'ablation chirurgicale ne s'impose pas.

M. Garel, de Lyon, a fait construire une fourchette à trois dents en platine iridié : les deux extrêmes sont réunies en quantité et reliées au pôle — la dent médiane isolée est reliée au pôle +. Avant d'introduire l'instrument on isole le manche avec du ruban isolant.

640. Ozène. — On sait combien cette affection est rebelle aux moyens ordinaires. Aussi l'électrothérapie, en raison des bons résultats acquis, est-elle le procédé curatif de choix.

C'est à l'électrolyse cuprique qu'on aura recours en principe. Elle a été employée pour la première fois par Gautier, Favier, Jouslain, Larat en 1892, puis reprise à Bruxelles par Cheval, Capart et Bayer (1895), et à Vienne par Rettri.

Les résultats rapportés par ces différents auteurs sont les mêmes : la guérison est à peu près constante dans les cas récents ; dans les cas anciens on n'obtient pas le retour à l'état normal, mais une amélioration durable.

Depuis lors, Moure, de Bordeaux, a apporté certaines réserves dans ces conclusions, ayant constaté lui-même des récidives rapides ; mais peut-être sa technique n'était-elle pas tout à fait celle des auteurs belges et viennois. Quoi qu'il en soit de la constance plus ou moins grande des résultats, on peut affirmer l'utilité de l'intervention. En voici la technique :

Deux procédés sont employés, celui de Cheval, qui opère avec des aiguilles de cuivre + et d'acier — ; celui de Schall, qui se sert d'électrodes ouatées. Nous allons les passer en revue, après quoi nous signalerons quelques autres modes d'intervention, tels que celui de Dionisio (photothérapie) et celui de Bordier (haute fréquence).

Procédé de Cheval. — Il consiste à pratiquer l'électrolyse bipolaire de la façon suivante : insensibiliser la muqueuse du nez avec une solution de chlorhydrate de cocaïne au 1/20, après nettoyage de la région. — Introduire dans la muqueuse du cornet moyen ou à travers la substance même du cornet vers la surface concave, ordinairement la plus atteinte, et parallèlement à son bord inférieur, une aiguille électrolytique en cuivre de 1 millimètre de diamètre, isolée jusqu'à 2 ou 3 centimètres de son extrémité par un tube de caoutchouc mince ; la faire pénétrer de 2 centimètres environ chez les enfants, 3 centimètres chez les adultes. Introduire ensuite une aiguille d'acier entre la muqueuse et l'os du cornet inférieur du même côté, cette aiguille étant isolée comme la première. — Relier l'aiguille de cuivre au pôle positif et l'aiguille d'acier au négatif.

Faire passer un courant de 8 à 20 milliampères, progressivement établi, pendant 10 minutes à 1/4 d'heure ; Cheval va jusqu'à 30 milliampères. Ramener progressivement au zéro. Inverser et faire passer pendant 30 secondes un courant de sens contraire de 10 milliampères pour pouvoir retirer facilement les aiguilles. On fera plusieurs séances à huit jours d'intervalle chacune.

Ce qui agit ici, c'est l'oxychlorure de cuivre, formé au pôle positif par le Cl naissant au contact du cuivre de l'électrode. Après chaque séance on constate quelques douleurs, de la congestion conjonctivale, du larmoiement, phénomènes qui ne persistent que quelques jours.

Bayer a signalé après toutes ses interventions une réaction douloureuse très violente. Dans un cas, où il y avait en même temps de l'otite suppurée, il a eu un accident mortel, tout en se tenant à des intensités voisines de 10 milliampères. Ces effets sont-ils dus à une série malheureuse ? Sont-ils dus, comme le suppose Larat, à un défaut de précision du galvanomètre employé ? on ne saurait trop le dire, mais il est utile de les connaître.

Procédé de Schall. — Il consiste à introduire dans une narine une électrode + d'ouate métallisée avec du cuivre, et dans l'autre une électrode — d'ouate imbibée d'eau pure. L'électrode positive se prépare de la façon suivante : on enveloppe d'ouate l'extrémité d'une tige de cuivre, on la plonge dans une solution chaude de nitrate d'argent acidulée par l'acide tartrique. On transforme la mousse métallique formée par la galvanoplastie en mousse de cuivre. L'intensité à employer sera de 15 milliampères environ pendant 10 minutes.

Signalons pour terminer deux autres procédés récemment employés, l'un par M. Dionisio, l'autre par M. Bordier.

M. Dionisio préconise contre l'ozène la photothérapie ; ses conclusions sont basées sur un nombre assez considérable d'observations. Il emploie soit de petites lampes à incandescence, revêtues d'un manchon de verre à circulation d'eau, soit des tubes de cristal sur lesquels il concentre la lumière. On trouvera la description complète de son procédé dans les *Archives d'électricité médicale* de M. Bergonié, 1903, p. 452 et dans la *Semaine médicale*, du 17 juin 1903

MM. Bordier et Collet ont obtenu de bons résultats de l'emploi des courants de haute fréquence, appliqués localement au moyen d'une petite électrode à manchon de verre introduite dans les narines. Après une application de 2 minutes, ils soumettent la muqueuse du pharynx au même traitement en abaissant la langue avec un abaisse-langue ordinaire.

641. Anosmie. — L'anosmie a été traitée par la galvanisation extra-nasale, l'électrode active étant constituée par un tampon d'ouate mis à cheval sur le nez et l'électrode indifférente placée à la nuque. Intensité, 6 milliampères ; durée 2 minutes ; mais il est beaucoup plus sûr d'employer la galvanisation endonasale.

On introduit aussi loin que possible dans les fosses nasales un bourdonnet de coton mouillé et fixé à l'extrémité d'une tige conductrice, isolée sauf à son extrémité. Une autre électrode est placée sur la racine du nez ; certains auteurs mettent cette autre électrode à la nuque. On commencera par la galvanisation continue, pôle négatif intra-nasal (V. la note de la page 432, § 503). Intensité, de 3 à 5 milliampères ; durée 5 minutes, puis on fera de la faradisation avec la bobine à gros fil.

Suivant le conseil de Courtade, il faut donner l'intensité suffisante pour que le courant soit perçu sans la dépasser. Durée 5 minutes. Larat a obtenu aussi de bons effets de la statique (petites étincelles intra-nasales dans un cas où les traitements précédents avaient échoué).

II. — *LA BOUCHE. LES DENTS*

642. Glossoplégie, atrophie de la langue. — Leucoplasie. — La paralysie de la langue d'origine périphérique est assez rare, et résulte le plus souvent d'un traumatisme.

Le traitement consiste soit dans la galvanisation du nerf (si l'on suppose une névrite), soit dans la faradisation des muscles. Le point moteur du nerf se trouve (planche I) au-dessus et en arrière de la grande corne de l'os hyoïde. Les points moteurs des muscles cervicaux sont également indiqués dans cette planche. On faradisera aussi directement la langue à l'aide d'une électrode que l'on peut faire, au moment de s'en servir, à l'aide d'un gros fil de cuivre passé dans un tube de caoutchouc, pour l'isoler, sauf vers les extrémités. L'une reçoit un petit tampon d'ouate que l'on fixe avec un fil, l'autre le conducteur muni d'une pince. Il y a tout avantage à employer le faradique rythmé ou le galvano-faradique rythmé.

L'atrophie de la langue, lorsqu'elle est due à une lésion périphérique du nerf, se traitera de la même façon.

La leucoplasie buccale est justiciable de la radiothérapie, suivant la technique des épithélomas superficiels. (V. Tumeurs).

643. Hypertrophie des amygdales. — Le meilleur traitement consistera dans l'ablation partielle ou totale avec l'anse galvano-thermique ou simplement l'ignipuncture galvano-thermique.

644. Dents. — Rôle de l'électricité et de la radiologie dans l'odontotechnie. — Le diagnostic en odontotechnie a largement bénéficié de l'introduction des rayons X en médecine. La thérapeutique dentaire n'a que peu de rapport avec la radiologie et l'électrologie si l'on met de côté l'emploi du galvano-cautère.

Cependant les courants de haute fréquence ont un moment paru donner quelques promesses. Régnier et Didsbury ont anesthésié les dents en vue de leur extraction ou du curettage des caries non pénétrantes, au moyen des courants de haute fréquence.

Voici, pour ceux qui voudraient renouveler leurs essais, la technique suivie par les auteurs : l'électrode est constituée par un moulage en stent de la région à anesthésier. Ce moulage est revêtu à l'intérieur de poudre métallique et d'une mince feuille d'étain enduite d'une couche de pâte d'amiante humide. Cette électrode est reliée à un résonateur. Il ne semble pas que la méthode ait tendance à se généraliser. Aussi ne faisons-nous que la signaler et allons-nous nous borner à l'étude du radiodiagnostic dentaire.

645. Radiographie des dents. — De tous les nombreux procédés de radiographie proposés depuis l'introduction du foyer radiogène dans la bouche (Tubes de Bouchacourt) jusqu'aux plaques et pellicules intra-buccales avec incidences variées, il n'en est que trois qui sont couramment employées : 1° le procédé de la plaque horizontale serrée entre les dents avec incidence à 45° ; 2° le procédé des pellicules intra-buccales accolées contre la gencive ;

3° le procédé de la plaque extérieure et tube extérieur avec décalage des maxillaires. Ces trois procédés se complètent et ont leurs indications spéciales suivant les dents à radiographier. Nous allons les étudier successivement.

1° *Procédé de la plaque horizontale* ou *procédé de Belot.* — Ce procédé peut être appelé procédé de Belot, parce que, ébauché par Holzknecht et peut-être par Kienböck, décrit par Costa et Sinclair, il fut pour la première fois employé en France par Belot qui le fit connaître, l'améliora, en précisa la technique et fit construire un dispositif d'une grande précision pour l'appliquer.

Voici en quoi il consiste : une plaque radiographique de verre épais de 4 1/2 × 6 pour les enfants et les petites bouches, 6 × 6 1/2 pour les adultes moyens est enveloppée de papier noir aiguille puis de papier paraffiné. Cette plaque est placée horizontalement dans la bouche, la face gélatine tournée en haut ou en bas suivant qu'on veut radiographier les dents du haut ou du bas. Le sujet serre doucement cette plaque entre ses dents. Le tube est placé à 45° au-dessus de la plaque (dents du haut), ou à 45° au-dessous (dents du bas), en regard de la dent intéressante à une distance de 50 centimètres environ. Dans ces conditions, il est facile de se rendre compte que l'on obtient la silhouette dentaire en grandeur vraie. En effet, (*fig.* 254), si le tube est placé dans la direction X à 90° sur la plaque PP', et si l'on admet que la dent B A est à peu près perpendiculaire à la plaque serrée par le sujet, il est facile de voir que le triangle rectangle BAC est approximativement isocèle, les angles α et α' étant égaux à 45°. Par suite CA silhouette de la dent est égal à BA. Comme Belot l'a fait remarquer lui-même, le tube n'étant pas à l'infini, les différentes sections de la dent AB ne sont pas projetées par un rayon à 45° et par suite l'énoncé du triangle rectangle isocèle ne peut s'appliquer à la fois à toutes les sections, d'où petite déformation en hauteur, qui, jointe à l'agrandissement de l'image en largeur par la conicité de la projection, fait que la silhouette n'est pas une silhouette tout à fait fidèle. Mais ces légères déformations sont négligeables en pratique.

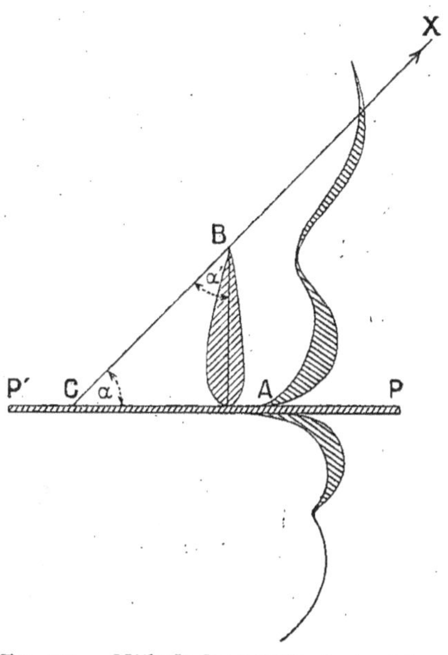

FIG. 254. — Méthode de projection horizontale. PP', plaque; BA, dent; CX direction du faisceau.

La seule difficulté technique est donc de placer le tube sur l'oblique 45° en regard de la dent intéressante. Belot est arrivé à une précision absolue grâce au dispositif de la figure 255 qui s'adapte devant la cupule porte-tube. La tige parallèle à l'axe du cône d'éclairement porte à son extrémité, incliné à 45° sur elle, un plateau dont elle peut occuper un degré quelconque de la demi-circonférence. La position de la tige étant fixée sur le plateau en regard de la dent intéressante et la plaque étant posée sur le plateau, le sujet, confortablement assis, mord plaque et plateau entre ses dents. Une bande de Robinsohn, serrant le front, l'immobilise.

Avec six poses on obtient toute la dentition : une de face et deux latérales

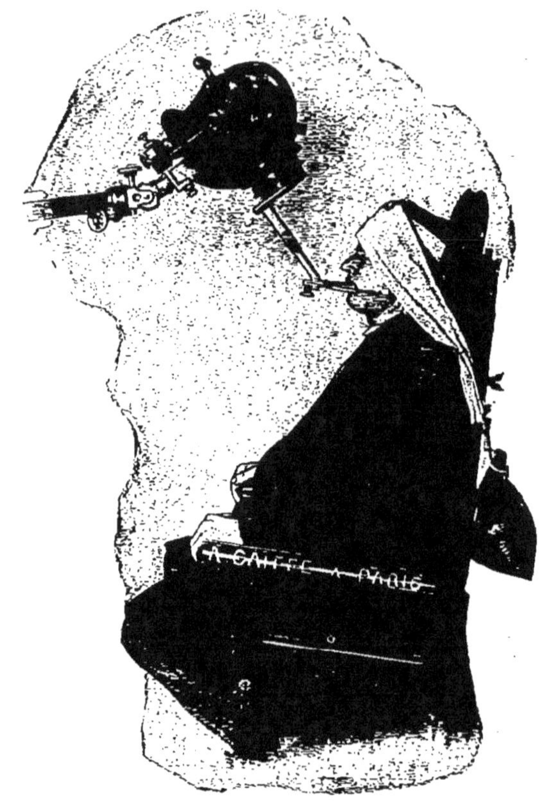

FIG. 255.

tube en haut ; une de face et deux latérales tube en bas (tout le système étant retourné).

L'appareil permet en variant la position de la tige sur le plateau de faire la radiographie stéréoscopique.

On peut, même sans l'appareil de Belot, employer sa méthode. La plaque est mise dans la bouche, sans support, après immobilisation de la tête. Il est bon de la doubler d'une feuille d'étain du côté verre pour éviter les rayons secondaires de retour. Le tube est placé approximativement à 45°. Pour obtenir cette direction, on peut se servir de l'indicateur Belot, analogue au plateau ci-dessus et muni d'une tige indicatrice. Introduit dans la bouche, il donne la ligne 45°, sur laquelle on place le tube. On retire alors l'indicateur et on lui substitue la plaque. Le Dr Jacques, Petit vient de faire construire un indicateur analogue, simple et précis ; Beclère se sert d'une planchette portant une règle à 45°. La planchette s'appuie sur la joue ou la région labiale en regard de la dent intéressante.

2° *Procédé des pellicules intra-buccales.* — Appliquer contre la muqueuse à la face interne du maxillaire, une pellicule enveloppée de papier noir et de papier paraffiné. La maintenir avec le doigt ou avec un appareil. Placer le tube à rayons X en C en regard de la pellicule sur la perpendiculaire à la bissectrice BO de l'angle formé par l'axe de la dent AB et la pellicule BD. Il est facile de voir que si l'on réalise ces conditions, on obtient le minimum de déformation. Le tube se place pratiquement au jugé sur cette perpendiculaire. Pourtant Dieck a réussi à préciser la position du tube grâce à un instrument à trois branches: l'une portant la pellicule, la deuxième indiquant la direction de la dent, la troisième coudée à angle droit donnant la direction du tube (*fig. 256-257*).

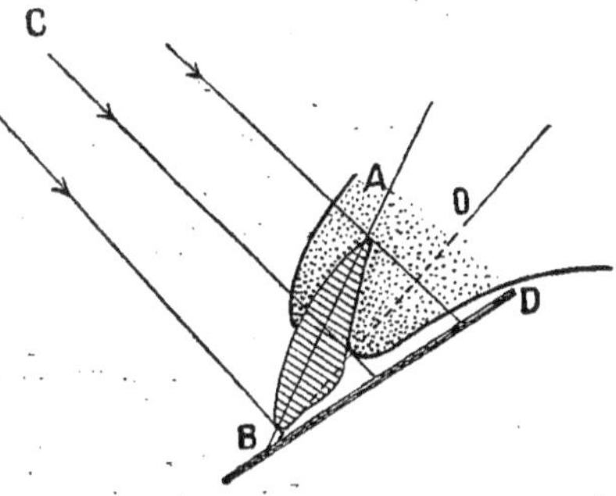

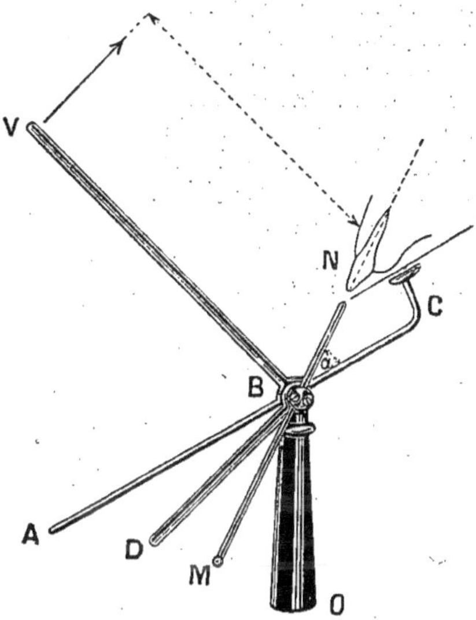

FIG. 256. — Méthode de Dieck.
BD. Plaque. — BA. Dent. — C. Faisceau de rayons.

Par ce procédé on n'obtient qu'une petite fraction de l'arcade dentaire sur chaque radiographie, mais il est extrêmement pratique et on acquiert vite l'habitude de placer correctement le tube sans aucune mesure.

3° *Procédé de la plaque extérieure avec décalage des maxillaires.* — Ce procédé, le premier en date, consiste à coucher le sujet sur la plaque latéralement ou de face. On l'emploie surtout aujourd'hui pour la dent de sagesse du maxillaire supérieur et pour le maxillaire inférieur (Belot). La position et l'incidence varient suivant la région à obtenir. L'axe du cône d'éclairement pénétrera soit obliquement sous le menton,

FIG. 257. — Méthode de Dieck.
Appareil pour sa réalisation.

soit obliquement sur la joue entre les deux arcades supérieures et inférieures séparées par un bouchon de liège, la bouche largement ouverte. L'opérateur habile se laisse guider par l'image à obtenir mieux que par toute description des conditions expérimentales.

Le radiodiagnostic trouve de nombreuses applications en art dentaire :
l'existence des dents supplémentaires, ou des dents permanentes de remplacement au-dessus des temporaires évoluant de façon anormale, la qualité des
racines pour la prothèse, l'état des canaux, le nombre et la direction des racines,
les lésions inflammatoires de la cavité alvéolo-dentaire du maxillaire, l'arthrite,
le kyste apical, etc., etc., constituent autant de sujets pour lesquels la radiographie, mieux que tout autre procédé d'exploration, apportera de précieuses
indications au stomatologiste.

III. — *LE LARYNX*

646. Paralysies récurrentielles et névrite des récurrents. — RADIO-
DIAGNOSTIC. —Les paralysies du larynx sont souvent d'origine obscure, et
le radiodiagnostic pourra être très utile, pour en éclairer l'étiologie lorsque
l'origine de l'affection se trouve dans une lésion du médiastin. Mignon a cité,
dès le début de la radiologie médicale, deux cas où des anévrismes de l'aorte,
décelés par les rayons X, étaient en cause [1].

La paralysie laryngée se traite surtout par la faradisation rythmée externe.
On applique une électrode sur le côté paralysé, cette électrode courbe et
appropriée à la forme de la région est reliée au pôle négatif de la bobine. Une
électrode indifférente est placée sur la nuque. Le courant est rythmiquement
interrompu à l'aide du métronome, de manière à donner une seconde de repos,
et une seconde de contraction alternativement. On fera une séance de 10 minutes tous les deux jours. Si la paralysie est double, on emploie une électrode
embrassant les deux côtés du larynx, telle que celle employée par Gouguenheim.

On la traite aussi par la faradisation endo-laryngée (Morell-Mackensie),
dont la technique est du ressort de la laryngologie spéciale plus que de l'électrothérapie générale.

Il en est de même du traitement endo-laryngé de la névrite des récurrents
par le courant continu.

647. Aphonie nerveuse. — Le meilleur traitement consiste à arroser
la région laryngée d'étincelles statiques ou de haute fréquence. On peut
aussi employer le pinceau faradique (M. Meyer). Le résultat est parfois très
rapide.

648. Fatigue vocale, influence de l'électricité sur la voix des chanteurs
— Moutier a montré les bons effets qu'on pouvait obtenir de l'effluvation
statique contre la fatigue vocale. Le sujet est placé sur le tabouret à pieds de
verre relié au pôle négatif de la machine. Devant sa bouche est placé un balai
de chiendent relié au pôle positif. Séances de 15 à 30 minutes tous les deux
jours. La voix gagne en hauteur, les notes aiguës sont mieux soutenues.
La haute fréquence donne des résultats comparables.

---

[1] *Traité de radiol. méd.* de BOUCHARD, p. 922.

IV. — *L'OREILLE*

649. Otite labyrinthique. — **Surdité par lésion labyrinthique, ou par lésion du nerf acoustique.** — **Surdité hystérique.** — ÉLECTRODIAGNOSTIC.
— α) *Excitabilité du nerf acoustique.* — Appliquer un tampon sur le tragus en avant du conduit auditif externe. Mettre une électrode indifférente sur la nuque. L'exploration galvanique du nerf acoustique ainsi excité. (Brenner, 1863 ; Erb. 1869), donne les résultats suivants :

Chez les sujets non malades, le plus souvent (9 fois sur 10), on ne produit aucune sensation, ni avec un pôle, ni avec l'autre, en élevant progressivement l'intensité et en produisant des ruptures et fermetures brusques. Quelquefois on provoque une réponse de la part du nerf (1/10 des cas), et alors c'est la CaFe σ qui apparaît la première, puis la AnOσ. On n'obtient rien ni par la CaO ni par l'AnFe.

Le son produit par la CaFe est bref, assez intense. Il est suivi souvent d'un son faible qui se prolonge un moment pendant l'état permanent, puis disparaît.

Si l'on fait passer le courant pendant quelques instants à l'état permanent, le nerf réagit plus facilement aux excitations (excitabiblté secondaire de Brenner). Si l'on fait passer le courant quelques minutes dans un sens, puis qu'on inverse, on observe parfois l'inversion de la formule d'excitation (réaction tertiaire de Brenner). Il peut arriver que l'oreille non explorée réagisse, à l'excitation de l'oreille étudiée, mais alors on observe généralement pour elle la formule inverse, c'est-à-dire qu'elle réagit comme si une électrode de signe contraire à celle de l'oreille opposée était appliquée sur son tragus ; cela tient vraisemblablement à ce que l'électrode indifférente étant placée à la nuque par exemple, une électrode virtuelle de même signe qu'elle se trouve constituée vis-à-vis de l'électrode active (réaction dite paradoxale). On ne rencontre cette réaction que dans certains états pathologiques.

La valeur séméiologique de ces réactions a été diversement interprétée. En principe, on doit dire qu'une oreille réagit d'autant moins qu'elle est plus saine, parce que le nerf acoutisque est difficilement excitable. Il devient excitable soit à la faveur de certains états pathologiques qui rendent les milieux de l'oreille externe et moyenne plus conducteurs (furonculose du conduit, otite moyenne, etc.), soit à cause d'un état d'irritabilité anormale du nerf lui-même par tumeur cérébrale, méningite, traumatisme, etc.

Quand il s'agit de grosses inflammations de l'oreille moyenne ou externe, l'examen électrique est évidemment inutile. Il devient utile pour mettre sur la piste de certaines otites labyrinthiques, ou affections intra-craniennes en évolution.

La réaction est normale dans la surdité hystérique, tabétique.

Il est des cas où l'existence de la réaction peut être au contraire d'un pronostic favorable, c'est dans les affections où le nerf subit la dégénérescence, comme dans les vieilles surdités labyrinthiques; cela prouve en effet que le nerf n'est pas complètement dégénéré et qu'il est le siège d'un travail inflammatoire.

En général on peut dire qu'une réaction obtenue avec un courant faible,

5 à 6 milliampères, lorsqu'il n'y a pas d'affection de l'oreille externe ou moyenne, doit faire songer à l'hyperémie du labyrinthe ou du tronc du nerf acoustique.

β) *Anomalies du vertige voltaïque.* — Quand on applique sur les tempes ou sur les apophyses mastoïdes d'un sujet normal deux électrodes d'ouate mouillée, reliées aux deux pôles d'une source galvanique, et quand on fait croître progressivement le courant, on observe vers 2 à 3 milliampères de vagues sensations de vertige, malaise, avec parfois état nauséeux. Avec plus d'intensité (3 à 8 milliampères) le vertige se précise : le sujet présente du nystagmus et incline la tête avec légère rotation du côté positif. C'est le vertige voltaïque. On l'attribue à ce fait que le côté opposé se trouve en état de catélectrotonus et que le sujet a la sensation d'être entraîné de ce côté. Il réagit en s'inclinant du côté positif.

Si le sujet est atteint d'une affection de l'oreille, de surdité en particulier, et si cette affection, si cette surdité est imputable à une lésion d'un organe du labyrinthe (canaux semi-circulaires, utricule, saccule, nerf acoustique) il y a fréquemment des anomalies dans le vertige.

Ces anomalies consistent habituellement :

1º En une augmentation de la résistance au vertige qui nécessite un milliampérage plus élevé. Cette augmentation va jusqu'à l'absence totale de vertige quand les organes labyrinthiques de l'équilibration sont détruits ou quand la pression intra-cranienne est augmentée.

2º En une dissymétrie des résutats à droite et à gauche. Ici il faut se rendre compte exactement des phénomènes possibles.

Si les deux nerfs acoustiques ne sont pas dans le même état, c'est le plus irritable qui provoque le sujet à réagir contre la sensation de vertige de ce côté.

Donc si le nerf malade est hyperexcitable par une cause pathologique, le vertige objectif tendra à s'effectuer du côté opposé. S'il est hypoexcitable il tendra à s'effectuer de ce côté.

Presque toujours les lésions labyrinthiques s'accompagnent d'hypoexcitabilité ou d'inexcitabilité de la branche vestibulaire du nerf acoustique; par suite c'est du côté malade que tend à s'incliner le sujet par réaction contre l'entraînement subjectif du côté le plus excitable quel que soit le pôle.

L'étude de la marche sous courant galvanique appliqué sur les tragus fournit parfois des renseignements intéressants chez les commotionnés et traumatisés du crâne. Cestan, Paul Descomps, Euzière et Sauvage ont opéré de la façon suivante. Les fils amenant le courant sont suspendus à un trolley, sur lequel ils glissent. Les malades marchent les yeux fermés sous le trolley dans les deux sens, en avant et en arrière, suivant la méthode de Babinski-Weil. Le positif étant successivement placé à droite et à gauche et le courant étant réglé d'après l'intensité nécessaire pour obtenir le vertige voltaïque, on observe la marche. Les sujets normaux dévient à chaque mouvement de va-et-vient vers le pôle + d'une distance angulaire qui croît avec l'intensité du courant Les sujets à l'état pathologique ont de l'hypersensibilité et la déviation n'est pas seulement fonction de la polarité et de l'intensité, mais, comme dans le vertige voltaïque, du siège et de l'importance de la lésion.

D'autre part, si l'on fait préalablement tourner le sujet sur lui-même (épreuve de sensibilisation), on observe qu'après 4 ou 5 va-et-vient la déviation chez le sujet sain est de 90° du côté + pour un courant de 1/2 milliampère à 1 milliampère.

Chez les sujets pathologiques, il arrive que la déviation se fait parfois toujours dans le même sens, quelle que soit la position du pôle +. En tout cas, presque toujours, il y a dissymétrie des déviations droite et gauche pour l'épreuve du + droit et l'épreuve du + gauche (*Soc. Méd. Hôp*. 28 juillet et 27 octobre 1916).

ÉLECTROTHÉRAPEUTIQUE. — La surdité hystérique a surtout bénéficié de l'emploi de l'électricité. On se sert pour la traiter du courant continu, en prenant la cathode comme électrode active (Erb), et en produisant de temps en temps des interruptions pour réveiller l'excitabilité du nerf.

Même technique que pour l'électrodiagnostic Duchenne, de Boulogne, a employé dans la surdité hystérique le courant faradique, en excitant directement le tympan à l'aide d'un bain d'oreille en relation avec un pôle de la bobine. On pourrait employer aussi pour cela l'électrode spéciale de Roumailhac.

650. Bourdonnements d'oreille — Dénoyès, Imbert et Marquès ont montré tout le parti qu'on pouvait tirer des applications de haute fréquence dans les cas de bourdonnements d'oreille, surtout s'ils ne sont pas liés à une otite suppurée. Le manuel opératoire consiste à promener le balai à fil fin ou l'électrode condensatrice sur l'apophyse mastoïde, et en avant du conduit auditif externe. Suivant la tolérance du sujet, on approche plus ou moins l'excitateur pour avoir seulement des effluves ou des étincelles. Plusieurs observations publiées par MM. Imbert et Marquès nous autorisent à employer systématiquement cette technique contre les bourdonnements, surtout quand ils sont causés par l'otite scléreuse, ou lorsqu'ils relèvent de l'hystérie ou de la neurasthénie.

On obtient d'ailleurs aussi de bons résultats de l'emploi du courant continu [1], suivant la technique de Brenner et Erb, que nous venons d'exposer pour les recherches électrodiagnostiques. On appliquera une anode active sur le tragus, la cathode indifférente étant placée sur la nuque, et l'on fera passer un courant de 5 à 8 et même 10 milliampères, pendant 5 à 20 minutes.

Dans certains cas de vertige accompagné de bourdonnements, Libotte [2] a obtenu une amélioration rapide avec le souffle statique.

651. Otites — Nous avons déjà vu (§ 650) que les bourdonnements dus aux otites scléreuses pouvaient être améliorés rapidement, nous savons d'autre part que l'intervention peut être salutaire dans la surdité par otite labyrinthique (§ 649). Nous ne dirons qu'un mot ici des affections aiguës de l'oreille moyenne.

D'après Monnier, au déclin des otites aiguës, il est très utile de faradiser l'oreille. La faradisation agit « soit en hâtant la résorption des derniers exsudats, soit plutôt en luttant contre l'état de parésie post-inflammatoire des muscles de l'oreille moyenne [3] ».

---

[1] Cf. BARRET, *loc. cit.*
[2] LIBOTTE, *Arch. d'élect. méd.*, de BERGONIÉ, 1903, p. 109.
[3] BARRET, *loc. cit.*

M. Bergonié a employé ce même traitement avec succès contre les otites moyennes scléreuses. Il se sert pour cela du courant faradique rythmé par le métronome ; il l'applique au moyen de l'électrode auriculaire spéciale de Roumailhac, l'électrode indifférente étant à la nuque. Outre le « massage faradique » du tympan ainsi obtenu, il est indiscutable que l'on agit sur les muscles de l'oreille moyenne d'une façon tout à fait favorable.

L'intensité doit être élevée jusqu'à l'apparition de contractions légères dans les muscles de la face. Durée 20 à 30 minutes. Séances tous les jours ou tous les deux jours.

Signalons pour terminer les bons résultats obtenus par Dionisio (¹) par la photothérapie dans les otites moyennes purulentes chroniques. Il projette sur le tympan les rayons concentrés d'une lampe à incandescence à l'aide d'un *speculum auri.*

652. Rétrécissements de la trompe d'Eustache. — Les rétrécissements de la trompe se traitent par l'électrolyse circulaire suivant la technique générale des rétrécissements exposée au chapitre des rétrécissements urétraux.

On se sert pour cela de bougies en cuivre allant du nº 3 au nº 6 de la filière française passées dans un petit cathéter d'argent isolé extérieurement. On introduit le cathéter jusqu'au niveau du rétrécissement, la bougie dépassant légèrement. Le cathéter étant réuni au pôle négatif, on porte l'intensité à 2 milliampères et jusqu'à 5 milliampères si la douleur le permet. On sent la sonde pénétrer sous une légère pression. La séance dure 2 à 5 minutes (Procédé de Duel).

(¹) *Arch. d'élect. méd.* de BERGONIÉ, 15 juillet 1903 et *Semaine méd.*, 17 juin 1903.

CHAPITRE XI

MALADIES DES VOIES RESPIRATOIRES

(A L'EXCEPTION DES VOIES RESPIRATOIRES SUPÉRIEURES)

653. Tuberculose pulmonaire. — RADIODIAGNOSTIC. — La tuberculose pulmonaire est l'une des maladies qui a le plus bénéficié de l'emploi des rayons X comme moyen de diagnostic. Si les rayons X ne permettent pas de poser de toutes pièces le diagnostic de tuberculose, du moins ils ajoutent aux signes cliniques des éléments importants pour l'établir, surtout à la période où, les examens bactériologiques étant négatifs, et l'auscultation ne faisant rien percevoir de pathognomonique, la tuberculose ne peut être que soupçonnée. On sait que c'est à cette période préparatoire qu'il y a intérêt surtout à la dépister pour la traiter avec le plus de chance de succès, et c'est pour cela que le radiodiagnostic de cette maladie a pris une si grande place en médecine.

A. — *Période de tuberculose douteuse.* — En principe, si l'on irradie un thorax en position frontale, de telle sorte que le rayon normal tombe sur le rachis ou sur le sternum, il y a égalité de luminosité des deux côtés au niveau des régions pulmonaires symétriques.

Cependant on observe parfois chez les sujets très musclés un peu moins de clarté du sommet droit à cause de la musculature plus puissante de ce côté. Quelques auteurs ont par contre regardé comme normale un peu moins de clarté du sommet gauche. La luminosité est plus grande pendant l'inspiration et s'exagère encore par la toux probablement parce que l'augmentation de pression intra-thoracique tend à vider de sang les petits vaisseaux. Le diaphragme, naturellement plus élevé à droite, oscille d'une amplitude égale à droite et à gauche. Les côtes ont aussi des mouvements d'élévation, à l'inspiration, symétriques des deux côtés.

La tuberculose au début peut entraîner certaines modifications de ces caractères normaux : α) On peut constater un léger voile sur une partie du poumon, dû à la diminution de la quantité d'air admise par suite de l'atrésie des bronchioles autour desquelles se développent les tubercules, et aussi à la réaction congestive du parenchyme voisin. Il arrive que ce voile est uniforme et étendu avec peu d'augmentation de l'éclairement à l'inspiration, comme si l'admission d'air était diminuée par une cause siégeant sur un rameau bronchique important, ou par une cause fonctionnelle d'autre origine. Il arrive d'autres fois qu'il est formé de petites opacités légères confluentes que la radiographie peut dissocier.

β) On peut ne pas constater de différence d'opacité des deux côtés quand le voile existe à droite et à gauche, au niveau des sommets par exemple. Mais il faut savoir que les sommets sont un peu moins clairs normalement que les régions inférieures. C'est alors surtout que le signe de l'éclairement par la toux doit être recherché. L'éclairement par la toux est presque toujours diminué quand le voile constaté est dû à la tuberculisation de la région. L'accroissement de clarté inspiratoire est aussi diminué dans la tuberculose au début, mais cet accroissement, qui normalement s'observe surtout dans la région des bases, est plus rarement modifié dans la tuberculose puisqu'elle débute ordinairement par les sommets.

γ) Le diaphragme, parfois dès le début de la tuberculose et même avant tout signe stéthoscopique, peut avoir une amplitude oscillatoire plus faible du côté malade (signe de Williams). La valeur de ce signe est d'ailleurs très relative. On le trouve très accentué dans certains cas de prétuberculose et il manque par contre dans des tuberculoses avancées où foisonnent les adhérences pleurales, et où l'élasticité pulmonaire doit être considérablement diminuée. Il semble que si ces deux causes, adhérences pleurales et diminution de l'élasticité, jouent leur rôle dans sa genèse, il se pourrait bien qu'un troisième élément, le facteur reflexe, ait une valeur prépondérante. La topographie des lésions originelles expliquerait ainsi son inconstance.

δ) La dissymétrie du jeu costal s'observe peu dans les périodes de début.

ε) L'examen des poumons, du diaphragme et des côtes devra être complété par l'étude du médiastin et du hile.

La recherche des ganglions se fera d'abord en position frontale, puis en position oblique soit en portant le tube à droite ou à gauche et en tenant l'écran obliquement du côté opposé, soit en faisant pivoter le malade sur lui-même, l'écran restant parallèle au plan du châssis porte-tube.

ζ) Enfin il y aura lieu de faire aussi la détermination de l'aire du cœur. L'aire du cœur est diminuée en général chez les candidats à la tuberculose (Bouchard et Balthazard). Nous savons que le meilleur moyen d'apprécier cette diminution est de rapporter l'aire mesurée S au poids de l'albumine fixe A_n. Le rapport $\frac{S}{A_n}$ voisin de 9, 8 chez l'homme, et de 9,5 chez la femme, diminue chez les adultes candidats à la tuberculose. Par contre, d'après les mensurations que j'ai faites avec le Dr Chiron, les tuberculeux guéris présentent un cœur légèrement supérieur à la normale, ce qui permettrait de voir, dans le cœur normal ou au-dessus de la normale, un facteur de pronostic favorable chez les prétuberculeux. Chez les enfants, le cœur est relativement plus gros.

η) *Période de tuberculose certaine.* — Lorsque les signes cliniques et bactériologiques rendent le diagnostic certain, la radiologie est encore utile pour préciser l'étendue des lésions, leur siège, leur évolution. Voici brièvement résumées les caractéristiques des différentes variétés cliniques qu'on peut rencontrer.

La tuberculisation progressive du poumon (*évolution de la deuxième période clinique*) se traduit par l'augmentation d'étendue et l'opacification croissante des zones voilées avec toujours le morcellement de l'ombre en foyers particulaires, aspect pommelé ou marbré. Ce caractère de morcellement évitera de confondre les zones tuberculeuses avec les épanchements pleuraux ou avec les épaississements pleuraux étendus. La radiographie permet de reconnaître ce morcellement quand la radioscopie est indécise.

L'évolution fibreuse donne des ombres plus marquées pour peu que l'épaisseur soit notable; les foyers crétacés et les ganglions crétacés donnent une opacité comparable à celle de l'os. Les adhérences pleurales avec épaississements scléreux donnent, en outre des ombres caractéristiques, des troubles fonctionnels spéciaux : immobilisation du diaphragme, fréquente quand il y a eu pleurite des bases, aspect dentelé du diaphragme durant l'inspiration quand l'adhérence est partielle et la mobilité générale conservée, comme si une bride retenait un point de la voûte diaphragmatique à une distance fixe des sommets pendant que le reste de cette voûte s'abaisse ; obscurité du sinus costodiaphragmatique et absence d'ouverture à l'inspiration si les adhérences intéressent la plèvre costale de cette région avec aspect plan et plus ou moins horizontal du diaphragme (¹).

Les réactions ganglionnaires du hile donnent des aspects variés, depuis les ombres ganglionnaires isolées jusqu'aux plages sombres triangulaires à base vertébrale et à sommet externe (juste l'inverse de la pneumonie lobaire), et aux trainées verticales rappelant la médiastinite d'origine vasculaire.

Enfin, dans le cas où il existe des *cavernes*, voici ce qu'on observe. La caverne apparait sous forme d'une tache claire de 1 à 6 ou 8 centimètres de diamètre. Sa clarté varie suivant son état de vacuité et suivant l'épaisseur du tissu scléreux qui se superpose à elle. Un liseré foncé l'enveloppe en général, très accusé dans la forme fibreuse enkystée. Sous l'influence de la toux, la cavité se rétrécit franchement, signe des plus important pour le diagnostic.

L'exploration radiologique est indispensable quand on pratique la méthode de Forlanini (pneumothorax artificiel) pour la cure de la tuberculose. En, effet elle nous fixe sur les adhérences, sur l'étendue et la topographie des lésions, sur les résultats de l'opération et sur son avenir. (V. Arcelin A. F. A. S. 1914 et *Journal de Radiol.* août 1914, p. 450.)

ÉLECTROTHÉRAPEUTIQUE. — Toutes les modalités de l'énergie électrique, toutes les radiations ont été employées contre la tuberculose. Toutes les interventions ont donné de bons résultats, comme d'ailleurs toutes les médications rationnellement employées. A-t-on eu de ce fait des guérisons radicales ? Malgré des observations absolument sérieuses, faites par des expérimentateurs que n'a pas guidés le désir d'apporter de brillantes statistiques, il demeure évident que ni la haute fréquence, ni les rayons X, ni les autres formes de l'énergie électrique ne nous ont jusqu'à ce jour mis en main l'agent thérapeutique idéal.

De toutes les observations publiées, celles qui paraissent les plus encourageantes sont évidemment celles qui concernent la thérapie par la haute fréquence. Les statistiques de Doumer, Oudin, Gandil, Rivière, Thiellé, etc., semblent établir une action favorable certaine de l'effluve, appliqué sur le thorax, au moins dans certains cas.

A côté des observations cliniques, nombreuses déjà dans la bibliographie médicale, les expériences les plus utiles à connaître à ce sujet sont celles de

(¹) Voir à ce sujet un travail très documenté de BARJON et LONGY, *Jour. de Radiologie*, t. III, p. 346.

Lagriffoul ([1]) qui portent sur 35 cobayes et qui montrent une influence favorable de l'effluve à doses modérées.

On a employé aussi contre la tuberculose les inhalations d'ozone. De bons résultats ont été signalés. Mais pour ceux qui seraient tentés d'employer ce procédé, nous ne saurions trop conseiller la prudence, l'ozone ayant une action très nocive sur les bronches, lorsque sa dose dépasse une certaine mesure.

Enfin, il faut savoir que les adénopathies trachéobronchiques peuvent se traiter par la radiothérapie comme les autres adénopathies tuberculeuses (Bergonié, Roques, etc.). La technique est celle de la radiothérapie profonde avec portes d'entrée multiples antérieures et postérieures.

654. Affections non tuberculeuses des poumons. — RADIODIAGNOSTIC. — La bronchite n'altère pas la transparence du parenchyme pulmonaire, signe précieux pour la différencier de la bronchite tuberculeuse.

La sténose d'une bronche se manifeste mécaniquement à l'inspiration, par la lenteur du gonflement des alvéoles pulmonaires de ce côté, et, par suite, par le plus faible volume du lobe correspondant, durant tout le temps de l'inspiration avec déplacement du médiastin attiré du côté malade. Elle se révèle radioscopiquement par le déplacement apparent de l'ombre médiastinale au cours de l'inspiration.

La dilatation bronchique ne se révèle que s'il y a de grandes cavités.

L'emphysème donne une clarté plus grande de l'image. Mais associé aux lésions congestives qui l'accompagnent ordinairement, son aspect est très variable. Le diaphragme s'élève moins haut, descend plus bas, et ses mouvements ont moins d'amplitude. Le thorax est plus large.

La sclérose pulmonaire, d'ailleurs très variable d'aspect, se manifeste en général par une diminution de clarté et d'étendue de l'image avec diminution d'amplitude des mouvements des côtes et du diaphragme et parfois déplacement du médiastin (Béclère), dans la position d'inspiration soutenue.

La pneumonie se manifeste par des opacités bien délimitées qui peuvent persister longtemps après la fin de la maladie (Le Noir).

L'ombre portée dans la pneumonie lobaire est triangulaire, le sommet du triangle tourné vers le hile.

L'œdème, la congestion entraînent une diminution de la clarté. La gangrène donne une ombre limitée représentant le foyer d'induration. Les abcès, kystes, tumeurs, donnent également des ombres faciles à reconnaître, mais non à identifier, cette partie du diagnostic appartenant à la clinique plus qu'à la radiologie.

On a préconisé, contre la bronchite subaiguë et l'emphysème, l'air chaud et les bains de lumière (Gautier et Larat) et les bains de lumière à arc (Margaret Cleaves) ([2]).

655. Pleurésie. — RADIODIAGNOSTIC — L'épanchement se constate par une ombre très nette et très accusée. Le diagnostic de la pleurésie par les

([1]) LAGRIFFOUL et DÉNOYÈS, *Soc. Sc. méd. de Montpellier*, 5 juin 1900 ; *Congrès intern.*, 1900 Sect. Path. gén. ; *Arch. élect. méd.* de BERGONIÉ, 15 nov. 1900, 15 juillet 1901 et DÉNOYÈS, *Les courants de haute fréquence*, 1 vol. chez Hamelin, Montpellier.

([2]) Congrès de l'*Americ. électrother. Assoc.* (Buffalo), *Arch. d'élect. méd.* de BERGONIÉ, février 1899.

rayons X, affirmé pour la première fois par le professeur Bouchard en 1896, a été la préface de la radiologie médicale.

Quand l'épanchement est assez considérable, l'examen radioscopique permet en outre de reconnaître le déplacement du médiastin refoulé. Les déplacements du cœur dans les pleurésies gauches sont très faciles à étudier et à suivre.

La surface du liquide est souvent concave, au lieu d'être horizontale, ce qui tient, d'après Bergonié et Carrière, à la dépression causée, sur la surface même du liquide, par le poumon y plongeant plus ou moins. Le liquide obéit d'ailleurs aux lois de la pesanteur quand on fait changer la position du malade, ce qui permet de diagnostiquer les pleurésies cloisonnées.

S'il y a en même temps pneumothorax, on verra au-dessus de la limite de la zone sombre de l'épanchement, un espace plus clair que normalement. La ligne du niveau est alors d'une netteté remarquable. Elle conserve son horizontalité très manifeste quand on incline le malade. Elle est agitée de vagues et d'ondulations très nettes quand on imprime au malade des mouvements brusques. On constate souvent des vagues permanentes synchrones aux pulsations cardiaques (Bouchard, Kienböck).

Pendant l'inspiration le liquide s'élève à cause, d'une part, de l'inertie du diaphragme de ce côté, et, d'autre part, de l'augmentation de pression abdominale pendant que le côté sain du diaphragme s'abaisse, ce qui produit un refoulement de sa portion inerte.

Les épanchements pleuraux localisés se reconnaissent aussi très facilement au moyen des rayons X.

Les épaississements pleuraux (pleurésies sèches, etc.) se manifestent par l'opacité de l'image, mais lorsqu'une zone d'épaississement scissural est irradiée perpendiculairement à son plan, elle est très peu apparente. Si, au contraire, on la regarde *sur tranche*, comme si l'on présentait à une source lumineuse une plaque épaisse de verre par un de ses bords, de manière à avoir la silhouette minima, elle devient très apparente. De là l'utilité de regarder soigneusement le thorax sous toutes les incidences, et cela en particulier dans la pleurésie sèche interlobaire (Béclère).

656. Annexes de l'appareil respiratoire. — Le goitre. — Plusieurs procédés électrothérapeutiques ont été préconisés contre les diverses formes de goitre. Dans la forme vasculaire, Dickson (de Toronto) emploie l'électropuncture positive, dans les formes fibreuses l'électropuncture négative ; quelquefois il pratique l'électrolyse bipolaire. S'il ne s'agit que d'une hypertrophie goitreuse légère, il conseille la galvanisation négative. — Ce procédé que j'ai eu l'occasion d'appliquer quelquefois m'a donné une diminution très appréciable de la tumeur. On applique sur le devant du cou une cathode de 60 à 100 centimètres carrés et une anode de 200 à 300 centimètres carrés sur la nuque. Intensité : 30 à 40 milliampères. Séances tous les deux jours. — Quand il y a kyste, Dickson remplace le contenu kystique par un bon électrolyte et essaie d'oblitérer la poche en provoquant une inflammation adhésive par le pôle négatif. (¹)

(¹) Congrès de l'*Amer. elect. Ass.*, Buffalo, in *Arch. Elect. méd.*, 15 janvier 1899.

La radiothérapie est employée dans la plupart des cas de tumeurs thyroïdiennes où se manifeste le symptôme hyperthyroïdien. Quelques auteurs auraient eu des succès même dans les goitres colloïdes kystiques, que d'autres regardent comme contre indiquant ce traitement. D'une façon générale le symptôme hypothyroïdie contre-indique la radiothérapie.

658. Hypertrophie du thymus. — On sait que l'hypertrophie du thymus chez l'enfant en bas âge est capable de donner des accidents de compression grave, toux, tirage, cyanose avec crises paroxystiques et quelquefois des accès de suffocation entraînant la mort. Friedlander et Myers en Amérique essayèrent les premiers avec succès la radiothérapie contre cette affection et en France, Albert Weill (¹) fournit les premières statistiques favorables. La technique est celle de la radiothérapie profonde. Des doses relativement faibles suffisent (2/3 environ de la *dose maximum* des barèmes). La suppression des symptômes graves est parfois très rapide. Toutes les fois qu'on peut employer le radium il est préférable de le faire (rayons très pénétrants) car l'emploi des rayons X nécessite l'immobilisation de l'enfant, d'où cris, défenses, efforts, toujours dangereux dans cette affection.

658. Coqueluche. — Bordier a obtenu d'excellents effets des inhalations d'ozone. Le meilleur mode de traitement consisterait à placer les malades dans une chambre dans laquelle on fait arriver l'ozone produit par les résonateurs de haute fréquence, hélice ou spirales entre lesquelles arrive un courant d'oxygène (§ 227) : il est facile actuellement de se procurer de l'oxygène. — La dose d'ozone à employer ne doit pas être supérieure à $0^{mg},3$ par litre d'air. On vérifie ce dosage en aspirant l'air de la pièce et en le faisant barboter dans une solution arsenicale titrée. La durée de chaque séance est de 5 à 10 minutes pour les enfants ; 10 à 15 pour les adultes. On peut faire les séances tous les deux ou trois jours.

659. Asthme nerveux. — La faradisation des pneumogastriques a donné de bons résultats à Erb (une électrode au cou, une sur le creux épigastrique). La galvanisation est préférée par Rockwell. Larat a eu plusieurs succès en criblant d'étincelles statiques toute la région thoracique, dans des cas où la galvanisation et la faradisation avaient échoué. Le résultat a paru durable. Courtade (²) conseille aussi le courant galvanique appliqué à l'aide d'une anode circulaire de 6 centimètres de diamètre appliquée d'abord sur la région latérale moyenne du cou à côté de la trachée, puis au niveau des attaches inférieures du sterno-mastoïdien et une cathode indifférente sur la nuque ou le sommet du poumon, 10 à 15 milliampères.

660. Hoquet. — Symptôme qu'on peut rattacher aux affections des voies digestives aussi bien qu'à celles des voies respiratoires ou du système nerveux, le hoquet a une pathogénie des plus variées, tantôt relevant d'excitations directes du phrénique, tantôt étant d'origine réflexe ou psychique. Suivant la pathogénie supposée de l'affection, on interviendra de façon différente. En général

(¹) *Soc. Méd.*, Paris, 23 mai 1914.
(²) Cf. *Bull. Soc. fr. d'électroth.*, mars 1906

la galvanisation ou la faradisation du phrénique doivent être essayées d'abord, une électrode étant placée sur le phrénique au cou et l'autre à la nuque (Capriati), ou sur la région épigastrique. Intensité 10 à 20 milliampères. Durée 10 à 15 minutes. Régis et Débédat ont eu de bons résultats de la faradisation tétanisante prolongée de l'œsophage par l'introduction d'une olive métallique, au bout de 17 séances, dans un cas de hoquet hystérique.

CHAPITRE XII

AFFECTIONS DES VOIES DIGESTIVES

(SAUF LA BOUCHE) [1]

I. — ŒSOPHAGE

661. Rôle de l'électroradiologiste dans les affections de l'œsophage.
— Il y a une vingtaine d'années, l'œsophage n'intéressait que peu le médecin
électricien. A part les rétrécissements spasmodiques et certaines sténoses
organiques justiciables d'un traitement électrique, il n'était guère d'autre
affection de cet organe qui appelât son intervention soit pour le diagnostic,
soit pour la thérapeutique.

Avec les rayons X la pathologie de l'œsophage est entrée d'emblée tout
entière dans le domaine de l'électro-radiologie, comme d'ailleurs la pathologie
des voies digestives en général.

La Röntgenthérapie et la Curiethérapie ont aussi permis de réaliser quelque
léger progrès dans le traitement des tumeurs intéressant l'œsophage (V.
chapitre xv).

662. Examen radiologique de l'œsophage. — Technique. — La *station*
tion debout ou assise est préférable; le décubitus, exceptionnel.

Position de choix : 1° pour la région pharyngo-œsophagienne on emploiera
la position frontale et la position transverse de préférence; 2° pour l'œsophage
dans sa région thoracique, la position oblique antérieure droite ou oblique
postérieure gauche qui place l'œsophage dans la zone claire située entre le
rachis et l'ombre cardio-vasculaire : 3° pour la région du cardia, on choisira
la position frontale. Ces positions de choix n'excluent pas, bien entendu,
toutes celles qui pourraient être jugées utiles.

Radioscopie ou radiographie. — *L'examen radioscopique avec ou sans*
calque orthodiascopique est ordinairement suffisant. La radiographie n'est
utile que pour fixer la forme et les limites d'une dilatation, d'un diverticule,
etc. En aucun cas la radiographie seule ne saurait suffire.

Préparation. — On commencera par examiner les trois régions sans aucune
préparation. Dans ces conditions, l'œsophage n'est pas visible, mais on

[1] Voir ch. x pour les maladies de la bouche et ch. xv pour les tumeurs.

constatera s'il y a ou s'il n'y a pas d'anomalies décelables des organes visibles, vertèbres, aorte, médiastin, etc.

On emploiera ensuite les *artifices* servant à rendre visibles les voies digestives, c'est-à-dire qu'on fera ingérer des préparations opaques.

Ici deux préparations auront la préférence : 1º le cachet renfermant 2 à 3 grammes de carbonate de bismuth (on peut employer aussi la capsule gélatineuse). Cette préparation convient pour révéler les rétrécissements même peu serrés, les spasmes, mais elle ne montre pas les dilatations, les diverticules, elle ne donne pas la topographie générale ; 2º la bouillie de bismuth (3 à 4 cuillerées à soupe de carbonate de bismuth et deux à trois de sirop de sucre). On trouve aujourd'hui dans le commerce des préparations de baryte équivalentes sous les formes de lait, bouillie, poudre. La bouillie fait voir la topographie de l'œsophage, les dilatations, les diverticules qu'elle remplit. Quand elle est trop claire, elle franchit sans les déceler les rétrécissements larges. Enfin la sonde œsophagienne opaque est quelquefois utile pour montrer la direction de la lumière œsophagienne par rapport à une dilatation, un diverticule, une opacité de voisinage.

ASPECT NORMAL ET FONCTIONNEMENT NORMAL. — Le cachet de bismuth pris pendant l'examen descend rapidement dans l'estomac. Il subit cependant 3 ou 4 arrêts ou retards correspondant aux zones de rétrécissement normales du calibre œsophagien : *rétrécissement cricoïdien* à l'origine, *rétrécissement aortique* à 3 ou 4 travers de doigt au-dessous, au niveau de la 4e dorsale, *rétrécissement bronchique* au niveau de la 5e, *rétrécissement diaphragmatique* au niveau de la 10e.

La bouillie bismuthée donne quand elle est épaisse la topographie de ces zones normalement rétrécies.

Il faut 6 secondes environ pour que la bouillie arrive dans l'estomac. Le cachet met un temps très variable suivant sa grosseur, suivant son degré d'humidité, etc. Le lait clair franchit l'œsophage en 1 à 2 secondes.

663. Rétrécissement de l'œsophage. — α) RADIODIAGNOSTIC. — Bouillie et cachet s'arrêtent à une hauteur déterminée. Si le rétrécissement est peu serré, l'accumulation de la bouillie en amont est momentanée. Vite un filet se dessine en dessous, qui vide la région supérieure. S'il est serré, on voit des mouvements antipéristaltiques se produire, le niveau supérieur subit des mouvements de flux et de reflux, puis le vidage se fait lentement. Si le rétrécissement est très large, il peut marquer à peine à l'épreuve de la bouillie ; on fait alors prendre le cachet. Habituellement le cachet s'arrête, il subit des mouvements d'oscillations, remonte puis redescend jusqu'à ce qu'il passe.

S'agit-il d'un rétrécissement organique ou spasmodique ou produit par compression de voisinage ? Il est souvent difficile de le préciser. Le rétrécissement organique avec dentelures, lacunes, irrégularités, fera penser au cancer. Le rétrécissement régulier en sablier fera penser à la sténose cicatricielle, suite de brûlures, de corrosifs, d'abcès par corps étrangers, d'ulcus, de gommes syphilitiques ulcérées, etc. La constatation d'une opacité médiastinale, ou périaortique, fera penser à un arrêt par compression, d'ailleurs peu serré d'habitude. Le passage du cachet en bloc, après plusieurs oscillations, ou le passage subit de la bouillie sans image de filet étroit, ajouté à l'absence ordinaire de dilatation en amont, fera penser au spasme.

β) THÉRAPEUTIQUE I. *L'œsophagisme ou stricture spasmodique de l'œsophage* peut être symptomatique d'une affection de voisinage qu'on devra soigneusement rechercher en s'aidant de la radioscopie ou de la radiographie, ou bien elle relève de causes nerveuses (hystérie, etc.).

Le traitement consistera soit à galvaniser le pneumogastrique, soit à pratiquer, par la méthode intra-œsophagienne, la galvanisation ou la faradisation directes.

1º *Galvanisation des pneumogastriques.* — Appliquer au niveau de l'espace séparant les deux faisceaux du sterno-cléido-mastoïdien, en bas, deux anodes de 20 centimètres carrés, couplées en quantité. Mettre une grande cathode indifférente sur la région épigastrique. Amener doucement le courant à 15 milliampères au moins, et jusqu'à 40 ou 50 milliampères si possible, pendant 15 à 25 minutes; séances tous les jours ou tous les deux jours.

2º *Méthode intra-œsophagienne.* — On se sert de sondes à olive ou à bague comme pour le traitement du rétrécissement organique. Une électrode indifférente est placée sur une région quelconque.

Le traitement peut être soit la faradisation, soit la galvanisation. La faradisation amène probablement l'épuisement du muscle lisse. Il faut pour cela provoquer des contractions pendant 1/4 d'heure à 20 minutes.

On sent très nettement les contractions œsophagiennes sur l'olive ou la bague. On retire et on réintroduit le cathéter de temps en temps pour ne pas trop fatiguer le malade. Le courant doit être poussé le plus loin possible. Les séances seront faites tous les jours, puis tous les deux jours.

Quant à la galvanisation, les avis sont assez partagés ; tandis que certains auteurs conseillent de traiter le rétrécissement spasmodique comme le rétrécissement organique, par un courant intense appliqué à l'aide de l'électrode olivaire nue servant de cathode, d'autres (Bordier) craignant les cicatrices post-électrolytiques, entourent une petite olive d'ouate et de gaze mouillées et ne dépassent pas 8 milliampères pendant 10 à 15 minutes.

La conduite à tenir en présence d'un rétrécissement spasmodique sera la suivante, à moins d'indications contraires :

1º Pratiquer la galvanisation indirecte, galvanisation des pneumogastriques;

2º Si l'on échoue, essayer de la faradisation intra-œsophagienne ;

3º En dernier ressort, recourir à la galvanisation intra-œsophagienne avec de faibles intensités ; puis, en cas d'insuccès complet, et s'il y a état général alarmant, réclamant absolument l'intervention, employer le traitement électrolytique du rétrécissement organique. Larat a eu un beau succès avec ce dernier procédé.

II. — *Le rétrécissement organique cicatriciel* se traite soit par l'électrolyse linéaire soit par l'électrolyse circulaire (procédé à olive et procédé à bague).

L'électrolyse linéaire, que nous ne recommandons d'ailleurs pas beaucoup, ne devra, en principe, être employée que si la méthode circulaire échoue. Elle se pratique à l'aide d'une électrode spéciale, analogue à l'urétrotome, et reliée au pôle négatif.

La méthode circulaire a donné de bons résultats à plusieurs auteurs (Harvey, Sletoff, Pastn koff, Bergonié, Ravarit, Bordier, etc.).

Harvey emploie la méthode olivaire. Nous préférons de beaucoup la méthode des bougies à bagues de Bergonié pour les mêmes raisons que lorsqu'il s'agit d'électrolyser un urètre.

On est quelquefois obligé de cocaïner le pharynx.

L'intensité variera de 10 à 40 milliampères, le pôle négatif étant mis en relation avec la bague ou l'olive. La technique sera la même que pour l'urètre.

664. Dilatation de l'œsophage. Diverticules. — Au-dessus de toute zone rétrécie, même spasmodiquement, tend à se former une dilatation mécanique. Il existe même de grosses dilatations de la partie inférieure de l'œsophage dues à une malformation congénitale du cardia accompagnée de spasme habituel. Ces dilatations sont parfois si considérables qu'elles simulent un estomac sus-diaphragmatique. Pour les remplir, il faut faire ingérer une bouillie de bismuth copieuse. Thiroloix et Bensaude ont cité un cas où l'œsophage contenait 350 centimètres cubes de liquide bismuthé. Bertolotti de Turin a vu en 1905 un cas analogue chez une femme qui avait coutume d. « se tapoter » la poitrine avec le poing fermé pour faire descendre les aliments.

Les diverticules sont des poches latérales développées aux dépens des parois de l'œsophage. On en trouve deux espèces : 1º *Les diverticules de pulsion* sont ordinairement situés dans la région pharyngo-œsophagienne et sont dus à une malformation congénitale, persistance probable de sillons rudimentaires dépendant des arcs branchiaux. Ils sont presque toujours postérieurs. Une sonde passée dans l'œsophage se voit en avant d'eux en position transverse (¹). La position frontale montre leur étendue en largeur. Bien souvent ce sont des trouvailles d'examen, ces diverticules restant silencieux tant que le volume de la poche ne comprime pas l'œsophage et ne gêne pas la déglutition. Quand après le repas la poche est pleine, la bouillie bismuthée ne pénètre pas et l'examen est négatif, d'où l'utilité de procéder à jeun. 2º *Les diverticules de traction* s'observent à la région inférieure de l'œsophage. Ils sont dûs à des adhérences des parois œsophagiennes à des organes voisins ayant subi un processus inflammatoire (adénites, etc.), aussi les voit-on d'habitude siéger en avant de l'œsophage.

665. Autres affections de l'œsophage. — Atonie. — Fistules œsophago-bronchiques. — Corps étrangers, etc. — Les rayons X permettent de diagnostiquer d'autres affections œsophagiennes que nous ne pouvons qu'énumérer : l'*atonie*, qui se manifeste par la faiblesse du peristaltisme et la lenteur de la descente de la bouillie bismuthée ; les *fistules œsophago-bronchiques*, dans les cancers, fistules qui conduisent le bismuth dans les voies respiratoires ; *les corps étrangers* dont la liste est, comme on le sait, des plus variées. Et cette énumération n'est pas limitative. Les cliniciens trouvent toujours dans l'emploi des rayons X l'instrument le plus précieux de diagnostic pour les affections de l'œsophage, quelles qu'elles soient.

II. — *ESTOMAC*

666 L'électroradiologie dans les maladies de l'estomac. Importance du radiodiagnostic. — A part l'action salutaire que l'électrothérapie pouvait

(¹) Cf. *J. de Radiologie*, t. IV, nº 2, p. 76.

exercer dans la cure des vomissements nerveux et de l'hypotonie gastrique, la pathologie de l'estomac n'avait guère à espérer de l'électricité médicale avant la découverte des rayons X.

Aujourd'hui, plus encore pour l'estomac que pour l'œsophage, le radiodiagnostic est indispensable à la clinique. Mais ses conquêtes ne sont pas des premières heures de la radiologie. Ce n'est que peu à peu que les rayons X se sont imposés comme fournissant le procédé le plus fertile d'exploration de l'estomac. La raison en est peut-être que pour tirer d'eux des renseignements vraiment utiles, il faut des artifices de préparation qui, au début, ont pu paraître un peu risqués.

En effet, sans aucune préparation, l'estomac ne se voit pas. A peine distingue-t-on en position verticale, sous le diaphragme, un espace clair correspondant aux gaz de son pôle supérieur. C'est la *poche à air* gastrique. Elle voisine avec un autre espace clair, situé plus en dehors, et correspondant aux bulles gazeuses de l'angle splénique du colon. Cette image n'est pas très instructive dans la plupart des cas.

Pour voir l'estomac, il faut ou bien le rendre plus transparent que les organes voisins en le distendant par des gaz (potion Rivière, insufflation par sonde), ou bien le rendre plus opaque en faisant ingérer des substances de poids atomique élevé.

Foveau de Courmelles, le premier, dès 1898, eut l'idée d'employer le sous-nitrate de bismuth pour étudier la morphologie et le fonctionnement de l'estomac, mais ce n'est que plusieurs années après que la méthode se répandit dans la pratique médicale, grâce aux travaux de Roux et Balthazard, Leven et Barret, Rieder (1904), Aubourg, Cerné et Delaforge, et de la pléiade des cliniciens qui adoptèrent la nouvelle technique dès que l'emploi du carbonate de bismuth, de préférence au sous-nitrate, mit à l'abri des accidents toxiques.

Le procédé de la distension gazeuse, un moment mis en honneur par Destot, n'est plus employé aujourd'hui que pour l'exploration des organes voisins (foie, rate) et comme complément de la méthode opaque dans certains cas.

Nous nous occuperons donc presque exclusivement ici des résultats de l'examen de l'estomac par ingestion de substance opaque.

Cet examen se fait ordinairement dans la station verticale, mais il est nécessaire de disposer d'un lit d'examen avec ampoule en dessous, en particulier pour le palper sous l'écran et aussi pour l'étude de certaines particularités morphologiques. L'examen horizontal est le complément nécessaire de l'examen vertical.

667. Les caractéristiques radiologiques de l'estomac normal. — Des différentes préparations de substances opaques proposées jusqu'ici, deux sont demeurées d'un emploi courant : *le lait de bismuth ou de baryte* et *le repas bismuthé ou baryté* ; et deux autres, plus rarement utilisées, méritent d'être retenues pour parfaire le diagnostic dans certains cas : le *bismuth lycopodé*, propre à indiquer le niveau du liquide de stase, et les *capsules fibro-dermiques* de Schwarz, qui permettent de juger de l'activité chimique du suc gastrique.

Voici les caractéristiques de l'estomac normal :

1º *Ingestion de lait de bismuth ou baryte. — α) Mode opératoire. —* Ce lait se prépare avec 80 à 100 grammes de carbonate de bismuth pur et un quart de litre d'eau additionnés d'un corps sirupeux ou gélatineux pour maintenir la suspension (sirop de gomme, poudre de gomme arabique, etc.). On trouve dans le commerce des préparations toutes faites qu'il suffit de mélanger avec la quantité d'eau voulue pour obtenir une bonne suspension stable. Aujourd'hui, on emploie plutôt la baryte que le bismuth à cause de son prix moins élevé (130 à 150 grammes de sulfate de baryte SO_4Ba dans 250 grammes d'eau). On trouve aussi dans le commerce des préparations ou des émulsions évitant toute manipulation ennuyeuse au moment de l'emploi.

Le sujet à jeun se place verticalement devant le cadre porte-ampoule.

L'examen avant toute ingestion montre la grandeur de la poche à air, la hauteur relative des coupoles diaphragmatiques, les anomalies thoraciques et abdominales décelables par les rayons X, s'il y en a.

On fait alors ingérer, sous l'écran, deux ou trois gorgées de lait opaque.

β) *Remplissage.* Le remplissage de l'estomac normal se fait comme celui d'une cavité virtuelle comprise dans une membrane élastique, c'est-à-dire que la cavité se remplit dans toute sa hauteur également, malgré le poids du liquide qui tendrait à l'accumuler dans la région inférieure. Comme l'ont dit Leven et Barret, dans un langage descriptif très imagé « l'estomac se moule sur son contenu », si bien qu'il suffit de quelques gorgées de liquide opaque pour le remplir jusqu'en haut (*fig.* 258). Toutefois, il faut savoir que l'estomac à l'état de vacuité a son

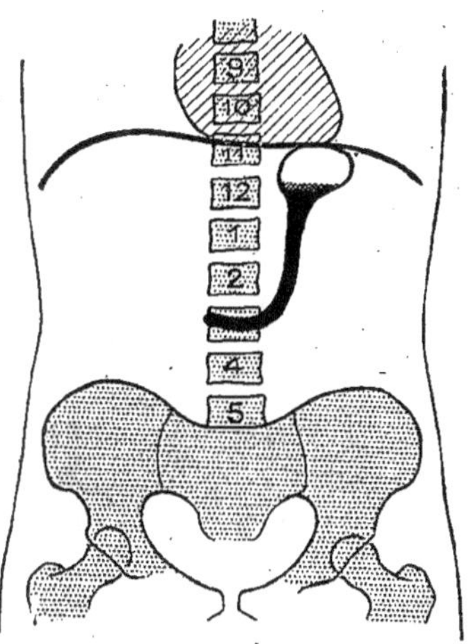

FIG. 258. — Remplissage de l'estomac normal.

pylore béant, si bien que les premières cuillerées de lait le franchissent parfois dès l'arrivée, sans qu'il y ait là aucun signe pathologique. Il se ferme d'ailleurs rapidement et le remplissage se fait comme nous venons de l'indiquer.

A partir de la 3e ou 4e gorgée, l'accroissement de diamètre se fait à peu près également à toutes les hauteurs depuis le pylore jusqu'au pôle supérieur. Lorsque les 250 centimètres cubes de liquide opaque sont ingérés, on peut juger de la forme de l'organe.

γ) *Forme de l'estomac.* Ordinairement l'estomac se présente sous la forme en crochet ou en J majuscule (*fig.* 259, II). Le cardia est au niveau de la 11e dorsale. Le pylore, au niveau de la 3e lombaire. Si les anatomistes placent le pylore au niveau de la 12e dorsale ou 1re lombaire et s'ils attribuent une autre forme à l'estomac, c'est que les dissections s'opèrent en position couchée sur des estomacs dépourvus de tonicité, soustraits à la pression abdominale et distendus par les gaz.

On appelle *hauteur totale* de l'estomac la distance entre le plan horizontal tangent au pôle supérieur et le plan horizontal tangent au pôle inférieur (extrémité de la courbe dans sa partie la plus déclive). Elle est variable suivant les sujets et suivant l'état de réplétion de l'organe (18 à 20 centimètres environ). On a parfois appelé *estomac ptosé* l'estomac dont le bas-fond descend de plus de 3 à 4 travers de doigt en dessous de l'horizontale biiliaque. C'est une mauvaise appellation. Il n'y a estomac ptosé que quand son pôle supérieur se détache de la coupole diaphragmatique. A peine pourrait-on dire ici qu'il y a ptose du bas-fond.

On appelle *hauteur du pylore* la distance entre le plan du pôle inférieur et le plan horizontal passant par le pylore. Elle varie de o à 8 centimètres et plus suivant la tonicité de l'organe.

La petite courbure et la grande courbure apparaissent sous forme de courbes régulières jusqu'à la région pylorique, tout de suite après la réplétion. Peu après elles sont parcourues par les sillons péristaltiques.

ε) *Variantes de formes de l'estomac normal.* — On peut, sans qu'il y ait gastropathie, trouver de grandes variantes dans la forme de l'estomac. D'après

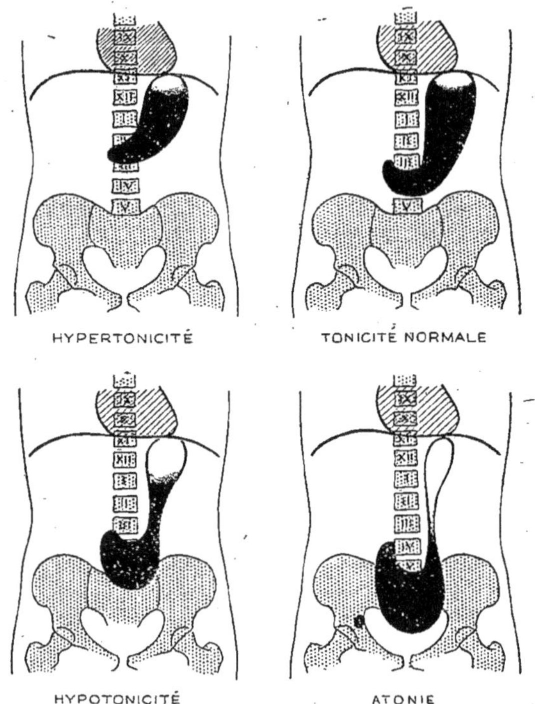

FIG. 259. — Les quatre types d'estomac de Schlessinger.

Schlessinger, les formes, I, II, III (*fig.* 259), très fréquemment rencontrées, correspondent à l'hypertonie, à l'orthotonie (normal) et à l'hypotonie, sans symptômes morbides ; le type atonique (IV *fig.* 259) ne détermine pas toujours des troubles subjectifs notables. Holzknecht ne considérait comme normal que le type I (hypertonie) qu'il appelait l'estomac en corne (Stierhornform). Cette manière de voir est rejetée par presque tous les radiologues aujourd'hui.

ε) *Forme dans le décubitus.* — Si l'on passe de la position debout au décubitus, on constate que l'estomac change immédiatement de forme; il se met en boule sous le diaphragme se rapprochant de la forme des anatomistes. Le palper, opéré dans cette position, fait voir la mobilité de la partie inférieure de la grande courbure, d'ailleurs seule accessible.

ζ) *Évacuation du lait opaque.* Les contractions commencent quelques minutes après l'ingestion ; l'expulsion pylorique se fait par jets successifs. Les contractions normales se manifestent par des sillons qui échancrent profondément la grande courbure et cheminent vers le pylore. Il suffit de les avoir vues une fois pour conserver l'image du rythme normal et de la tonicité fonctionnelle normale. Parfois, elles sont plus profondes, plus fréquentes, elles segmentent l'estomac en plusieurs tronçons séparés (plurisegmentation totale péristaltique hypertonique de Schwarz); c'est le *type fonctionnel hypertonique.* Parfois elles sont superficielles, elles glissent à la surface de l'estomac, c'est le *type hypotonique.*

Il est exceptionnel, dans un estomac normal, de constater des sillons suivant la marche inverse, c'est-à-dire de l'antipéristaltisme. Ce caractère, que nous trouverons comme symptôme de l'obstacle pylorique, est un caractère pathologique.

Le lait de bismuth s'évacue normalement en 1 heure à 3 heures ; mais il suffit de la présence de quelques parcelles d'aliments solides pour retarder l'évacuation. Le décubitus droit l'avance. Le décubitus gauche la retarde.

2° *Ingestion du repas-type de féculents bismuthés ou barytés.* — Le repas opaque, mieux que le lait, renseigne sur le fonctionnement de l'estomac. Rieder, l'un des premiers, a donné une formule de repas-type toujours le même, condition indispensable pour comparer les cas cliniques. Le repas de Rieder était composé de 300 à 400 grammes de bouillie, ou lait avec tapioca, semoule, ou purée de féculents, additionnés de 80 grammes de carbonate de bismuth ou de 150 grammes de sulfate de baryte, le repas total représentant environ 350 à 400 centimètres cubes.

On tend actuellement à unifier la préparation de ces repas. Haret a proposé une formule adoptée par beaucoup de praticiens (Repas d'épreuves Longuet).

L'évacuation gastrique varie en effet dans des limites considérables avec la qualité des aliments, avec la tonicité fonctionnelle, avec le degré d'acidité, avec l'habitus du sujet durant le *post cibum.*

D'après Leven et Barret (expériences avec le bismuth lycopodé), 200 centimètres cubes d'eau froide s'évacuent en 10 minutes, le lait non écrémé en 2 heures 1/4, la bouillie en 3 heures à 5 heures,

En général, on peut considérer que le repas de féculents, type Rieder, s'évacue normalement en 3 à 5 heures. Il y a *hypertonie fonctionnelle* si l'évacuation se fait en 1 heure à 2 heures ; *hypotonie* entre 5 heures et 6 heures et *atonie* au delà de 6 heures.

Dans les cas pathologiques, il y a des retards de 24 heures, 2 jours et même plus.

3° *Épreuves du bismuth lycopodé, de la capsule gélatineuse, de l'insufflation, de la potion gazeuse,* etc. — *Le bismuth lycopodé* composé de 1 partie de lycopode pour 3 de bismuth s'absorbe avec un peu d'eau. Cette poudre s'étale à la surface des liquides. Elle fait voir ainsi par une ligne noire la surface

du liquide de stase. Mais il faut savoir qu'un estomac normal renferme sou
vent un peu de liquide, ne serait-ce que la salive ingérée ; alors la poche à air
présente un bas-fond liquide, ce qui est tout différent des réservoirs liquides
étalés dans la région inférieure des estomacs dilatés.

La capsule gélatineuse de Schwarz est faite de poudre de bismuth enfermée
dans une membrane d'origine animale. Quand l'estomac fonctionne normalement, la membrane est digérée en 2 heures 1/2. C'est à ce moment qu'on
voit le bismuth s'étaler. Si l'étalement se produit avant 2 heures, il y a
hyperacidité, après 5 heures hypoacidité.

La dilatation gazeuse se fait soit en introduisant une sonde dans l'estomac,
et en insufflant de l'air par une poire de Richardson, soit en faisant ingérer
une potion de Rivière, solution de 4 grammes de bicarbonate de soude d'une
part et solution de 4 grammes d'acide tartrique d'autre part, prises successivement. On peut remplacer l'acide tartrique par l'acide citrique. L'estomac ainsi dilaté se présente sous la forme d'une tache claire située sous les dernières côtes.

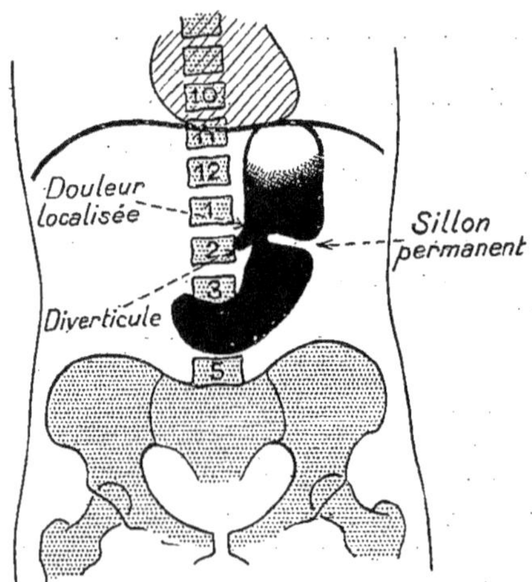

FIG. 260. — Schéma d'ulcère de la petite courbure.

668. Ulcère simple de l'estomac. — Cette affection nous intéresse pour le diagnostic, non pour le traitement.

Au début, il arrive qu'elle ne se révèle par aucun signe radiologique ; aussi, quand la clinique dit ulcère, le radiologiste qui ne trouve aucun signe suspect ne doit-il pas conclure : « Il n'y a pas d'ulcère ». Il doit seulement dire : « Absence de signe radiologique d'ulcère ».

L'ulcère donne des signes variables suivant son siège.

Quand il siège sur la petite courbure, ce qui est le cas le plus ordinaire, il
se révèle souvent par un spasme circulaire localisé, intermittent au début, par
une stricture permanente ensuite, due à la rétraction cicatricielle et aux adhérences avec le foie, la vésicule, la paroi, etc. ; par une douleur localisée, au palper, au point correspondant de la petite courbure ; enfin par une saillie
d'ombre au même niveau en dedans de la petite courbure, dans les cas où
l'ulcus tend vers la forme calleuse ou pénétrante.

La figure 260 donne le schéma d'un cas typique renfermant les trois caractères énoncés.

Quand il siège au pylore, il provoque la sténose pylorique, la dilatation
gastrique, la douleur localisée, mais il est rare qu'on constate un sillon persistant ou un diverticule.

D'ailleurs les rayons X ne permettent pas en général de dire s'il s'agit d'un
ulcère simple ou d'un ulcère tuberculeux ou syphilitique. Il est même très
difficile, dans certains cas d'ulcus pylorique, de dire s'il y a cancer ou

ulcère, tant que les lacunes caractéristiques des néoplasmes ne viennent pas trancher le doute.

Il ne faut pas confondre les scissures provoquées par les ulcères de la petite courbure avec les biloculations d'emprunt, avec les sabliers par atonie et avec les spasmes sans lésion organique.

Les biloculations d'emprunt, comme en particulier celles que provoquent les aérocolies volumineuses, donnent une dépression, une concavité large,

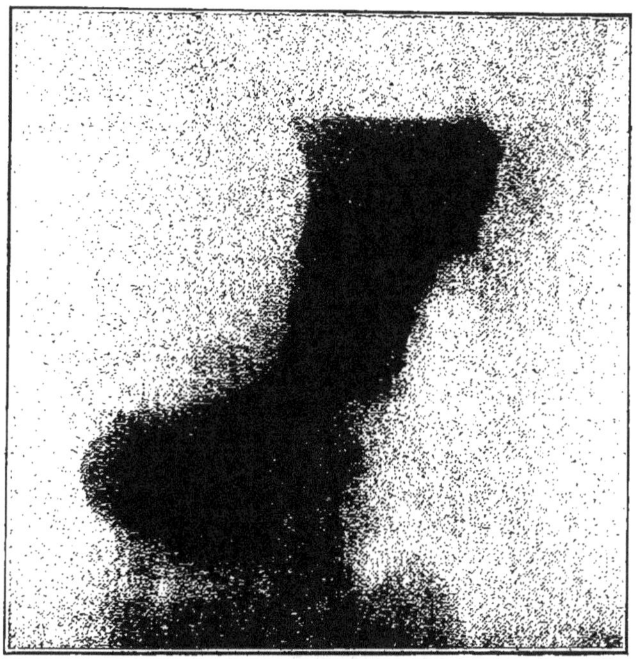

FIG. 261. — Cancer de l'estomac.

creusée dans la grande courbure, bien différente de la scissure de l'ulcère qui au début au moins ressemble plutôt à un étranglement. Quant à l'estomac en sablier par atonie (V. *fig.* 259, IV) il suffit d'avoir assisté au remplissage pour en faire le diagnostic. D'ailleurs dans la position couchée ces aspects disparaissent. Ils se modifient par le simple palper. Ils se modifient de même quand on dit au malade de rentrer son ventre en aspirant, nez et bouche fermés (manœuvre de Chilaïditi). Au contraire la stricture de l'ulcus persiste. Le diagnostic est parfois difficile avec les spasmes sans lésion. On pourra dans certains cas recourir à l'épreuve de l'atropine qui amène la détente du spasme.

Enfin mentionnons un dernier signe de l'ulcère, d'ailleurs rarement observé, et surtout constaté dans les ulcères de la paroi antérieure. C'est l'adhérence du bismuth à la partie de la muqueuse ulcérée. La zone bismuthée apparaît alors comme une tache, mais il faut réserver les conclusions quand on constate ce signe en l'absence de tous les autres.

669. Cancer de l'estomac. — Nous ne parlerons ici que de son diagnostic radiologique ; quant au traitement par le radium et les rayons X il ne présente rien de bien particulier et sera étudié avec le traitement des tumeurs profondes en général. D'ailleurs jusqu'ici il n'a pas donné de résultats assez constants pour qu'on puisse en faire état.

Le signe radiologique caractéristique du cancer de l'estomac est l'existence de lacunes surtout observées dans la région pylorique. Ces lacunes s'expliquent facilement en raison de la saillie faite par le néoplasme dans le contenu bismuthé (*fig.* 261).

Les bords de la lacune sont le plus souvent nets, déchiquetés, et varient d'aspect quand on fait varier l'incidence.

Si la tumeur se trouve sur la paroi antérieure, la lacune n'apparaît souvent pas ou apparaît sous forme de tache blanche. L'examen oblique ou transverse la fait voir sous l'aspect habituel.

Le cancer de la région moyenne donne fréquemment l'aspect en sablier avec canal irrégulier, déchiqueté, réunissant les deux poches. Celui de la région pylorique donne la sténose du pylore et la dilatation mécanique de l'estomac avec retard d'évacuation et stase prolongée. C'est dans ces cas qu'on observe les larges bas-fonds gastriques qui s'étalent dans l'abdomen avec leur niveau liquide horizontal.

La radioscopie permet après gastro-entérostomose de voir le résultat fonctionnel de l'opération.

Dans certaines formes de cancer en nappes ou de squirrhes de l'estomac, quand la région pylorique est intéressée, il arrive que le pylore est constamment béant, de sorte que l'estomac se vide au fur et à mesure qu'il se remplit.

670. Troubles fonctionnels de l'estomac. — Hypercinésie. Chorée de Leven. — Vomissements nerveux. — Hypocinésie. — Dilatation de Bouchard. — Nous avons vu déjà que l'examen radiologique peut montrer un estomac en corne, du type Holzknecht, correspondant à l'hypertonie statique, ou un estomac à contractions rapides, profondes, du type plurisegmentaire, correspondant à l'hypertonie fonctionnelle. Quand cette hypertonicité franchit les limites de l'état morbide, on rencontre différents syndromes parmi lesquels *la chorée gastrique de Leven et Barret* mérite une mention spéciale. Sous l'écran, on voit des contractions péristaltiques et antipéristaltiques se succédant de façon désordonnée et produisant une véritable danse des parois. L'introduction de la sonde, l'absorption de certains aliments ou médicaments déterminent ce phénomène chez les sujets prédisposés.

Les vomissements incoercibles dans les névroses, chez certains sujets sans lésion organique, peuvent être placés à côté de ces hypercinésies. Ici la thérapeutique électrique n'est pas impuissante.

Semmola, Brenner, Tripier, de Watteville, Apostoli, etc., ont obtenu des résultats heureux avec une technique variable. Des observations précises de Gautier et Larat, qui suivent à peu près le procédé de Semmola, ne laissent aucun doute sur sa valeur.

Gautier et Larat emploient le courant continu. Le pôle positif est appliqué à droite entre les deux faisceaux d'insertion du sterno-cléido-mastoïdien, au-dessus de la clavicule. Il est constitué par un petit tampon. L'électrode négative 9/13 est placée sur le creux épigastrique. Intensité, 8 à 10 milliampères. Durée 10 minutes à 1/2 heure, plusieurs fois par jour.

Dès la première application, les malades souvent peuvent ingurgiter une tasse de lait.

Nous avons vu d'autre part l'image donnée par les estomacs hypotoniques et atoniques, et nous avons décrit l'hypotonie fonctionnelle ou hypocinésie en étudiant l'évacuation. Quand cette hypotonicité franchit le seuil de l'état morbide, on peut rencontrer le syndrome décrit par Bouchard sous le nom de dilatation gastrique. Poche à air volumineuse, stase, forme hypotonique ou atonique, contractions superficielles rares et faibles, évacuation lente, tels sont les signes radiologiques cardinaux de cette affection.

La thérapeutique électrique a ici encore une efficacité qui mérite de nous arrêter un moment.

Électrothérapeutique dans la dilatation de Bouchard.— Deux méthodes sont préconisées :

1° *L'électrisation intra-stomacale* qui se fera suivant la technique de Max Einhorn. On fait avaler une olive creuse en ébonite, percée de trous, et munie d'une électrode métallique dans sa cavité ; elle est fixée au bout d'une sonde souple isolante ; au centre de cette sonde se trouve un conducteur relié à l'électrode. On fait boire à jeun un verre d'eau ou de tisane, puis on fait déglutir l'olive avec une gorgée de liquide. Cela fait, on peut, soit faradiser l'estomac (en promenant sur la région épigastrique un rouleau constituant l'autre électrode), soit le galvaniser (en reliant l'olive au pôle négatif et en appliquant une anode qui pourra être le rouleau, sur la région épigastrique).

L'électrode se retire assez facilement si l'on a la précaution de faire faire au malade un mouvement de déglutition au moment où elle va franchir le cardia.

2° La *méthode percutanée* est beaucoup plus employée et elle donne parfois de remarquables succès.

C'est aux courants de Morton que l'on aura recours avant tout. J'ai eu l'occasion de voir souvent, surtout chez les sujets jeunes, la grande efficacité de cette méthode.

On met l'armature externe du condensateur suspendu au collecteur positif en relation avec l'électrode active, qui est, ici, une boule métallique nue. L'armature externe du condensateur suspendu au collecteur négatif est mise en communication avec le sol.

Le malade, non isolé, est mis sur un lit ou sur un fauteuil très renversé. On applique l'électrode active en différents points de la région épigastrique en changeant à chaque instant sa place par sauts brusques et non par glissement sur la peau, car ce glissement est douloureux.

L'intensité sera réglée au moyen de l'écartement des boules de l'éclateur. On doit aller jusqu'au point où la sensation devient pénible. La contraction des muscles abdominaux est alors très nette. Il se produit souvent des éructations pendant la séance. Durée 1/4 d'heure à 20 minutes. Séances tous les jours ou tous les deux jours. A défaut du courant de Morton, on pourra recourir au courant faradique ou au courant de Watteville, ou au courant sinusoïdal ; l'électrode indifférente est alors placée au milieu du dos (au niveau de la 8e dorsale); l'électrode active promenée sur la région épigastrique est un rouleau ou un tampon de grand diamètre.

Ces traitements de la dilatation gastrique conviennent aussi à certaines dyspepsies sans dilatation telles que celles qui relèvent de la neurasthénie et de la névropathie. L'estomac est alors distendu le plus souvent pendant les digestions ; mais on ne rencontre pas de clapotage le matin à jeun. Outre le traitement électrique convenant à la neurasthénie ou aux états névropathiques, on devra en ce cas appliquer le même traitement local que dans la dilatation vraie.

Enfin citons encore parmi les troubles fonctionnels décelables par les rayons X l'*aérophagie* sur laquelle Leven a attiré l'attention des cliniciens. On voit sous l'écran l'air pénétrer dans l'estomac après ingestion de liquide à l'occasion de mouvements spasmodiques que souvent le sujet croit être des éructations.

671. Quelques autres affections de l'estomac. — Notons seulement, sans que cette énumération soit limitative, quelques affections de l'estomac décelables par les rayons X : les ectasies sus-diaphragmatiques, les déviations par adhérences (estomacs obliques), les inversions d'organes, etc.

III. — *INTESTIN GRÊLE*

672. Radiodiagnostic des affections du grêle. — La traversée du grêle se fait rapidement et la complexité de sa forme empêche de distinguer et de préciser sa morphologie. On arrive cependant dans certains cas par la radiographie rapide à avoir une image nette de telle ou telle partie du grêle.

C'est la partie initiale, le duodénum, qu'on peut étudier le plus facilement. Le repas bismuthé à la sortie de l'estomac s'arrête un moment dans le bulbe duodénal qui est comme le vestibule du grêle, puis la traversée s'opère à une vitesse approximative de 1 mètre à l'heure, l'arrivée dans le gros intestin commençant 4 heures environ après l'ingestion et se poursuivant pendant 8 à 10 heures.

L'aspect du duodénum, du bulbe duodénal en particulier, varie suivant la position du pylore. L'abaissement du pylore en allongeant la première partie et en produisant une flexion plus grande au niveau de l'angle duodéno-hépatique retarde la progression du chyme et par suite sa neutralisation, d'où retard de l'ouverture du pylore pour livrer passage au bol suivant. Dans ces cas faciles à diagnostiquer par l'examen radiologique la ceinture abdominale donne des résultats favorables.

Les ptoses duodénales se diagnostiquent facilement aussi.

Les sténoses du duodénum et du grêle se traduisent par une accumulation des substances opaques en amont du rétrécissement (duodénum en forme de saucisse dans la sténose de ce segment, suivant l'expression de Holzknecht), par un retard de la progression à ce niveau et un retard de la traversée totale, par la dilatation des anses voisines, avec présence de gaz formant des poches volumineuses.

L'ulcère simple du duodénum, quand il est superficiel, peut ne pas se révéler à l'examen radiologique, mais l'estomac s'évacue plus vite, avec des contrac tions du type hypertonique, ce qui permet d'éviter la confusion avec l'ulcère pylorique. Quand l'ulcère est pénétrant, le bismuth peut remplir plus ou moins le cratère formé et y séjourner. On constate alors une douleur à la pression à ce niveau.

IV. — *GROS INTESTIN*

673. Radiodiagnostic du gros intestin. — Deux méthodes d'examen sont couramment employées :

1° La méthode haute : elle consiste à faire prendre un repas bismuthé ou baryté et à examiner le gros intestin à partir de la 3e ou 4e heure après la fin de ce repas. 5 à 7 heures après le repas, le cæcum et le côlon ascendant sont remplis. La traversée du côlon et de l'S iliaque se fait entre la 7e et la 24e heure Ce procédé convient surtout pour étudier le fontionnement habituel du côlon.

2° La méthode basse donne instantanément la topographie du côlon. Le sujet ayant été purgé la veille (30 grammes d'huile de ricin pris 3 heures après le dîner en se couchant, la veille de l'examen, bouillon aux herbes le matin), ou, à défaut, ayant pris le matin un lavement huileux ou glycériné, on procède à l'examen radioscopique et au palper sous l'écran de préférence dans le décubitus avant toute introduction de liquide opaque. On donne ensuite à l'aide du bock un lavement tiède de 1 litre à 1 litre 1/4 (pour les enfants 3/4 de litre) de préparation bismuthée ou barytée, 125 grammes de carbonate de bismuth dans un litre d'eau, ou 500 à 600 grammes de sulfate de baryum crémeux 50 o/o additionné d'eau q.s. pour faire 1 litre 1/4. H. Beclère va jusqu'à 800 grammes de sulfate crémeux. D'autre part, il conseille pour éviter le rejet, de donner le lavement dans le décubitus abdominal, la tête inclinée sur le côté, les bras allongés

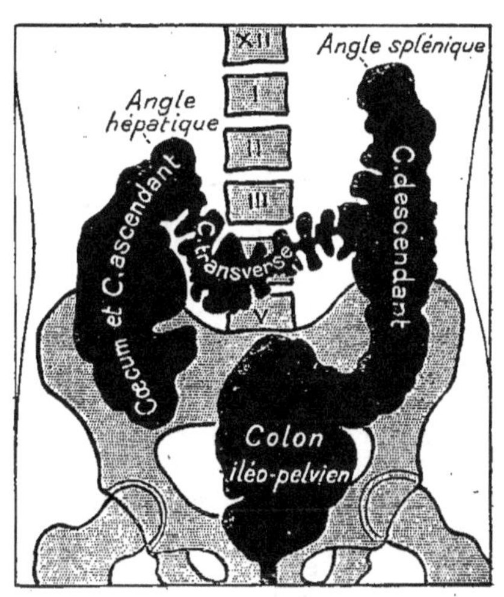

Fig. 262. — Lavement bismuthé, malade couché. Lavement d'un litre.

(Aubourg, *Bulletin de la Soc. de l'Internat,* janvier 1912).

le long et en avant de la tête. On arrête l'introduction du liquide s'il y a contraction. Cette position néanmoins a l'inconvénient de ne pas permettre le palper au cours de l'introduction, à moins d'interrompre le lavement. Par contre les clichés jugés nécessaires au cours de l'examen radioscopique sont pris beaucoup plus facilement en décubitus abdominal. C'est la position de choix de la radiographie du gros intestin.

L'aspect du gros intestin quand il est complètement rempli soit par la méthode haute 9 à 12 heures après le repas, soit par la méthode basse, se présente sous l'aspect de la figure 262 en décubitus horizontal.

En station debout, le transverse est plus abaissé, il descend parfois très bas, embrassant toujours dans sa concavité l'ombre de l'estomac. Les deux points les plus élevés et en même temps les plus fixes sont l'angle splénique et l'angle hépatique souvent marqués par des bulles gazeuses. C'est le côlon descendant qui se voit le moins après repas bismuthé, les matières n'y séjournant que par petites boules séparées.

Quand on observe longuement et patiemment un côlon après repas bismuthé, on constate deux sortes de mouvements. Il y a un péristaltisme lent qui fait le brassage du contenu et en même temps en détermine la progression lente, il se manifeste par des alternatives de bosselures et de retraits, par des ondes de la musculature circulaire, ou des contractions lentes de la musculature longitudinale. Il y a en second lieu des mouvements d'expulsion rapide bien plus difficiles à observer, car ils ne se produisent pas souvent. Ils ont été décrits d'abord par Holzknecht : le massage, l'excitation électrique, un lavement, peuvent les déclencher. Ils se manifestent par la disparition des bosselures et par l'expulsion des matières qui vident tout d'un coup un segment du gros intestin.

674. Constipation. — On désigne sous le nom de constipation le symptôme bien connu, mais commun à des états morbides très variés, de rareté des évacuations avec dureté des matières fécales.

Pourtant quand la cause de cet état est dans une lésion localisée et bien caractérisée de l'intestin, comme un néoplasme du grêle ou du côlon ou un rétrécissement fibreux avéré, le mot constipation appliqué à ces cas paraît un peu détourné de son sens habituel ; et comme le traitement de ces constipations symptomatiques est tout différent, nous les exclurons de ce paragraphe.

Nous diviserons par suite la constipation, tant au point de vue de son diagnostic radiologique que de son traitement électrologique de la façon suivante :

1º Constipation par atonie sans causes localisées, consistant en un ralentissement de la traversée de tout ou partie de l'intestin grêle et du gros intestin. Ex. : Constipation atonique constitutionnelle ou sénile due à l'atonie de la musculature lisse ou des muscles abdominaux, constipation habituelle due à une mauvaise hygiène alimentaire et à la vie sédentaire qui habitue la motricité intestinale à un moindre travail. On peut y joindre la constipation par allongement anormal du côlon généralement accompagnée d'atonie habituelle et la constipation atonique par inhibition réflexe due en particulier aux lithiases.

2º Constipation spasmodique particulière au gros intestin. C'est une forme de constipation réflexe de causes variées, dont l'existence a été contestée, mais dont le radiodiagnostic a vérifié la réalité et dont un traitement électrique sédatif peut avoir raison.

3º Constipation s'accompagnant d'une stase des matières fécales dans un segment quelconque de l'intestin. Cette constipation se voit dans les cas où une lésion locale, plus ou moins déterminée cliniquement, entraîne une atonie telle d'un segment que ce segment ne s'évacue que quand il est plein et par

« *vis a tergo* ». Cette stase entraine à la longue inflammation de la muqueuse et souvent réaction péritonéale. Les coudures naturelles exagérées, les coudures dues à des brides cicatricielles, les coudures par ptose, les diminutions de calibre par pression d'organes voisins, utérus fibromateux ou simplement en rétroversion, etc., sont capables de déterminer la stase avec parésie progressive du segment d'amont.

675. Constipation par atonie intestinale.—Diagnostic.—On constate la lenteur de la traversée, il faut parfois 10 heures aux matières pour arriver au cæcum, trois jours pour arriver à l'S iliaque. Les allongements des différents segments du côlon se constatent très facilement à la radioscopie qui donne des silhouettes parfois inattendues avec les trajets les plus variés des anses trop longues.

Traitement. — Le traitement de la constipation atonique, outre l'hygiène alimentaire et l'hygiène générale, consiste à soumettre l'intestin à une gymnastique spéciale destinée à relever la tonicité de ses fibres lisses. Le massage, la gymnastique suédoise, la vibrothérapie, agissent moins puissamment que l'électricité, que l'on peut employer sous diverses formes.

α) *Courant faradique.* — On emploie le courant faradique, ou mieux le courant galvano-faradique, soit au moyen de deux électrodes externes (Bénédikt), soit au moyen d'une électrode externe et d'une électrode rectale, cette dernière pouvant être une olive (Erb), ou un lavement (Boudet de Pâris).

Le *procédé de Bénédikt* consiste à placer une grande anode sur la région lombaire et à promener une petite cathode labile sur la région du cæcum et du côlon. L'intensité du courant est poussée jusqu'au maximum de tolérance.

La *faradisation intra-rectale* se fait suivant la méthode d'Erb ou suivant celle de Boudet de Pâris.

La méthode d'Erb consiste à introduire une olive à 6 ou 8 centimètres de profondeur dans le rectum. et à relier sa bougie conductrice avec un pôle de la bobine, l'autre électrode étant constituée par une plaque abdominale ou lombaire.

La méthode de Boudet de Pâris, ou méthode du lavement, sera décrite à l'article : Occlusion intestinale.

β) *Courant galvanique.* — On emploie le courant galvanique dans sa forme d'état variable, soit par la méthode percutanée, qui consiste à appliquer une électrode indifférente sur la région lombaire et une électrode active sur la région du cæcum et du côlon, en insistant spécialement au niveau de la fosse iliaque gauche ; soit par la méthode intra-rectale, olive ou lavement, suivant la technique indiquée pour le courant faradique. On produira des intermittences à l'aide du métronome ou des renversements, en poussant l'intensité jusqu'aux limites de la tolérance.

γ) *Franklinisation hertzienne* (Courants de Morton). — Un procédé qui tend de plus en plus à se substituer aux précédents, et qui paraît donner des résultats bien plus rapides, est celui des courants de Morton, dont on connaît la puissante influence sur la contraction des fibres lisses.

En général, les constipés atoniques étant en même temps des dilatés et des dyspeptiques, ce traitement leur conviendra tout particulièrement, puisque comme on l'a vu, la franklinisation hertzienne est la méthode de choix pour le traitement de ces affections.

Les courants de Morton seront appliqués tout d'abord suivant le mode percutané. Si l'on échoue, on aura recours à l'application intra-rectale. Les applications percutanées se feront suivant la technique que j'ai indiquée pour la dilatation gastrique, en promenant la boule active sur le trajet du cæcum et du côlon, les boules de l'éclateur étant progressivement écartées, jusqu'à ce que l'on sente nettement ces belles contractions profondes et massives qui caractérisent l'emploi des courants de Morton.

Les applications intra-rectales se font au moyen de diverses électrodes dont les modèles varient suivant les constructeurs. Celui de Bordier, que le malade peut tenir lui-même, est très pratique. C'est une tige métallique, aboutissant à travers une gaine d'ébonite à une partie cylindrique nue qui est la partie active de l'électrode

Un manche incliné à 70° sur cette tige permet au malade lui-même de la maintenir commodément. La chaîne du condensateur suspendue au pôle + de la machine est mise en relation avec cet excitateur, qui présente un crochet pour la recevoir. La chaîne de l'autre condensateur traîne à terre. Le malade n'est pas isolé. La durée des séances est de 10 minutes à 1/4 d'heure

676. Constipation spasmodique. — Ici la radiographie fait voir un côlon contracté donnant l'aspect de la corde colique révélée par le palper. Ce signe s'accompagne de retard de traversée.

Le traitement de cette forme de la constipation, si fréquente chez les sujets jeunes, névropathes ou neurasthéniques, à matières rubanées ou fragmentées en noisettes dures, a été particulièrement étudié par Delherm. Il l'a exposé dans sa thèse inaugurale en 1903.

Tous les procédés violents, qui donnent de bons résultats dans la forme atonique, sont sans effet ici. Seuls les procédés sédatifs doivent être employés. C'est pour cela, en médecine générale, que cette constipation est justiciable des grands lavements d'un demi-litre d'huile d'olive, des bains émollients, des compresses. C'est pour cela aussi que le massage ne peut être pratiqué que sous forme d'effleurage (Mazeran, Froussard).

Les expériences radioscopiques faites par Delherm sur un cobaye soumis aux excitations électriques percutanées après introduction de bismuth dans le gros intestin, prouvent que ces excitations sont capables de produire de la constricture passagère et par conséquent d'augmenter le spasme. A plus forte raison doit-on proscrire les applications intra-rectales et le lavement électrique.

L'expérience clinique a d'ailleurs permis de constater que les lavements électriques aggravent l'état des constipés spasmodiques après une amélioration passagère au début, amélioration d'ailleurs plus apparente que réelle.

Voici la technique proposée par Delherm et Laquerrière pour le traitement de la constipation spasmodique.

1° On galvanise l'intestin avec des courants de haute intensité appliqués à l'aide de deux grandes électrodes de 200 centimètres carrés au moins, l'une sur le ventre, l'autre sur la région lombaire.

2° On combine le courant faradique (bobine à fil fin, intermittences rapides) avec le courant galvanique : le meilleur mode opératoire est de soumettre le sujet aux deux formes d'électrisation (courant de Watteville).

On appliquera donc les deux électrodes abdominale et lombaire. Chacune d'elles sera reliée à une borne d'emploi du tableau de distribution.

On place les interrupteurs ou combinateurs de telle sorte que l'on ait aux bornes du courant galvano-faradique, la bobine se trouvant placée en tension (et non en opposition) dans le circuit galvanique.

On commencera par agir sur le réducteur de potentiel, ou rhéostat du courant galvanique, pour l'amener à 50, 100 et même 150 milliampères puis on introduit doucement les ondes faradiques de la bobine à fil fin, le trembleur étant réglé au maximum de rapidité. Le sens du courant, c'est-à-dire le signe des électrodes n'a pas grande importance. Durée 10 minutes à 1/4 d'heure, sans renversements, ni interruptions.

On ne s'étonnera pas que le courant galvano-faradique, employé par divers auteurs tels que Erb, Brœse, contre la constipation atonique, puisse être employé aussi contre la constipation spasmodique.

En effet, ce que cherchaient ces auteurs et ce que nous faisons tous après eux quand nous voulons traiter une atonie d'organe, c'est provoquer une contraction profonde telle qu'en donnent les courants de Morton, telle qu'en donnent aussi les courants galvano-faradiques des bobines à gros fil avec interruption lente.

Mais le courant de Watteville est capable de donner de tout autres effets si, au lieu de la bobine à gros fil, on emploie la bobine à fil fin, et si, au lieu d'avoir des interruptions lentes, on donne au trembleur le maximum de vitesse; en effet on obtient alors, à côté des effets du courant continu, une petite trémulation légère, qui ne contracte pas la fibre musculaire, mais épuise sa sensibilité, son irritabilité.

En un mot le courant de Watteville à haute intensité galvanique et à faible intensité faradique, la bobine étant à fil fin et le trembleur à marche rapide, a des effets tout différents de ceux du Watteville à interruptions lentes et bobine à gros fil. Ce dernier convient au traitement de l'atonie, le premier convient au traitement de la constipation spasmodique. Il en est de même du massage : le massage profond, destiné à provoquer les contractions, convient à la forme atonique ; l'effleurage, le massage vibratoire léger, convient à la forme spasmodique. C'est pour cette même raison que les voyages en chemin de fer donnent de bons résultats contre la diarrhée des tuberculeux (Trousseau).

On pourra aussi essayer, contre la constipation spasmodique liée aux névroses, du souffle statique sur la région de la fosse iliaque.

677. Constipation avec stase fécale, coudures, brides, compression, etc.—Le radiodiagnostic est des plus utiles pour déceler les coudures iléocæcales, les brides péritonéales coudant le grêle, les stases en amont d'obstacles de voisinage diminuant le calibre intestinal. La dilatation d'amont est le grand signe radiologique de ces constipations. Le traitement est plus souvent chirurgical qu'électrique; pourtant, quand il y a lieu de rééduquer l'intestin atonique, l'électrothérapie peut être employée avantageusement.

678. Constipation avec côlite muco-membraneuse. — Côlite mucomembraneuse en général. — La côlite muco-membraneuse, caractérisée par la constipation avec état spasmodique de l'intestin, des douleurs, et la présence de glaires et muco-membranes dans les selles, a été spécialement étudiée au point de vue électro-thérapeutique, d'une part par Doumer et d'autre part par Delherm. Il ne faut pas oublier qu'il y a des variétés de côlites dans lesquelles surviennent des crises de diarrhée périodiques et d'autres, plus rares, où la diarrhée est permanente.

En principe, on doit employer contre cette affection le même traitement que contre la constipation spasmodique, c'est-à-dire les procédés sédatifs :

1º On galvanisera l'abdomen au moyen de deux plaques de 60 à 80 centimètres carrés placées dans les fosses iliaques et reliées chacune à une borne du tableau, ou bien encore couplées en quantité,tandis que la plaque indifférente est placée sur la région lombaire. On réservera surtout cette forme de courant pour les côlites diarrhéiques ou les côlites douloureuses (Delherm). Doumer ([1]) emploie aussi ce procédé avec deux tampons de 6 centimètres de diamètre placés dans les fosses iliaques. Il change plusieurs fois le sens du courant, en le faisant passer lentement par le zéro, au cours de la séance.

2º On galvano-faradisera l'intestin suivant la méthode de Delherm exposée pour le traitement de la constipation spasmodique.

Dans tous les cas, quel que soit le genre de constipation que l'on aura à traiter, on ne devra supprimer que progressivement le traitement antérieur (lavages, laxatifs, etc.). Il faut environ 35 séances pour obtenir un résultat durable (Delherm) ; on fera d'abord une séance tous les jours, puis 3 par semaine, puis 2 et une seule.

Quant au mode d'action du courant galvanique et galvano-faradique sur l'intestin atteint de côlite, il est assez difficile de le préciser d'une façon absolue. Les expériences de plusieurs auteurs ont prouvé qu'il y a, sous l'influence du courant continu, hypersécrétion des glandes de l'intestin ; le massage léger de la paroi tel que le produit le galvano-faradique de la bobine à fil fin et à trembleur rapide augmente aussi cette sécrétion. Il est probable d'ailleurs que le courant a une action toute spéciale sur le plexus solaire (Delherm). Dans un travail intéressant, Truelle (Th. de Paris, 1904) essaie de préciserl'action des différentes formes de courant sur l'intestin. Pour le moment, c'est une question qui reste encore discutable et nous devons nous borner à constater les résultats cliniques.

679. Occlusion intestinale. — En présence d'un malade qui depuis quelque temps ne peut rendre par l'anus ni gaz ni matières fécales, on sait combien il est difficile de faire le diagnostic de la cause de l'occlusion, parfois même après laparotomie exploratrice (Schwarz).

L'ingestion de lait de bismuth est dangereuse et serait d'ailleurs impuissante à nous renseigner.

Ce n'est qu'exceptionnellement que le lavement opaque pourrait donner des renseignements capables de modifier la direction du traitement. Aussi ne faut-il pas hésiter, sauf dans les cas où il y a contre-indication, à essayer, avant toute intervention chirurgicale, d'un traitement dont les statistiques ont prouvé l'efficacité : je veux parler du *lavement électrique.*

Technique du lavement électrique. — Ce n'est que depuis les travaux de Boudet de Pâris que la technique du traitement de l'occlusion est définitivement fixée. On avait bien, avant lui, employé avec succès le courant faradique (Le-

---

([1]) Doumer, *Annales d'Électrobiologie*, mai-juin 1901.

roy d'Etiolles, 1825, Duchenne de Boulogne et Bucquoy, 1878, etc.), et aussi le courant galvanique (Leroy d'Etiollles, 1876, etc.), mais le mode opératoire était encore trop indéterminé et les statistiques trop vagues pour qu'on pût préconiser systématiquement l'intervention électrique. C'est vers 1884 que Boudet de Pâris fit connaître les résultats de son procédé qui, depuis, est devenu classique, et qui met à l'abri des accidents signalés antérieurement, accidents dont le plus redoutable était l'escarrification de l'intestin par le courant continu appliqué dans le rectum à l'aide des électrodes olivaires.

Le procédé de Boudet consiste à introduire dans le rectum, au moyen d'une canule qu'il a construite à cet usage, une quantité d'eau salée suffisante pour constituer un bain intra-intestinal assez étendu, et à amener le courant à ce bain-électrode, tandis qu'une large plaque abdominale est reliée à l'autre pôle de la source.

La canule, ou sonde de Boudet, se compose d'un tube métallique de plomb ou d'alliage malléable engainé dans un cylindre isolant en caoutchouc durci. Cette gaine isolante est plus longue que le tube et est percée vers son extrémité d'un trou latéral. L'appareil présente à l'extrémité extra-rectale un embout sur lequel on fixe le tube en caoutchouc d'un bock à irrigation de deux litres, et une borne (en relation avec le tube de plomb) dans laquelle on fixe le conducteur électrique. Lacaille a présenté à la Société d'Électrothérapie, en juin 1901, une sonde dans laquelle le tube de plomb est remplacé par un ressort à boudin en laiton.

La plaque abdominale mesurera au moins 200 centimètres carrés.

Chacune de ces électrodes étant donc reliée à un des pôles de la source et l'inverseur étant tout d'abord disposé de telle façon que la sonde soit « anode », on introduit cette sonde bien vaselinée dans le rectum. On éprouve une certaine difficulté à la faire pénétrer de toute sa longueur, mais ordinairement lorsqu'on n'arrive pas à l'engager à fond par des manœuvres dont la pratique seule donne le doigté, il suffit de laisser passer un peu d'eau salée pour la sentir glisser sous une légère pression. D'ailleurs, on aura eu soin de pratiquer un toucher rectal préalable pour vérifier l'état du rectum.

Lorsque la sonde a été ainsi bien mise en place, on fait pénétrer un litre d'eau salée environ, puis on abaisse le bock et on ferme à demi le robinet, de manière que pendant tout le temps que durera l'opération, un peu d'eau soit introduite continuellement dans le rectum. On évite ainsi qu'une petite quantité d'eau soit isolée accidentellement de la masse répandue dans l'intestin par un pli ou stricture, ce qui réduirait la surface de l'électrode rectale à quelques centimètres, d'où la possibilité de produire des escarres. On s'apercevrait d'ailleurs de cet accident opératoire par la chute de l'intensité que la réintroduction d'eau ferait remonter immédiatement.

Le courant est établi et porté progressivement à 20, 30, 40 milliampères pendant 5 minutes, puis ramené doucement à zéro. On l'inverse alors de manière à rendre négative l'électrode rectale et on met le métronome en circuit (si l'on n'a pas de métronome on se sert de l'interrupteur, ou du renverseur manœuvré comme interrupteur, on peut aussi établir et rompre le courant en approchant et écartant successivement le fil de la borne de la sonde). On élève progressivement l'intensité tout en produisant les interruptions de 5 en 5 secondes ; on sent peu à peu sous la main les contractions des muscles abdominaux.

Le liquide expulsé par saccades témoigne de l'effet sur la pression intra-intestinale. — On continue durant 5 à 20 minutes, suivant l'effet produit et l'état du malade.

L'évacuation a lieu quelquefois tout de suite après le lavement, plus souvent dans les deux ou trois heures qui suivent.

On peut recommencer au bout de ce temps s'il n'y a pas de résultat.

Indications et contre-indications du lavement électrique. — Nous pouvons avec Painetvin [1] distinguer, au point de vue qui nous occupe, les occlusions de causes mécaniques (volvulus, torsions, invaginations, flexions anormales, adhérences, brides, anneaux, tumeurs), les occlusions mécano-dynamiques et les occlusions dynamiques.

Dans le premier cas, on a contesté l'utilité du lavement électrique, c'est à tort, et pour deux raisons. D'abord si l'obstacle mécanique n'est pas très serré, il se peut que des contractions modérées le fassent franchir ; ensuite on a observé sous l'action du courant une diminution du météorisme, comme s'il y avait résorption de gaz sous son influence, d'où facilité donnée à l'évacuation. L'essentiel est d'opérer vite et prudemment pour ne pas compromettre l'intervention chirurgicale, si elle devient nécessaire.

Dans le deuxième cas, où il y a d'une part obstacle mécanique, insuffisant à lui seul à produire l'occlusion, et d'autre part spasme sur l'obstacle ou atonie en arrière (calculs biliaires, vers intestinaux, lésions chroniques ou cancéreuses établissant un obstacle incomplet), et dans le troisième cas où il y a seulement occlusion dynamique, le lavement électrique a particulièrement chance de réussir. C'est pourquoi l'obstruction par constipation chronique est si souvent et si facilement réduite, que la constipation résulte du spasme ou de l'atonie.

Le lavement électrique réussit aussi très bien dans la colique de plomb due, comme on le sait, à une obstruction spasmodique.

Il y a contre-indication au lavement électrique si l'on prévoit qu'il y a sphacèle ou perforation de l'intestin (collapsus, péritonite grave).

Mais la péritonite qui n'est pas consécutive à une perforation ne contre-indique pas le lavement. Il y a presque toujours d'ailleurs un peu de péritonite dans l'occlusion.

Une seconde contre-indication est constituée par les suppurations d'organes voisins ou les adhérences qui ont pu se former entre l'intestin et ces organes ; on pourrait craindre alors une rupture intempestive de ces adhérences.

Quant à la grossesse, c'est une contre-indication relative, car si l'on risque de provoquer l'avortement, on court la chance en même temps de sauver la mère.

680. Quelques affections ou anomalies de l'intestin décelables par les rayons X. — Outre les coudures, les rétrécissements, les allongements dont nous avons parlé au sujet de la constipation et que la radioscopie décèle facilement, on peut grâce à ce procédé découvrir d'autres particularités : la dilatation segmentaire produite parfois par simple aérocolie, surtout observable au niveau du côlon ascendant et de l'S iliaque ; les ptoses qui, lorsqu'elles sont complètes, se traduisent par l'abaissement du cæcum dans la région pubienne avec angle hépatique à la crête iliaque, et côlon transverse dans le petit bassin ; les adhérences qui se révèlent au palper sous l'écran par le défaut

[1] Thèse de Paris, 1904.

de mobilité ; les péricôlites qui se révèlent par les taches des parois ; l'aérocôlie : les ectopie sus-diaphragmatiques ou sus-hépatiques du côlon ou du grêle, etc. Il suffit d'énumérer ces cas pour montrer que le champ de l'exploration radiologique est vaste et que la clinique ne peut guère aujourd'hui se passer de cet examen.

Terminons en disant un mot de l'appendice. On l'obtient rarement par la radiographie ordinaire. La radiographie rapide le donne assez souvent. L'image obtenue permet-elle de dire s'il y a appendicite ? Non. Elle permet de dire si l'appendice renferme des corps étrangers dans certains cas, elle permet de préciser la situation exacte de cet organe, ce qui est précieux pour le palper. Mais il ne faut pas lui demander plus (¹).

N.-B. — *Le cancer des voies intestinales* et en particulier le cancer du rectum ne fera pas ici l'objet d'un paragraphe spécial, l'étude du cancer en général étant faite au chapitre xv.

681. Prolapsus du rectum. — Le courant galvanique, d'après beaucoup d'auteurs aurait une efficacité certaine ici.

On réduit le prolapsus suivant les procédés ordinaires et on applique sur l'anus une cathode constituée par une olive entourée d'ouate mouillée, l'anode étant placée sur la région lombaire.

L'intensité sera portée doucement jusqu'à 20 et même 30 milliampères pendant 5 minutes. Séances tous les deux jours.

682. Parésie du sphincter anal. — Sauf dans les cas où la cause est médullaire, le traitement électrique réussit presque toujours. On se sert pour cela du courant faradique rythmé à 30 oscillations du métronome par minute (Bordier). On l'applique à l'aide d'une olive introduite dans l'anus, ou à l'aide de l'électrode rectale manométrique de Bergonié ; c'est un cylindre creux en ébonite portant à son extrémité une armature métallique destinée à remplacer l'olive des anciennes électrodes. Cette armature présente deux fenêtres renfermant une boule de sphygmo-manomètre de Potain dont les parois minces viennent s'accoler sur les orifices ; on voit ainsi la force des contractions.

L'électrode indifférente est placée sur la région lombaire ou abdominale. On fera des séances de 10 minutes à 1/4 d'heure tous les deux jours, mais en laissant plusieurs fois le sphincter se reposer au cours de chaque séance.

683. Hémorroïdes. — Doumer a le premier employé la haute fréquence contre les hémorroïdes. On se sert pour cela soit de l'électrode à manchon de verre (type Oudin), soit de l'électrode métallique nue en forme de cône de Doumer. Je préfère cette dernière parce qu'elle permet, grâce à sa forme, de profiter de l'anesthésie causée par la haute fréquence pour dilater mécaniquement l'anus, ensuite parce qu'on peut donner toute l'intensité du courant sans douleur pour le malade, enfin parce qu'on ne risque pas de la briser dans le rectum. Cette électrode est reliée à un résonateur quelconque (hélice, bobine, spi-

---

(¹) Voir cependant à ce sujet une étude intéressante de JAISSON, *J. de Radiol.*, juin 1921, où il donne quelques signes de présomption de l'appendicite chronique tels que l'inégalité de remplissage et le retard de l'évacuation (plus de 36 heures.).

rale). Voici la technique que j'emploie personnellement. Je place le malade dans la position gynécologique. Mes appareils sont disposés de telle façon que je puisse les commander de la place même où je me trouve devant le malade.

Je mets en marche avant toute introduction et je prends en main l'électrode reliée à une spirale pour m'assurer que tout fonctionne régulièrement.

J'interromps alors le courant et j'introduis doucement l'électrode vaselinée dans l'anus, puis je remets l'appareil en marche. On évite ainsi la sensation désagréable des étincelles d'approche pour les sujets pusillanimes. On peut aussi introduire l'électrode et y fixer ensuite le conducteur souple en tension. La durée des séances est de 5 à 10 minutes. Elles sont faites trois fois par semaine.

Le résultat est beaucoup plus rapide, beaucoup plus certain dans les cas aigus. Il est souvent lent dans les cas chroniques, mais il est exceptionnel qu'on n'obtienne pas une amélioration.

684. Fissure sphinctéralgique. — C'est aussi Doumer qui a le premier signalé les heureux effets des courants de haute fréquence, appliqués à l'aide de l'électrode à manchon de verre, sur la fissure sphinctéralgique.

On doit avoir à cet effet une électrode à manchon assez épais. On la recouvre, par précaution, d'un doigt de caoutchouc. On l'introduit, après l'avoir vaselinée, assez profondément pour qu'elle prenne contact avec le sphincter dans toute sa hauteur. Si la douleur ne le permet pas, on la laisse appuyée sur la marge de l'anus jusqu'à ce que l'anesthésie se produise. On n'augmente que progressivement l'intensité. On peut aussi employer l'électrode conique nue de Doumer. Elle a l'avantage de dilater, mais il semble que les petites étincelles de l'électrode à manchon de verre aient une utilité toute particulière contre cette affection ; aussi recommandons-nous de l'employer de préférence.

On fera trois fois par semaine une séance de 3 à 10 minutes. Les résultats sont très rapides en général.

685. Prurit anal. — Le prurit anal se traitera suivant les principes généraux exposés au paragraphe 605, mais il faut signaler ici l'efficacité toute spéciale des courants de haute fréquence appliqués à l'aide de l'électrode condensatrice introduite comme dans les cas de fissure. On terminera par l'effluvation à distance sur toute la région.

Les rayons X et mieux le rayonnement global du radium donnent des résultats non moins remarquables.

CHAPITRE XIII

AFFECTIONS DU FOIE ET DES VOIES BILIAIRES

686. Examen radiologique du foie.—Le foie et les voies biliaires n'intéressent guère le médecin électricien qu'au point de vue du radiodiagnostic.

La face supérieure du foie est accessible à l'examen sans préparation. L'examen debout tel qu'il est pratiqué pour la cage thoracique convient à cette exploration.

Normalement la courbure hépatique est plus élevée de 2 centimètres environ que la courbure gauche du diaphragme. Cette différence est exagérée dans le foie cardiaque ou le cancer massif du foie.

Le dôme hépatique peut être déformé par des sillons et des voussures, il y a alors présomption de syphilis du foie, ou par une saillie convexe régulière. c'est alors un signe d'abcès sous-phrénique ou de kyste hydatique. Dans l'abcès gazeux sous-phrénique, on voit la courbe diaphragmatique sus-jacente à un espace clair. Il ne faut pas confondre ces abcès gazeux avec la ptose hépatique vraie, ou le simple renversement (hépatoptose partielle de Perussia sans relâchement du ligament suspenseur) qui laissent remonter des anses du grêle ou du côlon entre le foie et le diaphragme ; Beclère en 1899 a attiré le premier l'attention sur cette confusion possible, et en 1910 Chilaïditi a apporté l'observation de 3 cas non douteux.

Il ne faut pas négliger, quand on examine la face supérieure du foie, de voir sa silhouette dans les positions obliques et transverses.

Les mouvements respiratoires du diaphragme sont, nous le savons, diminués dans certaines affections pleuro-pulmonaires; ils le sont aussi parfois à droite dans les affections hépatiques douloureuses.

Signalons enfin que dans quelques cas d'insuffisance tricuspidienne, on peut apercevoir les battements du foie.

La face inférieure du foie se voit parfois sans artifice quand l'estomac et l'intestin renferment des gaz. Ordinairement elle se confond avec les organes sous-jacents.

Artificiellement, on arrive à la mettre en vue en dilatant l'estomac et le côlon par les gaz, après purgation la veille. L'insufflation de l'estomac ou sa dilatation par le CO^2 de la potion Rivière déjà employée par Destot en 1898, puis pratiquée systématiquement par Beclère pour l'examen du foie (Congrès d'Amsterdam, 1908) découvre la partie gauche de la courbure. L'insufflation du côlon qui se pratique avec une longue canule rectale et une soufflerie telle que la poire de Richardson découvre toute la partie droite.

La face inférieure étant découverte, on peut juger du volume du foie.

Les variations de la silhouette, suivant que le foie est plus ou moins basculé, ne permettent pas de conclure de la surface silhouettique orthogonale au volume d'une façon rigoureuse, néanmoins sa mesure donne des indications précieuses.

Le Dr Lagarenne, avec lequel j'ai poursuivi l'étude de cette question à l'Hôtel-Dieu de Paris, a pu recueillir de nombreux orthodiagrammes de foie par insufflation rectale. Deux diamètres permettent de se faire une idée aussi approchée que possible de la surface du foie, diamètres qu'on peut appeler phréno-apical et phréno-rachidien. Voici comment on les définit : Prendre

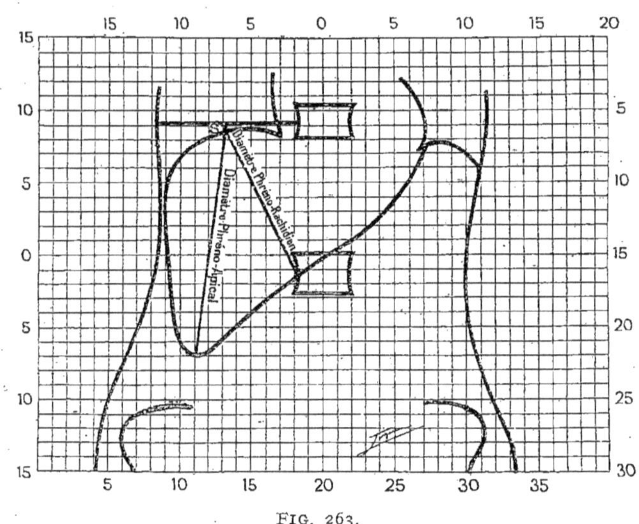

FIG. 263.

le milieu de l'hémi-thorax droit au niveau de la courbure diaphragmatique. Marquer la pointe inférieure droite du foie, marquer le point où la face inférieure rencontre l'ombre vertébrale droite. Le diamètre phréno-apical est la droite qui joint le repère supérieur à la pointe droite. Le diamètre phréno-rachidien est la droite qui joint le repère supérieur au point de rencontre vertébral. Le premier, d'après les mesures de Lagarenne, a une moyenne de 15 centimètres avec des variations de 14 à 16 1/2. Le deuxième a une moyenne de 11 centimètres avec des variations de 9 à 12.

La surface orthogonale limitée au bord gauche des corps vertébraux est en moyenne de 145 centimètres carrés (Lagarenne).

On trouvera dans la thèse de Lagarenne (Paris 1920), tous les renseignements relatifs à l'insufflation rectale, à l'historique de la question, et à ses applications cliniques.

Le volume du foie est modifié sans déformations spéciales, dans la cirrhose atrophique (Diam. Ph. A = 11, Diam. Ph. R = 7), dans la cirrhose hypertrophique (Ph A = 19, Ph R = 14), dans certains cas de cancer en masse et même dans certains abcès et kystes hydatiques, dans le foie cardiaque, le gros foie paludéen, le plus souvent très difficile à différencier des abcès amibiens dysentriques, etc. Les déformations de la face inférieure se voient dans les abcès, kystes et en général affections partielles localisées.

687. Vésicule et calculs biliaires. — La radiographie de la vésicule et des calculs biliaires s'obtient en suivant la technique précisée par Béclêre Décubitus dorsal, ampoule en dessous. Plaque en dessus. Réplétion gazeuse de l'estomac après purgation (certains opérateurs y ajoutent l'insufflation colique, d'autres suppriment toute insufflation). Radiographie rapide en apnée. Diaphragme serré pour éviter les rayons secondaires.

L'ombre de la vésicu'e se voit facilement quand elle fait une saillie notable, mais il est plus difficile de voir les calculs. Les calculs de cholestérine ont en effet la même transparence que la bile. Leur visibilité est fonction des sels de chaux qu'ils renferment. Quelquefois, il arrive que des calculs volumineux de cholestérine apparaissent en clair.

Si le cliché montre des taches, il faut éviter de confondre les calculs biliaires avec des calcifications des cartilages costaux, avec des plaques athéromateuses des vaisseaux iliaques, veine cave inférieure, veine porte, artère hépatique, avec des scybales (purger le sujet), avec des ganglions calcifiés, des corps étrangers (reste de bismuth d'examen antérieur), des calculs pancréatiques, rénaux, etc.

Souvent le diagnostic est difficile. La comparaison des épreuves ventrales et dorsales est utile en montrant des calculs biliaires plus gros dans les épreuves dorsales. La stéréoscopie et les examens obliques sont des plus utiles aussi.

Gosset et Aubourg ont attiré l'attention sur certains cas de grosse vésicule avec déformation de la partie droite de la première portion du duodenum et avec point douloureux à ce niveau. Ces signes observés chez des gastralgiques qui présentent avec des crampes d'estomac fréquentes à irradiations dorsales, des vomissements, de l'ictère, révèlent des adhérences de la vésicule au duodénum.

CHAPITRE XIV

MALADIES DES YEUX

688. Les affections des yeux et l'électro-radiologie. — L'ophtalmologie a depuis longtemps bénéficié des ressources de l'électrologie. L'emploi de l'électro-aimant pour l'extraction des petits corps étrangers, de l'électrolyse comme épilatoire, comme agent sclérosant, comme résolutif de tissu scléreux (voies lacrymales), ou comme modificateur de l'évolution des tissus, est devenu classique auprès des spécialistes.

La découverte des rayons X et des rayons du radium a apporté un nouvel agent utile à cette branche de la médecine. Les expériences physiologiques avaient montré à Birch-Hirschfeld, Bergonié, Tribondeau, Lafargue, Belley, que, employés à hautes doses, les rayons X donnent chez les animaux jeunes des lésions de la conjonctive, de la cornée, du cristallin, de la rétine, avec arrêt de développement. Birch-Hirschfeld avait même eu l'occasion de constater des lésions de même nature chez un homme adulte, apr s des irradiations massiv s faites dans un but thérapeutique à proximité de l'œil mal protégé. De l'ensemble des expériences et des observations cliniques, il résultait que les cellules des tissus oculaires jeunes ont une radio-sensibilité assez grand , mais que par contre les cellules des su ets adultes sans être réfractaires, exigent cependan des doses élevées pour réagir.

Le radium avait donné les mêmes résultats (Birch-Hirschfeld).

Partant de ces données, l'expérimentation thérapeutique a prouvé que dans c rtains cas, sans nuire aux tissus sains, on peut heureusement modifier des évolutions morbides.

Enfin, on sait que la localisation des corps étrangers oculaires par les rayons X a apporté une aide précieuse à la chirurgie.

Nous allons passer en revue les principales affec ions oculaires jus iciables d'une intervention d'électro-radiologie.

689. Trichiasis. — Cette affection est complètement jus iciable de l'épilation par l'électrolyse. On opère comme pour l'épilation générale, en enfonçant une aiguille d'acier, reliée au pôle négatif, le long du cil, et en soumettant le follicule pileux, duran 20 à 30 secondes, à un courant de 2 milliampères environ. — Suivant le règles déjà exposées, on ne doit pas traiter dans une même séance des poil trop voisins : m tre au moins 6 millimètres de dis ance entre chaqu piqûre. Il sera parfois utile de cocaïner au préalable.

690. Trachome et conjonctivite folliculaire. — Le- granulations peuvent régresser en piquant chacune d'elles avec une aiguille électrolytique d'acier, mais le procédé est très douloureux. L'électrolyse cuprique peut aussi être employée. On applique sur la conjonctive une petite électrode spéciale en cuivre et on la relie au pôle +, la cathode indifférente étant à la nuque. On fait passer 2 à 4 mA pendant 1 à 3 minutes, en déplaçant continuellement l'électrode active pour éviter qu'elle adhère aux tissus.

On cite quelques cas de trachomes améliorés ou guéris par les rayons X [1], ou le radium [2] : Birch-Hirschfeld ne croit pas à une action curative définitive [3].

Dans tous les cas où l'on aura à appliquer les rayons X sur une région voisine du globe oculaire, ulcus rodens, lupus ou maladies spéciales des paupières, il faudra protéger le globe. On peut opérer en interposant entre les paupières et l'œil des plaques métalliques (comme dans la pince de Desmarres ou autres) ou recourir au procédé de Van Duyse et de Nobele. Ils insensibilisent l'œil à l'holocaïne et appliquent sur le globe une coque imperméable se moulant à sa surface. On peut au besoin éverser la paupière. L'argent étant mal supporté, les auteurs ont fait construire des coques analogues à celles des yeux artificiels, mais suffisamment imperméables aux rayons X. Les coques en émail, dit émail de Paris, sont moins perméables que celles de verre au plomb (chez Müller de Wiesbaden, Van Duyse et de Nobele, *Annales de Soc. Méd. de Gand*,1905, in *Arch.* de Bergonié, 1905, p. 882). — Pansier emploie contre la conjonctivite folliculeuse (végétante) l'électrolyse par l'aiguille de platine.

691. Entropion. — Introduire dans les paupières, parallèlement au bord libre, à un, deux ou trois millimètres de ce bord, une aiguille d'acier, reliée au pôle négatif, l'anode indifférente étant à la nuque. Faire passer un courant de 5 à 8 milliampères, pendant 6 à 8 minutes. La rétraction cicatricielle relève le bord des paupières. On doit constater ce résultat au bout d'une quinzaine de jours. S'il n'est pas obtenu, on recommence [4].

692. Xanthélasma. — Cette affection se traite suivant la technique décrite pour le xanthome (§ 616). Introduire dans la plaque, parallèlement à la peau une aiguille d'acier négative. Courant de 6 à 10 milliampères pendant 2 à 3 minutes. Faire au besoin dans la même séance plusieurs piqûres parallèles distantes de 6 millimètres. L'escarre formée tombe au bout d'une dizaine de jours. On recommencera, s'il y a lieu, plusieurs fois, à 15 jours d'intervalle.

693. Blépharites. — Freund et Schiff ont obtenu la guérison de blépharites ulcéreuses ou squameuses en quelques séances de radiothérapie faites avec une ampoule dure. Le cas est à citer pour ceux qui voudraient tenter à nouveau l'essai. Il n'y a pas lieu pour cela de s'astreindre à suivre le mode opératoire de ces auteurs en employant une ampoule dure. Suivant les nouvel-

---

[1] Mayou, Rust, Stephenson, Walsh, Newcomets et J. P. Krall, Jay, F. Schamberg, Kassabian, Mayo de Londres, *New York med. Journ.*, 4 février 1905 ; in *Radium*, 15 avril 1905.

[2] Darier, *Ac. de Méd.*, oct. 1903 ; Cohn (*Berl. klin. Woch.*, 1905, n° 1 et in *Arch.* Bergonié p. 918). Zelenkoffski, *New York med. Journ.*, 28 avril 1906 et *Roussky Vratch*, 1905, n° 19.

[3] Birch-Hirschfeld. Congrès de Lisbonne, 1906.

[4] Cf. à ce sujet trois observations intéressantes de Louis Cicera Salse de Barcelone, Congrès de l'A. F. A S., Boulogne, 1899.

les notions propres à la radiothérapie cutanée, les rayons n° 4 ou 5 semblent particulièrement indiqués comme dans tous les cas où l'on veut agir superficiellement. Il ne faut pas oublier par contre que les rayons chimiques du spectre et probablement aussi les rayons X peuvent donner de la blépharite. On devra donc être prudent dans l'application de ce traitement.

694. Rétrécissement des voies lacrymales. — On traite cette affection par l'électrolyse. Déjà pratiquée par Tripier, Desmarres, etc., elle a été reprise et modifiée par Lagrange, dont la technique devra être suivie.

Il se sert d'une sonde de Bowmann en argent : cette sonde est nue sur une étendue de 3 centimètres, à partir de son extrémité. Plus haut elle est recouverte d'un enduit isolant qui protégera les canalicules lacrymaux et le bord de la paupière. Le courant est amené doucement à 5 milliampères, maintenu à cette intensité durant cinq minutes, puis ramené doucement à zéro. On fait une séance tous les huit ou dix jours, et dans l'intervalle on donne seulement quelques injections antiseptiques.

695. Paralysie et spasme des muscles de l'œil. — L'exploration diagnostique des muscles de l'œil est impossible. On ne peut qu'obtenir leurs contractions en masse en appliquant une électrode sur la paupière fermée et l'autre sur la nuque. C'est surtout dans les paralysies périphériques *a frigore*, rhumatismales ou traumatiques qu'on a des chances de succès. On appliquera le courant continu (cathode sur la paupière, I = 3 à 5 milliampères. Durée 6 à 10 minutes) et le courant faradique rythmé, cathode en forme de bouton appliquée le plus près possible du muscle paralysé, intensité poussée jusqu'à contraction nette de l'orbiculaire, durée cinq minutes.

Le spasme des muscles de l'œil se traitera par le courant continu, suivant la même technique, ou par une forme de courant appropriée à la cause (hystérie, etc.).

696. Kératites. — Leucomes. — Opacités cornéennes. — Taies. — D'excellents résultats ont été obtenus par différents auteurs dans les kératites parenchymateuses, ulcéreuses ou avec pannus. On soumet l'œil à un courant continu (cathode sur la paupière comme ci-dessus) de 3 à 5 milliampères pendant 15 à 20 minutes.

Les opacités même anciennes sont aussi justiciables de ce traitement Gautier et Larat ont obtenu deux succès remarquables, après Arcoleo et d'autres auteurs. Les uns appliquent le courant directement sur la cornée au moyen d'une petite électrode d'ouate, d'une éponge ou d'un pinceau à poils de blaireau ; d'autres, comme Larat, emploient pour cathode active un tampon de coton hydrophile appliqué sur les paupières closes, avec 6 à 8 milliampères pendant cinq minutes.

Il est probable, dit Larat, dans le commentaire des cas qu'il a vus suivis de guérison, que la vitalité de la cornée s'exalte et que les échanges cellulaires, si lents normalement dans ce tissu, deviennent assez actifs pour entraîner la résorption des cellules infiltrées par l'inflammation antérieure.

Barcat, Abadie et Lakah ont vu quelques cas de leucomes améliorés ou guéris par le radium.

Japiot et Bussy de Lyon ont obtenu de bons résultats de l'emploi des rayons

X dans la kératite interstitielle (*Journal de Radiol.* mars 1921) chez les sujets jeunes, avec des doses faibles de rayons pénétrants et filtrés.

697. Iritis et irido-choroïdites. — Suivant la technique indiquée par le Dr Pansier d'Avignon, on appliquera la galvanisation à l'aide d'une anode placée sur l'apophyse mastoïde et d'une cathode placée sur la paupière close. Intensité de 2 à 4 milliampères. Durée 20 à 25 minutes. On aura instillé au préalable une goutte d'atropine dans l'œil. Le résultat le plus immédiat est la cessation de la douleur. Dans les vieilles iritis avec synéchies, il y a diminution ou même disparition des adhérences irido-capsulaires (Pansier).

Darier a constaté l'action analgésiante du radium dans l'iritis et dans d'autres affections douloureuses de l'œil (*Ac. Méd.*, 6 oct. 1903).

698. Opacité du corps vitré. — Giraud-Teulon, Onimus, Boucheron, Abadie, Terson ont obtenu des résultats qui ne laissent aucun doute sur l'action heureuse de la galvanisation contre les opacités du corps vitré. Giraud-Teulon applique une anode sur les paupières, une cathode sur l'apophyse mastoïde.

Onimus met au contraire la cathode sur les paupières et l'anode sur le ganglion cervical supérieur.

En somme, le sens du courant paraît avoir peu d'importance pourvu que les milieux intérieurs de l'œil se trouvent dans le champ des lignes de flux. Intensité 3 à 4 milliampères. Durée 8 à 10 minutes. Bordier conseille 3 à 5 milliampères pendant 3 à 5 minutes. Séances trois fois par semaine. Abadie et Terson ont obtenu des résultats heureux avec l'électrolyse pratiquée à l'aide d'une aiguille enfoncée de 8 millimètres jusque dans le corps vitré.

699. Glaucome. — Allard galvanise le sympathique au cou. Il place l'anode sur toute la longueur du sympathique cervical ; la cathode est placée à la nuque du côté opposé. Intensité, 15 à 20 milliampères. Les résultats seraient parfois remarquables.

Les douleurs chez presque tous les sujets traités par Allard ont diminué rapidement, et dans certains cas la vision a été très améliorée. Chez deux malades il aurait même obtenu l'acuité visuelle normale.

D'autres opérateurs galvanisent directement le globe oculaire ; l'anode sur la paupière ; 4 à 6 milliampères ; 10 à 16 minutes. Séances quotidiennes

Rappelons d'autre part ici la possibilité de modifier la pression intra oculaire en mettant en œuvre le phénomène de l'osmose électrique (§ 365)⁻

700. Décollement de la rétine. — Le décollement de la rétine est lié à la présence d'un liquide entre la rétine et la choroïde. Le but de toute intervention doit être de supprimer ce liquide. L'électrolyse occupe ici la première place, et, lorsque le décollement est récent, on a beaucoup de chances de succès.

Gillet de Grandmont a publié un cas très intéressant, mais c'est surtout Terson qui a montré, en employant le même procédé que cet auteur, tout le parti qu'on peut tirer de l'électrolyse positive. On enfonce pour cela une aiguille de platine jusqu'au niveau du décollement, opération assez délicate d'ailleurs et toute du ressort des spécialistes. Gayet et Bordier, en raison des difficultés de faire pénétrer l'aiguille dans la sclérotique qui se laisse déprimer, ont monté l'aiguille à l'extrémité du trépan cornéen de Mathieu. Au moment du déclenchement, l'aiguille effectue quelques tours de rotation. On fait passer un courant de 5 milliampères durant 1 minute. Son effet est de coaguler le liquide. D'après la statistique de Terson on obtient soit une amélioration passagère, soit une amélioration durable (cas récents). Dans ces derniers cas, le malade arrive à voir suffisamment pour se conduire seul en plein jour.

701. Névrite optique. — Atrophie de la papille. — L'impuissance des autres moyens thérapeutiques contre la névrite optique et l'atrophie de la papille justifie l'intervention de l'électrothérapeutique, quoique cette intervention ne soit pas souvent couronnée de succès. Cependant des résultats heureux ont été publiés par Dor, Erb, Pflüger, Rumpft, Bénédikt. On emploiera le courant continu. Une cathode active en ouate mouillée est maintenue sur la paupière fermée ; l'anode indifférente est placée sur la nuque. Intensité, 3 à 5 milliampères. Durée, 7 à 8 minutes. Séances tous les jours. On terminera par quelques interruptions du métronome. Erb recommande de faire en outre la galvanisation transversale de la tête, en mettant une électrode sur chaque tempe.

On a aussi eu quelques résultats en Amérique en employant les rayons X, mais les succès ne sont pas confirmés.

702. Corps étrangers de l'œil.— La question du diagnostic et du traitement des corps étrangers de l'œil constitue un gros chapitre de l'application de l'électricité à la chirurgie oculaire. Nous ne pouvons qu'en donner quelques indications.

Diagnostic.—La radioscopie permet souvent de constater la présence des corps étrangers dans l'orbite. L'examen frontal (vue antérieure), et l'examen sagittal (l'écran appuyé du côté blessé), permettent de définir approximativement leur situation, grâce aux repères anatomiques fournis par les contours orbitaires dans le premier cas et par le plancher et la voûte orbitaire dans le second. Il suffit pour bien voir les corps étrangers, même petits, de diaphragmer très finement le faisceau éclairant.

En outre, dans l'une et l'autre position, on peut localiser plus précisément le corps étranger, quand il est dans le globe oculaire, en faisant exécuter des mouvements de l'œil sans déplacer la tête. Il suffit pour cela que la vision de l'un des deux yeux soit conservée. Si l'on dit au sujet de regarder en bas pendant qu'on l'examine en position frontale, l'ombre s'abaisse si l'éclat est dans la moitié antérieure de l'œil et s'élève s'il est dans la moitié postérieure. Elle ne bouge pas s'il est sur l'axe sagittal de rotation. C'est l'inverse si le sujet dirige le regard en haut.

En position transverse, on colle un fil de plomb sur la tempe dans le plan horizontal passant par le centre de rotation du globe (Guilloz), et on amène le rayon normal sur cet horizon au niveau du globe. Le regard étant d'abord fixé horizontalement, on observe le déplacement de l'ombre de l'éclat par rapport au fil pendant que le sujet porte son regard en bas. Si l'ombre était au-dessus du fil et s'en rapproche, l'éclat est dans le quadrant antéro-supérieur, si elle s'en éloigne en s'élevant l'éclat est dans le quadrant postéro-supérieur, si l'ombre était au-dessous et qu'elle s'abaisse en s'éloignant du fil, l'éclat est dans le quadrant antéro-inférieur et ainsi de suite.

Cette méthode parallactique, précisée par Guilloz, permet en outre de fixer la situation du projectile du côté nasal ou temporal en faisant déplacer le regard horizontalement de droite à gauche et inversement.

La radiographie permet d'arriver à plus de précision et de découvrir de petits éclats qui échappent à la radioscopie.

D'après Guilloz, c'est Van Duyse qui le premier obtint le 5 Mars 1896, la première radiographie d'éclat oculaire dans le segment antérieur du globe en mettant une petite plaque dans l'angle interne de l'orbite et en faisant arriver les rayons X par le côté temporal.

Aujourd'hui, on pratique couramment et on a pratiqué surtout pendant la guerre la recherche des éclats oculaires par le procédé de la double radiographie frontale et sagittale, qui est en somme une application de la recherche des projectiles par le procédé des deux axes. Rarement l'emploi des compas est nécessaire.

La localisation exacte par la radiographie des éclats dans le globe se fait de façons différentes suivant les opérateurs. Les deux procédés les plus employés sont, je crois, celui des déplacements parallactiques, précisé par Belot, et celui de la localisation par rapport à deux repères cornéens, préconisé en particulier par Velter.

Le procédé radiographique employé par Belot et Fraudet est très simple et exige seulement, comme en radioscopie, que la vision soit conservée par l'un ou l'autre œil. Voici comment on procède :

La radiographie latérale se fait de la façon suivante : La tête repose sur un châssis à tiroir qui présente une fenêtre quadrangulaire dans son couvercle de plomb. Le grand diamètre de la fenêtre marqué à ses extrémités par deux pointes métalliques est placé juste en dessous de l'axe antéro-postérieur de l'œil. L'ampoule est centrée sur la verticale passant un peu en avant du milieu des bords externes de la base de l'orbite, à 85 centimètres de la plaque. On fait successivement 3 radiographies par le jeu du tiroir, une avec le regard horizontal, la deuxième le regard en haut (par rapport au sujet), la troisième en bas.

La radiographie frontale se fait le front contre la plaque placée en dessus, l'ampoule étant en-dessous du lit. L'axe de l'œil passe par le centre de la fenêtre marqué par une croisée de fils. Trois radiographies sont prises comme ci-dessus, avec le regard dans les trois directions indiquées.

On développe les radiographies. On réunit les latérales sur un même calque, les frontales sur un second calque.

1° Si l'éclat donne une seule ombre sur le calque latéral, c'est que le projectile est ou sur l'axe de rotation, ou hors du globe et de ses muscles moteurs. Alors consulter le calque frontal, si l'éclat est sur l'axe de rotation sagittal, il se trouve ici sur le fil horizontal, s'il est loin du centre c'est qu'il est en dehors du globe.

2° Supposons maintenant que l'éclat donne 3 ombres sur le calque latéral telles que 0, 1, 2, (0 : regard horizontal, 1 : regard en haut, 2 : regard en bas).

Si la circonférence passant par les 3 points 0, 1, 2 a son centre dans la région du centre de l'œil, c'est-à-dire un peu en avant du bord du malaire sur l'axe antéro-postérieur $a\,p$[1] c'est que le projectile est dans le globe, et ici (*fig.* 264)

[1] Pour avoir ce centre, élever une perpendiculaire sur le milieu d'une droite joignant 0 et 1 une deuxième perpendiculaire sur le milieu d'une droite joignant 0 et 2. La rencontre de ces deux perpendiculaires est le centre.

il est dans l'hémisphère postérieur, puisque 1 est en bas et 2 en haut, la radiographie frontale précise dans quel quadrant.

Si la circonférence passant par 0, 1, 2 a son centre loin de la région du centre, c'est que l'éclat est dans un muscle moteur (*fig.* 265). Dans l'exemple de la figure 265, il est dans le droit supérieur. Il n'y a pas de déplacement dans le calque frontal.

On trouvera la discussion détaillée de tous les cas qui peuvent se présenter

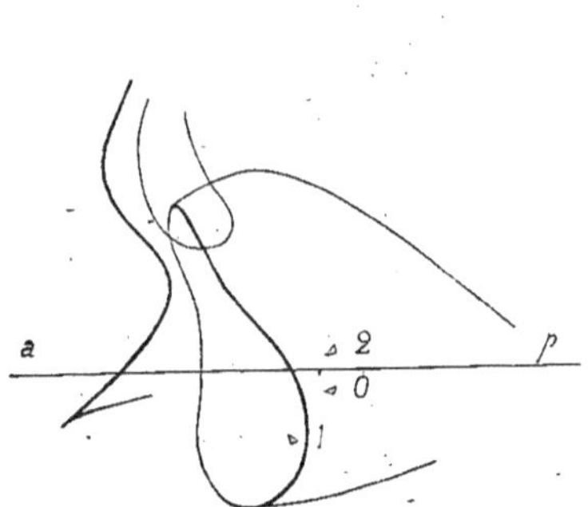

FIG. 264. — Éclat dans le globe.

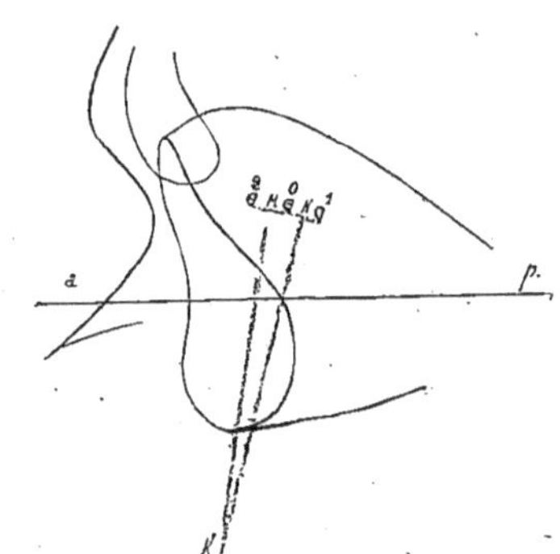

FIG. 265. — Éclat dans le droit supérieur.

dans un article très documenté de MM. Belot et Fraudet (*Journal de Radiol.*, janvier-février 1917.)

Le procédé des repères cornéens tel que l'a précisé Velter est préféré par certains chirurgiens, parce qu'il s'applique à tous les cas, même quand le sujet est aveugle, et parce qu'il y a toujours quelque approximation dans le procédé parallactique, lorsqu'il s'agit de mettre en place la tête du sujet sur le châssis pour la coïncidence des axes et des repères. Il nécessite la fixation de deux grains métalliques sur la cornée au moyen de fils de soie. L'inconvénient de ces deux fils est peu important ; enlevés aussitôt après le repérage ils ne laissent aucune trace, et jamais Velter n'a vu par la suite le moindre inconvénient à cette petite intervention.

Les deux repères étant fixés, on fait donc une radiographie frontale et une transversale. La situation anatomique de l'éclat est dès lors des plus faciles, puisqu'on a sa distance à la base du repère dans deux plans normaux.

Extraction. — L'extraction des corps étrangers, quand ils sont magnétiques, peut se faire à l'aide de l'électro-aimant. On se sert en général pour cela du grand aimant de Haab ou du petit aimant de Hirschberg. D'après les expériences de Turk, ces deux aimants ont une action à peu près égale si on les place à 1 millimètre du corps étranger. A une plus grande distance, le petit aimant devient rapidement plus faible, et c'est à celui de Haab qu'il faut recourir. Seulement, ainsi que le recommande Turk, il ne faut pas approcher d'emblée ce dernier trop près des fragments métalliques pour éviter les déchirures produites par leur brusque précipitation sur l'aimant.

Les résultats de Holmström prouvent qu'il est prudent de s'abstenir de toute intervention quand le corps étranger siège dans la chambre postérieure, si les lésions sont très anciennes. Il faut savoir, en outre, comme le fait observer cet auteur, que l'extraction elle-même cause de nouveaux traumatismes, et, à la suite de deux cas d'extraction, il fut témoin de l'atrophie consécutive de l'œil. Il a vu aussi un cas de décollement tardif de la rétine après sclérotomie et introduction de l'aimant de Hirschberg dans le corps vitré, aussi préfère-t-il mobiliser le corps étranger et l'attirer vers la chambre antérieure ou l'iris avec l'aimant de Haab pour l'extraire ensuite par kératotomie au moyen de l'aimant de Hirschberg (1).

(1) *Arch. Electr. méd.*, 1901, p. 637.

CHAPITRE XV .

LES TUMEURS MALIGNES

703. Tumeurs malignes et radio-sensibilité en général. — Les tumeurs sont très diversement radio-sensibles. Tandis que les ostéomes, les chondromes, les lipomes, à cellules très différenciées, c'est-à-dire s'éloignant du type embryonnaire commun sont peu ou pas influencés par les rayons X, les fibromes (chéloïdes), les angiomes, les myomes (fibromes utérins), sont nettement plus radio-sensibles ; et les tumeurs dites malignes, les cancers, c'est-à-dire le sarcome à éléments conjonctifs embryonnaires, l'épithélioma, et même les tumeurs mixtes composées d'éléments épithéliaux avec prolifération conjonctive, sont d'une radio-sensibilité incomparablement supérieure, mais d'ailleurs variable d'une espèce à l'autre.

« On trouve, dit Regaud ([1]) dans chaque classe de cancers toute une gamme de radio-sensibilité. Il y a des épithéliomas et des sarcomes très sensibles ; il y en a de radio-résistants. La radio-sensibilité ne va pas toujours avec la malignité ; elle n'a même pas de relation constante avec la rapidité de croissance. Mais toute variété de cancer définie par un ensemble de caractères histologiques et cliniques, possède une radio-sensibilité fixe, susceptible d'être prévue exactement avant l'application des rayons ».

Ainsi le sarcome globo-cellulaire est une des tumeurs malignes les plus radio-sensibles ; l'épithélioma épidermoïde ou spino-cellulaire est l'une de celles qui le sont le moins.

Ces faits sont-ils compatibles avec la loi formulée par Bergonié, loi que nous avons énoncée plus haut, et qui fait de la radio-sensibilité une fonction de l'activité et de l'avenir karyokinétique des cellules considérées ? Les tumeurs cancéreuses, ayant pour caractère essentiel « la reproduction indéfinie d'une espèce cellulaire caractéristique et l'activité des divisions karyokinétiques » se trouvent par cette définition même, désignées pour une grande radio-sensibilité. Mais Regaud, en raison des nombreuses exceptions à la loi de Bergonié, ne croit pas devoir accepter ce point de vue. Pour lui « la radio-sensibilité des cellules est un phénomène d'ordre plus général. Elle est inhérente à certains états, ou *moments physiologiques temporaires,* de la cellule. Le plus important et le mieux connu est l'état de reproduction. Un autre moment de plus grande radio-sensibilité correspond au maximum de l'activité métabolique du noyau dans les cellules qui exercent une fonction sécrétoire ».

([1]) REGAUD, *Rapport au V⁰ Congrès de la Soc. Int. de Chirurgie,* juillet 1920.

D'après cela les cellules les plus radio-sensibles sont donc celles qui subissent le plus souvent des divisions karyokinétiques ou chez lesquelles les phases de métabolisme nucléaire se reproduisent le plus souvent.

En prenant la radio-sensibilité sous cet aspect, on est donc amené à regarder les rayons X et les rayons du radium comme un poison électif de la chromatine nucléaire, arrêtant l'activité du noyau, soit pour la reproduction, soit pour d'autres fonctions.

Il est forcé que cet empoisonnement se manifeste macroscopiquement surtout sur les tissus à grande activité nucléaire, ce qui est l'idée dominante de la formule de Bergonié. Quant aux liens de la radio-sensibilité avec le long avenir karyokinétique des individualités cellulaires, ils sont plus lâches et expriment seulement un fait statistique résultant d'observation très générales comme celles qui servent à établir les lois de probabilité en physique. Les exceptions sont toujours nombreuses dans ces cas.

Par conséquent la loi formulée par Regaud ne contredit nullement celle de Bergonié. Elle la précise et lui fournit une explication, comme les formules de probabilité dans la théorie cinétique de la chaleur fournissent une explication aux lois des équilibres statistiques de la physico-chimie.

Seulement on a le droit de se demander si la radio-sensibilité est tout entière fonction de cet unique facteur, à savoir la fréquence des phases d'activité nucléaire de chaque individualité cellulaire, fréquence de laquelle dépend le nombre relatif des cellules frappées à chaque irradiation, ou bien s'il n'y a pas en outre une susceptibilité spécifique de la chromatine nucléaire en dehors des variations de la radio-sensibilité dans le temps. Rien jusqu'ici ne permet de l'affirmer ni de le nier.

Quoi qu'il en soit, retenons que les cellules des tumeurs malignes, épithéliomas ou sarcomes, sont diversement radio-sensibles, mais toujours plus radio-sensibles que la plupart des cellules des tissus sains qui les environnent. Nous verrons pour chaque catégorie quelle est l'échelle de la radio-sensibilité.

Mais auparavant, il est une deuxième question sur laquelle nous devons insister.

Nous avons énoncé comme une seconde loi générale tirée de la physiologie expérimentale chez les végétaux et chez les animaux, la loi d'égalité des réactions et des doses absorbées : à doses absorbées égales, un élément cellulaire donné, considéré isolément, réagit toujours de même façon quelle que soit la qualité du rayonnement X ou γ, ou même β, employé, et quelles que soient par suite les doses incidentes nécessaires pour produire la fixation de ces doses égales.

Si nous voulons concilier cette loi avec le caractère alternant de la radio-sensibilité pour chaque cellule suivant le moment physiologique nucléaire de Regaud, il est bien entendu que nous devons considérer la *radio-sensibilité moyenne* d'un tissu et non la radio-sensibilité momentanée d'une individualité cellulaire prise à des phases différentes. Nous devons considérer, si l'on veut, *la radio-sensibilité statistique*, comme on dit dans le calcul des probabilités.

Mais, même entendue de cette façon, la loi d'égalité des réactions et des doses absorbées n'est pas admise par tous les expérimentateurs et j'ai déjà dit que Régaud et Nogier avaient été parmi ses premiers contradicteurs.

En particulier pour la radio-sensibilité des tumeurs cancéreuses, Regaud énonce des conclusions qui, prises à la lettre, la mettraient en défaut. « Les principes énoncés, dit-il en effet, ne sont valables que pour les rayons X et γ de haute pénétration. Il est essentiel de retenir que si l'on fait intervenir les, rayonnements mous, qu'ils soient corpusculaires (α et β) ou vibratoires (γ ou X) l'électivité cytocaustique cesse d'être en jeu. Autour d'un tube d'émanation nu, il se produit un cylindre de désintégration diffuse où les cellules normales ne sont pas plus ménagées que les cellules néoplasiques. Il en est de même dans une peau brûlée par les rayons X ». Et ailleurs : « la filtration accentue le caractère électif de l'action des rayons sur les cellules (électivité cytocaustique). »

Or d'après la loi d'égalité, si une absorption de 10 M par millimètre tue la cellule de certains sarcomes et si 40 M par millimètre tuent la cellule du bulbe pileux, peu importe que ces 10 et ces 40 M soient produits par 300 M et par 1.200 M incidents de rayons X très mous, ou bien qu'ils soient produits par 750 M et par 3.000 M de rayons X très durs et filtrés.

Autrement dit une dose incidente de plus de 300 M et de moins de 1.200 M de rayons mous tuera électivement une cellule sarcomateuse *placée à côté* d'une cellule du bulbe qui restera indemne, aussi sûrement que le ferait une dose incidente de plus de 750 M et de moins de 3.000 M de rayons durs.

Si dans la pratique cela ne peut se faire, c'est que de ces deux cellules l'une est toujours superficielle, et l'autre toujours profonde et qu'il faut traverser la première avant d'atteindre la seconde, d'où les gros écarts des doses incidentes, d'une part à cause de l'effet du carré des distances, d'autre part à cause de l'absorption par les couches interposées. Ces écarts sont très atténués avec les rayons très durs. Ils sont très accusés avec les rayons mous.

En somme l'électivité cytocaustique est identique pour les rayons durs et les rayons mous probablement même pour les rayons β si l'on applique *la loi d'égalité des réactions et des doses absorbées*, pourvu que l'on considère bien les doses absorbées et non les doses incidentes.

Je crois que dans le cylindre de désintégration global qui entoure le lieu d'application des tubes d'émanation nu, comme dans les radiodermites des rayons mous, la seule raison de *la causticité diffuse*, voilant toute *électivité*, est dans la grandeur de la dose fixée par les premiers millimètres traversés, dose qui dépasse le seuil de la nocivité pour tous les éléments irradiés.

Nous aborderons donc le chapitre de la radiothérapie des tumeurs malignes avec, présentes à l'esprit, les deux lois : 1° *de radio-sensibilité élective* (Bergonié-Regaud) et 2° *d'égalité des réactions et des doses fixées*. Nous tiendrons en particulier cette dernière loi pour générale, puisque jusqu'ici du moins, aucun fait précis n'a établi la variation de la radio-sensibilité spécifique avec la qualité du rayonnement.

704. Sarcome. — On sait que le sarcome est une tumeur composée de cellules embryonnaires, c'est-à-dire non différenciées, ou ne subissant qu'un commencement de différenciation, ce qui alors donne au sarcome un aspect soit conjonctif (sarcome fasciculé), soit myéloïde, osseux (sarcome ossifiant, épulis), soit névroglique (gliome), soit angiolithique, etc. On sait aussi que le sarcome est d'autant plus grave qu'il est constitué par des cellules se rapprochant plus du type embryonnaire.

Cette variété dans la nature du sarcome explique dans une certaine mesure les divergences de vue qui se sont produites au début au sujet de l'efficacité du traitement radiothérapique. Tandis que certains auteurs regardaient le sarcome comme indifférent à l'action des rayons X, d'autres comme Kienböck, Morton, Brocq, Sabouraud, Béclère, Bissérié, Belot, apportaient des résultats positifs sur la valeur de la méthode, et Holzknecht considérait le sarcome comme plus sensible au nouveau traitement que l'épithéliome.

Voici, d'après Regaud, par ordre de radio-sensibilité décroissante, la classification que l'on peut donner des sarcomes : lympho-sarcomes, sarcomes globo-cellulaires à petites et à grosses cellules, sarcomes à cellules polymorphes, sarcomes à myéloplaxes, myxo-sarcomes, sarcomes fuso-cellulaires, fibro-sarcomes, chondro-sarcomes, sarcomes ostéoïdes. Les sarcomes les plus radio-sensibles sont donc les moins riches en fibres conjonctives ou en substances collagènes (Regaud). Ces différences de radio-sensibilité ne devront jamais être perdues de vue quand il s'agira de décider entre un traitement chirurgical et un traitement radiothérapique.

Indications. — Quand doit-on traiter un sarcome par les rayons X ou les rayons de radium de préférence à l'exérèse chirurgicale ? Quand faut-il au contraire s'abstenir ?

1º En principe *tous les sarcomes inopérables* doivent être traités par la radio-thérapie.

Cependant il y a quelques contre-indications qui d'ailleurs ne sont pas absolues.

C'est d'abord le mauvais état général, la faiblesse, la cachexie, à cause des phénomènes de résorption et de toxémie qui suivent les fortes séances. On a signalé des poussées fébriles avec troubles digestifs persistants.

C'est ensuite la radio-résistance de la tumeur (par exemple du sarcome mélanique); elle peut, sinon contre-indiquer formellement le traitement, du moins faire hésiter à l'appliquer, en raison de ce fait qu'à la suite des séances massives, on voit parfois des métastases jusqu'alors latentes se développer rapidement, comme cela se voit d'ailleurs à la suite des exérèses chirurgicales.

Enfin, il faut signaler le danger de perforation d'organes essentiels quand le sarcome intéresse leurs parois.

2º En présence d'un sarcome opérable, l'opportunité de la radiothérapie peut être discutée. S'il s'agit d'un sarcome très radio-sensible, la radiothérapie doit être préférée, surtout quand l'opération doit nécessiter de grands délabrements, ou quand elle risque de ne pas atteindre tous les tissus envahis, ou encore quand la situation de la tumeur rend l'opération risquée.

S'il s'agit d'un sarcome peu radio-sensible, la balance penchera d'autant vers la décision opératoire.

Regaud et Nogier conseillent avec raison dans certains cas la combinaison de la radiothérapie et de l'exérèse. C'est lorsque d'une part on craint des métastases de voisinage, lorsque d'autre part le chirurgien craint de ne pouvoir dépasser les limites de la lésion. Dans ces cas une irradiation massive, faite avant l'opération, diminue la vitalité des cellules cancéreuses qui pourraient être causes de l'essaimage après l'acte opératoire. De même dans les gros sarcomes superficiels, il y a intérêt à faire une application radiothérapique massive et à pratiquer tout de suite après l'exérèse, pour éviter les accidents de résorption et l'auto-immunisation du néoplasme contre l'action ultérieure des rayons (Regaud).

Dans tous les cas, il parait utile, lorsqu'un sarcome a été opéré, de faire à longs intervalles quelques fortes séances de radiothérapie pour stériliser les cellules cancéreuses qui pourraient n'avoir pas été détruites lors de l'intervention.

Technique. — L'accord est à peu près fait aujourd'hui sur la technique radiothérapique du sarcome et des tumeurs malignes en général.

I. — Quel que soit le rayonnement employé, il faut donner en une fois (ou en plusieurs séances très rapprochées si le nombre des portes d'entrée l'exige) le maximum de la dose compatible avec l'intégrité des tissus sains interposés.

En effet la radio-sensibilité des tumeurs en général paraît diminuer avec le nombre des séances, alors que, au contraire, une peau déjà brûlée devient plus radio-sensible. On a donc d'autant plus de chances de frapper efficacement que l'on surprendra les cellules cancéreuses au début.

II. — Une seconde séance, puis une troisième et plus suivant les cas, seront faites à 20 jours d'intervalles environ. Quand on emploie le radium introduit en tube au sein même de la tumeur, on se contente souvent de la première séance. Quand on emploie les rayons X il y a intérêt à renouveler l'application ; en effet dans ce dernier cas, on dépasse bien un peu la dose abiotique, mais si l'on admet, avec Regaud, que la radio-sensibilité des cellules cancéreuses varie suivant le moment physiologique, il y a bien des chances pour que les cellules qui ont subi l'irradiation au moment de leur maximum de radio-résistance puissent se régénérer, d'où l'utilité des séances consécutives espacées.

Mais on a renoncé complètement à la méthode des petites doses souvent répétées, telles que les conseillait Kienböck, quoique cette méthode ait donné des résultats favorables. C'est celle que j'employais moi-même au début et que je conseillais dans mes premières éditions antérieures à 1907. Ses succès sont comparables à ceux de la méthode des doses massives dans les cas de tumeurs très radio-sensibles, mais il vaut mieux uniformiser la technique, et c'est sans hésiter que dans tous les cas, nous devons conseiller aujourd'hui la dose initiale maxima.

III. — Le rayonnement X choisi sera le rayonnement le plus dur possible filtré au maximum. Il n'y a de limite dans la dureté et la filtration que celle qu'imposent l'installation radiologique et les considérations pratiques, la dureté ne pouvant pas dépasser le maximum limité par l'appareillage et la filtration réduisant l'intensité globale et augmentant la durée de la séance d'une façon indéfinie. Avec les postes moyens le N°7-8 filtré par 5 millimètres d'aluminium peut être regardé comme un minimum de dureté et de filtration Il suffit pour obtenir d'excellents résultats. Le succès sera d'autant plus certain que l'on augmentera la dureté et la filtration, puisque l'on diminuera d'autant l'écart entre les doses absorbées superficielles et profondes. C'est surtout dans le traitement des sarcomes et des tumeurs malignes en général que les postes donnant les rayons ultra-pénétrants sont utiles. Notons ici que l'emploi de ces installations entraîne souvent chez le patient de la céphalée, des nausées, des vomissements, etc. D'après Schrumpf et Pierron [1], ces troubles généraux seraient dus en partie au champ électrique et seraient évités par la mise à la terre du sujet.

IV. — Théoriquement, plus le tube sera éloigné plus sera diminué l'écart entre l'intensité incidente à la surface et l'intensité incidente dans la profondeur

---

[1] *Soc. Biol.* 2 juillet 1921.

à cause de la loi du carré de la distance. Mais des considérations pratiques empêchent d'éloigner beaucoup le tube. Une distance de 20 centimètres de l'anticathode à la peau peut être regardée comme une bonne moyenne.

V. — *Doses :* Frapper la tumeur par le maximum de portes d'entrée. Faire tomber sur chacune d'elles la dose maxima donnée par le barême pour la qualité de rayonnement employé. On tend même aujourd'hui à dépasser systématiquement la dose de l'érythème.

VI. — Quand on emploie le radium, on doit filtrer le rayonnement par o $^{m/m}$ 6 de platine au moins, afin de n'avoir que le rayonnement γ très péné- trant. Les effets néfastes de la loi des carrés sont ici inévitables. Il est vrai qu'ils sont atténués par le fait que la source radiante est un cylindre et non un point, mais l'allure de la courbe d. décroissance d'action se rapproche d'autant plus de celle qui correspond à la loi des carrés que l'on s'éloigne du foyer.

Doses : Il est difficile de les préciser. Mme Laborde, pour donner une idée des doses moyennes qu'elle emploie, estime qu'il faut 100 à 200 milligrammes de radium-élément réparti en une quinzaine de foyers dans les gros sarcomes, application de 3 à 8 jours suivant les cas. Regaud conseille dans les sarcomes globulaires et les lymphosarcomes 50 à 100 microcuries-heures.

Il sera difficile de fixer la posologie tant que les radiumlogistes ne s'astrein dront pas à mesurer les intensités de champ de leurs appareils et les coefficients moyens d'absorption des rayonnements fournis au delà de leurs filtres, comme nous le faisons pour établir nos barêmes de radiothérapie. Le millicurie détruit est au point de vue physique une unité excellente. Elle ne signifie rien en biologie. La dose incidente de rayonnement multipliée par le coefficient d'absorption albuminoïdique, seule, peut permettre de rapprocher les résultats et de comparer les doses. Il est vrai qu'il est facile de passer de l'une à l'autre, mais le travail n'est pas fait et les laboratoires où il pourrait être fait le plus facilement n'ont pas de radium.

Résultats. — Le sarcome se modifie très rapidement. D'après Marie et Clunet, les mitoses atypiques commencent à s'observer à la fin du deuxième jour après l'irradiation, et, dès le sixième jour, on constate la mort des cellules avec prolifération du tissu conjonctif.

Ces modifications histologiques s'accompagnent d'une amélioration clinique souvent très manifeste. L'état général s'amende en quelques jours et le volume de la tumeur diminue rapidement. D'où cessation des phénomènes de compres sion quand il y en avait (dysphagie, cyanose, suffocation, etc., dans le sarcome du médiastin). En cas d'ulcération, très vite aussi on en constate la fermeture.

Tout de suite après l'irradiation, on observe parfois une réaction générale qui voile ces résultats, faiblesse, fièvre, anorexie, etc. Ces troubles, dont nous avons déjà parlé, sont passagers.

Adjuvants du traitement. — Signalons pour terminer un procédé dont l'idée est due à Morton, et qui a paru donner des résultats intéressants dans le sar- come : il consiste à injecter dans la tumeur une solution de bichlorhydrate de quinine, sel qui devient phosphorescent sous l'action des rayons X. La tumeur se trouve ainsi soumise à la fois aux rayons X et aux rayons de fluo- rescence qu'émet la quinine irradiée.

Ce procédé de Morton doit être rapproché de certaines autres observations qui ne se rapportent pas au sarcome, mais qu'il y a lieu de rappeler ici : Von Tappeiner a remarqué que certaines substances fluorescentes deviennent toxiques pour les organismes inférieurs quand elles sont insolées. Elles le sont aussi pour l'épithélium à cils vibratiles (R. Jakobson, Jodlbauer). L'éosine, en solution aqueuse à 5 o/o, convient particulièrement à ce genre d'expériences. Jakobson et Jodlbauer ont traité avec succès par l'éosine phosphorescente certaines dermatoses infectieuses (lupus, cancer, lésion syphilitique, etc.), en insolant la partie badigeonnée la journée, et en y mettant, la nuit, un pansement humide ou un emplâtre à l'oxyde de zinc (¹).

Enfin signalons aussi les tentatives qui ont été faites par différents auteurs pour rendre plus vulnérables les cellules cancéreuses, pour augmenter leur radio-sensibilité. L'échauffement. par diathermie a été préconisé par de Keating Hart dans ce but. Peut être y a-t-il là un champ de recherches inattendu.

705. Épithéliomas. — D'après la bibliographie très complète, donnée par Belot, de la radiothérapie du cancer, où, pour le seul épithélioma cutané, il rapporte le relevé des observations de plus de quatre-vingts auteurs, tant étrangers que français et surtout étrangers, les premiers essais connus auraient été ceux de Despeignes de Lyon, en 1896, trois ou quatre ans avant que paraissent les nombreuses publications qui nous arrivèrent de l'étranger. Je renvoie à cette excellente monographie de Belot (²), pour l'étude historique de la question qui ne pourrait trouver place ici. Mais ce n'est que depuis le commencement de 1904, que parurent les premières observations basées sur des mesures, c'est-à-dire indiquant la qualité des rayons en numéros radiochromométriques de Benoist, et la quantité employée en unités H de Holzknecht.

Les observations de Brocq, Bissérié et Belot, de Tuffier, Haret et Desfosses, de Béclère, etc., parmi les travaux français, nous fournirent les premières bases pour établir les lois de l'intervention.

Radio-sensibilité. — L'épithélioma est très variable dans sa radio-sensibilité qui est liée d'ailleurs à sa structure histologique. Ainsi :

A) L'épithélioma de la peau et des muqueuses présente deux formes différentes tout à fait typiques, avec, entre elles, des intermédiaires.

1º L'épithélioma à structure et évolution épidermoïde, dans lequel les cordons néoplasiques sont constitués de la périphérie à l'axe central par la même série d'assises cellulaires que l'épiderme normal. Des fibrilles épidermiques (épines de Schultze) relient entre elles les cellules. On donne à cet épithélioma le nom de « spino-cellulaire » ou d'« épidermoïde ».

2º L'épithélioma à cordons dépourvus de fibrilles épidermiques et ne présentant pas la succession de formes cellulaires de l'épiderme, mais une structure uniforme. Les cellules de la périphérie des cordons sont d'ordinaire prismatiques, étroites avec gros noyau, et ressemblent aux cellules de la couche basale de l'épiderme normal. On les appelle épithéliomas « baso-cellulaires ».

Les épithéliomas *spino-cellulaires* sont très radio-résistants.

Les épithéliomas *baso-cellulaires* sont très radio-sensibles.

Exemple : l'ulcus rodens, l'épithélioma plan cicatriciel, la crasse sénile, certains épithéliomas bourgeonnants, sont presque toujours de nature basocellulaire et par suite sont très radio-sensibles. Les cancroïdes, l'épithélioma

---

(¹) *Münch. med. Wochensch.*, 24 nov. 1903 (in *Sem. Méd.*, 30 déc. 1903).
(²) BELOT, *Traité de radiothérapie*, 2º éd. Paris, 1905, G. Steinheil, éd.

corné, ou papillaire, sont presque toujours de nature spino-cellulaire et très résistants. Les épithéliomas de la lèvre et de la muqueuse buccale sont ordinairement spino-cellulaires.

La clinique est impuissante, malgré quelques signes particuliers à chaque espèce, à fixer la nature de l'épithélioma. La biopsie seule peut trancher la question.

B) Le cancer utérin (col) présente plusieurs formes histologiques différentes. La plus commune est l'épithélioma tubulé. On rencontre plus rarement l'épithélioma épidermoïde et l'épithélioma à cellules cylindriques. L'épidermoïde paraît être le plus radio-résistant (Regaud).

C) Le cancer du sein et les cancers glandulaires en général présentent une radio-sensibilité notable. Le plus souvent le cancer du sein est un carcinome intra-glandulaire accompagné d'envahissement ganglionnaire. Du fait que les récidives après opération peuvent être traitées efficacement par la radiothérapie et que les nodules de carcinome récidivant sont très vite réduits par la radio-puncture, Regaud conclut que, en présence d'un cancer du sein ou d'un cancer glandulaire, on peut se demander si le traitement chirurgical doit être préféré au traitement X-radio ou radiumlogique.

Ces quelques exemples suffisent pour montrer combien est variable la radio sensibilité des cancers vulgaires, suivant leur espèce, et combien il est difficile sans biopsie et souvent même avec biopsie, de prévoir l'efficacité du traitement. Pourtant la radio-sensibilité est l'un des facteurs les plus importants qui permettent de préciser les indications de la radiothérapie.

Indications. — Dans l'état actuel de nos connaissances, état qui n'est sans doute que transitoire, voici, pour la pratique courante du radiologue, comment on peut poser les indications du traitement.

Indications générales et bases de la discussion. — 1° Le traitement X-radiothérapique ou radiumthérapique est indiqué formellement toutes les fois que l'épithélioma est inopérable. Beaucoup de praticiens, voulant couvrir toute leur responsabilité, résument en cette formule toute la question des indications. La parole est au chirurgien : s'il conseille l'opération, le radiologue s'abstient. S'il la refuse, le radiologue traite, et comme les cancers défavorables pour le chirurgien, sont neuf fois sur dix les plus radio-résistants, ou bien sont arrivés à un stade où il n'y a plus rien à faire, les statistiques des interventions radiologiques demeurent peu encourageantes. Quoi qu'il en soit, en présence d'un cancer inopérable, nous devons traiter parce que nous faisons œuvre utile. En effet, presque toujours le traitement retarde l'évolution du néoplasme. Il ferme ou réduit les ulcérations s'il y en a. Il diminue les douleurs et souvent les phénomènes compressifs, sans parler de l'influence qu'il exerce sur le moral des malades qui constatent l'inutilité des autres traitements.

Il n'y a de contre-indications que celles que nous avons signalées pour le sarcome (faiblesse générale, cachexie, danger de provoquer la perforation d'organes essentiels, etc.).

2° Le traitement radiothérapique est indiqué dans certains cas, même quand l'opération pourrait donner des résultats favorables. C'est pour ces cas surtout qu'il s'agit d'établir une collaboration étroite et rationnelle entre les chirurgiens et les radiologues. C'est pour ceux-là surtout que le chirurgien doit, suivant l'expression de Regaud « s'élever au-dessus de sa propre technique » et avoir présents à l'esprit les beaux résultats de la radiothérapie dans certains cas.

Le type de ces cas justiciables de la radiothérapie, quoique opérables avec succès, est l'épithélioma baso-cellulaire de la peau, surtout quand il est ulcéré. Très radio-sensible, il laissera une cicatrice toujours plus belle à la suite de la radiothérapie qu'à la suite de l'exérèse. Bien plus, il tendra moins à récidiver (Regaud).

Quand les ganglions sont atteints, le choix du traitement est plus délicat.

3° Il y a des cas où un cancer opérable ne peut-être opéré sans faire courir de grands risques au malade, et pour lesquels la récidive est des plus probables, ainsi les cancers de l'œsophage, de la vessie, et de la prostate. Il est entendu que ces cancers, d'habitude de nature spino-cellulaire, sont très radio-résistants. Mais il s'agit de discuter si les risques opératoires, ou si les risques de séquelles rendant la vie insupportable, ne sont pas trop grands en regard de quelques vagues chances de succès. Dans l'affirmative, ne vaut-il pas mieux se borner à retarder l'évolution du néoplasme, à calmer les douleurs, à atténuer certains symptômes par la radiothérapie? Le seul imprévu auquel on s'expose est de tomber sur un néoplasme plus radio-sensible qu'on ne le prévoyait et de le guérir.

Par contre, ce serait folie de retarder l'intervention chirurgicale pour le cancer de l'estomac ou de l'intestin où l'on voit les beaux résultats de l'exérèse.

4° Enfin il y a des cas où l'opération est indiquée et a la plus grande chance de succès, où la radiothérapie au contraire court les plus grands risques d'échouer, mais où le malade ni sa famille ne veulent accepter l'opération. Alors c'est le devoir du radiologue et du chirurgien d'exposer la vérité telle qu'elle est aux intéressés, d'insister pour qu'ils se conforment à la thérapeutique rationnelle. Mais s'ils persistent dans leur décision, ce serait une faute déontologique de refuser l'application de la radiothérapie.

Indications particulières et conduite à tenir dans les localisations les plus communes. — Connaissant les principes généraux qui nous serviront à discuter en toute connaissance de causes, après biopsie, avec les chirurgiens et médecins traitants, sur l'opportunité du traitement radiothérapique, nous devons envisager la conduite à tenir dans chaque cas particulier.

α) *Épithéliomas cutanés.* — Si la biopsie a dit « épithélioma baso-cellulaire », si le début de l'affection ne remonte pas à plus de six mois ou un an, si la lésion n'est pas trop profonde et s'il n'y a pas de réactions ganglionnaires, on a le droit d'opter pour le traitement radiothérapique ou radiumthérapique de préférence au traitement chirurgical.

Dans quelques cas (épithélioma plan superficiel, épithélioma térébrant) il est utile de faire un grattage préalable.

Si la biopsie a dit « épithélioma spino-cellulaire » c'est au chirurgien de prendre la décision, une opération plus ou moins large devant précéder la radiothérapie qui sera faite non seulement localement, mais sur tous les territoires susceptibles d'envahissement.

β) *Cancer des lèvres, de la langue, de la bouche.* — Presque toujours il s'agit d'épithéliomas spino-cellulaires. Ils doivent être opérés aussi largement que possible. La radiothérapie post-opératoire est-elle utile? C'est discutable. Mais comme elle ne peut nuire, il n'y a pas lieu de l'écarter. Si exceptionnellement la biopsie montre qu'il s'agit d'un baso-cellulaire, on peut conseiller de pratiquer une séance massive, qui ne retarde que peu l'opération si l'on est obligé d'y recourir et qui très souvent l'évite.

La *leucoplasie* buccale se traite efficacement par le radium en surface ou les rayons X (technique mi-superficielle).

γ) *Cancer des voies digestives.* — En raison de l'insuccès ordinaire de la radiothérapie, ne l'appliquer que dans les cas inopérables. Certains cas sont par leur localisation peu favorables à l'opération (œsophage, pharynx, rectum), dans ces cas faire la radiothérapie. L'emploi du radium dans les cancers du rectum a donné parfois des succès inattendus, ces statistiques favorables doivent entrer en ligne de compte pour décider du choix du traitement.

δ) *Cancer de l'utérus.* — Les rayons X combinés avec le radium ont donné des succès (Bergonié, Speder). On a d'autant plus de chances d'arriver à un bon résultat que l'on s'adresse à un cas récent et localisé au col. La radiumthérapie largement pratiquée dans le col et les culs-de-sacs latéraux de manière à atteindre toutes les zones susceptibles d'envahissement (Regaud) et aidée de la radiothérapie profonde donne quand elle réussit des résultats peut être plus certains que ceux de la chirurgie. Mais ces cas heureux sont encore trop peu nombreux pour qu'on puisse écarter la chirurgie, et jusqu'ici, à moins de refus absolu des intéressés, c'est l'opération qui doit être conseillée.

Mais en raison de l'action puissante du rayonnement dans ces cas, Regaud conseille de faire précéder l'opération d'une irradiation par le rayonnement ultra-pénétrant du radium (col et culs-de-sacs latéraux) et d'une application de radiothérapie profonde.

ε) *Cancer du sein* — Ici encore on compte de beaux succès du traitement radiothérapique et peut être surtout de la radiumthérapie par radio-puncture, dans les récidives de carcinome intra-glandulaire avec nodules nombreux, adhérents aux côtes, et de ce fait inopérables. Voici la conduite à tenir : 1º On peut conseiller d'urgence l'opération et refuser d'appliquer un traitement radiothérapique : c'est ce que font en général tous les radiologistes conscients de leur responsabilité, parce que très souvent on court à un échec et parce que l'opération large, faite à temps, a les plus grandes chances de mettre à l'abri des récidives ; 2º On peut, à l'exemple de Regaud et Nogier, conseiller, comme pour le cancer utérin, une application combinée de rayons X et radium suivie immédiatement de l'opération, ce qui diminue les risques d'essaimage et de récidive.

Dans tous les cas la radiothérapie consécutive paraît indiquée.

Le squirrhe des femmes âgées mérite une mention spéciale. Il est évident que c'est un cas peu favorable pour la radiothérapie, mais il est encore plus mauvais pour la chirurgie et la plupart des chirurgiens s'opposent à l'exérèse. Aussi n'y a-t-il guère à hésiter en présence d'un squirrhe, surtout s'il est ulcéré. La radiothérapie guérit l'ulcération, améliore momentanément l'état local d'une façon très appréciable pour la malade, et retarde l'évolution de la tumeur.

La maladie de Paget, à son stade eczémateux, guérit très bien par la radiothérapie appliquée localement et sur les zones ganglionnaires même indemnes suivant les règles de la radiothérapie profonde.

TECHNIQUE. — A) *Épithélioma profond.* — C'est la technique que nous avons exposée pour le sarcome (V. page 614). Je rappelle ici ses points essentiels. Dose massive maxima au début ; séances consécutives à 20 jours d'intervalles suivant les cas. — Rayons très durs et très filtrés. Multiplicité des portes d'entrée. Combinaison du radium et des rayons X.

B) *Épithélioma superficiel.*—Le traitement des épithéliomas superficiels ulcérés ne diffère du traitement des épithéliomas profonds que parce que, au niveau de l'ulcération, on n'est pas astreint à respecter la dose limite de 25 à 30 M.

Seulement il ne faut pas oublier qu'il faut dépasser les limites de l'ulcération pour le traitement et que la zone périphérique doit être irradiée suivant les principes de la radiothérapie profonde. Aussi il y a intérêt à irradier la totalité de la tumeur par les rayons très pénétrants et avec la dose maxima des barêmes et en plus, localiser sur la zone ulcérée une nouvelle application dans la même séance initiale. Mais ici, il est difficile de fixer une limite. Les doses employées pour les ulcérations cancéreuses sont des plus variables. Bordier est allé jusqu'à 22 et 26 H. Cottenot, résumant la technique de la plupart des auteurs et la sienne, conseille 10 à 15 H sans filtration ou avec filtration de 1 millimètre, répétée tous les 20 jours.

D'après mon expérience personnelle, je crois qu'on peut conseiller, en plus de la dose maxima (25 M fixés) des barêmes donnés à l'ensemble de la tumeur, une dose de rayons n° 5-6 filtré par $0^{mm},5$ d'aluminium correspondant à la dose de l'érythème 35 M fixés, localisée sur la partie ulcérée.

Ex. : si l'on dispose d'un poste moyen, on donnera à l'ensemble de la tumeur 1.600 M de n° 8 filtré par 5 millim.tres d'aluminium et, en plus, 600 M de n° 5-6 filtré par 0,5 à la région ulcérée ce qui équivaut à environ 17 H 1 /2 au total pour la région ulcérée.

3 semaines après on recommence avec des doses ordinaires : 1.000 M sur l'ensemble plus 475 M sur l'ulcération.

Une troisième, une quatrième séance et plus s'il est nécessaire sont faites dans les mêmes conditions.

Le traitement radiumthérapique se fait par des appareils émaillés plats ou à vernis, rayonnement pénétrant, dose maxima compatible avec l'intégrité de la peau saine pour les parties non ulcérées, et avec le rayonnement nu, dose plus forte que celle de l'érythème pour les ulcérations. Pour l'épithélioma bourgeonnant, mieux vaut introduire dans la masse des aiguilles de radium ou d'émanation (Mme Laborde).

Pour les spino-cellulaires, la radiopuncture avec filtration par $0^{mm},6$ de platine est de rigueur, 20 à 60 millicuries détruits (Mme Laborde).

Résultats. — Les effets histologiques de l'irradiation ont été déjà très étudiés. Ce n'est guère avant la fin de la première semaine que l'on constate des modifications cellulaires, et encore cette période de latence paraît-elle être plus longue chez les baso-cellulaires.

Les cellules cancéreuses deviennent floues, mal délimitées, le protoplasma devient granuleux ou trouble. La chromatine du noyau se dissocie en fragments. En même temps, il y a hypertrophie cellulaire, des mitoses anormales se produisent suivie de kératinisation (Marie et Clunet). Le tissu conjonctif inter-cellulaire subit aussi l'hypertrophie et les vaisseaux présentent des lésions d'endartérite.

Les cellules cancéreuses frappées par les rayons sont éliminées par autolyse ou phagocytose sans réaction inflammatoire.

Les éléments conjonctifs s'éliminent beaucoup plus lentement et ne disparaissent pas complètement. Il est donc inutile d'irradier indéfiniment les reliquats des tumeurs réduites.

CHAPITRE XVI

LES CORPS ÉTRANGERS

706. Généralités. — Lorsqu'on soupçonne la présence d'un corps étranger dans l'organisme, il se peut que l'on ait besoin seulement de savoir si, oui ou non, il existe, sans qu'il soit utile de déterminer sa position exacte : par exemple, les corps étrangers des voies digestives, urinaires, etc., qu'on espère faire sortir sans opération, ou que l'on opérera sans que la position soit indispensable à connaître (calcul du rein, esquilles osseuses, etc.). Alors un examen radioscopique ou une épreuve radiographique ordinaire suffiront à fixer le médecin. L'examen radioscopique a l'avantage de permettre d'apprécier la situation du corps étranger par rapport à un os, à un organe dont on voit la silhouette. Il suffit de déplacer le tube derrière la région observée pour savoir si une ombre est antérieure ou postérieure à une autre ; le déplacement des silhouettes sur l'écran, pendant que le tube voyage, est d'autant plus rapide que les corps opaques sont plus rapprochés du tube.

En second lieu, il se peut que l'on ait besoin de savoir exactement où se trouve le corps étranger pour l'extraire. C'est le cas habituel quand il s'agit de corps ayant pénétré par effraction comme les projectiles de guerre.

La localisation des projectiles a, pendant la dernière guerre, donné lieu à la description de plus de 150 procédés.

Je vais indiquer sommairement quelques-uns de ceux que la pratique des centres radio-chirurgicaux a fait regarder comme les plus rapides et les plus précis.

707. Localisation anatomo-physiologique. — I. — Quelquefois les projectiles, quoique non perceptibles directement par le doigt explorateur, sont mobilisables par le palper profond, par le déplacement imprimé manuellement à une masse musculaire ou encore par les contractions musculaires faites volontairement par le sujet. Dans ces cas, il est inutile de faire un repérage géométrique. Le sujet, couché horizontalement de préférence, est placé de telle façon que la région intéressante (la fesse, la partie charnue de la cuisse ou du bras, la masse musculaire de l'épaule par exemple) se présente sous l'aspect le plus favorable à la vue du projectile. En modifiant l'incidence on le situe approximativement. Le palper profond montre sous l'écran quand et comment on le mobilise. S'il est dans un muscle à grand déplacement, les mouvements actifs ou passifs aident au diagnostic. En somme, c'est un repérage anatomique direct qu'un chirurgien, même peu accoutumé à la radiologie, fait facilement lui-même sous l'écran. Il n'a que l'inconvénient d'exposer beaucoup les mains de l'opérateur, inhabile s'il met des gants anti X, et insuffisamment protégé s'il se sert des gants de caoutchouc mince plombé, ou des vernis opaques qui ont été proposés. Cet inconvénient d'ailleurs capital pour les spécialistes du temps de guerre, est moins grave quand il s'agit de la pratique courante, les examens de cette nature étant relativement rares.

II. — D'autres fois le projectile, inaccessible par le palper et non mobilisable par les contractions musculaires, est situé dans une région riche en repères anatomiques, comme la face, le tarse, le carpe, une articulation. Alors encore on peut se passer de la géométrie dans l'espace et deux vues, soit radioscopiques, soit radiographiques, de la région prises sous des incidences différentes, frontale et transversale par exemple, suffisent souvent à repérer le projectile.

Dans ces cas, et en particulier pour les petits projectiles situés dans une région chirurgicalement complexe comme le massif facial, la stéréoradiographie peut trouver ses applications. On prend deux vues de la région sous des incidences telles que les perspectives correspondent à peu près à celles que percevraient les deux yeux placés à 60 ou 80 centimètres du corps supposé transparent.

708. Méthode radioscopique des deux axes. — Quand le projectile inaccessible par le palper et non mobilisable, se trouve dans une région pauvre en repères anatomiques, cuisse, bras, abdomen, etc., il y a lieu de le repérer géométriquement par rapport à un ou plusieurs repères artificiels marqués sur les téguments.

De tous les procédés employés le plus simple, celui auquel tous les praticiens

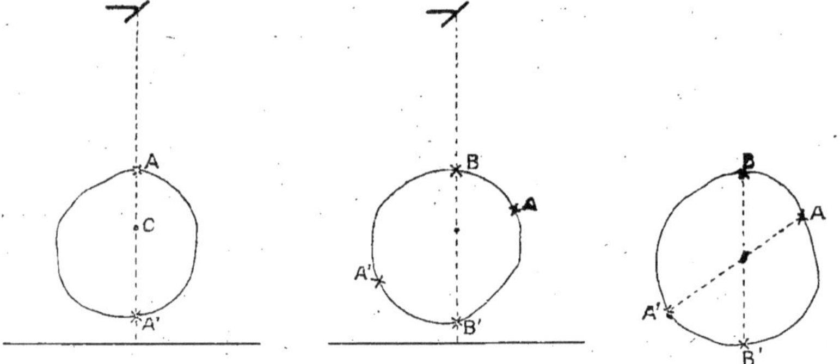

FIG. 266. — Localisation des projectiles. Procédé des deux axes.

ont eu recours *proprio motu* et sans instrumentation spéciale est le procédé des deux axes. Il convient surtout aux segments de membre.

Soit un segment de membre, un bras par exemple avec le projectile C. On cherche, avec l'écran placé en E et le tube vers T, l'ombre du projectile. A l'aide d'un fil de fer recourbé à son extrémité et d'un crayon dermographique, on marque l'incidence A et l'émergence A' du rayon traversant le projectile. On marque de même les points B et B' définissant un second axe passant par le projectile éclairé sous une autre incidence. Le croisement des deux axes marque la situation du projectile.

Souvent la simple indication des 4 points sur le membre suffit à renseigner le chirurgien.

Quelquefois il est utile de faire un graphique. Alors on marque sur un ruban de plomb à charnière épousant la forme du membre, les repères cutanés. On reporte sur une feuille de papier le ruban de plomb. On marque les 4 repères. On les réunit deux à deux par des droites. Le croisement indique la situation du projectile.

709. Méthodes radioscopiques de triangulation. — Une deuxième méthode radioscopique très employée est la méthode de triangulation qui consiste à examiner la région sous deux incidences différentes successives à l'aide de l'ampoule placée en dessous de la table, de marquer sur la peau (ou sur l'écran dans certains cas) les deux points d'émergence des rayons passant par le projectile et de déterminer par rapport à ces deux points la situation du projectile ou la profondeur sous l'un d'eux.

Les deux procédés de triangulation les plus usités pour appliquer cette méthode sont ceux de Dausset et Patte d'une part et de Strohl d'autre part.

Dausset et Patte, à peu près en même temps, ont eu l'idée suivante : ils font d'abord passer le rayon normal par le projectile ou par un de ses points remarquables. (L'ampoule X porte au-dessus d'elle dans l'ouverture du diaphragme une croisée de fils sur le trajet du rayon normal). Ils marquent l'émergence sur la peau *a* (*fig.* 267) puis ils basculent le système comprenant l'ampoule, le diaphragme et la croisée à 26°30 et déplacent l'ampoule jusqu'à ce que, de nouveau, le rayon passant par la croisée rencontre le projectile ; ils marquent la nouvelle émergence sur la peau *b*. Ils mesurent *ab* horizontalement avec un

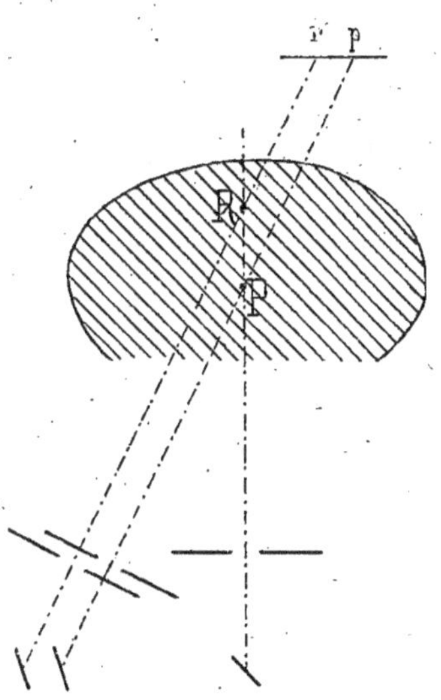

Fig. 267. — Localisation des projectiles par triangulation (Procédé Dausset-Patte).

double décimètre. La profondeur du projectile *a*P est le double de cette distance, car le rapport $\dfrac{ab}{a\mathrm{P}}$ est égal à la tangente trigonométrique de l'angle *b*P*a* lui-même égal à 26°30, c'est-à-dire que ce rapport est 0,50, la tangente de l'angle de 26°30 étant 0,50.

Le procédé de Strohl est analogue, mais au lieu de basculer le tube, il place devant lui deux fils dont la distance est la moitié ou le tiers de la distance de leur plan au centre de l'anticathode. On décale le tube de manière à amener successivement l'ombre de chaque fil en coïncidence avec celle du projectile. On marque les émergences *ab*. On double ou on triple *ab* pour avoir le profondeur (¹).

(¹) Je renvoie pour la description des autres procédés radioscopiques à l'excellent ouvrage de

710. Méthodes radiographiques. — Compas. — Stéréomètres, etc. — Lorsque le chirurgien a besoin d'un repérage plus précis, lorsqu'il peut avoir besoin en outre pendant l'intervention de connaître dans l'espace, par rapport à des repères toujours présents sous ses yeux, la situation du projectile, il y a lieu de recourir aux compas. Nombreux sont les modèles imaginés depuis les premiers types, depuis les appareils de Rémy et Contremoulins, Mackensie, Davidson et Hedley, Guilloz, Mergier, Londe, Leduc, Massiot. Voici le principe de ces appareils. Ils dérivent du compas à trois branches des sculpteurs. On se propose, en appuyant un compas à deux ou trois branches sur deux ou trois points de repère cutanés, de donner avec une sonde à glissière pouvant

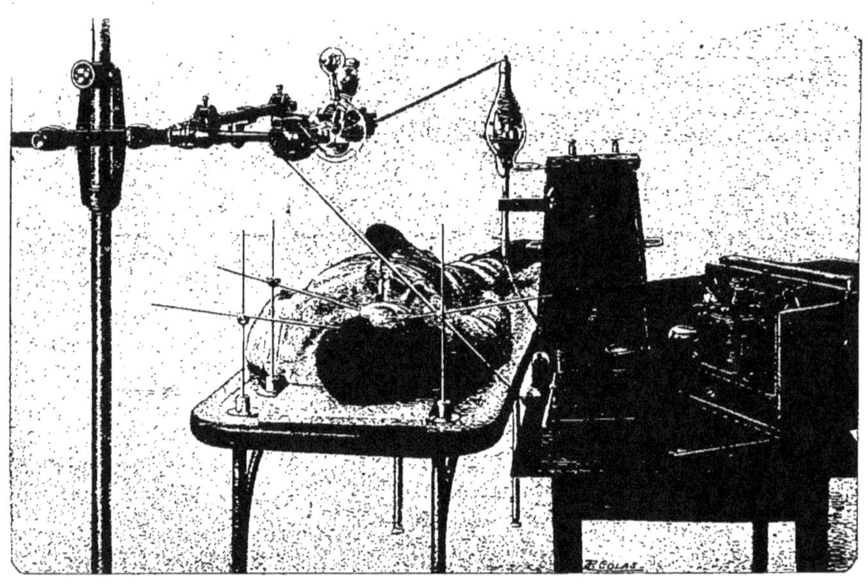

Fig. 268. — Compas de Hirtz.

prendre une inclinaison quelconque et une position quelconque dans l'espace, la direction et la profondeur du corps étranger.

L'opération se fait en plusieurs temps soit par construction dans l'espace, soit par épure. Il sera plus facile de comprendre d'abord la construction dans l'espace. Plus loin je décrirai en détail le procédé de l'épure.

α) On détermine deux projections radiographiques du corps étranger sur

Ledoux-Lebard et Ombredanne, *Localisation et extraction des projectiles* (Masson, édit.). Plusieurs de ces procédés sont très pratiques. Ils ont rendu des services inestimables et ont permis de sauver la vie à de nombreux blessés. Leurs auteurs ne m'en voudront pas de ne pas les exposer ici. J'ai dû me limiter à deux types parmi les plus répandus. D'ailleurs j'avais moi-même un procédé de triangulation spécial. Je n'en parle pas davantage bien qu'il ait été accepté par la commission des inventions et utilisé dans plusieurs sous-centres régionaux, parce que j'estime qu'un traité doit s'inspirer des statistiques plus que des idées personnelles.

deux épreuves, qu'on peut replacer dans leur position opératoire lorsque le malade n'est plus là.

β) Connaissant dans l'espace le centre d'émission, on reconstitue les rayons incidents dont l'intersection indique où était le corps étranger dans l'espace.

γ) Le compas a été placé avant l'opération de manière à encadrer le champ d'intervention probable ; les trois repères ont été marqués sur la peau. Ce compas est replacé, grâce à divers systèmes, exactement dans la même position que lorsque le malade était là.

L'extrémité de la sonde est amenée au point d'intersection des rayons incidents, et sa position est fixée.

δ) Dès lors, muni de ce compas, le chirurgien n'a plus qu'à s'en servir comme d'un compas de sculpteur.

Ce manuel opératoire est celui du compas Massiot que j'ai décrit antérieurement (¹). Il donnera l'idée exacte de ce que sont les appareils antérieurs ou postérieurs construits sur le même principe.

II. — Une autre méthode que MM. Marie et Ribaut ont fait connaître dès le début de la radiologie est la méthode de la détermination stéréométrique de la profondeur. M. Ribaut l'a utilisée pendant la guerre. Je renverrai pour son étude au *Traité de Radiologie* de Bouchard, page 548.

Je ne décrirai parmi les appareils récents que l'un de ceux qui a été le plus employé dans les hôpitaux militaires : le compas de Hirtz, bien que ceux de Saïssi, Marion Danion, Lemaréchal-Morin, etc., aient été très utiles dans beaucoup de formations.

Emploi du compas de Hirtz. — Avec le compas de Hirtz, le premier temps se fait de la façon

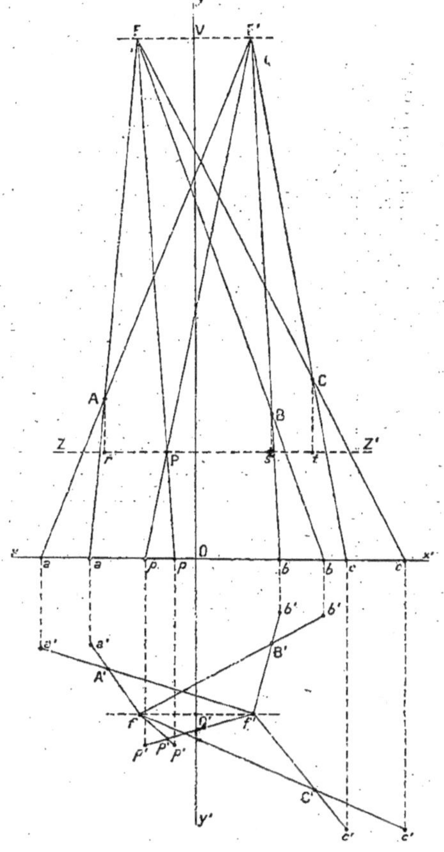

FIG. 269. — Épure de Hirtz.

suivante : Placer la plaque sur la table. Marquer son centre (croisement des diagonales).

Placer le tube sur la verticale de ce centre, à 70 centimètres par exemple de la plaque.

(¹) *Radioscopie et radiographie clinique de précision,* 1900.

Placer le blessé, la région intéressante sur la plaque, autant que possible dans la position opératoire.

Marquer trois repères autant que possible en dehors de la région qui sera intéressée et modifiée dans sa forme par l'acte opératoire. Ces repères peuvent être indiqués par les tiges de 3 trusquins.

Faire deux poses successives sur la même plaque, la première en décalant le tube de 6 centimètres à droite par exemple, la seconde à 6 centimètres à gauche de la position initiale. La plaque porte ainsi deux images de chaque repère et du projectile.

Le deuxième temps pourrait se faire par matérialisation dans l'espace à l'aide de fils tendus, des rayons passant par les repères et des rayons passant par le projectile. Il est plus simple de faire l'épure. Pour cela on applique sur le cliché une feuille de papier à calquer plus longue que ce cliché. On y marque le centre de la plaque O (*fig.* 269), l'axe transversal parallèle au déplacement de l'ampoule xx', l'axe longitudinal yy', et les silhouettes $a'a'$, $b'b'$, $c'c'$, $p'p'$ des repères et du projectile.

Il ne reste plus qu'à construire les projections horizontales et verticales du projectile et des trois repères d'après ces silhouettes.

Pour la projection horizontale traçons une parallèle ff' à l'axe XX' à une distance quelconque de cet axe, marquons les points f et f' à 6 centimètres de chaque côté de O'. f et f' sont les projections horizontales du centre d'émission.

Joignons f, projection de droite aux points $a'b'c'p'$, silhouette de gauche, et f' projection de gauche à $a'b'c'p'$, silhouette de droite.

Les points de rencontre de ces droites A'B'C'P' sont les projections horizontales des trois repères et du projectile.

Pour la projection verticale prenons OV $= 70$ centimètres, hauteur du tube ; marquons F et F' à 6 centimètres de part et d'autre de V sur la parallèle FF' à l'axe de déplacement du tube. F et F' sont les projections verticales du centre d'émission.

Projetons les silhouettes $a'a'$, $b'b'$, $c'c'$, $p'p'$ sur l'axe XX' en abaissant les perpendiculaires $a'a$, $p'p$, etc.

Joignons F, projection focale de gauche, aux points de droite $abcp$ et F', projection focale de droite, aux points de gauche $abcp$. Les points de rencontre de ces droites ABCP sont les projections verticales des trois repères et du projectile.

Le troisième temps ou réglage du compas se fait aussi facilement d'après l'épure, que sur une reconstitution dans l'espace des rayons de projection. Voici en quoi il consiste :

On prend le compas à trois branches de la figure 270. Comme on le voit, ce compas porte une sonde de profondeur montée sur un arc métallique, dont nous allons voir l'utilité par une glissière dans laquelle elle s'engage à fond jusqu'à un arrêt fixe. Amener la sonde de profondeur enfoncée à fond sur le point P' de la projection horizontale du projectile. Amener ensuite en faisant tourner les 3 bras mobiles des pointes autour de leur centre et en faisant coulisser les pointes dans leur support, chacune des extrémités de ces pointes sur les points A'B'C', projection horizontale des repères. Fixer le tout dans cette position. Il reste à indiquer, par la projection verticale, la hauteur de chaque pointe au-dessus du plan horizontal du projectile. C'est simple. Mener Z' parallèle à XX' et passant par P. Abaisser les perpendiculaires Ar, Bs, Ct. Ce sont les hauteurs cherchées. On remontera donc la pointe A dans sa glissière d'une hauteur A*r*, la pointe B d'une hauteur B*s* et la pointe C d'une hauteur C*t*.

Le quatrième temps est le temps chirurgical. Le chirurgien reçoit le compas stérilisé avec ses trois pointes fixées dans leur position et la sonde enfoncée à fond dans sa glissière. Il fait glisser la sonde en arrière pour pouvoir appliquer les trois pointes sur les repères cutanés, et il voit tout de suite, en amenant la sonde au contact des téguments, que le projectile se trouve, dans la direction de la sonde, à une profondeur marquée par la distance qui sépare l'index de sa base d'appui.

Au cours de l'opération, il peut replacer autant de fois qu'il est nécessaire le compas sur ses repères et enfoncer progressivement la sonde dans la plaie opératoire.

L'arc métallique porte-sonde a une courbure telle qu'il permet de changer la position de la glissière de sonde à volonté et d'amener la pointe de sonde en une région quelconque de la zone opératoire. La direction et la profondeur du projectile restent toujours indiquées parce que le centre de courbure de l'arc est précisément l'extrémité de la sonde quand elle est enfoncée à fond.

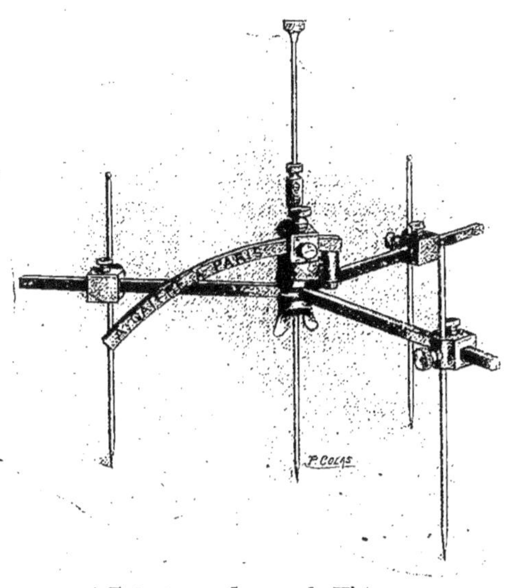

FIG. 270. — Compas de Hirtz.

711. Extraction sous le contrôle de l'écran. — Il est très souvent utile de pratiquer l'extraction chirurgicale des projectiles sous le contrôle de l'écran radioscopique. Certains chirurgiens préfèrent regarder eux-mêmes les silhouettes radioscopiques et opérer tantôt par la vision directe, tantôt par la vision radioscopique. Alors, pour que l'œil reste constamment adapté à la vue radioscopique, il est indispensable que la salle d'opération soit éclairée très faiblement ou mieux par une lampe rouge ou violette. Les avis sont assez partagés sur le choix de la couleur.

La plupart des opérateurs préfèrent la collaboration continuelle d'un radiologiste, qui conserve devant les yeux une bonnette fluoroscopique, telle que celle de Dessane, de Bouchacourt, de Réchou, etc., et qui reste ainsi constamment adapté. Les bonnettes sont des boîtes binoculaires légères, qui portent en leur fond un écran fluorescent. Elles sont construites de telle façon que le radiologiste, dans l'intervalle des inspections, peut suivre l'opération à travers un verre rouge ou violet qui se place automatiquement devant ses yeux quand il relève l'écran fluorescent de la bonnette. Il guide ainsi plus utilement le chirurgien. La bonnette permet le repérage avant l'opération en chambre claire par les procédés Strohl ou Dausset, puisque l'on peut marquer les repères d'émergence sur la peau.

On a imaginé certains dispositifs à deux ampoules permettant un guidage plus sûr des mors de la pince (dispositif Rio Branco), mais il est ordinairement facile de juger de la hauteur de la pince au-dessus du projectile par la seule comparaison du déplacement relatif de leurs ombres quand on décale l'ampoule. C'est toujours l'objet le plus éloigné de l'observateur qui se déplace le plus vite au cours du déplacement de l'ampoule. Si les mors de la pince se déplacent moins vite que le projectile, c'est que le projectile est plus profond.

712. Procédés électriques de localisation. — Enfin nous terminerons cette étude en rappelant que certains dispositifs électriques permettent au chirurgien de reconnaître la présence de projectiles et même de les localiser soit avant l'intervention, soit dans la plaie opératoire.

C'est, d'une part, l'électro-vibreur de Bergonié ou ses dérivés (§ 222), la balance d'induction et les détecteurs électriques (§ 223), qui lui indiquent la situation des projectiles magnétiques ou métalliques.

C'est, d'autre part, l'électro-aimant à courant continu qui l'aide dans l'extraction (§ 218).

La description qui a été faite de ces appareils nous dispense d'insister sur le mode de leur emploi.

TABLE ANALYTIQUE

(Les numéros renvoient aux paragraphes)

N

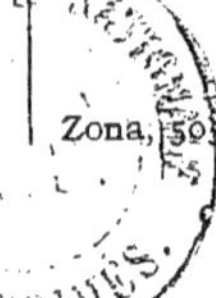

Tours. — Imprimerie DESLIS FRÈRE, R. ET P. DESLIS, 6, rue Gambetta.

www.ingramcontent.com/pod-product-compliance
Lightning Source LLC
LaVergne TN
LVHW010204070726
842528LV00014B/30